Andreas Frewer
Bibliotheca Sudhoffiana

SUDHOFFS ARCHIV
Zeitschrift für Wissenschaftsgeschichte

Beihefte

Herausgegeben von
Peter Dilg
Menso Folkerts
Gundolf Keil
Fritz Krafft
Rolf Winau

Heft 52

Andreas Frewer

Bibliotheca Sudhoffiana

Medizin und Wissenschaftsgeschichte
in der Gelehrtenbibliothek
von Karl Sudhoff

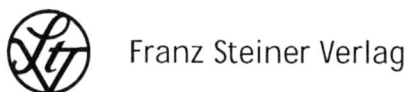 Franz Steiner Verlag

Die Erstellung und Drucklegung des Bandes wurde freundlicherweise gefördert durch die Deutsche Forschungsgemeinschaft (DFG) und die Bayerische Staatsbibliothek München (BSB)

Bayerische Staatsbibliothek München
Schriftenreihe Band 2

Anschrift des Autors:
Professor Dr. Andreas Frewer
Geschichte, Ethik und Philosophie der Medizin
Medizinische Hochschule Hannover
Carl-Neuberg-Straße 1
30625 Hannover

Bibliografische Information der Deutschen Bibliothek
Die Deutsche Bibliothek verzeichnet diese Publikation
in der Deutschen Nationalbibliografie; detaillierte
bibliografische Daten sind im Internet über
<http://dnb.ddb.de> abrufbar.

ISBN 3-515-07883-5

ISO 9706

Jede Verwertung des Werkes außerhalb der Grenzen
des Urheberrechtsgesetzes ist unzulässig und strafbar.
Dies gilt insbesondere für Übersetzung, Nachdruck,
Mikroverfilmung oder vergleichbare Verfahren sowie
für die Speicherung in Datenverarbeitungsanlagen.
Gedruckt auf säurefreiem, alterungsbeständigem Papier.
© 2003 by Franz Steiner Verlag Wiesbaden GmbH,
Sitz Stuttgart. Druck: Druckerei Proff, Eurasburg.
Printed in Germany

INHALT

Die Edition der „Bibliotheca Sudhoffiana".
Zu diesem Buch 7

Karl Sudhoff in seiner Leipziger Institutsbibliothek 11

Sudhoffs Bücher.
Gestalt und Geschichte einer wissenschaftshistorischen Gelehrtenbibliothek 13

Cimelia:
Frühdrucke der Bibliotheca Sudhoffiana 33

Bibliotheca Sudhoffiana.
Die Buchbestände von Sudhoffs Privatsammlung 45

Sud. I	Bibl.Sud. 1 – 158	47
Sud. II	Bibl.Sud. 159 – 321	66
Sud. III	Bibl.Sud. 322 – 510	81
Sud. IV	Bibl.Sud. 511 – 626	104
Sud. V	Bibl.Sud. 627 – 713	116
Sud. VI	Bibl.Sud. 714 – 883	124
Sud. VII	Bibl.Sud. 884 – 1288	145
Sud. VIII	Bibl.Sud. 1289 – 1524	182
Sud. IX	Bibl.Sud. 1525 – 1695	216
Sud. X	Bibl.Sud. 1696 – 1755	235
Sud. XI	Bibl.Sud. 1756 – 1788	242
Sud. XII	Bibl.Sud. 1789 – 1809	247
Sud. XIII	Bibl.Sud. 1810 – 1964	250

Sud. XIV	Bibl.Sud. 1965 – 2098	262
Sud. XV	Bibl.Sud. 2099 – 2100	272
Sud. XVI	Bibl.Sud. 2101 – 2111	272
Sud. XVII	Bibl.Sud. 2112 – 2244	273
Sud. XVIII	Bibl.Sud. 2245 – 2335	285
Sud. XIX	Bibl.Sud. 2336 – 2496	293
Sud. XX	Bibl.Sud. 2497 – 2655	312
Sud. XXI	*Bibl. Sud. 2656 – 2892*	327

Notation und Signatur:
Konkordanz Paracelsus-Bibliothek – Sudhoffiana 353

Addenda:
Bücher aus Sudhoffs Bibliothek 365

Sudhoff als Forscher 369

Karl Sudhoff:
Medizinische Bibliotheken 371

Medizin, Wissenschaft und Bibliotheksgeschichte.
Ergänzende Kurzbibliographie. 380

Abbildungsverzeichnis 385

Personenregister 387

Zeitschriftenverzeichnis 403

DIE EDITION DER „BIBLIOTHECA SUDHOFFIANA"

Zu diesem Buch

Karl Sudhoff (1853-1938), Gründer des weltweit ersten Instituts für Medizingeschichte, besaß auch eine der umfangreichsten Privatbibliotheken zur Medizin- und Wissenschaftsgeschichte: Qualität und Umfang der Buchbestände in der „Bibliotheca Sudhoffiana" sind gleichermaßen außergewöhnlich wie faszinierend, etwa 4.000, vielfach seltene und kostbare Werke zur Geschichte der Humanmedizin und Naturwissenschaften sind in knapp 3.000 Bänden erhalten.

Es ist eine besondere Freude, dass mit dem vorliegenden Buch nach langen Jahren der Vorbereitung die bedeutende Sammlung der Sudhoffschen Bibliothek zum 150. Geburtstag des Nestors medizinhistorischer Forschung Fachwelt und Öffentlichkeit vorgestellt werden kann. Ebenso facettenreich wie die Bibliotheksbestände waren auch Entwicklungsgeschichte der Tradierung, Katalogisierung und Edition. Die verschlungenen Wege der Überlieferung der Bücher Sudhoffs werden im nachfolgenden Einleitungskapitel kurz nachgezeichnet, an dieser Stelle sei nur kursorisch auf die Genese des vorliegenden Bandes eingegangen. Die Edition der „Bibliotheca Sudhoffiana" ist das Ergebnis langjähriger Arbeit und die Frucht intensiver Kooperation mehrerer Institutionen: seit Anfang der 1990er Jahre wurden die in der Bayerischen Staatsbibliothek in München aufbewahrten Bestände in einem großen Erschließungs- und Katalogisierungsprojekt bibliographisch aufgenommen. Dem damaligen Direktor der Bayerischen Staatsbibliothek in München, Herrn Dr. Franz G. Kaltwasser, soll – auch stellvertretend für eine Reihe von beteiligten Mitarbeitern – für die wichtige Unterstützung der bibliographischen Arbeit Dank gesagt werden. Mit Hilfe der Deutschen Forschungsgemeinschaft wurden seitdem die knapp 4.000 Einzelbände, Werkgruppen und Zeitschriften elektronisch erfasst, systematisch durchnummeriert und detailliert katalogisiert. Die Aufnahme eines derartig großen Bestandes war von einer Reihe von Schwierigkeiten begleitet, die eine frühere Edition des Gesamtbestandes immer wieder verzögert hat. Aus der langjährigen fruchtbaren Zusammenarbeit mit Herrn Dr. Klaus Haller, Leiter der Abteilung Bestandsaufbau und Erschließung der Bayerischen Staatsbibliothek, entspringt letztlich die vorliegende Buchfassung. In besonderer Weise waren dabei auch Herr Dipl. Ing. Werner Holbach als Leiter des Referats Koordination Erschließung, Rainer Kantezky (†) bei der Katalogisierung sowie Martin Baumgartner in Bezug auf die Datenbankarbeiten hilfreich. Gerade die informationstechnische Erfassung und (Neu-)Sortierung beinhaltete eine Reihe von Strukturproblemen wie auch bibliographische Tücken, die mit vereinten Kräften und in ausdauernder Arbeit überwunden werden konnten.

Die letzten Arbeitsschritte in diesem langen Prozess bildeten die verlagstechnische Erfassung sowie die Erstellung und wiederholte Korrektur des Buchmanuskriptes, die nochmals jeweils eigene Anforderungen und Probleme beinhalteten. Für die hervorragende Betreuung von Seiten des Franz Steiner Verlags sei der Verlagsleitung und dem wissenschaftlichen Lektorat herzlich gedankt. Herr Dr. Thomas Schaber ließ sich von Anfang an für die Idee der vollständigen Wiedergabe der Sudhoff-Bibliothek gewinnen; die

Stuttgarter Mitarbeiterinnen, Frau Angela Höld und Frau Dipl.-Psych. Claudia-Barbara Klingel waren an der akribischen und ausdauernden Mitbetreuung des Manuskriptes in bewährter Weise beteiligt. Für die Unterstützung bei der Entstehung der abgedruckten Bilder sei überdies der Photostelle der Bayerischen Staatsbibliothek ebenso Dank gesagt wie insbesondere Min-An Wu für den engagierten Einsatz im Rahmen der gemeinsamen Aufnahmen im Magazin.

Der Deutschen Forschungsgemeinschaft wie auch der Bayerischen Staatsbibliothek gebührt nicht zuletzt auch für die finanzielle Unterstützung des Projektes und der Drucklegung in der anspruchsvollen und dem Inhalt entsprechenden Form besonderer Dank. Den Herausgebern von Sudhoffs Archiv verdankt der Band die freundliche Aufnahme in die Reihe zur Wissenschaftsgeschichte. Für einzelne Hinweise und allgemeine Unterstützung sei neben den genannten Personen auch Rolf Winau (Berlin), Volker Roelcke (Giessen), Thomas Gruner (Leipzig), Sigrid von Moisy (München), Yvonne Steif (Würzburg), Ingrid Kästner (Leipzig), Stefanie Stockhorst (Augsburg), Florian Bruns (Göttingen) sowie Brigitte Lohff und den Kolleginnen und Kollegen am Institut für Geschichte, Ethik und Philosophie der Medizin in Hannover gedankt.

Der vorliegende Band ist gleichwohl nur ein weiterer Schritt bei der noch eingehenderen medizin- und wissenschaftshistorischen Analyse. Die umfangreiche bibliographische Erfassung und genaue Präsentation ist jedoch der Ausgangspunkt für jede historische und insbesondere medizingeschichtliche wie auch bibliothekswissenschaftliche Auseinandersetzung mit den außergewöhnlichen Buchbeständen. Hierzu sind weitere Publikationen in Vorbereitung, die medizinhistorische Strukturen wie auch Ästhetik der Sudhoffiana noch detaillierter zur Geltung bringen. Schwerpunkt des vorliegenden Bandes sind die auf über 300 Seiten abgedruckten bibliographischen Angaben zu den von Sudhoff zusammengetragenen Büchern seiner Privatbibliothek. Hierdurch ist eine genaue Beschreibung zu allen wichtigen Details der Bücher dokumentiert. Darüber hinaus ist eine erschließende Konkordanz erstellt worden, die u. a. eine noch eingehendere Betrachtung chronologischer und systematischer Aspekte der Bibliotheca Sudhoffiana ermöglicht. Sowohl die Form der ursprünglichen „Paracelsus-Bibliothek", Kern von Sudhoffs Sammlung, als auch die Querverweise aller Notationen sind damit nochmals forschungsdienlich und leserfreundlich dargestellt.

Karl Sudhoff hat über die in seiner Privatsammlung überlieferten Bände hinaus noch weitere medizin- und wissenschaftshistorische Fachliteratur besessen. Durch Schenkungen zu Lebzeiten – insbesondere im Familienkreis – sind auf diese Weise Bücher aus seinem Besitz in andere Sammlungen gelangt. Wiederholt widmete Sudhoff etwa seinem Enkel Hans Herbrand, der ebenfalls Arzt wurde, einzelne medizinhistorische Werke. Bestände aus diesem Bereich konnten aufgefunden, der Bayerischen Staatsbibliothek angeboten bzw. auf verschiedenen Wegen direkt erworben werden. Die von Sudhoff handsignierten und datierten Bücher, die sich nachweislich zumindest temporär in seinem Besitz und in seiner Sammlung befunden hatten, wurden in einem kleinen Unterkapitel „Addenda" der Auflistung der Bibliothek nachfolgend angegliedert. Hinweise auf weitere Bestände dieser Art sollen durch diesen Band in jeder Hinsicht angeregt werden. Darüber hinaus findet sich im vorliegenden Buch in einem Wiederabdruck noch der Beitrag „Medizinische Bibliotheken", den Sudhoff im Jahr 1921 in seiner Anthologie „Skizzen" publiziert hat. Er zeigt nicht nur das besondere wissenschaftliche und persönliche Interesse Sudhoffs an historischen Buchbeständen sowie der Entwicklungsgeschichte von Bibliotheken insgesamt, sondern stellt auch gleichermaßen eine Hinführung zum Stand der zeitgenössischen Forschung allgemein und der Kenntnisse Sudhoffs auf dem Höhepunkt der Entstehung seiner Bibliothek dar. Auf diese Weise wird der vorliegende Band sowohl wissenschaftshistorisch sinnvoll abgerundet als auch mit einem bibliophilen historischen Spiegel versehen. Da die wissenschafts- und bibliothekshistorische Forschung im 20. Jahrhundert eine Reihe von grundlegenden Gebieten weiter erschlossen und eine Fülle neuer Erkenntnisse gesammelt hat, findet sich in Ergänzung des Sudhoffschen Beitrags noch eine kurze Übersichtsbibliographie mit grundlegenden Arbeiten sowie aktuellen Fachstudien. Ein ausführliches Personenregister sowie ein Zeitschriftenverzeichnis für die weitere fachliche Analyse und Bearbeitung der Bibliotheca Sudhoffiana erschliessen letztlich alle in Sudhoffs Sammlung aufgeführten Autoren und Periodika.

Allen Mitarbeitern und Fachkollegen wie auch Familie und Freunden, die zum Gelingen dieses langjährigen Projektes beigetragen haben, sei herzlicher Dank gesagt.

Göttingen/Hannover, im Sommer 2003   Andreas Frewer

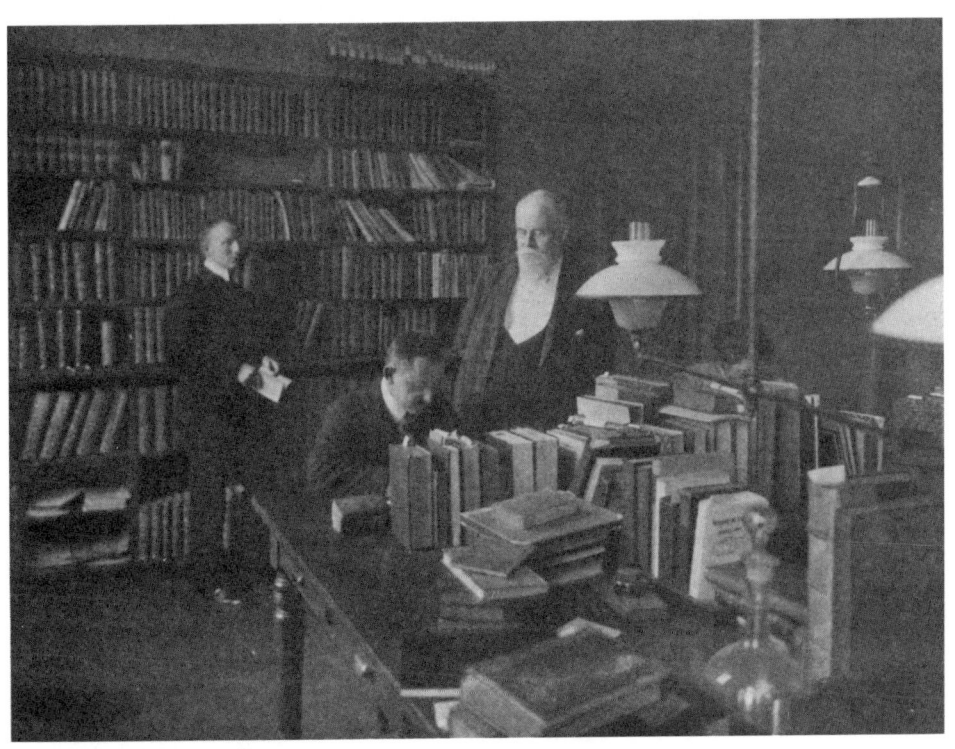

Abbildung 1: Karl Sudhoff in seiner Leipziger Institutsbibliothek

SUDHOFFS BÜCHER.
GESTALT UND GESCHICHTE EINER WISSENSCHAFTS-HISTORISCHEN GELEHRTENBIBLIOTHEK

Der Arzt und Medizinhistoriker Karl Sudhoff,[1] Pionier und Patriarch der deutschen Medizinhistoriographie,[2] baute – neben seinen vielfältigen Initiativen und dem Institut[3] in Leipzig – auch eine der bedeutendsten Privatbibliotheken zur Wissenschaftsgeschichte auf. Von der Paracelsus-Forschung zur universalhistorischen Fachbibliothek[4] – so könnte man die Entwicklungsgeschichte der Sudhoffschen Büchersammlung auf einen kurzen Nenner bringen. Der 1853 in Frankfurt am Main geborene Sudhoff war seit dem Jahr 1878 ärztlich tätig, historische und philologische Interessen prägten aber bereits seine Schul- und Studienzeit. In besonderer Weise bedeutsam wurde die Verbindung zu dem älteren Kollegen Eduard Schubert, mit dem ihn das Forschungsinteresse und die gleiche Sammelleidenschaft verband: Beide konzentrierten sich auf Person und Schriften des Theophrastus Bombastus von Hohenheim, genannt Paracelsus (1493–1541), den wichtigsten Arzt an der Wende vom Mittelalter zur Neuzeit. Über Jahrzehnte trug Karl Sudhoff wissenschaftshistorische Fachbücher, Paracelsica und relevante Sekundärliteratur zusammen, die er gemeinsam mit Schubert bearbeitete und in Studien kommentierte.[5] Die „Paracelsus-Bibliothek" von Sudhoff war auf diese Weise Ausgangs- und Schwerpunkt seiner medizinhistorischen Interessen wie auch Kern der Buchbestände. Verschiedene frühe Werkausgaben, die Vorbereitung für eine eigene Paracelsus-Edition[6] und die historische Erforschung der Medizin seiner Zeit standen, neben dem ärztlichen Alltag, im Mittel-

---

1   Zu Person und Werk von Karl Sudhoff (1853–1938) sei hier verwiesen auf die diversen Arbeiten, Nachrufe und Teilanalysen von Diepgen (1923), Herbrand-Hochmuth (1934), Rathbone (1934), Sigerist (1934a) und (1934b), Brunn (1938), Artelt (1939), Sigerist (1939) und (1953), Diepgen (1955/56), Keil (1984), Harig (1992), Rodekirchen (1992), Gilardon (1992), Rütten (1995), Riha/Thom (1996) und Frewer (2001) sowie zur Entwicklung des Faches Medizingeschichte u. a. auf Bröer (1999) und Frewer/Roelcke (2001).
2   1905 erfolgte die Ernennung Sudhoffs zum Professor für Geschichte der Medizin in Leipzig, 1906 die offizielle Einrichtung des Instituts und 1919 die Umwandlung des Extraordinariats in einen ordentlichen Lehrstuhl. Bereits im ersten Institutsgebäude im Leipziger Augusteum (2. Stock) gab es „einige Bücherregale", siehe Sudhoff (1908), S. 123. Im zweiten Domizil in der Talstraße 35 war die Bibliothek bereits über die gesamten Räume und auch den Flur verteilt.
3   Die Leipziger Institutsbibliothek soll nach Angaben Sudhoffs in seiner Zeit bis auf etwa 20.000 Bände angewachsen sein, siehe Sudhoff (1921) sowie Gruner (1996) und Lazarus (1990). Heute besitzt das „Karl-Sudhoff-Institut für Geschichte der Medizin und der Naturwissenschaften" in Leipzig etwa 70.000 Bände und ist in Zusammenarbeit mit der Universitätsbibliothek und der Deutschen Forschungsgemeinschaft in der Tradition Sudhoffs Sammelschwerpunkt für „Allgemeine Medizin- und Wissenschaftsgeschichte".
4   Zu Hintergrund und inhärenter Spannung dieser Bezeichnung siehe unten (Abschnitt „Das Universum des Wissens"). Zum Begriff der Gelehrtenbibliothek vergleiche etwa Ruppelt/Solf (1992), S. 63–64.
5   Siehe die von Sudhoff und Schubert herausgegebenen „Paracelsus-Forschungen" bei Schubert/Sudhoff (1887–1889) sowie die diversen Arbeiten Sudhoffs (1894), (1898/1899), (1932) und (1936).
6   Vergleiche Sudhoff (1922–1933).

punkt der freien Stunden. Zwar konnte Sudhoff nach Schuberts Tod dessen ins Ausland vergebene Sammlung von Paracelsus-Schriften nicht erwerben, seine eigenen Bestände wuchsen aber auch so zu einer außerordentlich beeindruckenden und medizinhistorisch einzigartigen Sammlung wissenschaftlicher Werke an.[7] Die Paracelsus-Bibliothek macht etwa ein Drittel der Gesamtbestände von Sudhoffs Büchern aus, dort sind jedoch die kostbarsten Frühdrucke sowie die bedeutendsten Werke und Zimelien seiner Sammlung vorhanden.

Das Universum des Wissens: Arzt und Bibliothek

In der Wissenschaftsgeschichte stellt gerade das Buch ein zentrales Signum des gelehrten Arztes dar. Neben einer Reihe von historisch sich ergänzenden bzw. ablösenden Symbolen – Stab mit Schlange, Schröpfkopf, Harnglas und Operationsbesteck, Augenspiegel oder Stethoskop – ist das Buch bereits seit dem Altertum immer wieder auf Bildern medizinischer Praxis präsentiert worden.[8] Die Bibliothek – seien es Bestände aus Papyrusrollen, Handschriften oder Fachbücher – war und ist als Arbeitsinstrument des Arztes unverzichtbar. Sudhoff hat dies selbst noch für Wissenschaft und Forschung seiner Zeit diagnostiziert: unbestreitbar sei „heute noch wie vor 3.000 und mehr Jahren der grundlegende wissenschaftliche Wert einer großen Bibliothek trotz aller Fortschritte der Methodik, biologischer und exakt experimenteller Technik, samt aller Reichhaltigkeit des Beobachtungswissens".[9] Auch in Zeiten einer globalen Wissens- und Informationsgesellschaft sowie bei weltweitem Internet-Gebrauch ist dieses Diktum weiterhin gültig. In noch stärkerem Maße als für den klinisch tätigen Arzt ist die Bedeutung der möglichst vollständigen Fachbibliothek natürlich für den wissenschaftsgeschichtlichen Forscher und den Medizinhistoriker gegeben. Sudhoff war in besonderer Weise auf Bibliotheken angewiesen und hat sie als Gelehrter auch in einem umfassenden Sinne gebraucht.

Der Begriff „Bibliotheca Sudhoffiana" knüpft an die großen Buchbestände berühmter Wissenschaftler sowie bedeutender Mediziner an und wurde im Rahmen des Editionsprojektes vom Verfasser geprägt.[10] Wenn auch die „Bibliotheca Schönleiniana"[11] des

---

7   1893 wurde die Bibliothek von Schubert – Sudhoff nannte ihn später „seinen einstigen Mitarbeiter" – in London verkauft. Der Glasgower Arzt und auch wissenschaftshistorisch aktive Forscher John Ferguson konnte sie erwerben, nach dessen Tod wurde die Sammlung dann der Universität Glasgow vermacht. Sie umfaßte 194 Ausgaben von und 548 Werke über Paracelsus sowie zusätzlich 351 Bände zur Alchemie. Der teils mit Anmerkungen zu den Bänden versehene Katalog – siehe Theophrastus ... (1893) – umfaßte 46 Seiten.
8   Siehe das klassische Bild des antiken Arztes, der in seinem Iatreion in einer Schriftrolle liest; neben einem Instrumentenkasten findet sich auf diesem Bild eines Sarkophages aus dem 3. vorchristlichen Jahrhundert auch ein geöffneter Bücherschrank mit weiteren Schriftrollen zur Charakterisierung der ärztlichen Persönlichkeit. Vergleiche Herrlinger (1959), S. 75–77, hier S. 76, bzw. Grape-Albers (1977).
9   Sudhoff (1921) bzw. Sudhoff (1929), S. 310.
10 Vergleiche etwa die bedeutenden Bibliotheken großer Ärzte, die Amploniana und Schedeliana bzw. die durchaus noch weiter zu erforschenden Buchbestände der Ärzte Gesner, Haller, Trew, Senckenberg, Virchow oder Waller. Für den englischsprachigen Raum sind insbesondere die bedeutenden bibliophilen Ärzte und Forscher Sloane, Cushing, Fulton oder Klebs zu nennen.
11 Siehe den Katalog der Ausstellung zu Schönlein (1793–1864) und seiner Bibliothek (3. März bis 21. Mai 1994) bei Mälzer (1994) sowie auch Universitätsbibliothek Würzburg (1992).

Würzburger Klinikers Johann Lukas Schönlein umfangreicher oder die international bekannte Sammlung des Oxforder Arztes William Osler an Berühmtheit der Sudhoffschen Bibliothek möglicherweise voraus ist, in Bezug auf die Qualität der Bestände kann es Sudhoffs Bibliothek durchaus mit beiden aufnehmen. Große Medizinerbibliotheken des 19. Jahrhunderts gingen bei der Sammlung und Gliederung ganz unterschiedlich vor, so etwa im Fall der umfangreichen Bibliothek des Leipziger Anatomen Rosenmüller (1771–1820).[12] Dessen Buchbestände begannen – fachlich-biographisch nahe liegend – mit der Anatomie, aber auch die Geburtshilfe war innerhalb der ersten Unterabteilung vertreten.[13] Die Bibliotheca Sudhoffiana hingegen repräsentiert sehr viel weitreichendere Interessen in Bezug auf Theorie und Praxis, Forschung wie Lehre. Sudhoff kannte die Bibliotheken bedeutender Ärzte sehr genau, nicht zuletzt sein Artikel „Medizinische Bibliotheken", aber auch mehrere andere Beiträge zu Themen der Buchwissenschaft und Bibliophilie, belegen sein fachliches und persönliches Interesse.[14] Oslers später an die McGill University nach Montreal gelangte Sammlung der „Bibliotheca Osleriana"[15] – sie war insbesondere auch mit Blick auf Medizinstudierende zum Teil nach didaktischen Gesichtspunkten gegliedert – nannte Sudhoff eine „Musterbibliothek". Bei Aufbau und Systematik seiner eigenen Bücherbestände hatte er aber nicht nur den allgemein-ärztlich, sondern auch den umfassend historisch interessierten Benutzer im Blick.

Sudhoffs medizin- wie wissenschaftshistorische Forschungsthemen und damit auch die Buchbestände erweiterten sich ausgehend von der Paracelsus-Sammlung kontinuierlich; sie reichten letztlich von Werken zur Heilkunde der Frühen Hochkulturen, Schwerpunkten in der griechischen und römischen Antike[16] über den besonderen Akzent zur Medizin im Mittelalter[17] und Paracelsus bis hin zu Fragen der Medizintheorie und allgemeiner Kulturgeschichte. Sudhoff steht dabei für eine eher bibliographische Richtung wissenschaftshistorischer Editionsarbeit,[18] Fragen der Medizinphilosophie oder Ethik inter-

---

12   Katalog der Rosenmüllerschen Bibliothek siehe Rosenmüller (1821). Zur ebenfalls außerordentlich umfangreichen Bibliotheca Walleriana des schwedischen Chirurgen und Bibliophilen Erik Waller (1875–1955) siehe Sallander (1955).

13   Diese erste – im wahrsten Sine des Wortes – „Sektion" der Rosenmüllerschen Anatomen-Bibliothek umfasste etwa 1.000 Werke, weitere Rubriken waren der „Wundarzneikunst" (1001–1500), „Physiologie, Pathologie, Nosologie und Therapie" (–1996), „Pharmazie und Chemie" (–2177), „gerichtliche[n] Arzneiwissenschaft" (–2203) bzw. „Tierarzneiwissenschaft" gewidmet. An diesem Beispiel soll nur die Heterogenität bei der Strukturierung medizinischer Fach- und Privatbibliotheken verdeutlicht werden. Siehe auch Rosenmüller (1821) sowie Sudhoff (1921).

14   Siehe die historischen Schriften Sudhoffs, die Aspekte von Buchwesen und Bibliotheksgeschichte berühren: Sudhoff (1902), (1904), (1908), (1914), (1916). Besondere Erwähnung verdient der 278 Seiten umfassende Band Sudhoffs mit bibliographischen Studien zu medizinischen Inkunabeln, siehe Sudhoff (1908). In „seinem" Archiv wurden überdies eine Reihe weiterer Aufsätze zu ähnlichen interdisziplinären Fragestellungen publiziert.

15   Diese Sammlung wurde posthum sehr gut ediert als „Bibliotheca Osleriana", vergleiche Francis et al. (1929).

16   Dieser Teil der Bücher macht ungefähr 10 % des Gesamtbestandes aus.

17   Werke zur Medizin und Wissenschaftsgeschichte des Mittelalters bilden ca. ein Drittel der Sudhoffiana.

18   Bei den Zeitgenossen war dies nicht unumstritten, vergleiche die bei Roelcke/Frewer (2001), S. 17–19, beleuchteten Kontroversen mit der Gruppe um den medizinhistorischen Kollegen H. Magnus. Auch andere Arbeiten zu Sudhoff, siehe etwa Rütten (1995), Frewer (2001) oder Leven (2001), illustrieren die Rolle des Patriarchen Sudhoff und seine Dominanzen innerhalb des Faches.

essierten ihn weniger, auch wenn er bereits 1906 die Medizingeschichte als „die beste Schule ärztlicher Ethik" bezeichnete.[19] Seine Bibliothek war für ihn als Arzt und Forscher in mehrerlei Hinsicht von besonderem Wert: Die Privatbibliothek der Sudhoffiana bildete zusammen mit der Institutsbibliothek die Grundlage für seine medizingeschichtlichen Fachstudien, war aber sicherlich auch durch seine besondere Bibliophilie[20] und ausgeprägte Sammelleidenschaft[21] motiviert.

Wissenschaftshistorisch ist bereits seit dem 17. und beginnenden 18. Jahrhundert eine sukzessive Transformation vom Typus der allgemeinen Gelehrtenbibliothek hin zu einer immer stärker spezialisierten Fachbibliothek zu konstatieren. Die Fülle des Wissens war nicht mehr in ausreichendem Maße enzyklopädisch zu erfassen oder gar umfassend zu sammeln. Eine einstmals universale[22] und polyhistorische Orientierung des Gelehrten wich zunehmend der zweckdienlichen Konzentration von Büchersammlungen auf ein Fachgebiet oder die abgrenzbare Disziplin.[23] Der geistige Horizont und der Wissensstand der Zeit konnten durch die Büchersammlung spätestens mit dem extremen Informationszuwachs des 19. Jahrhunderts und der Spezialisierung in Teildisziplinen nicht mehr abgebildet werden. In welcher Weise kann trotzdem das antiquiert anmutende Prädikat „Gelehrtenbibliothek" vergeben werden,[24] was macht die Sudhoffiana zu einem Unikat für Bibliotheks- wie Wissenschaftsgeschichte? Mit der Bibliotheca Sudhoffiana steht der Medizin- und Wissenschaftshistoriker Sudhoff in der Tradition der großen humanistischen Büchersammler seit der Renaissance. In besonderer Weise verkörpert er in seiner Person auch noch am Übergang vom 19. zum 20. Jahrhundert polyhistorische und universale Forschungsideale des klassischen Gelehrten.

Der Topos „(letzter) Polyhistor"[25] hat – bisweilen vorschnell vergeben – wissenschaftsgeschichtlich immer wieder Neuauflagen erlebt, obwohl er gleichermaßen schwer zu definieren oder gar standardisierbar ist. Was spricht dafür, ihn mit Blick auf die vorliegende Bibliothek in bestimmter Weise auch für den Medizinhistoriker Sudhoff zu verwenden? Breite und Tiefe der historischen Bestände sind für die Büchersammlung des

---

19 Vergleiche Sudhoff (1906).
20 In welcher Weise Sudhoff seine Privatbibliothek ästhetisch-optisch gestaltete, ist leider nicht überliefert; dass er in und mit seinen Büchern lebte, dürfte unbestritten sein. Am zweiten Standort seines Leipziger Institutes besaß das Direktorenzimmer einen direkten Zugang zum Raum der „Zentralbibliothek". Die Bezeichnung „Psyches iatreion", die Bibliothek als „Seelensanatorium" und „Labsa(a)l der Psyche" benutzte Sudhoff ebenso wenig wie ein eigenes Exlibris als Signum besonderer Bibliophilie. Zu diesem klassischen Topos der Bibliotheksgeschichte siehe auch den Vortrag des Verfassers zur Kulturgeschichte der Bezeichnung „Psyches iatreion" (IGM Stuttgart, 2001) sowie u. a. Waehmer (1919) zu Exlibris von Ärzten.
21 Die zahlreichen Antiquariats- und Auktionskataloge in der Sudhoffiana zeigen das kontinuierliche Interesse des leidenschaftlichen Sammlers (siehe unten).
22 Siehe auch Johann Ludwig Choulants Verständnis einer „Historia medicinae universalis" (Choulant (1842), S. 3) oder allgemein Schillers Jenaer Antrittsvorlesung aus dem Jahr 1789, die ein früherer Angelpunkt der Debatte war; vergleiche Schiller (1789).
23 Diese Prozesse spiegelten sich auch in den wissenschaftlichen Privatbibliotheken, siehe Lorenz (1998), S. 264–278, bzw. auch Raabe (1987), S. 643–661.
24 Zu neueren Studien über Gelehrtenbibliotheken vergleiche etwa auch Henning (2002) und Krüger (2000) sowie Ruppelt/Solf (1992), S. 63–64, Raabe (1987) oder Kühlmann (1982).
25 Siehe Grafton (1985), Kühlmann (1982) und Grimm (1983), allgemein Morhof (1747) sowie mit medizinhistorischem Bezug Lammel (2001), S. 27.

Karl Sudhoff ein konstitutives und außerordentlich beeindruckendes Moment. Der Begriff „polyglott" kann bei Fachliteratur, die in über zwanzig Sprachen vorhanden ist und von Sudhoff auch ganz offensichtlich rezipiert wurde, mit Berechtigung vergeben werden.[26] Die Bibliotheca Sudhoffiana beinhaltet nicht nur die immense Zahl von über 550 lateinischen und 80 griechischen Werken sowie mehr als 250 englische und über 200 französische Schriften.[27] Das Spektrum der Sprachen reicht darüber hinaus von italienischen (knapp 100), spanischen und portugiesischen Werken über niederländische, eine Reihe von skandinavischen bis hin zu ungarischen oder arabischen Publikationen; auch hebräische, russische und chinesische Bände fehlen nicht.[28] Hier wird Sudhoffs besondere Sprachbegabung deutlich; auch wenn er Fachartikel primär in deutscher Sprache publizierte, verarbeitete er doch wissenschaftshistorische Forschungsergebnisse auf ungemein breiter Basis. Mit zunehmendem Alter und internationaler Verehrung wurden Sudhoff zudem immer mehr fremdsprachige Werke aus aller Welt gewidmet.

Auch die Bezeichnung universalhistorisch sollte generell nicht zu häufig verwendet werden,[29] ist aber gleichwohl für eine genauere Charakterisierung der Bestände in der Bibliotheca Sudhoffiana in einem bestimmten Sinne durchaus berechtigt. Während manche Fachbibliothek oder Privatsammlung eines Arztes[30] ganz spezifische Interessen bzw. singuläre Arbeitsschwerpunkte widerspiegelt, war Sudhoffs Ausrichtung nicht zuletzt wegen des medizingeschichtlichen Schwerpunkts disziplinenübergreifend und historisch weit ausholend. Das Fach Medizin ist dabei ebenso wie das Gebiet der Medizingeschichte ohne die inhärenten Bezüge zu allen Bereichen menschlicher Kultur nicht zu verstehen. Der Terminus „universalhistorisch" lässt sich für die Sudhoffiana aber nicht nur in Bezug auf die Heilkunde, sondern auf eine Reihe von Gebieten der (Natur-)Wissenschaften und Kulturgeschichte als adäquat anerkennen: Neben die Standardwerke der Medizingeschichte und die alten Bände zur hippokratisch-galenischen Schulmedizin traten in Sudhoffs Sammlung historische Schriften zur assyrisch-babylonischen, ägyptischen, indischen, japanischen oder chinesischen Wissenschaft und Heilkunst. Darüber hinaus besaß Sudhoff eine Vielzahl programmatischer Werke wie etwa Gesners „Bibliotheca universalis", die gleichermaßen für Botanik, Pharmazie, Naturheilkunde und Wissenschaftsgeschichte von Bedeutung war und ist.[31]

---

26 Die umfangreichen Anstreichungen Sudhoffs in den Büchern – etwa auch in Werken zur ägyptischen Heilkunde, zur babylonischen Medizin oder arabischer Wissenschaftsgeschichte – sind dafür ein Beleg.
27 Eine ausführlichere Publikation mit detaillierten Angaben zu den einzelnen Sprachen ist in Vorbereitung. Die Zahl von insgesamt 551 ganz oder teilweise in Latein geschriebenen Werken ist besonders beeindruckend, aber natürlich auch Ausdruck von Sudhoffs medizinhistorischen Forschungsschwerpunkten.
28 Die drei letztgenannten Sprachen sind in der Privatbibliothek jeweils nur mit einem Werk repräsentiert, die Leipziger Institutsbestände hierzu waren aber selbstverständlich noch wesentlich umfangreicher.
29 Siehe auch Zedelmaier (1992) oder Wagner (1962). Interessanter Weise bestand in Leipzig zur Zeit von Sudhoffs Aufbauphase auch ein Institut für Kultur- und Universalgeschichte, siehe Middell (1999). Als traditionsreiche Buchstadt bot Leipzig Sudhoff sicherlich in vielerlei Hinsicht bibliophile Anregungen.
30 Siehe die Arbeiten von Lorenz (1997) – (2000), Gerster (1916), Fischer (1931), Farner (1937), Mann (1959) und (1970), Alschner (1978), Littger (1990), Hagner/Vesper (1991), Ziche et al. (2000) sowie grundlegend Lorenz (1992).
31 Siehe auch das mit einem sehr schönen Titelblatt versehene Werk Gesners unter Bibl.Sud. 625.

Bei historischen Reflektionen über die großen Bibliotheken der Amploniana und Schedeliana mit den übergreifenden Interessen der humanistischen Gelehrten der Neuzeit sprach Sudhoff selbst die Dimension einer umfassenderen Bildung des Mediziners konkret an: Die Sammel- und Bildungsinteressen der bedeutenden Ärzte lobend hervorhebend, konnte er sich doch auch eines kritischen Blickes auf zeitgenössische Mediziner nicht enthalten. Sudhoff unterstrich das „hohe(s) Maß von Allgemeinbildung", das „ein Arzt, der etwas auf sich hielt, damals für nötig erachtete und erstrebte; wie anders heute, leider!"[32]

In der Bibliotheca Sudhoffiana finden sich dabei nicht nur die einschlägig klassischen Hippokrates- und Galen-Ausgaben, die man in manchen bildungsbürgerlichen Arztbibliotheken antreffen kann, wenngleich meist in wesentlich geringerer Zahl oder weniger bedeutenden Ausgaben, sondern auch der faszinierende Schwerpunkt mit allen Facetten mittelalterlicher und frühneuzeitlicher Medizin[33] sowie die außerordentlich beeindruckende Zahl von Frühdrucken und Schriften des 16. bis 18. Jahrhunderts.[34] Darüber hinaus spiegeln einzelne Prachtbände oder etwa auch eine ebenso seltene wie kostbare Erstausgabe des Papyrus Ebers – mit persönlicher Widmung des Ägyptologen an den Leipziger Kollegen – nicht nur das übergreifende Interesse Sudhoffs, sondern seine weit gespannten direkten Forschungskontakte. Mit den Schriften zu Goethe[35] oder etwa dem Bestand historisch-museologischer Schriften werden die breit gefächerten Interessens- und Arbeitsgebiete des Forschers Sudhoff ebenfalls deutlich. Wissenschaftshistorisch lässt sich für die Entwicklung und Konfigurierung der Bestände immer wieder der Brennpunkt Paracelsus und die Medizin seiner Zeit ausmachen – das erste und größte Arbeitsfeld Sudhoffs beeinflusste die Entwicklung und „Anatomie" der Bibliothek in nachhaltiger Weise.

---

32 Sudhoff (1929), S. 305–306. Trotz der sicher vorhandenen Bibliophilie – oder gerade mit Blick auf Paracelsus auch möglicherweise diskreten Bibliomanie, siehe Frewer/Stockhorst (2003) – ist ein gewisses Moment des „sehr eigenen" Umgangs Sudhoffs mit seinen Büchern nicht von der Hand zu weisen: Die schwungvolle Signatur auf den Titelseiten bedeutendster Wiegendrucke oder Postinkunabeln zeugt doch einerseits vom finanziell-sorgenfreien Umgang mit den einverleibten Bücherschätzen, andererseits aber auch vom möglicherweise sehr frühen und sicherlich starken Selbstbewusstsein des Arztes und medizinhistorischen Forschers Sudhoff. Dass seine Bände und die von ihm signierten Bücher „in die Wissenschaftsgeschichte eingehen würden", war ihm wahrscheinlich schon recht früh vor Augen. Sudhoff lebte gleichermaßen in der Geschichte, so dass es sogar vorkommen konnte, dass er einen Band mit dem Erwerbungsdatum „1827" (statt 1927) versah, wie es auf der handsignierten Schmutztitelseite im Buch „Kos und Knidos" (im Besitz des Verfassers) passiert und dokumentiert ist (siehe auch „Addenda").
33 Schwerpunkte der Sudhoffschen Sammlung liegen insbesondere bei den großen Medizinschulen von Salerno (Unteritalien) und Montpellier (Südfrankreich). Umfangreiche Bestände sammelte Sudhoff etwa auch zu dem Chirurgen Henry de Mondeville (ca. 1260–1320).
34 Eine ausführliche Darstellung mit Synopsis aller Erscheinungsdaten der Bücher sowie eine übergreifende Analyse würde an dieser Stelle zu weit führen und wird an anderer Stelle erfolgen.
35 An diesem – relativ begrenzten – Bestand wird besonders deutlich, dass die Paracelsus-Bibliothek ebenso wie die gesamte Sudhoffiana primär eine medizin- und wissenschaftshistorische *Fachbibliothek* darstellt: Es sind im Goethe-Bestand „Sud. XVI" nur *wissenschaftlich-medizinisch* relevante Werke zum Weimarer Genius zusammengetragen. Literarische Gesamtausgaben finden sich dort nicht, möglicherweise aber in der Buchsammlung der Familie Sudhoff, über die leider keine detaillierten Informationen erhalten sind.

Zur Struktur von Paracelsus-Bibliothek und Bibliotheca Sudhoffiana

Die Paracelsus-Bibliothek von Karl Sudhoff erreichte die stattliche Anzahl von über 1.100 Bänden.[36] Diese ersten Bestände zum Hohenheimer Arzt, der Heilkunde seiner Zeit sowie medizin- und wissenschaftshistorische Sekundärliteratur wurden zunächst in die folgenden elf Bereiche unterteilt:

1. Paracelsus-Ausgaben
2. Historische Darstellungen über Paracelsus
3. Allgemeine Geschichtsdarstellungen mit Erwähnung des Paracelsus
4. Aufenthaltsorte des Paracelsus
5. Paracelsus in der Dichtung
6. Paracelsisten
7. Chemische Mystiker und Chemie
8. Magie
9. Mystik
10. Theologie
11. Astrologie und Astronomie.

Im Zuge immer umfangreicherer wissenschaftshistorischer Aktivitäten Sudhoffs in den 1890er Jahren und seit er mit Hilfe der Puschmann-Stiftung an der Universität Leipzig das weltweit erste Institut für Geschichte der Medizin aufbaute,[37] erweiterte sich nochmals das Spektrum von Sudhoffs universalhistorisch ausgerichtetem Sammlerinteresse. Er erwarb in der Folgezeit in großem Stil epochen- wie auch disziplinübergreifend Werke zur Medizin-, Wissenschafts- und Kulturgeschichte.[38]

Der Bestand der Paracelsus-Bibliothek wurde von Sudhoff umstrukturiert und in zwanzig, teils chronologische, teils systematische Sektionen gruppiert (Sud. I – Sud. XX). Die ursprünglichen Notationen mit der Angabe „Par." für Paracelsus sind jedoch interessanter Weise erhalten und konnten im Zuge des Editionsprojektes rekonstruiert sowie bei den bibliographischen Angaben und in einer Konkordanz aufgeschlüsselt wiedergegeben

---

36 Exakt nachweisbar sind für Sudhoffs Paracelsus-Bibliothek 1.111 Bände. Schuberts Sammlung hatte interessanter Weise mit insgesamt 1.093 Werken etwas weniger Bände aufgewiesen. Der Verkauf nach Großbritannien geschah offenbar auf den expliziten Wunsch Schuberts, um Sudhoff einen Ankauf nicht zu ermöglichen; zwischen beiden bestanden in späteren Lebensjahren erhebliche Spannungen und auch die Konkurrenzsituation. In diesem Kontext sollte mit Blick auf die geringfügig höhere Werkzahl von Sudhoffs Paracelsus-Sammlung ein „bewusstes Sammeln" bis über diese Marke hinaus erwogen werden: Sudhoff hatte sicherlich ein nicht unerhebliches Interesse daran, am Ende die auch quantitativ größeren Bestände zu besitzen. Mit John Ferguson, dem Käufer der Schubert-Sammlung, stand Sudhoff später in Korrespondenz zur Gründung einer internationalen Paracelsus-Vereinigung, zunächst waren aber auch dort noch Spannungen zu spüren, siehe Frewer (2001), S. 119, sowie Ferguson (1906).

37 1905 außerordentlicher Lehrstuhl, ab 1918 Ordinariat. Siehe auch Riha (2001) und Frewer/Roelcke (2001).

38 Zur Rekonstruktion der Erwerbungspolitik Sudhoffs sei auf die diversen Buchhandelskataloge, etwa die Bände unter Sud. III, 6 (Bibl.Sud. 456–469) verwiesen. Die traditionellen Auktions- bzw. Antiquariatskataloge sowie Bibliotheksverzeichnisse dienten Generationen von Gelehrten und Wissenschaftlern seit der frühen Neuzeit als Nachschlagewerke und Vorformen von Fachbibliographien.

werden.[39] Wann genau Sudhoff seine ursprüngliche Zählweise aufgab und die Paracelsus-Bibliothek in die neue und übergreifende Systematik der Gesamtbibliothek umstrukturierte, ist schwer festzulegen.[40] Möglicherweise fand er erst nach seiner Emeritierung mehr Zeit für diese umfangreiche Arbeit.[41] Eine eigene Benennung der zwanzig Untergruppen von Seiten Sudhoffs ist bisher leider nicht aufgefunden worden. Die in diesem Band durch den Verfasser vorgenommene Systematisierung war zwar nicht immer einfach oder alternativlos, liegt aber aufgrund der in den Sektionen vorhandenen Werke doch relativ nahe.[42] Auch explizite Überlegungen Sudhoffs zur Gesamtstruktur und Binnengliederung seiner Bibliothek sind offensichtlich nicht erhalten; aufgrund historischer und bibliothekswissenschaftlicher Analysen lassen sich jedoch einige systematische Überlegungen und begründete Schlussfolgerungen anstellen.

In den 1880er Jahren hatte der Bibliotheksdirektor Otto Hartwig an der Universität Halle (Saale) grundlegende Studien zur systematischen Strukturierung von Bibliotheken angestellt.[43] Auch auf dieser Basis entstand um die Jahrhundertwende die fundamentale Form der Katalogisierung etwa an der Library of Congress (LCC) in Washington.[44] Hartwig gliederte Literatur- und Bibliotheksbestände in zwanzig[45] Abteilungen bzw. Fächer, seine Systematik wurde vielfach übernommen oder variiert.[46] Sowohl geographisch – Halle liegt nahe bei Sudhoffs Wirkungsstätte, die Studie erschien zudem in einem angesehenen Leipziger Verlagshaus – wie auch zeitlich ist die Beeinflussung Sudhoffs durch diese Systematik plausibel.[47] Die Strukturierung von Bibliotheksbeständen ist dabei eine

---

39 Vergleiche die entsprechenden Kapitel im vorliegenden Band.
40 Hierzu konnten leider (noch) keine exakten handschriftlichen Belege aus dem Nachlass oder diesbezügliche Hinweise in Schriften an bzw. von Fachkollegen gefunden werden. Bei der Fülle der in diversen Archiven bzw. Bibliotheken verstreuten Sudhoff-Autographen ist daher noch kein abschließendes Urteil zu bilden.
41 Der letzte Band der Paracelsus-Notation („Par. 1111") hat das Erscheinungsjahr 1931. Bei dem Umfang der Gesamtbestände der Bibliothek wie auch den Erscheinungsdaten der Bände wird der Forscher und Sammler Sudhoff schon früher die „Sud."-Katalogisierung angestrebt haben. Sehr wahrscheinlich ist ein paralleler Aufbau von Paracelsus-Bibliothek und Gesamtbestand, aber auch andere Varianten sind möglich. Von „Ruhestand" nach der Emeritierung 1925 ist für den niemals müßigen Sudhoff ohnehin nicht zu sprechen, vertrat er doch sogar noch seinen Nachfolger Sigerist nach dessen Emigration in die USA (1932) und erweiterte seine publikatorischen Aktivitäten selbst in hohem Alter. Am wahrscheinlichsten ist ein kontinuierlicher Bestandszuwachs der Sudhoffiana und die parallele Zählung bis 1938.
42 Siehe die unten stehende Klassifizierung der Teilabschnitte.
43 Hartwig (1888). Die 345 Seiten umfassende Darstellung erschien damals im Leipziger Harrassowitz Verlag. Siehe des Weiteren auch Hartwig (1906).
44 Die amerikanische LCC-Klassifikation unterschied einundzwanzig Untergruppen und wurde zum Vorbild bzw. Standard für viele nachfolgende Gliederungen von Bibliotheksbeständen.
45 Bereits im 17. Jahrhundert gliederte beispielsweise Herzog August seine berühmten Bibliotheksbestände in Wolfenbüttel in zwanzig Sachgruppen, vergleiche u. a. Ruppelt/Solf (1992), S. 20.
46 Siehe Hartwig (1888) und (1906) sowie Lorenz (1997), insbesondere S. 29–30.
47 Die Leipziger Institutsbibliothek strukturierte Sudhoff hingegen in 58 Sachgruppen von „Allgemeines", über Compendien, Lehrbücher und Gesamtdarstellungen, Biographien und Medizin im Altertum bis etwa zu Dichterärzten, siehe Gruner (1996), S. 56–57. Einen genaueren Katalog legte Sudhoff, zunächst Institutsdirektor und Bibliothekar in Personalunion, nicht an. Dies ist ein wichtiges Indiz dafür, dass er sehr wahrscheinlich auch für seine Privatbibliothek zunächst das Sammeln vor dem Katalogisieren behandelte. Die am Leipziger Institut nachfolgenden Leitungspersönlichkeiten hatten große Mühe bei der

immer wieder reizvolle Frage der Präsentation wie auch gleichermaßen ein grundlegendes Problem der Entwicklung von Umfang und Teildisziplinen.[48] Die seit Leibniz[49] und Lessing[50] entwickelten Unterteilungen in acht oder zehn Fachgruppen von den Theologica, Juridica über die Medica bis hin zu diversen Sektionen der Philosophica in Folge der Artes liberales hatten lange Zeit strukturbildend gewirkt.[51] Eine erhebliche Erweiterung der Buchbestände und die immer weitere Differenzierung der Fachdisziplinen führten insbesondere seit dem 19. Jahrhundert zu grundlegenden Neuerungen.[52] Zeitgleich mit den erwähnten Konzepten und Prinzipien entwickelte sich die Dezimalklassifikation, die insbesondere durch Dewey international vorbildlich ausgebaut wurde.[53] Für Sudhoff waren die genannten Modelle möglicherweise Vorbild und Beispiel zur Gliederung seiner Privatbibliothek wie auch der Institutsbibliothek.[54] Die klassischen Strukturprinzipien konnten jedoch nur noch bedingt zum Tragen kommen, war doch die Sudhoffiana als Gelehrten- und Fachbibliothek auf Medizin- und Wissenschaftsgeschichte konzentriert. Der Benennung mit römischen Zahlen von „Sud. I" bis „Sud. XX" wurde als weitere Untergliederung noch eine arabische Ziffer – ansteigend von 0 bzw. 1 bis 8, 9 oder 10 – beigefügt, um eine bessere Binnendifferenzierung zu erreichen. Die Paracelsus-Bestände wurden auf diese Weise umgruppiert und fanden vorwiegend in den Sektionen Sud. VI bis Sud. IX ihre Neuaufstellung.[55] Die Chronologie der ursprünglichen Paracelsus-Bandzählung konnte von Sudhoff nicht beibehalten werden, aber mit Hilfe der erstellten Konkordanz ist die wissenschafts- wie auch bibliothekshistorisch interessante „Urform" sowie Sudhoffs Neugliederung gut rekonstruierbar.[56] Das klassische Ideal eines in jeder Hinsicht logischen wie sinnvollen „Catalogue raisonné" ist sicher ein bibliothekswissenschaftliches Desiderat, aber immer mit strukturellen wie auch quantitativen Schwierigkeiten verbunden.[57] Sudhoff erzielte für seine Bibliothek in jedem Fall eine praktikable wie auch relativ gut organisierte Gliederung.

vollständigen bibliographischen Aufnahme der von Sudhoff mit Hilfe der Puschmann-Stiftung angeschafften Bücher – und versuchten eine Ordnung zu erstellen, „solange Sudhoff noch am Leben war und man ihn befragen konnte", siehe Sigerist (1955/56), S. 17.
48 Vgl. Kleinschmidt (1987) oder bereits Vorstius (1954).
49 Leibniz entwickelte die folgende Gliederung: Theologie, Rechtswissenschaft, Medizin, Philosophie, Mathematik, Physik, Philologie, Geschichte, Literaturgeschichte/Bibliothekswesen, Miscellanea; siehe auch Lorenz (1997), S. 27, sowie Lackmann (1966).
50 Vergleiche allgemein etwa Reifenberg (1995).
51 Die Hamburger Bibliothek des Arztes Martin Vogel („Fogelius", 1634–1675) etwa unterschied ebenfalls zehn Fachgebiete, siehe auch Lorenz (1998) sowie Décsy (1969).
52 Siehe etwa Lorenz (1997) bzw. übergreifend Meinel (1997).
53 Der Erfinder der Dezimalklassifikation war Melvil Dewey (1851–1931), die Einteilung wurde seit Ende des 19. Jahrhunderts zunehmend verwendet und nach ihm *Dewey* Dezimalklassifikation (DDC) benannt sowie später auch zur *Universellen* Dezimalklassifikation weiter entwickelt. Siehe etwa Krajewski (2002).
54 Hier gab es insgesamt 58 Sachgruppen mit einem Gruppenschlagwortkatalog. Im Seminarraum des Institutsdomizils in der Talstraße 35 fanden sich Nachschlagewerke, in weiteren drei Räumen wurden die Bücher chronologisch geordnet: Von Prähistorik und Volksmedizin, altem Orient und klassischen Altertum über morgen- bzw. abendländisches Mittelalter und Renaissance bis hin zu Neuzeit und Sonderdisziplinen. Enzyklopädien und Periodika fanden im Flur Platz, siehe auch Gruner (1996), S. 57.
55 Einzelne Bücher mit „Par."-Notation finden sich überdies auch in anderen Sektionen sowie in „Sud. XXI".
56 Zur Form der Paracelsus-Bibliothek ist überdies eine weitere Publikation in Vorbereitung.
57 Siehe etwa Bies (1997), Zedelmaier (1992), Kleinschmidt (1987) oder auch Vorstius (1954).

Bei einem heuristischen Herangehen lässt sich die Sudhoffiana grob in drei große Teile gliedern: Zunächst sind dies die Bestände von Sud. I bis Sud. V, die relativ geschlossen und meist chronologisch Werke der klassischen Antike mit Schriften und Gesamtausgaben der großen medizinischen Autoren sowie die Heilkunde der frühen Hochkulturen zusammenstellt. Einen zweiten großen Abschnitt bildet die wie erwähnt in den Sektionen Sud. VI bis Sud. IX aufgegangene Paracelsus-Bibliothek, die dort in weitgehend historisch passender Reihung angeschlossen wurde. Als einen dritten Teil des Bestands kann man die gesamten Gruppen Sud. X bis Sud XX auffassen. Diese Sektionen der Bibliotheca Sudhoffiana sind nicht mehr chronologisch, sondern meist thematisch geordnet und umfassen Fachstudien zu einzelnen Krankheitsbildern, übergreifende Arbeiten zur Geschichte und Theorie der Heilkunde sowie wissenschaftshistorische Spezialliteratur. Außerdem beginnt mit Sud. X ein Bestand, der eine Fülle von Zeitschriften und Tagungsberichten zusammenfasst. Die einzelnen Sektionen stehen dabei relativ singulär, Sud. XVI etwa bleibt ganz auf Goethe konzentriert – ein Schwerpunkt des sich „seelenverwandt" fühlenden Sudhoff. Sud. XV wiederum umfasst nur ganz wenige Bücher zum Gebiet Zauberei und Hexenwesen.[58] Darüber hinaus wurden unter *Sud. XXI* in einem letzten Teilbestand alle von Sudhoff nicht (mehr) klar bezeichneten bzw. später hinzugefügten oder nicht sytematisierbaren Bücher aufgenommen.

„Sud. I"	Werke zur Heilkunst der Antike
„Sud. II"	Schriften zur Volksmedizin im Altertum
„Sud. III"	Werke zur Heilkunde im Mittelalter
„Sud. IV"	Neuzeitliche Medizin bis zum 18. Jahrhundert
„Sud. V"	Schriften des 19. und frühen 20. Jahrhunderts
„Sud. VI" – „Sud. IX"	Paracelsus-Bibliothek *(Gliederung von 1 bis 11, s.o.)*
„Sud. X"	Deutsche Zeitschriften, Periodika, Tagungsberichte
„Sud. XI"	Internationale Zeitschriften
„Sud. XII"	Naturwissenschaft und Medizin in Kunst und Kultur
„Sud. XIII"	Schriften zur Entwicklung der Heilkunde
„Sud. XIV"	Allgemeine Werke zu Ärzten
„Sud. XV"	Schriften zur Zauberei
„Sud. XVI"	Medizinische Literatur zu Goethe
„Sud. XVII"	Werke zur Medizingeschichte
„Sud. XVIII"	Schriften zur Geschichte der Naturwissenschaften
„Sud. XIX"	Studien zu speziellen Krankheiten
„Sud. XX"	Varia
[„Sud. XXI"]	*Anhang/Quodlibetica (z. T. nicht mehr systematisierte Bücher)*

Im Zuge des Projektes zur gesamten Katalogisierung[59] wurde jeder Notation Sud. I – XX[60] eine neue, durchlaufende Nummer mit der Bezeichnung „Bibl.Sud." (1 ff) gege-

---

58 Auch hier war das ursprüngliche Forschungsgebiet Paracelsus und die Umgruppierung für die Gestalt von Sud. XV bedeutsam.
59 Zum Katalogsystem der Bayerischen Staatsbibliothek generell siehe Haller (1991) und Kaltwasser (1989).
60 Nicht zuzuordnende Bände und Restbestände wurden von der Bayerischen Staatsbibliothek in die Kategorie „Sud.XXI" eingereiht. Hierbei handelt es sich sehr wahrscheinlich insbesondere um die zuletzt

ben.⁶¹ In dieser Weise wird die letzte Form der Aufstellung der Sudhoffschen Bücher möglichst authentisch abgebildet sowie zugleich auch eine informationstechnisch eindeutige Recherche ermöglicht. Im OPAC-Katalog der Bayerischen Staatsbibliothek ist diese Angabe „Bibl.Sud." mittlerweile per Internet weltweit frei zugänglich und exakt zugreifbar.⁶² Die bibliographischen Notizen in diesem Band⁶³ ermöglichen somit eine schnelle und differenzierte Suche.⁶⁴ Trotz der Besonderheit der Bestände können im Rahmen der allgemeinen Schutz- und Ausleihbedingungen die Bücher aus der Sudhoffschen Sammlung sogar jedem wissenschaftlichen Bibliotheksbenutzer und Forscher zugänglich gemacht werden. Dies bildete nach einer außerordentlich verschlungenen Geschichte der Bibliothek nach Sudhoffs Tod im Jahr 1938 und langen Jahrzehnten der Unkenntnis über den in München bewahrten Bücherschatz ein besonderes Desiderat medizin- und wissenschaftshistorischer Forschung.

Sudhoffs Bücher im Labyrinth der Geschichte

Die Ereignisse und Entwicklungen bis zur vorliegenden Erschließung der Bestände der Bayerischen Staatsbibliothek⁶⁵ sind durchaus komplex und können an dieser Stelle nur in Grundzügen rekapituliert werden.⁶⁶ Karl Sudhoff hatte bereits in den 1920er und 30er Jahren Überlegungen zum Verbleib seiner bedeutenden Bibliothek angestellt. Er stand

---

benutzten Bücher Sudhoffs – er arbeitete noch bis zum Lebensende an einer weiteren Paracelsus-Studie – und andere aktuell erworbene, im Todesjahr 1938 benutzte bzw. im Handapparat aufgestellte Bände.

61 Die weiteren Unterangaben differenzieren die Syntax der Signatur in der folgenden Weise: Bibl.Sud. 59-1 bezeichnet zum Beispiel den 1.Band eines Werkes, „Bibl.Sud. 2730,1-3" den 3. Band der I. Abteilung (zweistufige Hierarchie eines mehrbändigen Werkes) oder z.B. „Bibl.Sud. 592-1/2" ein zweibändiges zusammengebundenes Werk. Beibände wurden hinter dem Rautenzeichen (#) angegeben. Weitere Angaben zu der Signatur auch über http://opac.bsb-muenchen.de/webOPAC/externDe.html.

62 In der zentralen Datenbank des Bibliotheksverbunds Bayern sind alle Informationen nachgewiesen. Über BVB-KAT, BSB-Line, BSB-OPAC und den Verbundkatalog der Deutschen Bibliothek stehen diese online, über die Microfiche-Kataloge auch vor Ort zur Verfügung.

63 Manche auf den ersten Blick etwas heterogene Titelaufnahme (u. a. mit Sonderzeichen „#" etc.) ist der bibliographischen Differenzierung geschuldet. Eine drucktechnisch ästhetischere Wiedergabe wäre dem Interesse einer Recherche-Hilfe nicht dienlich gewesen. Bei einigen wenigen Bänden, die *nach* Sudhoffs Tod im Oktober 1938 in die Sammlung gelangt sind – möglicherweise durch Vorabausgaben, sehr wahrscheinlich aber durch die Familie, spätere Bearbeiter oder Zufälle bei der Kriegslagerung etc., sind die Notationen und Signaturen kursiv und in eckigen Klammern wiedergegeben worden, z.B. Bibl.Sud. 2670.

64 Um dem Leser und dem über die elektronischen Kataloge via Internet recherchierenden Forscher einen eindeutigen Zugriff zu ermöglichen, wurden in diesem Band die exakt gleichen bibliographischen Angaben angegeben. An einem Beispiel sei dies kurz erläutert: „Bibl.Sud." [cave: ohne Leerzeichen] und „47-1" [für Band 1 der Hippokrates-Ausgabe von Littré] gewährleistet, dass bei der OPAC-Recherche mit der Eingabe von „Bibl.Sud. 47-1" auch exakt der gewünschte Band der klassischen Littré-Edition der Hippokrates-Schriften erscheint. Die Katalogisierung der Bestände sowie der Index im vorliegenden Band bedeuten auf diese Weise eine besondere Hilfe für jede Forschungsfrage und spezifische Suche.

65 Zur Geschichte der Bayerischen Staatsbibliothek siehe Bezzel (1967) und Jahn et al. (1977).

66 Vergleiche ausführlich dazu die wichtigen Mitteilungen bei Kästner (1995) und Gruner (1996) sowie den in Vorbereitung befindlichen Band des Verfassers zu Sudhoffs Bibliotheken und insbesondere der Paracelsus-Bibliothek.

dabei zunächst auch in Verhandlungen mit der Preußischen Staatsbibliothek Berlin.[67] Im Jahr 1937 berichtet Walter von Brunn (1876–1952), nach Henry E. Sigerist (1891–1956) Sudhoffs zweiter Nachfolger am Leipziger Institut, dass er im Rahmen des Internationalen Kongresses für Ärztliche Fortbildung in Berlin durch den Reichsärzteführer Gerhard Wagner bzw. Hermann Hartmann vom Verkauf der Bestände für 50.000 Mark an den Reichsärzteführer erfahren habe. Sudhoff selbst sei zwar für einen Verbleib in Leipzig gewesen, Wagner hatte jedoch Pläne in Richtung des Ärztehauses in München bzw. des renommierten Hygiene-Museums in Dresden. Nach dem Tod des Reichsärzteführers Wagner im Jahr 1939 wurde offenbar von dessen Nachfolger Leonardo Conti beschlossen, die berühmten Bestände dem Wiener Ärztehaus und seiner Bibliothek zuzuführen. Zunächst gelangte die Paracelsus-Sammlung jedoch an das Hygiene-Museum nach Dresden, dort gab es sogar Pläne für eine Ausstellung der Bestände. Der Transfer an das Wiener „Billroth"-Haus[68] verzögerte sich offensichtlich aufgrund divergierender Interessen bzw. nicht zuletzt durch den beginnenden Zweiten Weltkrieg.

Anhand des im Leipziger Karl-Sudhoff-Institut lagernden Schriftverkehrs konnte die Medizinhistorikerin Ingrid Kästner weitere Details der Verhandlungen rekonstruieren. Über ein Antiquariat in Leipzig gelangten Teile der nicht zur Paracelsus-Bibliothek gehörenden Sammlung Sudhoffs schließlich an das Münchner Ärztehaus in der Brienner Straße; die Handbibliothek Sudhoffs wurde jedoch mit Unterstützung des Universitätsbundes durch Walter von Brunn für Leipzig erworben.[69] Letztlich war es der Leiter des Nationalsozialistischen Deutschen Ärztebundes, Richard Dingeldey, der mit nachdrücklichem Verweis auf Sudhoffs Wunsch zum Zusammenbleiben seiner Gesamtbibliothek den Ausschlag dafür gab, dass die Paracelsus-Bibliothek von Dresden ebenfalls nach München gebracht und mit den dortigen Beständen vereinigt wurde. Dingeldey hatte interessanter Weise eigene geschichtliche Interessen, aber mit dem Leiter des Wiener Medizinhistorischen Institutes, Fritz Lejeune, eine Kontroverse um Vorrang und Ausrichtung der deutschsprachigen Paracelsusforschung.[70] In diesem Zusammenhang ist das besondere Eintreten für die Vereinigung der Sudhoffschen Bestände in *München* und eben nicht in Wien besser zu verstehen, das „Tauziehen" hinter den Kulissen muss durchaus erheblich gewesen sein.

Pläne zur Präsentation in Dresden blieben auch kriegsbedingt somit ebenso unverwirklicht wie wegen divergierender Interessen eine Aufstellung im Wiener Ärztehaus. Die Sudhoffsche Sammlung wurde zunächst zur Sicherheit in Kisten aufbewahrt. Fast ist man geneigt, dies als Metapher und auch symptomatisch für die weitere Geschichte der Medizinhistoriographie in Deutschland insgesamt zu nehmen: nach dem Exodus hervorragender jüdischer Medizinhistoriker seit Anfang der 1930er Jahre verschwanden nun

---

67 Für die folgenden historischen Zusammenhänge zum Schicksal von Sudhoffs Büchersammlungen sei insbesondere auf Kästner (1995) verwiesen; für weitere Hinweise dankt der Verfasser den Mitarbeiter(innen) der Bayerischen Staatsbibliothek in München, des Berliner Bundesarchivs, des Dresdner Hygiene Museums sowie des Literaturarchivs in Marbach.
68 Theodor Billroth (1826–1894), bedeutender Chirurg, nach dem insbesondere Formen der Magenresektion benannt sind.
69 Dieser Bestand könnte noch zu Sudhoffs Privatbibliothek gezählt werden, auch wenn er nicht in den Münchner Beständen der Sudhoffiana aufgeführt wird; eine Rekonstruktion ist leider nicht mehr möglich.
70 Siehe auch Schmierer (2002), S. 177.

auch die besten Quellen. Deutschlands akademische Landschaft – in Bezug auf die medizinhistorische Forschung lange Jahre international hoch angesehen oder gar führend – verarmte entscheidend, knapp ein Jahr nach Sudhoffs Tod begann der Zweite Weltkrieg, und die Katastrophe nahm ihren weiteren Lauf.

Durch die Kriegswirren kam die Bibliotheca Sudhoffiana jedoch glücklicher Weise unbeschadet: weder bei der Bombardierung Dresdens noch bei der Einnahme Münchens wurden nach bisherigen Erkenntnissen Teile zerstört oder verloren.[71] Zur besseren Sicherung waren die Bestände noch während des Zweiten Weltkrieges von der Reichsärztekammer in die Obhut der Bayerischen Staatsbibliothek in München gegeben worden. Spätestens 1947 erkundigte sich dann die Bayerische Landesärztekammer nach dem genauen Verbleib der Sudhoffschen Bibliothek. Die Münchner Staatsbibliothek schlug daraufhin vor, die Bücher in den eigenen Beständen zu belassen, nicht zuletzt da sie auch die vorhandenen Sammelgebiete sinnvoll ergänzten. Der Präsident der Bayerischen Landesärztekammer informierte die Bibliotheksleitung später über einen Vorstandsbeschluss der Kammer, dass die Bestände in der Staatsbibliothek in München verbleiben könnten.[72]

Bei den schwierigen Machtkonstellationen des NS-Staates sowie in den Wirren des Zweiten Weltkrieges war der Weg der Bücher somit durchaus von einigen Unwägbarkeiten und Schwierigkeiten gesäumt: habent fata *bibliothecae* sua – so könnte man den klassischen buchhistorischen Topos variieren, denn auch auf die Sudhoffsche Büchersammlung traf dieser in besonderer Weise zu. Das Schicksal nahm eine sehr eigentümliche Entwicklung, fatale Ereignisse mit einem Verlust von Beständen – wie für Bibliotheken im Zweiten Weltkrieg vielfach geschehen und für die Sudhoffiana lange Zeit befürchtet – waren jedoch positiver Weise auch für die Folgezeit nicht zu verzeichnen: Die Paracelsus-Bibliothek und die anderen nach München gelangten Bände konnten geschlossen erhalten und zunächst in einem Buchdepot gelagert werden.[73] In Folge des zunehmenden Platzmangels der Bayerischen Staatsbibliothek wurde die Sudhoffsche Sammlung dann letztlich in das so genannte „Euro-Magazin" im Norden Münchens gebracht, wo sie auch heute noch unter der Signatur „Bibl.Sud." komplett aufbewahrt wird.[74] Als zugänglicher Gesamtbestand in geschlossener Aufstellung sind die etwa 85 laufenden Regalmeter der Bibliotheca Sudhoffiana für den medizinhistorischen Forscher beindruckend und von besonderem Wert.

Mit der Münchner Bibliothek verband Karl Sudhoff eine jahrelange intensive Zusammenarbeit, insbesondere die Autographenbestände nutzte er wiederholt zu Forschungszwecken. Schon vor der Jahrhundertwende pflegte Sudhoff die Kontakte zur

---

71 Vergleiche Dreßler (1993) und Jahn et al. (1997). Der heterogene und zum Teil unsystematisierte Bestand in „*Sud. XXI*" ist wahrscheinlich zumindest teilweise kriegsbedingt.

72 Die hier aufgeführten Thesen lassen sich durch den Schriftwechsel des Direktoriums der Bayerischen Staatsbibliothek belegen. Der Verfasser dankt den Mitarbeitern der BSB für die freundliche Überlassung von Detailinformationen über die einzelnen Vorgänge.

73 Einzig die Handbibliothek Sudhoffs wurde auf Initiative von Brunns und mit finanzieller Hilfe des Leipziger Universitätsbundes nach schwierigen Verhandlungen mit dem Antiquariat für Leipzig angekauft. Dieser Teil könnte noch zu den Beständen der Bibliotheca Sudhoffiana gerechnet werden, ist aber nicht mehr erhalten bzw. nicht mehr direkt nachzuweisen. Laut Aussage des Leipziger Bibliothekars lässt die schwierige Nachkriegssituation mit Auslagerung, Verlust und übergreifender Neuaufnahme hier keine Rekonstruktion zu.

74 Das Titelbild zeigt einige Bände der Bibliotheca Sudhoffiana in der aktuellen Aufstellung des Euro-Magazins. Zur Geschichte der Bayerischen Staatsbibliothek allgemein siehe Jahn et al. (1997), Buzás (1972) und Bezzel (1967).

Bayerischen Staatsbibliothek und arbeitete wiederholt an medizinischen Handschriften und frühen Drucken aus den Münchner Beständen. Die Bayerische Staatsbibliothek verwahrte seine Sonderdrucke, die etwa auch Widmungen an Georg von Laubmann (1843–1909), Direktor von 1882 bis 1909, aufweisen.[75] Sudhoff kannte die Münchner Schätze sehr genau und erwähnte zum Beispiel in seinem bibliothekshistorischen Aufsatz den „... ganz besonders wertvollen Grundstock der hochbedeutenden Sammlung medizinischer Handschriften des gesamten Mittelalters auf der Münchener Bibliothek."[76] Auch bezüglich der berühmten Bibliothecae Schedelianae von Hermann Schedel (1410–1485) und Hartmann Schedel (1440–1514) berichtete Sudhoff, dass „deren kostbarsten Teil heute die Bayerische Staatsbibliothek München besitzt, dank der Weisheit des Herzogs Albrecht V., der sie aus Fuggerischem Besitz erwarb".[77] Wiederholt korrespondierte Sudhoff mit Mitarbeitern der einzelnen Abteilungen und diskutierte fachlich-historische Fragen. Über mögliche Prioritäten Sudhoffs zur Aufbewahrung seiner Bibliothek retrospektiv Mutmaßungen anzustellen, ist nur in begrenzter Weise sinnvoll; ganz sicher aber war die Vereinigung und Erschließung der Paracelsus-Bibliothek zusammen mit den anderen Beständen der Privatsammlung in der Bibliotheca Sudhoffiana für die Fachforschung ebenso wie für Sudhoff ein Desiderat. Erst hierdurch wird sowohl die Erinnerung als auch eine differenziertere (medizin)historische und bibliothekswissenschaftliche Analyse ermöglicht. Mit dem vorliegenden Beitrag sollte einführend die Gestalt des Büchersammlers Sudhoff wie auch die seiner wissenschaftshistorischen Bibliothek in ihrer geschichtlichen Entwicklung umrissen werden. „Wiedergeburt einer großen Bibliothek" – so ist vor kurzem ein ähnlich angelegtes *prospektives* Projekt der Deutschen Forschungsgemeinschaft zur Rekonstruktion der Bibliothek des Augsburger Humanisten Konrad Peutinger angekündigt worden.[78] Eine besondere „Renaissance" bedeutet auch der Abschluss der Katalogisierung der Sudhoffschen Bibliothek: Zugänglichkeit, wissenschaftliche Bearbeitung und weitere fachliche Studien können hoffentlich neue Impulse für eine im weitesten Sinne humanistische Nachwirkung der Buchbestände geben. Auf der Photographie innerhalb des Leipziger Institutes vor der Fachbibliothek zur Medizingeschichte erscheint der Lehrer Sudhoff mit zwei jüngeren Mitarbeitern bzw. Schülern – diese können sinnbildlich für die Wirkungsgeschichte und den nachdrücklichen Einfluss auf spätere Generationen von Medizin- und Wissenschaftshistorikern stehen.[79] Sudhoffs Bibliotheken stellen hierbei in sich selbst wieder Wissenschaftsgeschichte dar und bilden als „Sudhoffs Archive" alte wie neue Quellen für faszinierende Gebiete historischer Forschung.[80]

75 Ein Beispiel findet sich in der BSB etwa unter der Signatur „Med.g. 454 b".
76 Sudhoff (1921) bzw. Sudhoff in Sigerist (1929), S. 306; siehe auch den Beitrag in diesem Band.
77 Sigerist (1929), S. 305.
78 Siehe den kurzen Informationsbeitrag von Hans-Jörg Künast und Helmut Zäh in Deutsche Forschungsgemeinschaft (2003), S. 11–13.
79 Im Rahmen eines Vortrages des Verfassers auf der außerordentlichen Tagung des Fachverbandes Medizingeschichte in Mainz (Februar 2003) wurde dieses Bild für die Grundlegung der Fächer „Geschichte, Theorie, Ethik der Medizin" des neuen Querschnittsbereiches der „Medical Humanities" verwendet. In welch hohem Maße das Vorhandensein wissenschaftlicher Fachliteratur Grundvoraussetzung für die Forschung zu geisteswissenschaftlichen Dimensionen der Humanmedizin ist, muss – auch in Zeiten des Internet – nicht weiter erläutert werden. Das Leipziger Institut sowie die Bibliotheca Sudhoffiana stellen sicherlich einen besonders fruchtbaren Ausgangspunkt für die Wissenschaftsentwicklung dar.
80 Das 1907 von Karl Sudhoff initiierte Fachperiodikum „Archiv für Geschichte der Medizin" wurde zu seinen Ehren ab 1929 in „Sudhoffs Archiv" umbenannt. Der Begriff *Sudhoffs Archive* soll an dieser Stelle im umfassenderen Sinne der Gedächtnismetapher und kultureller Erinnerung verstanden werden.

Literatur

Alschner, C. (1978): Medizinische Literatur in Dresdener Bürgerbibliotheken des 15./16. Jahrhunderts. NTM, Schriftenreihe für die Geschichte der Naturwissenschaften, Technik und Medizin 15 (1978), S. 56–62.
Arnold, W./Dittrich, W./Zeller, B. (Hrsg.) (1987): Die Erforschung der Buch- und Bibliotheksgeschichte in Deutschland. Wiesbaden.
Artelt, W. (1939): Karl Sudhoff †. Janus 43 (1939), S. 84–91.
Artelt, W. (1949): Einführung in die Medizinhistorik. Stuttgart.
Bezzel, I. (1967): Bayerische Staatsbibliothek München. Bibliotheksführer. Geschichte und Bestände. München.
Bies, W. (1997): Wissensorganisation am Beispiel der Ordnung der Büchermassen. Die historisch-philologisch geschulten Bibliothekare des 19. Jahrhunderts in Deutschland und die aufstrebenden Naturwissenschaften. In: Meinel (1997), S. 5–22.
Bishop, W. J. (1948): Some Medical Bibliophiles and Their Libraries, Journal of the History of Medicine 3 (1948), S. 229–262
Bröer, R. (1999): Eine Wissenschaft emanzipiert sich. Die Medizinhistoriographie von der Aufklärung bis zur Postmoderne. Pfaffenweiler.
Brunn, W. v. (1938): Nachruf auf Karl Sudhoff. Sudhoffs Archiv 31 (1938), S. 338–342.
Burnham, J. C. (1998): How the Idea of Profession Changed the Writing of Medical History. Supplementum Nr. 18. London.
Buzás, L. (1972): Geschichte der Universitätsbibliothek München. Wiesbaden.
Buzás, L. (1978): Deutsche Bibliotheksgeschichte der Neuzeit (1500–1800). Elemente des Buch- und Bibliothekswesens 2. Wiesbaden.
Campanella-Sigerist, E. (1959): Mein Vater [H. E. Sigerist] und seine Bibliothek. Librarium 2 (1959), S. 103–105.
Choulant, J. L. (1842): Bibliotheca Medico-Historica. Sive catalogus librorum historicorum de re medica et scientia naturali systematicus [Reprint 1988]. Leipzig.
Clark, W. (2000): On the bureaucratic plots of the research library. In: Frasca-Spada/Jardine (2000), S. 190–206.
Décsy, G. (Hrsg.) (1969): Memoriae Martini Fogelii Hamburgensis (1634–1675) [Referate und Diskussionsbeiträge, vorgetragen auf dem Martinus-Fogelius-Hamburgensis-Gedächtnis-Symposion, 4.–8. 6. 1968 in Hamburg]. Wiesbaden.
Deutsche Forschungsgemeinschaft (Hrsg.) (2003): Forschung. Das Magazin der Deutschen Forschungsgemeinschaft. Weinheim.
Diepgen, P. (1923): Karl Sudhoff als Medizinhistoriker. Zu seinem 70. Geburtstag am 26. November 1923. Münchner Medizinische Wochenschrift 70 (1923), S. 1414–1416.
Diepgen, P. (1955/56): Karl Sudhoff, Leben und Wirken eines großen Meisters. Wissenschaftliche Zeitschrift der Karl-Marx-Universität Leipzig. Mathematisch-naturwissenschaftliche Reihe 5 (1955/56), S. 23–25.
Dreßler, F. (1993): Bomben auf die Bayerische Staatsbibliothek. Bibliotheksforum Bayern 21 (1993), S. 121–129.
Eckart, W. U. (1979): Zur Titelgestaltung medizinischer Fachbucheditionen des 17. Jahrhunderts. Medizinhistorisches Journal 14 (1979), S. 292–311.
Espagne, M. (Hrsg.) (1999): Von der Elbe bis an die Seine. Kulturtransfer zwischen Sachsen und Frankreich im 18. und 19. Jahrhundert. Deutsch-französische Kulturbibliothek 1. 2., erweiterte Auflage. Leipzig.
Eulner, H.-H. (1970): Die Entwicklung der medizinischen Spezialfächer an den Universitäten des deutschen Sprachgebietes. Studien zur Medizingeschichte des 19. Jahrhunderts 4. Stuttgart.
Farner, K. (1937): Ärzte-Bibliotheken. Ciba-Zeitschrift 4 (1937), S. 1525–1535.
Ferguson, J. (1906): Bibliotheca Chemica. A Catalogue of the Alchemical and Pharmaceutical Books in the Collection of the Late J. Young. 2 Bände, Glasgow.
Fischer, A. (1931): Privatbibliotheken deutscher Ärzte im 15.–19. Jahrhundert. Ärztliche Mitteilungen nebst Anzeiger 32 (1931), S. 1013–1015.

Folkerts, M./Jahn, I./Müller, U. (Hrsg.) (2000): Die Bausch-Bibliothek in Schweinfurt. Wissenschaft und Buch in der Frühen Neuzeit. Acta Historica Leopoldina 31. Halle a.d.S.

Francis, W.W./Hill, R. H./Malloch, A. (Hrsg.) (1929): Bibliotheca Osleriana. A Catalogue of Books illustrating the History of Medicine and Science. Collected, arranged and annotated by Sir William Osler, Bt., and bequeathed to McGill University, Oxford.

Frasca-Spada, M./Jardine, N. (Hrsg.) (2000): Books and the Sciences in History. Cambridge.

Frewer, A. (2001): Biographie und Begründung der akademischen Medizingeschichte: Karl Sudhoff und die Kernphase der Institutionalisierung 1896–1906. In: Frewer/Roelcke (2001), S. 103–126.

Frewer, A./Roelcke, V. (Hrsg.) (2001): Die Institutionalisierung der Medizinhistoriographie. Entwicklungslinien vom 19. ins 20. Jahrhundert. Stuttgart.

Frewer, A./Steif, Y. (2003): Personen, Netzwerke und Institutionen: Zur Gründung der Deutschen Gesellschaft für Geschichte der Medizin und Naturwissenschaften. Sudhoffs Archiv 87, Heft 2 (2003), S. 180–194.

Frewer, A./Stockhorst, S. (2003): Bibliomanie als Krankheit und Kulturphänomen. KulturPoetik 6 (2003) (im Druck).

Füssel, S. (Hrsg.) (1997): Im Zentrum: das Buch. 50 Jahre Buchwissenschaft in Mainz. Kleiner Druck der Gutenberg-Gesellschaft 112. Mainz.

Gerster, K. (1916): Bücher aus Konrad Gessners Bibliothek. Mitteilungen zur Geschichte der Medizin 15 (1916), S. 370–371.

Gilardon, K. (1992): Karl Sudhoff und die medizinhistorischen Quellen – ein Beitrag zu seiner Sammel- und Ausstellungstätigkeit. Nachrichtenblatt der Deutschen Gesellschaft für Geschichte der Medizin, Naturwissenschaften und Technik 32 (1992), S. 106–109.

Gourevitch, D. (Hrsg.) (1995): Médecins érudits de Coray à Sigerist. Paris.

Grafton, A. (1985): The World of the Polyhistors: Humanism and Encyclopedism. Central European History 18 (1985), S. 31–47.

Grape-Albers, H. (1977): Spätantike Bilder aus der Welt des Arztes. Medizinische Bilderhandschriften und ihre mittelalterliche Überlieferung. Wiesbaden

Grimm, G. E. (1983): Literatur und Gelehrtentum in Deutschland. Untersuchungen zum Wandel ihres Verhältnisses vom Humanismus bis zur Frühaufklärung. Studien zur deutschen Literatur 75. Tübingen

Gronemeyer, H. (1987): Bibliophilie und Privatbibliotheken. In: Arnold et al. (1987), S. 461–472.

Gruner, T. (1996): Zur Entwicklung und derzeitigen Lage der Bibliothek des Karl-Sudhoff-Institutes. In: Riha/Thom (1996), S. 55–65.

Hagner, M./Vesper, E. (1991): Einige Nachrichten über die Bibliothek des Anatomen und Physiologen Karl Asmund Rudolphi. Wolfenbütteler Notizen zur Buchgeschichte 16 (1991), S. 41–62.

Haller, K. (1991): Das Katalogsystem der Bayerischen Staatsbibliothek. Bibliotheksforum Bayern 19 (1991), S. 248–259.

Harig, G. (1992): Sudhoffs Sicht der antiken Medizin. Sudhoffs Archiv 76 (1992), S. 97–105.

Hartwig, O. (1888): Schema des Realkatalogs der königlichen Universitätsbibliothek zu Halle a. S. Zentralblatt für Bibliothekswesen. Beiheft 3. Leipzig.

Hartwig, O. (1906): Aus dem Leben eines deutschen Bibliothekars. Erinnerungen und biographische Aufsätze. Marburg.

Henning, M.-C. (2002): Johann August von Ponickau. Geschichte einer Gelehrtenbibliothek. Hildesheim [u.a.].

Herbrand-Hochmuth, G. (1934): Systematisches Verzeichnis der Arbeiten Karl Sudhoffs. Sudhoffs Archiv 27 (1934), S. 131–186.

Herrlinger, R. (1959): Über die Bibliophilie der Ärzte. Librarium 2 (1959), S. 68–74 [77].

Jahn, C./Leskien, H./Montag, U. (Hrsg.) (1997): Bayerische Staatsbibliothek. Ein Selbstporträt. München.

Kadenbach, J. (1995): Die Bibliothek des Amplonius Rating de Bercka. Enstehung, Wachstum, Profil. In: Speer (1995), S. 16–31.

Kästner, I. (1995): Zum Schicksal der Paracelsus-Bibliothek Karl Sudhoffs. Sudhoffs Archiv 79 (1995), S. 115–123.

Kaltwasser, F. G. (1974): Entstehung, Strukturen und Anwendung der Regeln für die alphabetische Katalogisierung. Zeitschrift für Bibliothekswesen und Bibliographie 21 (1974), S. 1–22.

Kaltwasser, F. G. (1989): Die naturwissenschaftlich-technische und medizinische Literatur in der Bayerischen Staatsbibliothek. Bibliotheksforum Bayern 17 (1989), S. 137–158.

Keys, T. E. (1954): Libraries of some twentieth-century American Bibliophilic Physicians. Library Quarterly 24 (1954), S. 21–34.

Kiefer, J. (2001): Die mittelalterliche europäische Medizin im Spiegel der Handschriftensammlung des Amplonius Rating de Bercka. In: Paasch (2001), S. 162–175.

Kleinschmidt, H. (1987): Vom System zur Ordnung: Bemerkungen zu Bewertungen von Sachkatalogen vornehmlich im 18. und 19. Jahrhundert. Libri 37 (1987), S. 126–159.

Kohfeldt, G. (1900): Zur Geschichte der Büchersammlungen und des Buchbesitzes in Deutschland. Zeitschrift für Kulturgeschichte 7 (1900), S. 325–388.

Kolb, R. (1976): Caspar Peucer's Library: Portrait of a Wittenberg Professor of the mid-sixteenth Century. Sixteenth Century Bibliography. St. Louis.

Krajewski, M. (2002): Zettelwirtschaft. Die Geburt der Kartei aus dem Geiste der Bibliothek. Berlin.

Krüger, K. (2000): Fritz Fischer (1908–1999). Schenkung der Gelehrtenbibliothek Fritz Fischer an die Fachbibliothek Geschichte der Universität Rostock am 6. Juli 2000. Rostock.

Kühlmann, W. (1982): Gelehrtenrepublik und Fürstenstaat. Entwicklung und Kritik des deutschen Späthumanismus in der Literatur des Barockzeitalters. Studien und Texte zur Sozialgeschichte der Literatur. Tübingen.

Künast, H.-J./Zäh, H. (2003): Von der Wiedergeburt einer großen Bibliothek. In detektivischer Kleinarbeit wird die Bücher- und Handschriftensammlung des Augsburger Stadtschreibers Konrad Peutinger rekonstruiert. Der Zeitgenosse Luthers baute eine der bedeutendsten Humanistenbibliotheken seiner Zeit auf. Forschung 2 (2003), S. 10–13.

Lammel, H.-U. (2001): Kurt Sprengel und die deutschsprachige Medizingeschichtsschreibung in der ersten Hälfte des 19. Jahrhunderts. In: Frewer/Roelcke (2001), S. 27–37.

Lackmann, H. (1966): Leibniz' bibliothekarische Tätigkeit in Hannover. In: Totok/Haase (1966), S. 321–348.

Lazarus, J. (1990): Die Systematik des Sachkatalogs der Bibliothek des Karl-Sudhoff-Institutes für Geschichte der Medizin und der Naturwissenschaften an der Karl-Marx-Universität Leipzig aus dem Jahr 1937. Mit einer Annotation zur Entwicklung der Bibliothek.

Leven, K.-H. (2001): „Das Banner dieser Wissenschaft will ich aufpflanzen." Medizinhistorische Zeitschriften in der zweiten Hälfte des 19. und zu Beginn des 20. Jahrhunderts. In: Frewer/Roelcke (2001), S. 163–185.

Littger, K. W. (1990): Dr. med. Johann Scheifler (1612–1671) und seine Bibliothek. Eine prosopographische Studie. Sudhoffs Archiv 74 (1990), S. 75–103.

Lorenz, B. (1983): Notizen zu Privatbibliotheken deutscher Ärzte des 15.–17. Jahrhunderts. Sudhoffs Archiv 67 (1983), S. 190–198.

Lorenz, B. (1985): Notizen zu Privatbibliotheken deutscher Ärzte des 18.–19. Jahrhunderts. Sudhoffs Archiv 69 (1985), S. 50–61.

Lorenz, B. (1992): Allgemeinbildung und Fachwissen. Deutsche Ärzte und ihre Privatbibliotheken. Studien zur Medizin-, Kunst und Literaturgeschichte 30 (hrsg. von A. H. Murken). Herzogenrath.

Lorenz, B. (1995): Systematische Aufstellung in deutschen wissenschaftlichen Bibliotheken. 3. Auflage. Wiesbaden.

Lorenz, B. (1997): Bibliotheksklassifikation als Spiegel der Wissenschaftsentwicklung: Beobachtungen zu einem Spannungsverhältnis. In: Meinel (1997), S. 23–34.

Lorenz, B. (1998): Humanistische Bildung und fachliches Wissen. Privatbibliotheken deutscher Ärzte. Zweiter Teil, Philobiblon. Eine Vierteljahresschrift für Buch- und Graphiksammler 4/42 (1998), S. 253–300.

Lorenz, B. (2000): Humanistische Bildung und fachliches Wissen. Privatbibliotheken deutscher Ärzte. Vierter Teil, Philobiblon. Eine Vierteljahresschrift für Buch- und Graphiksammler 2/44 (2000), S. 105–141.

Mälzer, G. (1994): Johann Lukas Schönlein (1793–1864) und die Bibliotheca Schoenleiniana. Kleine Drucke der Universitätsbibliothek Würzburg 15, Würzburg.

Mann, G. (1959): Von des Arztes Freundschaft zum Buche. Ärztebibliotheken des 18. Jahrhunderts. Medizinischer Monatsspiegel 8 (1959), S. 265–272.

Mann, G. (1977): Johann Christian Senckenberg, sein Medizinisches Institut und seine Bibliothek im 18. Jahrhundert in Frankfurt am Main. In: Raabe (1977), S. 301–316.
Meinel, C. (1997): Die wissenschaftliche Fachzeitschrift: Struktur- und Funktionswandel eines Kommunikationsmediums. In: Meinel (1997), S. 137–155.
Meinel, C. (Hrsg.) (1997): Fachschrifttum, Bibliothek und Naturwissenschaft im 19. und 20. Jahrhundert. Wolfenbütteler Schriften zur Geschichte des Buchwesens 27. Wiesbaden.
Michael, C. (1993): Die Bibliothek des Schweinfurter Stadtphysicus Dr. Johann Laurentius Bausch (1605–1665), Diss. med. Hannover.
Middell, K. (1999): Das Institut für Kultur- und Universalgeschichte bei der Universität Leipzig und seine Beziehungen zu Frankreich bis zum Ausbruch des Ersten Weltkrieges. In: Espagne (1999), S. 379–408.
Morhof, D. G. (1747): Polyhistor literarius, philosophicus et practicus. Cum accessionibus virorum, clarissimorum Ioannis Frickii et Iohannis Molleri, Flensburgensis. Lubeca.
Müller, U. (1993): Zur Geschichte und Rekonstruktion der Praetorius-Saxonius-Bibliothek. In: Müller (1993), S. 51–57.
Müller, U. (1996): Zur Geschichte der Bibliothek des Gründers der Leopoldina Johann Laurentius Bausch. Schweinfurter Mainleite 3 (1996), S. 23–29.
Müller, U. (2000): Die Bibliothek des Gründers der Academia Naturae Curiosorum (Leopoldina) Johann Laurentius Bausch (1605–1665): Geschichte, Bestand, Vergleich mit der Bibliothek des Schweinfurter Juristen und Bibliophilen Anton Rüffer (1571–1634). In: Folkerts et al. (2000), S. 14–38.
Müller, U. (Hrsg.) (1993): 450 Jahre Copernicus „De revolutionibus". Astronomische und mathematische Bücher aus Schweinfurter Bibliotheken. Austellung des Stadtarchivs Schweinfurt in Zusammenarbeit mit der Bibliothek Otto Schäfer 21. November 1993 – 19. Juni 1994, Veröffentlichung des Stadtarchivs Schweinfurt 9. Schweinfurt.
Murken, A. H. (Hrsg.) (1992): Die Medizin auf dem Weg ins 20. Jahrhundert. Die Bibliothek des ärztlichen Lesevereins zu Aachen. Bestandskatalog, Studien zur Medizin-, Kunst und Literaturgeschichte 13. Herzogenrath.
Myers, R./Harris, M. (Hrsg.) (1991): Property of a Gentleman. The formation, organisation and disposal of the private library 1620–1920. Winchester.
Neumeister, S./Wiedemann, C. (Hrsg.) (1987): Res Publica Litteraria. Die Institutionen der Gelehrsamkeit in der frühen Neuzeit. Wiesbaden.
Nickol, T. (1988): Wiegendrucke. Aus dem Bestand der Bibliothek des Karl-Sudhoff- Instituts für Geschichte der Medizin und der Naturwissenschaften an der Karl-Marx Universität Leipzig. Leipzig.
Paasch, K. (Hrsg.) (2001): Der Schatz des Amplonius. Die große Bibliothek des Mittelalters in Erfurt. Erfurt.
Raabe, P. (Hrsg.) (1977): Öffentliche und Private Bibliotheken im 17. und 18. Jahrhundert: Raritätenkammern, Forschungsinstrumente oder Bildungsstätten? Wolfenbütteler Forschungen 2. Bremen Wolfenbüttel.
Raabe, P. (1987): Bibliotheken und gelehrtes Buchwesen. Bemerkungen über die Büchersammlungen der Gelehrten im 17. Jahrhundert. In: Neumeister/Wiedemann (1987), S. 643–661.
Rathbone, O. J. (1934): Karl Sudhoff as a Classical Philologian. Bulletin of the Institute of the History of Medicine 2 (1934), S. 10–15.
Reifenberg, B. (1995): Lessing und die Bibliothek. Wiesbaden.
Riha, O. (2001): Die Puschmann-Stiftung und die Diskussion zur Errichtung eines Ordinariats für Geschichte der Medizin an der Universität Leipzig. In: Frewer/Roelcke (2001), S. 127–142.
Riha, O./Thom, A. (Hrsg.) (1996): 90 Jahre Karl-Sudhoff-Institut an der Universität Leipzig. Leipzig.
Rodekirchen, D. (1992): Karl Sudhoff (1853–1938) und die Anfänge der Medizin-Geschichte in Deutschland. Diss. med. Köln.
Roelcke, V./Frewer, A. (2001): Konzepte und Kontexte bei der Institutionalisierung der Medizinhistoriographie um die Wende vom 19. zum 20. Jahrhundert. In: Frewer/Roelcke (2001), S. 9–25.
Rosenmüller, J. C. (1821): Verzeichniß von Büchern (...) aus dem Nachlasse des [Johann Christian] Rosenmüller. Leipzig.
Ruppelt, G./Solf, S. (Hrsg.) (1992): Lexikon zur Geschichte und Gegenwart der Herzog August Bibliothek Wolfenbüttel [Paul Raabe zum 29.2.1992]. Wiesbaden.

Rütten, T. (1995): Karl Sudhoff. „Patriarch" der deutschen Medizingeschichte. Zur Identitätspräsentation einer wissenschaftlichen Disziplin in der Biographik ihres Begründers. In: Gourevitch (1995), S. 155–171.

Sallander, H. (1955): Bibliotheca Walleriana. The Books illustrating the history of Medicine and Science. Collected by Erik Waller, and bequeathed to the Library of the Royal University of Uppsala. Acta Bibliothecae Regiae Universitatis Upsaliensis VIII. 2 Bände. Stockholm.

Schiller, F. (1789): Was heisst und zu welchem Ende studiert man Universalgeschichte? Reprint 1996 des Erstdrucks der Jenaer akademischen Antrittsrede aus dem Jahre 1789, hrsg. im Auftrag der Friedrich-Schiller-Universität Jena von Volker Wahl. Jena.

Schmierer, K. (2002): Medizingeschichte und Politik. Karrieren des Fritz Lejeune in der Weimarer Republik und im Nationalsozialismus. Husum.

Schneider, U. (1997): Buchwissenschaft und Wissenschaftsgeschichte. Interdisziplinäre Forschungsprobleme in der Buchgeschichte. In: Füssel (1997), S. 50–61.

Schubert, E./Sudhoff, K. (1887–1889): Paracelsus-Forschungen. Frankfurt a.M.

Seidler, E. (1967): Die Medizin in der „Biblionomia" des Richard de Fournival. Sudhoffs Archiv 51 (1967), S. 44–54.

Sigerist, H. E. (Hrsg.) (1929): Ausgewählte Abhandlungen von Karl Sudhoff mit einer autobiographischen Skizze. Zum 75. Geburtstage herausgegeben von Henry E. Sigerist. Leipzig.

Sigerist, H. E. (1934a): Karl Sudhoff, the man and the historian. Bulletin of the History of Medicine 2 (1934), S. 3–6.

Sigerist, H. E. (1934b): Karl Sudhoff, the mediaevalist. Bulletin of the History of Medicine 2 (1934), 22–25.

Sigerist, H. E. (1939): Karl Sudhoff 1853–1938. Bulletin of the History of Medicine 7 (1939), S. 801–804.

Sigerist, H. E. (1953): Erinnerungen an Karl Sudhoff. Sudhoffs Archiv 37 (1953), S. 97–103.

Sigerist, H. E. (1955/56): Erinnerungen an meine Leipziger Tätigkeit. Wissenschaftliche Zeitschrift der Karl-Marx-Universität Leipzig. Mathematisch-naturwissenschaftliche Reihe 5 (1955/56), 1/2, S. 17–21.

Speer, A. (Hrsg.) (1995): Die Bibliotheca Amploniana. Ihre Bedeutung im Spannungsfeld von Aristotelismus, Nominalismus und Humanismus. Miscellanea Mediaevalia. 23. Berlin New York.

Stadt- und Universitätsbibliothek Bern (Hrsg.) (1960): Bibliothek Dr. [med.] Werner Zesiger im Schloss Oberhofen. Bern.

Sudhoff, K. (1894): Bibliographia Paracelsica. Besprechung der unter Hohenheims Namen 1527–1893 erschienen Druckschriften. Versuch einer Kritik der Echtheit der Paracelsischen Schriften, 1. Teil. Berlin.

Sudhoff, K. (1898/1899): Versuch einer Kritik der Echtheit der Paracelsischen Schriften. 2. Teil: Paracelsus-Handschriften. Berlin.

Sudhoff, K. (1902): Ein Kapitel aus der Geschichte der Setzerwillkür im XVI. Jahrhundert. Zeitschrift für Bücherfreunde 1902/03, S. 79–81, auch in: Sigerist (1929), S. 117–120.

Sudhoff, K. (1904): „Zur Förderung wissenschaftlicher Arbeiten auf dem Gebiete der Geschichte der Medizin". Münchner Medizinische Wochenschrift 51 (1904), S. 1350–1353.

Sudhoff, K. (1906): Theodor Puschmann und die Aufgaben der Geschichte der Medizin. Eine akademische Antrittsvorlesung. Separatdruck aus der Münchener medizinischen Wochenschrift 34 (1906), S. 1–14.

Sudhoff, K. (1907): Richtungen und Strebungen in der medizinischen Historik. Ein Wort zur Einführung, Verständigung und Abwehr. Archiv für Geschichte der Medizin 1 (1907), S. 1–11.

Sudhoff, K. (1908): Deutsche medizinische Inkunabeln. Bibliographisch-literarische Untersuchungen. Studien zur Geschichte der Medizin 2/3. Leipzig.

Sudhoff, K. (1909): Das Institut für Geschichte der Medizin. In: Festschrift zur Feier des 500jährigen Bestehens der Universität Leipzig. Band 3. Leipzig, S. 121–127.

Sudhoff, K. (1914): Drei Jahrtausende Graphik im Dienst der Wissenschaft. Archiv für Buchgewerbe 1914, S. 251–262, auch in: Sigerist (1929), S. 283–295.

Sudhoff, K. (1916): Die medizinischen Schriften, welche Bischof Bruno von Hildesheim 1161 in seiner Bibliothek besaß und die Bedeutung des Konstantin von Afrika im 12. Jahrhundert. Archiv für Geschichte der Medizin 9 (1916), S. 348–356.

Sudhoff, K. (1917): Das neue Institut für Medizingeschichte an der Universität Leipzig. In: Mitteilungen zur Geschichte der Medizin und der Naturwissenschaften 16 (1917), S. 1–7.

Sudhoff, K. (1921): Medizinische Bibliotheken. Eine historische Plauderei. Archiv für Geschichte der Medizin und der Naturwissenschaften. Leipzig [auch in: Sigerist (1929), S. 296–310].

Sudhoff, K. [Hrsg.] (1921): Skizzen. Leipzig.

Sudhoff, K. (1929): Aus meiner Arbeit. Eine Rückschau. Sudhoffs Archiv 21 (1929), S. 333–387.

Sudhoff, K. (1932): Nachweise zur Paracelsus-Literatur. Beilage zu den Acta Parcelsica H. 1–5. München.

Sudhoff, K. (1936): Paracelsus. Ein deutsches Lebensbild aus den Tagen der Renaissance. Leipzig.

Sudhoff, K. (Hrsg.) (1922–1933): Theophrast von Hohenheim gen. Paracelsus, Sämtliche Werke. 1. Abteilung: Medizinische, naturwissenschaftliche und philosophische Schriften. München.

Theophrastus Bombastus von Hohenheim (Paracelsus), 1493–1541 (1893): Bibliography of the Paracelsus Library of the late E. Schubert, M.D., Frankfurt am Main. Also his Selection of Works on Alchemy, London [Katalog].

Toellner, R. (2000): Der Arzt als Gelehrter. Anmerkungen zu einem späthumanistischen Bildungsideal. In: Folkerts et al. (2000), S. 39–59.

Totok, W./Haase, C. (Hrsg.) (1966): Leibniz. Sein Leben, sein Wirken, seine Welt. Hannover.

Universitätsbibliothek Würzburg (Hrsg.) (1972): Katalog der Sammlung Schönlein. Catalogue of the Scho[e]nleiniana Collection. Boston (Mass.).

Vodosek, P. (1994): Zum Stand der bibliotheksgeschichtlichen Forschung. In: Gutenberg-Jahrbuch 69 (1994), S. 307–310.

Vodosek, P. (Hrsg.) (1980) Bibliotheksgeschichte als wissenschaftliche Disziplin: Beiträge zur Theorie und Praxis. Wolfenbütteler Schriften zur Geschichte des Buchwesens 7. Hamburg.

Vorstius, J. (1954): Das Ordnungsgefüge der Wissenschaften. Zentralblatt für Bibliothekswesen 68 (1954), S. 252–265.

Waehmer, K. (1919): Bücherzeichen deutscher Ärzte. Bilder aus vier Jahrhunderten. Leipzig.

Wagner, F. (1962): Rankes Geschichtsbild und die moderne Universalhistorie. Köln.

Weimerskirch, P. J. (1987): Libraries of Physicians: A Review of the Literature. AB Bookman's Weekly 79 (1987), S. 1705–1707.

Zedelmaier, H. (1992): Bibliotheca Universalis und Bibliotheca Selecta. Das Problem der Ordnung des gelehrten Wissens in der frühen Neuzeit. Köln.

Ziche, P./Büch, G./Kenklies, K./Neuper, H./Breidbach, O. (2000): Eine naturwissenschaftliche Forschungsbibliothek des 18. Jahrhunderts: Die Bibliothek der ‚Naturforschenden Gesellschaft' zu Jena. Berichte zur Wissenschaftsgeschichte 23 (2000), S. 433–447.

CIMELIA:
FRÜHDRUCKE DER BIBLIOTHECA SUDHOFFIANA

Mit der nachfolgenden Auswahl der frühesten Schriften und Drucke der Bibliotheca Sudhoffiana, die bis zur Mitte des 16. Jahrhunderts erschienen sind, soll der Leser einen schnellen Zugang zu den besonderen Schätzen der Buchbestände von Karl Sudhoff erhalten. Mit diesen mehr als 40 ältesten Werken sind jedoch die kostbarsten Schriften keineswegs auch nur annähernd dargestellt, größere Bestandsgruppen sind aber über die am Ende der bibliographischen Aufnahme angefügten Notationen zur Paracelsus-Bibliothek („Par.") bzw. zur Sudhoffiana („Bibl.Sud.") weiter erschließbar. Der gewählte Zeitraum (1450–1550, de facto 1482–1549) bezieht sich dabei nicht nur auf die chronologisch ersten Wiegen- und Frühdrucke der Sammlung, sondern umschließt gleichzeitig die Lebensdaten des Theophrastus Bombastus von Hohenheim (1493–1541), der – wie für die Sudhoffsche Paracelsus-Bibliothek charakteristisch – mit den meisten Bänden (17) und allen noch zu seinen Lebzeiten erschienen Werken der Sudhoffiana vertreten ist. Darüber hinaus finden sich in dieser Zusammenstellung u. a. mit Ausgaben von Hippokrates (3), Galen, Nicolaus von Salerno, Arnold von Villanova, Raimund Lull, Guy de Chauliac, Agrippa von Nettesheim, Hieronymus Brunschwig, Leonhart Fuchs die historisch bedeutendsten Autoren und auf diese Weise ein kleines „imaginäres Panoptikum" der Wissenschafts- und Medizingeschichte.*

---

* Die Wiedergabe im Rahmen eines Katalogs mit Titelblättern ausgewählter Bände ist in Vorbereitung, dort sollen die Bücherschätze aus der Bibliotheca Sudhoffiana auch optisch noch besser zur Geltung kommen. Des Weiteren besaß Sudhoff die beeindruckende Zahl von nochmals 171 Bänden, die zwischen 1550 und 1600 gedruckt wurden (siehe die nachfolgende Aufstellung der Bibliotheca Sudhoffiana). Anzumerken ist außerdem, dass Sudhoff über die hier aufgeführten Bände hinaus 18 größere – zum Teil selbst betreute – Faksimile-Ausgaben von medizinhistorischen Standardwerken vor 1500 zusammengetragen hat, siehe Bibl.Sud. 495–498, 2038–2040, 2404–2412, 2446, 2652 und 2654.

1482

Mundinus <Lucius>:

Incipit anothomia Mundini. – Bononiae: Johannes de Noerdlingen, 1482. – [38] Bl.

Notation: Sud. III, 7
Bibl.Sud. 489

1484

Nicolaus <Salernitanus>:

Incipit Antidotarium Nicolai. – [Venetiis]: [Bertochus], [1484]. – [35] Bl.
Enth. ferner: Tractatus quid pro quo. Sinonima. – Aus: [Johannes Mesue: Opera medicinalia (Goff M-514)]

Notation: Sud. III, 4
Bibl.Sud. 421

1505

Arnoldus <de Villa Nova>:

Hec sunt opera Arnaldi de villa nova nuperrime recognita ac emendata diligentiq[ue] opere impressa que in hoc volumine contine[n]tur: Speculum medicine. De intentionibus medicorum ... Epistola super Alchimia ad regem neapolitanum. – Venetiis: Scotus, 1505. – [10], 355 Bl.

Notation: Sud. III, 7
Bibl.Sud. 482

1506

Champier, Symphorien:

[De Corporum animoru[m]q[ue] morbis: eoru[m]de[m]
q[ue] remediis opusculum] Domini Symphoriani champerii physici Lugdun[ensis] de corporum animoru[m]q[ue] morbis: eoru[m]de[m]q[ue] remediis opusculum: in duos tractatus sive libellos partitum. – [Lyon], [1506]. – [24] Bl.

Notation: Sud. IV, 4
Bibl.Sud. 570

Champier, Symphorien:

[Ex variis: tu[m] ph[ilosoph]ie, tu[m] medicine p[ro]fessoribus amphorismoru[m] sive collec-tionu[m] libellus] Domini Symphoriani champerii physici ex variis: tu[m] ph[ilosoph]ie, tu[m] medicine p[ro]fessoribus amphorismoru[m] sive collec-tionu[m] libellus: in decem divisus capita. – [Lyon], [1506]. – [28] Bl.

Notation: Sud. IV, 4
Bibl.Sud. 571

1518

Lullus, Raimundus:

[De secretis natur[a]e sive de quinta essentia Libellus] Sacri Doctoris Raymundi Lulii de secretis natur[a]e siue de quinta essentia Libellus. – August[a]e Vindelicoru[m]: [Grimm u. Wirsung], 1518. – [26] Bl.

Notation: Sud. VI, 5 = Par. 930
Bibl.Sud. 792

1519

Guido <de Cauliaco>:

[Cyrurgia] Cyrurgia Guidonis De Cauliaco. Et Cyrurgia Bruni u.a. – Noviter Impressus. – Venetiis: Venetus de Vitalibus, 1519. – 267 Bl.: Ill.

Notation: Sud. III, 7
Bibl.Sud. 494

1521

Bernardus <de Gordonio>:

[Practica] Practica Gordonii: Praxis omnibus medicine studiosis maxime utilis ... – Venetiis: Giunta, 1521. – 124 Bl.

Notation: Sud. III, 7
Bibl.Sud. 481

1526

Hippocrates:

[Opera] Hippocratis Coi Medicorum Omnium longe principis, Opera / nunc tandem per M[arcum] Fabium Rhavennatem, Gulielmum Copum Basiliensem, Nicolaum Leonicenum, & Andream Brentium ... Latinitate donata, ac iamprimum in lucem aedita. – Basileae: Cratander, 1526. – [26] Bl., 494 S., [1] Bl.

Notation: Sud. II, 8
Bibl.Sud. 317

1527

Odo <Magdunensis>:

De Herbarum Virtutibus: Iam Primum Emaculatior, tersiórque in lucem aeditus / Aemilius Macer. Praeterea Strabi Galli, Poetae Et Theologici Clarissimi, Hortulus verna[n]tißimus. – Basileae: [Faber], [1527]. – [8], 73 Bl.

Notation: Sud. III, 1
Bibl.Sud. 325

1529

Paracelsus:

[Vom Holtz Guaiaco gründlicher heylung] Durch den hochgelerten herrren Theophrastum von Hochenheym beyder Artzeney Doctorem Vom Holtz Guaiaco gründlicher heylung: Darinn essen unnd trincken, Saltz und anders erlaubt und zu gehört; Auch von den verfurigen un[d] Irrigen büchern artzeten brauch unnd ordnung wider des holtz arth und natur auffgericht und außgangen; Vom erkantnüs was dem holtz zugehört und was nicht, aus welchem erstanden dis verderben der kranckheyten; Dergleichen wie ein almuß aus dem holtz erstanden, dem armen zu gut, Solchs in ein verderben gedyhen, weyter corrigirt, und in einen rechten weg gebracht, mehr ersprießlich; Auch wie etlich höltzer mehr seind denn allein Guaiacum, die gleich so wol als Guaiacum dise krafft haben. – Nurmberg: Peypus, 1529. – [7] Bl.: Ill.

Notation: Sud. VIII, 8 = Par. 2
Bibl.Sud. 1477

1530

Paracelsus:

[Wunderbarer unnd mercklicher Geschichten, so in vier Jaren nach einander, Biß man zelet M. D. unnd XXXIIII. Jar zukünfftig. Prognostication] Wunderbarer unnd mercklicher Geschichten, so in vier Jaren nach einander, Biß man zelet M. D. unnd XXXIIII. Jar zukünfftig. Prognostication. Theophrasti Paracelsi. – Straßburg: Egenolff, 1530. – [4] Bl.: Ill.

Notation: Sud. VIII, 8 = Par. 3
Bibl.Sud. 1487

1531

Tannstetter Collimitius, Georg:

[Artificium De Applicatione Astrologiae ad Medicinam, deque convenientia earundem] Artificivm De Applicatione Astrologi[a]e ad Medicina[m], deq[ue] conuenientia earundem, Geogij Collimitij Tansteteri: Canones aliquot, & quaedam alia ... – Argentorati: Ulricher, 1531. – [1], 61, [2] Bl.: Ill.
Bibliogr. Nachweis: VD 16 T 158

Notation: Sud. XIV, 4
Bibl.Sud. 1997

Agrippa von Nettesheim, Heinrich Cornelius:

[De Occulta Philosophia] Henrici Cor. Agrippae ab Netthesheym, De Occulta Philosophia: Lib. III. Item, Spurius Liber de Ceremoniis Magicis, qui Quartus Agrippae habetur u.a. – Lugduni: Beringi, ca. 1531. – [16] Bl., 668 S., [1] Bl.: Ill., graph. Darst.

Notation: Sud. XIV, 4
Bibl.Sud. 2000

Agrippa von Nettesheim, Heinrich Cornelius:

[De incertitudi[n]e & vanitate scientiarum declamatio invectiva] Henrici Cornelii Agrippae ab Nettesheym, De incertitudi[n]e & vanitate scientiarum declamatio invectiva: qua universa illa sophorum gigantomachia plus quam Herculea impugnatur audacia: doceturq[ue] nusqua[m] certi quicquam, perpetui, & divini, nisi in solidis eloquiis atque eminentia verbi dei latere. – Coloniae: M[elchior von] N[euß], 1531. – [191] Bl.

Notation: Sud. XIV, 4
Bibl.Sud. 2001

Vigo, Giovanni de:

Opera Domini Joannis de Vigo in Chyrurgia. Additur chyrurgia Mariani sancti Barolitani Jo. devigo discipuli. – Lugduni: Ioannes de Cambray, 1531. – CCLXXIX, [8], LXXXVI, [3] Bl.: Ill.

Notation: Sud. IV, 4
Bibl.Sud. 573

Paracelsus:

[Ußlegung deß Fridbogens, so erschinen ist im Winmon uff den Bodenseeischen Grentzen, Im jar 1531] Durch den Hochgelertenn herrn Paracelsum Doctorem, Ußlegung deß Fridbogens, so erschinen ist im Winmon uff den Bodenseeischen Grentzen, Im jar 1531:

der do abkündt den unfriden, so der Comet im Ougstmon erschinen, angezaigt hat. – S.l., ca. 1531. – [4] Bl.: Ill.

Notation: Sud. VIII, 8 = Par. 6
Bibl.Sud. 1480

Paracelsus:

Ußlegung des Cometen erschynen im hochbirg, zu mitlem Augusten, Anno 1531 / Durch den hochgelerten Herren Paracelsum etc. – [Zürich], [1531]. – [8] Bl.: Ill.

Notation: Sud. VIII, 8 = Par. 4
Bibl.Sud. 1478

1532

Paracelsus:

[Ußlegu[n]g der Erdbidem] Durch den Hochgelerten herrn Paracelsum DoctoremUßlegu[n]g der Erdbidem: beschehen nach ußganng deß Cometens in den Alpischen birgen Im M. D. XXXI. – S.l., ca. 1532. – [4] Bl.: Ill.

Notation: Sud. VIII, 8 = Par. 5
Bibl.Sud. 1479

Galenus:

[Historiales Campi] Claudii Galeni Pergameni Historiales Campi / Per D. Symphorianum Campegium ... in quatuor libros congesti, & commentariis non poenitendis illustrati. D. Symphoriani Campegii ... Clysteriorum Camporum secundu[m] Galeni mentem libellus utilis & necessarius u.a. – Basileae: Cratander et Bebelius, 1532. – [4], 77 [i.e. 78], [1] Bl.

Notation: Sud. IV, 8
Bibl.Sud. 617#Beibd. 1

Hippocrates:

[Epidemiorum Liber Sextus] Hippocratis Medicorum Omnium longe principis Epidemiorum Liber Sextus / iam recens Latinitate donatus, Leonardo Fuchsio interprete. Addita est Luculenta universi eius libri epositio / eodem Leonardo Fuchsio authore. – Haganoae: Secerus, 1532. – [4], 160, [16] Bl.
Enth. außerdem: Ad calcem Graeca. – Text griech. u. lat.

Notation: Sud. VIII, 7 = Par. 70
Bibl.Sud. 1474#Beibd. 1

Hippocrates:

[Epidēmidōn to hekton] Hippokratus Epidēmidōn to hekton. – Haganoae: Secer, 1532. – [12] Bl. Text griech.

Notation: Sud. VIII, 7
Bibl.Sud. 1474#Beibd. 2

Paracelsus:

[Ußlegu[n]g der Erdbidem] Durch den Hochgelerten herrn Paracelsum DoctoremUßlegu[n]g der Erdbidem: beschehen nach ußganng deß Cometens in den Alpischen birgen Im M. D. XXXI. – S.l., ca. 1532. – [4] Bl.: Ill.

Notation: Sud. VIII, 8 = Par. 5
Bibl.Sud. 1479

Paracelsus:

Ußlegung deß Cometen und Virgulte, in hohen Tütschen Landen erschienen / durch den hochgelerten herren Paracelsum Doctorem. – S.l., [1532]. – [6] Bl.

Notation: Sud. VIII, 8 = Par. 7
Bibl.Sud. 1481

Fries, Lorenz:

Spiegel der artzney: vor zeyten zu nutz unnd trost den Leyen gemacht, aber offt nun gefelschet, durch unfleiß der Buchtrucker / yetzund durch denselbigen Laurentium, un[d] M. Othonem Brunfelß, widerumb gebessert unnd in seynen ersten glantz gestellet. – Straßburg: Beck, 1532. – [6], CXLII Bl.: Ill.

Notation: Sud. IX, 9 = Par. 831
Bibl.Sud. 1686

Brunschwig, Hieronymus:

Das Buch zu Distilieren die zusamen gethonen Ding: Composita genant: durch die einzigen ding, un[d] das buch Thesaurus pauperum genant / für die armen yetz von neüwem wider getruckt und von unzalbarn irrthumen gereynigt unnd gebessert, für alle voraußgangen truck, etwan von Hieronimo Brunsschwick auff gklaubt und geoffenbart zu trost und heyl den menschen, nützlich yr leben darauß zuerlengern und yre leib in gesundtheyt zubehalten. – Straßburg: Grüniger, 1532. – [8], CCLXXX Bl.: Ill.

Notation: Sud. IX, 9 = Par. 832
Bibl.Sud. 1687

1534

Paracelsus:

Von den wunderbarlichen, ubernatürlichen zeychen: so in[n] vier jaren ein ander nach, im[m] hym[m]el, gewülcke und lufft, ersehen, Von sternen, Regenbögen, Fewrregen, Plutregen, Wilde thierer, Trackenschiessen, Fewrin man[n], mit sampt ander dergleychen; Auch außlegung der zweyen Cometen, so biß her yrrig außgelegt seynd / Durch den Hochgelerten, Doctorem Paracelsum. – S.l., 1534. – [9] Bl.

Notation: Sud. VIII, 8 = Par. 8
Bibl.Sud. 1482

1535

Paracelsus:

Vonn dem Bad Pfeffers in Oberschwytz gelegen: Tugenden, Krefften unnd würkung, Ursprung unnd herkommen, Regiment und Ordinantz / Durch den hochgelerten Doctorem Theophrastum Paracelsum etc. – S.l., [1535]. – [12] Bl.

Notation: Sud. VIII, 8 = Par. 9
Bibl.Sud. 1483

Paracelsus:

Practica Teütsch auff das M. D. XXXV. Jar / durch den hochgelerten Theophrastum Paracelsum, Der freyen künste der Artzney unnd Astronomey, Doctor, dem gemainen menschen zu nutz gepracticiert, und außgangen. – [Augsburg]: [Steiner], [1535]. – [8] Bl.: Ill.

Notation: Sud. VIII, 8 = Par. 10
Bibl.Sud. 1485

Fuchs, Leonhart:

[Paradoxa Medicinae] Paradoxorum Medicinae Libri Tres: In Quibus Sanè Multa À Nemine Hactenus Prodita, Arabum aetatis[que] nostrae medicorum errata non tantum indicantur, sed & probatissimorum autorum scriptis, firmissimis[que] rationibus ac argumentis confutantur ... / D. Leonardo Fuchsio ... autore. – Basileae: Bebelius, 1535. – [10], 122 [i.e. 123], [1] Bl.

Notation: Sud. IV, 8
Bibl.Sud. 617

Paracelsus:

Vonn dem Bad Pfeffers in Oberschwytz gelegen: Tugenden, Krefften unnd würkung, Ursprung unnd herkommen, Regiment und Ordinantz / Durch den hochgelerten Doctorem Theophrastum Paracelsum etc. – S.l., [1535]. – [12] Bl.

Notation: Sud. VIII, 8 = Par. 9
Bibl.Sud. 1483

1536

Paracelsus:

[Grosse Wundartzney] Der grossenn Wundartzney, das ... Buch, Des Ergründten und bewerten, der bayden artzney, Doctors Paracelsi. – Augspurg: Steyner
1 Vo[n] allen wunden, stich, schüß, bränd, thierbiß, baynbrüch, und alles was die wundartzney begreifft, mit gantzer haylung und erkantniß aller zufäll, gegenwertiger und künfftiger, ohn allen gebresten angezeygt, Von der alten unnd neüwen künsten erfyndung, nichts underlassen. – 1536. – [8], LXI Bl.: Ill.

Notation: Sud. VIII, 9 = Par. 174
Bibl.Sud. 1510-1/2

Paracelsus:

[Grosse Wundartzney] Der grossenn Wundartzney, das ... Buch, Des Ergründten und bewerten, der bayden artzney, Doctors Paracelsi. – Augspurg: Steyner
2 Von den offnen schäden, ursprung unnd haylung, Nach der bewärtenn erfarenhayt, ohn jrrsale unnd weytters versuchen. – 1536. – [6], LX [i.e. LXI], [1] Bl.: Ill.

Notation: Sud. VIII, 9 = Par. 174
Bibl.Sud. 1510-1/2

Paracelsus:

Prognosticatio Ad Vigesimum Quartum annum duratura / per eximium Doctorem Theophrastum Paracelsum. [Übers.: Marcus Tatius Alpinus]. – Augustae Vindelicorum: Steyner, 1536. – [24] Bl.: Ill.

Notation: Sud. VIII, 9 = Par. 175
Bibl.Sud. 1513

Gariopontus:

Habes Sincerioris Medicinae amator, iterum renatos VIII de morboru[m] causis, accidentibus [et] curationibus libros Garioponti medici, qui usu et successu artis nemini ex veteribus cedit, testibus qui usi sunt eius remediorum ratione indicatione[q]ue. – Basileae: Petrus, 1536. – [8] Bl., 494 S., [1] Bl.

Notation: Sud. III, 4
Bibl.Sud. 417

1537

Paracelsus:

Practica Teütsch auffs M. D. XXXVII. Jar / durch den hochgelerten Doctorem Paracelsum beschriben und gemacht. – S.l., ca. 1537. – [7] Bl.: Ill.

Notation: Sud. VIII, 8 = Par. 11
Bibl.Sud. 1484

Paracelsus:

[Grosse Wundartzney] Der grossenn Wundartzney, das ... Buch, Des Ergründten und bewerten, der bayden artzney, Doctors Paracelsi. – Augspurg: Steyner
1 Vo[n] allen wunden, stich, schüß, bränd, thierbiß, baynbrüch, und alles was die Wundartzney begreifft, mit gantzer haylung und erkantniß aller zufäll, gegenwärtiger und künfftiger, ohn allen gebresten angezeygt, Von der alten unnd neüwen künsten erfyndung, nichts underlassen. – 1537. – [6], LVIII Bl.: Ill.

Notation: Sud. VIII, 9 = Par. 176
Bibl.Sud. 1512-1

1538

Paracelsus:

Practica teütsch auff das Tausent fünffhundert unnd XXXVIII. Jar / Gepracticiert durch den Hochgelörten Doctorem Paracelsum. – [Augsburg]: [Steiner], [1538]. – [8] Bl.: Ill.

Notation: Sud. VIII, 8 = Par. 12
Bibl.Sud. 1486

1539

Placitus, Sextus:

De Medicina Animalium, Bestiarum, Pecorum, Et Avium / cum scholiis Gabrielis Humelbergii. – [Zürich]: [Froschauer], 1539. – 122 S., [4] Bl.

Notation: Sud. II, 3
Bibl.Sud. 180

1540

Giachini, Lionardo:

[De Acutorum Morborum Curatione Disputatio] Leonardi Iacchini Medici Emporiensis, De Acutorum Morborum Curatione Disputatio. Eiusdem, Quaestiones naturalium, Libellus. – Lugduni: Gryphius, 1540. – 56, 39 S.

Notation: Sud. IV, 4
Bibl.Sud. 580

1547

Medici Antiqui Omnes: Qui Latinis Literis Diversorum Morborum genera & remedia persecuti sunt, undique conquisiti, & uno volumine comprehensi, ut eorum, qui se medicinae studio dediderunt, commodo consulatur. – Venetiis: Aldus, 1547. – [12], 317 Bl.

Notation: Sud. II, 8
Bibl.Sud. 320

1549

Mazini, Paolo:

[De rerum naturaliu[m] Generatione Paradoxa] Pauli Mazini Averni De rerum naturaliu[m] Generatione Paradoxa. – Parisiis: David, 1549. – [4] Bl., 37 S.

Notation: Sud. IV, 4
Bibl.Sud. 579

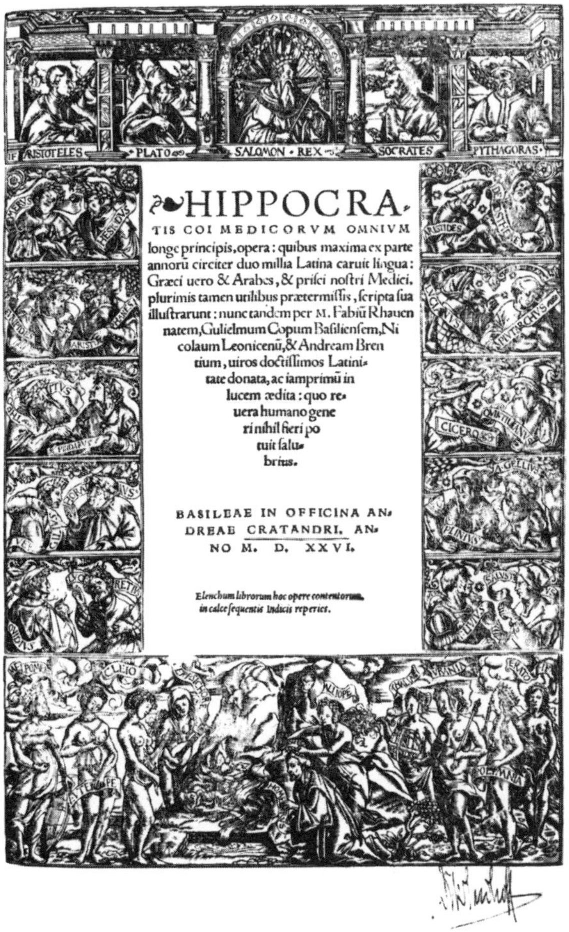

BIBLIOTHECA SUDHOFFIANA
DIE BUCHBESTÄNDE VON SUDHOFFS PRIVATSAMMLUNG

Abbildung 2: Titelblatt einer von Sudhoff signierten Hippokrates-Ausgabe der Bibliothek (Bibl.Sud. 317)

[Bibliotheca Sudhoffiana, Teil] Sud. I

Bibl.Sud. 1
Notation: Sud. I, 1
Apuleius <Madaurensis>:
L. Apulei Madaurensis apologia sive de magia liber / ed. Gustavus Krueger. – Berolini: Weidmanni, 1864. – XXVII, 124 S.

Bibl.Sud. 2
Notation: Sud. I, 1
Achmes:
[Oneirocriticon] Achmetis Oneirocriticon / rec. Franciscus Drexl. – Lipsiae: Teubner, 1925. – XVI, 269 S. – (Bibliotheca scriptorum Graecorum et Romanorum Teubneriana)
Text griech.

Bibl.Sud. 3-1
Notation: Sud. I, 1
Scriptores physiognomonici Graeci et Latini / rec. Richardus Foerster. – Lipsiae: Teubner
1 Physiognomica Pseudoaristotelis, Graece et Latine, Adamantii cum epitomis Graece, Polemonis e recensione Georgii Hoffmanni Arabice et Latine continens. – 1893. – CXCII, 431 S.

Bibl.Sud. 3-2
Notation: Sud. I, 1
Scriptores physiognomonici Graeci et Latini / rec. Richardus Foerster. – Lipsiae: Teubner
2 Physiognomica anonymi, Pseudopolemonis, Rasis, Secreti secretorum Latine, anonymi Graece, fragmenta, indices continens. – 1893. – 534 S.

Bibl.Sud. 4
Notation: Sud. I, 2
Meyer-Steineg, Theodor:
Ein Tag im Leben des Galen / Theodor Meyer-Steineg. – Jena: Diederichs, 1913. – 63 S.: Ill.

Bibl.Sud. 5
Notation: Sud. I, 2
Minor, Albert:
De Galeni libris Peri dyspnoias / scripsit Albertus Minor. – 1911. – 60 S.
Marburg, Univ., Phil.Fak., Diss., 1910. – Enth.: Galenus: Peri dyspnoias

Bibl.Sud. 6
Notation: Sud. I, 2
Galenus:
Die allgemeine Therapie des Galen: [Buch I Kap. 1 – 5] / [übers. von] Heinrich Brink. – 1898. – 33 S.
Berlin, Univ., Diss. des Übers., 1898

Bibl.Sud. 6#Beibd. 1
Notation: Sud. I, 2
Galenus:
Die allgemeine Therapie des Galen: [Schluss von Buch I.] / [übers. von] Cornelius ter Beek. – Berlin, 1898. – 29 S.
Berlin, Univ., Diss. des Übers., 1898

Bibl.Sud. 6#Beibd. 2
Notation: Sud. I, 2
Galenus:
Beitrag zur Therapie des Galen: [Buch II Kap. 1 – 4] / [übers. von] Friedrich Meyer. – 1899. – 29 S.
Berlin, Univ., Diss. des Übers., 1899

Bibl.Sud. 6#Beibd. 3
Notation: Sud. I, 2
Galenus:
Beitrag zur Kenntnis der Therapie des Galen / [Buch II Kap. 5 – 6] / [übers. von] Kurt Wandersleben. – 1900. – 20 S.
Kiel, Univ., Diss. des Übers., 1900

Bibl.Sud. 6#Beibd. 4
Notation: Sud. I, 2
Galenus:
Die allgemeine Therapie Galens: Buch III Cap. 1 – 3 / zum ersten Male dt. übers. [von] Johannes Carney. – 1898. – 30 S.
Berlin, Univ., Diss. des Übers., 1898

Bibl.Sud. 6#Beibd. 5
Notation: Sud. I, 2
Galenus:
Die Behandlung des Geschwürs nach Galen: [Buch III Kap. 4 – 6] / [übers. von Fritz Prüsmann]. – 1900. – 28 S.
Berlin, Univ., Diss. des Übers., 1900

Bibl.Sud. 6#Beibd. 6
Notation: Sud. I, 2
Galenus:
Zur Wund- und Geschwürsheilung nach Galen: [Buch IV Kap. 1 – 3] / [übers. von] Ernst Glaser. – 1898. – 28 S.
Berlin, Univ., Diss. des Übers.

Bibl.Sud. 6#Beibd. 7
Notation: Sud. I, 2
Galenus:
Fieberbehandlung nach Galen / [Buch VIII Kap. 1 – 4] / [übers. von] Max Voigt. – 1898. – 30 S.
Berlin, Univ., Diss. des Übers., 1898

Bibl.Sud. 6#Beibd. 8
Notation: Sud. I, 2
Galenus:
Zur diätetisch-physikalischen Therapie des Galen, besonders beim Fieber: [Buch VIII Kap. 5 – 9] / [übers. von] Arthur Beck. – 1899. – 29 S.
Berlin, Univ., Diss. des Übers., 1899

Bibl.Sud. 6#Beibd. 9
Notation: Sud. I, 2
Galenus:
Beitrag zur Therapie des Galen / [Buch XIV Kap. 1 – 7] / [übers. von] Julius Tietz. – 1899. – 31 S.
Berlin, Univ., Diss. des Übers., 1899

Bibl.Sud. 6#Beibd. 10
Notation: Sud. I, 2
Galenus:
Beitrag zur Therapie des Galen: [Buch XIV Kap. 8 – 19] / [übers. von] Josef Szczepanski. – 1899. – 32 S.
Berlin, Univ., Diss. des Übers., 1899

Bibl.Sud. 7
Notation: Sud. I, 2
Issel, Emil:
Quaestiones Sextinae et Galenianae / scripsit Aemilius Issel. – Marpurgi Chattorum, 1917. – 58 S.
Marburg, Univ., Diss., 1913

Bibl.Sud. 8
Notation: Sud. I, 2
Damocrates, Servilius:
[Fragmenta selecta] Damocratis poetae medici Fragmenta selecta: Index lectionum in Universitate Litterarum Vratislaviensi per hiemem anni MDCCCLXXXVIII – LXXXIX a die XV. mensis octobris habendarum / ed. Guilelmo Studemund. – Breslau: Friedrich, 1888. – 33 S.: graph. Darst. Teilw. in griech. Schrift

Bibl.Sud. 9
Notation: Sud. I, 2
Marcellus <Sidetes>:
[Peri sphygmōn--] Markellu Sidētu Peri sphygmōn / to prōton nyn ek tōn antigraphōn ekdidomenon hypo Skeuu G. Zerbu. – En Athēnais: Sakellarios, 1907. – 61 S. – (Bibliothēkētēs en Athēnais epistēmonikēs hetaireias)

Bibl.Sud. 10-1
Notation: Sud. I, 2
Oribasius:
[Oeuvres] Oeuvres d'Oribase: texte grec, en grande partie inédit, collationné sur les manuscrits, traduit pour la première fois en français / avec une introd., des notes, des tables et des planches, par les docteurs Bussemaker et Daremberg. – Paris: Baillière. – (Collection des médecins grecs et latins)
1. – (1851). – LX, 692 S.

Bibl.Sud. 10-4
Notation: Sud. I, 2
Oribasius:
[Oeuvres] Oeuvres d'Oribase: texte grec, en grande partie inédit, collationné sur les manuscrits, traduit pour la première fois en français / avec une introd., des notes, des tables et des planches, par les docteurs Bussemaker et Daremberg. – Paris: Baillière. – (Collection des médecins grecs et latins)
4. – (1862). – IX, 720 S.

Bibl.Sud. 10-5
Notation: Sud. I, 2
Oribasius:
[Oeuvres] Oeuvres d'Oribase: texte grec, en grande partie inédit, collationné sur les manuscrits, traduit pour la première fois en français / avec une introd., des notes, des tables et des planches, par les docteurs Bussemaker et Daremberg. – Paris: Baillière. – (Collection des médecins grecs et latins)
5. – (1873). – VII, 956 S.

Bibl.Sud. 10-6
Notation: Sud. I, 2
Oribasius:
[Oeuvres] Oeuvres d'Oribase: texte grec, en grande partie inédit, collationné sur les manuscrits, traduit pour la première fois en français / avec une introd., des notes, des tables et des planches, par les docteurs Bussemaker et Daremberg. – Paris: Baillière. – (Collection des médecins grecs et latins)
6. – (1876). – XXVII, 811 S. : III

Bibl.Sud. 11-1
Notation: Sud. I, 3
Galenus:
[Hapanta] Klaudiu Galēnu Hapanta = Claudii Galeni Opera omnia / ed. curavit Carolus Gottlob Kühn. – Lipsiae: Knobloch; Hildesheim u.a.: Olms. – (Medicorum Graecorum opera quae extant; ...)
Text griech. und lat.
ISBN 3-487-00826-2
1. – (1821). – CCLXV, 694 S.   (...; 1)

Bibl.Sud. 11-2
Notation: Sud. I, 3
Galenus:
[Hapanta] Klaudiu Galēnu Hapanta = Claudii Galeni Opera omnia / ed. curavit Carolus Gottlob Kühn. – Lipsiae: Knobloch; Hildesheim u.a.: Olms. – (Medicorum Graecorum opera quae extant; ...)
Text griech. und lat.
ISBN 3-487-00826-2
2. – (1821). – 908 S. – (...; 2)

Bibl.Sud. 11-3
Notation: Sud. I, 3
Galenus:
[Hapanta] Klaudiu Galēnu Hapanta = Claudii Galeni Opera omnia / ed. curavit Carolus Gottlob Kühn. – Lipsiae: Knobloch; Hildesheim u.a.: Olms. – (Medicorum Graecorum opera quae extant; ...)
Text griech. und lat.
ISBN 3-487-00826-2
3. – (1822). – 939 S. – (...; 3)

Bibl.Sud. 11-4
Notation: Sud. I, 3
Galenus:
[Hapanta] Klaudiu Galēnu Hapanta = Claudii Galeni Opera omnia / ed. curavit Carolus Gottlob Kühn.
– Lipsiae: Knobloch; Hildesheim u.a.: Olms. – (Medicorum Graecorum opera quae extant; ...)
Text griech. und lat.
ISBN 3-487-00826-2
4. – (1822). – 822 S. – (...; 4)

Bibl.Sud. 11-5
Notation: Sud. I, 3
Galenus:
[Hapanta] Klaudiu Galēnu Hapanta = Claudii Galeni Opera omnia / ed. curavit Carolus Gottlob Kühn.
– Lipsiae: Knobloch; Hildesheim u.a.: Olms. – (Medicorum Graecorum opera quae extant; ...)
Text griech. und lat.
ISBN 3-487-00826-2
5. – (1823). – 914 S. – (...; 5)

Bibl.Sud. 11-6
Notation: Sud. I, 3
Galenus:
[Hapanta] Klaudiu Galēnu Hapanta = Claudii Galeni Opera omnia / ed. curavit Carolus Gottlob Kühn.
– Lipsiae: Knobloch; Hildesheim u.a.: Olms. – (Medicorum Graecorum opera quae extant; ...)
Text griech. und lat.
ISBN 3-487-00826-2
6. – (1823). – 880 S. – (...; 6)

Bibl.Sud. 11-7
Notation: Sud. I, 3
Galenus:
[Hapanta] Klaudiu Galēnu Hapanta = Claudii Galeni Opera omnia / ed. curavit Carolus Gottlob Kühn.
– Lipsiae: Knobloch; Hildesheim u.a.: Olms. – (Medicorum Graecorum opera quae extant; ...)
Text griech. und lat.
ISBN 3-487-00826-2
7. – (1824). – 960 S. – (...; 7)

Bibl.Sud. 11-8
Notation: Sud. I, 3
Galenus:
[Hapanta] Klaudiu Galēnu Hapanta = Claudii Galeni Opera omnia / ed. curavit Carolus Gottlob Kühn.
– Lipsiae: Knobloch; Hildesheim u.a.: Olms. – (Medicorum Graecorum opera quae extant; ...)
Text griech. und lat.
ISBN 3-487-00826-2
8. – (1824). – 961 S. – (...; 8)

Bibl.Sud. 11-9
Notation: Sud. I, 3
Galenus:
[Hapanta] Klaudiu Galēnu Hapanta = Claudii Galeni Opera omnia / ed. curavit Carolus Gottlob Kühn.
– Lipsiae: Knobloch; Hildesheim u.a.: Olms. – (Medicorum Graecorum opera quae extant; ...)
Text griech. und lat.
ISBN 3-487-00826-2
9. – (1825). – VIII, 941 S. – (...; 9)

Bibl.Sud. 11-10
Notation: Sud. I, 3
Galenus:
[Hapanta] Klaudiu Galēnu Hapanta = Claudii Galeni Opera omnia / ed. curavit Carolus Gottlob Kühn.
– Lipsiae: Knobloch; Hildesheim u.a.: Olms. – (Medicorum Graecorum opera quae extant; ...)
Text griech. und lat.
ISBN 3-487-00826-2
10. – (1825). – 1021 S. – (...; 10)

Bibl.Sud. 11-11
Notation: Sud. I, 3
Galenus:
[Hapanta] Klaudiu Galēnu Hapanta = Claudii Galeni Opera omnia / ed. curavit Carolus Gottlob Kühn.
– Lipsiae: Knobloch; Hildesheim u.a.: Olms. – (Medicorum Graecorum opera quae extant; ...)
Text griech. und lat.
ISBN 3-487-00826-2
11. – (1826). – 892 S. – (...; 11)

Bibl.Sud. 11-13
Notation: Sud. I, 3
Galenus:
[Hapanta] Klaudiu Galēnu Hapanta = Claudii Galeni Opera omnia / ed. curavit Carolus Gottlob Kühn.
– Lipsiae: Knobloch; Hildesheim u.a.: Olms. – (Medicorum Graecorum opera quae extant; ...)
Text griech. und lat.
ISBN 3-487-00826-2
13. – (1827). – 1058 S. – (...; 13)

Bibl.Sud. 11-15
Notation: Sud. I, 3
Galenus:
[Hapanta] Klaudiu Galēnu Hapanta = Claudii Galeni Opera omnia / ed. curavit Carolus Gottlob Kühn.
– Lipsiae: Knobloch; Hildesheim u.a.: Olms. – (Medicorum Graecorum opera quae extant; ...)
Text griech. und lat.
ISBN 3-487-00826-2
15. – (1828). – 919 S. – (...; 15)

Bibl.Sud. 11-16
Notation: Sud. I, 3
Galenus:
[Hapanta] Klaudiu Galēnu Hapanta = Claudii Galeni Opera omnia / ed. curavit Carolus Gottlob Kühn.
– Lipsiae: Knobloch; Hildesheim u.a.: Olms. – (Medicorum Graecorum opera quae extant; ...)
Text griech. und lat.
ISBN 3-487-00826-2
16. – (1829). – X, 842 S. – (...; 16)

Bibl.Sud. 12-1
Notation: Sud. I, 3
Galenus:
[Anatomie] Sieben Bücher Anatomie des Galen: zum ersten Male veröffentlicht nach den Handschriften einer arabischen Übersetzung des 9. Jahrh. n. Chr. = Anatomikōn encheirēseōn biblion 9 – 15 / ins Dt. übertr. und kommentiert von Max Simon. – Leipzig: Hinrichs
1 Arabischer Text, Einleitung zum Sprachgebrauch, Glossar. – 1906. – LXXXI, 362 S.
In arab. Schrift

Bibl.Sud. 12-2
Notation: Sud. I, 3
Galenus:
[Anatomie] Sieben Bücher Anatomie des Galen: zum ersten Male veröffentlicht nach den Handschriften einer arabischen Übersetzung des 9. Jahrh. n. Chr. = Anatomikōn encheirēseōn biblion 9 – 15 / ins Dt. übertr. und kommentiert von Max Simon. – Leipzig: Hinrichs
2 Deutscher Text, Kommentar, Einleitung zur Anatomie des Galen, Sach- und Namenregister. – 1906. – LXVIII, 366 S.

Bibl.Sud. 13-1
Notation: Sud. I, 3
Galenus:
[Peri chreias] Galēnu Peri chreias moriōn 17 = Galeni De usu partium libri XVII / ad codicum fidem rec. Georgius Helmreich. – Lipsiae: Teubner
1: Libros I – VIII continens. – 1907. – XVI, 496 S.

Bibl.Sud. 13-2
Notation: Sud. I, 3
Galenus:
[Peri chreias] Galēnu Peri chreias moriōn 17 = Galeni De usu partium libri XVII / ad codicum fidem rec. Georgius Helmreich. – Lipsiae: Teubner
2: Libros IX – XVII continens. – 1909. – V, 484 S.

Bibl.Sud. 14-1
Notation: Sud. I, 3
Galenus:
[Scripta minora] Claudii Galeni Pergameni Scripta minora / recensuerunt Ioannes Marquardt ... – Lipsiae: Teubner. – (Bibliotheca scriptorum Graecorum et Romanorum Teubneriana)
Text griech.
1 Peri psychēs pathōn kai hamartēmatōn. Peri tēs aristēs didaskalias. Peri tu dia tēs smikras sphairas gymnasiu. Protreptikos. – 1884. – LXVI, 129 S.

Bibl.Sud. 14-2
Notation: Sud. I, 3
Galenus:
[Scripta minora] Claudii Galeni Pergameni Scripta minora / recensuerunt Ioannes Marquardt ... – Lipsiae: Teubner. – (Bibliotheca scriptorum Graecorum et Romanorum Teubneriana)
Text griech.
2 Hoti ho aristos iatros kai philosophos. Peri ethōn. Hoti tais tu sōmatos krasesin hai tēs psychēs dynameis hepontai. Peri tēs tacheōs tōn idiōn bibliōn pros Eugenianon. Peri tōn idiōn bibliōn. – 1891. – XCIII, 124 S.

Bibl.Sud. 14-3
Notation: Sud. I, 3
Galenus:
[Scripta minora] Claudii Galeni Pergameni Scripta minora / recensuerunt Ioannes Marquardt ... – Lipsiae: Teubner. – (Bibliotheca scriptorum Graecorum et Romanorum Teubneriana)
Text griech.
3 Peri haireseōn tois eisagomenois. Thrasybulos. Peri physikōn dynameōn. – 1893. – IX, 257 S.

Bibl.Sud. 15
Notation: Sud. I, 3
Galenus:
On the natural faculties / Galen. With an English translation by Arthur John Brock. – London: Heinemann u.a., 1916. – LV, 339 S. – (The Loeb classical library)
Text griech. und engl.

Bibl.Sud. 16
Notation: Sud. I, 3
Galenus:
[Peri leptynusēs diaitēs] Galēnu Peri leptynusēs diaitēs = Galeni De victu attenuante liber / primum graece ed. Carolus Kalbfleisch. – Lipsiae: Teubner, 1898. – XXV, 44 S. – (Bibliotheca scriptorum Graecorum et Romanorum Teubneriana)
In griech. Schrift

Bibl.Sud. 17
Notation: Sud. I, 3
Galenus:
[Peri kraseōn tria] Galēnu Peri kraseōn tria = De temperamentis / recensuit Georgius Helmreich. – Lipsiae: Teubner, 1904. – IX, 132 S. – (Bibliotheca scriptorum Graecorum et Romanorum Teubneriana)
In griech. Schrift

Bibl.Sud. 18
Notation: Sud. I, 3
Galenus:
[De elementis ex Hippocratis sententia] Galeni De elementis ex Hippocratis sententia: libri duo = Galēnu Peri tōn kath'Hippokratēn stoicheiōn / ad codicum fidem rec. Georgius Helmreich. – Erlangae: Deichertus, 1878. – XIII, 69 S.
Text griech.

Bibl.Sud. 18#Beibd. 1
Notation: Sud. I, 3
Galenus:
[De utilitate partium] Galeni De utilitate partium: liber quartus; Programm zu dem Jahresberichte der Kgl. Studienanstalt bei St. Anna in Augsburg = Galēnu Peri chreias moriōn / ad codices primum conlatos rec. Georgius Helmreich. – Augsburg: Himmer, 1886. – 53 S.
Text griech.

Bibl.Sud. 18#Beibd. 2
Notation: Sud. I, 3
Galenus:
De optima corporis constitutione. Idem De bono habitu. – Hof, 1901. – 40 S. – (Programm des Kgl. Humanistischen Gymnasiums in Hof für das Schuljahr 1900/1901)
Text griech., Kommentar lat.

Bibl.Sud. 18#Beibd. 3
Notation: Sud. I, 3
Galenus:
[Protrepticus] Claudii Galeni Protreptici quae supersunt / ed. Georgius Kaibel. – Berolini: Weidmanni, 1894. – IX, 62 S.
Text griech.

Bibl.Sud. 19
Notation: Sud. I, 3
Zammit, Themistocles:
Neolithic representations of the human form from the islands of Malta and Gozo / by T. Zammit and Charles Singer. – London: Royal Anthropological Institute of Great Britain and Ireland, 1924. – S. 68 – 100, Bl. V – XX: zahlr. Ill.
Aus: Journal of the Royal Anthropological Institute; 54

Bibl.Sud. 20
Notation: Sud. I, 4
Mieli, Aldo:
I prearistotelici: la scienza greca. – Firenze: Libr. della Voce. – (Storia generale del pensiero scientifico dalle origini a tutto il secolo XVIII)
1I. La scuola ionica. II. La scuola pythagorica. III. La scuola eleata. Herakleitos. – 1916. – XVI, 503 S.

Bibl.Sud. 21-1
Notation: Sud. I, 4
Aristoteles:
[Histoirai peri zōōn] Aristotelus Historiai peri zōōn: kritisch-berichtigter Text, mit deutscher Übersetzung, sachlicher und sprachlicher Erklärung und vollständigem Index = Aristoteles Thierkunde / von H. Aubert und Fr. Wimmer. – Leipzig: Engelmann 1. – (1868). – VIII, 543 S.

Bibl.Sud. 21-2
Notation: Sud. I, 4
Aristoteles:
[Histoirai peri zōōn] Aristotelus Historiai peri zōōn: kritisch-berichtigter Text, mit deutscher Übersetzung, sachlicher und sprachlicher Erklärung und vollständigem Index = Aristoteles Thierkunde / von H. Aubert und Fr. Wimmer. – Leipzig: Engelmann 2. – (1868). – 498 S., VII Bl.: Ill.

Bibl.Sud. 22
Notation: Sud. I, 4
Aristoteles:
[Opera] Aristotelis Opera. – Lipsiae: Teubner
In griech. Schrift
1 [De partibus animalium] Aristotelis De partibus animalium / ex recognitione Bernhardi Langkavel. – 1868. – LXVIII, 261 S.

Bibl.Sud. 23
Notation: Sud. I, 4
Aristoteles:
[De animalium motione et De animalium incessu] Aristotelis De animalium motione et De animalium incessu. Ps-Aristotelis De spiritu libellus. – Lipsiae: Teubner, 1913. – XXI, 64 S. – (Bibliotheca scriptorum Graecorum et Romanorum Teubneriana)
In griech. Schrift

Bibl.Sud. 24
Notation: Sud. I, 4
Aristoteles:
[Werke] Aristoteles' Werke: griechisch und deutsch mit sacherklärenden Anmerkungen. – Leipzig: Engelmann
3 [Von der Zeugung und Entwickelung der Thiere] Aristoteles' Fünf Bücher von der Zeugung und Entwickelung der Thiere. – 1860. – XXXVI, 440 S.

Bibl.Sud. 25
Notation: Sud. I, 4
Aristoteles:
[Meteorologica] Aristotelis Meteorologicorum libri quattuor / rec., indicem verborum addidit F. H. Fobes. – Cantabrigiae Mass.: Typ. Acad. Havardianae, 1919. – XLVIII, 234 S.
In griech. Schrift

Bibl.Sud. 26
Notation: Sud. I, 4
Aristoteles:
Aristotelis quae feruntur De plantis, De mirabilibus auscultationibus, Mechanica, De lineis insecabilibus, ventorum situs et nomina, De Melisso, Xenophane, Gorgia / ed. Otto Apelt. – Lipsiae: Teubner, 1888. – XXXIII, 224 S. – (Bibliotheca scriptorum Graecorum et Romanorum Teubneriana)
In griech. Schrift

Bibl.Sud. 27
Notation: Sud. I, 4
Aristoteles:
[Quae feruntur Problemata physica] Aristotelis quae feruntur Problemata physica / ed. Carolus Aemilius Ruelle ... – Lipsiae: Teubner, 1922. – XV, 317 S. – (Bibliotheca scriptorum Graecorum et Romanorum Teubneriana)
In griech. Schrift

Bibl.Sud. 28-1
Notation: Sud. I, 4
Theophrastus:
Enquiry into plants and minor works on odours and weather signs: in two volumes / Theophrastus. With an Engl. transl. by Arthur Hort. – London u.a.: Heinemann u.a. – (The Loeb classical library; ...)
Text griech. und engl.
1. – 1916. – XXVIII, 475 S.: Ill. – (...; 70)

Bibl.Sud. 28-2
Notation: Sud. I, 4
Theophrastus:
Enquiry into plants and minor works on odours and weather signs: in two volumes / Theophrastus. With an Engl. transl. by Arthur Hort. – London u.a.: Heinemann u.a. – (The Loeb classical library; ...)
Text griech. und engl.
2. – 1916. – IX, 499 S. – (...; 79)

Bibl.Sud. 29
Notation: Sud. I, 4
Theophrastus:
[Opera quae supersunt omnia] Theophrasti Eresii Opera quae supersunt omnia / ex recognitione Friderici Wimmer. – Lipsiae: Teubner. – (Bibliotheca scriptorum Graecorum et Romanorum Teubneriana)
In griech. Schrift
3 Fragmenta. – 1862. – XXXIII, 330 S.

Bibl.Sud. 30
Notation: Sud. I, 4
Anonymus <Londinensis>:
[Ex Aristotelis iatricis Menoniis et aliis medicis eclogae] Anonymi Londinensis ex Aristotelis iatricis Menoniis et aliis medicis eclogae / ed. Hermannus Diels. – Berolini: Reimer, 1893. – XVII, 116 S.: Ill. – (Supplementum Aristotelicum; 3,1)
Einl. lat., Text griech. – In griech. Schrift

Bibl.Sud. 31
Notation: Sud. I, 4
Anonymus <Londinensis>:
Auszüge eines Unbekannten aus Aristoteles-Menons Handbuch der Medizin und aus Werken anderer älterer Aerzte: griechisch herausgegeben von H. Diels / dt. Ausg. von Heinrich Beckh ... – Berlin: Reimer, 1896. – XXIV, 110 S.

Bibl.Sud. 32
Notation: Sud. I, 4
Gerhard, Gustav A.:
Ein dogmatischer Arzt des vierten Jahrhunderts v. Chr.: vorgelegt von F. Schöll / von G. A. Gerhard. – Heidelberg: Winter, 1913. – 87 S., II Bl.: Ill. – (Heidelberger Akad. d. Wiss. Phil.-hist. Kl.: Sitzungsber.; 1913, 13.)

Bibl.Sud. 33
Notation: Sud. I, 4
Vilas, Hans von:
Der Arzt und Philosoph Asklepiades von Bithynien: historisch-kritische Studie / von Hans v. Vilas. – Wien u.a.: Braumüller, 1903. – 82 S.

Bibl.Sud. 34-1
Notation: Sud. I, 4
Dioscorides, Pedanius:
[De materia medica] Pedanii Dioscuridis Anazarbei De materia medica: libri quinque / ed. Max Wellmann. – Berolini: Weidmann
In griech. Schrift
1 Quo continentur libri I et II. – 1907. – VI, 255 S.

Bibl.Sud. 34-2
Notation: Sud. I, 4
Dioscorides, Pedanius:
[De materia medica] Pedanii Dioscuridis Anazarbei De materia medica: libri quinque / ed. Max Wellmann. – Berolini: Weidmann
In griech. Schrift
2 Quo continentur libri III et IV. – 1906. – XXVI, 339 S.

Bibl.Sud. 34-3
Notation: Sud. I, 4
Dioscorides, Pedanius:
[De materia medica] Pedanii Dioscuridis Anazarbei De materia medica: libri quinque / ed. Max Wellmann. – Berolini: Weidmann
In griech. Schrift
3 Quo continentur liber V, Crateuae, Sextii Nigri fragmenta, Dioscuridis Liber de simplicibus. – 1914. – VI, 393 S.

Bibl.Sud. 35
Notation: Sud. I, 4
Dioscorides, Pedanius:
[Arzneimittellehre] Des Pedanios Dioskurides aus Anazarbos Arzneimittellehre: in fünf Büchern / übers. und mit Erkl. vers. von J. Berendes. – Stuttgart: Enke, 1902. – VIII, 572 S.

Bibl.Sud. 36
Notation: Sud. I, 4
Dioscorides, Pedanius:
[Die Hausmittel] Die Hausmittel des Pedanios Dioskurides / übers. und mit Erkl. vers. von J. Berendes. – Paris, 1907. – 136 S. Teilausg. – Aus: Janus; 12

Bibl.Sud. 36#Beibd. 1
Notation: Sud. I, 4
Dioscorides, Pedanius:
[Schrift über die Gifte und Gegengifte] I. Des Pedanios Dioskurides Schrift über die Gifte und Gegengifte. II. Des Pedanios Dioskurides Schrift über die giftigen Tiere und den tollen Hund. – Berlin, 1905. – 35 S.
Teilausg. – Aus: Apotheker-Zeitung; 1905

Bibl.Sud. 37
Notation: Sud. I, 4
Wellmann, Max:
Die Schrift des Dioskurides Peri haplon pharmakōn: ein Beitrag zur Geschichte der Medizin / von Max Wellmann. – Berlin: Weidmann, 1914. – 78 S.

Bibl.Sud. 38
Notation: Sud. I, 4
Die griechische Empirikerschule: Sammlung der Fragmente und Darstellung der Lehre / von Karl Deichgräber. – Berlin: Weidmann, 1930. – VIII, 398 S.
Text teilw. dt., teilw. griech., teilw. lat.

Bibl.Sud. 39
Notation: Sud. I, 4
Wellmann, Max:
Die pneumatische Schule bis auf Archigenes: in ihrer Entwicklung dargestellt / von Max Wellmann. – Berlin: Weidmann, 1895. – 237 S. – (Philologische Untersuchungen; 14)

Bibl.Sud. 40
Notation: Sud. I, 4
Rufus <Ephesius>:
[Oeuvres] Oeuvres de Rufus d'Éphèse: texte collationnée sur les manuscrits, traduit pour la première fois en français, avec une introduction / publ. commencée par Ch. Daremberg ... – Paris: Impr. Nationale, 1879. – LVI, 678 S. – (Collection des médecins grecs et latins)
Text griech. und franz.

Bibl.Sud. 41
Notation: Sud. I, 4
Aretaeus <Cappadox>:
[Opera omnia] Aretaei Cappadocis Opera omnia = Aretaiu Kappadoku Hapanta / ed. cur. Carolus Gottlob Kühn. – Lipsiae: Cnobloch, 1828. – LXXXII, 984 S. – (Medicorum Graecorum opera quae extant; 24)
Text griech. und lat.

Bibl.Sud. 42
Notation: Sud. I, 4
Aretaeus <Cappadox>:
Aretaeus / ed. Carolus Hude. – Lipsiae [u.a.]: Teubner, 1923. – XXV, 183 S. – (Corpus medicorum Graecorum; 2)

Bibl.Sud. 43
Notation: Sud. I, 4
Aretaeus <Cappadox>:
[Libri Septem] Aretaei Cappadocis Medici Insignis Ac Vetustissimi Libri Septem: nunc primum e tenebris eruti / a Junio Paulo Crasso Patavino accuratissime in latinam sermonem versi. – Ed. novissima. – Venetiis: Typ. Remondiniana, 1763. – 232 S.

Bibl.Sud. 44
Notation: Sud. I, 4
Soranus <Ephesius>:
[Die Gynäkologie (peri gynaikeiōn)] Die Gynäkologie (Peri gynaikeiōn) des Soranus von Ephesus: Geburtshilfe, Frauen- und Kinder-Krankheiten, Diätetik der Neugeborenen / commentirt und mit Beil. vers. von J. Ch. Huber. – München: Lehmann, 1894. – IX, 173 S. – (Bibliothek medicinischer Klassiker; 1)

Bibl.Sud. 45
Notation: Sud. I, 4
Soranus <Ephesius>:
[Gynaeciorum vetus translatio latina] Sorani Gynaeciorum vetus translatio latina / nunc primum ed. cum additis Graeci textus reliquiis a Dietzio repertis atque ad ipsum codicem Parisiensem nunc recogn. a Valentino Rose. – Lipsiae: Teubner, 1882. – XX, 422 S., [3] Bl.: Ill. – (Bibliotheca scriptorum Graecorum et Romanorum Teubneriana)
Text griech. und lat.

Bibl.Sud. 46
Notation: Sud. I, 5
Edelstein, Ludwig:
Peri aerōn und die Sammlung der hippokratischen Schriften. – Berlin: Weidmann, 1931. – VI, 188 S. – (Problemata; 4)
Teilw.zugl.: Heidelberg, Univ., Diss., 1929

Bibl.Sud. 47-1
Notation: Sud. I, 5
Hippocrates:
Oeuvres complètes d'Hippocrate / traduction nouvelle avec le texte grec ... par E. Littré. – Paris: Bailliere. Text griech. und franz.
1. – (1839). – XVI, 637 S.

Bibl.Sud. 47-2
Notation: Sud. I, 5
Hippocrates:
Oeuvres complètes d'Hippocrate / traduction nouvelle avec le texte grec ... par E. Littré. – Paris: Bailliere. Text griech. und franz.
2. – (1840). – LV, 717 S.

Bibl.Sud. 47-3
Notation: Sud. I, 5
Hippocrates:
Oeuvres complètes d'Hippocrate / traduction nou-

velle avec le texte grec ... par E. Littré. – Paris: Bailliere. Text griech. und franz.
3. – (1841). – XLVI, 563 S.

Bibl.Sud. 47-4
Notation: Sud. I, 5
Hippocrates:
Oeuvres complètes d'Hippocrate / traduction nouvelle avec le texte grec ... par E. Littré. – Paris: Bailliere. Text griech. und franz.
4. – (1844). – XX, 670 S.

Bibl.Sud. 47-5
Notation: Sud. I, 5
Hippocrates:
Oeuvres complètes d'Hippocrate / traduction nouvelle avec le texte grec ... par E. Littré. – Paris: Bailliere. Text griech. und franz.
5. – (1846). – II, 733 S.

Bibl.Sud. 47-6
Notation: Sud. I, 5
Hippocrates:
Ocuvres complètes d'Hippocrate / traduction nouvelle avec le texte grec ... par E. Littré. – Paris: Bailliere. Text griech. und franz.
6. – (1849). – 663 S.

Bibl.Sud. 47-7
Notation: Sud. I, 5
Hippocrates:
Oeuvres complètes d'Hippocrate / traduction nouvelle avec le texte grec ... par E. Littré. – Paris: Bailliere. Text griech. und franz.
7. – (1851). – LV, 615 S.

Bibl.Sud. 47-8
Notation: Sud. I, 5
Hippocrates:
Oeuvres complètes d'Hippocrate / traduction nouvelle avec le texte grec ... par E. Littré. – Paris: Bailliere. Text griech. und franz.
8. – (1853). – XL, 673 S.

Bibl.Sud. 47-9
Notation: Sud. I, 5
Hippocrates:
Oeuvres complètes d'Hippocrate / traduction nouvelle avec le texte grec ... par E. Littré. – Paris: Bailliere. Text griech. und franz.
9. – (1861). – 468 S.

Bibl.Sud. 47-10
Notation: Sud. I, 5
Hippocrates:
Oeuvres complètes d'Hippocrate / traduction nouvelle avec le texte grec ... par E. Littré. – Paris: Bailliere. Text griech. und franz.
10. – (1861). – LXXX, S. 468 – 850

Bibl.Sud. 48
Notation: Sud. I, 5
Hippocrates:
[Opera] Hippocratis Opera / ed. I. L. Heiberg. – Lipsiae u.a.: Teubner. – (Corpus medicorum Graecorum; ...). Text griech.
1,1 Indices librorum [u.a.]. – 1927. – XII, 146 S. – (...; 1,1)

Bibl.Sud. 49-1
Notation: Sud. I, 5
Hippocrates:
[Opera quae feruntur omnia] Hippocratis Opera quae feruntur omnia / Rec. Hugo Kuehlewein. – Lipsiae: Teubner. – (Bibliotheca scriptorum Graecorum et Romanorum Teubneriana.). In griech. Schrift
1. – (1894). – CXXXI, 247 S.: Ill.

Bibl.Sud. 49-2
Notation: Sud. I, 5
Hippocrates:
[Opera quae feruntur omnia] Hippocratis Opera quae feruntur omnia / Rec. Hugo Kuehlewein. – Lipsiae: Teubner. – (Bibliotheca scriptorum Graecorum et Romanorum Teubneriana.). In griech. Schrift
2. – (1902). – XVI, 278 S.

Bibl.Sud. 50-1/2
Notation: Sud. I, 5
Hippocrates:
[Chirurgie] Chirurgie d'Hippocrate / par J. E. Pétrequin. – Paris: Impr. Nationale
Text griech. und franz.
1. – (1877). – 564 S.

Bibl.Sud. 50-1/2
Notation: Sud. I, 5
Hippocrates:
[Chirurgie] Chirurgie d'Hippocrate / par J. E. Pétrequin. – Paris: Impr. Nationale
Text griech. und franz.
2. – (1878). – IV, 651 S.

Bibl.Sud. 51
Notation: Sud. I, 5
Gomperz, Theodor:
Die Apologie der Heilkunst: eine griechische Sophistenrede des fünften vorchristlichen Jahrhunderts / bearb., übers., erl. und eingel. von Theodor Gomperz. – 2. durchges. Aufl. – Leipzig: Veit, 1910. – VI, 182 S.
Enth.: Peri technēs. – Text des enth. Werkes griech. und dt.

Bibl.Sud. 52
Notation: Sud. I, 5
Gomperz, Theodor:
Die Apologie der Heilkunst: eine griechische Sophistenrede des fünften vorchristlichen Jahrhunderts /

bearb., übers., erl. und eingel. von Theodor Gomperz. – Wien: Tempsky, 1890. – 196 S. – (Akademie der Wissenschaften <Wien>. Philosophisch-Historische Klasse: Sitzungsberichte.; 120,9)
Enth.: Peri technēs. – Text des enth. Werkes griech. und dt.

Bibl.Sud. 53
Notation: Sud. I, 5
Hippocrates:
[De aere, aquis, locis] Hippocratis De aere, aquis, locis: mit der alten lateinischen Übersetzung / hrsg. von G. Gundermann. – Bonn: Marcus & Weber, 1911. – 48 S. – (Kleine Texte für Vorlesungen und Übungen; 77)
Text griech. und lat.

Bibl.Sud. 54
Notation: Sud. I, 5
Hippocrates:
Die hippokratische Schrift von der Siebenzahl in ihrer vierfachen Überlieferung / zum erstenmal hrsg. und erl. von W. H. Roscher. – Paderborn: Schöningh, 1913. – XII, 175 S. – (Studien zur Geschichte und Kultur des Altertums; 6,3/4)
Originaltitel: Peri hebdomadōn

Bibl.Sud. 55
Notation: Sud. I, 5
Nelson, Axel:
Die hippokratische Schrift Peri physōn: Text und Studien / von Axel Nelson. – 1909. – 118 S.
Uppsala, Univ., Diss.

Bibl.Sud. 56
Notation: Sud. I, 5
Erotianus:
[Vocum Hippocraticarum collectio] Erotiani Vocum Hippocraticarum collectio: cum fragmentis / rec. Ernst Nachmanson. – Gotoburgi: Eranos, 1918. – XXXII, 155 S. – (Collectio scriptorum veterum Upsaliensis)
In griech. Schrift

Bibl.Sud. 57
Notation: Sud. I, 5
Wellmann, Max:
Hippokratesglossare / von Max Wellmann. – Berlin: Springer, 1931. – 88 S. – (Quellen und Studien zur Geschichte der Naturwissenschaften und der Medizin; 2)

Bibl.Sud. 58
Notation: Sud. I, 5
Hippocrates:
[Quae feruntur epistulae ad codicum fidem recensitae] Hippocratis Quae feruntur epistulae ad codicum fidem recensitae: wissenschaftliche Beilage zum Jahresbericht des Kgl. Gymnasiums in Wurzen, Os-

tern 1914 / Gualtharius Putzger. – Wurzeni, 1914. – VI, 27 S. Text griech. – 1914, Progr.-Nr. 791

Bibl.Sud. 59-1
Notation: Sud. I, 5
Hippocrates:
Sämmtliche Werke / ins Dt. übers. und ausführlich commentiert von Robert Fuchs. – München: Lüneburg
1. – (1895). – VIII, 526 S.

Bibl.Sud. 59-2
Notation: Sud. I, 5
Hippocrates:
Sämmtliche Werke / ins Dt. übers. und ausführlich commentiert von Robert Fuchs. – München: Lüneburg
2. – (1897). – VI, 604 S.

Bibl.Sud. 59-3
Notation: Sud. I, 5
Hippocrates:
Sämmtliche Werke / ins Dt. übers. und ausführlich commentiert von Robert Fuchs. – München: Lüneburg
3. – (1900). – VI, 660 S.

Bibl.Sud. 60
Notation: Sud. I, 5
Hippocrates:
[Volkskrankheiten] Der Volkskrankheiten erstes und drittes Buch: um das Jahr 434-430 v. Chr. / aus dem Griech. übers., eingel. und erl. von Georg Sticker. – Leipzig: Barth, 1923. – 135 S.: Kt. – (Klassiker der Medizin; 28).
Teilausg.

Bibl.Sud. 61-1
Notation: Sud. I, 5
Sprengel, Kurt:
Apologie des Hippokrates und seiner Grundsätze / von Kurt Sprengel. – Leipzig: Schwickert
1. – (1789). – 474 S.

Bibl.Sud. 61-2
Notation: Sud. I, 5
Sprengel, Kurt:
Apologie des Hippokrates und seiner Grundsätze / von Kurt Sprengel. – Leipzig: Schwickert
2. – (1792). – VIII, 673 S.

Bibl.Sud. 62
Notation: Sud. I, 5
Hippocrates:
Erkenntnisse / Hippokrates. Im griechischen Text ausgew., übers. und auf die moderne Heilkunde vielfach bezogen von Theodor Beck. – Jena: Diederichs, 1907. – XI, 378 S.: Ill.
Text griech. und dt.

Bibl.Sud. 63
Notation: Sud. I, 5
Hippocrates:
Grundsätze seiner Schriftensammlung / ausgew. u. eingel. von Erich Ebstein. – Leipzig: Insel-Verl., ca. 1925. – 65 S. – (Insel-Bücherei; 151)

Bibl.Sud. 64
Notation: Sud. I, 5
Nachmanson, Ernst:
Hippokrates och hans tid / av Ernst Nachmanson. – Stockholm: Geber, 1921. – VII, 148 S.: Ill.

Bibl.Sud. 65
Notation: Sud. I, 5
Hornyánszky, Gyula:
A görög felvilágosodás tudománya: Hippokrates / írta Hornyánszky Gyula. – Budapest: Magyar Tudományos Akadémia, 1910. – LVI, 503 S. – (Magyar Tudományos Akadémia <Budapest>: [A Magyar Tudományos Akadémia könyvkiadó-vállalata / Új folyam]; 1911,1)

Bibl.Sud. 66
Notation: Sud. I, 5
Hirschberg, Julius:
Vorlesungen über Hippokratische Heilkunde / von Julius Hirschberg. – Leipzig: Thieme, 1922. – 103 S.

Bibl.Sud. 67
Notation: Sud. I, 5
Baissette, Gaston:
Leben und Lehre des Hippokrates / Gaston Baissette. – Stuttgart u.a.: Hippokrates-Verl., 1932. – 300 S.: Ill.
Literaturverz. S. [294] – 297

Bibl.Sud. 68
Notation: Sud. I, 5
Moon, Robert O.:
Hippocrates and his successors in relation to the philosophy of their time: the Fitzpatrick lectures delivered at the Royal College of Physicians 1921 – 22 / by R. O. Moon. – London u.a.: Longmans, Green, 1923. – IX, 171 S.

Bibl.Sud. 69
Notation: Sud. I, 5
Temkin, Owsei:
Der systematische Zusammenhang im Corpus Hippocraticum / von Owsei Temkin. – Leipzig: Thieme, 1928. – S. 10 – 43
Zugl.: Leipzig, Univ., Diss, 1927. – Aus: Kyklos; 1

Bibl.Sud. 70
Notation: Sud. I, 5
Hippocrates:
[Das goldene Buch] Das goldene Buch des Hippokrates: eine medizinische Geographie aus dem Altertum = Peri aerōn hydatōn topōn / übers. und erl. von Gerhard Jacobj. – Stuttgart u.a.: Orient-Occident-Verl., 1930. – 75 S. – (Schriftenreihe der Natura; 5)

Bibl.Sud. 71
Notation: Sud. I, 5
Hippocrates:
Eine Auslese seiner Gedanken über den gesunden und kranken Menschen und über die Heilkunst / sinngemäß verdeutscht und gemeinverständlich erl. von Arnold Sack. – Berlin: Springer, 1927. – V, 87 S.: Ill.

Bibl.Sud. 72
Notation: Sud. I, 5
Körner, Otto:
Der Eid des Hippokrates: Vortrag gehalten im Dozentenverein der Universität Rostock am 11. Februar 1921 / von Otto Körner. – München u.a.: Bergmann, 1921. – 22 S.

Bibl.Sud. 73
Notation: Sud. I, 5
Temkin, Owsei:
Geschichte des Hippokratismus im ausgehenden Altertum / von Owsei Temkin. – Leipzig: Thieme, 1932. – 80 S.
Aus: Kyklos; 4

Bibl.Sud. 74-1
Notation: Sud. I, 6
Steinlein, Stephan:
Scheinwerte der Erkenntnis: ein Versuch über ihre Herkunft und der Theorien von den Sexualkrankheiten / von Stephan Steinlein. – München u.a.: Bayerische Verl.-Anst.
1. – (1915). – 581 S.: Ill.

Bibl.Sud. 74-2
Notation: Sud. I, 6
Steinlein, Stephan:
Scheinwerte der Erkenntnis: ein Versuch über ihre Herkunft und der Theorien von den Sexualkrankheiten / von Stephan Steinlein. – München u.a.: Bayerische Verl.-Anst.
2. – (1915). – 329 S.: Ill.
Enth.: S. [11] – 35: Astrologie und Heilkunde. München, 1912

Bibl.Sud. 75
Notation: Sud. I, 6
Bötticher, Ernst:
Der trojanische Humbug / beleuchtet von Ernst Bötticher. – Gr.-Lichterfelde-Berlin: Im eigenen Verl., 1911. – XXXIII, 258 S.: Ill., Kt.

Bibl.Sud. 76
Notation: Sud. I, 6
Studniczka, Franz:
Das Gegenstück der Ludovisischen „Thronlehne" / [Franz Studniczka]. – Berlin: Reimer, 1911. – S. 51

– 192: zahlr. Ill.
Aus: Jahrbuch des Kaiserlich Deutschen Archäologischen Instituts; 26

Bibl.Sud. 77
Notation: Sud. I, 6
Seiffert, Otto:
Die Totenschlange auf lakonischen Reliefs / von Otto Seiffert. – Breslau: Trewendt & Granier, 1911. – 16 S.

Bibl.Sud. 78
Notation: Sud. I, 6
Boni, Giacomo:
Il sacrario di Juturna / Giacomo Boni. – Roma: Tip. della R. Accademia dei Lincei, 1901. – S. 42 – 144: zahlr. Ill.
Aus: Notizie degli scavi; 1901

Bibl.Sud. 79-1/2
Notation: Sud. I, 6
Diels, Hermann:
Die Handschriften der antiken Ärzte / im Auftr. der akad. Komm. hrsg. von H. Diels. – Berlin: Königl. Akad. der Wiss.
Aus: Abh. der Königl. Preuss. Akad. der Wiss.: 1905 – 1906
1 Hippokrates und Galenos. – 1905. – 158 S.

Bibl.Sud. 79-1/2
Notation: Sud. I, 6
Diels, Hermann:
Die Handschriften der antiken Ärzte / im Auftr. der akad. Komm. hrsg. von H. Diels. – Berlin: Königl. Akad. der Wiss.
Aus: Abh. der Königl. Preuss. Akad. der Wiss.: 1905 – 1906
2 Die übrigen griechischen Ärzte ausser Hippokrates und Galenos. – 1906. – XXIII, 115 S.

Bibl.Sud. 79-1/2#Beibd. 1
Notation: Sud. I, 6
Diels, Hermann:
Bericht über den Stand des interakademischen Corpus medicorum antiquorum und Erster Nachtrag zu den in den Abhandlungen 1905 und 1906 veröffentlichten Katalogen: Die Handschriften der antiken Ärzte, I. und II. Teil / zsgest. von H. Diels. – Berlin: Königl. Akad. der Wiss., 1908. – 72 S.
Aus: Abh. der Königl. Preuss. Akademie der Wiss.; 1907

Bibl.Sud. 80
Notation: Sud. I, 6
Gardthausen, Victor:
Victor Gardthausen zum 80. Geburtstag. – Leipzig, 1923. – S. 41 – 68: Ill.
Aus: Zeitschrift des Deutschen Vereins für Buchwesen und Schrifttum; 6,2

Bibl.Sud. 81-1/2
Notation: Sud. I, 6
Hippocrates:
[Une version syriaque des Aphorismes] Une version syriaque des Aphorismes d'Hippocrate: texte et traduction / par H. Pognon. – Leipzig: Hinrichs
Text in syr. Schrift
1 Texte syriaque. – 1903. – XL, 32 S.

Bibl.Sud. 81-1/2
Notation: Sud. I, 6
Hippocrates:
[Une version syriaque des Aphorismes] Une version syriaque des Aphorismes d'Hippocrate: texte et traduction / par H. Pognon. – Leipzig: Hinrichs
Text in syr. Schrift
2 Traduction. – 1903. – XX, 66 S.

Bibl.Sud. 82
Notation: Sud. I, 6
Theophrastus:
[Opera, quae supersunt, omnia] Theophrasti Eresii Opera, quae supersunt, omnia / graeca rec., lat. interpretatus est, indices rerum et verborum absolutissimos adjecit Fridericus Wimmer. – Parisiis: Didot, 1866. – XXVIII, 547 S.

Bibl.Sud. 83
Notation: Sud. I, 6
De codicis Dioscuridei Aniciae Iulianae, nunc Vindobonensis Med. Gr. I historia, forma, scriptura, picturis / moderante Iosepho de Karabacek scripserunt Antonius de Premerstein, Carolus Wessely, Iosephus Mantuani. – Lugduni Batavorum: Sijthoff, 1906. – 490 S., [2] Bl.: Ill.

Bibl.Sud. 84
Notation: Sud. I, 6
Ilberg, Johannes:
Rufus von Ephesos: ein griechischer Arzt in trajanischer Zeit. – Leipzig: Hirzel, 1930. – 53 S. – (Sächsische Akademie der Wissenschaften <Leipzig>: Abhandlungen der Sächsischen Akademie der Wissenschaften zu Leipzig / Philologisch-historische Klasse; 41,1)

Bibl.Sud. 85
Notation: Sud. I, 6
Ilberg, Johannes:
Die Überlieferung der Gynäkologie des Soranos von Ephesos / von Johannes Ilberg. – Leipzig: Teubner, 1910. – 121 S.: Ill. – (Königlich-Sächsische Gesellschaft der Wissenschaften / Philologisch-Historische Klasse: Abhandlungen der Philologisch-Historischen Klasse der Königlich-Sächsischen Gesellschaft der Wissenschaften; 28,2)

Bibl.Sud. 86
Notation: Sud. I, 6
Galenus:
[De causis continentibus libellus] Galeni De causis continentibus libellus / a Nicolao Regino in sermonem latinum transl. Primum ed. Carolus Kalbfleisch. – Marpurgi Chattorum: Elwert, 1904. – 24 S.

Bibl.Sud. 87
Bibl.Sud. 1730#Beibd. 2
Notation: Sud. I, 6; Sud. X, 7
Englert, Ludwig:
Untersuchungen zu Galens Schrift Thrasybulos / von Ludwig Englert. – Leipzig: Barth, 1929. – 103 S. – (Studien zur Geschichte der Medizin; 18)
Zugl.: München, Univ., Diss., 1926

Bibl.Sud. 88
Notation: Sud. I, 6
Müller, Iwan von:
Ueber Galens Werk vom wissenschaftlichen Beweis / von Iwan von Müller. – München: Akad. der Wiss., 1895. – S. 403 – 478. – (Bayerische Akademie der Wissenschaften <München> / Philosophisch-Historische Klasse: Abhandlungen; 20,7)

Bibl.Sud. 89
Notation: Sud. I, 6
Wenkebach, Ernst:
Dichterzitate in Galens Erklärung einer hippokratischen Fieberbezeichnung: eine textkritische Untersuchung / von Ernst Wenkebach. – Leipzig: Hirzel, 1928. – 52 S. – (Sächsische Akademie der Wissenschaften <Leipzig>: Abhandlungen der Sächsischen Akademie der Wissenschaften zu Leipzig / Philologisch-historische Klasse; 39,1)

Bibl.Sud. 90
Notation: Sud. I, 6
Sudhoff, Karl:
Heeg, Jos.: Pseudodemokritische Studien / [Sudhoff]. – [Hamburg]: [Voss], [1915]. – S. 276 – 279
Rezension. – Aus: Mitteilungen zur Geschichte der Medizin und der Naturwissenschaften; 14

Bibl.Sud. 90#Beibd. 1
Notation: Sud. I, 6
Sudhoff, Karl:
Eine neue Handschrift des „Liber medicinalis" Pseudo-Democriti aus dem 12. Jahrhundert: ein Hinweis / von Karl Sudhoff. – [Hamburg]: [Voss], [1915]. – S. 315 – 322
Aus: Mitteilungen zur Geschichte der Medizin und der Naturwissenschaften; 14

Bibl.Sud. 90#Beibd. 2
Notation: Sud. I, 6
Heeg, Josef:
Pseudodemokritische Studien. – Berlin: Reimer in Komm., 1913. – 59 S. – (Preußische Akademie der Wissenschaften <Berlin>. Philosophisch-Historische Klasse: Abhandlungen.; 1913,4.)

Bibl.Sud. 90#Beibd. 3
Notation: Sud. I, 6
Pseudodemocritea Vaticana / von M. Wellmann. – Berlin: Verl. der Königlich Preussischen Akad. der Wiss., 1908. – S. 625 – 630
Text griech. – Aus: Sitzungsberichte der Königlich Preussischen Akad. der Wiss.: Phil.-hist. Cl.; 31

Bibl.Sud. 91
Notation: Sud. I, 6
Preussische Akademie der Wissenschaften <Berlin> / Philosophisch-Historische Klasse:
Abhandlungen der Preußischen Akademie der Wissenschaften. – Berlin: Verl. der Königl. Akad. der Wiss.
1901 – 1907 u.d.T.: Preußische Akademie der Wissenschaften <Berlin>: Abhandlungen der Königlich-Preußischen Akademie der Wissenschaften – Ab 1945 u.d.T.: Deutsche Akademie der Wissenschaften <Berlin, Ost> / Philosophisch-Historische Klasse: Abhandlungen der Deutschen Akademie der Wissenschaften zu Berlin / Philosophisch-Historische Klasse. – HST 1908 – 1917: Abhandlungen der Königlich-Preußischen Akademie der Wissenschaften
1. – (1928). – 80 S.

Bibl.Sud. 92
Notation: Sud. I, 6
Helmreich, Georg:
Handschriftliche Studien zu Meletius / von G. Helmreich. – Berlin: Verl. der Königl. Akad. der Wiss., 1918. – 62 S. – (Preußische Akademie der Wissenschaften <Berlin> / Philosophisch-Historische Klasse: Abhandlungen der ...; 1918,6)
Aus: Abh. der Königl. Akad. der Wiss.: Phil.-hist. Kl.; 1918,6

Bibl.Sud. 93
Notation: Sud. I, 6
Zwei griechische Zauberpapyri des Berliner Museums / hrsg. und erkl. von G. Parthey. – Berlin: Dümmler, 1866. – S. 110 – 180: Ill.
In griech. Schrift. – Aus: Abh. der Königl. Akad. der Wiss.; 1865

Bibl.Sud. 94
Notation: Sud. I, 6
Galenus:
Über die medizinischen Namen = Fi'l-asmā' aṭ-ṭibbīya / Galen. Arab. und dt. hrsg. von Max Meyerhof ... – Berlin: Verl. der Akad. der Wiss., 1931. – 43, 21 S. – (Preußische Akademie der Wissenschaften <Berlin> / Philosophisch-Historische Klasse: Abhandlungen der ...; 1931,3)
Text dt. und arab. – Aus: Abh. der Preussischen Akad. der Wiss.: Phil.-hist. Kl.; 1931, 3

Bibl.Sud. 95
Notation: Sud. I, 6
Poulsen, Frederik:
Der Orient und die frühgriechische Kunst / von Frederik Poulsen. – Leipzig [u.a.]: Teubner, 1912. – VI, 195 S.: zahlr. Ill.

Bibl.Sud. 96
Notation: Sud. I, 6
Meissner, Arno:
Altrömisches Kulturleben / von Arno Meissner. – Leipzig: Seemann, 1908. – XII, 323 S.: Kt.

Bibl.Sud. 97
Notation: Sud. I, 7
The Bower manuscript: facsimile leaves, Nagari transcript, romanised transliteration and English translation with notes / ed. by A. F. Rudolf Hoernle. – Calcutta: Superintendent Government Print., 1893 – 1912. – XCVIII, 401 S., 4, LIV Bl.: Ill., Kt. – (Archaeological survey of India / New imperial series; 22)

Bibl.Sud. 98
Notation: Sud. I, 7
Windisch, Ernst:
Buddha's Geburt und die Lehre von der Seelenwanderung / von Ernst Windisch. – Leipzig: Teubner, 1908. – 235 S. – (Königlich-Sächsische Gesellschaft der Wissenschaften / Philologisch-Historische Klasse: Abhandlungen der philologisch-historischen Klasse der Königlich-Sächsischen Gesellschaft der Wissenschaften; 26,2)

Bibl.Sud. 99
Notation: Sud. I, 7
Schmidt, Richard:
Fakire und Fakirtum im alten und modernen Indien: Yoga-Lehre und Yoga-Praxis nach den indischen Originalquellen / dargest. von Richard Schmidt. – Berlin: Barsdorf, 1908. – V, 229 S.: Ill.

Bibl.Sud. 100-1/3
Notation: Sud. I, 7
Suśruta:
The Suśruta-Saṃhita: the Hindu system of medicine according to Suśruta / transl. from the orig. Sanskrit by Udoy Chand Dutt ... – Calcutta: Asiatic Soc. of Bengal. – (Bibliotheca Indica; ...)
1. – (1883). – 96 S. – (...; 490)

Bibl.Sud. 100-1/3
Notation: Sud. I, 7
[Bibliotheca Indica / New series]
Bibliotheca Indica: a collection of oriental works. New series. – Calcutta: Asiatic Soc. of Bengal
Ab 1860: New ser. – Zählung: Work no. durchlaufend, issue no. nach Old und New ser. getrennt
1. – (1883). – 96 S. – (...; 490)

Bibl.Sud. 100-1/3
Notation: Sud. I, 7
Suśruta:
The Suśruta-Saṃhita: the Hindu system of medicine according to Suśruta / transl. from the orig. Sanskrit by Udoy Chand Dutt ... – Calcutta: Asiatic Soc. of Bengal. – (Bibliotheca Indica; ...)
2. – (1883). – S. 97 – 192. – (...; 500)

Bibl.Sud. 100-1/3
Notation: Sud. I, 7
[Bibliotheca Indica / New series]
Bibliotheca Indica: a collection of oriental works. New series. – Calcutta: Asiatic Soc. of Bengal
Ab 1860: New ser. – Zählung: Work no. durchlaufend, issue no. nach Old und New ser. getrennt
2. – (1883). – S. 97 – 192. – (...; 500)

Bibl.Sud. 100-1/3
Notation: Sud. I, 7
Suśruta:
The Suśruta-Saṃhita: the Hindu system of medicine according to Suśruta / transl. from the orig. Sanskrit by Udoy Chand Dutt ... – Calcutta: Asiatic Soc. of Bengal. – (Bibliotheca Indica; ...)
3. – (1891). – S. 193 – 288. – (...; 802)

Bibl.Sud. 100-1/3
Notation: Sud. I, 7
[Bibliotheca Indica / New series]
Bibliotheca Indica: a collection of oriental works. New series. – Calcutta: Asiatic Soc. of Bengal
Ab 1860: New ser. – Zählung: Work no. durchlaufend, issue no. nach Old und New ser. getrennt
3. – (1891). – S. 193 – 288. – (...; 802)

Bibl.Sud. 101-1
Notation: Sud. I, 7
Suśruta:
[The Suśruta-Saṃhitā] The Suçruta-Saṃhitā or the Hindu system of medicine according to Suçruta / transl. from the orig. sankrit by A. F. R. Hoernle. – Calcutta: Asiatic Soc. of Bengal. – (Bibliotheca Indica; ...)
1. – (1897). – 98 S. – (...; 911)

Bibl.Sud. 101-1
Notation: Sud. I, 7
[Bibliotheca Indica / New series]
Bibliotheca Indica: a collection of oriental works. New series. – Calcutta: Asiatic Soc. of Bengal
Ab 1860: New ser. – Zählung: Work no. durchlaufend, issue no. nach Old und New ser. getrennt
1. – (1897). – 98 S. – (...; 911)

Bibl.Sud. 102
Notation: Sud. I, 7
Jolly, Julius:
Medicin / von Julius Jolly. – Strassburg: Trübner,

1901. – 140 S. – (Grundriss der indo-arischen Philologie und Altertumskunde; 3,10)

Bibl.Sud. 103-1/5
Notation: Sud. I, 7
Hoernle, August F. Rudolf:
Studies in ancient Indian medicine / by A. F. Rudolf Hoernle. – London: Royal Asiatic Soc.
Aus: Journal of the Royal Asiatic Soc.; 1906 – 1909. – Bd. 3 veröff. in: Archiv für Geschichte der Medizin; 1, 1907
1 The commentaries on Suśruta. – 1906. – S. 284 – 302

Bibl.Sud. 103-1/5
Notation: Sud. I, 7
Hoernle, August F. Rudolf:
Studies in ancient Indian medicine / by A. F. Rudolf Hoernle. – London: Royal Asiatic Soc.
Aus: Journal of the Royal Asiatic Soc.; 1906 – 1909. – Bd. 3 veröff. in: Archiv für Geschichte der Medizin; 1, 1907
2[, 1] On some obscure anatomical terms. – 1906. – S. 915 – 941

Bibl.Sud. 103-1/5
Notation: Sud. I, 7
Hoernle, August F. Rudolf:
Studies in ancient Indian medicine / by A. F. Rudolf Hoernle. – London: Royal Asiatic Soc.
Aus: Journal of the Royal Asiatic Soc.; 1906 – 1909. – Bd. 3 veröff. in: Archiv für Geschichte der Medizin; 1, 1907
2[, 2] On some obscure anatomical terms. – 1907. – S. 2 – 18

Bibl.Sud. 103-1/5
Notation: Sud. I, 7
Hoernle, August F. Rudolf:
Studies in ancient Indian medicine / by A. F. Rudolf Hoernle. – London: Royal Asiatic Soc.
Aus: Journal of the Royal Asiatic Soc.; 1906 – 1909. – Bd. 3 veröff. in: Archiv für Geschichte der Medizin; 1, 1907
4 The composition of the Caraka Samhita and the literary methods of the ancient Indian medical writers. – 1908. – S. 997 – 1028

Bibl.Sud. 103-1/5
Notation: Sud. I, 7
Hoernle, August F. Rudolf:
Studies in ancient Indian medicine / by A. F. Rudolf Hoernle. – London: Royal Asiatic Soc.
Aus: Journal of the Royal Asiatic Soc.; 1906 – 1909. – Bd. 3 veröff. in: Archiv für Geschichte der Medizin; 1, 1907
5 The composition of the Caraka Samhita in the light of the Bower manuscript. – 1909. – S. 858 – 893

Bibl.Sud. 104
Notation: Sud. I, 7
Liétard, Gustave:
Lettres historiques sur la médecine chez les Indous / par le Dr. Liétard. – Paris: Masson, 1862. – IV, S. 6 – 76
Auch in: Gazette hebdomaire de médecine et de chirurgie

Bibl.Sud. 105
Notation: Sud. I, 7
Bhagavat Siṃhaji <Gondal, Mahārāja>:
A short history of Aryan medical science / by Bhagvat Sinh Jee. – London u.a.: Macmillan, 1896. – 280 S.: graph. Darst.

Bibl.Sud. 106
Notation: Sud. I, 7
Schneider, Hermann:
Kultur und Denken der alten Ägypter / von Hermann Schneider. – 2. Ausg. – Leipzig: Hinrichs, 1909. – XXXVI, 564 S.: Kt. – (Entwicklungsgeschichte der Menschheit; 1)

Bibl.Sud. 107-1
Notation: Sud. I, 7
Erman, Adolf:
Aegypten und aegyptisches Leben im Altertum / geschildert von Adolf Erman. – Tübingen: Laupp
1. – [1885]. – XVI, 350 S.: zahlr. Ill.

Bibl.Sud. 107-2
Notation: Sud. I, 7
Erman, Adolf:
Aegypten und aegyptisches Leben im Altertum / geschildert von Adolf Erman. – Tübingen: Laupp
2. – [1885]. – VIII, S. 352 – 742: zahlr. Ill.

Bibl.Sud. 108-1/2
Notation: Sud. I, 7
Lieblein, Jens:
Recherches sur l'histoire et la civilisation de l'ancienne Égypte / par J. Lieblein. – Leipzig: Hinrichs u.a.
1. – (1910). – 192 S.

Bibl.Sud. 108-1/2
Notation: Sud. I, 7
Lieblein, Jens:
Recherches sur l'histoire et la civilisation de l'ancienne Égypte / par J. Lieblein. – Leipzig: Hinrichs u.a.
2. – (1911). – S. 194 – 384: Ill., Kt.

Bibl.Sud. 108-3
Notation: Sud. I, 7
Lieblein, Jens:
Recherches sur l'histoire et la civilisation de l'ancienne Égypte / par J. Lieblein. – Leipzig: Hin-

richs u.a.
3. – (1914). – S. 386 – 476: Ill.

Bibl.Sud. 109
Notation: Sud. I, 7
Scharff, Alexander:
Grundzüge der ägyptischen Vorgeschichte / von Alexander Scharff. – Leipzig: Hinrichs, 1927. – 69, 16 S.: Ill., Kt. – (Morgenland; 12)

Bibl.Sud. 110
Notation: Sud. I, 7
Möller, Georg:
Die beiden Totenpapyrus Rhind des Museums zu Edinburg / bearb. von Georg Möller. – Leipzig: Hinrichs, 1913. – 94, 76 S. – (Demotische Studien; 6)

Bibl.Sud. 111
Notation: Sud. I, 7
Bonnet, Hans:
Die ägyptische Tracht bis zum Ende des neuen Reiches / von Hans Bonnet. – Leipzig: Hinrichs, 1917. – 73 S., IX Bl.: Ill. – (Untersuchungen zur Geschichte und Altertumskunde Aegyptens; 7,2)

Bibl.Sud. 112
Notation: Sud. I, 7
Erman, Adolf:
Zaubersprüche für Mutter und Kind: aus dem Papyrus 3027 des Berliner Museums / von Adolf Erman. – Berlin: Verl. der Königl. Akad. der Wiss., 1901. – 52 S., II Bl.: Ill.
Aus: Abh. der Königl. Preuss. Akad. der Wiss.; 1901. – Text altägypt. und dt.

Bibl.Sud. 113
Notation: Sud. I, 7
Borchardt, Ludwig:
Das altägyptische Wohnhaus im 14. Jahrhundert v. Chr.: Vortrag, gehalten im Berliner Architekten-Verein am 21. März 1916 / von Ludwig Borchardt. – Berlin: Ernst, 1916. – S. 511 – 558, [2] Bl.: Ill., Kt.
Aus: Zeitschrift für Bauwesen; 66

Bibl.Sud. 114
Notation: Sud. I, 7
Reil, Theodor:
Beiträge zur Kenntnis des Gewerbes im hellenistischen Ägypten / von Theodor Reil. – Leipzig, 1913. – 211 S.
Leipzig, Univ., Diss., 1912

Bibl.Sud. 115
Notation: Sud. I, 7
Ruffer, Marc Amand:
Histological studies on Egyptian mummies / by Marc Armand Ruffer. – Le Caire: Diemer, 1911. – 39 S., XI Bl.: Ill. – (Institut Egyptien <al-Qāhira>: Mémoires présentés a l'Institut Egyptien; 6,3)

Bibl.Sud. 116
Notation: Sud. I, 7
Ruffer, Marc Amand:
Studies in the palaeopathology of Egypt / by Marc Armand Ruffer. Ed. by Roy L. Moodie. – Chicago, Ill.: Univ. of Chicago Press, 1921. – XX, 372 S., LXXI Bl.: zahlr. Ill.

Bibl.Sud. 117
Notation: Sud. I, 7
Hurry, Jamieson B.:
Imhotep: the vizier and physician of King Zozer and afterwards the Egyptian god of medicine / by Jamieson B. Hurry. – [London]: Oxford Univ. Press, Milford, 1926. – XVI, 118 S.: Ill.

Bibl.Sud. 118
Notation: Sud. I, 7
Garry, Thomas G.:
Egypt: the home of the occult sciences; with special reference to Imhotep, the mysterious wise man and Egyptian god of medicine / by T. Gerald Garry. – London: Bale & Danielsson, 1931. – V, 93 S.

Bibl.Sud. 119-1
Notation: Sud. I, 7
Breasted, James Henry:
The Edwin Smith surgical papyrus: published in facsimile and hieroglyphic transliteration with translation and commentary / by James Henry Breasted. – Chicago, Ill.: Univ. of Chicago Press. – (Oriental Institute <Chicago, Ill.>: Publications; ...)
1 Hieroglyphic transliteration, translation and commentary. – 1930. – 596 S., VIII Bl.; Ill. – (...; 3)

Bibl.Sud. 119-2
Notation: Sud. I, 7
Breasted, James Henry:
The Edwin Smith surgical papyrus: published in facsimile and hieroglyphic transliteration with translation and commentary / by James Henry Breasted. – Chicago, Ill.: Univ. of Chicago Press. – (Oriental Institute <Chicago, Ill.>: Publications; ...)
2 Facsimile plates and line for line hieroglyphic transliteration. – [1930]. – XIII S., XXII Doppelbl.; Ill. – (...; 4)

Bibl.Sud. 120
Notation: Sud. I, 7
Wreszinski, Walter:
Der Papyrus Ebers: Umschrift, Übersetzung und Kommentar / hrsg. von Walter Wreszinski. – Leipzig: Hinrichs. – (Die Medizin der alten Ägypter / Walter Wreszinski; ...)
1 Umschrift. – 1913. – IV, 228 S. – (...; 3)

Bibl.Sud. 121
Notation: Sud. I, 7
Papyros Ebers: das älteste Buch über Heilkunde /

aus den Aegypt. zum erstenmal vollst. übers. von H. Joachim. – Berlin: Reimer, 1890. – XX, 214 S.

Bibl.Sud. 122
Notation: Sud. I, 7
Bryan, Cyril P.:
The Papyrus Ebers / transl. from the German version by Cyril P. Bryan. – London: Bles, 1930. – XL, 167 S., 7 Bl.: Ill.

Bibl.Sud. 123
Notation: Sud. I, 7
Reisner, George Andrew:
The Hearst medical papyrus: hieratic text in 17 facsimile plates in collotype / with introd. and vocabulary by George A. Reisner. – Leipzig: Hinrichs, 1905. – 48 S., XVII Bl.: Ill. – (University of California <Berkeley, Calif.>: University of California publications / Egyptian archaeology; 1)

Bibl.Sud. 124
Notation: Sud. I, 7
Wreszinski, Walter:
Der Londoner medizinische Papyrus (Brit. Museum Nr. 10059) und der Papyrus Hearst: in Transkription, Übersetzung und Kommentar / hrsg. von Walter Wreszinski. – Leipzig: Hinrichs, 1912. – XIX, 237 S., 19 Bl.: Ill.

Bibl.Sud. 125
Notation: Sud. I, 7
Wreszinski, Walter:
Der grosse medizinische Papyrus des Berliner Museums (Pap. Berlin 3038): in Facsimile und Umschrift, mit Übersetzung, Kommentar und Glossar / hrsg. von Walter Wreszinski. – 1909. – XXI, 142 S., 24 Bl.: Ill.

Bibl.Sud. 126
Notation: Sud. I, 7
Oefele, Felix von:
Glossen zur altaegyptischen Medicin nach Papyrus Ebers / von Felix von Oefele. – Berlin: Coblentz, 1894 – 1898. – Getr. Zählung
Aus: Allg. Med. Central-Zeitung; 1894 – 1898

Bibl.Sud. 126#Beibd. 1
Notation: Sud. I, 7
Oefele, Felix von:
Ist die Annahme der „Aerztin Schesch" ein Anachronismus? / [Oefele]. – Berlin: Coblentz, 1895. – 3 S.
Aus: Allg. Med. Central-Zeitung; 1895

Bibl.Sud. 126#Beibd. 2
Notation: Sud. I, 7
Oefele, Felix von:
Die Behandlung der Gallensteinkolik mit Olivöl ist schon altägyptische Praxis / [Oefele]. – Berlin: Coblentz, 1898. – [1] Bl.
Aus: Allg. Med. Central-Zeitung; 1898

Bibl.Sud. 126#Beibd. 3
Notation: Sud. I, 7
Oefele, Felix von:
Geisteskrankheiten im alten Pharaonenland / [Oefele]. – München: Seitz & Schauer, 1894. – 2 S.
Aus: Aerztliche Rundschau; 1894

Bibl.Sud. 127
Notation: Sud. I, 7
Oefele, Felix von:
Für die vorhippokratische Geschichte der Medicin teilen wir uns meist das Wenige, was wir wissen, in aegyptische, mesopotamische, indische und chinesische etc. Cultur und Medicin ein ... / [Oefele]. – Berlin: Coblentz, 1898. – 5 S.
Aus: Allg. Med. Central-Zeitung; 66.

Bibl.Sud. 127#Beibd. 1
Notation: Sud. I, 7
Oefele, Felix von:
Das Röhren- und Gefässsystem der Pharaonenmedicin / [Oefele]. – Wien: Braumüller, 1896. – 7 S.
Aus: Wiener klin. Wochenschrift; 1896

Bibl.Sud. 127#Beibd. 2
Notation: Sud. I, 7
Oefele, Felix von:
Asphalt als Medicament bei den alten Aegyptern / [Oefele]. – Wien, 1897. – [1] Bl.
Aus: Pharm. Post; 1897

Bibl.Sud. 127#Beibd. 3
Notation: Sud. I, 7
Oefele, Felix von:
Die pneumatische Anschauung des Jahwisten und die humorale Anschauung des Elohisten in der Genesis / [Oefele]. – Prag, 1900. – 8 S.
Aus: Prager Med. Wochenschrift; 1900

Bibl.Sud. 127#Beibd. 4
Notation: Sud. I, 7
Oefele, Felix von:
Die Leberschau Hesekiel 21,26 / Oefele. – ca. 1900. – S. 311 – 314
Aus: [nicht zu ermitteln]

Bibl.Sud. 127#Beibd. 5
Notation: Sud. I, 7
Oefele, Felix von:
Erwiderung / [Oefele]. – Berlin: Coblentz, 1895. – [1] Bl.
Aus: Allg. Med. Central-Zeitung; 1895. – Erwiderung auf H. Joachim

Bibl.Sud. 127#Beibd. 6
Notation: Sud. I, 7
Oefele, Felix von:
Erwiderung / [Oefele]. – Berlin: Coblentz, 1895. – 5 S.
Aus: Allg. Med. Central-Zeitung; 1895. – Erwiderung auf A. Erman und H. Joachim

Bibl.Sud. 127#Beibd. 7
Notation: Sud. I, 7
Oefele, Felix von:
Papyros Ebers und griechische Medizin / [Oefele].
– Berlin: Goldschmidt, 1907. – 4 S.
Aus: Dt. Med. Presse; 1907

Bibl.Sud. 127#Beibd. 8
Notation: Sud. I, 7
Oefele, Felix von:
Aegyptische Drogennamen / [Oefele]. – Strassburg, 1897. – 7 S.
Aus: Journal der Pharmacie von Elsass-Lothringen; 1897

Bibl.Sud. 127#Beibd. 9
Notation: Sud. I, 7
Oefele, Felix von:
Medicamente für Säuglinge in Altägypten / [Oefele]. – Berlin: Coblentz, 1898. – [1] Bl.
Aus: Allg. Med. Central-Zeitung; 1898

Bibl.Sud. 127#Beibd. 10
Notation: Sud. I, 7
Oefele, Felix von:
Nagana vor drei- bis viertausend Jahren / von Oefele. – 1899. – 4 S.
Aus: Dt. Thierärztliche Wochenschrift; 1899

Bibl.Sud. 127#Beibd. 11
Notation: Sud. I, 7
Oefele, Felix von:
Zum konträren Geschlechtsverkehr in Altägypten / von Dr. Oefele. – Hamburg u.a.: Voss, 1899. – S. 410 – 411
Aus: Monatsh. für praktische Dermatologie; 29

Bibl.Sud. 127#Beibd. 12
[Bibl.Sud. 128#Beibd. 6]
Notation: Sud. I, 7
Oefele, Felix von:
Bemerkung zu Janus 1906, Seite 120 / Oefele. – Paris: Mauroc, 1906. – [1] Bl.
Aus: Janus; 11

Bibl.Sud. 127#Beibd. 13
Notation: Sud. I, 7
Oefele, Felix von:
Zur altägyptischen Medizin / von Felix von Oefele. – Prag, 1905. – 37 S.
Aus: Prager Med. Wochenschrift; 30

Bibl.Sud. 128
Notation: Sud. I, 7
Oefele, Felix von:
Die Vorläufer der Pharaonenärzte / von Felix von Oefele. – Prag, 1896. – 8 S.
Aus: Prager Med. Wochenschrift; 21

Bibl.Sud. 128#Beibd. 1
Notation: Sud. I, 7
Oefele, Felix von:
Materialien zu einer Geschichte der Pharaonenmedicin / [Oefele]. – Wien u.a.: Braumüller
Aus: Wiener klinische Wochenschrift; 1899 – 1900
4 Geburtshilfe. – 1899. – 9 S.

Bibl.Sud. 128#Beibd. 2
Notation: Sud. I, 7
Oefele, Felix von:
Materialien zu einer Geschichte der Pharaonenmedicin / [Oefele]. – Wien u.a.: Braumüller
Aus: Wiener klinische Wochenschrift; 1899 – 1900
5 Pneumalehre. – 1899. – 11 S.

Bibl.Sud. 128#Beibd. 3
Notation: Sud. I, 7
Oefele, Felix von:
Materialien zu einer Geschichte der Pharaonenmedicin / [Oefele]. – Wien u.a.: Braumüller
Aus: Wiener klinische Wochenschrift; 1899 – 1900
6 Aegyptische Pneumalehre im Auslande. – 1900. – 19 S.

Bibl.Sud. 128#Beibd. 4
Notation: Sud. I, 7
Oefele, Felix von:
Etwas von dem sehr viel genannten und doch wenig gekannten Papyrus Ebers / [Oefele]. – Berlin: Goldschmidt, 1907. – 8 S.
Aus: Dt. Medizinische Presse; 1907

Bibl.Sud. 128#Beibd. 5
Notation: Sud. I, 7
Oefele, Felix von:
Zur Quellenscheidung des Papyrus Ebers / von Felix von Oefele. – Leipzig: Barth, 1907. – S. 13 – 28, 123 – 140, 323 – 324
Aus: Archiv für Geschichte der Medizin; 1

Bibl.Sud. 128#Beibd. 6
[Bibl.Sud. 127#Beibd. 12]
Notation: Sud. I, 7
Oefele, Felix von:
Bemerkung zu Janus 1906, Seite 120 / Oefele. – Paris: Mauroc, 1906. – [1] Bl.
Aus: Janus; 11

Bibl.Sud. 128#Beibd. 7
Notation: Sud. I, 7
Oefele, Felix von:
Die aeltesten Darstellungen chirurgischer Operationen / von von Oefele. – Paris: Mauroc, 1907. – 4 S.
Aus: Janus; 12

Bibl.Sud. 128#Beibd. 8
Notation: Sud. I, 7
Oefele, Felix von:

Thierarzneikunde vor viertausend Jahren: Vortrag auf der Naturforscherversammlung in Düsseldorf / von v. Oefele. – Prag, 1899. – 13 S.
Aus: Prager Med. Wochenschrift; 24

Bibl.Sud. 129
Notation: Sud. I, 7
Vogel, Kurt:
Die Grundlagen der ägyptischen Arithmetik in ihrem Zusammenhang mit der 2:n-Tabelle des Papyrus Rhind / von Kurt Vogel. – 1929. – VI, 211 S.
München, Univ., Diss.

Bibl.Sud. 130
Notation: Sud. I, 8
Shou-shi-pien: ein chinesisches Lehrbuch der Geburtshülfe = Shou-shi-bian / [Hrsg.: Zhujunzi]. Aus dem chines. Urtext übers. und erl. von Dr. Hübotter. – Berlin u.a.: Urban & Schwarzenberg, 1913. – 94 S.: Ill.
PT in chines. Sprache

Bibl.Sud. 131
Notation: Sud. I, 8
Hübotter, Franz:
Beiträge zur Kenntnis der chinesischen sowie der tibetisch-mongolischen Pharmakologie / von Dr. med. et phil. Hübotter. – Berlin u.a.: Urban & Schwarzenberg, 1913. – 324 S.: Ill.

Bibl.Sud. 132
Notation: Sud. I, 8
Archiv für Schiffs- und Tropenhygiene. – Leipzig: Barth
Zusatz 1.1897 – 23.1919: unter besonderer Berücksichtigung der Pathologie und Therapie. – 24.1920 – 39.1935 → Archiv für Schiffs- und Tropenhygiene, Pathologie und Therapie exotischer Krankheiten. – Forts. → Deutsche tropenmedizinische Zeitschrift. – 12, Beih.5=1; 13, Beih.6=2; 16, Beih.1=4; 16, Beih.4=5; 18, Beih.7=6 von Deutsche Tropenmedizinische Gesellschaft: Verhandlungen der Deutschen Tropenmedizinischen Gesellschaft. – 22, Beih.1=3 von Der Dienst des Hafenarztes in Hamburg.
ISSN 0365-7221
Erscheinungsverlauf: 1.1897 – 23.1919; 40.1936 – 44.1940
Bestand: 14.1910,5

Bibl.Sud. 132-14, Beih. 5
Notation: Sud. I, 8
Olpp, Gottlieb:
Beiträge zur Medizin in China mit besonderer Berücksichtigung der Tropenpathologie / von G. Olpp. – Leipzig: Barth, 1910. – 144 S.: Ill. – (Archiv für Schiffs- und Tropenhygiene / Beihefte; 1910, 5= 14)

Bibl.Sud. 133
Notation: Sud. I, 8
Wang, Youhuai:
Gerichtliche Medizin der Chinesen / von Wang-in-Hoai. Hrsg. von H. Breitenstein. – Leipzig: Grieben, 1908. – VII, 174 S.

Bibl.Sud. 134
Notation: Sud. I, 8
Beijing-Xiehe-Yixueyuan:
Addresses & papers, dedication ceremonies and medical conference / Peking Union Medical College: September 15 – 22, 1921. – Peking u.a.: Rumford Press, 1922. – XIV, 416 S.: Ill.

Bibl.Sud. 135
Notation: Sud. I, 8
Mori, Rintaro:
Japan und seine Gesundheitspflege / von Rintaro Mori. – Tokyo, 1911. – 417 S.: graph. Darst.

Bibl.Sud. 136
Notation: Sud. I, 8
Fujikawa, Yū:
Geschichte der Medizin in Japan. kurzgefasste Darstellung der Entwicklung der Japanischen Medizin mit besonderer Berücksichtigung der Einführung der europäischen Heilkunde in Japan / von Y. Fujikawa. – Tokyo: Kaiserlich-Japan. Unterrichtsministerium, 1911. – 2, 115 S., [5] Bl.: Ill.

Bibl.Sud. 137
Notation: Sud. I, 8
Die Bade- und Luftkurorte Japans: beschrieben für die Internationale Hygiene-Ausstellung zu Dresden 1911 / hrsg. von der Kaiserlich-Japan. Hygienischen Untersuchungsanst. zu Tokyo. – Tokyo, 1911. – 90 S., 39 Bl.: zahlr. Ill., graph. Darst., Kt.

Bibl.Sud. 138
Notation: Sud. I, 8
Knortz, Karl:
Der menschliche Körper in Sage, Brauch und Sprichwort / von Karl Knortz. – Würzburg: Kabitzsch, 1909. – 240 S.

Bibl.Sud. 139
Notation: Sud. I, 8
Goessler, Peter:
Der Urmensch in Mitteleuropa / von P. Goessler. – Stuttgart: Franckh, 1924. – 87 S.: zahlr. Ill.

Bibl.Sud. 140
Notation: Sud. I, 8
Hauser, Otto:
Der Mensch vor 100000 Jahren / von O. Hauser. – Leipzig: Brockhaus, 1917. – 142 S.: Ill., Kt.

Bibl.Sud. 141
Notation: Sud. I, 8
Weinert, Hans:
Der Schädel des eiszeitlichen Menschen von LeMoustier in neuer Zusammensetzung / von Hans Weinert. – Berlin: Springer, 1925. – V, 53 S., [3] Bl.: zahlr. Ill.

Bibl.Sud. 142
Notation: Sud. I, 8
Behr-Pinnow, Karl Friedrich Ludwig von:
Die Zukunft der menschlichen Rasse: Grundlagen und Forderungen der Vererbungslehre / von von Behr-Pinnow. – Berlin: Fontane, 1925. – 200 S.: Ill.

Bibl.Sud. 143
Notation: Sud. I, 8
Die Technik in der Urzeit und auf primitiven Kulturstufen / von Hannah Lewin-Dorsch. Hrsg. von Heinrich Cunow. – Stuttgart: Dietz. – (Kleine Bibliothek; ...)
[1] Das Feuer. Der Wohnungsbau. – 1912. – 111 S.: Ill. – (...; 18)

Bibl.Sud. 143
Notation: Sud. I, 8
Kleine Bibliothek. – Stuttgart: Dietz
[1] Das Feuer. Der Wohnungsbau. – 1912. – 111 S.: Ill. – (...; 18)

Bibl.Sud. 144
Notation: Sud. I, 8
Meyer, Eduard:
Geschichte des Altertums / von Eduard Meyer. – Stuttgart [u.a.]: Cotta; Darmstadt: Wiss. Buchges.
1,1 Einleitung. Elemente der Anthropologie. – 2. Aufl. – 1907. – XII, 250 S.

Bibl.Sud. 145
Notation: Sud. I, 8
Hovorka, Oskar von:
Geist der Medizin: analytische Studien über die Grundideen der Vormedizin, Urmedizin, Volksmedizin, Zaubermedizin, Berufsmedizin / von Oskar von Hovorka. – Wien u.a.: Braumüller, 1915. – VIII, 364 S.

Bibl.Sud. 146
Notation: Sud. I, 8
Kuczynski, Max H.:
Steppe und Mensch: kirkisische Reiseeindrücke und Betrachtungen über Leben, Kultur und Krankheit in ihren Zusammenhängen / Max H. Kuczynski. – Leipzig: Hirzel, 1925. – 187 S.

Bibl.Sud. 147
Notation: Sud. I, 8
Hádschra Máktuba: urzeitliche Felsbilder Kleinafrikas / Veröffentlichung des Forschungsinstituts für Kulturmorphologie. Leo Frobenius; Hugo Obermaier. – München: Wolff, 1925. – 61 S., 160 Bl.: überwiegend Ill., Kt.

Bibl.Sud. 148
Notation: Sud. I, 8
Lucas-Championnière, Just M.:
Trépanation néolithique, trépanation pré-Colombienne, trépanation des Kabyles, trépanation traditionnelle: les origines de la trépanation décompressive / par le Dr. Lucas-Championnière. – Paris: Steinheil, 1912. – 131 S.; Ill.

[Bibl.Sud. 149 nicht vorhanden]

Bibl.Sud. 150
Notation: Sud. I, 8
Meddelelser om Grønland / Kommissionen for Videnskabelige Undersøgelser i Grønland. – København
Urh. teils: Commissionen for Ledelsen af de Geologiske og Geographiske Undersøgelser i Grønland. – Teilung in Unterreihen. – Darin → The structure and biology of arctic flowering plants. – Einzelne Nr. zugl. Nr. von „Arbejder fra den Danske Arktiske Station paa Disko". – 181,13-14=95,1-2; 185,1=86; 185,8=101; 189,2=87; 189,3=88; 190,1=89; 190,4=90; 190,5=91; 192,1=92; 192,2=96; 192,3=97; 192,5=103; 192,6=102; 192,7=104; 193,1=94; 193,2=93; 193,3=98; 193,4=99; 193,5=105; 193,6=109; 201,4=113 von Grønlands ...
ISSN 0025-6676
Erscheinungsverlauf: 1.1879 – 206.1976/83
Bestand: 67.1924

Bibl.Sud. 151
Notation: Sud. I, 8
Nielsen, Hans A.:
Yderligere bidrag til Danmarks stenaldersfolks anthropologi / af H. A. Nielsen. – Kjøbenhavn: Thiele, 1911. – S. 82 – 205, [1] Bl.: Ill.
Aus: Aarbøger for nordisk oldkyndighed og historie; 1911

Bibl.Sud. 152
Notation: Sud. I, 8
Basler, Adolf:
Einführung in die Rassen- und Gesellschaftsphysiologie: für die Gebildeten aller Stände / von A. Basler. – 2. Aufl. – Stuttgart: Franckh, 1925. – 154 S.: zahlr. Ill., graph. Darst., Kt. – (Franckhs wissenschaftliche Bibliothek.)

Bibl.Sud. 153
Notation: Sud. I, 8
Städtisches Museum für Völkerkunde <Leipzig>:
Jahrbuch des Städtischen Museums für Völkerkunde zu Leipzig. – Leipzig: Voigtländer
Vorg. → Museum für Völkerkunde <Leipzig>: Bericht des Museums für Völkerkunde in Leipzig. – Forts. →

Museum für Völkerkunde <Leipzig>: Jahrbuch des Museums für Völkerkunde zu Leipzig
Erscheinungsverlauf: 1.1906 (1907) – 9.1922/25 (1928)
Bestand: 5.1911/12 (1913) – 8.1918/21 (1922)

Bibl.Sud. 154-1
Notation: Sud. I, 8
Vergleichende Volksmedizin: eine Darstellung volksmedizinischer Sitten und Gebräuche, Anschauungen und Heilfaktoren, des Aberglaubens und der Zaubermedizin / ... hrsg. von O. v. Hovorka ... – Stuttgart: Strecker & Schröder
1. – (1908). – XXIII, 459 S.: Ill., graph. Darst.

Bibl.Sud. 154-2
Notation: Sud. I, 8
Vergleichende Volksmedizin: eine Darstellung volksmedizinischer Sitten und Gebräuche, Anschauungen und Heilfaktoren, des Aberglaubens und der Zaubermedizin / ... hrsg. von O. v. Hovorka ... – Stuttgart: Strecker & Schröder
2. – (1909). – IX, 960 S.: Ill., graph. Darst.

Bibl.Sud. 155
Notation: Sud. I, 8
Backman, Eugène L.:
Älvablåst och de folkmedicinska riterna vid helbrägdagörandet / av E. Louis Backman. – Uppsala: Almqvist & Wiksell, 1927. – 106 S. – (Uppsala Universitet: Uppsala Universitets Årsskrift / Program; 1927, 5)

Bibl.Sud. 156
Notation: Sud. I, 8
Saintyves, Pierre:
La guérison des verrues: de la magie médicale à la psychothérapie / P. Saintyves. – Paris: Nourry, 1913. – 83 S. – (Collection science et magie; 1)

Bibl.Sud. 157-1/2
Notation: Sud. I, 8
Stern-Szana, Bernhard:
Medizin, Aberglaube und Geschlechtsleben in der Türkei: mit Berücksichtigung der moslemischen Nachbarländer und der ehemaligen Vasallenstaaten / eigene Ermittelungen und ges. Berichte von Bernhard Stern. – Berlin: Barsdorf
1. – (1903). – 437 S.

Bibl.Sud. 157-1/2
Notation: Sud. I, 8
Stern-Szana, Bernhard:
Medizin, Aberglaube und Geschlechtsleben in der Türkei: mit Berücksichtigung der moslemischen Nachbarländer und der ehemaligen Vasallenstaaten / eigene Ermittelungen und ges. Berichte von Bernhard Stern. – Berlin: Barsdorf
2. – (1903). – 417 S.

Bibl.Sud. 158
Notation: Sud. I, 8
Moodie, Roy L.:
Paleopathology: an introduction to the study of ancient evidences of disease / by Roy L. Moodie. – Urbana, Ill.: Univ. of Illinois Press, 1923. – 567 S.: zahlr. Ill.

[Bibliotheca Sudhoffiana, Teil] Sud. II

Bibl.Sud. 159
Notation: Sud. II, 2
Schmidt, Alfred:
Drogen und Drogenhandel im Altertum / von Alfred Schmidt. – Leipzig: Barth, 1924. – VIII, 136 S.: Ill.
Zugl.: Bonn, Univ., Diss.

Bibl.Sud. 160
Notation: Sud. II, 2
Weber, Frederick P.:
Aspects of death and their effects on the living: as illustrated by minor works of art, especially medals, engraved gems, jewels &c / by F. Parker Weber. – London u.a.: Unwin, 1910. – VIII, 160 S.: Ill.

Bibl.Sud. 161-1/2
Notation: Sud. II, 2
Corpus hippiatricorum Graecorum / ed. Eugenius Oder ... – Lipsiae: Teubner. – (Bibliotheca scriptorum Graecorum et Romanorum Teubneriana)
Text griech.
ISBN 3-519-01358-4
1 Hippiatrica Berolinensia. – 1924. – VIII, 464 S.

Bibl.Sud. 161-1/2
Notation: Sud. II, 2
Corpus hippiatricorum Graecorum / ed. Eugenius Oder ... – Lipsiae: Teubner. – (Bibliotheca scriptorum Graecorum et Romanorum Teubneriana)
Text griech.
ISBN 3-519-01358-4
2 Hippiatrica Parisina, Cantabrigiensia, Londinensia, Lugdunensia. Appendix. – 1927. – XXIX, 357 S.

Bibl.Sud. 162
Notation: Sud. II, 2
Hauger, Alphons:
Zur römischen Landwirtschaft und Haustierzucht: ein Beitrag zur Kultur Roms / von Alphons Hauger. – Hannover: Schaper, 1921. – VIII, 134 S.: Ill.

Bibl.Sud. 163
Notation: Sud. II, 3
Söllner, Albert:
Die hygienischen Anschauungen des römischen Architekten Vitruvius: ein Beitrag zur antiken Hygiene / von Albert Söllner. – Jena: Fischer, 1913. – IV, 64 S. – (Jenaer medizin-historische Beiträge; 4)

Bibl.Sud. 164
Notation: Sud. II, 3
Celsus, Aulus Cornelius:
[De Medicina] Aur. Corn. Celsi De Medicina: Libri Octo / Brevioribus Rob. Constantini, Is. Casauboni Aliorumque Scholiis ac locis parallelis illustrati Cura et Studio Th. J. Almeloveen. – Editio ultima prioribus multo auctior & emendatior. – Lugduni Batavorum: Langerak, 1730. – [32] Bl., 688, 49 S., [19] Bl.; Ill.

Bibl.Sud. 165
Notation: Sud. II, 3
Celsus, Aulus Cornelius:
[De medicina] A. Cornelii Celsi De medicina libri octo / ad fidem optimorum librorum denuo rec., adnotatione critica indicibusque instruxit C. Daremberg. – Lipsiae: Teubner, 1891. – XLVIII, 405 S. – (Bibliotheca scriptorum Graecorum et Romanorum Teubneriana)

Bibl.Sud. 166
Notation: Sud. II, 3
Celsus, Aulus Cornelius:
Della medicina: libri otto / di Aulo Cornelio Celso. Volgarizzamento del dott. Angiolo Del Lungo. – Firenze: Sansoni, 1904. – XL, 575 S.; Ill.
Text lat. und ital.

Bibl.Sud. 167
Notation: Sud. II, 3
Celsus, Aulus Cornelius:
Über die Arzneiwissenschaft: in acht Büchern / Aulus Cornelius Celsus. Übers. und erkl. von Eduard Scheller. – 2.Aufl. / nach der Textausg. von Daremberg neu durchges. von Walther Frieboes. – Braunschweig: Vieweg, 1906. – XLII, 862 S, IV Bl.; Ill.

Bibl.Sud. 168
Notation: Sud. II, 3
Celsus, Aulus Cornelius:
[Über Grundfragen der Medizin] Cornelius Celsus über Grundfragen der Medizin / hrsg. und mit einer Einl. vers. von Th. Meyer-Steineg. – Leipzig: Voigtländer, 1912. – 82 S. – (Voigtländers Quellenbücher; 3)
Teilausg.

Bibl.Sud. 169
Notation: Sud. II, 3
Ilberg, Johannes:
A. Cornelius Celsus und die Medizin in Rom / von Johannes Ilberg. – Leipzig: Teubner, 1907. – S. 378 – 412
Aus: Neue Jahrbücher für das klassische Altertum, Geschichte und deutsche Literatur; 19

Bibl.Sud. 170
Notation: Sud. II, 3
Wellmann, Max:
A. Cornelius Celsus: eine Quellenuntersuchung / von Max Wellmann. – Berlin: Weidmann, 1913. – 138 S. – (Philologische Untersuchungen; 23)

Bibl.Sud. 171
Notation: Sud. II, 3
Scribonius <Largus>:
[Conpositiones] Scribonii Largi Conpositiones / ed. Georgius Helmreich. – Lipsiae: Teubner, 1887. – VII, 123 S.

Bibl.Sud. 172
Notation: Sud. II, 3
Schonack, Wilhelm:
Die Rezeptsammlung des Scribonius Largus: eine kritische Studie / von Wilhelm Schonack. – Jena: Fischer, 1912. – IX, 95 S.

Bibl.Sud. 172#Beibd. 1
Notation: Sud. II, 3
Scribonius <Largus>:
[Die Rezepte] Die Rezepte des Scribonius Largus / zum ersten Male vollst. ins Dt. übers. und mit ausführlichem Arzneimittelreg. vers. von Wilhelm Schonack. – Jena: Fischer, 1913. – XVI, 198 S.

Bibl.Sud. 173
Notation: Sud. II, 3
Jourdan, Paul:
Notes de critique verbale sur Scribonius Largus / par Paul Jourdan. – Paris: Klincksieck, 1919. – 104 S.
Zugl.: Neuchâtel, Univ., Diss., 1918

Bibl.Sud. 174-1
Notation: Sud. II, 3
Plinius Secundus, Gaius:
[Naturalis historia] C. Plini Secundi Naturalis historia: libri XXXVII / rec. et commentariis criticis indicibusque instruxit Iulius Sillig. – Hamburgi u.a.: Perthes
1. – (1851). – LXXXIV, 487 S.

Bibl.Sud. 174-2
Notation: Sud. II, 3
Plinius Secundus, Gaius:
[Naturalis historia] C. Plini Secundi Naturalis historia: libri XXXVII / rec. et commentariis criticis indicibusque instruxit Iulius Sillig. – Hamburgi u.a.: Perthes
2. – (1852). – 491 S.

Bibl.Sud. 174-3
Notation: Sud. II, 3
Plinius Secundus, Gaius:
[Naturalis historia] C. Plini Secundi Naturalis historia: libri XXXVII / rec. et commentariis criticis indicibusque instruxit Iulius Sillig. – Hamburgi u.a.: Perthes
3. – (1853). – 474 S.

Bibl.Sud. 174-4
Notation: Sud. II, 3
Plinius Secundus, Gaius:
[Naturalis historia] C. Plini Secundi Naturalis historia: libri XXXVII / rec. et commentariis criticis indicibusque instruxit Iulius Sillig. – Hamburgi u.a.: Perthes
4. – (1855). – 471 S.

Bibl.Sud. 174-5
Notation: Sud. II, 3
Plinius Secundus, Gaius:
[Naturalis historia] C. Plini Secundi Naturalis historia: libri XXXVII / rec. et commentariis criticis indicibusque instruxit Iulius Sillig. – Hamburgi u.a.: Perthes
5 Accedit Apuleii qui fertur de remediis salutaribus fragmentum e codice Salmasiano nunc primum editum. – 1851. – XLI, 4 / 1 S.

Bibl.Sud. 174-6
Notation: Sud. II, 3
Plinius Secundus, Gaius:
[Naturalis historia] C. Plini Secundi Naturalis historia: libri XXXVII / rec. et commentariis criticis indicibusque instruxit Iulius Sillig. – Hamburgi u.a.: Perthes
6 Quo continentur palimpsestus Veronensis a Moneo editus et Fred. Gronovi in Plinium notae emendatius expressae. – 1855. – X, XLII, 123 S.

Bibl.Sud. 174-7
Notation: Sud. II, 3
Plinius Secundus, Gaius:
[Naturalis historia] C. Plini Secundi Naturalis historia: libri XXXVII / rec. et commentariis criticis indicibusque instruxit Iulius Sillig. – Hamburgi u.a.: Perthes
7 Quo continentur indices rerum a Plinio memoratarum: A-L. – 1857. – 515 S.

Bibl.Sud. 174-8
Notation: Sud. II, 3
Plinius Secundus, Gaius:
[Naturalis historia] C. Plini Secundi Naturalis historia: libri XXXVII / rec. et commentariis criticis indicibusque instruxit Iulius Sillig. – Hamburgi u.a.: Perthes
8 Quo continentur indices rerum a Plinio memoratarum: M-Z. – 1858. – 515 S.

Bibl.Sud. 175-1/3
Notation: Sud. II, 3
Plinius Secundus, Gaius:
[Naturalis historia] C. Plinii Secundi Naturalis historia / D. Detlefsen rec. – Berolini: Weidmann
1 Libri I – VI. – 1866. – 278 S.

Bibl.Sud. 175-1/3
Notation: Sud. II, 3
Plinius Secundus, Gaius:
[Naturalis historia] C. Plinii Secundi Naturalis historia / D. Detlefsen rec. – Berolini: Weidmann
2 Libri VII – XV. – 1867. – 312 S.

Bibl.Sud. 175-1/3
Notation: Sud. II, 3
Plinius Secundus, Gaius:
[Naturalis historia] C. Plinii Secundi Naturalis historia / D. Detlefsen rec. – Berolini: Weidmann
3 Libri XVI – XXII. – 1868. – 323 S.

Bibl.Sud. 175-4/6
Notation: Sud. II, 3
Plinius Secundus, Gaius:
[Naturalis historia] C. Plinii Secundi Naturalis historia / D. Detlefsen rec. – Berolini: Weidmann
4 Libri XXIII – XXXI. – 1871. – X, 314 S.

Bibl.Sud. 175-4/6
Notation: Sud. II, 3
Plinius Secundus, Gaius:
[Naturalis historia] C. Plinii Secundi Naturalis historia / D. Detlefsen rec. – Berolini: Weidmann
5 Libri XXXII – XXXVII. – 1873. – X, 249 S.

Bibl.Sud. 175-4/6
Notation: Sud. II, 3
Plinius Secundus, Gaius:
[Naturalis historia] C. Plinii Secundi Naturalis historia / D. Detlefsen rec. – Berolini: Weidmann
6 Index. – 1882. – XXIX, 307 S.

Bibl.Sud. 176
Notation: Sud. II, 3
Plinius Secundus, Gaius:
Plinius und seine Naturgeschichte: in ihrer Bedeutung für die Gegenwart / von Friedrich Dannemann. – Jena: Diederichs, 1921. – 250 S. – (Klassiker der Naturwissenschaft & Technik.). Teilausg.

Bibl.Sud. 177
Notation: Sud. II, 3
Serenus, Quintus:
[De Medicina Praecepta Saluberrima] Quinti Sereni Samonici De Medicina Praecepta Saluberrima / textum recensuit, lectionis varietatem, notas interpretum selectiores suasque adiecit Ioannes Christianus Gottlieb Ackermann. – Lipsiae: Müller, 1786. – XLVIII, 175 S.

Bibl.Sud. 178
Notation: Sud. II, 3
Plinius Caecilius Secundus, Gaius:
[Quae fertur] Plinii Secundi Quae fertur. Una cum Gargilii Martialis Medicina. – Lipsiae: Teubner, 1875. – 238 S. – (Bibliotheca scriptorum Graecorum et Romanorum Teubneriana)

Bibl.Sud. 179
Notation: Sud. II, 3
Wellmann, Max:
Palladius und Gargilius Martialis / [M. Wellmann].
– Berlin: Weidmann, 1908. – 31 S.
Aus: Hermes; 43

Bibl.Sud. 180
Notation: Sud. II, 3
Placitus, Sextus:
De Medicina Animalium, Bestiarum, Pecorum, Et Avium / cum scholiis Gabrielis Humelbergii. – [Zürich]: [Froschauer], 1539. – 122 S., [4] Bl.

Bibl.Sud. 181
Notation: Sud. II, 3
Theodorus <Priscianus>:
[Euporista] Theodori Prisciani Euporiston libri III: cum physicorum fragmento et additamentis Pseudo-Theodoreis / ed. a Valentino Rose. Accedunt Vindiciani Afri Quae feruntur reliquiae. – Lipsiae: Teubner, 1894. – XXVII, 553 S. – (Bibliotheca scriptorum Graecorum et Romanorum Teubneriana)

Bibl.Sud. 182
Notation: Sud. II, 3
Theodorus <Priscianus>:
Theodorus Priscianus und die römische Medizin / von Theodor Meyer[-Steineg]. – Jena: Fischer, 1909. – 352 S.

Bibl.Sud. 183
Notation: Sud. II, 3
Cassius <Felix>:
[De medicina] Cassii Felicis De medicina: ex Graecis logicae sectae auctoribus liber translatus sub Artabure et Calepio consulibus (anno 447) / nunc primum ed. a Valentino Rose. – Lipsiae: Teubner, 1879. – X, 260 S. – (Bibliotheca scriptorum Graecorum et Romanorum Teubneriana)

Bibl.Sud. 184
Notation: Sud. II, 3
Caelius <Aurelianus>:
[De Morbis Acutis & Chronicis] Caelii Aureliani Siccensis, Medici Vetusti, Secta Methodici De Morbis Acutis & Chronicis: Libri VIII / Jo. Conradus Amman M. D. recensuit, emaculavit; notulasque adjecit. Accedunt seorsim Theod. Janss. ab Almeloveen in Caelium Aurelianum Notae & Animadversiones ... – Editio nova. – Amstelaedami: Wetstenius, 1722. – 728 S.; Ill.

Bibl.Sud. 185
Notation: Sud. II, 3
Meyer-Steineg, Theodor:
Das medizinische System der Methodiker: eine Vorstudie zu Caelius Aurelianus „De morbis acutis et chronicis" / von Theod. Meyer-Steineg. – Jena: Fischer, 1916. – 131 S. – (Jenaer medizin-historische Beiträge.; 7/8.)

Bibl.Sud. 186
Notation: Sud. II, 3
Haberling, Wilhelm:
Die altrömischen Militärärzte / von Dr. Haberling. – Berlin: Hirschwald, 1910. – 79 S.; Ill. – (Veröffentlichungen aus dem Gebiete des Militär-Sanitätswesens; 42)

Bibl.Sud. 187
Notation: Sud. II, 4
Aetius <Amidenus>:
[Die Augenheilkunde] Die Augenheilkunde des Aëtius aus Amida / griech. und dt. hrsg. von J. Hirschberg. – Leipzig: Veit, 1899. – XI, 204 S.
Teilausg. (Buch 7)

Bibl.Sud. 188
Notation: Sud. II, 4
Aetius <Amidenus>:
Über die Leiden am Magenmund, des Magens selbst und der Gedärme: Buch IX der Sammlung; zum ersten Mal nach den Handschriften veröffentlicht / Skevos Zervos. – Athen: Sakellarios, 1912. – S. 266 – 392. – (Unveröffentlichte Werke altgriechischer Ärzte; 5)
Teilausg. – Text griech.

Bibl.Sud. 189
Notation: Sud. II, 4
Aetius <Amidenus>:
[Logos dekatos tritos ētoi peri daknontōn zōōn kai iobolōn] Aetiu Amidēnu Logos dekatos tritos ētoi peri daknontōn zōōn kai iobolōn / to prōton nyn ek tōn cheirographōn ekdidomenos met'eisagōgēs, analyseōs, skoliōn, paratērēseōn kai lexilogikōn pinakōn hypo Skeuu G. Zerbu. – En Syrō: Typ. tēs „Iatrikēs Proodu", 1908. – 230 S. – (Ellēnikē ekdosis tōn archaiōn Ellēnōn iatrōn syngrapheōn = Ed. graeca scriptorum medicorum veterum Graecorum)
Teilausg. – Text griech.

Bibl.Sud. 190
Notation: Sud. II, 4
Zerbos, Skeuos G.:
Iatrikai paratērēseis eis ton triskaidekaton logon ētoi peri daknontōn zōōn kai iobolōn opheōn Aetiu tu Amidēnu / hypo Skeuu Zerbu. – En Athēnais: Sakellarios, 1908. – S. 308 – 360
Aus: Epetēris tu Ethniku Panepistēmiu. – In griech. Schrift

Bibl.Sud. 191
Notation: Sud. II, 4
Aetius <Amidenus>:
[Logos dekatos pemptos ētoi peri oidēmatōn, emphysēmatōn, skirrōn kai choiradōn, atherōmatōn

kai tōn paraplēsiōn kai peri emplastrōn poikilōn] Aetiu Amidēnu Logos dekatos pemptos ētoi peri oidēmatōn, emphysēmatōn, skirrōn kai choiradōn, atherōmatōn kai tōn paraplēsiōn kai peri emplastrōn poikilōn / to prōton nyn ek tōn cheirographōn ekdidomenos hypo Skeuu G. Zerbu. – En Athēnais: Sakellarios, 1909. – S. 4 – 144
Teilausg. – Text griech. – Aus: Athēna; 21

Bibl.Sud. 192
Notation: Sud. II, 4
Aetius <Amidenus>:
[Sermo sextidecimus et ultimus] Aetii Sermo sextidecimus et ultimus: erstens aus Handschriften veröffentlicht / mit Abb., Bemerkungen und Erkl. von Skévos Zervòs. – Leipzig: Mangkos, 1901. – 20, 172 S.; Ill.
Teilausg. – Text griech.

Bibl.Sud. 193
Notation: Sud. II, 4
Aetius <Amidenus>:
Geburtshülfe und Gynäkologie bei Aëtios von Amida: Buch 16 der Sammlung; ein Lehrbuch aus der Mitte des 6. Jahrhunderts n. Chr nach den Codices in der Kgl. Bibliothek zu Berlin (besonders den Sammlungen C. Weigels) / zum ersten Male ins Dt. übertr. von Max Wegscheider. – Berlin: Springer, 1901. – XXIV, 136 S.
Teilausg.

Bibl.Sud. 194-1
Notation: Sud. II, 4
Aetius <Amidenus>:
[Contractae ex veteribus medicinae sermones XVI] Aetii Medici Graeci Contractae ex veteribus medicinae sermones XVI / per Ianum Cornarium Latine conscripti. Accesserunt ... scholia ... per Hugonem Solerium. – Venetiis: Gryphius
Bd. 2 u.d.T.: Aetius <Amidenus>: Aetii Sermonum Tomus secundus
1. – [1553]. – [87], 469, [2] Bl.

Bibl.Sud. 194-2
Notation: Sud. II, 4
Aetius <Amidenus>:
[Contractae ex veteribus medicinae sermones XVI] Aetii Medici Graeci Contractae ex veteribus medicinae sermones XVI / per Ianum Cornarium Latine conscripti. Accesserunt ... scholia ... per Hugonem Solerium. – Venetiis: Gryphius
Bd. 2 u.d.T.: Aetius <Amidenus>: Aetii Sermonum Tomus secundus
2. – (1553). – [2] Bl., Bl. 474 – 919, [2] Bl.

Bibl.Sud. 195-1
Notation: Sud. II, 4
Alexander <Trallianus>:
Alexander von Tralles: Original-Text und Übersetzung nebst einer einleitenden Abhandlung; ein Beitrag zur Geschichte der Medicin / von Theodor Puschmann. – Wien: Braumüller
Text griech. und dt.
1. – (1878). – XII, 617 S.

Bibl.Sud. 195-2
Notation: Sud. II, 4
Alexander <Trallianus>:
Alexander von Tralles: Original-Text und Übersetzung nebst einer einleitenden Abhandlung; ein Beitrag zur Geschichte der Medicin / von Theodor Puschmann. – Wien: Braumüller
Text griech. und dt.
2. – (1879). – VI, 620 S.

Bibl.Sud. 196
Notation: Sud. II, 4
Trosse, E.:
Burnt substances: taken from Alexander Trallianus / by E. Trosse. – Paris: Mauroc, 1896. – 7 S.
Aus: Janus; 1

Bibl.Sud. 197
Notation: Sud. II, 4
Paulus <Aegineta>:
[Chirurgie] Chirurgie de Paul d'Égine / texte grec ... avec trad. française ... par René Briau. – Paris: Masson, 1855. – 508 S.
Teilausg. (Buch 6). – Text griech. und franz.

Bibl.Sud. 198
Notation: Sud. II, 4
Paulus <Aegineta>:
[Opera] Pauli Aeginetae Medici Opera / A Ioanne Guinterio ... conversa, & illustrata commentariis. Adiectae sunt annotationes Iacobi Goupyli ... in aliquot singulorum librorum capita. Ioanne Baptista Camotio ... novissimè corrigente ... – Venetiis: Turrisanus, 1553. – [34], 383 Bl.

Bibl.Sud. 199
Notation: Sud. II, 4
Paulus <Aegineta>:
[Libri tertii interpretatio latina antiqua] Pauli Aeginetae Libri tertii interpretatio latina antiqua / ed. J. L. Heiberg. – Lipsiae: Teubner, 1912. – XIV, 242 S.
– (Bibliotheca scriptorum medii aevi Teubneriana)

Bibl.Sud. 200
Notation: Sud. II, 4
Paulus <Aegineta>:
[Des besten Arztes sieben Bücher] Paulos' von Aegina Des besten Arztes sieben Bücher / uebers. und mit Erl. vers. von I. Berendes. – Leiden: Brill, 1914. – XII, 889 S., 2 Bl.: Ill.

Bibl.Sud. 201-1
Notation: Sud. II, 4
Paulus <Aegineta>:
[The seven books] The seven books of Paulus Aegineta / transl. from the Greek, with a commentary ... by Francis Adams. – London: Sydenham Soc.
1. – (1844). – XXVIII, 683 S.

Bibl.Sud. 201-2
Notation: Sud. II, 4
Paulus <Aegineta>:
[The seven books] The seven books of Paulus Aegineta / transl. from the Greek, with a commentary ... by Francis Adams. – London: Sydenham Soc.
2. – (1846). – XI, 511 S.

Bibl.Sud. 201-3
Notation: Sud. II, 4
Paulus <Aegineta>:
[The seven books] The seven books of Paulus Aegineta / transl. from the Greek, with a commentary ... by Francis Adams. – London: Sydenham Soc.
3. – (1847). – VIII, 653 S.

Bibl.Sud. 202
Notation: Sud. II, 4
Simeon <Sethus>:
[Syntagma de alimentorum facultatibus] Simeonis Sethi Syntagma de alimentorum facultatibus / ed. Bernhardus Langkavel. – Lipsiae: Teubner, 1868. – IX, 156 S. – (Bibliotheca scriptorum Graecorum et Romanorum Teubneriana)

Bibl.Sud. 203
Notation: Sud. II, 4
Marcellus <Empiricus>:
[De medicamentis liber] Marcelli De medicamentis liber / ed. Georgius Helmreich. – Lipsiae: Teubner, 1889. – V, 414 S. – (Bibliotheca scriptorum Graecorum et Romanorum Teubneriana)

Bibl.Sud. 204-1/2
Notation: Sud. II, 4
Physici et medici Graeci minores / congessit, ad fidem codd. mss. praesertim eorum, quos beatus Diezius contulerat, veterumque editionum partim emendavit partim nunc prima vice ed., commentariis criticis indicibusque tam rerum quam verborum instruxerit Iulius Ludovicus Ideler. – Berolini: Reimer
Text griech.
1. – (1841). – VI, 440 S.

Bibl.Sud. 204-1/2
Notation: Sud. II, 4
Physici et medici Graeci minores / congessit, ad fidem codd. mss. praesertim eorum, quos beatus Diezius contulerat, veterumque editionum partim emendavit partim nunc prima vice ed., commentariis criticis indicibusque tam rerum quam verborum instruxerit Iulius Ludovicus Ideler. – Berolini: Reimer
Text griech.
2. – (1842). – VIII, 464 S.

Bibl.Sud. 205
Notation: Sud. II, 4
Zerbos, Skeuos G.:
Genikē episkopēsis tēs gynaikologias-maieutikēs par'Hippokratei mechri tu Aristotelu / hypo Skeuu G. Zerbu. – En Athēnais: Sakellarios, 1909. – S. 182 – 223
Aus: Epetēris tu Ethn. Panepistēmiu; 1909. – In griech. Schrift

Bibl.Sud. 206
Notation: Sud. II, 4
Zerbos, Skeuos G.:
Hē maieutikē-gynaikologia kata tēn proïppokratikēn epochēn / [hypo] Skeuu Zerbu. – En Athēnais: Sakellarios, 1911. – S. 272 – 310
Aus: Epetēris tu Ethn. Panepistēmiu; 1911. – In griech. Schrift

Bibl.Sud. 207
Notation: Sud. II, 4
Zerbos, Skeuos G.:
[Historia tēs iatrikēs] Skeuu Zerbu Historia tēs iatrikēs. – En Athēnais: Paraskeuas Leōnēs
In griech. Schrift
1 Hē maieutikē-gynaikologia: dia mesu tōn aiōnōn mechri tōn chrōnon kai tu Aristotelus. – 1914. – 327 S.

Bibl.Sud. 208
Notation: Sud. II, 4
Buchheim, Ernst:
Die geburtshilflichen Operationen und zugehörigen Instrumente des klassischen Altertums / von Ernst Buchheim. – Jena: Fischer, 1916. – 46 S., [1] Doppelbl.: Ill. – (Jenaer medizin-historische Beiträge; 9)

Bibl.Sud. 209
Notation: Sud. II, 2
Björck, Gudmund:
Zum Corpus hippiatricorum Graecorum: Beiträge zur antiken Tierheilkunde. – Uppsala: Lundequist, 1932. – 91 S. – (Uppsala Universitet: Årsskrift / Filosofi, språkvetenskap och Historiska Vetenskaper; 1932, 5.)
Zugl.: Uppsala, Univ., Diss.

Bibl.Sud. 210
Notation: Sud. II, 4
Braams, Wilhelm:
Zur Geschichte des Ammenwesens im klassischen Altertum / von Wilhelm Braams. – Jena: Fischer, 1913. – 31 S. – (Jenaer medizin-historische Beiträge; 5)

Bibl.Sud. 211
Notation: Sud. II, 4
Milne, John S.:
Surgical instruments in Greek and Roman times / by John Stewart Milne. – Oxford: Clarendon Press, 1907. – XI, 187 S., LIV Bl.; zahlr. Ill.

Bibl.Sud. 212
Notation: Sud. II, 4
Meyer-Steineg, Theodor:
Chirurgische Instrumente des Altertums: ein Beitrag zur antiken Akiurgie / von Theod. Meyer-Steineg. – Jena: Fischer, 1912. – 52 S., VIII Doppelbl.: zahlr. Ill. – (Jenaer medizin-historische Beiträge; 1)

Bibl.Sud. 213
Notation: Sud. II, 4
Deneffe, Victor:
Étude sur la trousse d'un chirurgien gallo-romain du IIIe siècle / par le docteur Deneffe. – Anvers: Caals, 1893. – 66 S., 9 Bl.: Ill. – (Chirurgie antique)

Bibl.Sud. 214
Notation: Sud. II, 4
Magnus, Hugo:
Die Augenheilkunde der Alten / von Hugo Magnus. – Breslau: Kern, 1901. – XVIII, 691 S., VII Bl.: Ill., graph. Darst.

Bibl.Sud. 215
Notation: Sud. II, 4
Castillo y Quartiellers, Rodolfo del:
Die Augenheilkunde in der Römerzeit / von Rodolfo del Castillo y Quartiellers. – Leipzig [u.a.]: Deuticke, 1907. – VII, 137 S.: Ill.
Aus dem Span. übers.

Bibl.Sud. 216
Notation: Sud. II, 4
Pansier, Pierre:
Repertorium oculariorum inter Graecos Romanosque / par P. Pansier. – Paris: Mauroc, 1905 – 1906. – 45 S.
Aus: Janus; 10/11

Bibl.Sud. 217
Notation: Sud. II, 5
A. Marcus & E. Weber's Verlag <Bonn>:
Hundert Jahre A. Marcus und E. Webers Verlag: 1818 – 1918. – Bonn am Rhein: Marcus & Weber, 1919. – VIII, 392, 48 S.: Ill.

Bibl.Sud. 218
Notation: Sud. II, 5
Fasbender, Heinrich:
Entwickelungslehre, Geburtshülfe und Gynäkologie in den hippokratischen Schriften: eine kritische Studie / von H. Fasbender. – Stuttgart: Enke, 1897. – XVIII, 300 S.

Bibl.Sud. 219
Notation: Sud. II, 5
Lurje, Sawelli:
Studien über Chirurgie der Hippokratiker / von Sawelli Lurje. – 1890. – 126 S., [1] Bl.
Dorpat, Univ., Diss., 1890

Bibl.Sud. 220
Notation: Sud. II, 5
Wiegand, Theodor:
... Bericht über die Ausgrabungen in Pergamon: 1928 – 32 / von Theodor Wiegand. – Berlin: Verl. der Akad. der Wiss.
Aus: Abh. der Preussischen Akad. der Wiss.: Phil.-hist. Kl.; 1932,5
2 Das Asklepieion. – 1932. – 95 S., 10 Bl.: Ill.

Bibl.Sud. 221
Notation: Sud. II, 5
Ilberg, Johannes:
Asklepios: eine Schulrede / von Johannes Ilberg. – Leipzig: Teubner, 1901. – S. 298 – 314: Ill.
Aus: Neue Jahrbücher für das klassische Altertum, Geschichte und dt. Literatur und für Pädagogik; II,8

Bibl.Sud. 222
Notation: Sud. II, 5
Trede, Theodor:
Wunderglaube im Heidentum und in der alten Kirche / von Th. Trede. – Gotha: Perthes, 1901. – VI, 273 S.

Bibl.Sud. 223
Notation: Sud. II, 5
[Philologus <Berlin> / Supplement-Band]
Philologus: Zeitschr. für d. klass. Altertum / im Auftr. d. Zentralinstituts für Alte Geschichte und Archäologie d. Deutschen Akademie der Wissenschaften zu Berlin hrsg.. Supplement-Band. – Leipzig: Dieterich
Repr.: Darmstadt: Wiss. Buchges.
Erscheinungsverlauf: 1.1859/60(1860) – 35.1943[?]
Bestand: 22.1930/31,3

Bibl.Sud. 223-22,3
Notation: Sud. II, 5
Herzog, Rudolf:
Die Wunderheilungen von Epidauros: ein Beitrag zur Geschichte der Medizin und der Religion / von Rudolf Herzog. – Leipzig: Dieterich, 1931. – 164 S.: Ill. – ([Philologus / Supplementband]; 22,3)

Bibl.Sud. 224
Notation: Sud. II, 5
Kosmas und Damian: Texte und Einleitung / von Ludwig Deubner. – Leipzig [u.a.]: Teubner, 1907. – 240 S.
Text teilw. in griech. Schrift

Bibl.Sud. 225
Notation: Sud. II, 5
Deubner, Ludwig:
De incubatione: capita quatuor / scripsit Ludovicus Deubner. Accedit laudatio in miracula sancti hieromartyris Therapontis e codice Messaniensi denuo edita. – Lipsiae: Teubner, 1900. – 138 S.

Bibl.Sud. 226
Notation: Sud. II, 5
Bartels, Wanda von:
Die etruskische Bronzeleber von Piacenza in ihren Beziehungen zu den acht Kwa der Chinesen / von W. von Bartels. – Berlin: Springer, 1912. – 274 S., II Bl.: Ill.

Bibl.Sud. 227
Notation: Sud. II, 5
Bartels, Wanda von:
Die etruskische Bronzeleber von Piacenza in ihrer symbolischen Bedeutung: ein Versuch / von W. von Bartels. – Berlin: Springer, 1910. – V, 42 S.: Ill.

Bibl.Sud. 228-1
Notation: Sud. II, 5
Sprengel, Kurt:
Versuch einer pragmatischen Geschichte der Arzneykunde / von Kurt Sprengel. – Halle: Gebauer
Später m.d.T: Versuch einer pragmatischen Geschichte der Arzneikunde. – T. 6 im Verl. Gerold in Wien ersch.
1 Aelteste Geschichte der Medicin bis zur empirischen Schule. – 4. Aufl. / mit Berichtigungen und Zusätzen vers. von Julius Rosenbaum. – 1846. – XVIII, 644 S.

Bibl.Sud. 229
Notation: Sud. II, 5
Welcker, Friedrich G.:
Kleine Schriften ... / von F. G[ottlieb] Welcker. – Bonn: Weber. Ab Bd. 5 in Elberfeld erschienen.
3... zu den Alterthümern der Heilkunde bei den Griechen, Griechische Inschriften, zur alten Kunstgeschichte. – 1850. – VI, 555 S.: Ill., Kt.

Bibl.Sud. 230
Notation: Sud. II, 5
Elliott, James S.:
Outlines of Greek and Roman medicine / by James Sands Elliott. – London: Bale & Danielsson, 1914. – XI, 165 S.: Ill.

Bibl.Sud. 231
Notation: Sud. II, 5
The legacy of Greece / by Gilbert Murray ... Ed. by R. W. Livingstone. – Oxford: Clarendon Press, 1921. – XII, 424 S.: Ill.

Bibl.Sud. 232
Notation: Sud. II, 5
Singer, Charles Joseph:
Greek biology & Greek medicine / by Charles Singer. – Oxford: Clarendon Press, 1922. – 128 S.: Ill. – (Chapters in the history of science; 1)

Bibl.Sud. 233
Notation: Sud. II, 5
Mollet, M.:
La médecine chez les Grecs avant Hippocrate: 460 av. J.-C. / M. Mollet. – Paris: Maloine, 1906. – 292 S. – (Bibliothèque de curiosités et singularités médicales)

Bibl.Sud. 234
Notation: Sud. II, 5
Arabantinos, Aristeides P.:
[Asklēpios kai asklēpieia] A. P. Arabantinu iatru Asklēpios kai asklēpieia. – Leipsia: Drugulinos, 1907. – XVII, 221 S.: zahlr. Ill.
In griech. Schrift

Bibl.Sud. 235
Notation: Sud. II, 5
Sigerist, Henry E.:
Antike Heilkunde / Henry E. Sigerist. – München: Heimeran, 1927. – 48 S. – (Tusculum-Schriften; 7)

Bibl.Sud. 236
Notation: Sud. II, 5
Allbutt, Thomas Clifford:
Greek medicine in Rome: the Fitzpatrick lectures on the history of medicine delivered at the Royal College of Physicians of London in 1909 – 1910; with other historical essays / by T. Clifford Allbutt. – London: Macmillan, 1921. – XIV, 633 S.

Bibl.Sud. 237
Notation: Sud. II, 5
Celli, Quirino:
La medicina greca nelle tradizioni mitologiche e omeriche / Quirino Celli. – Roma: Casa Ed. Leonardo da Vinci, 1923. – 246 S.: Ill. – (Studi di storia del pensiero scientifico; 3)

Bibl.Sud. 238
Notation: Sud. II, 5
Stemplinger, Eduard:
Antike und moderne Volksmedizin / von Eduard Stemplinger. – Leipzig: Dieterich, 1925. – 120 S. – (Das Erbe der Alten / 2; 10)

Bibl.Sud. 239
Notation: Sud. II, 5
Bernhard, Oskar:
Griechische und römische Münzbilder in ihren Beziehungen zur Geschichte der Medizin / Oskar Bernhard. – Zürich u.a.: Orell Füssli, 1926. – 93 S., X

Bl.: Ill. – (Schweizerische Gesellschaft für Geschichte der Medizin und der Naturwissenschaften: Veröffentlichungen der Schweizerischen Gesellschaft für Geschichte der Medizin und der Naturwissenschaften; 5)
Literaturverz. S. 91 – 93

Bibl.Sud. 240
Notation: Sud. II, 5
Taschenberg, Otto:
Einige Bemerkungen zur Deutung gewisser Spinnentiere, die in den Schriften des Altertums vorkommen: ein Beitrag zur Geschichte der Zoologie / von Otto Taschenberg. – Würzburg: Stuber, 1908. – S. 214 – 276
Aus: Zoologische Annalen; 2. – Enth. außerdem: Poche, Franz: Einige notwendige Änderungen in der mammologischen Nomenklatur. Supplement zu C. O. Waterhouses Index Zoologicus

Bibl.Sud. 241
Notation: Sud. II, 5
Taschenberg, Otto:
Die giftigen Tiere: ein Lehrbuch für Zoologen, Mediziner und Pharmazeuten / von Otto Taschenberg. – Stuttgart: Enke, 1909. – XV, 325 S.: Ill.

Bibl.Sud. 242
Notation: Sud. II, 5
Sudhoff, Karl:
Ärztliches aus griechischen Papyrus-Urkunden: Bausteine zu einer medizinischen Kulturgeschichte des Hellenismus / ges. und bearb. von Karl Sudhoff. – Leipzig: Barth, 1909. – XV, 296 S., VI Bl.: Ill. – (Studien zur Geschichte der Medizin; 5/6)

Bibl.Sud. 243
Notation: Sud. II, 5
Pohl, Rudolf:
De Graecorum medicis publicis / scripsit Rudolfus Pohl. – 1905. – 86 S.
Berlin, Univ., Diss., 1905

Bibl.Sud. 244
Notation: Sud. II, 5
Meyer-Steineg, Theodor:
Kranken-Anstalten im griechisch-römischen Altertum / von Theod. Meyer-Steineg. – Jena: Fischer, 1912. – 46 S.: Ill. – (Jenaer medizin-historische Beiträge; 3)

Bibl.Sud. 245
Notation: Sud. II, 5
Deneffe, Victor:
Le speculum de la matrice à travers les ages / par V. Deneffe. – Anvers: Caals, 1902. – 84 S., [8] Bl.: Ill. – (Chirurgie antique)

Bibl.Sud. 246
Notation: Sud. II, 5
Fåhraeus, Robin:
The suspension stability of the blood / by Robin Fåhraeus. – Stockholm: Norstedt, 1921. – 228 S.: Ill., graph. Darst.
Aus: Acta medica Scandinavica; 55

Bibl.Sud. 247
Notation: Sud. II, 5
Baumann, Evert D.:
De heilige ziekte: een bijdrage tot de geschiedenis der geneeskunde in de oudheid / door E. D. Baumann. – Rotterdam: Nijgh & van Ditmar, 1923. – 326 S.

Bibl.Sud. 248
Notation: Sud. II, 5
Baumann, Evert D.:
Psyche's lijden: studiën over de ziekten der ziel in de oudheid / door E. D. Baumann. – Rotterdam: Nijgh & van Ditmar, 1927. – 244 S.

Bibl.Sud. 249
Notation: Sud. II, 5
Weigel, Josef:
Die Halskrankheiten bei den alten griechischen und römischen Ärzten / von Josef Weigel. – Leipzig: Konegen, 1907. – 207 S.

Bibl.Sud. 250
Notation: Sud. II, 5
Hueppe, Ferdinand:
Zur Rassen- und Sozialhygiene der Griechen im Alterthum und in der Gegenwart / von Ferdinand Hueppe. – Wiesbaden: Kreidel, 1897. – VIII, 113 S.: Ill.

Bibl.Sud. 251
Notation: Sud. II, 5
Mygind, Holger:
Hygiejniske forhold i oldtidens Pompeji / Holger Mygind. – København: Koppel, 1918. – 141 S.: Ill., graph. Darst., Kt.

Bibl.Sud. 252
Notation: Sud. II, 5
Pfretzschner, Ernst:
Die Grundrissentwicklung der römischen Thermen / von Ernst Pfretzschner. – 1908. – 80 S., XI Bl.: zahlr. Kt.
Erlangen, Univ., Diss., 1908. – Auch als: Zur Kunstgeschichte des Auslandes; 65

Bibl.Sud. 253
Notation: Sud. II, 5
Krell, Otto:
Altrömische Heizungen / von Otto Krell. – München u.a.: Oldenbourg, 1901. – VI, 117 S.: Ill., graph. Darst.

Bibl.Sud. 254
Notation: Sud. II, 5
Jüthner, Julius:
Philostratos über Gymnastik / von Julius Jüthner. – Leipzig [u.a.]: Teubner, 1909. – VI, 336 S. – (Sammlung wissenschaftlicher Kommentare zu griechischen und römischen Schriftstellern)
Originaltitel des kommentierten Werks: De gymnastica <dt.>

Bibl.Sud. 255
Notation: Sud. II, 5
Jüthner, Julius:
Körperkultur im Altertum / von Julius Jüthner. – Jena: Fischer, 1928. – 76 S.: Ill. – (Jenaer medizinhistorische Beiträge; 12)

Bibl.Sud. 256
Notation: Sud. II, 5
Zehetmaier, Joseph:
Leichenverbrennung und Leichenbestattung im alten Hellas: nebst den verschiedenen Formen der Gräber / von Joseph Zehetmaier. – Leipzig: Seemann, 1907. – 195 S: Ill., graph. Darst. – (Beiträge zur Kunstgeschichte / Neue Folge; 35)

Bibl.Sud. 257
Notation: Sud. II, 6
Gerhard, Gustav A.:
Phoinix von Kolophon: Texte und Untersuchungen / von Gustav Adolf Gerhard. – Leipzig: Teubner, 1909. – VII, 302 S.: Ill., Kt.
Teilw. zugl.: Heidelberg, Univ., Habil.-Schr., 1907

Bibl.Sud. 258-1/2
Notation: Sud. II, 6
Rohde, Erwin:
Psyche: Seelencult und Unsterblichkeitsglaube der Griechen / von Erwin Rohde. – Tübingen [u.a.]: Mohr
1. – 9. und 10. Aufl. – 1925. – XX, 329 S.

Bibl.Sud. 259
Notation: Sud. II, 6
Schermann, Theodor:
Griechische Zauberpapyri und das Gemeinde- und Dankgebet im I. Klemensbriefe / von Theodor Schermann. – Leipzig: Hinrichs, 1909. – VI, 64 S. – (Texte und Untersuchungen zur Geschichte der altchristlichen Literatur; 34,2,b)

Bibl.Sud. 260
Notation: Sud. II, 6
Zieliński, Tadeusz:
Hermes und die Hermetik / von Th. Zielinski. – Leipzig: Teubner, 1905. – S. 322 – 408
Aus: Archiv für Religionswissenschaft; 8

Bibl.Sud. 261
Notation: Sud. II, 6
Dieterich, Albrecht:
Papyrus magica musei Lugdunensis Batavi quam C. Leemans edidit in Papyrorum graecarum tomo II (V) / denuo ed. commentario critico instruxit prolegomena scripsit Albrechtus Dieterich. – Lipsiae: Teubner, 1888. – S. 750 – 828
Aus: Jahrbücher für classische Philologie: Suppl.; 16

Bibl.Sud. 262
Notation: Sud. II, 6
Heckenbach, Josef:
De nuditate sacra sacrisque vinculis / scripsit Josephus Heckenbach. – Gießen: Töpelmann, 1911. – 114 S. – (Religionsgeschichtliche Versuche und Vorarbeiten; 9,3)
Teilw. zugl.: Münster, Univ., Diss., 1910 u.d.T.: Heckenbach, Josef: De nuditate sacra capita duo

Bibl.Sud. 263
Notation: Sud. II, 6
Pley, Jakob:
De lanae in antiquorum ritibus usu / scripsit Jakob Pley. – Gießen: Töpelmann, 1911. – 114 S. – (Religionsgeschichtliche Versuche und Vorarbeiten; 11,2)
Teilw. zugl.: Münster, Univ., Diss. u.d.T.: Pley, Jakob: De lanae in antiquorum ritibus usu capita duo

Bibl.Sud. 264
Notation: Sud. II, 6
Lucius, Ernst:
Die Therapeuten und ihre Stellung in der Geschichte der Askese: eine kritische Untersuchung der Schrift De vita contemplativa / von P. E. Lucius. – Strassburg: Schmidt, 1879. – 210 S.

Bibl.Sud. 265
Notation: Sud. II, 6
Senn, Gustav:
Die Entwicklung der biologischen Forschungsmethode in der Antike und ihre grundsätzliche Förderung durch Theophrast von Eresos / von G. Senn. – Aarau: Sauerländer, 1933. – 262 S.: Ill. – (Schweizerische Gesellschaft für Geschichte der Medizin und der Naturwissenschaften: Veröffentlichungen der Schweizerischen Gesellschaft für Geschichte der Medizin und der Naturwissenschaften; 8)

Bibl.Sud. 266
Notation: Sud. II, 6
Boll, Franz:
Die Entwicklung des astronomischen Weltbildes im Zusammenhang mit Religion und Philosophie / von Franz Boll. – Leipzig: Teubner, 1921. – 56 S.
Aus: Die Kultur der Gegenwart; III,III,3

Bibl.Sud. 267
Notation: Sud. II, 6
Berthelot, Marcellin:
Introduction à l'étude de la chimie des anciennes et du moyen-âge / par M. Berthelot. – Paris: Steinheil, 1889. – XII, 330 S.: Ill.

Bibl.Sud. 268
Notation: Sud. II, 6
Strunz, Franz:
Die Chemie im klassischen Altertum / von Franz Strunz. – Wien: Verl. der Österreichischen Leo-Ges., 1905. – S. 475 – 496
Aus: Die Kultur; 1905

Bibl.Sud. 269
Notation: Sud. II, 6
Heiberg, Johan L.:
Exakte Wissenschaften und Medizin / von Johan Ludvig Heiberg. – Leipzig u.a.: Teubner, [1912]. – S. 386 – 425
Aus: Einl. in die klassische Altertumswiss.; 2. – 2. Aufl.

Bibl.Sud. 270
Notation: Sud. II, 6
Heiberg, Johan L.:
Geschichte der Mathematik und Naturwissenschaften im Altertum / von I. L. Heiberg. – München: Beck, 1925. – 121 S. – (Handbuch der klassischen Altertumswissenschaft; 5,1,2)

Bibl.Sud. 271
Notation: Sud. II, 6
Bretzl, Hugo:
Botanische Forschungen des Alexanderzuges / von Hugo Bretzl. – Leipzig: Teubner, 1903. – XII, 412 S.: Ill., Kt.

Bibl.Sud. 272
Notation: Sud. II, 6
Bernhard, Oskar:
Pflanzenbilder auf griechischen und römischen Münzen: eine naturwissenschaftlich-numismatische Studie / von O. Bernhard. – Zürich: Seldwyla, 1924. – 47 S., V Bl.: zahlr. Ill. – (Schweizerische Gesellschaft für Geschichte der Medizin und der Naturwissenschaften: Veröffentlichungen der Schweizerischen Gesellschaft für Geschichte der Medizin und der Naturwissenschaften; 3)

Bibl.Sud. 273
Notation: Sud. II, 6
Ibel, Thomas:
Die Wage im Altertum und Mittelalter / von Thomas Ibel. – 1908. – 187 S.: Ill., graph. Darst.
Erlangen, Univ., Diss., 1906

Bibl.Sud. 274
Notation: Sud. II, 6
Reinach, Salomon:
Medicus / [Salomon Reinach]. – Paris: Hachette, 1904. – S. 1669 – 1700
Aus: Dictionnaire des antiquités greques et romaines; 3,2

Bibl.Sud. 275
Notation: Sud. II, 6
Baudissin, Wolf Wilhelm von:
Esmun-Asklepios / von Wolf Wilhelm Baudissin. – Giessen: Töpelmann, 1906. – 27 S.
Aus: Orientalische Studien: Theodor Nöldeke zum 70. Geburtstag; 2

Bibl.Sud. 276
Notation: Sud. II, 7
Landsberger, Benno:
Die Fauna des alten Mesopotamien nach der 14. Tafel der Serie Har-Ra=Hubullu / von B. Landsberger. – Leipzig: Hirzel, 1934. – XIII, 144 S. – (Sächsische Akademie der Wissenschaften <Leipzig>: [Abhandlungen der Sächsischen Akademie der Wissenschaften zu Leipzig / Philologisch-historische Klasse]; 42,6)

Bibl.Sud. 277
Notation: Sud. II, 7
Die Religion der Babylonier und Assyrer / übertr. und eingel. von Arthur Ungnad. – Jena: Diederichs, 1921. – VIII, 343 S. – (Religiöse Stimmen der Völker; 3)

Bibl.Sud. 278
Notation: Sud. II, 7
Frank, Carl:
Studien zur Babylonischen Religion / von Carl Frank. – Strassburg i. E.: Schlesier & Schweikhardt
1. – (1911). – XIII, 287 S.: Ill.

Bibl.Sud. 279
Notation: Sud. II, 7
Dennefeld, Ludwig:
Babylonisch-assyrische Geburts-Omina: zugleich ein Beitrag zur Geschichte der Medizin / von Ludwig Dennefeld. – Leipzig: Hinrichs, 1914. – VI, 232 S. – (Assyriologische Bibliothek; 22)
Zugl.: Berlin, Univ., Diss., 1912

Bibl.Sud. 280
Notation: Sud. II, 7
Jastrow, Morris:
Babylonian Assyrian birth omens and their cultural significance / by Morris Jastrow. – Gießen: Töpelmann, 1914. – VI, 86 S. – (Religionsgeschichtliche Versuche und Vorarbeiten; 14,5)

Bibl.Sud. 281
Notation: Sud. II, 7
Schmidt, Aage:
Gedanken über die Entwicklung der Religion auf Grund der babylonischen Quellen / von Aage Schmidt. – Leipzig: Hinrichs, 1911. – 136 S. – (Vorderasiatische Gesellschaft: Mitteilungen der Vorderasiatischen Gesellschaft; 16,3)

Bibl.Sud. 282
Notation: Sud. II, 7
Zimmern, Heinrich:
Akkadische Fremdwörter als Beweis für babylonischen Kultureinfluss / von Heinrich Zimmern. – Leipzig: Hinrichs, 1915. – 72 S.
Aus: Renunziationsprogramm der Philos. Fak. der Univ. Leipzig; 1913/14

Bibl.Sud. 283
Notation: Sud. II, 7
Weidner, Ernst:
Beiträge zur babylonischen Astronomie / von Ernst Weidner. – Leipzig: Hinrichs u.a., 1911. – 100 S.: graph. Darst., Kt. – (Beiträge zur Assyriologie und semitischen Sprachwissenschaft; 8,4)

Bibl.Sud. 284
Notation: Sud. II, 7
Die Inschriften Nebukadnezars II im Wâdi Brîsa und am Nahr el-Kelb / hrsg. und übers. von F. H. Weissbach. – Leipzig: Hinrichs, 1906. – IV, 44 S., 46 Bl.: Ill., graph. Darst. – (Deutsche Orient-Gesellschaft: Wissenschaftliche Veröffentlichungen der Deutschen Orientgesellschaft; 5)

Bibl.Sud. 285
Notation: Sud. II, 7
Bier und Bierzubereitung bei den Völkern der Urzeit. – Berlin: Ges. für die Geschichte und Bibliographie des Brauwesens. – (Gesellschaft für die Geschichte und Bibliographie des Brauwesens: Veröffentlichungen)
1 Babylonien und Ägypten. – 1926. – 60 S.: zahlr. Ill.

Bibl.Sud. 286
Notation: Sud. II, 7
Bier und Bierzubereitung bei den Völkern der Urzeit. – Berlin: Ges. für die Geschichte und Bibliographie des Brauwesens. – (Gesellschaft für die Geschichte und Bibliographie des Brauwesens: Veröffentlichungen)
2 Die Völker unter babylonischem Kultureinfluß: Auftreten des gehopften Bieres. – 1927. – 102 S.: zahlr. Abb.

Bibl.Sud. 287
Notation: Sud. II, 7
Thompson, Reginald Campbell:
On the chemistry of the ancient Assyrians / by R. Campbell Thompson. – London: Luzac, 1925. – 157, 6 Bl.: Ill.

Bibl.Sud. 288
Notation: Sud. II, 7
Moortgat, Anton:
Bildwerk und Volkstum Vorderasiens zur Hethiterzeit / von A. Moortgat. – Leipzig: Hinrichs, 1934. – 42 S.: zahlr. Ill. – (Deutsche Orient-Gesellschaft: Sendschrift der Deutschen Orient-Gesellschaft; 8)

Bibl.Sud. 289
Notation: Sud. II, 7
Holma, Harri:
Die Namen der Körperteile im Assyrisch-Babylonischen: eine lexikalisch-etymologische Studie / von Harri Holma. – Helsinki: Suomalaisen Tiedeakatemian Kustantama, 1911. XIX, 183 S. – (Suomalainen Tiedeakatemia <Helsinki>: [Suomalaisen Tiedeakatemian toimituksia / B]; 7,1)

Bibl.Sud. 290
Notation: Sud. II, 7
Oefele, Felix von:
Materialien zur Bearbeitung babylonischer Medicin / von Felix v. Oefele. – Berlin: Peiser. – (Vorderasiatische Gesellschaft: Mitteilungen der Vorderasiatischen Gesellschaft; ...)
1. – (1902). – 40 S. – (Vorderasiatische Gesellschaft: Mitteilungen der Vorderasiatischen Gesellschaft; 7,6)

Bibl.Sud. 290
Notation: Sud. II, 7
Vorderasiatische Gesellschaft:
Mitteilungen der Vorderasiatischen Gesellschaft. – Berlin: Peiser; Leipzig: Hinrichs
Ab Bd. 26,2 u.d.T.: Vorderasiatisch-Ägyptische Gesellschaft: Mitteilungen der ...
1. – (1902). – 40 S. – (Vorderasiatische Gesellschaft: Mitteilungen der Vorderasiatischen Gesellschaft; 7,6)

Bibl.Sud. 290#Beibd. 1
Notation: Sud. II, 7
Oefele, Felix von:
Nachweise zur Bearbeitung altbabylonischer Geburtshülfe / von Dr. von Oefele. – Paris: Mauroc, 1905. – 6 S.
Aus: Janus; 10

Bibl.Sud. 290#Beibd. 3
Notation: Sud. II, 7
Oefele, Felix von:
Die Astrologie der babylonischen Heilkunde / von Dr. von Oefele. – Paris: Mauroc, 1907. – 5 S.
Aus: Janus; 12

Bibl.Sud. 290#Beibd. 4
Notation: Sud. II, 7
Oefele, Felix von:
Keilschriftmedicin: Pharmakologie / [Oefele]. –
Berlin: Coblentz
Aus: Allg. Med. Central-Zeitung; 68,30/32
25/26 Meerschaum als Schwängerungsmittel. Ein anticonceptionelles Mineral. – 1899. – 4 S.

Bibl.Sud. 291
Notation: Sud. II, 7
Holma, Harri:
Kleine Beiträge zum assyrischen Lexikon / von Harri Holma. – Helsinki: Finn. Lit.-Ges., 1912. – 103 S.
– (Suomalainen Tiedeakatemia <Helsinki>: Suomalaisen Tiedeakatemian toimituksia / B; 7,2)

Bibl.Sud. 292
Notation: Sud. II, 7
Der Alte Orient: gemeinverständl. Darstellungen / hrsg. von d. Vorderasiatisch-Ägyptischen Gesellschaft. – Leipzig: Hinrichs
Urh. früher: Vorderasiatische Gesellschaft. – Repr.: Bad Feilnbach: Schmidt Periodicals, 1989. – Erscheinungsverlauf: 1.1899/1900 – 43.1945[?]
Bestand: 4.1903,2

Bibl.Sud. 292-4,2
Notation: Sud. II, 7
Oefele, Felix von:
Keilschriftmedizin in Parallelen / von Felix von Oefele. – Leipzig: Hinrichs, 1902. – 31 S.: Ill. – (Der alte Orient; 4,2)

Bibl.Sud. 293
Notation: Sud. II, 7
Oefele, Felix von:
Die Medizin in Mesopotamien zur Keilschriftzeit / [Oefele]. – München: Seitz & Schauer, 1895. – 17 S.
Aus: Aerztl. Rundschau; 1895

Bibl.Sud. 293#Beibd. 1
Notation: Sud. II, 7
Oefele, Felix von:
Eine Uroskopie aus altmesopotamischer Medicin / [Oefele]. – Berlin: Coblentz, 1898. – 8 S.
Aus: Allg. Med. Central-Zeitung; 1898. – Enth. außerdem: Auch die Aderlasslehre ist wie die Uroskopie Altmesopotamiens humoralpathologisch. Auch Amulette haben die Griechen aus assyrisch-babylonischer Medicin entlehnt. Auf dem Wege über Salerno kam in unsere Volksmedicin neben altägyptischer auch altmesopotamische Medicin.

Bibl.Sud. 293#Beibd. 2
Notation: Sud. II, 7
Oefele, Felix von:
Wegfangen von Patienten durch Collegen in Assyrien um 680 – 669 v. Chr. / [Oefele]. – Berlin: Coblentz, 1899. – 8 S.
Aus: Allg. Med. Central-Zeitung; 1899. – Enth. außerdem: Niedergang des ärztlichen Standes im Militärstaate Assyrien. Der Byzantinismus der assyrischen Aerzte half den Aerztestand zu untergraben. Wie die vorhippokratischen Medicinen überhaupt, fassen auch die Mesopotamier Symptome für einzelne Erkrankungen auf.

Bibl.Sud. 293#Beibd. 3
Notation: Sud. II, 7
Oefele, Felix von:
Stück eines Rezepthandbuches aus Sardanapal's Bibliothek / Oefele. – Stuttgart: Schmiedel, 1902. – [1] Bl.
Aus: Süddt. Apotheker-Zeitung; 1902,42

Bibl.Sud. 293#Beibd. 4
Notation: Sud. II, 7
Oefele, Felix von:
Nochmals das Stück eines Rezepthandbuches aus Sardanapal's Bibliothek / [Oefele]. – Stuttgart: Schmiedel, 1902. – [2] Bl.
Aus: Süddt. Apotheker-Zeitung; 1902,47

Bibl.Sud. 293#Beibd. 5
Notation: Sud. II, 7
Oefele, Felix von:
Myopie der Keilschriftgelehrten / von Dr. Oefele. – Paris: Mauroc, 1902. – 2 S.
Aus: Janus; 7

Bibl.Sud. 293#Beibd. 6
Notation: Sud. II, 7
Oefele, Felix von:
Zur Pharmacie der ältesten Keilschriftcultur / von Oefele. – Dresden, 1902. – [1] Bl.
Aus: Pharmaceutische Centralhalle; 1902,6

Bibl.Sud. 293#Beibd. 7
Notation: Sud. II, 7
Oefele, Felix von:
Verbotene Aderlasstage in der Keilschriftcultur / [Oefele]. – Wien, 1902. – 3 S.
Aus: Medicinische Blätter; 1902,10

Bibl.Sud. 293#Beibd. 8
Notation: Sud. II, 7
Oefele, Felix von:
Ammengesetz vor 4000 Jahren / von Freiherr von Oefele. – Wien, 1903. – [1] Bl.
Aus: Monatsschrift für Kinderheilkunde; 2,2

Bibl.Sud. 293#Beibd. 9
Notation: Sud. II, 7
Oefele, Felix von:
Strafrechtliches aus dem alten Orient / Von Dr. von Oefele. – Leipzig: Vogel, 1902. – S. 284 – 297
Aus: Archiv für Kriminalanthropologie und Kriminalistik; 9

Bibl.Sud. 293#Beibd. 10
Notation: Sud. II, 7
Oefele, Felix von:
Besprechungen / von Dr. von Oefele. – Leipzig: Vogel, 1903. – S. 328 – 330
Aus: Archiv für Kriminal-Anthropologie und Kriminalistik; 10

Bibl.Sud. 293#Beibd. 11
Notation: Sud. II, 7
Oefele, Felix von:
Vorhellenische Medicin Kleinasiens / von Felix v. Oefele. – Berlin, 1896. – 3 S.
Aus: Zeitschrift für klin. Medicin; 30,5/6

Bibl.Sud. 293#Beibd. 12
Notation: Sud. II, 7
Oefele, Felix von:
Vorhippokratische materia medica / [Oefele und Neuburger]. – Wien, 1899. – 4 S.
Aus: Pharmaceutische Post; 1899,26

Bibl.Sud. 293#Beibd. 13
Notation: Sud. II, 7
Oefele, Felix von:
Rechtliche Stellung des Chirurgen zu Abraham's Zeit (2250 v. Chr.) / von Dr. Oefele. – Leipzig, 1903. – 6 S.
Aus: Zentralblatt für Chirurgie; 30,15

Bibl.Sud. 294
Notation: Sud. II, 7
Küchler, Friedrich:
Beiträge zur Kenntnis der assyrischen Medizin / von Friedrich Küchler. – 1902. – VI, 51 S.
Marburg, Univ., Diss., 1900

Bibl.Sud. 295
Notation: Sud. II, 7
Zimmern, Heinrich:
Küchler, Friedrich: Beiträge zur Kenntnis der Assyrisch-Babylonischen Medizin / [H. Zimmern]. – Leipzig: Brockhaus, 1904. – S. 947 – 958
Aus: Zeitschr. der Dt. Morgenländischen Ges.; 58.
– Enth. drei weitere Rezensionen H. Zimmerns

Bibl.Sud. 296
Notation: Sud. II, 7
Brandt, Wilhelm:
Die jüdischen Baptismen oder das religiöse Waschen und Baden im Judentum mit Einschluß des Judenchristentums / von Wilhelm Brandt. – Gießen: Töpelmann, 1910. – VI, 148 S. – (Zeitschrift für die alttestamentliche Wissenschaft / Beihefte; 18)

Bibl.Sud. 297
Notation: Sud. II, 7
Jastrow, Morris:
An Assyrian medical tablet in the possession of the College of ysicians / by Morris Jastrow. – Philadelphia: College of Physicians, 1913. – S. 366 – 400: Ill.
Aus: Transactions of the College of Physicians of Philadelphia; 1913

Bibl.Sud. 298
Notation: Sud. II, 7
Meissner, Bruno:
Assyriologische Studien / von Bruno Meissner. – Berlin: Peiser; Leipzig: Hinrichs. – (Vorderasiatische Gesellschaft: Mitteilungen der Vorderasiatischen Gesellschaft; ...)
5. – (1911). – 47 S. – (...; 15,5)

Bibl.Sud. 299
Notation: Sud. II, 7
Sudhoff, Karl:
Medicinisches aus babylonisch-assyrischen Astrologen-Berichten / von K. Sudhoff. – Berlin, 1901. – 3 S.
Aus: Die medicinische Woche; 1901,41

Bibl.Sud. 300
Notation: Sud. II, 7
Brandt, Wilhelm:
Jüdische Reinheitslehre und ihre Beschreibung in den Evangelien / von Wilhelm Brandt. – Gießen: Töpelmann, 1910. – VII, 64 S. – (Zeitschrift für die alttestamentliche Wissenschaft / Beihefte; 19)

Bibl.Sud. 301
Notation: Sud. II, 7
Jastrow, Morris:
The so-called leprosy laws / by Morris Jastrow. – Philadelphia: Dropsie College for Hebrew and Cognate Learning, 1914. – S. 358 – 418
Aus: Jewish quarterly review / New series; 4,3

Bibl.Sud. 302
Notation: Sud. II, 7
Delitzsch, Franz:
Schachmatt den Blutlügnern Rohling & Justus / entboten von Franz Delitzsch. – Erlangen: Deichert, 1883. – 43 S.

Bibl.Sud. 303
Notation: Sud. II, 7
Mommert, Carl:
Der Teich Bethesda zu Jerusalem und das Jerusalem des Pilgers von Bordeaux: nebst Anhang: Die Grabeskirche zu Jerusalem auf der Mosaikkarte zu Madeba / von Carl Mommert. – Leipzig: Haberland, 1907. – 87 S.: Ill.

Bibl.Sud. 304
Notation: Sud. II, 7
Bergel, Joseph:
Die Medizin der Talmudisten: nebst einem Anhan-

ge: Die Anthropologie der alten Hebräer / von Joseph Bergel. – Leipzig u.a.: Friedrich, 1885. – VIII, 88 S.

Bibl.Sud. 305
Notation: Sud. II, 7
Preuss, Julius:
Biblisch-talmudische Medizin: Beiträge zur Geschichte der Heilkunde und der Kultur überhaupt / von Julius Preuss. – Berlin: Karger, 1911. – 735 S.

Bibl.Sud. 306
Notation: Sud. II, 7
Ebstein, Wilhelm:
Die Medizin im alten Testament / von Wilhelm Ebstein. – Stuttgart: Enke, 1901. – VIII, 184 S.

Bibl.Sud. 306#Beibd. 1
Notation: Sud. II, 7
Ebstein, Wilhelm:
Die Medizin im neuen Testament und im Talmud / von Wilhelm Ebstein. – Stuttgart: Enke, 1903. – VII, 338 S.

Bibl.Sud. 307
Notation: Sud. II, 7
Kotelmann, Ludwig W.:
Die Ophthalmologie bei den alten Hebräern: aus den alt- und neutestamentlichen Schriften unter Berücksichtigung des Talmuds dargestellt / von L. Kotelmann. – Hamburg u.a.: Voss, 1910. – VI, 435 S.

Bibl.Sud. 308
Notation: Sud. II, 7
Neuburger, Maximilian Camillo:
Die Medizin im Flavius Josephus / von Max Neuburger. – Bad Reichenhall: Buchkunst Dr.- und Verl.-Ges., 1919. – 74 S.

Bibl.Sud. 309
Notation: Sud. II, 7
Wolzendorff, Gustav:
Gesundheitspflege und Medizin der Bibel: (Christus als Arzt); Studien und Betrachtungen / von Gustav Wolzendorff. – Wiesbaden: Nemnich, 1903. – 63 S.

Bibl.Sud. 310
Notation: Sud. II, 7
Nobel, Gabriel:
Zur Geschichte der Zahnheilkunde im Talmud / von Gabriel Nobel. – 1909. – VI, 66 S.
Leipzig, Univ., Diss., 1908

Bibl.Sud. 311
Notation: Sud. II, 7
Die Hygiene der Juden: im Anschluß an die Internationale Hygiene-Ausstellung Dresden 1911 / hrsg. von Max Grunwald. – Dresden: Verl. der Historischen Abt. der Internat. Hygiene-Ausstellung, 1911. – VI, 325, LXIV S.

Bibl.Sud. 312
Notation: Sud. II, 7
Landau, Richard:
Geschichte der jüdischen Ärzte: ein Beitrag zur Geschichte der Medicin / von Richard Landau. – Berlin: Karger, 1895. – 144 S.

Bibl.Sud. 313
Notation: Sud. II, 7
Funk, Simon:
Die Entstehung des Talmuds / von S. Funk. – 2., neubearb. Aufl. – Berlin u.a.: Vereinigung wiss. Verleger, 1919. – 125 S. – (Sammlung Göschen; 479)

Bibl.Sud. 314
Notation: Sud. II, 7
Weisz, Max:
Katalog der hebräischen Handschriften und Bücher in der Bibliothek des Professors Dr. David Kaufmann S. A. / beschrieben von Max Weisz. – Frankfurt a. M.: Kauffmann, 1906. – 199, 80 S.
Teilw. in hebr. Schrift

Bibl.Sud. 315
Notation: Sud. II, 8
Pachinger, Anton Maximilian:
Die Schwangere und das Neugeborne in Glauben und Brauch der Völker: Erhebungen / von A. M Pachinger. – Leipzig: Dt. Verl.-Actienges.
Aus: Anthropophyteia; 3
1 Die Geburt in Glauben und Brauch der Deutschen in Oberösterreich, Salzburg und den Grenzgebieten. – 1906. – S. 35 – 40

Bibl.Sud. 315#Beibd. 1
Notation: Sud. II, 8
Pachinger, Anton Maximilian:
Phallische Amulet[t]e aus Oberösterreich / von A. M. Pachinger. – Leipzig: Dt. Verl.-Actienges., 1906. – [2] Bl., S. 412 – 417: Ill.
Aus: Anthropophyteia; 3

Bibl.Sud. 316
Notation: Sud. II, 8
Hrdlička, Aleš:
Skeletal remains suggesting or attributed to early man in North America / by Aleš Hrdlička. – Washington: Gov. Print. Off., 1907. – 113 S.: zahlr. Ill., graph. Darst., Kt. – (Bureau of American Ethnology <Washington, DC>: Bulletin; 33)

Bibl.Sud. 317
Notation: Sud. II, 8
Hippocrates:
[Opera] Hippocratis Coi Medicorum Omnium lon-

ge principis, Opera / nunc tandem per M[arcum] Fabium Rhavennatem, Gulielmum Copum Basiliensem, Nicolaum Leonicenum, & Andream Brentium ... Latinitate donata, ac iamprimum in lucem aedita. – Basileae: Cratander, 1526. – [26] Bl., 494 S., [1] Bl.

Bibl.Sud. 318-6/8
Notation:
Galenus:
[Operum Quorundam, quae aliquo modo mutilata ad nos pervenere Fragmenta] Galeni Operum Quorundam, quae aliquo modo mutilata ad nos pervenere Fragmenta: Ad varias medicinae partes attinentia, quae postrema tantum ante hanc editio evulgaverat. – Secunda editio. – Venetiis: Iuntas, 1586. – 44 Bl.

Bibl.Sud. 318-6/8
Notation:
Galenus:
[Galeni Opera] Galeni Opera. – Ex sexta Iuntarum editione. – Venetiis: Iunta
6 Librorum Sexta Classis De Cucurbitulis, Scarificationibus, Hirudinibus, & Phlebotomia praecipuo artis remedio tradit. – 1586. – 21 Bl.

Bibl.Sud. 318-6/8
Notation:
Galenus:
[Galeni Opera] Galeni Opera. – Ex sexta Iuntarum editione. – Venetiis: Iunta
7 Librorum Septima Classis Curativam Methodum tum diffuse tum breviter descriptam, victus rationem in morbis acutis, singulorum morborum facile paranda remedia, privatam quorundam morborum curationem, chirurgie constitutionem, fractaturarum ac luxationum sanationem, fasciarum deniq[ue] & laqueorum & machinamentorum tractatum continet. – 1586. – 322 S.: Ill.

Bibl.Sud. 318-6/8
Notation:
Galenus:
[Galeni Opera] Galeni Opera. – Ex sexta Iuntarum editione. – Venetiis: Iunta
[8] Isagogici Libri, Qui, Cum In Totam Artem medicam introducant, in principio totius operis sunt locati: ut prius in ipsis tyrones exerceantur, q[ui] ad difficiliora artis accedant. – 1586. – 72 Bl.

Bibl.Sud. 318-6/8
Notation:
Galenus:
[Galeni Opera] Galeni Opera. – Ex sexta Iuntarum editione. – Venetiis: Iunta
[9] Extraordinem Classium Libri In Quibus Breves Rerum determinationes traduntur, quarum perceptio, superiorum librorum lectionem requirit. – 1586. – 79 Bl.

Bibl.Sud. 318-6/8
Notation:
Galenus:
[Galeni Opera] Galeni Opera. – Ex sexta Iuntarum editione. – Venetiis: Iunta
[10] Ascripti Libri Qui Variam Artis Medicae farraginem ex variis auctoribus excerptam continentes, optimo, quo fieri potuit, ordine sunt dispositi, & in unum corpus redacti. – 1586. – 122 Bl.

Bibl.Sud. 319
Notation:
Aretaeus <Cappadox>:
[Peri Aitiōn Kai Sēmeiōn Oxeōn Kai Chroniōn Pathōn] Aretaiu Kappadoku Peri Aitiōn Kai Sēmeiōn Oxeōn Kai Chroniōn Pathōn: Biblia Tessara = Aretaei Cappadocis De Causis et Signis Acutorum, Et Diuturnorum Morborum. Peri Therapeias Oxeōn Kai Chroniōn Pathōn. – Lugduni Batavorum: Janssonii vander Aa, 1735. – [5] Bl., 604 S.
Text griech. und lat.

Bibl.Sud. 320
Notation: Sud. II, 8
Medici Antiqui Omnes: Qui Latinis Literis Diversorum Morborum genera & remedia persecuti sunt, undique conquisiti, & uno volumine comprehensi, ut eorum, qui se medicinae studio dediderunt, commodo consulatur. – Venetiis: Aldus, 1547. – [12], 317 Bl.

Bibl.Sud. 321
Notation: Sud. II, 8
Celsus, Aulus Cornelius:
[Medicina] A. Cornelii Celsi Medicinae Libri Octo / ex recensione Leonardi Targae. Accedunt notae variorum, ... J. L. Bianconii dissertatio de Celsi aetate et Georgii Matthiae Lexicon Celsianum. – Lugduni Batavorum: Luchtmans, 1785. – 56, 678, 463 S.: Ill.

[Bibliotheca Sudhoffiana, Teil] Sud. III

Bibl.Sud. 322
Notation: Sud. III, 1
Pouchet, Félix Archimède:
Histoire des sciences naturelles au moyen âge: ou Albert le Grand et son époque considérés comme point de départ de l'école expérimentale / par F. A. Pouchet. – Paris: Baillière, 1853. – V, 656 S.

Bibl.Sud. 323
Notation: Sud. III, 1
Dupouy, Edmond:
Le moyen âge médical / Edmond Dupouy. – Paris: Meurillon, 1888. – VII, 372 S.

Bibl.Sud. 324
Notation: Sud. III, 1
Dubreuil-Chambardel, Louis:
Les médecins dans l'ouest de la France aux XIe et XIIe siècles / par Louis Dubreuil-Chambardel. – Paris: Société Française d'Histoire de la Médecine, 1914. – XVI, 292 S. – (Société Française d'Histoire de la Médecine: Publications de la Société Française d'Histoire de la Médecine; 2) (Études sur la médecine en France du Xe au XIIe siècles)

Bibl.Sud. 325
Notation: Sud. III, 1
Odo <Magdunensis>:
De Herbarum Virtutibus: Iam Primum Emaculatior, tersiórque in lucem aeditus / Aemilius Macer. Praeterea Strabi Galli, Poetae Et Theologici Clarissimi, Hortulus verna[n]tißimus. – Basileae: [Faber], [1527]. – [8], 73 Bl.

Bibl.Sud. 326
Notation: Sud. III, 1
Bra, Felix de:
Kurzer Abriss der Geschichte der medicinischen Schule von Montpellier: ein historischer Versuch / von Felix de Bra. – Paris: Mauroc, 1905. – 44 S.
Aus: Janus; 10

Bibl.Sud. 327
Notation: Sud. III, 1
Pansier, Pierre:
Les maîtres de la faculté de médecine de Montpellier au moyenage / par P. Pansier. – Paris: Mauroc, 1904 – 1905. – 68 S.
Aus: Janus; 9/10

Bibl.Sud. 328
Notation: Sud. III, 1
Girard, Joseph:
La cour temporelle d'Avignon aux XIVme et XVme siècles: contribution à l'étude des institutions judiciaires, administratives et économiques de la ville d'Avignon aux moyen-âge / par Joseph Girard; P. Pansier. – Paris: Champion u.a., 1909. – 222 S. – (Recherches historiques et documents sur Avignon, le Comtat-Venaissin et la principauté d'Orange; 1)

Bibl.Sud. 329
Notation: Sud. III, 1
Guilelmus <de Congenis>:
[Die Chirurgie] Die Chirurgie des Wilhelm von Congeinna (Congenis): Fragment eines Collegienheftes nach einer Handschrift der Erfurter Amploniana / hrsg. von Dr. Pagel. – Berlin: Reimer, 1891. – 86 S. Text überwiegend lat.

Bibl.Sud. 330
Notation: Sud. III, 1
Gualterus <Agulinus>:
[Das Compendium urinarum] Das Compendium urinarum des Gualterus Agulinus (XIII. Jahrhundert): nach Erfurter Codices zum ersten Male herausgegeben; nebst einer literarhistorischen Einleitung über Uroscopie im Alterthum und Mittelalter / Julius Pfeffer. – 1891. – 29 S.
Berlin, Univ., Diss. des Hrsg., 1891. – Text lat.

Bibl.Sud. 331
Notation: Sud. III, 1
Aegidius <Corbeiensis>:
[Viaticus de signis et symptomatibus aegritudinum] Egidii Corboliensis Viaticus de signis et symptomatibus aegritudinum / nunc primum ed. Valentinus Rose. – Lipsiae: Teubner, 1907. – XXX, 125 S. – (Bibliotheca scriptorum Graecorum et Romanorum Teubneriana)

Bibl.Sud. 332
Notation: Sud. III, 1
Vieillard, Camille:
Gilles de Corbeil: médecin de Philippe-Auguste et chanoine de Notre-Dame, 1140 [– 1224?], essai sur la société médicale et religieuse au XIIe siècle / par C. Vieillard. – Paris: Champion, 1909. – VIII, XIX, 456 S.: Ill.

Bibl.Sud. 333
Notation: Sud. III, 1
Les secrets et les conseils de maître Guillaume Boucher et de ses confrères: contribution à l'histoire de la médecine à Paris vers 1400 / [éd. par] Ernest Wickersheimer. – Paris, 1909. – 109 S.
Aus: Bulletin de la Société Française d'Histoire de la Médecine; 1909. – Text lat.

Bibl.Sud. 334
Notation: Sud. III, 1
Henricus <de Mondavilla>:
[Die Anatomie] Die Anatomie des Heinrich von Mondeville: nach einer Handschrift der Königlichen Bibliothek zu Berlin vom Jahre 1304 / zum ersten Male hrsg. von Dr. Pagel. – Berlin: Reimer, 1889. – 79 S.

Bibl.Sud. 334#Beibd. 1
Notation: Sud. III, 1
Henricus <de Mondavilla>:
[Die Anatomie] Die Anatomie des Heinrich von Mondeville (14. Jahrh.) / zum ersten Male ins Dt. übertr. und mit Anm. vers. [von] Walter Pankow. – 1898. – 37 S.
Berlin, Univ., Diss. des Übers., 1898. – Teilausg. (Kap. 1 und 2)

Bibl.Sud. 334#Beibd. 2
Notation: Sud. III, 1
Henricus <de Mondavilla>:
[Die Anatomie] Die Anatomie des Heinrich von

Mondeville (14. Jahrh.) / zum ersten Male ins Dt. übertr. und mit Anm. vers. [von] Wilhelm Herda. – 1899. – 30 S.
Berlin, Univ., Diss. des Übers., 1899. – Teilausg. (Kap. 3 – 6)

Bibl.Sud. 334#Beibd. 3
Notation: Sud. III, 1
Henricus <de Mondavilla>:
Aus der Anatomie des Heinrich von Mondeville: III. Teil / Deke Penning Albers. – 1898. – 37 S.
Berlin, Univ., Diss. des Übers., 1898. – Teilausg. (Kap. 7 – 12)

Bibl.Sud. 335
Notation: Sud. III, 1
Henricus <de Mondavilla>:
[Die Chirurgie] Die Chirurgie des Heinrich von Mondeville (Hermondaville): nach Berliner, Erfurter und Pariser Codices / zum ersten Male hrsg. von Julius Leopold Pagel. – Berlin: Hirschwald, 1892. – XIII, 663 S. – (Leben, Lehre und Leistungen des Heinrich von Mondeville (Hermondaville); 1)

Bibl.Sud. 336
Notation: Sud. III, 1
Pagel, Julius Leopold:
Die chirurgische Hodegetik und Propädeutik des Heinrich von Mondeville (Hermondaville): nach einem Vortrag / gehalten von Dr. Pagel. – Berlin: Grosser, 1892. – 18 S.
Aus: Dt. Medizinal-Zeitung; 1892

Bibl.Sud. 336#Beibd. 1
Notation: Sud. III, 1
Henricus <de Mondavilla>:
Aus Mondeville's chirurgischer Deontologie: (Anfang des 14. Jahrhunderts) / [übers. von] Ernst Wachsmuth. – 1898. – 41 S.
Berlin, Univ., Diss. des Übers., 1898. – Teilausg. (Einl. zum 2. Traktat)

Bibl.Sud. 336#Beibd. 2
Notation: Sud. III, 1
Henricus <de Mondavilla>:
Die allgemeinen Principien der Wundbehandlung nach Heinrich von Mondeville / [übers. von] Henri Kleinhans. – 1895. – 39 S.
Berlin, Univ., Diss. des Übers., 1895. – Teilausg.

Bibl.Sud. 336#Beibd. 3
Notation: Sud. III, 1
Henricus <de Mondavilla>:
Schusswundenbehandlung nach Heinrich von Mondeville / [übers. von] W. Diestel-Lämmer. – 1896. – 33 S.
Berlin, Univ., Diss. des Übers., 1896. – Teilausg. (1. Kap. des 2. Traktats)

Bibl.Sud. 336#Beibd. 4
Notation: Sud. III, 1
Henricus <de Mondavilla>:
Wundverband und Wundnaht nach Heinrich von Mondeville (14. Jahrhundert) / [übers. von] Gustav Luedecke. – 1898. – 32 S.
Berlin, Univ., Diss. des Übers., 1898. – Teilausg. (2. Traktat, Kap. 1, Teil 4 und 5)

Bibl.Sud. 336#Beibd. 5
Notation: Sud. III, 1
Henricus <de Mondavilla>:
Die Behandlung der Kopfwunden nach Heinrich von Mondeville / [übers. von] Hans Lesshafft. – 1895. – 61 S.
Berlin, Univ., Diss. des Übers., 1895. – Teilausg. (2. Traktat, Doctr. 1, Kap. 3 – 5)

Bibl.Sud. 336#Beibd. 6
Notation: Sud. III, 1
Henricus <de Mondavilla>:
Über die Wundtränke in der mittelalterlichen Chirurgie, mit besonderer Berücksichtigung Mondeville's / [übers. von] Albert Raubach. – 1898. – 30 S.
Berlin, Univ., Diss. des Übers., 1898. – Teilausg. (2. Traktat, Doctr. 1, Kap. 1, T. 5 – 6)

Bibl.Sud. 336#Beibd. 7
Notation: Sud. III, 1
Henricus <de Mondavilla>:
Spezielle Wundbehandlung des Heinrich von Mondeville / [übers. von] Carl Weber. – 1896. – 35 S.
Berlin, Univ., Diss. des Übers., 1896. – Teilausg. (2. Traktat, Doctr. 1, Kap. 6 – 8)

Bibl.Sud. 336#Beibd. 8
Notation: Sud. III, 1
Henricus <de Mondavilla>:
Die Prognostik und Heilmittel der Verletzungen nach Heinrich von Mondeville / [übers. von] Hugo Krahmer. – 1897. – 30 S.
Berlin, Univ., Diss. des Verf., 1897. – Teilausg. (2. Traktat, Doctr. 1, Kap. 9 – 10)

Bibl.Sud. 336#Beibd. 9
Notation: Sud. III, 1
Henricus <de Mondavilla>:
Über accidentielle Wundkrankheiten nach Heinrich von Mondeville / [übers. von] Nathan Rawitzki. – 1897. – 34 S.
Berlin, Univ., Diss. des Übers., 1897. – Teilausg. (2. Traktat, Doctr. 1, Kap. 11)

Bibl.Sud. 336#Beibd. 10
Notation: Sud. III, 1
Henricus <de Mondavilla>:
Die Behandlung der Quetschungen nach Mondeville / [übers. von] Georg Margoniner. – 1897. – 30 S.
Berlin, Univ., Diss. des Übers., 1897. – Teilausg. (2. Traktat, Doctr. 1, Kap. 12)

Bibl.Sud. 336#Beibd. 11
Notation: Sud. III, 1
Henricus <de Mondavilla>:
Die Lehre von den Geschwüren nach Mondeville / [übers. von] Theodor Wagner. – 1896. – 34 S.
Berlin, Univ., Diss. des Übers., 1896. – Teilausg.
(2. Traktat, Doctr. 2, Kap. 1)

Bibl.Sud. 336#Beibd. 12
Notation: Sud. III, 1
Henricus <de Mondavilla>:
Die Lehre von den vergifteten Wunden nach Heinrich von Mondeville / [übers. von] Max Rogge. – 1896. – 30 S.
Berlin, Univ., Diss. des Übers., 1896. – Teilausg.
(2. Traktat, Doctr. 2, Kap. 2)

Bibl.Sud. 336#Beibd. 13
Notation: Sud. III, 1
Henricus <de Mondavilla>:
Zur Lehre von den Fisteln nach Mondeville / Erich Niendorf. – 1896. – 30 S.
Teilausg. – Berlin, Univ., Diss. des Hrsg., 1896

Bibl.Sud. 336#Beibd. 14
Notation: Sud. III, 1
Henricus <de Mondavilla>:
Das Krebsgeschwür nach Heinrich von Mondeville / [übers. von] Ernst Rudolph. – 1896. – 32 S.
Berlin, Univ., Diss. des Übers., 1896. – Teilausg.
(2. Traktat, Doctr. 2, Kap. 4)

Bibl.Sud. 336#Beibd. 15
Notation: Sud. III, 1
Henricus <de Mondavilla>:
Über Incisionen nach Heinrich von Mondeville / [übers. von] Junius Kauffman. – 1897. – 42 S.
Berlin, Univ., Diss. des Übers., 1897. – Teilausg.
(3. Traktat, Doctr. 1, Vorrede und Kap. 1)

Bibl.Sud. 336#Beibd. 16
Notation: Sud. III, 1
Henricus <de Mondavilla>:
Die Lehre von der Kauterisation nach Mondeville / [übers. von] Walther Zimmermann. – 1897. – 40 S.
Berlin, Univ., Diss. des Übers., 1897. – Teilausg.
(3. Traktat, Doctr. 1, Kap. 2)

Bibl.Sud. 336#Beibd. 17
Notation: Sud. III, 1
Henricus <de Mondavilla>:
Kosmetik nach Heinrich de Mondeville / [übers. von] Fritz Hering. – 1898. – 29 S.
Berlin, Univ., Diss. des Übers., 1898. – Teilausg.
(3. Traktat, Doctr. 1, Kap. 6)

Bibl.Sud. 336#Beibd. 18
Notation: Sud. III, 1
Henricus <de Mondavilla>:
Beiträge zur Dermatologie im Altertume und Mittelalter mit speciellerer Berücksichtigung des Heinrich von Mondeville / [übers. von] von Martin Meinicke. – 1898. – 38 S.
Berlin, Univ., Diss. des Übers., 1898. – Teilausg.
(3. Traktat, Doctr. 1, Kap. 14 – 15)

Bibl.Sud. 336#Beibd. 19
Notation: Sud. III, 1
Henricus <de Mondavilla>:
Ein Beitrag zur Geschichte der Lepra / [übers. von] Willy Knoll. – 1898. – 30 S.
Berlin, Univ., Diss. des Übers., 1898. – Teilausg.
(3. Traktat, Doctr. 1, Kap. 17)

Bibl.Sud. 336#Beibd. 20
Notation: Sud. III, 1
Henricus <de Mondavilla>:
Über Abscesse nach Heinrich von Mondeville / [übers. von] Max Neuhaus. – 1897. – 30 S.
Berlin, Univ., Diss. des Übers., 1897. – Teilausg.
(3. Traktat, Doctr. 2, Kap. 2)

Bibl.Sud. 336#Beibd. 21
Notation: Sud. III, 1
Henricus <de Mondavilla>:
Ueber die specielle Abscessbehandlung nach Heinrich von Mondeville / [übers. von] Wilhelm Osterroht. – 1897. – 26 S.
Berlin, Univ., Diss. des Übers., 1897. – Teilausg.
(3. Traktat, Doctr. 2, Kap. 3)

Bibl.Sud. 336#Beibd. 22
Notation: Sud. III, 1
Pagel, Julius Leopold:
Die erste bekannte Empfehlung des Magnets in der Chirurgie: Mitteilung / von J. Pagel. – Berlin: Coblentz, 1897. – 4 S.
Aus: Allg. Med. Central-Zeitung; 1897,101

Bibl.Sud. 336#Beibd. 23
Notation: Sud. III, 1
Pagel, Julius Leopold:
Zur Priorität der Pfeilspitzenextraction mittelst des Magnets / Pagel. – Berlin: Coblentz, 1898. – [1] Bl.
Aus: Allg. Med. Central-Zeitung; 1898,1

Bibl.Sud. 336#Beibd. 24
Notation: Sud. III, 1
Henricus <de Mondavilla>:
Aus dem Antidotarium des Henri de Mondeville: 14. Jahrh. / [übers. von] Willi Ruppin. – 1898. – 38 S.
Berlin, Univ., Diss. des Übers., 1898. – Teilausg.
(Antidotarius, Einl. und Kap. 1)

Bibl.Sud. 336#Beibd. 25
Notation: Sud. III, 1
Henricus <de Mondavilla>:
Aus dem Antidotarium des Henri de Mondeville: 14.

Jahrh. / [übers. von] Robert Wernicke. – 1897. – 30 S.
Berlin, Univ., Diss. des Übers., 1897. – Teilausg.
(Antidotarius, Kap. 2 und 3)

Bibl.Sud. 337
Notation: Sud. III, 1
Johannes <de Sancto Amando>:
Ueber Johannes de Sancto Amando (XIII. Jahrhundert): nebst einem Teil seines Revocativum memoriae nach Berliner und Erfurter Codices zum ersten Mal herausgegeben / Otto Paderstein. – 1892. – 55 S.
Berlin, Univ., Diss. des Hrsg., 1892. – Teilausg.

Bibl.Sud. 337#Beibd. 1
Notation: Sud. III, 1
Johannes <de Sancto Amando>:
Historisches über Krisen und kritische Tage: aus dem Revocativum memoriae des Johannes de Sancto Amando (XIII. Jahrhundert) / Carl Eicksen. – 1893. – 28 S.
Berlin, Univ., Diss. des Hrsg., 1893. – Teilausg.

Bibl.Sud. 337#Beibd. 3
Notation: Sud. III, 1
Johannes <de Sancto Amando>:
Zur Litteraturgeschichte der antiken Arzneimittellehre: nebst einem Teil des Revocativum memoriae des Johannes de Sancto Amando (XIII. Jahrhundert) / Richard Reichel. – 1894. – 32 S.
Berlin, Univ., Diss. des Hrsg., 1894. – Teilausg.

Bibl.Sud. 337#Beibd. 4
Notation: Sud. III, 1
Johannes <de Sancto Amando>:
Die drei Bücher des Galen über die Temperamente: aus dem Revocativum des Johannes de Sancto Amando (XIII. Jahrhundert) / Georg Matern. – 1894. – 25 S.
Berlin, Univ., Diss. des Hrsg., 1894. – Teilausg.

Bibl.Sud. 337#Beibd. 5
Notation: Sud. III, 1
Johannes <de Sancto Amando>:
Über die Schrift des Hippokrates „Von der Lebensordnung in akuten Krankheiten": nebst dem Schluss des „Revocativum memoriae" des Johann von St. Amand (13. Jahrhundert) / Friedrich Petzold. – 1894. – 28 S.
Berlin, Univ., Diss. des Hrsg., 1894. – Teilausg.

Bibl.Sud. 337#Beibd. 6
Notation: Sud. III, 1
Johannes <de Sancto Amando>:
[Die Concordanciae] Die Concordanciae des Johannes de Sancto Amando: nach einer Berliner und zwei Erfurter Handschriften zum ersten Male herausgegeben; nebst einem Nachtrage über die Concordanciae des Petrus de Sancto Floro / von Julius Leopold Pagel. – Berlin: Reimer, 1894. – LX, 428 S.

Bibl.Sud. 337#Beibd. 7
Notation: Sud. III, 1
Johannes <de Sancto Amando>:
[Die Areolae] Die Areolae des Johannes de Sancto Amando (13. Jahrhundert): nach Handschriften der Königlichen Bibliotheken zu Berlin und Erfurt zum ersten Male herausgegeben; ein Beitrag zur Literaturgeschichte der Arzneimittellehre im Mittelalter / von Julius Leopold Pagel. – Berlin: Reimer, 1893. – XXIV, 141 S.

Bibl.Sud. 338
Notation: Sud. III, 1
Neue litterarische Beiträge zur mittelalterlichen Medicin / von Julius Leopold Pagel. – Berlin: Reimer, 1896. – 194 S.: graph. Darst.
Enth.: Nachträge zu den „Concordanciae des Johannes de Sancto Amando. Die Augenheilkunde des Alcoatim

Bibl.Sud. 339
Notation: Sud. III, 1
Dorveaux, Paul Marie Jean:
Les pots de pharmacie: leurs inscriptions présentées sous forme de dictionnaire / par Paul Dorveaux. – Paris: Maloine, 1908. – 89 S., XIV Bl.: zahlr. Ill.

Bibl.Sud. 340
Notation: Sud. III, 1
Dorveaux, Paul Marie Jean:
Historique de la bibliothèque de l'École de Pharmacie de Paris / par Paul Dorveaux. Suivi de L'analyse du premier registre des archives de l'École de Pharmacie / par Marius Barroux. – Besançon: Jaquin, 1906. – 16 S.: Ill.
Aus: Bibliographe moderne; 1905,5/6

Bibl.Sud. 340#Beibd. 1
Notation: Sud. III, 1
Deux arrêts du parlement réglementant la pharmacie au XVIe siècle / publiés par Paul Dorveaux. – Dijon: Jacquot & Floret, 1906. – 55 S.

Bibl.Sud. 340#Beibd. 2
Notation: Sud. III, 1
Peltre, Jacques:
Une thèse de pharmacie. E un mémoire d'apothicaire pour Paul Ferry, ministre protestant à Metz (1666 – 1669): soutenue à Metz en 1677. – S.l., [ca. 1900]. – 13 S.

Bibl.Sud. 340#Beibd. 3
Notation: Sud. III, 1
Dorveaux, Paul Marie Jean:
Essai sur les „Lettres testimoniales" délivrées en 1646 à Jean-Bernard Turrel, de Dijon, serviteur apothicaire à Montpellier / par P. Dorveaux. – [Dijon]: [Jacquot & Floret], [1901]. – 7 S., [1] Doppelbl.: Ill.
Aus: [Bulletin de la Société syndicale des Pharmaciens de la Côte-d'Or; 19. 1900]

Bibl.Sud. 340#Beibd. 4
Notation: Sud. III, 1
Lettres testimoniales délivrées en 1669 à Jean Loret, de Bourges, serviteur apothicaire à Montpellier / publiées par P. Dorveaux. – Dijon: Jacquot & Floret, [1903]. – 3 S., [1] Doppelbl.: Ill.
Aus: [Bulletin de la Société syndicale des Pharmaciens de la Côte-d'Or]

Bibl.Sud. 340#Beibd. 5
Notation: Sud. III, 1
Dorveaux, Paul Marie Jean:
Les Rasses Des Neux, maîtres chirurgiens de Paris / par Paul Dorveaux. – Paris: Mauroc, 1902. – 4 S.
Aus: Janus; 7

Bibl.Sud. 340#Beibd. 6
Notation: Sud. III, 1
Dorveaux, Paul Marie Jean:
Les premières années du cours de chimie au Jardin des Apothicaires de Paris / [Paul Dorveaux]. – Paris: Maretheux, 1905. – S. 108 – 116
Aus: Bulletin des sciences pharmacologiques; 1905

Bibl.Sud. 340#Beibd. 7
Notation: Sud. III, 1
Dorveaux, Paul Marie Jean:
Notes pour le commentaire / [Paul Dorveaux]. – Paris: Champion, 1905. – 10 S.
Aus: Revue des études rabelaisiennes; 3

Bibl.Sud. 340#Beibd. 8
Notation: Sud. III, 1
Dorveaux, Paul Marie Jean:
Note sur la médecine en Flandre au XIVe siècle / par Paul Dorveaux. – Paris: Mauroc, 1902. – 2 S.
Aus: Janus; 7

Bibl.Sud. 340#Beibd. 9
Notation: Sud. III, 1
Dorveaux, Paul Marie Jean:
Les femmes à l'École de pharmacie de Paris / [P. Dorveaux]. – Paris: Maretheux, 1903. – S. 254
Aus: Bulletin des sciences pharmacologiques; 1903

Bibl.Sud. 340#Beibd. 10
Notation: Sud. III, 1
Dorveaux, Paul Marie Jean:
Notice sur les Rouvière, Apothicaires du Roi (Louis XIV) et Maîtres Apothicaires de Paris. Réception de Louis-Henry Rouvière à la Maîtrise d'Apothicairerie en 1706 /[Louis-Henry Rouvière]. – Dijon: Jacquot & Floret, 1905. – 30 S.: Ill.

Bibl.Sud. 341
Notation: Sud. III, 1
Minvielle, Edmond:
La médecine au temps d'Henri IV: médecins, maladies, autopsie du roi / Edmond Minvielle. – Paris: Baillière, 1904. – 203 S.

Bibl.Sud. 342
Notation: Sud. III, 1
Raynaud, Maurice:
Les médecins au temps de Molière: moeurs, institutions, doctrines / par Maurice Raynaud. – 2. éd. – Paris: Didier, 1863. – 464 S.

Bibl.Sud. 343
Notation: Sud. III, 1
Boinet, Amédée:
Catalogue des manuscrits de la Bibliothèque de l'Académie de Médecine / par Amédée Boinet. – Paris: Plon-Nourrit, 1908. – 80 S.

Bibl.Sud. 344
Notation: Sud. III, 1
García del Real, Eduardo:
Historia de la medicina en España / por Eduardo García del Real. – Madrid: Reus, 1921. – 1148 S. – (Biblioteca médica de autores españoles y extranjeros.; 23)

Bibl.Sud. 345
Notation: Sud. III, 1
Pina, Luís de:
Vimaranes: materiais para a história da medicina portuguesa; arqueologia, antropologia, história / Luís José de Pina Guimarães. – Pôrto: Araújo, 1929. – 336 S.: Ill.
Zugl.: Pôrto, Univ., Diss., 1929

Bibl.Sud. 346
Notation: Sud. III, 1
Pina, Luís de:
Histoire de la médecine portugaise: abrégé / par Luiz de Pina. – Pôrto: Enciclopédia Portug., 1934 [erschienen] 1935. – 132 S.: Ill.

Bibl.Sud. 347
Notation: Sud. III, 1
Brinkmann, Johannes:
Die apokryphen Gesundheitsregeln des Aristoteles für Alexander den Großen in der Übersetzung des Johann von Toledo / von Johannes Brinkmann. – 1914. – 65 S.
Leipzig, Univ., Diss., 1914. – Enth.: Johannes <Hispanus>: De observatione diaetae vel de continentia corporis

Bibl.Sud. 348
Notation: Sud. III, 1
Berger, Albrecht Maria:
Der von Michel Angelo Buonarroti eigenhändig geschriebene Augentractat: (XVI. Jahrhundert) / hrsg. von A. M. Berger. – München: Knorr & Hirth, 1897. – 23 S.

Bibl.Sud. 348#Beibd. 1
Notation: Sud. III, 1
Berger, Albrecht Maria:
Die Ophthalmologie (liber de oculo) des Petrus Hi-

spanus (Petrus von Lissabon, später Papst Johannes XXI.): nach Münchener, Florentiner, Pariser, Römer lateinischen Codices / zum ersten Male hrsg., in's Dt. übers. und erl. von A. M. Berger. – München: Lehmann, 1899. – XXXVII, 135 S.

Bibl.Sud. 349
Notation: Sud. III, 1
Diepgen, Paul:
Arnald von Villanova als Politiker und Laientheologe / von Paul Diepgen. – Berlin u.a.: Rothschild, 1909. – 105 S. – (Abhandlungen zur mittleren und neueren Geschichte; 9)
Teilw. zugl.: Freiburg i. Br., Univ., Diss., 1909

Bibl.Sud. 350-1/5
Notation: Sud. III, 1
Diepgen, Paul:
Studien zu Arnald von Villanova / von Paul Diepgen. – Leipzig: Barth
Aus: Archiv für Geschichte der Medizin; 1909 – 1913
1 Der Lebens- und Bildungsgang Arnalds von Villanova. – 1909. – S. 116 – 130

Bibl.Sud. 350-1/5
Notation: Sud. III, 1
Diepgen, Paul:
Studien zu Arnald von Villanova / von Paul Diepgen. – Leipzig: Barth
Aus: Archiv für Geschichte der Medizin; 1909 – 1913
2 Zur Echtheitsfrage des Breviarium. – 1909. – S. 189 – 196

Bibl.Sud. 350-1/5
Notation: Sud. III, 1
Diepgen, Paul:
Studien zu Arnald von Villanova / von Paul Diepgen. – Leipzig: Barth
Aus: Archiv für Geschichte der Medizin; 1909 – 1913
3 Arnald und die Alchemie. – 1910. – S. 370 – 396

Bibl.Sud. 350-1/5
Notation: Sud. III, 1
Diepgen, Paul:
Studien zu Arnald von Villanova / von Paul Diepgen. – Leipzig: Barth
Aus: Archiv für Geschichte der Medizin; 1909 – 1913
4 Arnald's Stellung zur Magie, Astrologie und Oneiromantie. – 1911. – S. 88 – 120

Bibl.Sud. 350-1/5
Notation: Sud. III, 1
Diepgen, Paul:
Studien zu Arnald von Villanova / von Paul Diepgen. – Leipzig: Barth

Aus: Archiv für Geschichte der Medizin; 1909 – 1913
[5] = Folge 2,1 Zur Echtheitsfrage des Arnald von Villanova und anderen zugeschriebenen Traktates überr die Unfruchtbarkeit (de sterilitate). – 1913. – S. 380 – 391

Bibl.Sud. 351
Notation: Sud. III, 1
Lemos, Maximiano A.:
Amato Lusitano: a sua vida e a sua obra / Maximiano Lemos. – Porto: Martins, 1907. – 212 S.

Bibl.Sud. 352
Notation: Sud. III, 1
Asociación Española para el Progreso de las Ciencias: ... congreso / Asociación Española para el Progreso de las Ciencias. – Madrid: Huelves
12,1 = 5,1Barcelona: (5. Congreso de la Associação Portuguesa para o Progreso das Sciencias). – 1929. – 82 S.

Bibl.Sud. 353
Notation: Sud. III, 1
Lemos, Maximiano A.:
Zacuto Lusitano: a sua vida e a sua obra / por Maximiano Lemos. – Porto: Martins, 1909. – 398 S.: Ill.

Bibl.Sud. 354-1
Notation: Sud. III, 1
Cátedra de Historia Crítica de la Medicina <Madrid>: Trabajos de la Cátedra de Historia Crítica de la Medicina. – Madrid: Minuesa de los Ríos
1 Curso de 1932 – 1933. – 1933. – 596 S.: Ill.

Bibl.Sud. 354-2
Notation: Sud. III, 1
Cátedra de Historia Crítica de la Medicina <Madrid>: Trabajos de la Cátedra de Historia Crítica de la Medicina. – Madrid: Minuesa de los Ríos
2 Curso de 1932 – 1933. – 1934. – 464 S.: Ill.

Bibl.Sud. 354-3
Notation: Sud. III, 1
Cátedra de Historia Crítica de la Medicina <Madrid>: Trabajos de la Cátedra de Historia Crítica de la Medicina. – Madrid: Minuesa de los Ríos
3 Curso de 1933 – 1934. – 1934. – 462 S.: Ill.

Bibl.Sud. 354-4
Notation: Sud. III, 1
Cátedra de Historia Crítica de la Medicina <Madrid>: Trabajos de la Cátedra de Historia Crítica de la Medicina. – Madrid: Minuesa de los Ríos
4 Curso de 1934 – 1935. – 1935. – 518 S.: Ill.

Bibl.Sud. 354-5
Notation: Sud. III, 1
Cátedra de Historia Crítica de la Medicina <Madrid>:

Trabajos de la Cátedra de Historia Crítica de la Medicina. – Madrid: Minuesa de los Ríos
5 Curso de 1934 – 1935. – 1935. – 520 S.: Ill.

Bibl.Sud. 354-6
Notation: Sud. III, 1
Cátedra de Historia Crítica de la Medicina <Madrid>:
Trabajos de la Cátedra de Historia Crítica de la Medicina. – Madrid: Minuesa de los Ríos
6 Curso de 1934 – 1935. – 1935. – 506 S.: Ill.

Bibl.Sud. 355
Notation: Sud. III, 2
Withington, Edward T.:
Medical history from the earliest times: a popular history of the healing art / by Edward Theodore Withington. – London: Scientific Press, 1894. – VIII, 424 S.: Ill.

Bibl.Sud. 356
Notation: Sud. III, 2
An Irish astronomical tract: based in part on a mediaeval Latin version of a work by Messahalah / ed. with pref., transl. and glossary by Maura Power. – London: Irish Texts Soc., 1914. – XI, 176, 32 S.: Ill. – (Irish Texts Society: Irish Texts Society; 14)
Text ir. und engl.

Bibl.Sud. 357
Notation: Sud. III, 2
Comrie, John D.:
History of Scottish medicine to 1860 / by John D. Comprie. – London: Baillière, Tindall & Cox, 1927. – 304 S.: zahlr. Ill. – (Research studies in medical history; 4)

Bibl.Sud. 358
Notation: Sud. III, 2
Payne, Joseph F.:
English medicine in the Anglo-Saxon times: two lectures delivered before the Royal College of Physicians of London, June 23 and 25, 1903 / by Joseph Frank Payne. – Oxford: Clarendon Press, 1904. – VI, 162 S., [15] Bl.: Ill. – (The Fitzpatrick lectures on the history of medicine; 1903)

Bibl.Sud. 359
Notation: Sud. III, 2
Royal Hospital of Saint Bartholomew <London>:
A short history of St. Bartholomew's Hospital: 1123 – 1923 / past and present by D'Arcy Power; the future by H. J. Waring. – London: Hospital, 1923. – XV, 201 S.: zahlr. Ill.

Bibl.Sud. 360
Notation: Sud. III, 2
Crawfurd, Raymond:
The king's evil / by Raymond Crawfurd. – Oxford: Clarendon Press, 1911. – [1] Doppelbl., 187 S.: Ill.

Bibl.Sud. 361
Notation: Sud. III, 2
Delcourt, Joseph:
Medicina de quadrupedibus: an early ME. version with introduction, notes, translation and glossary / ed. by Joseph Delcourt. – Heidelberg: Winter, 1914. – LI, 40 S. – (Anglistische Forschungen; 40)

Bibl.Sud. 362
Notation: Sud. III, 2
Ein mittelenglisches Medizinbuch / hrsg. von Fritz Heinrich. – Halle a.S.: Niemeyer, 1896. – 234 S.
Teilw. zugl.: Münster, Univ., Diss., 1895

Bibl.Sud. 362#Beibd. 1
Notation: Sud. III, 2
Heinrich, Fritz:
Ein mittelenglisches Medizinbuch: nach den Manuscripten des British Museum: Sloane 3153, Sloane 405, Royal 17 A III, Royal 19,647, Harleian 16000 unter Zugrundelegung des Br. M. Additional MS. 33,996 / von Fritz Heinrich. – 1895. – 39 S.
Münster, Univ., Diss., 1895

Bibl.Sud. 363
Notation: Sud. III, 2
Schöffler, Herbert:
Beiträge zur mittelenglischen Medizinliteratur / von Herbert Schöffler. – Halle a.S.: Niemeyer, 1919. – XV, 308 S. – (Forschungsinstitut für Neuere Philologie <Leipzig> /3;1)
Literaturverz. S. [VII] – XV

Bibl.Sud. 364
Notation: Sud. III, 2
Sudhoff, Karl:
Herbert Schöffler: Beiträge zur mittelenglischen Medizinliteratur / [Karl Sudhoff]. – Halle a. S.: Niemeyer, 1921. – S. 26 – 28
Aus: Beiblatt zur Anglia; 32. – Rezension

Bibl.Sud. 365
Notation: Sud. III, 2
Schleich, Gustav:
H. Schöffler: Beiträge zur mittelenglischen Medizinliteratur / [G. Schleich]. – Braunschweig u.a.: Westermann, 1925. – S. 267 – 269
Rezension. – Aus: Archiv für das Studium der neueren Sprachen und Literaturen; 148

Bibl.Sud. 366
Notation: Sud. III, 2
Aus mittelenglischen Medizintexten: die Prosarezepte des Stockholmer Miszellankodex X. 90 / von Gottfried Müller. – Leipzig: Tauchnitz, 1929. – 215 S. – (Kölner anglistische Arbeiten; 10)
Zugl.: Leipzig, Univ., Diss. des Hrsg.

Bibl.Sud. 367
Notation: Sud. III, 2
Richardus <Magister>:
[Die Anatomie] Die Anatomie des Magister Richardus: (Anfang des 14. Jahrhunderts); zum erstenmale herausgegeben, mit Vorbemerkungen über die Entwickelung der Anatomie im Alterthum und Mittelalter / Julius Florian. – 1875. – 32 S.
Breslau, Univ., Diss., des Hrsg., 1875

Bibl.Sud. 367#Beibd. 1
Notation: Sud. III, 2
Richardus <Magister>:
[Die Anatomie] Die Anatomie des Richardus / [hrsg. von] Victor Tarrasch. – 1898. – 49 S.
Berlin, Univ., Diss. des Hrsg., 1898

Bibl.Sud. 368
Notation: Sud. III, 2
Bacon, Rogerus:
[Opera hactenus inedita] Opera hactenus inedita Rogeri Baconi / nunc primum ed. Robert Steele. – Oxonii [u.a.]: Typ. Clarendoniano
5 Secretum secretorum cum glossis et notulis ... – 1920. – LXIV, 317 S.: graph. Darst.

Bibl.Sud. 369
Notation: Sud. III, 2
Bacon, Rogerus:
[Opera hactenus inedita] Opera hactenus inedita Rogeri Baconi / nunc primum ed. Robert Steele. – Oxonii [u.a.]: Typ. Clarendoniano
9 De retardatione accidentium senectutis ... – 1928. – XLIV, 224 S.: graph. Darst.

Bibl.Sud. 370
Notation: Sud. III, 2
Baeumker, Clemens:
Roger Bacons Naturphilosophie: insbesondere seine Lehren von Materie und Form, Individuation und Universalität / von Clemens Baeumker. – Münster in Westf.: Aschendorff, 1916. – IV, 74 S.
Verb. und verm. aus: Franziskanische Studien; 3

Bibl.Sud. 371
Notation: Sud. III, 2
Handerson, Henry E.:
Gilbertus Anglicus: medicine of the thirteenth century / by Henry E. Handerson. – Cleveland, Ohio: Cleveland Med. Libr. Assoc., 1918. – 77 S.: Ill.

Bibl.Sud. 372
Notation: Sud. III, 2
Cholmeley, Henry P.:
John of Gaddesden and the Rosa medicinae / by H. P. Cholmeley. – Oxford: Clarendon Press, 1912. – 184 S.: Ill.

Bibl.Sud. 373
Notation: Sud. III, 2
Arderne, John:
[De arte phisicali et de cirurgia] De arte phisicali et de cirurgia of Master John Arderne, surgeon of Newark: dated 1412 / transl. by D'Arcy Power. – London: Bale & Danielsson, 1922. – XII, 60 S.: zahlr. Ill. – (Research studies in medical history; 1)

Bibl.Sud. 374
Notation: Sud. III, 2
Arderne, John:
Treatises of fistula in ano, haemorrhoids, and clysters: an early fifteenth century manuscript translation / ed., with introd., notes, etc., by D'Arcy Power. – London: Kegan Paul, 1910. – XXXVII, 156 S.: Ill. – (Early English Text Society: Early English Text Society / Original series; 139)

Bibl.Sud. 375
Notation: Sud. III, 2
Payne, Joseph F.:
On the „Herbarius" and „Hortus sanitatis": a paper read before the Bibliographical Society, January 21, 1901 / by Joseph Frank Payne. – London: Blades, East & Blades, 1901. – 70 S.: Ill.
Aus: Transactions of the Bibliographical Society; 1901

Bibl.Sud. 376
Notation: Sud. III, 2
Walsh, James J.:
Old time makers of medicine: the story of the students and teachers of the sciences related to medicine during the Middle Ages / by James J. Walsh. – New York: Fordham Univ. Press, 1911. – VI, 446 S.

Bibl.Sud. 377
Notation: Sud. III, 2
A Welsh leech book or Llyfr o feddyginiaeth: faithfully reproduced from the original manuscript / ed. by Timothy Lewis. – Liverpool: Hughes, 1914. – XV, 136 S.: Ill., graph. Darst.
Text engl. und kymr.

Bibl.Sud. 378
Notation: Sud. III, 2
Tille, Alexander:
Aus den Ehrentagen der Universität Bologna im Juni 1888 / von Alexander Tille. – Leipzig: Roßberg, 1888. – 58 S.

Bibl.Sud. 379
Notation: Sud. III, 3
Pagel, Julius Leopold:
Wann hat Wilhelm von Saliceto seine Chirurgie niedergeschrieben?: vorläufige Mitteilung / von Dr. Pagel. – Berlin: Coblentz, 1885. – 7 S.
Aus: Allg. Med. Central-Zeitung; 1885,37/38

Bibl.Sud. 379#Beibd. 1
Notation: Sud. III, 3
Guilelmus <de Saliceto>:
[Die Diätetik] Die Diätetik des Wilhelm v. Saliceto (13. Jahrhundert) / [hrsg. von] Hermann Grunow. – 1895. – 30 S.
Berlin, Univ., Diss. des Hrsg., 1895. – Teilausg. (Buch 1, Kap. 1)

Bibl.Sud. 379#Beibd. 2
Notation: Sud. III, 3
Guilelmus <de Saliceto>:
Beiträge zur Kenntnis und Würdigung Wilhelm's von Saliceto (XIII. Jahrh.) als Arzt / [hrsg. von] Eugen Loewy. – 1897. – 30 S.
Teilausg. – Berlin, Univ., Diss. des Hrsg., 1897

Bibl.Sud. 379#Beibd. 3
Notation: Sud. III, 3
Guilelmus <de Saliceto>:
Kosmetik und Toxicologie nach Wilhelm von Saliceto (13. Jahrh.) / [hrsg. von] Wilhelm Herkner. – 1897. – 30 S.
Berlin, Univ., Diss. des Hrsg., 1897. – Teilausg. (Buch 3 und 4)

Bibl.Sud. 379#Beibd. 4
Notation: Sud. III, 3
Guilelmus <de Saliceto>:
Materialien zur Beurteilung des Wilhelm von Saliceto als Arzt (13. Jahrhundert) / [hrsg. von] Oscar Basch. – 1898. – 34 S.
Berlin, Univ., Diss. des Hrsg., 1898. – Teilausg. (Buch 5 u.a.)

Bibl.Sud. 380
Notation: Sud. III, 2
Favaro, Giuseppe:
Giuseppe Hyrtl e l'Istituto Anatomico di Modena / Giuseppe Favaro. – Modena: Univ. degli Studi, 1930. – 13 S.
Aus: Rassegna per la Storia della Univ. di Modena e della cultura superiore modenese; 1930

Bibl.Sud. 381
Notation: Sud. III, 2
Chiappelli, Alberto:
Medici e chirurghi pistoiesi nel Medio Evo: con documenti; contributo alla storia professionale della medicina in Italia / Chiappelli Alberto. – Pistoia: Tipo-Lito Sinibuldiana, 1909. – IV, 212 S.: Ill.

Bibl.Sud. 382
Notation: Sud. III, 2
Corsini, Andrea:
Medici ciarlatani e ciarlatani medici / Andrea Corsini. – Bologna: Zanichelli, 1922. – 114 S.: Ill. – (Attualità scientifiche / Serie medica; 9)

Bibl.Sud. 383
Notation: Sud. III, 2
Brunamonti Tarulli, Luigi:
Appunti storici intorno ai monaci benedettini di S. Pietro in Perugia fino ai primi del secolo XV / Luigi Brunamonti Tarulli. – Perugia: Unione Tip. Cooperativa, 1907. – 161 S.: Ill.
Aus: Bollettino della Regia Deputazione di Storia Patria per l'Umbria; 12

Bibl.Sud. 384
Notation: Sud. III, 2
Carbonelli, Giovanni:
Gli ultimi giorni del Conte Rosso e i processi per la sua morte: studio con documenti inediti / Giovanni Carbonelli. – Pinerolo: Soc. Storica Subalpina, 1912. – VII, 192 S.: Ill. – (Società Storica Subalpina: Biblioteca della Società Storica Subalpina; 66)

Bibl.Sud. 385
Notation: Sud. III, 2
Carbonelli, Giovanni:
Il „De sanitatis custodia" di Maestro Giacomo Albini di Moncalieri: con altri documenti sulla storia della medicina negli Stati Sabaudi nei secoli XIV e XV / Giovanni Carbonelli. – Pinerolo: Tip. Sociale, 1906. – 188 S., [8] Bl.: Ill. – (Società Storica Subalpina: Biblioteca della Società Storica Subalpina; 35)

Bibl.Sud. 386
Notation: Sud. III, 2
Leonhardt, Kurt:
Eine Abhandlung des Gentile de'Gentili da Foligno über die Schwangerschaftsdauer (De tempore partus) und ihre historischen Zusammenhänge (ca. 1330) / von Kurt Leonhardt. – 1917. – 36 S.
Leipzig, Univ., Diss., 1917

Bibl.Sud. 387
Notation: Sud. III, 2
Barduzzi, Domenico:
Ugolino da Montecatini / D. Barduzzi. – Firenze: Ist. Micrografico Ital., 1915. – 81 S.: Ill. – (Vite dei medici e naturalisti celebri; 3)

Bibl.Sud. 388
Notation: Sud. III, 2
Hugolinus <de Monte Catino>:
Consiglio medico di Maestr'Ugolino da Montecatini ad Averardo de' Medici / F. Baldasseroni ... – Firenze: Tip. Galileiana, 1906. – 19 S.

Bibl.Sud. 389
Notation: Sud. III, 2
Carbonelli, Giovanni:
Dieci consigli medici dettati da Maestro Gerardo de Berneriis, medico Alessandrino, lettore nello Studio di Pavia nel secolo XV / G. Carbonelli. – Roma: Centenari, 1916. – 130 S.: Ill.

Aus: Rassegna di Clinica, Terapia e Scienze affini; 1916

Bibl.Sud. 390
Notation: Sud. III, 2
Walsh, James J.:
Medieval medicine / by James J. Walsh. – London: Black, 1920. – XII, 221 S.: Ill. – (Medical history manuals)

Bibl.Sud. 391
Notation: Sud. III, 2
Baeumker, Clemens:
Petrus de Hibernia, der Jugendlehrer des Thomas von Aquino und seine Disputation vor König Manfred / von Clemens Baeumker. – München: Verl. der Bayerischen Akad. der Wiss., 1920. – 52 S. – (Bayerische Akademie der Wissenschaften <München> / Philosophisch-Philologische Klasse: Sitzungsberichte der Bayerischen Akademie der Wissenschaften, Philosophisch-Philologische und Historische Klasse; 1920,8)

Bibl.Sud. 392
Notation: Sud. III, 3
Lucius, Ernst:
Die Anfänge des Heiligenkults in der christlichen Kirche / von Ernst Lucius. Hrsg. von Gustav Anrich. – Tübingen: Mohr, 1904. – XI, 526 S.

Bibl.Sud. 393
Notation: Sud. III, 3
Meffert, Franz:
Caritas und Krankenwesen bis zum Ausgang des Mittelalters / von Franz Meffert. – Freiburg i.Br.: Caritasverl., 1927. – XVII, 443 S. – (Schriften zur Caritaswissenschaft; 2)

Bibl.Sud. 394
Notation: Sud. III, 3
Meffert, Franz:
Caritas und Volksepidemien / von Franz Meffert. – Freiburg i.Br.: Caritasverl., 1925. – XIV, 267 S. – (Schriften zur Caritaswissenschaft; 1)

Bibl.Sud. 395
Notation: Sud. III, 3
Rink, Joseph:
Die christliche Liebestätigkeit im Ordenslande Preußen bis 1525 / von Joseph Rink. – Freiburg i.Br.: Caritas-Verl., 1911. – XX, 162 S.
Teilw. zugl.: Breslau, Univ., Diss., 1911

Bibl.Sud. 396
Notation: Sud. III, 3
Schreiber, Georg:
Mutter und Kind in der Kultur der Kirche: Studien zur Quellenkunde und Geschichte der Karitas, Sozialhygiene und Bevölkerungspolitik / von Georg Schreiber. – Freiburg im Breisgau u.a.: Herder, 1918. – XX, 160 S.: Ill.

Bibl.Sud. 397
Notation: Sud. III, 3
Adamus <Cremonensis>:
Ärztliche Verhaltensmaßregeln auf dem Heerzug ins Heilige Land für Kaiser Friedrich II., geschrieben von Adam v. Cremona: (ca. 1227) / [hrsg.] von Fritz Hönger. – 1913. – XII, 108 S.
Leipzig, Univ., Diss. des Hrsg., 1913

Bibl.Sud. 398
Notation: Sud. III, 3
Berthelot, Marcellin:
Die Chemie im Altertum und im Mittelalter / Marcellin Berthelot. Durchges., eingel. und mit Anm. vers. von Franz Strunz. – Leipzig u.a.: Deuticke, 1909. – XXVIII, 112 S., II Bl.: Ill.
Aus dem Franz. übers.

Bibl.Sud. 399
Notation: Sud. III, 3
Fonahn, Adolf:
Malurtens medicinske historie til og med middelalderen / af Adolf Fonahn. – Kristiania, 1907. – 18 S.
Aus: Tidsskrift for kemi, farmaci og terapi (Pharmacia); 4

Bibl.Sud. 400
Notation: Sud. III, 3
Ibn-Māsawaih, Abū-Zakarīyā' Yūḥannā:
[De Re Medica] Ioannis Mesuae Damasceni, De Re Medica: Libri Tres / Iacobo Sylvio Medico Interprete. – Lugduni: Rovillius, 1566. – [8] Bl., 364 S.

Bibl.Sud. 400#Beibd. 1
Notation: Sud. III, 3
Boussuet, François:
De Arte Medendi: Libri XII; Ex veterum & recentiorum Medicorum sententia omnibus Medicinae studiosis admodum utiles / Authore Francisco Boussueto ... – Lugduni: Bonhomme, 1557. – 287 S.

Bibl.Sud. 401
Notation: Sud. III, 3
Codex sanitario-medicinalis Hungariae / quem congessit Franciscus Xav. Linzbauer. – Budae: Typ. Caesareo-Regiae Scientiarum Univ.
1. – (1852 – 1856). – [19] Bl., 890 S.

Bibl.Sud. 402
Notation: Sud. III, 3
Münz, Isaak:
Die jüdischen Ärzte im Mittelalter: ein Beitrag zur Kulturgeschichte des Mittelalters / von I. Münz. – Frankfurt a.M.: Kauffmann, 1922. – 175 S.

Bibl.Sud. 403
Notation: Sud. III, 3
Töply, Robert von:
Studien zur Geschichte der Anatomie im Mittelalter / von Robert von Töply. – Leipzig u.a.: Deuticke, 1898. – VI, 121 S.

Bibl.Sud. 404
Notation: Sud. III, 3
Martinotti, Giovanni:
L' insegnamento dell'anatomia in Bologna prima del secolo XIX / G. Martinotti. – Bologna: Azzoguidi, 1911. – 146 S.: Ill.
Aus: Studi e memorie per la storia dell'Univ. di Bologna; 2

Bibl.Sud. 405
Notation: Sud. III, 3
Perrenon, Eugen:
Die Chirurgie des Hugo von Lucca: nach den Mitteilungen bei Theodorich (13. Jahrh.)/Eugen Perrenon. – 1899. – 30 S.
Berlin, Univ., Diss., 1899. – Text teilw. dt., teilw. lat.

Bibl.Sud. 405#Beibd. 1
Notation: Sud. III, 3
Saland, Arthur:
Die Chirurgie des Jamerius: nach den Fragmenten bei Guy de Chauliac / Arthur Saland. – 1895. – 33 S.
Berlin, Univ., Diss., 1895. – Text teilw. dt., teilw. lat.

Bibl.Sud. 406
Notation: Sud. III, 3
Ibn-Māsawaih, Abū-Zakarīyā' Yūḥannā:
[Die angebliche Chirurgie] Die angebliche Chirurgie des Johannes Mesuë jun.: nach einer Handschrift der Pariser Nationalbibliothek / zum ersten Male theils hrsg., theils analysirt ... von Julius Leopold Pagel. – Berlin: Hirschwald, 1893. – 146 S.

Bibl.Sud. 406#Beibd. 1
Notation: Sud. III, 3
Ibn-Māsawaih, Abū-Zakarīyā' Yūḥannā:
[Das 4. Buch der „angeblichen Chirurgie"] Das 4. Buch der „angeblichen Chirurgie des Johannes Mesuë": zum 1. Male veröffentlicht / [Hrsg.:] Frederik Alexander Sternberg. – 1893. – 51 S.
Berlin, Univ., Diss. des Hrsg., 1893. – Teilausg. – Text teilw. dt., teilw. lat.

Bibl.Sud. 406#Beibd. 2
Notation: Sud. III, 3
Ibn-Māsawaih, Abū-Zakarīyā' Yūḥannā:
[Die Chirurgie] Die Chirurgie des Johannes Mesuë junior: Schluss des vierten Buches; zum ersten Male veröffentlicht / [Hrsg.:] Walther Schnelle. – 1895. – 34 S.

Berlin, Univ., Diss. des Hrsg., 1895. – Teilausg. – Text teilw. dt., teilw. lat.

Bibl.Sud. 406#Beibd. 3
Notation: Sud. III, 3
Ibn-Māsawaih, Abū-Zakarīyā' Yūḥannā:
[Das fünfte Buch der „angeblichen Chirurgie"] Das fünfte Buch der „angeblichen Chirurgie des Johannes Mesuë jun." / [Hrsg.:] Hans Brockelmann. – 1895. – 38 S.
Berlin, Univ., Diss. des Hrsg., 1895. – Teilausg. – Text teilw. dt., teilw. lat.

Bibl.Sud. 407
Notation: Sud. III, 3
Haberling, Wilhelm:
Die Verwundetenfürsorge in den Heldenliedern des Mittelalters / von W. Haberling. – Jena: Fischer, 1917. – 51 S.: Ill. – (Jenaer medizin-historische Beiträge; 10)

Bibl.Sud. 408
Notation: Sud. III, 3
Benevenutus <Grapheus>:
Le compendil de Bienvenu de Jérusalem pour la douleur et maladies des yeux: [éd. française d'après le manuscrit de la Bibliothèque Nationale de Paris (XVe siècle)] / [rev. et collationnée par] Dr. Pansier ... Las curas de las enfermentats dels uelhs faitas per Benvengut de Salern / [ed. par] H. Teulié. – Paris: Maloine, 1899. – 123 S., [2] Bl.: Ill.

Bibl.Sud. 409
Notation: Sud. III, 4
Harnack, Adolf von:
Medicinisches aus der ältesten Kirchengeschichte / von Adolf Harnack. – Leipzig: Hinrichs, 1892. – VI, 116 S. – (Texte und Untersuchungen zur Geschichte der altchristlichen Literatur; 8,4,2)

Bibl.Sud. 410
Notation: Sud. III, 4
Liétard, Gustave:
Résumé de l'histoire de la médecine chez les orientaux et en Europe jusqu'au XIIIe siècle / par le Docteur Liétard. – Paris: Lamirault, 1897. – 109 S.
Aus: Grande Encyclopédie; 23

Bibl.Sud. 411
Notation: Sud. III, 4
Sepp, Johann Nepomuk:
Orient und Occident: hundert Kapitel über die Nachtseite der Natur, Zauberwerk und Hexenwesen in alter und neuer Zeit / von J. N. Sepp. – Berlin: Schwetschke, 1903. – 312 S.

Bibl.Sud. 412
Notation: Sud. III, 4
Anonymi Introductio Anatomica: Gr. et Lat. Item

Hypatus De Partibus Corporis: Gr. et Lat. – Lugduni Batavorum: Bonk, 1744. – XVI, 157, III S., [15] Bl.: Ill.
Text griech. und lat.

Bibl.Sud. 413
Notation: Sud. III, 3
Schmidt, Wilhelm:
De Anonymi Laurembergiani introductione anatomica / scripsit Guilelmus Schmidt. – 1905. – 29 S.
Berlin, Univ., Diss., 1905

Bibl.Sud. 414-1/2
Notation: Sud. III, 4
Anecdota Graeca et Graecolatina: Mitteilungen aus Handschriften zur Geschichte der griechischen Wissenschaft / von Valentin Rose. – Berlin: Duemmler
1. – (1864). – 201 S., I Bl.: Ill.

Bibl.Sud. 414-1/2
Notation: Sud. III, 4
Anecdota Graeca et Graecolatina: Mitteilungen aus Handschriften zur Geschichte der griechischen Wissenschaft / von Valentin Rose. – Berlin: Duemmler
2. – (1870). – 330 S., II Bl.: Ill.

Bibl.Sud. 415
Notation: Sud. III, 4
Jörimann, Julius:
Frühmittelalterliche Rezeptarien / von Julius Jörimann. – 1925. – IV, 180 S., II Bl.: Ill.
Zürich, Univ., Diss., 1925

Bibl.Sud. 416
Notation: Sud. III, 4
Anthimus <Medicus>:
De observatione ciborum epistula ad Theudericum regem Francorum / iterum ed. Valentinus Rose. – Lipsiae: Teubner, 1877. – 58 S.: graph. Darst. – (Bibliotheca scriptorum Graecorum et Romanorum Teubneriana)

Bibl.Sud. 417
Notation: Sud. III, 4
Gariopontus:
Habes Sincerioris Medicinae amator, iterum renatos VIII de morbou[m] causis, accidentibus [et] curationibus libros Gariopontí medici, qui usu et successu artis nemini ex veteribus cedit, testibus qui usi sunt eius remediorum ratione indicatione[q]ue. – Basileae: Petrus, 1536. – [8] Bl., 494 S., [1] Bl.

Bibl.Sud. 418
Notation: Sud. III, 4
Nemesius <Emesenus>:
[Premnon physicon] Nemesii episcopi Premnon physicon sive Peri physeōs anthrōpu liber / a n. Alfano archiepiscopo Salerni in latinum translatus. Recogn. Carolus Burkhard. – Lipsiae: Teubner, 1917. – XI, 154 S.: graph. Darst. – (Bibliotheca scriptorum Graecorum et Romanorum Teubneriana)

Bibl.Sud. 419
Notation: Sud. III, 4
Nemesius <Emesenus>:
[Libri Peri physeōs anthrōpu] Nemesii Emeseni libri Peri physeōs anthrōpu: versio latina / e libr. ms. nunc primum ed. et apparatu critico instruxit Carolus Holzinger. – Lipsiae: Teubner u.a., 1887. – XXXVII, 175 S.: graph. Darst.

Bibl.Sud. 420
Notation: Sud. III, 4
Alī Ibn-al-Abbās al-Maǧūsī:
Eine bisher unveröffentlichte lateinische Version der Chirurgie der Pantegni nach einer Handschrift der Königl. Bibliothek zu Berlin / von J. Pagel. – Berlin, [1906]. – 52 S.
Teilausg. (9. Buch). – Aus: Archiv für klin. Chirurgie; 81

Bibl.Sud. 421
Notation: Sud. III, 4
Nicolaus <Salernitanus>:
Incipit Antidotarium Nicolai. – [Venetiis]: [Bertochus], [1484]. – [35] Bl.
Enth. ferner: Tractatus quid pro quo. Sinonima. – Aus: [Johannes Mesue: Opera medicinalia (Goff M-514)]

Bibl.Sud. 421#Beibd. 1
Notation: Sud. III, 4
Schöffler, Herbert:
Antioche / Herbert Schöffler. – [Leipzig]: [Voss], [1918]. – S. 83
Aus: [Mitteilungen zur Geschichte der Medizin und der Naturwissenschaften; 17]

Bibl.Sud. 422
Notation: Sud. III, 4
Matthaeus <Platearius>:
Le Livre des simples médecines: traduction française du Liber de simplici medicina dictus Circa instans de Platearius tirée d'un manuscrit du XIIIe siècle (Ms. 3113 de la Bibliothèque Ste. Geneviève de Paris) et publiée pour la première fois / par Paul Dorveaux. – Paris: Soc. Française d'Histoire de la Médecine, 1913. – XXIV, 255 S.: Ill. – (Société Française d'Histoire de la Médecine: Publications de la Société Française d'Histoire de la Médecine; 1)

Bibl.Sud. 423-1
Notation: Sud. III, 4
Collectio Salernitana ossia Documenti inediti, e trattati di medicina appartenenti alla scuola medica Salernitana / pubbl. a cura di Salvatore De Renzi. – Napoli: Filiatre-Sebezio
1. – (1852). – XVI, 535 S.

Bibl.Sud. 423-2
Notation: Sud. III, 4
Collectio Salernitana ossia Documenti inediti, e trattati di medicina appartenenti alla scuola medica Salernitana / pubbl. a cura di Salvatore De Renzi. – Napoli: Filiatre-Sebezio
2. – (1853). – 800 S.: Ill.

Bibl.Sud. 423-3
Notation: Sud. III, 4
Collectio Salernitana ossia Documenti inediti, e trattati di medicina appartenenti alla scuola medica Salernitana / pubbl. a cura di Salvatore De Renzi. – Napoli: Filiatre-Sebezio
3. – (1854). – IV, 346 S.: Ill.

Bibl.Sud. 423-4
Notation: Sud. III, 4
Collectio Salernitana ossia Documenti inediti, e trattati di medicina appartenenti alla scuola medica Salernitana / pubbl. a cura di Salvatore De Renzi. – Napoli: Filiatre-Sebezio
4. – (1856). – 622 S.

Bibl.Sud 423-5
Notation: Sud. III, 4
Collectio Salernitana ossia Documenti inediti, e trattati di medicina appartenenti alla scuola medica Salernitana / pubbl. a cura di Salvatore De Renzi. – Napoli: Filiatre-Sebezio
5. – (1859). – 412 S.

Bibl.Sud. 424
Notation: Sud. III, 4
Necrologio del Liber confratrum di S. Matteo di Salerno / a cura di C. A. Garufi. – Roma, 1922. – LXII, 431 S. – (Fonti per la storia d'Italia; 56: Antichità, secoli X – XVI)

Bibl.Sud. 425
Notation: Sud. III, 4
Capparoni, Pietro:
„Magistri Salernitani nondum cogniti": contributo alla storia ed alla diplomatica della scuola medica di Salerno / Pietro Capparoni. – Terni: Alterocca, 1924. – 37 S.: zahlr. Ill.
Aus: Bollettino dell'Ist. Storico Ital. dell'Arte Sanitaria; 4

Bibl.Sud. 426
Notation: Sud. III, 4
Capparoni, Pietro:
„Magistri Salernitani nondum cogniti": a contribution to the history of the medical school of Salerno / by Pietro Capparoni. – London: Bale & Danielsson, 1923. – V, 68 S.: zahlr. Ill. – (Research studies in medical history; 2)

Bibl.Sud. 427
Notation: Sud. III, 4
Sudhoff, Karl:
Die Salernitaner Handschrift in Breslau: (Ein Corpus medicinae Salerni) / von Karl Sudhoff. – Leipzig: Barth, 1920. – S. 101 – 148: Ill.
Aus: Archiv für Geschichte der Medizin; 12

Bibl.Sud. 427#Beibd. 1
Notation: Sud. III, 4
Sudhoff, Karl:
Nochmals die beiden Schreiber des Breslauer Codex Salernitanus (Stadtbibliothek): Sudhoff. – Leipzig: Barth, 1920. – S. 191
Aus: Archiv für Geschichte der Medizin; 12

Bibl.Sud. 427#Beibd. 2
Notation: Sud. III, 4
Alexander <Trallianus>:
[Liber de agnoscendis febribus et pulsibus et urinis aus dem Breslauer Codex Salernitanus] Alexandri (Tralliani?) liber de agnoscendis febribus et pulsibus et urinis aus dem Breslauer Codex Salernitanus / [Hrsg.:] Bernhard Noßke. – 1919. – 39 S.
Leipzig, Univ., Diss. des Hrsg., 1919

Bibl.Sud. 427#Beibd. 3
Notation: Sud. III, 4
Anschütz, Willy:
Zwei Fieberschriften des Breslauer Codex Salernitanus und die Fieberlehre der Schule von Salerno / von Willy Anschütz. – 1919. – 40, IV S.
Leipzig, Univ., Diss., 1919

Bibl.Sud. 427#Beibd. 4
Notation: Sud. III, 4
Die Demonstratio anatomica corporis animalis (Henschel): auf Grund einer Nachprüfung des Breslauer handschriftlichen Textes und eines Vergleiches mit einer Erfurter Handschrift neu herausgegeben / von Karl Heinrich Benedict. – 1920. – 36 S.
Leipzig, Univ., Diss. des Hrsg., 1920. – Text dt. und lat.

Bibl.Sud. 427#Beibd. 5
Notation: Sud. III, 4
Ein Pulstraktat im Breslauer Codex Salernitanus und die Pulslehre der Schule von Salerno / von A. Hesse. – 1922. – 32 S.
Leipzig, Univ., Diss. des Hrsg., 1922. – Text lat. und dt.

Bibl.Sud. 427#Beibd. 6
Notation: Sud. III, 4
Ein Liber de urinis des Breslauer Codex Salernitanus / von Albert Kadner. – 1919. – 56 S.
Leipzig, Univ., Diss. des Hrsg., 1919. – Text dt. und lat.

Bibl.Sud. 427#Beibd. 7
Notation: Sud. III, 4
Hiersemann, Conrad:
Die Abschnitte aus der Practica des Trottus in der Salernitanischen Sammelschrift „De aegritudinum curatione" / von Conrad Hiersemann. – 1921. – 35 S.
Leipzig, Univ., Diss., 1921

Bibl.Sud. 427#Beibd. 8
Notation: Sud. III, 4
Franke, Johannes:
Der Salernitaner Magister Ferrarius und eine bisher nicht veröffentlichte „Summa de Purgatione quatuor Humorum" unter seinem Namen, Codex Mon. lat. 251 / von Johannes Franke. – 1925. – 27 S.
Leipzig, Univ., Diss., 1925

Bibl.Sud. 427#Beibd. 9
Notation: Sud. III, 4
Bloedner, Karl:
Petronus, Petronius, Petroncellus: ein Salernitaner Arzt aus der Mitte des 12. Jahrhunderts († 1197), sein klinisches Schriftwerk und der Autor der Übergangszeit Petricellus / von Karl Bloedner. – 1925. – 58 S.
Leipzig, Univ., Diss., 1925

Bibl.Sud. 427#Beibd. 10
Notation: Sud. III, 4
Matthaes, Curt:
Der Salernitaner Arzt Urso aus der 2. Hälfte des 12. Jahrhunderts und seine beiden Schriften „De effectibus qualitatum" und „De effectibus medicinarum" / von Curt Matthaes. – 1918. – 74 S.
Leipzig, Univ., Diss., 1918. – Text lat. und dt.

Bibl.Sud. 427#Beibd. 11
Notation: Sud. III, 4
Kilian, Kurt:
Kur und Diätetik von Nierensteinen / nach dem Breslauer Codex Salernitanus hrsg. von Kurt Kilian. – 1920. – 15 S.
Leipzig, Univ., Diss., 1920. – Teilausg.

Bibl.Sud. 427#Beibd. 12
Notation: Sud. III, 4
Ostermuth, Hermann J.:
„Flores Diaetarum": eine salernitanische Nahrungsmitteldiätetik aus dem XII. Jahrhundert, verfaßt vermutlich von Johannes de Sancto Paulo / von Hermann Johannes Ostermuth. – 1919. – 57, X S.
Leipzig, Univ., Diss., 1919. – Enth. den lat. Text der Flores

Bibl.Sud. 427#Beibd. 13
Notation: Sud. III, 4
Salernitanische Anschauungen über Getreide, Brot und Fleisch der Vierfüßler: veröffentlicht aus dem Liber Simplicium des Breslauer Codex Salernitanus / von Hedwig Rupert. – 1920. – 16 S.
Leipzig, Univ., Diss. der Hrsg., 1920. – Teilausg. – Text lat. und dt.

Bibl.Sud. 427#Beibd. 14
Notation: Sud. III, 4
Die Abschnitte über Milch und Wein aus dem „Liber simplicium medicinarum" (Platearius) im Breslauer Codex Salernitanus / von Fritz Wolfgang Klaus. – 1920. – 15 S.
Leipzig, Univ., Diss. des Hrsg., 1920. – Teilausg. – Text lat. und dt.

Bibl.Sud. 427#Beibd. 15
Notation: Sud. III, 4
Geflügel, Eier, Fische, Früchte und Gemüse im Circa instans des Codex Salernitanus in Breslau / von Max Ullmann. – 1926. – 26 S.
Leipzig, Univ., Diss., 1921, Teildr.

Bibl.Sud. 427#Beibd. 16
Notation: Sud. III, 4
Kroemer, Georg Heinrich:
Johanns von Sancto Paulo: Liber de simplicium medicinarum virtutibus und ein anderer Salernitaner Traktat: Quae medicinae pro quibus morbis donandae sunt: nach dem Breslauer Codex herausgegeben / von Georg Heinrich Kroemer. – 1920. – 86 S.
Leipzig, Univ., Diss., 1919. – Enth. den lat. Text der beiden Traktate

Bibl.Sud. 427#Beibd. 17
Notation: Sud. III, 4
Der „Liber de confectione medicinarum" im Breslauer Codex: Arzneidarstellungsvorschriften aus der Mitte des XII. Jahrhunderts zum Salernitaner Antidotarium / von Ehrhard Benndorf. – 1920. – 25 S.
Leipzig, Univ. Diss. des Hrsg., 1920. – Text lat. und dt.

Bibl.Sud. 427#Beibd. 18
Notation: Sud. III, 4
Die Abschnitte: „De clisteribus, de suppositoriis, de siringis, de pessariis, de siropis" aus dem Salernitaner Codex zu Breslau, verglichen mit einer Ausgabe Ciacosa's nach einer römischen Handschrift / von Hermann Heidenreich. – 1920. – 15 S.
Leipzig, Univ., Diss. des Hrsg., 1920. – Text lat. und dt.

Bibl.Sud. 427#Beibd. 19
Notation: Sud. III, 4
Ein Tractat über Arzneiwässer, nach ihren Wirkungen zusammengestellt: aus dem Breslauer Codex Salernitanus zum ersten Male herausgegeben und mit dem Texte eines Codex aus der Biblioteca angelica zu Rom verglichen / von Hellmuth Reinhardt. – 1921. – 22 S.
Leipzig, Univ., Diss. des Hrsg., 1921. – Teilausg. – Text lat. und dt.

Bibl.Sud. 427#Beibd. 20
Notation: Sud. III, 4
Ein Traktat über äußerlich anzuwendende Heilmittel (Umschläge, Salben, Streupulver) aus dem Breslauer Codex Salernitanus / hrsg. von Ernst Schlenkermann. – Zeulenroda i.Th.: Oberreuter, [ca. 1920].
– 35 S.
Leipzig, Univ., geplant als Diss. des verstorbenen Hrsg. – Text lat. und dt.

Bibl.Sud. 428
Notation: Sud. III, 4
Johannes <Iamatus>:
[Chirurgia] Chirurgia Jamati = Die Chirurgie des Jamerius (?) / nach einer Handschrift der Königlichen Hof- und Staatsbibliothek zu München mit Unterstützung der Gräfin Bose-Stiftung zum ersten Mal hrsg. von Dr. Pagel. – Berlin: Hirschwald, 1909. – XVI, 81 S.
Text lat.

Bibl.Sud. 429
Notation: Sud. III, 4
Regimen Sanitatis Salerni Sive Scholae Salernitanae De Conservanda Bona Valetudine Praecepta / Edidit ... Joann. Christ. Gottl. Ackermann. – Stendaliae: Franzen, Grosse, 1790. – 178 S.

Bibl.Sud. 430
Notation: Sud. III, 4
The school of Salernum. – New York: Hoeber, 1920.
– 215 S.: Ill.
Enth. u.a.: Regimen sanitatis Salernitanum. History of the school of Salernum / Francis R. Packard

Bibl.Sud. 431
Notation: Sud. III, 4
L' école de Salerne / trad. en vers français par Ch. Meaux Saint-Marc avec le texte latin en regard. De la sobriété: conseils pour vivre longtemps /par L. Cornaro. – Paris: Baillière, 1861. – LXX, 342 S.: Ill.

Bibl.Sud. 432-1/6
Notation: Sud. III, 4
Sudhoff, Karl:
Zum Regimen Sanitatis Salernitanum: Beiträge / von Karl Sudhoff. – Leipzig: Barth
Aus: Archiv für Geschichte der Medizin; 7 – 12
1. – (1914). – S. 361 – 362

Bibl.Sud. 432-1/6
Notation: Sud. III, 4
Sudhoff, Karl:
Zum Regimen Sanitatis Salernitanum: Beiträge / von Karl Sudhoff. – Leipzig: Barth
Aus: Archiv für Geschichte der Medizin; 7 – 12
2 Merkverse für Lokaltherapie der Körperhöhlen und der äußeren Körperdecken. – 1915. – S. 293

Bibl.Sud. 432-1/6
Notation: Sud. III, 4
Sudhoff, Karl:
Zum Regimen Sanitatis Salernitanum: Beiträge / von Karl Sudhoff. – Leipzig: Barth
Aus: Archiv für Geschichte der Medizin; 7 – 12
[3] 3/4. Merkverse und kurze Notizen aus dem Anfang des 15. Jahrhunderts in einer Leipziger Handschrift. Die Leipziger Handschrift 1134 (1121). – 1915. – S. 352 – 373

Bibl.Sud. 432-1/6
Notation: Sud. III, 4
Sudhoff, Karl:
Zum Regimen Sanitatis Salernitanum: Beiträge / von Karl Sudhoff. – Leipzig: Barth
Aus: Archiv für Geschichte der Medizin; 7 – 12
[4] 5 – 9. Zerstreute Versgruppen aus dem Codex Lipsiensis Nr. 1192 (1430 – 1440). Arznei-Verse aus dem Cod. Lipsiensis 1214. Heilverse aus dem 12. Jahrhundert für mala gutta, fistula und amissio loquelae. Die Pharmakognostik in Versen des Cod. Lipsiensis 1215 (früher 1213), angeblich des Otto von Cremona. Eine zweite Sammlung von medizinischen Merkversen im Codex Lipsiensis Nr. 1215.
– 1916. – S. 221 – 249

Bibl.Sud. 432-1/6
Notation: Sud. III, 4
Sudhoff, Karl:
Zum Regimen Sanitatis Salernitanum: Beiträge / von Karl Sudhoff. – Leipzig: Barth
Aus: Archiv für Geschichte der Medizin; 7 – 12
[5]10/11. Eine dritte Sammlung medizinischer Merkverse im Cod. Lips. 1215. Antidotarienverse des Vindobonensis latinus 5371. – 1916. – S. 91 – 101

Bibl.Sud. 432-1/6
Notation: Sud. III, 4
Sudhoff, Karl:
Zum Regimen Sanitatis Salernitanum: Beiträge / von Karl Sudhoff. – Leipzig: Barth
Aus: Archiv für Geschichte der Medizin; 7 – 12
[6]12 – 16. Lepra-Zeichenlehre in Versen aufgezeichnet im Cod. Berolinensis lat. Fol?. 88. Verse, aufgezeichnet in einer Handschrift des 13. Jahrhunderts in Würzburg und in einer Marburger aus dem Anfang des 14. und einer Erfurter des 13. Jahrhunderts. – 1920. – S. 150 – 180

Bibl.Sud. 433-1
Notation: Sud. III, 3
Collectio ophtalmologica veterum auctorum / P. Pansier. – Paris: Baillière
Text franz. und lat.
1 I. Arnaldi de Villanova libellus regiminis de conformitate visus. II. Johanis de Casso tractatus de conservatione visus. III. Alcoatin congregatio sive liber

de oculis. IV. Ihesu Haly sive Ali ben Issa memoriale oculariorum in duplici translatione. V. Ejusdem modus preparationis et synonima. – 1903. – 379 S.: Ill.

Bibl.Sud. 434
Notation: Sud. III, 4
Griechische und süditalienische Gebete, Beschwörungen und Rezepte des Mittelalters / hrsg. und erkl. von Fritz Pradel. – Giessen: Töpelmann, 1907. – VIII, 151 S. – (Religionsgeschichtliche Versuche und Vorarbeiten; 3,3)
Text griech. und dt.

Bibl.Sud. 435
Notation: Sud. III, 5
Nicolaus <Damascenus>:
[De plantis] Nicolai Damasceni De plantis: libri duo Aristoteli vulgo adscripti / ex Isaaci ben Honain versione Arab. lat. vertit Alfredus; ad codd. mss. fidem addito apparatu critico rec. E. H. F. Meyer. – Lipsiae: Voss, 1841. – XXVIII, 138 S.

Bibl.Sud. 436-1/2
Notation: Sud. III, 5
Venetianer, Ludwig:
Asaf Judaeus, der aelteste medizinische Schriftsteller in hebraeischer Sprache: 38./39. Jahresbericht der Landes-Rabbinerschule in Budapest für das Schuljahr 1914 – 1916 / von Ludwig Venetianer. – Budapest: Alkalay
1. – (1915). – 31, 60 S.

Bibl.Sud. 436-1/2
Notation: Sud. III, 5
Venetianer, Ludwig:
Asaf Judaeus, der aelteste medizinische Schriftsteller in hebraeischer Sprache: 38./39. Jahresbericht der Landes-Rabbinerschule in Budapest für das Schuljahr 1914 – 1916 / von Ludwig Venetianer. – Budapest: Alkalay
2. – (1916). – S. 62 – 193

Bibl.Sud. 437
Notation: Sud. III, 5
Ruska, Julius:
Untersuchungen über das Steinbuch des Aristoteles / von Julius Ruska. – Heidelberg: Winter, 1911. – 92 S.
Zugl.: Heidelberg, Univ., Habil.-Schr., 1911

Bibl.Sud. 438
Notation: Sud. III, 5
Guigues, Pierre:
Les noms arabes dans Sérapion „Liber de simplici medicina": essai de restitution et d'identification de noms arabes de médicaments usités au moyen âge / par Pierre Guigues. – Paris: Impr. Nationale, 1905. – 137 S.
Aus: Journal asiatique; 1905. – Text teilw. franz., teilw. arab.

Bibl.Sud. 439
Notation: Sud. III, 5
Münz, Isaak:
Maimonides als medizinische Autorität / von I. Münz. – Trier: Mayer, 1895. – 49 S.

Bibl.Sud. 440
Notation: Sud. III, 5
Kroner, Hermann:
Ein Beitrag zur Geschichte der Medizin des XII. Jahrhunderts: an der Hand zweier medizinischer Abhandlungen des Maimonides auf Grund von 6 unedierten Handschriften dargestellt und kritisch beleuchtet / von H. Kroner. – Oberdorf u.a., 1906. – 116, 28 S.
Beitr. teilw. dt., teilw. arab.

Bibl.Sud. 441
Notation: Sud. III, 5
Pagel, Julius Leopold:
Maimuni als medizinischer Schriftsteller / von J. Pagel. – Leipzig: Fock, 1908. – XVII S.
Aus: Moses ben Maimon; 1

Bibl.Sud. 442
Notation: Sud. III, 4
Colin, Gabriel:
Avenzoar: sa vie & ses oeuvres / par Gabriel Colin. – Paris: Leroux, 1911. – VI, 197 S. – (Université <Al-Gazair> / Faculté des Lettres: Publications de la Faculté des Lettres d'Alger; 44)

Bibl.Sud. 443
Notation: Sud. III, 5
Abu-'l-Alā' Zuhr Ibn-Abd-al-Malik:
[La Tedkirà] La Tedkirà d'Abû ,l-Alâ' / publ. et trad. pour la première fois par Gabriel Colin. – Paris: Leroux, 1911. – IV, 78 S. – (Université <Alger> / Faculté des Lettres: Publications de la Faculté des Lettres d'Alger; 45)

Bibl.Sud. 444
Notation: Sud. III, 5
Šīrāzī, Naǧm-ad-Dīn Maḥmūd Ibn-Ḍiyā'-ad-Dīn aš:
[Le livre de l'art du traitement] Le livre de l'art du traitement de Najm ad-Dyn Mahmoud: remèdes composés; texte, traduction, glossaire / préc. d'un essai sur la pharmacie arabe par P. Guigues. – Beyrouth: Auteur, 1903. – Getr. Zählung
Teilausg. – Text arab. und franz., Einl. franz. – Teilw. in arab. Schr.

Bibl.Sud. 445
Notation: Sud. III, 5
Richter, Paul:
Beiträge zur Geschichte der Pocken bei den Arabern / von Paul Richter. – Leipzig: Barth, 1911. – S. 311 – 331
Aus: Archiv für Geschichte der Medizin; 5

Bibl.Sud. 446
Notation: Sud. III, 5
Prüfer, Curt:
Die Augenheilkunde des Jûḥannâ b. Mâsawaih: (777 – 857 n. Chr.) / von C. Prüfer und M. Meyerhof. – Strassburg: Trübner u.a., 1915. – S. 218 – 268
Aus: Islam; 6

Bibl.Sud. 447-1/2
Notation: Sud. III, 5
Die arabischen Augenärzte / nach den Quellen bearb. von J. Hirschberg ... – Leipzig: Veit
2 Ámmār b. Áli al-Mauṣili: Das Buch der Auswahl von den Augenkrankheiten. Ḫalifa al-Ḥalabi: Das Buch vom Genügenden in der Augenheilkunde. Ṣalaḥ ad-Dīn: Licht der Augen. – 1905. – X, 262 S.: Ill.

Bibl.Sud. 447-1/2
Notation: Sud. III, 5
Die arabischen Augenärzte / nach den Quellen bearb. von J. Hirschberg ... – Leipzig: Veit
1 Ali Ibn Isa: Erinnerungsbuch für Augenärzte. – 1904. – XXXVIII, 324 S.

Bibl.Sud. 447/-1/2#Beibd. 1
Notation: Sud. III, 5
Avicenna:
[Die Augenheilkunde] Die Augenheilkunde des Ibn Sina / aus dem Arab. übers. und erl. von J. Hirschberg ... – Leipzig: Veit, 1902. – VIII, 186 S.

Bibl.Sud. 448
Notation: Sud. III, 5
Alcoatin:
[Die Augenheilkunde] Die Augenheilkunde des Alcoatim a. d. J. 1159: (Teil IV); zum ersten Male ins Deutsche übersetzt und mit Anmerkungen begleitet / [Hrsg.:] Karl Schorss. – 1899. – 34 S.
Berlin, Univ., Diss. des Hrsg., 1899

Bibl.Sud. 449
Notation: Sud. III, 5
Ḥunain Ibn-Isḥāq:
The book of the ten treatises on the eye ascribed to Hunain Ibn Is-Hâq (809 – 877 A.D.): the earliest existing systematic text-book of ophthalmology = Kitāb al- ‚ašr maqālāt fi ‚l-'ain al-mansūb li-Ḥunain Ibn-Isḥāq / the Arab. text ed. from the only two known ms., with an Engl. transl. and glossary by Max Meyerhof. – Cairo: Gov. Press, 1928. – LIII, 227, 222 S.: Ill.
Teilw. in arab. Schr., arab.

Bibl.Sud. 450-1
Notation: Sud. III, 5
Abū-Manṣūr Muwaffaq Ibn-Ali al-Harawi:
Liber fundamentorum pharmacologiae = Kitāb al-Abniya an ḥaqāiq al-adwiya / Auctore Abu Mansu Mowafik ben Ali al herui. Epitome Codicis Manuscripti persici Bibl. Caes. reg. Vienn. inediti. Primus Latio donavit Romeo Seligmann. – Vindobona: de Schmid
1. – (1830). – 90 S.

Bibl.Sud. 450-2
Notation: Sud. III, 5
Abū-Manṣūr Muwaffaq Ibn-Ali al-Harawi:
Liber fundamentorum pharmacologiae = Kitāb al-Abniya an ḥaqāiq al-adwiya / Auctore Abu Mansu Mowafik ben Ali al herui. Epitome Codicis Manuscripti persici Bibl. Caes. reg. Vienn. inediti. Primus Latio donavit Romeo Seligmann. – Vindobona: de Schmid
2. – (1833). – 111 S.

[Bibl.Sud. 451 nicht vorhanden]

Bibl.Sud. 452-2
Notation: Sud. III, 5
Ruska, Julius:
Arabische Alchemisten / von Julius Ruska. – Heidelberg: Winter. – (Institut für Geschichte der Naturwissenschaft <Heidelberg>: Arbeiten aus dem Institut für Geschichte der Naturwissenschaft; ...) (Josefine-und-Eduard-von-Portheim-Stiftung für Wissenschaft und Kunst: Heidelberger Akten der von-Portheim-Stiftung; ...)
Enth. den dt. Text von: Kitāb risāla Ġa'far al-Ṣādiq fi ‚ilm al-ṣanā'a walḥaġar almukarram. – Bd. 2 enth. außerdem: Ġafar al-Ṣādiq: Buch des Sendschreibens Ġa'far al Ṣādiqs über die Wissenschaft der Kunst und den edlen Stein
2 Ġafar Alṣadiq, der sechste Imām: mit einer Nachbildung der Handschrift Gotha A. 1292 (Haleb 338) in Manuldruck. – 1924. – 128, 31 S. – (Institut ...; 2) (Akten ...; 10)
Enth.: Ġafar aṣ-Ṣadiq: Buch des Sendschreibens Ġafar al-Sādiqs über die Wissenschaft der Kunst und den edlen Stein

Bibl.Sud. 453
Notation: Sud. III, 5
Klebs, Arnold Carl:
A catalogue of early herbals: mostly from the well-known library of Dr. Karl Becher, Karlsbad / with an introd. by Arnold C. Klebs. – Lugano (Switzerland): L'Art Ancien, 1925. – XXIV, 61 S.: Ill. – (Art Ancien SA <Lugano>: Bulletin; 12)

Bibl.Sud. 454
Notation: Sud. III, 5
Choulant, Ludwig:
Graphische Incunabeln für Naturgeschichte und Medicin: enthaltend Geschichte und Bibliographie der ersten naturhistorischen und medicinischen Drucke des XV. und XVI. Jahrhunderts, welche mit illustrirenden Abbildungen versehen sind / von Lud-

wig Choulant. – [Nachdr. der Ausg.] Leipzig 1858. – München: Verl. der Münchner Drucke, 1924. – XX, 168 S.

Bibl.Sud. 455
Notation: Sud. III, 5
Bonaventura, Arnaldo:
I Bagni di Lucca, Coreglia e Barga / Arnaldo Bonaventura. – Bergamo: Ist. Ital. d'Arti Grafiche, 1914. – 147 S.: zahlr. Ill. – (Collezione di monografie illustrate / 1; 75)

Bibl.Sud. 456
Notation: Sud. III, 6
Hartig, Otto:
Die Gründung der Münchener Hofbibliothek durch Albrecht V. und Johann Jakob Fugger / von Otto Hartig. – München: Verl. der Königlich Bayer. Akad. der Wiss., 1917. – XIV, 412 S.: Ill. – (Bayerische Akademie der Wissenschaften <München> / Philosophisch-Historische Klasse: Abhandlungen; 28,3.)

Bibl.Sud. 457-1
Notation: Sud. III, 6
Laire, François X.:
Index Librorum Ab Inventa Typographia Ad Annum 1500: Chronologicè dispositus cum notis historiam typographico-litterariam illustrantibus / hunc disposuit Franc. Xav. Laire. – Senonis: Tarbé
1. – (1791). – VIII, 475 S.

Bibl.Sud. 457-2
Notation: Sud. III, 6
Laire, François X.:
Index Librorum Ab Inventa Typographia Ad Annum 1500: Chronologicè dispositus cum notis historiam typographico-litterariam illustrantibus / hunc disposuit Franc. Xav. Laire. – Senonis: Tarbé
2. – (1791). – 464 S.

Bibl.Sud. 457-2#Beibd. 1
Notation: Sud. III, 6
Bure, Guillaume de:
Catalogue Des Livres De La Bibliothèque De M. Faisant suite à l'Index Librorum Ab Inventa Typographia Ad Annum 1500. Auct. Fr. Xav. Laire / par Guillaume de Bure. – Paris: Bure, 1792. – 112 S.
Als Tome III bezeichnet

Bibl.Sud. 458-1
Notation: Sud. III, 6
Günther, Otto:
Die Wiegendrucke der Leipziger Sammlungen und der Herzoglichen Bibliothek in Altenburg: ein Verzeichnis / von Otto Günther. – Leipzig: Harrassowitz. – (Zentralblatt für Bibliothekswesen / Beih; ...)
[1]. – (1909). – IX, 352 S. – (...; 35,1)

Bibl.Sud. 458-1
Notation: Sud. III, 6
[Zentralblatt für Bibliothekswesen / Beiheft]
Zentralblatt für Bibliothekswesen. Beiheft. – Leipzig: Bibliogr. Inst.
[1]. – (1909). – IX, 352 S. – (...; 35,1)

Bibl.Sud. 458-2
Notation: Sud. III, 6
Günther, Otto:
Die Wiegendrucke der Leipziger Sammlungen und der Herzoglichen Bibliothek in Altenburg: ein Verzeichnis / von Otto Günther. – Leipzig: Harrassowitz. – (Zentralblatt für Bibliothekswesen / Beih; ...)
[2] Nachträge. – 1910. – 26 S. – (...; 35,2)

Bibl.Sud. 459
Notation: Sud. III, 6
Ernst, Konrad:
Die Wiegendrucke des Kestner-Museums zu Hannover / bearb. von Konrad Ernst. – Leipzig: Haupt, 1909. – VII, 104 S.

Bibl.Sud. 460
Notation: Sud. III, 6
Antiquariat Emil Hirsch <München>:
Katalog / Emil Hirsch, Antiquariat. – München
54 Wissenschaft des Mittelalters in Frühdrucken. – ca. 1927

Bibl.Sud. 461
Notation: Sud. III, 6
Osler, William:
Incunabula medica: a study of the earliest printed medical books 1467 – 1480 / by William Osler. – London: Oxford Univ. Press, 1923. – XI, 137 S., XVI Bl.: Ill. – (Bibliographical Society <London>: Illustrated monographs; 19)

Bibl.Sud. 462
Notation: Sud. III, 6
Klebs, Arnold Carl:
The Practica of Gianmatteo Ferrari da Gradi: editio princeps / by Arnold C. Klebs. – Zürich: Seldwyla, [1924]. – 26 S.: Ill.
Aus: Essays on the history of medicine

Bibl.Sud. 463
Notation: Sud. III, 6
Weil, Ernst:
Die Wiegendrucke Münchens: ein bibliographisches Verzeichnis mit neun Typentafeln / zsgest. von Ernst Weil. – München: Verl. der Münchner Drucke, 1923. – 36, IX S.: Ill.
NST: Münchener Wiegendrucke

Bibl.Sud. 464-1/2
Notation: Sud. III, 6
Draud, Georg:
[Bibliotheca Classica, Sive Catalogus Officinalis]
Bibliotheca Classica, Siue Catalogus Officinalis / Omnia & singula, colligente ac disponente M. Georgio Draudio. – Francofurti ad Moenum: Ostern
Der auf dem Titelbl. von [2] genannte Index fehlt
[1] In Quo Singuli Singularum Facultatum Ac Professionum Libri, Qui In Quavis Fere Lingua Extant, ... recensentur ... Usque ad annum M.DCXXIV. inclusiuè: ... Bibliothecae Classicae, quae Anno 1611. in lucem prodiit (ne Bibliothecae istius emptio Emptori sit fraudi) Supplementum, an Anno 1611. usque ad Annum 1624 inclusiue, propediem separatim editum iri. – 1625. – [4] Bl., 1304 S.

Bibl.Sud. 464-1/2
Notation: Sud. III, 6
Draud, Georg:
[Bibliotheca Classica, Sive Catalogus Officinalis]
Bibliotheca Classica, Siue Catalogus Officinalis / Omnia & singula, colligente ac disponente M. Georgio Draudio. – Francofurti ad Moenum: Ostern
Der auf dem Titelbl. von [2] genannte Index fehlt
[2] In Quo Philosophici Artiumque Adeo Humaniorum, Poetici Etiam Et Musici Libri Omnes ... usque ad Annum M.DCXXIV. inclusiue ... continentur. – 1625. – S. 1298 – 1654

Bibl.Sud. 465-1
Notation: Sud. III, 6
Enslin, Theodor C.:
Bibliotheca medico-chirurgica et pharmaceutico-chemica oder Verzeichniß derjenigen medizinischen, chirurgischen, geburtshülflichen und pharmazeutisch-chemischen Bücher, welche vom Jahre 1750 bis zur Mitte des Jahres 1837 in Deutschland erschienen sind / zuerst hrsg. von Theod. Christ. Friedr. Enslin. Von neuem gänzlich umgearb. von Wilhelm Engelmann. – 5., durchaus verb. und verm. Aufl. – Leipzig: Engelmann
[1]. – (1838). – VI, 588 S.

Bibl.Sud. 466
Notation: Sud. III, 6
Osler, William:
Bibliotheca Osleriana: a catalogue of books illustrating the history of medicine and science / coll., arranged, and annot. by William Osler. – Oxford: Clarendon Press, 1929. – XXXV, 785 S.

Bibl.Sud. 467-1
Notation: Sud. III, 6
Griesbach, Hermann:
Physikalisch-chemische Propaedeutik: unter besonderer Berücksichtigung der medizinischen Wissenschaften und mit historischen und biographischen Angaben / von H. Griesbach. – Leipzig: Engelmann
1. – (1895 – 1900). – LX, 992 S.: Ill., graph. Darst.

Bibl.Sud. 467-2
Notation: Sud. III, 6
Griesbach, Hermann:
Physikalisch-chemische Propaedeutik: unter besonderer Berücksichtigung der medizinischen Wissenschaften und mit historischen und biographischen Angaben / von H. Griesbach. – Leipzig: Engelmann
2. – (1915). – XXXVII, 1881 S.: Ill., graph. Darst.

Bibl.Sud. 468
Notation: Sud. III, 6
Aus Wissenschaft und Antiquariat: Festschrift zum 50jährigen Bestehen der Buchhandlung Gustav Fock, G.m.b.H. / [Mitarb.: Max Buchner ...]. – Leipzig: [Fock], 1929. – 390 S.: Ill.

Bibl.Sud. 469
Notation:
Anṭākī, Dā'ūd Ibn-Umar al-:
Taḏkirat uli ,l-albāb wa-'l-ǧami lil-aǧab al uǧāb / Dawud aḍ-Ḍarīr al-Anṭākī. an- Nuzha al-mubhiǧa fi tašḥīḏ al-aḍhān wa-taḏil al-amziǧa. – [al-Qāhira], 1891/92. – 296, 140, 174 S.
In arab. Schr., arab.

Bibl.Sud. 470-1
Notation: Sud. III, 7
Ibn-al-Baiṭār, Abū-Muḥammad Abdallāh Ibn-Aḥmad:
Grosse Zusammenstellung über die Kräfte der bekannten einfachen Heil- und Nahrungsmittel / von Abu Mohammed Abdallah Ben Ahmed. Aus dem Arab. übers. von Joseph v. Sontheimer. – Stuttgart: Hallberger
1. – (1840). – XVI, 592 S.

Bibl.Sud. 470-2
Notation: Sud. III, 7
Ibn-al-Baiṭār, Abū-Muḥammad Abdallāh Ibn-Aḥmad:
Grosse Zusammenstellung über die Kräfte der bekannten einfachen Heil- und Nahrungsmittel / von Abu Mohammed Abdallah Ben Ahmed. Aus dem Arab. übers. von Joseph v. Sontheimer. – Stuttgart: Hallberger
2. – (1842)

Bibl.Sud. 471
Notation: Sud. III, 7
Seidel, Ernst:
Mechithar's des Meisterarztes aus Her „Trost bei Fiebern": nach dem Venediger Drucke vom Jahre 1832 zum ersten Male aus dem Mittelarmenischen übersetzt und erläutert / von Ernst Seidel. – Leipzig: Barth, 1908. – V, 308 S.

Bibl.Sud. 472
Notation: Sud. III, 7
Duhem, Pierre Maurice Marie:
La précession des équinoxes selon les astronomes

grecs et arabes / par Pierre Duhem. – Louvain: Ceuterick, 1912. – 128 S.
Aus: Revue des Questions scientifiques; 1912

Bibl.Sud. 473
Notation: Sud. III, 7
Ġāfiqī, Muḥammad Ibn-Qassūm al-:
Kitāb al- Muršid fi ,l-kuḥl (Al-morchid fi'l-Kohhl) ou le guide d'oculistique: ouvrage inédit de l'oculiste arabe-espagnol Muḥammad Ibn-Qassūm al-Ġāfiqī (Mohammad Ibn Qassoûm Ibn Aslam al-Ghâfiqî), XIIe siècle / trad. des parties ophtalmologiques d'après le ms. conservé à la bibliothèque de L'Escurial par Max Meyerhof. – Masnou: Laboratoires du Nord de l'Espagne, 1933. – 225 S.

Bibl.Sud. 474
Notation: Sud. III, 7
Baeumker, Clemens:
Der Platonismus im Mittelalter: Festrede gehalten in der öffentlichen Sitzung der K. Akademie d. Wiss. am 18. März 1916. – München: Verl. der Bayer. Akad. der Wiss., 1916. – 49 S. – (Fest- und Gedächtnisreden; 9,11)

Bibl.Sud. 475
[Bibl.Sud. 1729]
Notation: Sud. III, 7; Sud. X, 7
Studien und Texte zur frühmittelalterlichen Rezeptliteratur / [hrsg.] von Henry E. Sigerist. – Leipzig: Barth, 1923. – VII, 220 S. – (Studien zur Geschichte der Medizin; 13)

Bibl.Sud. 476
Notation: Sud. III, 7
Astruc, Jean:
Mémoires Pour Servir À L'Histoire De La Faculté De Medecine De Montpellier / Par feu M. Jean Astruc; Revus & publiés par M. Lorry. – Paris: Cavelier, 1767. – LVI, 432 S.: Ill.

Bibl.Sud. 477
Notation: Sud. III, 7
Gualterus <Agulinus>:
[Summa medicinalis] Gualteri Agilonis Summa medicinalis: nach den Münchener Cod. lat. Nr. 325 und 13124 erstmalig ediert mit einer vergleichenden Betrachtung älterer medizinischer Kompendien des Mittelalters / von Paul Diepgen. – Leipzig: Barth, 1911. – III, 232 S.
Text teilw. dt., teilw. lat.

Bibl.Sud. 478
Notation: Sud. III, 7
Gillies, Hugh C.:
Regimen sanitatis: a Gaelic medical manuscript of the early sixteenth century or perhaps older from the Vade mecum of the famous Macbeaths = The rule of health / by H. Cameron Gillies. – Glasgow: Maclehose, 1911. – 139 S.: Ill. Text gäl. und engl.

Bibl.Sud. 479
Notation: Sud. III, 7
Guareschi, Icilio:
Ruggero Bacone: il metodo sperimentale e Galileo; memoria / memoria del socio Icilio Guareschi. – Torino: Bocca, 1915. – 84 S.: Ill.
Aus: Memorie della Reale Accademia delle Scienze di Torino: Ser. 2; 65

Bibl.Sud. 480
Notation: Sud. III, 7
Alexander, Elizabeth H.:
A further bibliography of the late John Ferguson, M.A., LL.D., F.S.A., Regius Professor of Chemistry in the University of Glasgow, 1874 – 1915 / by Elizabeth H. Alexander. – Glasgow: Bibliogr. Soc., 1934. – 47 S.: Ill.
Veränd. aus: Records of the Glasgow Bibliogr. Soc.; 1934

Bibl.Sud. 481
Notation: Sud. III, 7
Bernardus <de Gordonio>:
[Practica] Practica Gordonii: Praxis omnibus medicine studiosis maxime utilis ... – Venetiis: Giunta, 1521. – 124 Bl.

Bibl.Sud. 482
Notation: Sud. III, 7
Arnoldus <de Villa Nova>:
Hec sunt opera Arnaldi de villa nova nuperrime recognita ac emendata diligentiq[ue] opere impressa que in hoc volumine contine[n]tur: Speculum medicine. De intentionibus medicorum ... Epistola super Alchimia ad regem neapolitanum. – Venetiis: Scotus, 1505. – [10], 355 Bl.

Bibl.Sud. 483
Notation: Sud. III, 7
Albertotti, Giuseppe:
I codici di Napoli e del Vaticano e il codice Boncompagni ora Albertotti riguardanti la opera oftalmojatrica di Benvenuto con alcune considerazioni e proposte intorno all'abbassamento della cataratta / Giuseppe Albertotti. – Modena: Soc. Tip., 1903. – Getr. Zählung: Ill.
Aus: Memorie della R. Accademia di Scienze, Lettere ed Arti in Modena / Ser. 3; 4

Bibl.Sud. 484
Notation: Sud. III, 7
Benevenutus <Grapheus>:
I codici Riccardiano, Parigino ed Ashburnhamiano dell'opera oftalmojatrica di Benvenuto / Giuseppe Albertotti. – Modena: Soc. Tip., 1897. – 87 S.: Ill.
Aus: Memorie della R. Accademia di Scienze, Lettere ed Arti di Modena / Ser. 3; 1

Bibl.Sud. 485
Notation: Sud. III, 7
Jacobinus <de Conflentia>:
[Liber de regimine sanitatis] D. magistri Jacobini de Conflentia liber de regimine sanitatis / cur. Johannes Carbonelli. – Taurini: Schola Typ., 1911. – [23] Bl.: Ill.

Bibl.Sud. 486
Notation: Sud. III, 7
Corner, George W.:
Anatomical texts of the earlier middle ages: a study in the transmission of culture; with a revised Latin text of Anatomia Cophonis and translations of four texts / by George W. Corner. – Washington: Carnegie Inst. of Washington, 1927. – 112 S.: Ill.

Bibl.Sud. 487
Notation: Sud. III, 7
Thomas <de Cantiprato>:
Liber de monstruosis hominibus Orientis: aus: Thomas von Cantimpré: De natura rerum; Erstausgabe aus der Bilderhandschrift der Breslauer Stadtbibliothek nebst zwei Seiten Facsimile / von Alfons Hilka. – Breslau: Trewendt & Granier, 1911. – 15 S., [2] Bl.: Ill

Bibl.Sud. 488
Notation: Sud. III, 7
Thomas <de Cantiprato>:
[Die Gynäkologie] Die Gynäkologie des Thomas von Brabant: ein Beitrag zur Kenntnis der mittelalterlichen Gynäkologie und ihrer Quellen / von Christ. Ferckel. – München: Kuhn, 1912. – 81 S., XXI Doppelbl.: Ill. – (Alte Meister der Medizin und Naturkunde; 5)
Teilausg. von Buch I

Bibl.Sud. 489
Notation: Sud. III, 7
Mundinus <Lucius>:
Incipit anothomia Mundini. – Bononiae: Johannes de Noerdlingen, 1482. – [38] Bl.

Bibl.Sud. 490
Notation: Sud. III, 7
Anatomies de Mondino dei Luzzi et de Guido de Vigevano / Ernest Wickersheimer. – Genève: Droz, 1926. – 91 S., [17] Bl.: zahlr. Ill. – (Documents scientifiques du quinzième siècle; 3)

Bibl.Sud. 491
[Bibl.Sud. 2735-1#Beibd. 2]
Notation: Sud. III, 7; Sud. XXI, 79
Balzli, Hans:
Vokabularien im Codex Salernitanus der Breslauer Stadtbibliothek (Nr. 1302) und in einer Münchener Handschrift (Lat. 4622): beide aus dem XII. Jahrhundert / hrsg. und bearb. von Hans Balzli. – Leipzig: Barth, 1931. – 64 S. – (Studien zur Geschichte der Medizin; 21)
Zugl.: Leipzig, Univ., Diss., 1920

Bibl.Sud. 492
Notation: Sud. III, 7
Sudhoff, Karl:
Lateinische chirurgische Texte des Mittelalters: Die Bamberger Chirurgie aus Salerno in einer Handschrift des 12. und einer des 13. Jahrhunderts / [Karl Sudhoff]. – [Leipzig]: [Barth], [1918]. – S. 93 – 148
Aus: [Sudhoff: Beiträge zur Geschichte der Chirurgie im Mittelalter, T. 2]

Bibl.Sud. 493
Notation: Sud. III, 7
Rogerius <Salernitanus>:
[Die Chirurgie] Die Chirurgie des Roger Frugardi von Salern / [Hrsg.: Karl Sudhoff]. – [Leipzig]: [Barth], [1918]. – S. 148 – 236: Ill.
Aus: K. Sudhoff: Beiträge zur Geschichte der Chirurgie im Mittelalter, T. 2. – Text dt. und lat.

Bibl.Sud. 494
Notation: Sud. III, 7
Guido <de Cauliaco>:
[Cyrurgia] Cyrurgia Guidonis De Cauliaco. Et Cyrurgia Bruni u.a. – Noviter Impressus. – Venetiis: Venetus de Vitalibus, 1519. – 267 Bl.: Ill.

Bibl.Sud. 495
Notation: Sud. III, 7
Guido <de Cauliaco>:
[La grande chirurgie] La grande chirurgie de Guy de Chauliac, chirurgien, maître en médecine de l'université de Montpellier: composée en l'an 1363 / rev. et collationnée ..., avec des notes, une introd. ..., une glossaire et une table alphabétique par E. Nicaise. – Paris: Alcan, 1890. – CXCI, 747 S.: Ill.

Bibl.Sud. 496
[Bibl.Sud. 607]
Notation: Sud. III, 7; Sud. IV, 7
Bagellardus, Paulus:
Libellus de aegritudinibus infantium / Paolo Bagellardi. – [Faks. der Ausg.] Padua 1472. – [München]: [Verl. der Münchner Dr.], [1925]. – [40] Bl.
[Aus: Karl Sudhoff: Erstlinge der pädiatrischen Literatur]

Bibl.Sud. 497
Notation: Sud. III, 7; Sud. XIV, 6
Metlinger, Bartholomäus:
Ein Regiment der jungen Kinder / Bartholomäus Metlinger. – [Faks. der Ausg.] Augsburg 1475. – [München]: [Verl. der Münchner Dr.], [1925]. – [28] Bl.
[Aus: Karl Sudhoff: Erstlinge der pädiatrischen Literatur]

Bibl.Sud. 498
Notation: Sud. III, 7
Roelans, Cornelis:
Liber de aegritudinibus infantium / Cornelis Roelans von Mecheln. – [Faks. der Ausg.] Loewen ca. 1485. – [München]: [Verl. der Münchner Dr.], [1925]. – [118] Bl.
[Aus: Karl Sudhoff: Erstlinge der pädiatrischen Literatur]

Bibl.Sud. 499
Notation: Sud. III, 7
Henricus <de Mondavilla>:
[Chirurgie] Chirurgie de maître Henri de Mondeville, chirurgien de Philippe le Bel, roi de France: composée de 1306 à 1320 / trad. française avec des notes, une introd. et une biographie ... par E. Nicaise. – Paris: Alcan, 1893. – LXXXII, 903 S. . Ill.

Bibl.Sud. 500
Notation: Sud. III, 7
Franco, Pierre:
[Chirurgie] Chirurgie de Pierre Franco de Turriers en Provence: composée en 1561 / avec une introd. historique, une biographie et l'histoire du Collège de Chirurgie par E. Nicaise. – Nouv. éd. – Paris: Alcan, 1895. – CLXIV, 382 S.: Ill.

Bibl.Sud. 501
Notation: Sud. III, 7
Aus der Handschriften-Abteilung der Preußischen Staatsbibliothek: Abhandlungen und Nachbildungen von Autographen; Ludwig Darmstaedter zum 75. Geburtstag / dargebracht von Hermann Degering, Karl Christ und Julius Schuster. – Berlin: Breslauer, 1922. – 208 S.: Ill.

Bibl.Sud. 502-1
Notation: Sud. III, 7
Schum, Wilhelm:
Beschreibendes Verzeichniss der Amplonianischen Handschriften-Sammlung zu Erfurt / bearb. und hrsg. ... von Wilhelm Schum. – Berlin: Weidmann, 1887
[1]. – LVIII S. S. 1 – 464

Bibl.Sud. 502-2
Notation: Sud. III, 7
Schum, Wilhelm:
Beschreibendes Verzeichniss der Amplonianischen Handschriften-Sammlung zu Erfurt / bearb. und hrsg. ... von Wilhelm Schum. – Berlin: Weidmann, 1887
[2]. – S. 465 – 1010

Bibl.Sud. 503
Notation: Sud. III, 7
Carbonelli, Giovanni:
Comenti sopra alcune miniature e pitture italiane a soggetto medico: specialmente dell'arte d'illustrare il Tacuinum Sanitatis nei sec. XIV e XV colle refe-
renze ad alcune pitture murali / [G. Carbonelli; R. Ravasini]. – Roma: Centenari, 1918. – 134 S.: zahlr. Ill.

Bibl.Sud. 504
Notation: Sud. III, 8
Goldschmid, Edgar:
Entwicklung und Bibliographie der pathologisch-anatomischen Abbildung / von Edgar Goldschmid. – Leipzig: Hiersemann, 1925. – 301 S., 44 Bl.: zahlr. Ill.

Bibl.Sud. 505
Notation: Sud. III, 8
Choulant, Ludwig:
Geschichte und Bibliographie der anatomischen Abbildung nach ihrer Beziehung auf anatomische Wissenschaft und bildende Kunst / von Ludwig Choulant. – Leipzig: Weigel, 1852. – [9] Bl., IV, 203 S.: Ill.

Bibl.Sud. 506
Notation: Sud. III, 8
Kaiser-Wilhelm-Akademie für das Militärärztliche Bildungswesen <Berlin>:
Verzeichnis der Büchersammlung der Kaiser Wilhelms-Akademie für das militärärztliche Bildungswesen. – 3. Ausg. – Berlin: Hirschwald, 1906. – XI, 1055 S.

Bibl.Sud. 507
Notation: Sud. III, 8
Urban & Schwarzenberg: Wien und Berlin 1866 – 1916; Verzeichnis aller seit Gründung der Firma bis Ende 1916 erschienenen Werke mit einer kurzen einleitenden Geschichte ihres Werdeganges. – Wien [u.a.]: Urban & Schwarzenberg, 1916. – 224 S.: Ill.

Bibl.Sud. 508
Notation: Sud. III, 8
Hohlfeld, Johannes:
200 Jahre F. C. W. Vogel / [nach Forschungen und Aufzeichnungen verf. von Johannes Hohlfeld]. – [Leipzig]: [Vogel], [1930]. – 50 S.: Ill.

Bibl.Sud. 509
Notation: Sud. III, 8
Johann Ambrosius Barth, Leipzig: 1780 – 1930. – [Leipzig]: [Barth], [1930]. – 203 S.: Ill.
Enth.: Geschichte des Verlags Johann Ambrosius Barth 1780 – 1890 / Annemarie Meiner. Der Verlag Johann Ambrosius Meiner seit 1890 / Arthur Meiner

Bibl.Sud. 510
Notation: Sud. III, 8
Johann Ambrosius Barth / 1880 – 1930: Verlagsverzeichnis / Johann Ambrosius Barth; Curt Kabitzsch; Leopold Voss. – Leipzig: Barth, 1930. – XI, 264 S.

[Bibliotheca Sudhoffiana, Teil] Sud. IV

Bibl.Sud. 511
Notation: Sud. IV, 1
Meier, Fritz:
Beiträge zur Biographie Albrecht von Hallers / von Fritz Meier. – 1915. – 92 S.
München, Univ., Diss., 1914

Bibl.Sud. 512
Notation: Sud. IV, 1
Irsay, Stephen d':
Albrecht von Haller: eine Studie zur Geistesgeschichte der Aufklärung / Stephen d'Irsay. – Leipzig: Thieme, 1930. – V, 97 S.: Ill. – (Institut für Geschichte der Medizin <Leipzig>: Arbeiten des Instituts für Geschichte der Medizin; 1)

Bibl.Sud. 513
Notation: Sud. IV, 1
Haller, Albrecht von:
[Briefe an Johannes Gesner] Albrecht von Hallers Briefe an Johannes Gesner: (1728 – 1777) / hrsg., eingel. und mit Anm. vers. von Henry E. Sigerist. – Berlin: Weidmann, 1923. – VII, 574 S. – (Gesellschaft der Wissenschaften <Göttingen> / Mathematisch-Physikalische Klasse: Abhandlungen der ... / Neue Folge; 11,2)

Bibl.Sud. 514-1/5
Notation: Sud. IV, 1
Medicorum Silesiacorum Satyrae: Quae Varias Observationes, Casus, Experimenta, Tentamina Ex Omni Medicinae Ambitu Petita Exhibent. – Wratislaviae u.a.: Kornius
1. – (1736). – [5] Bl., 103 S.: Ill.

Bibl.Sud. 514-1/5
Notation: Sud. IV, 1
Medicorum Silesiacorum Satyrae: Quae Varias Observationes, Casus, Experimenta, Tentamina Ex Omni Medicinae Ambitu Petita Exhibent. – Wratislaviae u.a.: Kornius
2. – (1737). – 103 S.: Ill.

Bibl.Sud. 514-1/5
Notation: Sud. IV, 1
Medicorum Silesiacorum Satyrae: Quae Varias Observationes, Casus, Experimenta, Tentamina Ex Omni Medicinae Ambitu Petita Exhibent. – Wratislaviae u.a.: Kornius
3. – (1737). – 95 S.: Ill.

Bibl.Sud. 514-1/5
Notation: Sud. IV, 1
Medicorum Silesiacorum Satyrae: Quae Varias Observationes, Casus, Experimenta, Tentamina Ex Omni Medicinae Ambitu Petita Exhibent. – Wratislaviae u.a.: Kornius
4. – (1737). – 103 S.: Ill.

Bibl.Sud. 514-1/5
Notation: Sud. IV, 1
Medicorum Silesiacorum Satyrae: Quae Varias Observationes, Casus, Experimenta, Tentamina Ex Omni Medicinae Ambitu Petita Exhibent. – Wratislaviae u.a.: Kornius
5. – (1737). – 103 S.: Ill.

Bibl.Sud. 515
Notation: Sud. IV, 1
DeGiovanni, Achille:
Ricordiamo Giovanni Battista Morgagni: prelezione al corso di Clinica Medica Generale nell'anno scolastico 1911 – 1912 / A. De Giovanni. – Milano: Vallardi, 1911. – 11 S.
Aus: Gazzetta degli Ospedali e delle Cliniche; 1911,148

Bibl.Sud. 515#Beibd. 1
Notation: Sud. IV, 1
Messedaglia, Luigi:
Giambattista Morgagni e l'Università di Padova: (1711 – 1771) / Luigi Messedaglia. – Roma: Nuova Antologia, 1911. – 17 S.: Ill.
Aus: Nuova Antologia; 1911

Bibl.Sud. 515#Beibd. 2
Notation: Sud. IV, 1
Messedaglia, Luigi:
Di alcune lettere e consulti medici di G. B. Morgagni esistenti nella Biblioteca Comunale di Verona: (nota preventiva) / Luigi Messedaglia. – Firenze: Soc. Tip. Fiorentina, 1911. – 7 S.
Aus: Rivista Critica di Clinica Medica; 12,13

Bibl.Sud. 515#Beibd. 3
Notation: Sud. IV, 1
Morgagni, Giambattista:
[Lettere e consulti inediti] Lettere e consulti inediti di G. B. Morgagni / con introd. e note del prof. Luigi Messedaglia. – Venezia: Ferrari, 1912. – S. 570 – 615
Aus: Atti del Reale Ist. Veneto di Scienze, Lettere ed Arti; 71,2

Bibl.Sud. 516
Notation: Sud. IV, 1
Falk, Friedrich:
Die pathologische Anatomie und Physiologie des Joh. Bapt. Morgagni (1682 – 1771): ein monographischer Beitrag zur Geschichte der theoretischen Heilkunde / von F. Falk. – Berlin: Hirschwald, 1887. – 112 S.

Bibl.Sud. 517
Notation: Sud. IV, 1
Linné und Fabricius: zu ihrem Leben und Werk; drei Faksimiles zu Linnés 150. Todestag / hrsg. von Julius Schuster. – München: Verl. d. Münchner Dr., 1928. – Getr. Zählung: Ill. – (Münchener Beiträge

zur Geschichte und Literatur der Naturwissenschaften und Medizin / Sonderheft; 4)

Bibl.Sud. 518
Notation: Sud. IV, 1
Lemos, Maximiano:
Ribeiro Sanches: a sua vida e a sua obra / Maximiano Sanches. – Porto: Martins, 1911. – VIII, 369 S.: Ill.

Bibl.Sud. 518#Beibd. 1
Notation: Sud. IV, 1
Maximiano Lemos: Ribeiro Sanches; a sua vida e a sua obra. – Porto: Martins, 1911. – 26 S.
Verlagsprospekt mit Rezensionen

Bibl.Sud. 518#Beibd. 2
Notation: Sud. IV, 1
Lemos, Maximiano:
Ribeiro Sanches à Leyde: 1730 – 1731 / par Maximiano Lemos. – Harlem: Bohn, 1911. – 17 S.
Aus: Janus; 16

Bibl.Sud. 519
Notation: Sud. IV, 1
Friedrich <Preußen, König, II.>:
[Korrespondenz mit Ärzten] Friedrichs des Grossen Korrespondenz mit Ärzten / hrsg. von G. L. Mamlock. – Stuttgart: Enke, 1907. – XII, 168 S.

Bibl.Sud. 520
Notation: Sud. IV, 1
Zimmermann, Johann G. von:
Ueber Friedrich den Grossen und meine Unterredungen mit Ihm kurz vor seinem Tode / Von dem Ritter von Zimmermann. – Leipzig: Weidmann, 1788. – 301 S., 5 Bl.

Bibl.Sud. 521
Notation: Sud. IV, 1
Bell, Charles:
Idee einer neuen Hirnanatomie (1811): Originaltext und Übersetzung / mit Einleitung hrsg. von Erich Ebstein. – Leipzig: Barth, 1911. – 43 S. – (Klassiker der Medizin)

Bibl.Sud. 522
Notation: Sud. IV, 1
Auenbrugger, Leopold:
Inventum novum / hrsg. und mit einer biographischen Skizze vers. von Max Neuburger. – Faks. nach der ersten Ausg., Vindobonae, 1761 / begleitet von der franz. Übers. Corvisart's, der engl. von Forbes, der dt. von Ungar. Hrsg. und mit einer biographischen Skizze vers. von Max Neuburger. – Wien u.a.: Šafář, 1922. – Getr. Zählung: Ill.

Bibl.Sud. 523
Notation: Sud. IV, 1
Lichtenberg, Georg Christoph:
Aus G. C. Lichtenbergs Correspondenz / hrsg. von Erich Ebstein. – Stuttgart: Enke, 1905. – VI, 107 S.: Ill.

Bibl.Sud. 524
Notation: Sud. IV, 1
Webb, Gerald B.:
René Théophile Hyacinthe Laennec: a memoir / by Gerald B. Webb. – New York: Hoeber, 1928. – XIX, 146 S.: Ill.

Bibl.Sud. 525
Notation: Sud. IV, 1
Doll, Karl:
Dr. Johann Peter Frank: 1745 – 1821; der Begründer der Medizinalpolizei und der Hygiene als Wissenschaften / von Karl Doll. – Karlsruhe: Braun, 1909. – 85 S.: Ill.
Aus: Verhandlungen des Naturwiss. Vereins in Karlsruhe; 22

Bibl.Sud. 526
Notation: Sud. IV, 1
Júlio Denis: homenagem da Faculdade de Medicina do Pôrto, 1 de dezembro de 1926. – Pôrto: Araujo, 1927. – 115 S.: Ill.

Bibl.Sud. 527
Notation: Sud. IV, 2
Santorio, Santorio:
[Methodi Vitandorum errorum omnium qui in arte Medica contingunt Libri Quindecim] Sanctorii Sanctorii Iustinopolitani Medici Ac Philosophi Methodi Vitandorum errorum omnium qui in arte Medica contingunt Libri Quindecim: Quorum principia sunt ab auctoritate Medicorum & Philosophorum principum desumpta, eaque omnia experimentis, & rationibus analyticis comprobata. Nunc primum acceßit eiusdem Authoris De Inventione Remediorum Liber. – Genevae: Albertus, 1630. – [8] Bl., 605 S., [25] Bl., 108 S.: Ill.

Bibl.Sud. 528
Notation: Sud. IV, 2
Castiglioni, Arturo:
La vita e l'opera di Santorio Santorio capodistriano: MDLXI – MDCXXXVI / Arturo Castiglioni. – Bologna u.a.: Cappelli, 1920. – 86 S.: Ill.

Bibl.Sud. 529
Notation: Sud. IV, 2
Pick, Friedel:
Denkschrift des Rektors Johannes Jessenius von Groß-Jessen an den Generallandtag von 1619 über Erneuerung der Prager Universität. – Prag, 1920. – [44], 130 S., 5 Bl.: Ill. – (Pragensia; 2) (Gesellschaft Deutscher Bücherfreunde in Böhmen: Veröffentlichungen; 3)
Enth.: Jessen, Johann von: De restauranda antiquis-

sima Pragensi Academia. – Reprint der Ausg. Pragae 1619

Bibl.Sud. 530
Notation: Sud. IV, 2
Russus, Joannes Andreas:
Tractatus De Urinis / Luculenter Compilatus Per Ioannem Andream Russum ... – Bruntruti: Darbelley, 1623. – 222 S.

Bibl.Sud. 531
Notation: Sud. IV, 2
Moyes, John:
Medicine & kindred arts in the plays of Shakespeare / by John Moyes. – Glasgow: MacLehose, 1896. – XIV, 123 S.

Bibl.Sud. 532
Notation: Sud. IV, 2
Kühne, Wilhelm:
Venus, Amor und Bacchus in Shakespeare's Dramen: eine medicinisch-poetische Studie / von W. Kühne. – Braunschweig: Appelhans, 1902. – 74 S.

Bibl.Sud. 533
Notation: Sud. IV, 2
Virchow, Rudolf:
Gedächtnissrede auf Joh. Lucas Schönlein: gehalten am 23. Januar 1865, dem ersten Jahrestage seines Todes in der Aula der Berliner Universität / von Rudolf Virchow. – Berlin: Hirschwald, 1865. – 112 S.

Bibl.Sud. 534
Notation: Sud. IV, 2
Early science in Oxford / by R. T. Gunther. – Oxford
3 Part I. The biological sciences. Part II. The biological collections. – 1925. – XII, 564 S.: zahlr. Ill.

Bibl.Sud. 535
Notation: Sud. IV, 2
Harvey, William:
[Exercitatio anatomica de motu cordis et sanguinis in animalibus] Exercitatio anatomica de motu cordis et sanguinis in animalibus Guilielmi Harvei Angli. – Facs. ed. [der Ausg.] Francofurti 1628. – Florence: Lier, 1928. – 72 S.: Ill. – (Monumenta medica; 5)

Bibl.Sud. 536
Notation: Sud. IV, 2
Singer, Charles Joseph:
The discovery of the circulation of the blood / by Charles Singer. – London: Bell, 1922. – X, 80 S.: Ill. – (Classics of scientific methods)

Bibl.Sud. 537
Notation: Sud. IV, 2
Malloch, Archibald:
William Harvey / by Archibald Malloch. – New York: Hoeber, 1929. – XI, 103 S.: Ill.
Korrigiert aus: The American Journal of Surgery, N.S.; 5, 1928

Bibl.Sud. 538
Notation: Sud. IV, 2
Bilikiewicz, Tadeusz:
Jan Jonston: 1603 – 1675; żywot i działalno?s?c lekarska / Tadeusz Bilikiewicz. – Warszawa: Wyd. Kasy im. Mianowskiego, 1931. – 233 S.: Ill.

Bibl.Sud. 539
Notation: Sud. IV, 2
Del Gaizo, Modestino:
Studii di Giovanni Alfonso Borrelli sulla pressione atmosferica: con note illustrative intorno alla vita ed alle opere di lui / memoria di Modestino del Gaizo. – Napoli: Tip. della R. Accademia delle Scienze, 1886. 31 S.: graph. Darst.

Bibl.Sud. 539#Beibd. 1
Notation: Sud. IV, 2
Del Gaizo, Modestino:
Giovanni Alfonso Borrelli e la sua opera De motu animalium: discorso / del Prof. Modestino del Gaizo. – Napoli: Tocco e Salvietti, 1908. – 25 S.
Aus: Atti della R. Accademia Medico-Chirurgica di Napoli; 1908,2

Bibl.Sud. 539#Beibd. 2
Notation: Sud. IV, 2
Borrelli, Giovanni A.:
[Alcune lettere] Alcune lettere di Giovanni Borrelli: dirette una al Malpighi le altre al Magliabechi / ill. da Modestino del Gaizo. – Napoli: Tip. della R. Accademia della Scienze, 1886. – 39 S.

Bibl.Sud. 539#Beibd. 3
Notation: Sud. IV, 2
Del Gaizo, Modestino:
Evangelista Torricelli e Giovanni Alfonso Borrelli: appunti raccolti nel compiersi il terzo secolo dalla loro nascita / Modestino del Gaizo. – Pavia: Fusi, 1908. – 18 S.
Aus: Rivista di Fisica, Matematica e Scienze Naturali (Pavia); 9

Bibl.Sud. 540
Notation: Sud. IV, 2
Bacchini, Amato:
La vita e le opere di Giovanni Maria Lancisi: n. 1654 + 1720 / Amato Bacchini. – Roma: Sansaini, 1920. – 115 S.: Ill.

Bibl.Sud. 541
Notation: Sud. IV, 2
Bilancioni, Guglielmo:
Valsalva: le opere e l'uomo secondo documenti inediti / Guglielmo Bilancioni. – Roma: Tip. del Cam-

pidoglio, 1911. – VI, 135 S.: Ill.
Aus: Atti della Clinica oto-rino-laringoiatrica della R. Univ. di Roma; 1910

Bibl.Sud. 541#Beibd. 1
Notation: Sud. IV, 2
Bilancioni, Guglielmo:
La questione della sede della cataratta e un carteggio inedito fra il Valsalva e il Lancisi / Guglielmo Bilancioni. – Faenza: Tip. Soc. Faentina, 1911. – 12 S.
Aus: Rivista di Storia Critica delle Scienze Mediche e Naturali; 2

Bibl.Sud. 542
Notation: Sud. IV, 2
Ramazzini, Bernardino:
[De Morbis Artificum Diatriba] Bern. Ramazzini ... De Morbis Artificum Diatriba. Accedunt Lucae Antonii Portii In Hippocratis librum De Veteri Medicina Paraphrasis u.a. – Editio Secunda. – Ultraiecti: Water, 1703. – 340 S., [6] Bl., 60 S., [3] Bl.

Bibl.Sud. 543
Notation: Sud. IV, 2
Universis, & singulis presens doctoratus privilegium visuris, lecturis, seu legi audituris ... – [Faksimile]. – [London], [1908]. – 7 Bl.: Ill.
Promotionsurkunde der Univ. Padua 1602 für William Harvey

Bibl.Sud. 544
Notation: Sud. IV, 2
Rudbeck, Olof:
Nova Excercitatio Anatomica: Exhibens Ductus Hepaticos Aquosos, [et] Vasa Glandularum Serosa / nunc primum inventa, aeneisque figuris delineata, ab Olao Rudbeck Sveco. Cui accessere aliae eiusdem observationes anatomicae ... – [Faks. der Ausg.] Arosiae 1653. – Upsaliae: Almqvist & Wiksell, 1930. – [27] Bl.: Ill.

Bibl.Sud. 545
Notation: Sud. IV, 2
Maggiora, Arnaldo:
L' opera igienica di Bernardino Ramazzini: discorso letto il 4 novembre 1901 in occasione della solenne apertura degli studi nella R. Università di Modena / dal Prof. Arnaldo Maggiora. – Modena: Soc. Tip. Modenese, 1902. – 153 S.: Ill.
Aus: Annuario della R. Università di Modena; 1901/02

Bibl.Sud. 546
Notation: Sud. IV, 2
Boerhaave, Herman:
Die Grundsätze der Diagnostik und Therapie / von Hermann Boerhave. Aus dem Lat. übers. von L. Levy. – München: Seitz & Schauer, [1904]. – 217 S.

Bibl.Sud. 547
Notation: Sud. IV, 2
Patin, Guy:
[Lettres Choisies] Lettres Choisies De Feu Monsieur Guy Patin ...: Dans lesquelles sont contenuës, Plusieurs particularités Historiques, sur la Vie & la Mort des Savans de ce Siècle, sur leurs Ecrits, & sur plusieurs autres choses curieuses depuis l'an 1645. jusqu'en 1672. – LaHaye: Moetiens, [1683]. – [10] Bl., 522 S.: Ill.

Bibl.Sud. 547 a
Notation: Sud. IV, 2
Boerhaave, Herman:
Herman Boerhaave en zijne beteekenis voor de chemie / door Ernst Cohen. – [Utrecht], [1918]. – 168 S.: Ill.

Bibl.Sud. 548
Notation: Sud. IV, 2
Boerhaave, Herman:
[Briefe an Johann Bapt. Bassand in Wien] Hermann Boerhaaves Briefe an Johann Bapt. Bassand in Wien / ausgew. und eingel. von Ernst Darmstaedter. – München: Verl. der Münchner Dr., 1927. – XLV S.: Ill. – (Münchener Beiträge zur Geschichte und Literatur der Naturwissenschaften und Medizin / Sonderheft; 3)

Bibl.Sud. 549
Notation: Sud. IV, 2
Zwinger, Theodor:
[Sicherer und Geschwinder Artzt Oder Neues Artzney-Buch] Theodori Zvingeri, der Artzney Doct. und Profess., Sicherer und Geschwinder Artzt Oder Neues Artzney-Buch: Worinnen Alle und jede Kranckheiten des Menschlichen Leibs, nach Ordnung des Alphabeths kürtzlich und gründlich beschrieben: Und Wie sie am sichersten und geschwindesten zu heilen ... – Anjetzo zum dritten mahl auffgelegt, verbesseret, und umb ein namhafftes vermehret. – Basel: Richter, 1695. – [28] Bl., 864 S., [12] Bl.: Ill.

Bibl.Sud. 550
Notation: Sud. IV, 2
Wedel, Georg Wolfgang:
[De Medicamentorum Facultatibus Cognoscendis Et Applicandis] Georgii Wolffgangi Wedelii, Medicinae Doctoris, Comitis Palat. Caesarei, Theor. Prof. Ord. Consiliarii Et Archiatri Duc. Sax. De Medicamentorum Facultatibus Cognoscendis Et Applicandis: Libri Duo. – Editio Secunda. – Jenae: Bielkius, 1696. – [10] Bl., 238 S., [5] Bl.

Bibl.Sud. 550#Beibd. 1
Notation: Sud. IV, 2
Catalogus Librorum Et Scriptorum Editorum à Georgio Wolffgango Wedelio. – Jenae: Bielkius, 1696. – [2] Bl.

Bibl.Sud. 551
Notation: Sud. IV, 2
Aus den Briefen hervorragender Schweizer Ärzte des 17. Jahrhunderts / von Conrad Brunner und Wilhelm v. Muralt. – Basel: Schwabe, 1919. – IX, 378 S.: Ill.

Bibl.Sud. 552
Notation: Sud. IV, 2
Fischer, Hans:
Johann Jakob Wepfer: 1620 – 1695; ein Beitrag zur Medizingeschichte des 17. Jahrhunderts / von Hans Fischer. – Zürich: Rudolf, 1931. – 109 S.: Ill.
Aus: Mitteilungen der Naturforschenden Gesellschaft Schaffhausen; 9, 1929/30

Bibl.Sud. 553
Notation: Sud. IV, 2
Hanhart, Johannes:
Conrad Geßner: ein Beytrag zur Geschichte des wissenschaftlichen Strebens und der Glaubensverbesserung im 16ten Jahrhundert / aus den Quellen geschöpft von Johannes Hanhart. – Winterthur: Steiner, 1824. – XX, 355 S.: Ill.

Bibl.Sud. 554
Notation:
Gesner, Conrad:
[Epistolae medicinaliae] Epistolarum Medicinalium, Conradi Gesneri, ..., libri III. His Accesserunt Eiusdem Aconiti primi Dioscoridis Asseveratio, et De Oxymelitis Elleborati utriusq[ue] descriptione et usu Libellus. – Tiguri: Frosch, 1577. – [8], 140 Bl.

Bibl.Sud. 555
Notation: Sud. IV, 3
Rantzau, Henrik:
[De Conservanda Valetudine Liber] Henrici Rantzovii Equitis Holsati De Conservanda Valetudine Liber: In privatum liberorum suorum usum ab ipso conscriptus, ... In Quo De Diaeta, Itinere, Annis Climactericis, & antidotis praestantissimis, brevia & utilia praecepta continentur / editus à Dethlevo Sylvio Holsato. – Lipsiae: Steinmann, 1576. – [6] Bl., 169 S.: Ill.

Bibl.Sud. 555#Beibd. 1
Notation: Sud. IV, 3
Rößlin, Eucharius:
[De Partu Hominis. Et Quae Circa ipsum accidunt, adeoq[ue] de parturientum [et] infantium morbis atq[ue] cura, Libellus] De Partu Hominis, Et Quae Circa ipsum accidunt, adeoq[ue] de parturientum [et] infantium morbis atq[ue] cura, Libellus, D. Eucharii Rhodionis, Medici. – Franc.: Egenolphus, 1554. – 66, [2] Bl,: Ill.

Bibl.Sud. 555#Beibd. 2
Notation: Sud. IV, 3
Joubert, Laurent:
[Paradoxa] Laur. Ioubert Delphinatis, apud Monspelienses artis Medicae professoris, Paradoxorum Decas prima et altera. – Prior decas ... nunc prodit recognita ... [et] variis additionibus locupletata ... – Lugduni: Penot, 1566. – [16] Bl., 132 [i.e. 532] S., [54] Bl.: Ill.

Bibl.Sud. 556
Notation: Sud. IV, 3
Ciasca, Raffaele:
L' arte dei Medici e speziali nella storia e nel commercio fiorentino dal secolo XII al XV. – Firenze: Olschki, 1927. – VI, 811 S. – (Biblioteca storica toscana; 4)

Bibl.Sud. 557-1
Notation: Sud. IV, 3
Benedicenti, Alberico:
Malati, medici e farmacisti: storia dei rimedi traverso i secoli e delle teorie che ne spiegano l'azione sull'organismo / Alberico Benedicenti. – Milano: Hoepli
1. – (1924). – XX, 879 S.: zahlr. Ill.

Bibl.Sud. 557-2
Notation: Sud. IV, 3
Benedicenti, Alberico:
Malati, medici e farmacisti: storia dei rimedi traverso i secoli e delle teorie che ne spiegano l'azione sull'organismo / Alberico Benedicenti. – Milano: Hoepli
2. (1925). – VIII S., S. 882 – 1610: zahlr. Ill.

Bibl.Sud. 558
Notation: Sud. IV, 3
Bilancioni, Guglielmo:
Veteris vestigia flammae: pagine storiche della scienza nostra / Guglielmo Bilancioni. – Roma: Casa Ed. Leonardo da Vinci, 1922. – XV, 541 S.: Ill. – (Studi di storia del pensiero scientifico; 2)

Bibl.Sud. 559
Notation: Sud. IV, 3
Favaro, Giuseppe:
Gabrielle Falloppia modenese: MDXXIII – MDLXII; studio biografico / Giuseppe Favaro. – Modena: Tip. Ed. Immacolata Concezione, 1928. – VI, 254 S.: Ill.

Bibl.Sud. 560
Notation: Sud. IV, 3
Sudhoff, Karl:
Giuseppe Favaro: Gabrielle Falloppia Modenese / [Sudhoff]. – Leyden: Brill, 1930. – S. 206 – 208
Aus: Janus; 34. – Rezension

Bibl.Sud. 561
Notation: Sud. IV, 3
Alpino, Prospero:
[De Medicina Methodica] Prosperi Alpini Marosticensis Philosophi, Medici, [et] in Gymnasio Pata-

vino Simplicium Medicamentorum Professoris Ordinarii, atque Horti Medici praefecti, De Medicina Methodica: Libri Tredecim; In quibus medendi Ars Methodica vocata olim maxime celebris, quae hac aetate non sine magno Studiosorum medicinae & decore, & damno plane desiisse visa est, denuo restituitur, atque in Medicorum commodum quadantenus ad medicinam Dogmaticam conformatur. – Editio Secunda. – Lugduni Batavorum: Boutesteinius, 1719. – [12] Bl., 765 S., [39] Bl.

Bibl.Sud. 562
Notation: Sud. IV, 3
Bilancioni, Guglielmo:
L' opera anatomica di Bartolomeo Eustachi / Guglielmo Bilancioni. – Roma: Tip. del Campidoglio, 1910. – 140 S., IV Bl.: Ill.
Aus: Atti della Clinica oto-rino-laringoiatrica della R. Univ. di Roma; 1909

Bibl.Sud. 563
Notation: Sud. IV, 3
Sterzi, Giuseppe:
Giulio Casseri: anatomico e chirurgo (c. 1552 – 1616): ricerche storiche / del Dott. Giuseppe Sterzi. – Venezia: Ist. Veneto di Arti Grafiche, 1909. – 167 S.: Ill.
Aus: Nuovo Archivio Veneto / N.S.; 18,2

Bibl.Sud. 564
Notation: Sud. IV, 4 = Par. 915
Gesner, Conrad:
Tesauro Di Euonomo Filatro De Rimedi Secreti: Lib. Fisico Et Medicinale, & in parte chimico & economico, cerca'l preparare i rimedi, & sapori diversi, sommamente necessario a tutti i Medici, & Speciali / Tradotto di Latino in Italiano per M. Pietro Lauro. – [Venetia]: [Sessa], 1556. – 152, [8] Bl.: Ill.

Bibl.Sud. 565-1/3
Notation: Sud. IV, 3
Crato, Johannes:
[Consilia [et] Epistolae Medicinales] Consiliorum [et] Epistolarum Medicinalium Io. Cratonis A Kraftheim ... Liber ... / Studio [et] labore Laurentii Scholzii ... in lucem editus. – Francofurti: Wechelus
Ab Bd. 2 im Verl. Wechelus, Hanoviae erschienen
1. – (1594). – [4] Bl., 337 S., [3] Bl.

Bibl.Sud. 565-1/3
Notation: Sud. IV, 2
Crato, Johannes:
[Consilia [et] Epistolae Medicinales] Consiliorum [et] Epistolarum Medicinalium Io. Cratonis A Kraftheim ... Liber ... / Studio [et] labore Laurentii Scholzii ... in lucem editus. – Francofurti: Wechelus
Ab Bd. 2 im Verl. Wechelus, Hanoviae erschienen
2. – (1609). – 421 S.

Bibl.Sud. 565-1/3
Notation: Sud. IV, 3
Crato, Johannes:
[Consilia [et] Epistolae Medicinales] Consiliorum [et] Epistolarum Medicinalium Io. Cratonis A Kraftheim ... Liber ... / Studio [et] labore Laurentii Scholzii ... in lucem editus. – Francofurti: Wechelus
Ab Bd. 2 im Verl. Wechelus, Hanoviae erschienen
3. – (1609). – 496 S.

Bibl.Sud. 565-4/5
Notation: Sud. IV, 3
Crato, Johannes:
[Consilia [et] Epistolae Medicinales] Consiliorum [et] Epistolarum Medicinalium Io. Cratonis A Kraftheim ... Liber ... / Studio [et] labore Laurentii Scholzii ... in lucem editus. – Francofurti: Wechelus
Ab Bd. 2 im Verl. Wechelus, Hanoviae erschienen
4. – (1614). – 629 S.

Bibl.Sud. 565-4/5
Notation: Sud. IV, 3
Crato, Johannes:
[Consilia [et] Epistolae Medicinales] Consiliorum [et] Epistolarum Medicinalium Io. Cratonis A Kraftheim ... Liber ... / Studio [et] labore Laurentii Scholzii ... in lucem editus. – Francofurti: Wechelus
Ab Bd. 2 im Verl. Wechelus, Hanoviae erschienen
5. – (1593). – 643 S.

Bibl.Sud. 565-6
Notation: Sud. IV, 3
Crato, Johannes:
[Consilia [et] Epistolae Medicinales] Consiliorum [et] Epistolarum Medicinalium Io. Cratonis A Kraftheim ... Liber ... / Studio [et] labore Laurentii Scholzii ... in lucem editus. – Francofurti: Wechelus
Ab Bd. 2 im Verl. Wechelus, Hanoviae erschienen
6. – (1611). – [10] Bl., 633, 125 S.

Bibl.Sud. 565-7
Notation: Sud. IV, 3
Crato, Johannes:
[Consilia [et] Epistolae Medicinales] Consiliorum [et] Epistolarum Medicinalium Io. Cratonis A Kraftheim ... Liber ... / Studio [et] labore Laurentii Scholzii ... in lucem editus. – Francofurti: Wechelus
Ab Bd. 2 im Verl. Wechelus, Hanoviae erschienen
7. – (1611). – [80] Bl., 843 S.

Bibl.Sud. 566-1/2
Notation: Sud. IV, 4
Alte Medizin: Mittelalter und Renaissance / Taeuber & Weil, Antiquariat. – München: Taeuber & Weil
[1]. – Ca. 1927. – 64 S.: zahlr. Ill.

Bibl.Sud. 566-1/2
Notation: Sud. IV, 4
Alte Medizin: Mittelalter und Renaissance / Taeuber

& Weil, Antiquariat. – München: Taeuber & Weil
2. – Ca. 1927. – S. 69 – 156: zahlr. Ill.

Bibl.Sud. 567
Notation: Sud. IV, 4 = Par. 909
Libavius, Andreas:
Alchymistische Practic Das ist Von künstlicher Zubereytung der vornembsten Chymischen Medicinen ... / ... corrigiert unnd erkläret Durch Andream Libavium ... – Franckfort am Mayn: Kopff, 1603. – 293 S., [1] Bl.: Ill.

Bibl.Sud. 568
Notation: Sud. IV, 4
Heinrichs, Heinrich:
Die Überwindung der Autorität Galens durch Denker der Renaissancezeit / von Heinrich Heinrichs. Die Rechtsphilosophie des Alessandro Turamini / von Martin Honecker. – Bonn: Hanstein, 1914. – 208 S. – (Renaissance und Philosophie; 12)

Bibl.Sud. 569
Notation: Sud. IV, 4
Ficinus, Marsilius:
Briefe des Mediceerkreises; aus Marsilio Ficino's Epistolarium / aus dem Lat. übers. und eingel. von Karl von Montoriola. – Berlin: Juncker, 1926. – VIII, 274 S.: Ill.
Teilausg.

Bibl.Sud. 570
Notation: Sud. IV, 4
Champier, Symphorien:
[De Corporum animoru[m]q[ue] morbis: eoru[m]de[m] q[ue] remediis opusculum] Domini Symphoriani champerii physici Lugdun[ensis] de corporum animoru[m]q[ue] morbis: eoru[m]de[m]q[ue] remediis opusculum: in duos tractatus sive libellos partitum. – [Lyon], [1506]. – [24] Bl.

Bibl.Sud. 571
Notation: Sud. IV, 4
Champier, Symphorien:
[Ex variis: tu[m] ph[ilosoph]ie, tu[m] medicine p[ro]fessoribus amphorismoru[m] sive collectionu[m] libellus] Domini Symphoriani champerii physici ex variis: tu[m] ph[ilosoph]ie, tu[m] medicine p[ro]fessoribus amphorismoru[m] sive collectionu[m] libellus: in decem divisus capita. – [Lyon], [1506]. – [28] Bl.

Bibl.Sud. 572-1
Notation: Sud. IV, 4
Sprengel, Kurt:
Versuch einer pragmatischen Geschichte der Arzneykunde / von Kurt Sprengel. – Halle: Gebauer
Später m.d.T: Versuch einer pragmatischen Geschichte der Arzneikunde. – T. 6 im Verl. Gerold in Wien ersch.

1. – 3., umgearb. Aufl. – (1821). – [6] Bl., 638 S., [1] Bl.: Ill.

Bibl.Sud. 572-2
Notation: Sud. IV, 4
Sprengel, Kurt:
Versuch einer pragmatischen Geschichte der Arzneykunde / von Kurt Sprengel. – Halle: Gebauer
Später m.d.T: Versuch einer pragmatischen Geschichte der Arzneikunde. – T. 6 im Verl. Gerold in Wien ersch.
2. – 3. umgearb. Aufl. – (1823). – IV, 762 S., [1] Bl.: Ill.

Bibl.Sud. 572-3
Notation: Sud. IV, 4
Sprengel, Kurt:
Versuch einer pragmatischen Geschichte der Arzneykunde / von Kurt Sprengel. – Halle: Gebauer
Später m.d.T: Versuch einer pragmatischen Geschichte der Arzneikunde. – T. 6 im Verl. Gerold in Wien ersch.
3. – 3., umgearb. Aufl. – (1827). – [2] Bl., 610, X S.

Bibl.Sud. 572-4
Notation: Sud. IV, 4
Sprengel, Kurt:
Versuch einer pragmatischen Geschichte der Arzneykunde / von Kurt Sprengel. – Halle: Gebauer
Später m.d.T: Versuch einer pragmatischen Geschichte der Arzneikunde. – T. 6 im Verl. Gerold in Wien ersch.
4. – 3., umgearb. Aufl. – (1827). – IV, 635 S.: Ill.

Bibl.Sud. 572-5,2
Notation: Sud. IV, 4
Sprengel, Kurt:
Versuch einer pragmatischen Geschichte der Arzneykunde / von Kurt Sprengel. – Halle: Gebauer
Später m.d.T: Versuch einer pragmatischen Geschichte der Arzneikunde. – T. 6 im Verl. Gerold in Wien ersch.
5,2 Geschichte der praktischen Arzneykunde im achtzehnten Jahrhundert. – 3., umgearb. Aufl. – 1828. – [1] Bl., S. 486 – 969

Bibl.Sud. 573
Notation: Sud. IV, 4
Vigo, Giovanni de:
Opera Domini Joannis de Vigo in Chyrurgia. Additur chyrurgia Mariani sancti Barolitani Jo. devigo discipuli. – Lugduni: Ioannes de Cambray, 1531. – CCLXXIX, [8], LXXXVI, [3] Bl.: Ill.

Bibl.Sud. 574-1
Notation: Sud. IV, 4
Das Äskulapische Dekameron: Ärzte, Apotheker und Medizinen in den Novellen und Schwänken bis 1600 / [hrsg. von Hanns Floerke]. – München: Müller
1. – (1920). – 303 S.: Ill.

Bibl.Sud. 574-2
Notation: Sud. IV, 4
Das Äskulapische Dekameron: Ärzte, Apotheker und Medizinen in den Novellen und Schwänken bis 1600 / [hrsg. von Hanns Floerke]. – München: Müller
2. – (1920). – 303 S.: Ill.

Bibl.Sud. 574-3
Notation: Sud. IV, 4
Das Äskulapische Dekameron: Ärzte, Apotheker und Medizinen in den Novellen und Schwänken bis 1600 / [hrsg. von Hanns Floerke]. – München: Müller
3. – (1920). – 332 S.: Ill.

Bibl.Sud. 575
Notation: Sud. IV, 4
Pediatrics of the past: an anthology / comp. and ed. by John Ruhräh. – New York: Hoeber, 1925. – XXV, 592 S.: Ill.

Bibl.Sud. 576
Notation: Sud. IV, 4
Schönborn, Bartholomaeus:
Computus Vel Calendarium Astronomicum: Continens Praecipuarum Partium temporis descriptiones ... / A Bartolomaeo Schonbornio Witeb. – Witebergae: Schwertelius, 1567. – [8] Bl., 206 S., [28] Bl.: Ill., graph. Darst.

Bibl.Sud. 577
Notation: Sud. IV, 4
Osler, William:
Thomas Linacre / by William Osler. – Cambridge: Univ. Press, 1908. – 64 S., XI Bl.: Ill. – (The Linacre lectures; 1908)

Bibl.Sud. 578
Notation: Sud. IV, 4
Caius, John:
[The Works] The Works of John Caius, M.D., second founder of Gonville and Caius College and Master of the College: 1559 – 1573 / ed. ... by E. S. Roberts. – Cambridge: Univ. Press, 1912. – Getr. Zählung: Ill.

Bibl.Sud. 579
Notation: Sud. IV, 4
Mazini, Paolo:
[De rerum naturaliu[m] Generatione Paradoxa] Pauli Mazini Averni De rerum naturaliu[m] Generatione Paradoxa. – Parisiis: David, 1549. – [4] Bl., 37 S.

Bibl.Sud. 580
Notation: Sud. IV, 4
Giachini, Lionardo:
[De Acutorum Morborum Curatione Disputatio] Leonardi Iacchini Medici Emporiensis, De Acutorum Morborum Curatione Disputatio. Eiusdem, Quaestiones naturalium, Libellus. – Lugduni: Gryphius, 1540. – 56, 39 S.

Bibl.Sud. 581
Notation: Sud. IV, 4
Gallicciolli, Giovanni B.:
Della Vita, Degli Studi E Degli Scritti Di Gulielmo Grataroli Filosofo E Medico / [Giovambatista Gallizioli]. – Bergamo: Locatelli, 1788. – 103 S.: Ill.

Bibl.Sud. 582
Notation: Sud. IV, 4
Paré, Ambroise:
[Selections from the works] Selections from the works of Ambroise Paré / with short biography and explanatory and bibliographical notes by Dorothea Waley Singer. – London: Bale & Danielsson, 1924. – IV, 246 S.: Ill. – (Medical classical series)

Bibl.Sud. 583
Notation: Sud. IV, 4
Paget, Stephen:
Ambroise Paré and his times: 1510 – 1590 / by Stephen Paget. – New York u.a.: Putnam, 1897. – XIV, 309 S.: Ill.

Bibl.Sud. 584
Notation: Sud. IV, 4
Salomon, Max:
Giorgio Baglivi und seine Zeit: ein Beitrag zur Geschichte der Medicin im 17. Jahrhundert / von Max Salomon. – Berlin: Hirschwald, 1889. – 130 S., [2] Bl.: Ill.

Bibl.Sud. 584#Beibd. 1
Notation: Sud. IV, 4
Salomon, Max:
Die Biographie Giorgio Baglivi's: eine Historiker-Studie / von Max Salomon. – [Berlin]: [Grosser], 1898. – 4 S.
Aus: Dt. Medizinal-Zeitung; 1898,25

Bibl.Sud. 585
Notation: Sud. IV, 4
Mazzini, Giuseppe:
Vita e opera di Maestro Pietro da Tossignano: la medicina in Italia nel secolo XIV / Giuseppe Mazzini. – Roma: Casa Ed. Leonardo da Vinci, 1926. – XXI, 160 S.: Ill. – (Studi di storia del pensiero scientifico; 6)

Bibl.Sud. 586
Notation: Sud. IV, 4
La clef des songes: fac-similés, notes et liste des éditions incunables / Maurice Hélin. – Paris: Droz u.a., 1925. – 100 S. – (Documents scientifiques du XVe siècle; 2)

Bibl.Sud. 587
Notation: Sud. IV, 5
Wickersheimer, Ernest:
La médecine et les médecins en France à l'époque de la Renaissance / par le Dr. C. A. E. Wickersheimer. – Paris: Maloine, 1905. – 575 S.

Bibl.Sud. 588
[Bibl.Sud. 2736]
Notation: Sud. IV, 5; Sud. XXI, 80
Wenkebach, Ernst:
John Clement: ein englischer Humanist und Arzt des sechzehnten Jahrhunderts; ein Lebensbild in Umrissen / von Ernst Wenkebach. – Leipzig: Barth, 1925. – V, 74 S. – (Studien zur Geschichte der Medizin; 14)

Bibl.Sud. 589
Notation: Sud. IV, 5
Della Torre, Arnaldo:
Storia dell'Accademia Platonica di Firenze / per Arnaldo Della Torre. – Firenze: Carnesecchi, 1902. – XVI, 858 S. – (Reale Istituto di Studi Superiori Pratici e di Perfezionamento <Firenze> / Sezione di Filosofia e Filologia: Pubblicazioni del Reale Istituto di Studi Superiori Pratici e di Perfezionamento in Firenze; 28)

Bibl.Sud. 590
Notation: Sud. IV, 5
Lo Parco, Francesco:
Niccolò da Reggio: antesignano del risorgimento dell'antichità ellenica nel secolo XIV; da codici delle biblioteche italiane e straniere e da documenti e stampe rare; memoria / da Francesco Lo Parco. – Napoli: Cimmaruta, 1913. – 71 S.
Aus: Atti R. Accademia Arch. Lett. Bell. Arti / N. S.; 2,1910

Bibl.Sud. 591
Notation: Sud. IV, 5
Leonardo <da Vinci>:
Leonardo da Vinci: der Denker, Forscher und Poet; nach den veröffentlichten Handschriften / Ausw., Übers. und Einl. von Marie Herzfeld. – 2., verm. Aufl. – Jena: Diederichs, 1906. – CLVIII, 315 S.: Ill.

Bibl.Sud. 592-1/2
Notation: Sud. IV, 5
Holl, Moritz:
Untersuchung über den Inhalt der Abhandlung Roths: „Die Anatomie des Leonardo da Vinci" / von M. Holl. – [Leipzig]: [Veit]
Aus: Archiv für Anatomie und Physiologie: Anatomische Abt.
1. – (1910). – S. 116 – 190

Bibl.Sud. 592-1/2
Notation: Sud. IV, 5
Holl, Moritz:
Untersuchung über den Inhalt der Abhandlung Roths: „Die Anatomie des Leonardo da Vinci" / von M. Holl. – [Leipzig]: [Veit]
Aus: Archiv für Anatomie und Physiologie: Anatomische Abt.
2. – (1910). – S. 320 – 360

Bibl.Sud. 593-1/6
Notation: Sud. IV, 5
Holl, Moritz:
Leonardo da Vinci: Quaderni d'Anatomia ... / von M. Holl. – Leipzig: Veit
Aus: Archiv für Anatomie und Physiologie: Anatomische Abt.
1. – (1911). – S. 66 – 100

Bibl.Sud. 593-1/6
Notation: Sud. IV, 5
Holl, Moritz:
Leonardo da Vinci: Quaderni d'Anatomia ... / von M. Holl. – Leipzig: Veit
Aus: Archiv für Anatomie und Physiologie: Anatomische Abt.
2. – (1913). – S. 226 – 294

Bibl.Sud. 593-1/6
Notation: Sud. IV, 5
Holl, Moritz:
Leonardo da Vinci: Quaderni d'Anatomia ... / von M. Holl. – Leipzig: Veit
Aus: Archiv für Anatomie und Physiologie: Anatomische Abt.
3. – (1914). – S. 38 – 68

Bibl.Sud. 593-1/6
Notation: Sud. IV, 5
Holl, Moritz:
Leonardo da Vinci: Quaderni d'Anatomia ... / von M. Holl. – Leipzig: Veit
Aus: Archiv für Anatomie und Physiologie: Anatomische Abt.
4. – (1915). – S. 2 – 40

Bibl.Sud. 593-1/6
Notation: Sud. IV, 5
Holl, Moritz:
Leonardo da Vinci: Quaderni d'Anatomia ... / von M. Holl. – Leipzig: Veit
Aus: Archiv für Anatomie und Physiologie: Anatomische Abt.
5/6. – (1917). – S. 104 – 149

Bibl.Sud. 594-1
Notation: Sud. IV, 5
Vangensten, Ove C.:
Leonardo da Vinci's sprog: en stilistisk-sproglig undersøgelse / af Ove C. L. Vangensten. – Christiania: Dybwad
1 Stil og syntaks. – 1917. – XI, 239 S.

Bibl.Sud. 595
Notation: Sud. IV, 5
Raccolta Vinciana / presso l'Archivio Storico del Comune di Milano. – Milano, 1905
Urh. ab 13.1926/29: Comune di Milano. – 1965 – 1981 nicht ersch. – Ungezählte Beil.: Supplemento.

– Beil. → Testi Vinciani. – (Umlenk. Suppl.)
Erscheinungsverlauf: 1.1905 – 15/16.1935/39;
17.1954 – 20.1964; 21.1982 -
Bestand: 10.1919 – 12.1923/25

Bibl.Sud. 596
Notation: Sud. IV, 5
Tollin, Henri:
Ueber Colombo's Antheil an der Entdeckung des
Blutkreislaufs: Quellenstudien / von Henri Tollin. –
Berlin: Reimer, 1883. – S. 40 – 66
Aus: Archiv für pathologische Anatomie und Physiologie und für klinische Medicin; 91

Bibl.Sud. 597
Notation: Sud. IV, 5
Tollin, Henri:
Andreas Caesalpin / von Henri Tollin. – [Bonn],
[1885]. – S. 295 – 390
Aus: Archiv für die gesammte Physiologie des Menschen und der Thiere; 35

Bibl.Sud. 598
Notation: Sud. IV, 5
Musculorum humani corporis picturata dissectio:
Ferrara 1541? / Ioannes Baptista Canano; Girolamo
da Carpi. – Facs. ed. / annot. by Harvey Cushing ...
– Florence: Lier, 1925. – 98 S.: Ill. – (Monumenta
medica; 4)

Bibl.Sud. 599
Notation: Sud. IV, 5
Tollin, Henri:
Matteo Realdo Colombo: ein Beitrag zu seinem Leben aus seinen L. XV de re anatomica / von Henri
Tollin. – Bonn: Strauss, 1880. – S. 262 – 290
Aus: Archiv für die gesammte Physiologie des Menschen und der Thiere; 22

Bibl.Sud. 600
Notation: Sud. IV, 5
Roth, Moritz:
Andreas Vesalius Bruxellensis: Rektoratsrede, gehalten bei der gemeinsamen Feier der Universität
und der Akademischen Gesellschaft zu Basel am 26.
November 1885 / von M. Roth. – Basel: Schwabe,
1886. – 34 S.: Ill.

Bibl.Sud. 601
Notation: Sud. IV, 5
Roth, Moritz:
Andreas Vesalius Bruxellensis / von M. Roth. – Berlin: Reimer, 1892. – VIII, 500 S., 29 Bl.: Ill.

Bibl.Sud. 602
Notation: Sud. IV, 5
Tollin, Henri:
Wie Michael Servet Mediciner wurde / von Henri
Tollin. – [Berlin]: [Reimer], 1875. – 10 S.
Rev. aus: Dt. Klinik; 1875

Bibl.Sud. 603
Notation: Sud. IV, 5
Servetus, Michael:
[In quendam medicum apologetica disceptatio pro astrologia] Michaelis Villanovani (Serveti) In quendam medicum apologetica disceptatio pro astrologia: nach dem einzig vorhandenen echten Pariser
Exemplare / mit einer Einl. und Anm. neu hrsg. von
Henri Tollin. – Berlin: Mecklenburg, 1880. – 45 S.
Text teilw. dt., teilw. lat.

Bibl.Sud. 604
Notation: Sud. IV, 6
Placcius, Vincent:
[Theatrum Anonymorum Et Pseudonymorum] Vincentii Placcii ... Theatrum Anonymorum Et Pseudonymorum: Ex Symbolis & Collatione Virorum per
Europam Doctissimorum ac Celeberrimorum, Post
Syntagma dudum editum / Summa Beati Auctoris
Cura reclusum & Benignis Auspiciis ... Matthiae
Dreyeri ... Luci publicae redditum. Praemissa est
Praefatio & Vita Auctoris Scriptore Io. Alberto Fabricio ... – Hamburgi: Liebernickel, 1708. – [16] Bl.,
722 S., [2] Bl., 623, 195 S.
Enth. außerdem: Johannis Deckherri ... De Scriptis
Adespotis, Pseudepigraphis, Et Supposititiis Coniecturae. – Forts. u.d.T.: Bibliotheca Anonymorum Et
Pseudonymorum Detectorum ... Ad Supplendum Et
Continuandum Vincentii Placcii Theatrum Anonymorum Et Pseudonymorum ... Collecta et Adornata
à M. Joh. Christoph. Mylio ... – Hamburgi: Brandt,
1740

Bibl.Sud. 605-1
Notation: Sud. IV, 6
Sarton, George:
Introduction to the history of science / by George
Sarton. – Washington. – (Carnegie Institution <Washington, DC>: Publication; ...)
Teilw. auch ersch. bei Williams and Wilkins, Baltimore. Die Reprintausg. ersch. bei Krieger, Huntington, N.Y. – Die Reprintausg. von 1953 ersch. bei
Williams and Wilkins, Baltimore.
1 From Homer to Omer Khayyam. – 1927. – XI,
839 S.

Bibl.Sud. 605-2,1
Notation: Sud. IV, 6
Sarton, George:
Introduction to the history of science / by George
Sarton. – Washington. – (Carnegie Institution <Washington, DC>: Publication; ...)
Teilw. auch ersch. bei Williams and Wilkins, Baltimore. Die Reprintausg. ersch. bei Krieger, Huntington, N.Y. – Die Reprintausg. von 1953 ersch. bei
Williams and Wilkins, Baltimore.
2, 1 From Rabbi ben Ezra to Roger Bacon; P. 1. –
1931. – XXXV, 480 S. – (...; 376,[2,1])

Bibl.Sud. 605-2,2
Notation: Sud. IV, 6
Sarton, George:
Introduction to the history of science / by George Sarton. – Washington. – (Carnegie Institution <Washington, DC>: Publication; ...)
Teilw. auch ersch. bei Williams and Wilkins, Baltimore. Die Reprintausg. ersch. bei Krieger, Huntington, N.Y. – Die Reprintausg. von 1953 ersch. bei Williams and Wilkins, Baltimore.
2, 2 From Rabbi ben Ezra to Roger Bacon; P. 2. – 1931. – XVI S., S. 485 – 1251. – (...; 376,[2,2])

Bibl.Sud. 606
Notation: Sud. IV, 7
Schwarz, Ignaz:
Die medizinischen Handschriften der kgl. Universitätsbibliothek in Würzburg: beschreibendes Verzeichnis mit literarhistorischen Anmerkungen / von Ign. Schwarz. Nebst zwei Anhängen (Anatomia Cophonis, Anatomia Richardi Salernitani). – Würzburg: Stuber, 1907. – 96 S.: Ill.
Zugl.: Würzburg, Univ., Diss. – PST: Codici medici manuscripti bibliothecae r. universitatis Wirceburgensis

Bibl.Sud. 607
[Bibl.Sud. 496]
Notation: Sud. IV, 7; Sud. III, 7
Bagellardus, Paulus:
Libellus de aegritudinibus infantium / Paolo Bagellardi. – [Faks. der Ausg.] Padua 1472. – [München]. [Verl. der Münchner Dr.], [1925]. – [40] Bl.
[Aus: Karl Sudhoff: Erstlinge der pädiatrischen Literatur]

Bibl.Sud. 608
Notation: Sud. IV, 7
Intorno alla vita e alle opere di Ulisse Aldrovandi: studi / di A. Baldacci ... – Bologna: Treves, 1907. – 223 S.: Ill.

Bibl.Sud. 609
Notation: Sud. IV, 7
Sudhoff, Karl:
Ein Kapitel aus der Geschichte der Setzerwillkür im XVI. Jahrhundert / von Karl Sudhoff. – [Bielefeld u.a.]: [Velhagen & Klasing], [1903]. – Getr. Zählung
Aus: Zeitschrift für Bücherfreunde; 1902/03. – Enth. außerdem u.a.: Sudhoff: Die Herkunft des Strassburger Druckers Johannes Grüninger

Bibl.Sud. 610
Notation: Sud. IV, 7
Hunger, Friedrich W.:
Charles de l'Escluse (Carolus Clusius): Nederlandsch kruidkundige; 1526 – 1609 / door F. W. T. Hunger. – 's-Gravenhage: Nijhoff, 1927. – XXIII, 445 S.: zahlr. Ill.

Bibl.Sud. 611
Notation: Sud. IV, 7
Pincherle, Bruno:
La vita e l'opera di Alfonso Corti / Bruno Pincherle. Recherches sur l'organe de l'ouïe des mammifères / par le Marquis Alphonse Corti. – Roma: Pozzi, 1932. – 132 S., II Bl.: Ill. – (Collana del „Valsalva"; 12)

Bibl.Sud. 612
Notation: Sud. IV, 7
Salomon, Max:
Amatus Lusitanus und seine Zeit: ein Beitrag zur Geschichte der Medicin im 16. Jahrhundert / von Max Salomon. – Berlin: Hirschwald, 1901. – 71 S.
Aus: Zeitschrift für klinische Medicin; 41/42

Bibl.Sud. 613-1
Notation: Sud. IV, 7
Handbuch der Geschichte der Medizin / begr. von Th. Puschmann. Hrsg. von Max Neuburger ... – Jena: Fischer
1. – (1902). – XI, 756 S.

Bibl.Sud. 613-2
Notation: Sud. IV, 7
Handbuch der Geschichte der Medizin / begr. von Th. Puschmann. Hrsg. von Max Neuburger ... – Jena: Fischer
2. – (1903). – VII, 960 S.

Bibl.Sud. 613-3
Notation: Sud. IV, 7
Handbuch der Geschichte der Medizin / begr. von Th. Puschmann. Hrsg. von Max Neuburger ... – Jena: Fischer
3. – (1905). – XXXII, 1128 S.

Bibl.Sud. 614-1
Notation: Sud. IV, 7
Neuburger, Maximilian Camillo:
Geschichte der Medizin / von Max Neuburger. – Stuttgart: Enke
1. – (1906). – VIII, 408 S.

Bibl.Sud. 614-2,1
Notation: Sud. IV, 7
Neuburger, Maximilian Camillo:
Geschichte der Medizin / von Max Neuburger. – Stuttgart: Enke
2,1. – (1911). – 528 S.: Ill.

Bibl.Sud. 615
Notation: Sud. IV, 7
Peyer, Bernhard:
Der Arzt Johann Conrad Peyer: 1653 – 1712 / von B. Peyer. – Sonderdr. – Zürich: Berichthaus, 1932. – S. 299 – 346: Ill. – (Schweizerische Gesellschaft für Geschichte der Medizin und der Naturwissenschaften: Veröffentlichungen der Schweizerischen

Gesellschaft für Geschichte der Medizin und der Naturwissenschaften; 8,1)
Aus: Geschichte der Familie Peyer mit den Wecken

Bibl.Sud. 616-1/2
Notation: Sud. IV, 8
Senguerdius, Wolferdus:
Catalogus Librorum Tam Impressorum Quam Manuscriptorum Bibliothecae Publicae Universitatis Lugduno-Batavae / Cura & Opera Wolferdi Senguerdii, Juris Utriusque & Philosophiae Doctoris, huiusque Professoris, nec non Bibliothecae Publ. Praefecti. Jacobi Gronovii, Graecae Linguae, Historiarum, & Eloquentiae Professoris, & Academiae Geographi. & Johannis Heyman, Linguarum Orientalium Professoris. – Lugduni Apud Batavos: Vander Aa
T. 2 im Verl. Luchtmans et Haak, Lugdunum, erschienen
[1]. – 1716. – [9] Bl., 500 S., [60] Bl.: Ill.

Bibl.Sud. 616-1/2
Notation: Sud. IV, 8
Senguerdius, Wolferdus:
Catalogus Librorum Tam Impressorum Quam Manuscriptorum Bibliothecae Publicae Universitatis Lugduno-Batavae / Cura & Opera Wolferdi Senguerdii, Juris Utriusque & Philosophiae Doctoris, huiusque Professoris, nec non Bibliothecae Publ. Praefecti. Jacobi Gronovii, Graecae Linguae, Historiarum, & Eloquentiae Professoris, & Academiae Geographi. & Johannis Heyman, Linguarum Orientalium Professoris. – Lugduni Apud Batavos: Vander Aa
T. 2 im Verl. Luchtmans et Haak, Lugdunum, erschienen
2 Supplementum ... Ab anno 1716. usque ad annum 1741. – 1741. – [1] Bl., S. 501 – 534

Bibl.Sud. 617
Notation: Sud. IV, 8
Fuchs, Leonhart:
[Paradoxa Medicinae] Paradoxorum Medicinae Libri Tres: In Quibus Sanè Multa À Nemine Hactenus Prodita, Arabum aetatis[que] nostrae medicorum errata non tantum indicantur, sed & probatissimorum autorum scriptis, firmissimis[que] rationibus ac argumentis confutantur ... / D. Leonardo Fuchsio ... autore. – Basileae: Bebelius, 1535. – [10], 122 [i.e. 123], [1] Bl.

Bibl.Sud. 617#Beibd. 1
Notation: Sud. IV, 8
Galenus:
[Historiales Campi] Claudii Galeni Pergameni Historiales Campi / Per D. Symphorianum Campegium ... in quatuor libros congesti, & commentariis non poenitendis illustrati. D. Symphoriani Campegii ... Clysteriorum Camporum secundu[m] Galeni mentem libellus utilis & necessarius u.a. – Basileae: Cratander et Bebelius, 1532. – [4], 77 [i.e. 78], [1] Bl.

Bibl.Sud. 618
Notation: Sud. IV, 8
Fabricius Hildanus, Wilhelm:
[Opera Quae extant omnia] Guilhelmi Fabricii Hildani ... Opera Quae extant omnia: Partim Antehac Excusa, Partim nunc recens in lucem edita; Omnia Ab Authore Recognita, multisque in Locis, tum Epistolis clarißimorum Virorum, tum observationibus [et] exemplis novis, aucta ... Additus quoque ob materiae similitudinem Marci Aurelii Severini Liber de Efficaci Medicina ... – Francofurti ad Moenum: Dufour, 1682. – [3] Bl., 1044 S., [18] Bl., 272 S., [6] Bl.: Ill.
Enth.: Marci Aurelii Severini ... De Efficaci Medicina: Libri III. – Francofurti: Beyerus, 1671

Bibl.Sud. 618 a
Notation: Sud. IV, 8
Severino, Marco Aurelio:
[De Efficaci Medicina] Marci Aurelii Severini ... De Efficaci Medicina: Libri III; Qua Herculea Quasi Manu, Ferriignisque Viribus Armata, Cuncta, Sive Externa Sive Interna, Tetriora Et Contumaciora Mala Colliduntur, Proteruntur, Extinguuntur ... – Francofurti: Beyerus, 1671. – [8] Bl., 272 S., [6] Bl.: Ill.
In: Guilhelmi Fabricii Hildani ... Opera Quae extant omnia. – Francofurti ad Moenum: Dufour, 1682

Bibl.Sud. 619
Notation: Sud. IV, 8
Morgagni, Giambattista:
[Epistolae Aemilianae quatuordecim historico-criticae] Jo. Baptistae Morgagni ... Epistolae Aemilianae quatuordecim historico-criticae: de antiquitatibus et geographia non modicae partis provinciae Aemiliae / con introd. di Paolo Amaducci. – Nuova ed. – Forlì: Comune, 1931. – XXVII, 254 S.: Ill.

Bibl.Sud. 620
Notation: Sud. IV, 8
Fabricius Hildanus, Wilhelm:
[Wund-Artzney, Gantzes Werck, und aller Bücher, so viel deren vorhanden] Deß Weitberühmten Guilhelmi Fabricii, Hildani ... Wund-Artzney, Gantzes Werck, und aller Bücher, so viel deren vorhanden: Welche theils vor diesem getruckt, theils anjetzo erst an das Tagliecht kommen ... / Auß dem Lateinischen in das Teutsche übersetzt Durch Friderich Greiffen ... – Franckfurth am Mayn: Beyer, 1652. – [14] Bl., 1338 S., [14] Bl.: Ill.

Bibl.Sud. 621
Notation: Sud. IV, 8
Agricola, Georg:
Zwölf Bücher vom Berg- und Hüttenwesen: in denen die Ämter, Instrumente, Maschinen und alle Dinge, die zum Berg- und Hüttenwesen gehören, nicht nur aufs deutlichste beschrieben, sondern auch durch Abbildungen ... aufs klarste vor Augen gestellt

werden / Georg Agricola. In neuer dt. Übers. bearb. von Carl Schiffner. Sowie sein Buch von den Lebewesen unter Tage. – Berlin: VDI-Verl., 1928. – XXXII, 564 S.: zahlr. Ill.

Bibl.Sud. 622
Notation: Sud. IV, 8
Lorey, Wilhelm:
Georg Agricola / von W. Lorey. – Berlin: Salle, 1928. – S. 358 – 360
Aus: Unterrichtsblätter für Mathematik und Naturwiss.; 34. – Rezension

Bibl.Sud. 623
Notation: Sud. IV, 8
Darmstaedter, Ernst:
Georg Agricola: Zwölf Bücher vom Berg- und Hüttenwesen / [Ernst Darmstaedter]. – Wien: Reichner, 1928. – S. 222 – 259
Aus: Philobiblon; 1. – Rezension

Bibl.Sud. 624
Notation: Sud. IV, 8
Adam, Melchior:
Dignorum Laude Virorum, Quos Musa vetat mori, Immortalitas, Seu Vitae Theologorum, Jure-Consultorum, et Politicorum, Medicorum, atque Philosophorum: maximam partem Germanorum, Nonnullam quoque Extcrorum / A Melchiore Adamo Silesio ... congestae concinnataeque ... – Editio Tertia, accuratè recensita, Ex Triplici Indice ... locupletata. – Francofurti Ad Moenum: Sande, 1706. – [10] Bl., 418 S., [12] Bl., 223 S., [13] Bl., 102 [i.e. 202] S., [11] Bl., 250 S.: Ill.

Bibl.Sud. 625
Notation: Sud. IV, 8
Gesner, Conrad:
Bibliotheca / Instituta Et Collecta Primum A Conrado Gesnero. Deinde in Epitomen redacta, & novorum Librorum accessione locupletata, tertio recognita, & in duplum post priores editiones aucta, per Iosiam Simlerum. Iam vero ... amplificata, per Iohannem Iacobum Frisium Tigurinum. – Tiguri: Froschoverus, 1583. – [27] Bl., 835 S., [1] Bl.

Bibl.Sud. 626
Notation: Sud. IV, 8
[Consilia medicinalia conscripta a praestantiss. atque exercitatiss. nostrorum temporum medicis]
Consiliorum Medicinalium, Conscriptorum a Praestantiss. atque Exercitatiss. nostrorum temporum Medicis, Liber Singularis: Opus, cum ad gravissimorum affectuumm curationem; tum ob doctrinae varietatem omnibus Medicinam exercentibus summe necessarium, ac maxime fructuosum ... / Nunc primum studio et opera, Laurentii Scholzii ... in lucem editus. – Francofurti Ad Moenum: Wechelus, Marnius et Aubrius, 1598. – [34] Bl., 1164 Sp., [9] Bl.

Bibl.Sud. 626#Beibd. 1
Notation: Sud. IV, 8
[Epistolae philosophicae medicinales ac chymicae a summis nostrae aetatis philosophis ac medicis exaratae]
Epistolarum Philosophicarum Medicinalium, Ac Chymicarum a Summis nostrae Aetatis Philosophis ac Medicis Exaratarum, Volumen: Opus ... non solum Medicis, verumetiam Philosophis admodum utile, ac necessarium ... / Nunc primum labore, ac industria Laurentii Scholzii ... foras datum. – Francofurti Ad Moenum: Wechelus, Marnius et Aubrius, 1598. – [6] Bl., 536 Sp., [6] Bl.

[Bibliotheca Sudhoffiana, Teil] Sud. V

Bibl.Sud. 627
Notation: Sud. V, 1
Pagel, Julius Leopold:
Einführung in das Studium der Medicin: medicinische Encyclopädie und Methodologie; Vorlesungen, gehalten an der Universität zu Berlin / von Jul. Pagel. – Berlin u.a.: Urban & Schwarzenberg, 1899. – VI, 226 S.: Ill.

Bibl.Sud. 628
Notation: Sud. V, 1
Müller, Martin:
Der Weg der Heilkunst: vom Entwicklungsgang der Medizin in alter und neuer Zeit / von Martin Müller. – Berlin: Volksverb. der Buchefreunde, 1937. – 320 S.

Bibl.Sud. 629
Notation: Sud. V, 1
Unger, Hellmuth:
Wunder und Geheimnis / Hellmuth Unger. – München: Lehmann, 1935. – 151 S.

Bibl.Sud. 630
Notation: Sud. V, 1
Pagel, Julius Leopold:
Medicinische Deontologie: ein kleiner Katechismus für angehende Praktiker / von Julius Pagel. – Berlin: Coblentz, 1897. – VIII, 97 S.

Bibl.Sud. 630#Beibd. 1
Notation: Sud. V, 1
Pagel, Julius Leopold:
Medicinische Deontologie: ein kleiner Katechismus für angehende Practiker / von Dr. Pagel. – Berlin: Coblentz, 1896. – Getr. Zählung
Aus: Allg. Med. Central-Zeitung; 1896
1 – 8. – (1896)

Bibl.Sud. 630#Beibd. 2
Notation: Sud. V, 1
Pagel, Julius Leopold:
Bemerkungen zu dem Entwurf der neuen Prüfungs-

Ordnung / von J. Pagel. – Berlin: Coblentz, 1896. –
6 S.
Aus: Allg. Med. Central-Zeitung; 1896/77

Bibl.Sud. 631
Notation: Sud. V, 1
Fischer, Hans:
Die Mediziner, der Bund und die schweizerischen
Gymnasien: ein Rückblick auf sieben Jahrzehnte
schweizerischer Maturitätskämpfe (1848 – 1914) /
von Hans Fischer. – Bern: Francke, 1927. – 234 S.

Bibl.Sud. 632
Notation: Sud. V, 1
Schleich, Carl Ludwig:
Aus Asklepios' Werkstatt: Plaudereien über Gesundheit und Krankheit / von Carl Ludwig Schleich.
– Stuttgart u.a.: Dt. Verl.-Anst., 1916. – 268 S.

Bibl.Sud. 633
Notation: Sud. V, 1
Baas, Johann H.:
Die geschichtliche Entwicklung des ärztlichen Standes und der medicinischen Wissenschaften / von J.
Hermann Baas. – Berlin: Wreden, 1896. – XI, 480 S.

Bibl.Sud. 634
Notation: Sud. V, 1
Fischer, Isidor:
Ärztliche Standespflichten und Standesfragen: eine
historische Studie / von I. Fischer. – Wien u.a.: Braumüller, 1912. – 189 S.

Bibl.Sud. 635
Notation: Sud. V, 1
Schweninger, Ernst:
Der Arzt / von Ernst Schweninger. – 2. Aufl. – Radeburg Bezirk Dresden: Madaus, 1926. – 148 S.: Ill.

Bibl.Sud. 636
Notation: Sud. V, 1
Leersum, Evert C. van:
De arts en de geschiedenis zijner wetenschap: rede,
uitgesproken bij het aanvaarden van het ambt van
hoogleeraar in de geschiedenis der geneeskunde, de
kennis der geneesmiddelen en de geneesmiddelleer,
op den 7den december 1904 / door E. C. van Leersum. – Leiden: Brill, 1904. – 36 S.: Ill.

Bibl.Sud. 637
Notation: Sud. V, 1
Faustus, Heinrich:
Aus dem Leben eines Arztes: I. Vertreterfreuden. II.
Der Landarzt. III. Allgemeine Betrachtungen über
Ethik im Stande und Handeln des Arztes / von Heinrich Faustus. – München: Seitz & Schauer, 1903. –
23 S.

Bibl.Sud. 638
Notation: Sud. V, 1
Meyer, Wilhelm:
Aus dem Leben der Landärzte / verf. von Wilh.
Meyer. – Zürich: Fäsi & Beer, 1906. – 43 S.: Ill. –
(... Neujahrsblatt; 106)

Bibl.Sud. 639
Notation: Sud. V, 1
Scholz, Friedrich:
Von Aerzten und Patienten: lustige und unlustige
Plaudereien / von Fr. Scholz. – 3., verm. und verb.
Aufl. – München: Verl. der Ärztlichen Rundschau
(Otto Gmelin), 1906. – VI, 178 S.: Ill.

Bibl.Sud. 640
Notation: Sud. V, 1
Alexander, Salomon:
Geschichte des Verbandes der Berliner ärztlichen
Standesvereine: Festschrift anlässlich des 25jährigen
Bestehens ... / verf. von S. Alexander. – Berlin: Vogel & Kreienbrink, 1903. – V, 156 S.

Bibl.Sud. 641
Notation: Sud. V, 1
Rigler, Johannes:
Die Homöopathie und ihre Bedeutung für das öffentliche Wohl / von Johannes Rigler. – Berlin:
Hirschwald, 1882. – IV, 154 S.

Bibl.Sud. 642
Notation: Sud. V, 1
Wapler, Hans:
Die Homöopathen-Frage und der Weg zu ihrer Lösung: nebst einem Nachwort in Briefen / von Hans
Wapler. – Leipzig: Wittrin, 1913. – 24 S.

Bibl.Sud. 643
Notation: Sud. V, 1
Diepgen, Paul:
Hahnemann und die Homöopathie: historischer Beitrag zur Kritik der Lehre / von Paul Diepgen. – Freiburg in Baden: Speyer & Kaerner, 1926. – 32 S.

Bibl.Sud. 644
Notation: Sud. V, 1
Schlegel, Emil:
Reform der Heilkunde durch die Homöopathie Hahnemanns / von Emil Schlegel. – Brugg (Schweiz):
Effingerhof, 1903. – 111 S.

Bibl.Sud. 645
Notation: Sud. V, 1
Hahnemann, Samuel:
Briefe Hahnemann's an einen Patienten: aus den
Jahren 1793 – 1805; bisher noch nicht veröffentlicht
/ mit Einl. und Anm. hrsg. von Bernhard Schuchardt.
– Tübingen: Laupp, 1886. – 72 S.

Bibl.Sud. 646
Notation: Sud. V, 1
Hufeland's Schriften über die Homöopathie und die Achtzehn Thesen von Dr. Paul Wolf / hrsg. und besprochen von Hans Wapler. – Leipzig: Schwabe, 1921. – 92 S.

Bibl.Sud. 647
Notation: Sud. V, 1
Leeser, Otto:
Grundlagen der Heilkunde: Lehrbuch der Homöotherapie, Allgemeiner Teil / von Otto Leeser. – Bühl (Baden): Verl. der Konkordia A.-G., 1923. – VIII, 153 S.

Bibl.Sud. 648
Notation: Sud. V, 1
Wachtel, Curt:
Laienärzte und Schulmedizin: ihre hauptsächlichen und sozialen Beziehungen im Lichte der zeitgenössischen Medizin und Philosophie / von Curt Wachtel. – Leipzig: Kabitzsch, 1923. – 130 S.: Ill.

Bibl.Sud. 649
Notation: Sud. V, 1
Sticker, Georg:
Über Naturheilkunst: vier Reden / von Georg Sticker. – Gießen: Töpelmann, 1909. – 139 S.

Bibl.Sud. 650
Notation: Sud. V, 1
Ackerl, Johann:
Die Wissenschaft und die Wunder von Lourdes oder Kennt die Wissenschaft wirklich keine wunderbaren Heilungen? Mit besonderer Beziehung auf Vorgänge in Österreich / von Johann Ackerl. – 2. Aufl. – Klagenfurt: Verl. der Buch- und Kunsthandlung des St. Josef-Vereines, 1904. – 232 S.: Ill.

Bibl.Sud. 651
Notation: Sud. V, 1
Ebstein, Wilhelm:
Charlatanerie und Kurpfuscher in Deutschen Reich / von Wilhelm Ebstein. – Stuttgart: Enke, 1905. – 62 S.: Ill.

Bibl.Sud. 652
Notation: Sud. V, 1
Hoster, Hermann:
Man spricht von Doktor Kraus: ein Leben unter Ärzten / von Hermann Hoster. – Leipzig: List, 1933. – 499 S.

Bibl.Sud. 653
Notation: Sud. V, 1
Guisan, André:
Le charlatanisme dans le canton de Vaud: de 1834 à 1882; d'après les Archives du Service sanitaire / André Guisan. – Zürich u.a.: Orell Füssli, 1930. – 141 S. – (Schweizerische Gesellschaft für Geschichte der Medizin und der Naturwissenschaften: Veröffentlichungen der Schweizerischen Gesellschaft für Geschichte der Medizin und der Naturwissenschaften; 7)

Bibl.Sud. 654
Notation: Sud. V, 1
Hansemann, David von:
Der Aberglaube in der Medizin und seine Gefahr für Gesundheit und Leben / von D. von Hansemann. – Leipzig: Teubner, 1905. – 133 S. – (Aus Natur und Geisteswelt; 83)

Bibl.Sud. 655
Notation: Sud. V, 2
Sebastian, Ludwig:
Fürst Alexander von Hohenlohe-Schillingsfürst 1794 bis 1849 und seine Gebets-Heilungen / von L. Sebastian. – Kempten; München: Kösel, 1918. – XIX, 176 S.: Ill.
Zugl.: Würzburg, Univ., Diss.

Bibl.Sud. 656
Notation: Sud. V, 2
Blanchard, Raphaël:
Centenaire de la mort de Xavier Bichat: 3 thermidor an X – 22 juillet 1902 / Raphaël Blanchard. – Paris: Rudeval, 1903. – 56 S.: Ill.

Bibl.Sud. 657
Notation: Sud. V, 2
Hufeland, Christoph Wilhelm von:
Aphorismen und Denksprüche / von Chr. W. Hufeland. Hrsg. von Otto Rigler. – Leipzig: Barth, 1910. – 43 S.: Ill.

Bibl.Sud. 658
Notation: Sud. V, 2
Müller, Johannes:
Ueber die phantastischen Gesichts-Erscheinungen: eine physiologische Untersuchung mit einer physiologischen Urkunde des Aristoteles über den Traum, den Philosophen und Aerzten gewidmet / von Johannes Müller. – Coblenz: Hölscher, 1826. – X, 117 S.

Bibl.Sud. 659
Notation: Sud. V, 2
Schwann, Theodor:
Mikroskopische Untersuchungen über die Übereinstimmung in der Struktur und dem Wachstum der Tiere und Pflanzen / von Th. Schwann. Hrsg. von F. Hünseler. – Leipzig: Engelmann, 1910. – 242 S., IV Doppelbl.: Ill. – (Ostwald's Klassiker der exakten Wissenschaften; 176)

Bibl.Sud. 660
Notation: Sud. V, 2
Griesinger, Wilhelm:

Die Pathologie und Therapie der psychischen Krankheiten: für Aerzte und Studirende / von W. Griesinger. – 2., umgearb. und sehr veränd. Aufl. – Stuttgart: Krabbe, 1861. – VI, 538 S.

Bibl.Sud. 661
Notation: Sud. V, 2
Henle, Jakob:
Pathologische Untersuchungen / von Dr. Henle. – Berlin: Hirschwald, 1840. – VI, 274 S.

Bibl.Sud. 662
Notation: Sud. V, 2
Türck, Ludwig:
[Gesammelte neurologische Schriften] Ludwig Türcks gesammelte neurologische Schriften / hrsg. und eingel. von Max Neuburger. – Leipzig u.a.: Deuticke, 1910. – IV, 194 S., III Bl.: Ill.
Aus: Jahrbücher für Psychiatrie und Neurologie; 31

Bibl.Sud. 663
Notation: Sud. V, 2
Pagel, Walter:
Virchow und die Grundlagen der Medizin des XIX. Jahrhunderts / von Walter Pagel. – Jena: Fischer, 1931. – VIII, 44 S. – (Jenaer medizin-historische Beiträge; 14)

Bibl.Sud. 664
Notation: Sud. V, 2
Ebstein, Wilhelm:
Rudolf Virchow als Arzt / von Wilhelm Ebstein. – Stuttgart: Enke, 1903. – 78 S.

Bibl.Sud. 665
Notation: Sud. V, 2
Roux, Wilhelm:
Die Entwickelungsmechanik: ein neuer Zweig der biologischen Wissenschaft; eine Ergänzung zu den Lehrbüchern der Entwickelungsgeschichte und Physiologie der Tiere / von Wilhelm Roux. – Leipzig: Engelmann, 1905. – XIV, 283 S., II Bl.: Ill. – (Vorträge und Aufsätze über Entwickelungsmechanik der Organismen; 1)

Bibl.Sud. 666
Notation: Sud. V, 2
Miyajima, Mikinosuke:
Shi-tei: Lehrer und Schüler / Mikinosuke Miyajima. – Tokyo: Kitasato Inst., 1935. – II, 44 S.: Ill.

Bibl.Sud. 667
Notation: Sud. V, 3
Baas, Johann H.:
Outlines of the history of medicine and the medical profession / by Joh. Hermann Baas. Transl., and in conjunction with the autor rev. and enl. by H. E. Handerson. – New York: Vail, 1889. – 1173 S.

Bibl.Sud. 668
Notation: Sud. V, 3
Deutsche Medicin im neunzehnten Jahrhundert: Säcular-Artikel d. Berliner klin. Wochenschr. – Berlin: Hirschfeld, 1901
Sonderdr. aus → Berliner klinische Wochenschrift
Erscheinungsverlauf: 1.1901 – 2.1902 [?]
Bestand: 1.1901

Bibl.Sud. 669
Notation: Sud. V, 3
Adler, Heinrich:
Medicinische Chronik des XIX. Jahrhunderts / zsgest. von Heinrich Adler und Adolf Kronfeld. – Wien: Perles, 1900. – 223 S.

Bibl.Sud. 670
Notation: Sud. V, 3
Bäumler, Christian:
Die Entwickelung der Medizin einst und jetzt / seinen Schülern aus den Jahren 1874 – 1901 gewidmet von Ch. Bäumler. – Tübingen u.a.: Mohr, 1902. – IV, 104 S.

Bibl.Sud. 671
Notation: Sud. V, 3
Neuburger, Maximilian Camillo:
Die Entwicklung der Medizin in Österreich / von Max Neuburger. – Wien u.a.: Fromme, 1918. – 104 S. – (Österreichische Bücherei; 11)

Bibl.Sud. 672
Notation: Sud. V, 3
Neuburger, Maximilian Camillo:
Die Wiener medizinische Schule im Vormärz / von Max Neuburger. – Wien; München u.a.: Rikola, 1921. – VIII, 312 S.: Ill.

Bibl.Sud. 673
Notation: Sud. V, 3
Neuburger, Maximilian Camillo:
Das medizinische Wien in zeitgenössischen Schilderungen / von Max Neuburger. – Wien [u.a.]: Perles, 1921. – XII, 266 S.: Ill.

Bibl.Sud. 674
Notation: Sud. V, 3
Faber, Knud:
Strømninger den nyere tids medicinske klinik med saerlight hensyn til nosografien / af Knud Faber. – København: Schultz, 1919. – 120 S.

Bibl.Sud. 675
Notation: Sud. V, 3
Schwalbe, Gustav Ferdinand:
Journal meiner Reise nach Paris im Sommer 1831: Tagebuch eines Arztes / von G. F. Schwalbe. Hrsg. und mit kurzem Vorw. und Anm. vers. von Ernst Schwalbe. – Rostock: Warkentien, 1910. – 102 S.

Aus: Sitzungsberichte und Abh. der naturforschenden Ges. zu Rostock / N.F.; 2

Bibl.Sud. 676
Notation: Sud. V, 3
Sihle, Martin:
Über das Weltbild des Arztes und den Sinn der Krankheit: ein Appell zur Lebenssynthese / von Martin Sihle. – Wien u.a.: Weidmann, 1934. – 241 S.

Bibl.Sud. 677
Notation: Sud. V, 4
Schwalbe, Ernst:
Vorlesungen über Geschichte der Medizin / von Ernst Schwalbe. – 2., umgearb. Aufl. – Jena: Fischer, 1909. – VIII, 213 S.

Bibl.Sud. 678
Notation: Sud. V, 4
Baas, Johann H.:
Grundriss der Geschichte der Medicin und des heilenden Standes / von Joh. Hermann Baas. – Stuttgart: Enke, 1876. – XX, 904 S.: Ill.

Bibl.Sud. 679-1
Notation: Sud. V, 4
Pauly, Alphonse:
Bibliographie des sciences médicales / par Alphonse Pauly. – Paris: Tross
1. – (1872). – 544 Sp.

Bibl.Sud. 680
Notation: Sud. V, 4
Pagel, Julius Leopold:
Grundriss eines Systems der medizinischen Kulturgeschichte: nach Vorlesungen an der Berliner Universität (Wintersemester 1904/5) / von Julius Pagel. – Berlin: Karger, 1905. – 112 S.

Bibl.Sud. 681
Notation: Sud. V, 4
Choulant, Ludwig:
Bibliotheca medico-historica sive catalogus librorum historicorum de re medica et scientia naturali systematicus / coll. ac digessit Ludovicus Choulant. – Lipsiae: Engelmann, 1842. – X, 269 S.

Bibl.Sud. 681#Beibd. 1
Notation: Sud. V, 4
Rosenbaum, Julius:
Additamenta ad Lud. Choulanti Bibliothecam medico-historicam / ed. Julius Rosenbaum. – Halis Saxonum: Lippertus, 1842. – X, 83 S.

Bibl.Sud. 682-1
Notation: Sud. V, 4
Diepgen, Paul:
Geschichte der Medizin / von Paul Diepgen. – Berlin u.a.: Göschen. – (Sammlung Göschen; ...)
Bd. 3 im Verl. Vereinigung wiss. Verl.
1 Altertum. – 1913. – 116 S. – (...; 679)

Bibl.Sud. 682-2
Notation: Sud. V, 4
Diepgen, Paul:
Geschichte der Medizin / von Paul Diepgen. – Berlin u.a.: Göschen. – (Sammlung Göschen; ...)
Bd. 3 im Verl. Vereinigung wiss. Verl.
2 Mittelalter. – 1914. – 118 S. – (...; 745)

Bibl.Sud. 682-3
Notation: Sud. V, 4
Diepgen, Paul:
Geschichte der Medizin / von Paul Diepgen. – Berlin u.a.: Göschen. – (Sammlung Göschen; ...)
Bd. 3 im Verl. Vereinigung wiss. Verl.
3 Neuzeit: von Andreas Vesalius bis zur Begründung der Zellularpathologie durch Rudolf Virchow (1858). – 1919. – 142 S. – (...; 786)

Bibl.Sud. 683
Notation: Sud. V, 4
Unger, Hellmuth:
Vom Siegeszug der Heilkunde: Großtaten der Medizin / von Hellmuth Unger. – München: Lehmann, 1936. – 89 S.: zahlr. Ill., graph. Darst.

Bibl.Sud. 684
Notation: Sud. V, 4
Honigmann, Georg:
Geschichtliche Entwicklung der Medizin: in ihren Hauptperioden dargestellt / von Georg Honigmann. – München: Lehmann, 1925. – 132 S.

Bibl.Sud. 685
Notation: Sud. V, 4
Honigmann, Georg:
Das Wesen der Heilkunde: historisch-genetische Einführung in die Medizin; für Studierende und Ärzte / von Georg Honigmann. – Leipzig: Meiner, 1924. – XII, 319 S.

Bibl.Sud. 686
Notation: Sud. V, 4
Ostwald, Wilhelm:
Grosse Männer / von Wilhelm Ostwald. – 6. Aufl. – Leipzig: Akad. Verl.-Ges., 1927. – XII, 467 S. – (Große Männer; 1)

Bibl.Sud. 687
[Bibl.Sud. 2693]
Notation: Sud. V, 5; Sud. XXI, 38 = Par. 555
Vierordt, Hermann:
Medizin-geschichtliches Hilfsbuch: mit besonderer Berücksichtigung der Entdeckungsgeschichte und der Biographie / von Hermann Vierordt. – Tübingen: Laupp, 1916. – VI, 469 S.

Bibl.Sud. 688
Notation: Sud. V, 5
Brunn, Walter von:
Kurze Geschichte der Chirurgie / von W. von Brunn. – Berlin: Springer, 1928. – IV, 339 S.: zahlr. Ill.

Bibl.Sud. 689
Notation: Sud. V, 5
Garrison, Fielding H.:
An introduction to the history of medicine: with medical chronology, suggestions for study and bibliographic data / by Fielding H. Garrison. – 4. ed., rev. and enl. – Philadelphia u.a.: Saunders, 1929. – 996 S.: Ill.

Bibl.Sud. 690
Notation: Sud. V, 5
Osler, William:
The evolution of modern medicine: a series of lectures delivered at Yale University on the Silliman Foundation in april, 1913 / by William Osler. – New Haven u.a.: Yale Univ. Press, 1921. – XIV, 243 S.: zahlr. Ill. – (Silliman memorial lectures)

Bibl.Sud. 691
Notation: Sud. V, 5
Puschmann, Theodor:
Geschichte des medicinischen Unterrichts von den ältesten Zeiten bis zur Gegenwart / von Theodor Puschmann. – Leipzig: Veit, 1889. – VIII, 522 S.

Bibl.Sud. 692
Notation: Sud. V, 5
Schwalbe, Ernst:
Vorlesungen über Geschichte der Medizin / von Ernst Schwalbe. – 3., umgearb. Aufl. – Jena: Fischer, 1920. – X, 181 S.

Bibl.Sud. 693
Notation: Sud. V, 5
Castiglioni, Arturo:
Il volto di Ippocrate: istorie di medici e medicine d'altri tempi / Arturo Castiglioni. – Milano: Soc. Ed. Unitas, 1925. – 389 S., [5] Bl.: zahlr. Ill.

Bibl.Sud. 694
Notation: Sud. V, 5
Pagel, Julius Leopold:
Zeittafeln zur Geschichte der Medizin / von J. L. Pagel. – Berlin: Hirschwald, 1908. – 16 S., Doppelbl. I – XIIh

Bibl.Sud. 695
Notation: Sud. V, 5
Koch, Richard:
Die ärztliche Diagnose: Beitrag zur Kenntnis des ärztlichen Denkens / von Richard Koch. – 2., umgearb. Aufl. – Wiesbaden: Bergmann, 1920. – XV, 206 S.

Bibl.Sud. 696
Notation: Sud. V, 5
Koch, Richard:
Ärztliches Denken: Abhandlungen über die philosophischen Grundlagen der Medizin / von Rich. Koch. – München: Bergmann, 1923. – VIII, 94 S.: graph. Darst.

Bibl.Sud. 697
Notation: Sud. V, 5
Stricker, Wilhelm Friedrich Karl:
Beiträge zur ärztlichen Culturgeschichte: Fremdes und Eigenes / ges. und hrsg. von Wilhelm F. C. Stricker. – Frankfurt a.M.: Auffarth, 1865. – [3] Bl., 164 S.

Bibl.Sud. 698
Notation: Sud. V, 5
Dana, Charles L.:
The peaks of medical history: an outline of the evolution of medicine for the use of medical students & practitioners / by Charles L. Dana. – 2. ed. – New York: Hoeber, 1928. – 105 S.: zahlr. Ill.

Bibl.Sud. 699-1
Notation: Sud. V, 5
Puccinotti, Francesco:
Storia della medicina / scritta da Francesco Puccinotti. – Livorno: Wagner
1 Medicina antica. – 1850. – 757 S.

Bibl.Sud. 699-2,1
Notation:
Puccinotti, Francesco:
Storia della medicina / scritta da Francesco Puccinotti. – Livorno: Wagner
2,1 Vol. 2, Medicina del medio evo; pt. 1. – 1855. – 394, CCLXIII S.

Bibl.Sud. 699-2,2
Notation: Sud. V, 5
Puccinotti, Francesco:
Storia della medicina / scritta da Francesco Puccinotti. – Livorno: Wagner
2,2 Vol. 2, Medicina del medio evo; pt. 2. – 1859. – 818 S.

Bibl.Sud. 700-1
Notation: Sud. V, 7
Biographisches Lexikon der hervorragenden Aerzte aller Zeiten und Völker / hrsg. von August Hirsch. – Wien u.a.: Urban & Schwarzenberg
Forts. u.d.T.: Fischer, Isidor: Biographisches Lexikon der hervorragenden Ärzte der letzten 50 Jahre
1 Aaskow – Chavasse. – 1884. – 713 S.

Bibl.Sud. 700-2
Notation: Sud. V, 7
Biographisches Lexikon der hervorragenden Aerzte aller Zeiten und Völker / hrsg. von August Hirsch. –

Wien u.a.: Urban & Schwarzenberg
Forts. u.d.T.: Fischer, Isidor: Biographisches Lexikon der hervorragenden Ärzte der letzten 50 Jahre
2 Chavet – Gwinne. – 1885. – 712 S.

Bibl.Sud. 700-3
Notation: Sud. V, 7
Biographisches Lexikon der hervorragenden Aerzte aller Zeiten und Völker / hrsg. von August Hirsch. – Wien u.a.: Urban & Schwarzenberg
Forts. u.d.T.: Fischer, Isidor: Biographisches Lexikon der hervorragenden Ärzte der letzten 50 Jahre
3 Haab – Lindsley. – 1886. – 718 S.

Bibl.Sud. 700-4
Notation: Sud. V, 7
Biographisches Lexikon der hervorragenden Aerzte aller Zeiten und Völker / hrsg. von August Hirsch. – Wien u.a.: Urban & Schwarzenberg
Forts. u.d.T.: Fischer, Isidor: Biographisches Lexikon der hervorragenden Ärzte der letzten 50 Jahre
4 Lindsley – Revillon. – 1886. – 718 S.

Bibl.Sud. 700-5
Notation: Sud. V, 7
Biographisches Lexikon der hervorragenden Aerzte aller Zeiten und Völker / hrsg. von August Hirsch. – Wien u.a.: Urban & Schwarzenberg
Forts. u.d.T.: Fischer, Isidor: Biographisches Lexikon der hervorragenden Ärzte der letzten 50 Jahre
5 Révolat – Trefurt. – 1887. – 718 S.

Bibl.Sud. 700-6
Notation: Sud. V, 7
Biographisches Lexikon der hervorragenden Aerzte aller Zeiten und Völker / hrsg. von August Hirsch. – Wien u.a.: Urban & Schwarzenberg
Forts. u.d.T.: Fischer, Isidor: Biographisches Lexikon der hervorragenden Ärzte der letzten 50 Jahre
6 Treiber – Zypen. Nachträge und Ergänzungen. – 1888. – VIII, 1056 S.

Bibl.Sud. 701-1/2
Notation: [Sud. V, 7]
Linden, Jan Antonides van der:
Lindenius renovatus, sive Johannis Antonidae van der Linden de scriptis medicis libri duo: quorum prior, omnium, tam veterum, quam recentiorum, latino idiomate ... continet ...; posterior vero cynosuram medicam, sive, rerum & meateriarum indicem, ... exhibet, ...; noviter praeter haec addita plurimorum authorum ... / ... continuati, dimidio pene amplificati, perplurimum interpolati & ab extantioribus mendis purgati a Georg. Abrah. Mercklino. – Norimbergae: Endter
NST: Lindenius renovatus de scriptis medicis
1. – (1686). – [11] Bl., 1101 S., [27] Bl.: Ill.

Bibl.Sud. 701-1/2
Notation: [Sud. V, 7]
Linden, Jan Antonides van der:
Lindenius renovatus, sive Johannis Antonidae van der Linden de scriptis medicis libri duo: quorum prior, omnium, tam veterum, quam recentiorum, latino idiomate ... continet ...; posterior vero cynosuram medicam, sive, rerum & meateriarum indicem, ... exhibet, ...; noviter praeter haec addita plurimorum authorum ... / ... continuati, dimidio pene amplificati, perplurimum interpolati & ab extantioribus mendis purgati a Georg. Abrah. Mercklino. – Norimbergae: Endter
NST: Lindenius renovatus de scriptis medicis
2. – Cynosura medica. – 1686. – 160 S.

Bibl.Sud. 702
Notation: Sud. V, 7
Pagel, Julius Leopold:
Biographisches Lexikon hervorragender Ärzte des neunzehnten Jahrhunderts: mit einer historischen Einleitung / hrsg. von Julius Pagel. – Berlin u.a.: Urban & Schwarzenberg, 1901. – XXXIII S., 1984 Sp.: zahlr. Ill.

Bibl.Sud. 703
Notation: Sud. V, 7
Marx, Karl F.:
Zur Beurtheilung des Werths und der Bedeutung der medicinischen Zahlenlehre / von Karl Friedrich Heinrich Marx. – Göttingen: Dieterich, 1863. – 66 S.
Aus: Abh. der Königlichen Ges. der Wiss. zu Göttingen; 11

Bibl.Sud. 703#Beibd. 1
Notation: Sud. V, 7
Marx, Karl F.:
Ueber die Verdienste der Aerzte um das Verschwinden der dämonischen Krankheiten / von Karl Friedrich Heinrich Marx. – Göttingen: Dieterich, 1859. – 66 S.
Aus: Abh. der Königlichen Ges. der Wiss. zu Göttingen; 8

Bibl.Sud. 703#Beibd. 2
Notation: Sud. V, 7
Marx, Karl F.:
Ueber die Beziehungen der darstellenden Kunst zur Heilkunst / von Karl Friedrich Heinrich Marx. – Göttingen: Dieterich, 1861. – 74 S.
Aus: Abh. der Königlichen Ges. der Wiss. zu Göttingen; 10

Bibl.Sud. 703#Beibd. 3
Notation: Sud. V, 7
Marx, Karl F.:
Über Marc'Antonio della Torre und Leonardo da Vinci, die Begründer der bildlichen Anatomie / von Karl Friedrich Heinrich Marx. – Göttingen: Dieterich, 1849. – 20 S.

Aus: Abh. der Königlichen Ges. der Wiss. zu Göttingen; 4

Bibl.Sud. 703#Beibd. 4
Notation: Sud. V, 7
Marx, Karl F.:
Fr. Bacon und das letzte Ziel der ärztlichen Kunst / von K. F. H. Marx. – Göttingen: Dieterich, 1861. – 39 S.
Aus: Abh. der Königlichen Ges. der Wiss. zu Göttingen; 9

Bibl.Sud. 703#Beibd. 5
Notation: Sud. V, 7
Marx, Karl F.:
Kasper Hofman: ein deutscher Kämpfer für den Humanismus in der Medicin / von K. F. H. Marx. – Göttingen: Dieterich, 1873. – 52 S.
Aus: Abh. der Königlichen Ges. der Wiss. zu Göttingen; 18

Bibl.Sud. 703#Beibd. 6
Notation: Sud. V, 7
Marx, Karl F.:
Zur Erinnerung der ärztlichen Wirksamkeit Herman Conring's / von K. F. H. Marx. – Göttingen: Dieterich, 1872. – 51 S.
Aus: Abh. der Königlichen Ges. der Wiss. zu Göttingen; 17

Bibl.Sud. 704-1
Notation: Sud. V, 7
Haller, Albrecht von:
Bibliotheca Medicinae Practicae: Qua Scripta Ad Partem Medicinae Practicam Facientia A Rerum Initiis ... Recensentur / Auctore Alberto von Haller. – Basileae: Schweighauser u.a.
1 Ad Annum MDXXXIII. – 1776. – VIII, 539 S.

Bibl.Sud. 704-2
Notation: Sud. V, 7
Haller, Albrecht von:
Bibliotheca Medicinae Practicae: Qua Scripta Ad Partem Medicinae Practicam Facientia A Rerum Initiis ... Recensentur / Auctore Alberto von Haller. – Basileae: Schweighauser u.a.
2 Ab Anno 1534 Ad A. 1647. – 1777. – VI, 722 S.

Bibl.Sud. 704-3
Notation: Sud. V, 7
Haller, Albrecht von:
Bibliotheca Medicinae Practicae: Qua Scripta Ad Partem Medicinae Practicam Facientia A Rerum Initiis ... Recensentur / Auctore Alberto von Haller. – Basileae: Schweighauser u.a.
3 Ab Anno 1648 Ad A. 1685. – 1779. – [2] Bl., 650 S.

Bibl.Sud. 704-4
Notation: Sud. V, 7
Haller, Albrecht von:
Bibliotheca Medicinae Practicae: Qua Scripta Ad Partem Medicinae Practicam Facientia A Rerum Initiis ... Recensentur / Auctore Alberto von Haller. – Basileae: Schweighauser u.a.
4 Ab Anno 1686 Ad A. 1707 / ... Restituit, Auxit Et Edidit Joachim Diterich Brandis. – 1788. – VIII, 598 S.

Bibl.Sud. 705
Notation: Sud. V, 7
Tildesley, Miriam L.:
Sir Thomas Browne: his skull, portraits, and ancestry / by Miriam L. Tildesley. – Cambridge: Univ. Press, [1923]. – [3] Bl., S. 2 – 76ter, XXXIV Bl.: zahlr. Ill.
Aus: Biometrika; 15

Bibl.Sud. 706
Notation: Sud. V, 7
Oefele, Felix von:
Die Angaben der Berliner Planetentafel P 8279 verglichen mit der Geburtsgeschichte Christi im Berichte des Matthäus / von Felix von Oefele. – Berlin: Peiser, 1903. – 45 S. – (Vorderasiatische Gesellschaft: Mitteilungen der Vorderasiatischen Gesellschaft; 8,2)

Bibl.Sud. 706#Beibd. 1
Notation: Sud. V, 7
Oefele, Felix von:
Das Horoskop der Empfängnis Christi: astrologisch gedeutet und mit den Berichten der Evangelien verglichen / hrsg. von v. Oefele. – Berlin: Peiser, 1903. – 15 S. – (Vorderasiatische Gesellschaft: Mitteilungen der Vorderasiatischen Gesellschaft; 8,6)

Bibl.Sud. 707
Notation: Sud. V, 8
Le onoranze a G. B. Morgagni: Forlì, 24 maggio 1931-IX / [a cura di Andrea Corsini ...]. – Siena: Stab. Tip. S. Bernardino, 1931. – 150 S.: Ill.

Bibl.Sud. 708-1
Notation: Sud. V, 8
Pagel, Julius Leopold:
Geschichte der Medicin / von Julius Pagel. – Berlin: Karger
1 Einführung in die Geschichte der Medicin. – 1898. – XII, 574 S.

Bibl.Sud. 708-2
Notation: Sud. V, 8
Pagel, Julius Leopold:
Geschichte der Medicin / von Julius Pagel. – Berlin: Karger
2 Historisch-medicinische Bibliographie für die Jahre 1875 – 1896. – 1898. – S. 580 – 959

Bibl.Sud. 709
Notation: Sud. V, 8
Preisler, Oscar:
Bibliographischer Führer durch die medizinische Literatur: ein Grundriss / von Oscar Preisler. – København: Akad. Antikvariat, 1920. – 85 S.

Bibl.Sud. 710
Notation: Sud. V, 8
Koch, Richard:
Die ärztliche Diagnose: Beitrag zur Kenntnis des ärztlichen Denkens / von Richard Koch. – Wiesbaden: Bergmann, 1917. – IX, 127 S.

Bibl.Sud. 711
Notation: Sud. V, 8
Urkunden zur Geschichte der Familie Bachoven von Echt / hrsg. von Kaspar Keller. – Bonn: Hanstein, 1907. – XVIII, 488 S.

Bibl.Sud. 712
Notation: Sud. V, 8
Weese, Artur:
Die Bildnisse Albrecht von Hallers / von Artur Weese. – Bern: Francke, 1909. – 281 S.: zahlr. Ill.

Bibl.Sud. 713
Notation: Sud. V, 8
Du Bois-Reymond, Emil Heinrich:
Gedächtnissrede auf Johannes Müller / von Emil Du Bois-Reymond. – Berlin: Dümmler, 1860. – S. 26 – 190
Aus: Abh. der Königl. Akad. der Wiss. zu Berlin; 1859

[Bibliotheca Sudhoffiana, Teil] Sud. VI

Bibl.Sud. 714
Notation: Sud. VI, 1 = Par. 834
Basilius <Valentinus>:
Von den Natürlichen unnd ubernatürlichen Dingen: Auch von der ersten Tinctur, Wurtzel und Geiste der Metallen und Mineralien ... / Trewlich eröffnet Durch Fratrem Basilium Valentinum, Benedicter Ordens. Und nunmehr ... publiciret, Durch Johan Thölden Hessum. – Leipzig: Apel, 1603. – [5] Bl., 124 S., [1] Bl.

Bibl.Sud. 714#Beibd. 1
Notation: Sud. VI, 1 = Par. 835
Basilius <Valentinus>:
[De Occulta Philosophia, Oder Von der heimlichen Wundergeburt der sieben Planeten und Metallen] De Occulta Philosophia, Oder Von der heimlichen Wundergeburt der sieben Planeten und Metallen, Fratris Basilii Valentini ... / Itzo gantz newe außgangen, und in Druck verfertiget Durch Johan Thölden Hessum. – Leipzig: Apel, 1603. – [4] Bl., 62 S., [1] Bl.
384: Titels. gescannt

Bibl.Sud. 715
Notation: Sud. VI, 1 = Par. 833
Basilius <Valentinus>:
[Relevation Et Declaration] Relevation Et Declaration De F. Basile Valentin ...: Contenant les plus curieux Mystères des Teintures essencielles des Sept Metaux, & les Vertus Medicinales d'icelles; divisée en Sept Chapitres. – [Paris], [ca. 1645]. – 64 S.
Teilausg.

Bibl.Sud. 716
Notation: Sud. VI, 1 = Par. 836
Basilius <Valentinus>:
[Triumphwagen Antimonii] TriumphWagen Antimonii, Fratris Basilii Valentini ... / Allen, so den Grund suchen der uhralten Medicin ... Zu gut publiciret, und an Tag geben, Durch Johann Thölden Hessum ... – Leipzig: Apel, 1611. – [17] Bl., 598 S., [12] Bl.

Bibl.Sud. 717
Notation: Sud. VI, 1 = Par. 841
Eglinus, Raphael:
Cheiragogia Heliana De Auro Philosophico Necdum cognito: Unde Iuxta Facile Percipi potest tum opus Universalissimum totius Monarchiae Chymicae in Regno Minerali: tum omnes in suo quiq[ue] genere Universales eiusdem Regni Mineralis Lapides, Tincturaeve particulares / cuius author, Nicolaus Niger Hapelius, Anagrammatizomenos. Accessit Tractatus Venceslai Lavinii, Moravi, De Coelo terrestri, &c. – Marpurgi Cattorum: Hutwelckerus, 1612. – 223 S.

Bibl.Sud. 718
Notation: Sud. VI, 1 = Par. 837
Basilius <Valentinus>:
[Triumphwagen Antimonii] TriumphWagen Antimonii, Fratris Basilii Valentini ... / Allen, so den Grund suchen der uhralten Medicin ... Zu gut publicirt, und an Tag geben, Durch Johann Thölden Hessum ... – Leipzig: Voigt, 1624. – [17] Bl., 598 S., [12] Bl.

Bibl.Sud. 718#Beibd. 1
Notation: Sud. VI, 1 = Par. 838
Basilius <Valentinus>:
[Letztes Testament] Letztes Testament, Fr. Basilii Valentini ...: Darinnen die Geheime Bücher vom Grossen Stein der Uralten Weisen, und andern verborgenen Geheimnüssen der Natur ... nachgeschrieben ... – Straßburg: Dietzel, 1651. – [8] Bl., 249 S., [9] Bl., S. 252 – 264, [12] Bl., S. 266 – 271: Ill.
Enth. außerdem: Conclusiones Oder Schlusz-Reden Fr. Basilii Valentini

Bibl.Sud. 718#Beibd. 2
Notation: Sud. VI, 1 = Par. 839
Basilius <Valentinus>:
[Von dem grossen Stein der Uhralten] Fr. Basilii Valentini ... Von dem grossen Stein der Uhralten: dar-

an so viel tausend Meister anfangs der Welt hero gemacht haben. Neben angehängten Tractätlein ... – Straßburg: Dietzel, 1651. – [4] Bl., 156 S., [2] Bl.: Ill.

Bibl.Sud. 718#Beibd. 3
Notation: Sud. VI, 1 = Par. 840
Basilius <Valentinus>:
[De Microcosmo De´q[ue] Magno Mundi Mysterio & Medicina Hominis Liber geminus] De Microcosmo De´q[ue] Magno Mundi Mysterio & Medicina Hominis Liber geminus, Magni Basilii Valentini ... / ... Ab Angelo Medico Latinitate donatus. Cum Interpretis Aphorismis Basilianis ... – Marpurgi: Kezelius, 1609. – [43] Bl.
Enth.: Aphorismi Basiliani Sive, Canones Hermetici ... Conscripti ab Hermophilo Philochemico. – Marpurgi: Kezelius, 1608

Bibl.Sud. 718#Beibd. 3
Notation: Sud. VI, 1 = Par. 840
Eglinus, Raphael:
Aphorismi Basiliani Sive, Canones Hermetici De Spiritu, Anima, Et Corpore Majoris & Minoris Mundi / Conscripti ab Hermophilo Philochemicus. – Marpurgi: Kezelius, 1608. – [5] Bl.
Enth. in: De Microcosmo De´q[ue] Magno Mundi Mysterio & Medicina Hominis Liber geminus, Magni Basilii Valentini. – Marpurgi: Kezelius, 1609

Bibl.Sud. 719
Notation: Sud. VI, 1 = Par. 842
Kerckring, Theodor:
[Commentarius In Currum Triumphalem Antimonii Basilii Valentini] Theodori Kerckringii Commentarius In Currum Triumphalem Antimonii Basilii Valentini: à se latinitate donatum. – Amstelaedami: Wetstenius, 1685. – [10] Bl., 342 S., [9] Bl.: Ill.
Originaltitel des kommentierten Werkes: Triumphwagen Antimonii <lat.>

Bibl.Sud. 720
Notation: Sud. VI, 1 = Par. 843
Kerckring, Theodor:
[Anmerckungen über Basilii Valentini Triumph-Wagen des Antimonii] Theodori Kerckringii ... Anmerckungen über Basilii Valentini Triumph-Wagen des Antimonii: nebst einem Vorbericht ... – Nürnberg: Felßecker, 1724. – [18] Bl., 350 S.: Ill.

Bibl.Sud. 721-1
Notation: Sud. VI, 1 = Par. 844
Deutsches Theatrum Chemicum: auf welchem der berühmtesten Philosophen und Alchymisten Schrifften, die von dem Stein der Weisen .. handeln, welche bißhero entweder niemahls gedruckt, oder doch sonsten sehr rar worden sind, vorgestellet werden / durch Friederich Roth-Scholtzen ... – Nürnberg: Felßecker
1. – (1728). – [2] Bl., 26 S., [1] Bl., 680 S., [17] Bl., 350 S.: Ill.

Bibl.Sud. 722
Notation: Sud. VI, 1 = Par. 845
Teichmeyer, Hermann Friedrich:
[Programma invitatorium de rhythmis Basilii Valentini ...] Medicae Facultatis Decani Hermanni Friderici Teichmeyeri ... Programma Invitatorium De Rhythmis Basilii Valentini ... – Ienae: Hornius
T. 6,14,17 im Verl. Ritterus, Jena, T. 11 – 13 im Verl. Croecker, Jena und T. 18 im Verl. Schillius, Jena ersch.
1 Dissertationi Inaugurali De Arthritide Die VII. Februarii, MDCCXXXIII. Habendae Praemissum. – 1733. – 8 S.

Bibl.Sud. 722#Beibd. 1-10
Notation: Sud. VI, 1 = Par. 845
Teichmeyer, Hermann Friedrich:
[Programma invitatorium de rhythmis Basilii Valentini ...] Medicae Facultatis Decani Hermanni Friderici Teichmeyeri ... Programma Invitatorium De Rhythmis Basilii Valentini ... – Ienae: Hornius
T. 6,14,17 im Verl. Ritterus, Jena, T. 11 – 13 im Verl. Croecker, Jena und T. 18 im Verl. Schillius, Jena ersch.
3 Dissertationi Inaugurali De Stupendo Aneurismate In Brachio, Feliciter Per Operationem Curato Die XXXI. Martii MDCCXXXIV. Habendae Praemissum. – 1734. – [4] Bl.
6 Dissertationi Inaugurali De Velocitate Sanguinis A Statu Vasorum Diverso Dependente Die XII. Maii MDCCXXXIV. Habendae Praemissum. – 1734. – 8 S.
8 Dissertationi Inaugurali De Cholera Die III. Septembris MDCCXXXV. Habendae Praemissum. – 1735. – [4] Bl.
12 Dissertationi Inaugurali De Dolore Febrium Acutarum Die XXX. Aug. MDCCXXXVIII. Habendae Praemissum. – [1738]. – 8 S.
14 Dissertationi Inaugurali De Dysenteria Die XIII. April. MDCCXL. Habendae Praemissum. – 1740. – [4] Bl.
17 Dissertationi Inaugurali De Melancholia Attonita Raro Litteratorum Affectu Die VII. Octobr. MDCCXXXXI. Habendae Praemissum. – 1741. – [4] Bl.
18 Dissertationi Inaugurali De Abortu Die IV. Novembr. MDCCXLI. Habendae Praemissum. – 1741. – [4] Bl.
20 Dissertationi Inaugurali De Spasmo Ventriculi Die Aprilis MDCCXXXXIII Habendae Praemissum. – 1743. – [4] Bl.
21 Dissertationi Inaugurali De Sterilitate Mulierum Die Iulii MDCCXXXXIII. Habendae Praemissum. – 1743. – [4] Bl.

Bibl.Sud. 723
Notation: Sud. VI, 1 = Par. 846
Schüler, Conrad:
Gründtliche Außlegung und Warhaffte Erklärung der Rythmorum Fratris Basilii Valentini Monachi:

Von der Materia, Ihrer Geburt, Alter, Farb, Qualität, und Namen, des grossen Steins der Uhralten Philosophen / Gefertigt durch Conrad Schulern ... – Tübingen: Cell, 1606. – 60 S., [1] Bl.

Bibl.Sud. 723#Beibd. 1
Notation: Sud. VI, 1 = Par. 847
Thölde, Johann:
Haligraphia, Das ist, Gründliche und eigendliche Beschreibung aller Saltz Mineralien: Darin von deß Saltzes erster Materia, Ursprung, Geschlecht, Unterscheid, Eigenschafft ... gehandelt wird; Beneben einer Historischen Beschreibung aller Saltzwercke ...; Auch wie man aus allen Metallen und vornembsten Mineralien ... ihre Saltz außzichen, und zu Menschlicher Gesundheit brauchen sol / ... am Tag geben, Durch Johan Thölden, Hessum. – [Leipzig]: Apel, 1603. – [24] Bl., 316 S., [7] Bl.; 8_

Bibl.Sud. 724
Notation: Sud. VI, 1 = Par. 848
Thölde, Johann:
Haliographia, Das ist: Gründliche unnd eigendliche Beschreibung aller Saltz-mineralien: Beneben einer Historischen Beschreibung aller Saltzwercke ... / Durch Johann Thölden, Hessum. – [Leipzig]: Apel, 1612. – 336 S., [8] Bl.

Bibl.Sud. 725 [1]
Notation: Sud. VI, 1 = Par. 851
Dyas Chymica Tripartita, Das ist: Sechs Herrliche Teutsche Philosophische Tractätlein: Deren II. Von an jtzo noch im Leben: II. Von mitlern Alters: und II. Von ältern Philosophis beschrieben worden / Nunmehr aber Allen Filiis Doctrinae zu Nutz an Tag geben, und mit schönen Figuren gezieret . Durch H. C. D. – Franckfurt am Mayn: Jennis, 1625. – 87 S., 4 Bl., 150 S., [1] Bl.: Ill.

Bibl.Sud. 725 [2]
Notation: Sud. VI, 1 = Par. 851
Mynsicht, Adrian von:
Aureum Seculum Redivivum Das ist: Die uhralte entwichene Güldene Zeit. So nunmehr Wieder auffgegangen, lieblich geblühet, und wolriechenden güldenen Samen gesetzet / Welchen tewren und edlen Samen allen wahren Sapientiae & doctrinae filiis zeigt und offenbahret: Hinricus Madathanus, Theosophus, Medicus & tandem, Dei gratia aureae crucis frater. – [Frankfurt am Main]: [Jennis], 1625. – S. 69 – 87, 4 Bl.: Ill.
Enth. in: Dyas Chymica Tripartita, Das ist: Sechs Herrliche Teutsche Philosophische Tractätlein, Franckfurt am Mayn, 1625

Bibl.Sud. 725 [3]
Notation: Sud. VI, 1 = Par. 851
Basilius <Valentinus>:
Vier Tractätlein Fr. Basilii Valentini Benedicter Ordens von dem grossen Stain der uralten weysen Maister, und Artzneyen Menschlicher Gesundheit: deren er in seinen andern Schrifften gedencket, aber vor diesem niemahlen an Tag kommen sind, als nemblich seine 1. Handgriffe uber die Bereitung deß grossen Steins. 2. Handgriffe wie er seine Artzneyen gemacht hat. 3. Schlußreden vom Sulphure, Victriolo, und Magnete. 4. Supplementum oder zugabe / Jetzo den Filiis doctrinae zum besten in Truck gegeben Durch H. C. D. – Franckfurt am Mayn: Jennis, 1625. – 150 S., [1] Bl.: Ill.
Enth. in: Dyas Chymica Tripartita, Das ist: Sechs Herrliche Teutsche Philosophische Tractätlein, Franckfurt am Mayn, 1625

Bibl.Sud. 725 [4]
Notation: Sud. VI, 1 = Par. 851
Ein güldener Tractat vom Philosophischen Steine / Von einem noch Lebenden, doch ungenanten Philosopho den Filiis Doctrinae zur Lehre, den Fratribus aureae Crucis aber zur Nachrichtung beschrieben. – [Frankfurt am Main]: [Jennis], 1625. – S 13 66. Ill.
Enth. in: Dyas Chymica Tripartita, Das ist: Sechs Herrliche Teutsche Philosophische Tractätlein, Franckfurt am Mayn, 1625

Bibl.Sud. 725#Beibd. 1
Notation: Sud. VI, 1 = Par. 852
Hermetico-Spagyrisches Lustgärtlein; Darinnen Hundert und Sechtzig unterschiedliche, schöne, Kunstreiche, Chymico-Sophische Emblemata, oder Geheymnußreiche Sprüche der wahren Hermetischen Philosophen; Sampt beygefügten, noch vier grossen, schönen unnd tieffsinnigen Theosophischen Figuren; Nicht allein sehr dienstlich, Augen unnd Gemüt dardurch zu erlustigen, sondern zugleich ein scharffes nachdencken der Natur, bey allen Filiis Doctrinae, zuerwecken. – Franckfurt am Mayn: Jennis, 1625. – 24 S., [1] Bl.: zahlr. Ill.

Bibl.Sud. 725#Beibd. 2
Notation: Sud. VI, 1 = Par. 853
Sala, Angelus:
[De Natura, Proprietatibus & usu Spiritus Vitrioli Fundamentalis Dissertatio Oder Gründliche Beschreibung, was Spiritus Vitrioli eigentlich sey: Wie ungründtlich er von etzlichen Medicis für ein schädlich Medicament gescholten und verworffen wird; Und dagegen Was für treffliche Eigenschafften und Wirckungen er habe, und wie man ihn wider mancherley Leibs Kranckheit mit grossem Nutz gebrauchen solle] Angeli Salae Vicentini Veneti Chymiatri candidissimi De Natura, Proprietatibus & usu Spiritus Vitrioli Fundamentalis Dissertatio Oder Gründliche Beschreibung, was Spiritus Vitrioli eigentlich sey: Wie ungründtlich er von etzlichen Medicis für ein schädlich Medicament gescholten und verworffen wird; Und dagegen Was für treffliche Eigenschafften und Wirckungen er habe, und

wie man ihn wider mancherley Leibs Kranckheit mit grossem Nutz gebrauchen solle. – Hamburgi: Froben, 1625. – [3] Bl., 08 [i.e. 80] S.

Bibl.Sud. 725#Beibd. 3
Notation: Sud. VI, 1 = Par. 854
Beuther, David:
[Universal, und Vollkommener Bericht, Von der hochberümbten Kunst der Alchymj und seinen in solcher erlangten, und erkundigten Secreten, und Kunststücklein] Davids Beuthers, der Medicin Doctoris Universal, und Vollkommener Bericht, Von der hochberümbten Kunst der Alchymj und seinen in solcher erlangten, und erkundigten Secreten. und Kunststücklein: Daraus die Gewißheit und Perfection dieser vortrefflichen Kunst zuerkennen / Menniglichen zur Nachrichtung und Nutzen publicirt: Ex Bibliotheca Chymica D. Iohannis Ernesti Burggravii, Medici, &c. Sampt beygefügtem Gespräch, von Betrug und Irrweg, etlicher unerfahrnen Laboranten, so sich betrieglich vor Alchymisten dargeben. – Franckfurt: Fitzer, 1631. – 52 S.

Bibl.Sud. 725 a
Notation: Sud. VI, 1 = Par. 849
Riplaeus, Georgius:
[Chymische Schrifften] Chymische Schrifften Des Hochgelehrten, Fürtrefflichen und weitberhümten [!] Philosopi Georgii Riplaei, Canonici Angli: Darinnen vom gebenedeyeten Stein der Weisen und desselben kunstreicher praeparation gründlich gelehret wird / Zuvor durch den Hochgelehrten Herrn Nicolaum Barnaudum Chymicum zu Lateinischer Sprache publiciret, Jetzo aber Allen Filiis doctrinae zum besten durch einen Liebhaber der Kunst in Deutsche Sprache gebracht, und in Druck gegeben. – Erffurt: Birckner, 1624. – 113 S.

Bibl.Sud. 725 a#Beibd. 1
Notation: Sud. VI, 1 = Par. 850
Basilius <Valentinus>:
[Offenbahrung Der verborgenen Handgriffe auff das Universal gerichtet] Fr. Basilii Valentini Benedicter Ordens Offenbahrung Der verborgenen Handgriffe auff das Universal gerichtet. Item Conclusiones Oder: Schlußreden Aller seiner Schrifften und Tractaten Von Schwefel, Vitriol und Magneten, beydes der Philosophischen als Gemeinen u.a. – Erffurdt: Birckner, 1624. – [1] Bl., 88 S., [1] Bl.

Bibl.Sud. 726
Notation: Sud. VI, 1 = Par. 855
Basilius <Valentinus>:
[Openbaringhe der verborgener Handtgrepen] Openbaringhe der verborgener Handtgrepen Frat. Basilii Valentini: gherechtet op dat Universael; Item Conclusiones ofte Sluytredenen aller sijner Schriften ende Tractaten ...; Wt het Hoochduytsche obergeset in't Nederlantsche. Daer by gevoecht is een Tractaet van de Nature der vier Elementen, Door Cornelis Drebbel ... – Rotterdam: Waesberge, 1632. – 111 S.: Ill.

Bibl.Sud. 727
Notation: Sud. VI, 1 = Par. 858
Basilius <Valentinus>:
[Les Douze Clefs De Philosophie] Les Douze Clefs De Philosophie De Frère Basile Valentin ...: Traictant de la vraye Medicine Metalique. – Amsterdam: Weyerstraten, 1678. – 56 S.

Bibl.Sud. 727#Beibd. 1
Notation: Sud. VI, 1 = Par. 859
Tentzel, Andreas:
Medicina Diastatica. hoc est Singularis Illa Et Admirabilis ad distans, & beneficio mumialis transplantationis operationem & efficaciam habens, Quae ipsa Loco Commentarii in Tractatum Tertium De Tempore seu Philosoph. D. Theoph. Paracelsi, Multa, eaqve selectissima abstrusioris philosophiae & Medicinae arcana continet / Opera & Studio, Andreae Tentzelii Philosoph. & Med. D. Archiatri Schwartzburgici. – Jehnae: Birckner, 1629. – [8] Bl., 188 S.: Ill.
Kupfert.: Medicina Diastatica in Tractatum tertium de Tempore seu Philos. D. Theoph. Paracel.

Bibl.Sud. 728
Notation: Sud. VI, 1 = Par. 856
Basilius <Valentinus>:
[Les Douze Clefs De Philosophie] Les Douze Clefs De Philosophie De Frère Basile Valentin, Religieux de l'Ordre Sainct Benoist: Traictant de la vraye Medecine Metalique. Plus Azoth, ou le moyen de faire l'Or caché des Philosophes. – Paris: Moët, 1660. – 176 S.: Ill.
[Azoth, Ou Le Moyen De Faire l'Or caché des Philosophes] Azoth, Ou Le Moyen De Faire l'Or caché des Philosophes De Frère Basile Valentin / Reveu, corrigé & augmenté par Mr. L'agneau Medecin. – Paris: Moët, 1659. – 196 S: Ill.
Aus dem Dt. übers. – Enth. in: Les Douze Clefs De Philosophie De Frère Basile Valentin. Paris, 1660

Bibl.Sud. 728#Beibd. 1
Notation: Sud. VI, 1 = Par. 857
Bernardus <Trevisanus>:
Traicté De La Nature De L'Oeuf des Philosophes / Composé par Bernard, Comte de Trèves, Allemand. – Paris, 1659. – 64 S.
Aus dem Lat. übers.

Bibl.Sud. 729
Notation: Sud. VI, 1 = Par. 860 = Par. 861
Basilius <Valentinus>:
[Geheime Bücher oder letztes Testament] Fratris Basilii Valentini ... Geheime Bücher oder letztes Testament. Vom grossen Stein der Uralten Weisen und andern verborgenen Geheimnussen der Natur. – Straßburg: Dietzel, 1645. – [8] Bl., 272 S.

Bibl.Sud. 730
Notation: Sud. VI, 1 = Par. 860 = Par. 861
Basilius <Valentinus>:
[Geheime Bücher oder letztes Testament] Fratris Basilii Valentini ... Geheime Bücher oder letztes Testament. Vom grossen Stein der Uralten Weisen und andern verborgenen Geheimnussen der Natur. – Straßburg: Dietzel, 1645. – [4] Bl., 156 S., [2] Bl.: Ill.

Bibl.Sud. 731 [1]
Notation: Sud. VI, 1 = Par. 862
Basilius <Valentinus>:
[Letztes Testament] Fr. Basilii Valentini Benedictiner Ordens Letztes Testament: Darinnen die Geheime Bücher vom grossen Stein der uralten Weisen, und anderen verborgenen Geheimnüssen der Natur Auß dem Original, so zu Erfurt im hohen Altar, unter einem Marmorsteineren Täflein gefunden worden, nachgeschrieben: Und nunmehr auf vielfältiges Begehren denen Filiis Doctrinae zu guten ... zum vierdtenmahl ans Liecht gegeben. Deme angehänget ein Tractätlein von der Alchimie, Worinnen von derselben Ursprung, Fortgang und besten Scriptoribus gehandelt, auff alle Einwürffe der Adversariorum geantwort, und klar bewiesen wird, daß warhafftig durch die Alchimie der rechte Lapis Philosophorum als eine Universal Medicin könne bereitet werden, von Georg Philips Nenter, Med. Doct. – Strasburg: Dulßecker, 1712. – [8] Bl., 271 S., [4] Bl., 157 S., [3] Bl., 64 S.: Ill.

Bibl.Sud. 731 [2]
Notation. Sud. VI, 1 = Par. 862
Basilius <Valentinus>:
Conclusiones Oder Schluß-Reden Fr. Basilii Valentini, Aller seiner Schrifften und Tractaten: Vom Schwefel, Victriol und Magneten, beydes der Philosophischen als der gemeinen. – [Straßburg]: [Dulßecker], 1711. – [11] Bl., S. 265 – 271
In: Fr. Basilii Valentini Benedictiner Ordens Letztes Testament. – Straßburg, 1712

Bibl.Sud. 731 [3]
Notation: Sud. VI, 1 = Par. 862
Basilius <Valentinus>:
[Von dem Grossen Stein der Uhralten] Fr. Basilii Valentini, Benedictiner Ordens, Von dem Grossen Stein der Uhralten: Daran so viel tausend Meister anfangs der Welt hero gemacht haben. Neben angehängten Tractätlein ... – Straßburg: [Dulßecker], 1711. – [4] Bl., 157 S., [3] Bl.: Ill.
Enth. außerdem u.a.: De Microcosmo. – In: Fr. Basilii Valentini Benedictiner Ordens Letztes Testament. – Straßburg, 1712

Bibl.Sud. 732
Notation: Sud. VI, 1 = Par. 863
Magnalia Medico-Chymica Continuata, Oder, Fortsetzung der hohen Artzney- und Feuerkunstigen Geheimnüssen: Darinn die übrigen Tractaten, so viel deren der so genannte berühmte Philosophus Philaletha heraus gegeben, zum fleissigsten verhochdeutschet vorgetragen werden ... / Denen Liebhabern der Spagyrischen Arcanen zu gefallen publiciret, von Johanne Hiskia Cardilucio ... – Nürnberg: Endter, 1680. – [12] Bl., 818 S., [6] Bl.

Bibl.Sud. 733
Notation: Sud. VI, 1 = Par. 864
Kirchweger, Anton J.:
Microscopium Basilii Valentini, sive Commentariolum et Cribrellum über den großen Kreuzapfel der Welt: ein Euphoriston der ganzen Medicin, ex theoria et praxi gravinii; ... / composuit Ant. Iosephus Kirchweger ... – Berlin, 1790. – X, 172 S.

Bibl.Sud. 734
Notation: Sud. VI, 1 = Par. 865
Basilius <Valentinus>:
[Tractatus Chymicus De Quinta Essentia, Das ist: Chymisches Werck von dem Fünfften Wesen] Fr. Basilii Valentini ... Tractatus Chymicus De Quinta Essentia, Das ist: Chymisches Werck von dem Fünfften Wesen: welches bißhero niemals gedruckt, nun aber ... nebst ... einem andern raren Msto eben dieses Auctoris, wie nemlich aus einem gewaschenen Gold-Schlich eine grosse Tinctura leicht und bald zu bereiten, ... ans Licht gestellet worden / von Sincero Aletophilo. – Erfurt: Crusius, 1738. – 69 S., [5] Bl.: Ill.

Bibl.Sud. 734#Beibd. 1
Notation: Sud. VI, 1 = Par. 866
Paracelsus:
[Geheimes und vollständiges Wünsch-Hütlein] Phil. Aureoli Theophrasti Paracelsi Bombast von Hohenheim ... Geheimes und vollständiges Wünsch-Hütlein: welches deutlich und gründlich anweiset, wie nicht nur die meisten Ertze in ihre drey Principia ... zu zerlegen, sondern auch der Philosophische Stein ... zu bereiten sey ... / ... nunmehro zum öffentlichen Druck befördert worden durch Sincerum Aletophilum ... – Erfurt: Crusius, 1738. – 88 S., [3] Bl.: Ill.

Bibl.Sud. 735
Notation: Sud. VI, 1 = Par. 867
Reinhart, Hans Christoph:
Liecht der Natur, Das ist: Der warhafftigen Kunst Alchimiae, höchstes Geheimniß: Auß welchem alle Alte und Newe Philosophi im universal und particular Werck, jhres begerens ... seynd gewehret worden / ... in Druck geben durch Hans Christoff Reinhart. – Hall: Krusecke, [1608]. – [64] Bl.

Bibl.Sud. 735#Beibd. 1
Notation: Sud. VI, 1 = Par. 868
Reinhart, Hans Christoph:
Das Valete: Uber den Tractat der Arcanorum Basi-

lii Valentini zusammen gesetzten Hauptschluß Puncten deß Liechts der Natur / Durch Hans Christoff Rheinhart den Eltern. – Hall in Sachsen: Krusecke, 1608. – [47] Bl.

Bibl.Sud. 736
Notation: Sud. VI, 1 = Par. 869
Philobiblon <Wien>: eine Zeitschr. für Bücherfreunde. – Leipzig: Asmus
Repr.: Nendeln: Kraus. – Als Forts. gilt → Philobiblon.
Erscheinungsverlauf: 1.1928 – 9.1936 (1936/37); 10.1938 – 12.1940
Bestand: 6.1933,5

Bibl.Sud. 737
Notation: Sud. VI, 2 = Par. 870
Basilius <Valentinus>:
[Chymische Schriften] Fr. Basilii Valentini ... Chymische Schriften: aus einigen Alten MSten aufs fleißigste verbessert, mit vielen Tractaten, auch etlichen Figuren vermehret; und nebst Einem vollständigen Register ... / Samt einer neuen Vorrede ... und dem Leben des Basilii, begleitet von Bened. Nic. Petraeo ... – Fünfte Edition. – Hamburg: Richter, 1740. – [80] Bl., 1133 S., [77] Bl.: Ill.

Bibl.Sud. 738
Notation: Sud. VI, 2 = Par. 871
Occulta Philosophia: Von den verborgenen Philosophischen Geheimnussen der heimlichen Goldblumen und Lapidis Philosophorum ... – Franckfurt am Mayn: Bringer, 1613. – [4] Bl., 78 S.: Ill.

Bibl.Sud. 739
Notation: Sud. VI, 2 = Par. 872
Grasshoff, Johann:
Ein Philosophischer und Chemischer Tractat: genannt Der kleine Baur: Bißhero lang verborgen, auch auß mißgunst von etlichen hinderhalten unnd verfälscht: Nun aber ... gantz vollkommen herfür gebracht / Sampt beygefügten Commentariis Ioannis Walchii Schondorffensis ... – Straßburg: Zetznerus, 1618. – [8] Bl., 376 S., [8] Bl.

Bibl.Sud. 740
Notation: Sud. VI, 2 = Par. 873
Glauber, Johann Rudolph:
De Tribus Lapidibus Ignium Secretorum. Oder Von den drey Alleredelsten Gesteinen, so durch drey Secrete gebohren werden: Und Erstlich von dem Lapide Philosophorum, welcher durch das secrete Feuer der Weisen, ins gemein Ignis Artephii genandt, bereitet wird; Zum Andern, von dem obern und untern Donnerstein, wie dieselbige von dem Meteorischen und untern künstlichen secreten Feuer generiret werden; Zum Dritten, wie deß Basilii Stein Ignis auß dem Antimonio durch Kunst zu bereiten sey ... / Allen Liebhabern der Göttlichen und natürlichen Wunderwercken zu Gefallen gründlich beschrieben und an Tag gegeben Durch Joh. Rudolph. Glauberum. – S.l., 1703. – 96 S.

Bibl.Sud. 741
Notation: Sud. VI, 2 = Par. 874
Knör, Ludwig Wilhelm von:
Basilius Valentinus Redivius Seu Astrum Rutilans Alchymicum, Das ist: Der wieder auffgelebte Basilius Valentinus Oder Hellglänzendes Gestirn der Alchymie: Welches Gantz hell und klar zeiget, so wohl der alten als neuen wahren Sophorum ... Meynung von der ersten und andern philosophischen materie Vor- und Nach-Arbeit des grossen Wercks ...; Samt Beygefügten kurtzen und deutlichen Alchym. Physiologischen Raisonement des Autoris / von Louis Gilhomme de Knör ... – Leipzig: Braun, 1716. – [8] Bl., 160 S.: graph. Darst.

Bibl.Sud. 742
Notation: Sud. VI, 2 = Par. 875
Philosophisches Licht und Schatten oder Ausführlicher Unterricht de Prima Materia Lapidis Philosophorum: Worinne ... gelehret und gezeuget wird I. Welche Objecta man hierbey zu vermeiden II. Welches Subjectum man zu eligiren, wie die prima materia, und endlich Lapis Philosophorum hieraus zu praepariren und zu multipliciren. Deme als eine Zugabe beygefüget Ein wahres Particular, oder eine schöne Tinctura, und Citrination der Lunae ... – Leipzig u.a.: Groß, 1738. – 46 S.
Als Bd. I bezeichnet

Bibl.Sud. 742#Beibd. 1
Notation: Sud. VI, 2 = Par. 876
Pleiades Philosophicae Rosianae oder Philosophisches Sieben-Gestirn der Rosen-Creutzer: Bestehend in 7. sehr geheimen und vortrefflichen Processen das Universal betreffend ... Deme beygefüget D. J. W. so das Mineralische Gluten geschrieben, richtiger, wahrer u. sehr geheim gehaltener Grosser Universal-Process ... – Leipzig u.a.: [Groß], 1738. – 56 S.
Als Bd. II bezeichnet

Bibl.Sud. 742#Beibd. 2
Notation: Sud. VI, 2 = Par. 877
Pilosophischer [!] Haupt-Schlüßel über Fratris Basilii Valentini seine XII Chymische Schlüßel: worinne I. Die Parabeln und Gleichniße expliciret werden, II. Gelehret wird, wie a) nach dem alten langen Wege aus dem Gemeinen Golde und dann b) nach dem kurtzen Wege aus dem philosophischen Golde der Lapis Philosophorum zu praepariren. Deme beygefüget Francisci Clingii, J. U. D. nützliche Anweisung und Explication über Basilii Valentini Chymische Schrifften ... – Leipzig u.a.: Groß, 1738. – 72 S.
Originaltitel des kommentierten Werkes: Zwölf Schlüssel. – Als Bd. III bezeichnet

Bibl.Sud. 743-1/3
Notation: Sud. VI, 2 = Par. 878
Aureum Vellus, Oder Güldin Schatz und Kunstkammer: Darinnen der aller fürnembsten, fürtreffenlichsten, ausserlesenesten herrlichsten und bewehrtesten Auctorum Schrifften Bücher ... / Von ... Salomone Trismosino ... in sonderbare unterschiedliche Tractetlein disponirt, und in das Deutsch gebracht ... Durch einen der Kunst Liebhabern ... zusammen gebracht, und auffs trewlichst und fleissigst an tag geben. – Rorschach am Bodensee [i.e. Leipzig]: [Gross]
1. – (1599 [i.e. 1600]). – [8] Bl., 214 S., [1] Bl.: Ill.

Bibl.Sud. 743-1/3
Notation: Sud. VI, 2 = Par. 878
Aureum Vellus, Oder Güldin Schatz und Kunstkammer: Darinnen der aller fürnembsten, fürtreffenlichsten, ausserlesenesten herrlichsten und bewehrtesten Auctorum Schrifften Bücher ... / Von ... Salomone Trismosino ... in sonderbare unterschiedliche Tractetlein disponirt, und in das Deutsch gebracht ... Durch einen der Kunst Liebhabern ... zusammen gebracht, und auffs trewlichst und fleissigst an tag geben. – Rorschach am Bodensee [i.e. Leipzig]: [Gross]
2. – [1600]. – [1] Bl., 165 S.: Ill.

Bibl.Sud. 743-1/3
Notation: Sud. VI, 2 = Par. 878
Aureum Vellus, Oder Güldin Schatz und Kunstkammer: Darinnen der aller fürnembsten, fürtreffenlichsten, ausserlesenesten herrlichsten und bewehrtesten Auctorum Schrifften Bücher ... / Von ... Salomone Trismosino ... in sonderbare unterschiedliche Tractetlein disponirt, und in das Deutsch gebracht ... Durch einen der Kunst Liebhabern ... zusammen gebracht, und auffs trewlichst und fleissigst an tag geben. – Rorschach am Bodensee [i.e. Leipzig]: [Gross]
3. – (1600). – 700 S.: Ill.

Bibl.Sud. 744
Notation: Sud. VI, 2 = Par. 879
Promptuarium Alchemiae: Darinnen der vornehmsten gelehrten Philosophen und Alchimisten Schrifften und Tractaten Von dem Stein der Weisen, so bißher noch nicht in Druck außgegangen, und für einen grossen Schatz gehalten worden, Allen Liebhabern dieser Kunst ... in Druck verfertiget. – Leipzig: Grosse, 1614. – [8] Bl., 701 S.: Ill.

Bibl.Sud. 745
Notation: Sud. VI, 2 = Par. 880
Guden, Johann Moritz:
[Historia Erfurtensis Ab Urbe Condita Ad Reductam] Joannis Mauritii Gudeni Historia Erfurtensis Ab Urbe Condita Ad Reductam: Libri IV. – Duderstadii: Westenhoff u.a., 1675. – [23] Bl., 355 S., [12] Bl.: Ill., Kt.

Bibl.Sud. 746#Beibd. 1
Notation: Sud. VI, 2 = Par. 882
Suchten, Alexander von:
[Zween Tractat Vom Antimonio] [Deß] Edlen und Hochgelarten Alexandri von Süchten ... Zween Tractat Vom Antimonio: Der Erste Von der grossen Heimligkeit deß Antimonii ..., Der Ander Clavis Alchemiae, De Secretis Antimonii ... ... Sampt einem Fragmento Dialogi De Hydrope, eiusdem Autoris ... – Mümpelgardt: Foillet, 1604. – [7] Bl., 140 S.

Bibl.Sud. 746#Beibd. 2
Notation: Sud. VI, 2
Greiff, Sebastian:
Apologia und Refutation Sebastiani Greiffen Wider das Famos Libell und Schmehe gesprech von den Alchimistischen Artzten dem Paracelso und seinen Discipulis, Unter dem Tittel und schein einer Leyen warnunge Durch einen Namlosen in Druck gegeben und unter die Leute gezettelt. – S.l., 1589. – [27] Bl.

Bibl.Sud. 746
Bibl.Sud. 747
Notation: Sud. VI, 2 = Par. 881
Suchten, Alexander von:
Antimonii Mysteria Gemina Alexandri von Suchten, Das ist: Von den grossen Geheimnussen deß Antimonii: in zweene Tractat abgeteilet, Derer einer die Artzeneyen zu anfallenden menschlichen Kranckheiten offenbahret, Der Ander aber, wie die Metallen erhöhet und in verbesserung ubersetzet werden / Mit mancherley ... bereitungen, exempelweise illustrirt, ... und publiciret worden, Durch Johann Thölden, Hessum. – Leipzig: Apel, 1604. – 530 S., [9] Bl.: Ill.

Bibl.Sud. 748
Notation: Sud. VI, 2 = Par. 883
Holland, Isaac:
[Curieuse und rare Chymische Operationes] Isaaci Hollandi ... Curieuse und rare Chymische Operationes: Worinnen Nicht allein einige hißhero unbekannte Geheimnisse Die rechte Universal-Tinctur zu erlangen, angezeigt; Besondern das Fundament aller solcher Operationen, so in Ausziehung des Saltz und Oels aus denen Mineris bestehet, auf eine gar deutliche Weise gezeiget wird ... / Aus einem alten Autographo Mscto des Autoris Heraus gegeben von R. H. C. – Leipzig u.a.: Campe, 1714. – [8] Bl., 400 S.: Ill.

Bibl.Sud. 749
Notation: Sud. VI, 2 = Par. 885
Holland, Johann Isaak:
[Geheimer und biß dato verborgen gehaltener trefflicher Tractat, von ihm genant: Die Hand der Philosophen, mit ihren verborgenen Zeichen] Johannis Isaci Hollandi Geheimer und biß dato verborgen gehaltener Tractat, von ihm genant: Die Hand der

Philosophen, mit ihren verborgenen Zeichen / ... auß erforscheten Niederländischen Manuscriptis verhochdeutschet ... Von einem geübten Liebhaber der Hermetischen Philosophy ... Wie auch desselben Opus Saturni mit Annotationibus u.a. – Franckfurt: Götz, 1667. – 384 S.: Ill.
Angabe des Erscheinungsjahres auf dem Titelbl.: MDCLXIVI

Bibl.Sud. 750-3
Notation: Sud. VI, 2 = Par. 886
Theatrum Chemicum: praecipuos Selectorum Auctorum Tractatus De Chemiae Et Lapidis Philosophici antiquitate, veritate, iure, praestantia & operationibus, continens. – Ursellis, Oberursel: Zetzner
3. – (1602). – [2] Bl., 969 S., [5] Bl.: Ill.

Bibl.Sud. 751
Notation: Sud. VI, 2 = Par. 887
Fasciculus Unterschiedlicher alten raren und wahren Philosophischen Schrifften Vom Stein der Weisen: Aus einem alten Lateinischen Manuscripto ins Teutsche übersetzt; Nebst einer curiosen Epistel, Von denen Duum Viris Hermeticis Foederatis ... / Von Lic. Christoph von Hellwig ... – Leipzig u.a.: Grimm, 1719. – [8] Bl., 302 S., [9] Bl.

Bibl.Sud. 752
Notation: Sud. VI, 2 = Par. 888
Morhof, Daniel Georg:
[Dissertationes Academicae & Epistolicae] Danielis Georgii Morhofii Dissertationes Academicae & Epistolicae: quibus rariora quaedam argumenta erudite tractantur, omnes .... Accessit Autoris Vita ... Et Praefatio Joannis Burchardi Maji ... – Hamburgi: Liebernickel, 1699. – [8] Bl., 143, 616 S., [22] Bl.: Ill.

Bibl.Sud. 752#Beibd. 1
Notation: Sud. VI, 2
Burchard, Matthias Heinrich:
Laurus Cimbrica Arescens Ad Busta Tu Pany Morhofii Solenni Panegyri In Ipsis Vertumnalibus Kiloniensibus A. D. XIV. Kal. Febr. An. M DCXCII. / sparsa à Matthia Henrico, Georg. Henr. fil. Burchardo. – Lübecae: Böckmannus, 1695. – [8] Bl.

Bibl.Sud. 753
Notation: Sud. VI, 2 = Par. 889
Musaeum Hermeticum Reformatum Et Amplificatum: Omnes Sopho-Spagyricae Artis Discipulos Fidelissime Erudiens, Quo Pacto Summa Illa Veraque Lapidis Philosophici Medicina, Qua Res Omnes Qualemcunque Defectum Patientes, Instaurantur, Inveniri Et Haberi Queat; Continens Tractatus Chimicos XXI. Praestantissimos ... – Francofurti u.a.: [Sande], 1749. – [6] Bl., 862 S., [1] Bl., IV Doppels.: Ill.

Bibl.Sud. 754-1/3
Notation: Sud. VI, 3
Bapst, Michael:
Artzney Kunst und WunderBuch: Darinnen neben allerley Alchymistischen unnd Iatrochymischen Wercken, Kunststücken und Experimenten vornemlich angezeiget wird, wie beyde den krancken Menschen und Viehe ... kan geholffen, auch viel nothwendige und künstliche dinge können verrichtet werden, die der Mensch selber in und an seinem eigenem Leibe hat; Sampt nützlichen Unterricht, wie man aus dem Menschlichen Cörper allerley Destillation, Oel, Saltz und künstliche Extract ... praepariren und machen soll; Beneben Erzehlung denckwirdiger Historien und wunderbarlichen Dingen, etc. / Aus vieler alter unnd newer Artzte Bücher und eigener Erfahrung widerumb auffs newe in Druck verfertiget, Und in zwey unterschiedliche Bücher verfasset Durch Michaelem Bapst von Rochlitz. – Leipzig: Grosse
Frühere Aufl. u.d.T.: Wunderbarliches Leib und Wund Artzneybuch / ... mit fleis zusammen gebracht durch Michaelem Bapst den Eltern von Rochlitz
1. – (1604). – [8] Bl., 461 S., [1] Bl.

Bibl.Sud. 754-1/3
Notation: Sud. VI, 3
Bapst, Michael:
Wunderbarliches Leib und Wund Artzneybuch: Darinnen neben vielen Denckwirdigen, Nützlichen und Heilsamen dingen, geschichten, Kunststücken, unnd experimenten ... Bericht zu befinden ... / Aus vieler Hochgelerter Ertzte Bücher und eigener erfahrung mit fleis ... zusammen getragen und beschrieben Durch Michaelem Bapst von Rochlitz. – Eißleben: Grosse
2. – (1597). – [4] Bl., 240 S., [5] Bl.

Bibl.Sud. 754-1/3
Notation: Sud. VI, 3
Bapst, Michael:
Wunderbarliches Leib und Wund Artzneybuch: Darinnen neben vielen Denckwirdigen, Nützlichen und Heilsamen dingen, geschichten, Kunststücken, unnd experimenten ... Bericht zu befinden ... / Aus vieler Hochgelerter Ertzte Bücher und eigener erfahrung mit fleis ... zusammen getragen und beschrieben Durch Michaelem Bapst von Rochlitz. – Eißleben: Grosse
3. – (1597). – [4] Bl., 210 S., [3] Bl.

Bibl.Sud. 755
Notation: Sud. VI, 3 = Par. 890
Fontaine, Gabriel:
[De Veritate Hippocraticae Medicinae Firmissimis rationum & experimentorum momentis stabilita, & demonstrata; Seu Medicina Antihermetica] D. Gabrielis Fontani ... De Veritate Hippocraticae Medicinae Firmissimis rationum & experimentorum momentis stabilita, & demonstrata; Seu Medicina An-

tihermetica: In qua Dogmata Medica physiologica, pathologica, & therapeutica, contra Paracelsi, & Hermeticorum placita clarissime promulgantur ... Adiectus est ... Apologeticon adversus Van-helmont ... – Lugduni: Borde, Arnaud & Rigaud, 1657. – [14] Bl., 464 S., [15] Bl.

Bibl.Sud. 756
Notation: Sud. VI, 3 = Par. 891
Meyer, Johann F.:
Alchymistische Briefe / Von dem Verfasser der Chymischen Versuche zur nähern Erkäntniß des ungelöschten Kalchs, etc. an den Herausgeber gegenwärtiger Briefe [Johann Gerhard Reinhard Andreae]. – Hannover: Schlüter, 1767. – 61 S., [1] Bl.

Bibl.Sud. 757
Notation: Sud. VI, 3 = Par. 892
Bracesco, Giovanni:
[De Alchemia] Joannis Braceschi Brixiani De Alchemia: Dialogi Duo; Nunquam ante hac conjunctim sic editi, correcti, & emaculati ... – Hamburgi: Naumannus & Wolffius, 1673. – [8] Bl., 272 S.

Bibl.Sud. 758-1
Notation: Sud. VI, 3 = Par. 893
Moses Güldenes Kalb: nebst dem Magischem-Astralischem-Philosophischem- absonderlich dem Cabalistischem Feuer, Vermittelst welchem letzterem Moses, der Mann Gottes, dieses güldenes Kalb zu Pulver zermalmet, auffs Wasser gestäubet, und Den Kindern Israel zu trincken gegeben. – S.l.
1. – (1722). – 16 S.

Bibl.Sud. 759-1/2
Notation: Sud. VI, 3 = Par. 894
Fictuld, Hermann:
Der Längst gewünschte und versprochene Chymisch-philosophische Probier-Stein: auf welchem sowohl der wahrhafften Hermetischen Adeptorum als der verführischen und betriegerischen Sophisten Schrifften sind probirt und nach deren Werth dargestellt worden, beschrieben in Zweyen Classen ... / Durch Hermann Fictuld. – Franckfort u.a.: Veraci Orientali Wahrheit, Lugenfeind
1 [In welcher der wahren und ächten Adeptorum und anderer würdig erfundenen Schrifften ... vorgestellt und entdecket worden]. – Zweyte und vermehrte Auflage. – 1753. – [6] Bl., 170 S.

Bibl.Sud. 759-1/2
Notation: Sud. VI, 3 = Par. 894
Fictuld, Hermann:
Der Längst gewünschte und versprochene Chymisch-philosophische Probier-Stein: auf welchem sowohl der wahrhafften Hermetischen Adeptorum als der verführischen und betriegerischen Sophisten Schrifften sind probirt und nach deren Werth dargestellt worden, beschrieben in Zweyen Classen ... /
Durch Hermann Fictuld. – Franckfort u.a.: Veraci Orientali Wahrheit, Lugenfeind
2 In welcher sich befinden die Sophisten und Alle derselbigen Zugethane. – 1753. – 171 S.

Bibl.Sud. 760
Notation: Sud. VI, 3 = Par. 895
De Naturae Aliquot Arcanis, Sympathiis Et Antipathiis, Insignibusque Medicamentis: Libelli Duo Aurei. – Bosphori: Iustinus, 1622. – [1] Bl., 252 S., [11] Bl.

Bibl.Sud. 761
Notation: Sud. VI, 3 = Par. 896
Müller, Philipp:
Miracula & Mysteria Chymico-Medica: Libris quinque ... enucleata / Studio & opera Philippi Mulleri ... Accesserunt his, 1. Tyrocinium Chymicum u.a. – Amstelodami: Valckenier, 1656. – [12] Bl., 379 S., [1] Bl.: Ill.

Bibl.Sud. 762
Notation: Sud. VI, 3 = Par. 897
Guibert, Nicolas:
De Interitu Alchymiae Metallorum Transmutatoriae: Tractatus Aliquot, multiplici eruditione referti / Nicolao Guiberto Doctore Medico, Authore. Adiuncta est eiusdem Apologia in Sophistam Libavium ... – Tulli: Philippe, 1614. – [8] Bl., 88, 141 S.

Bibl.Sud. 763
Notation: Sud. VI, 3 = Par. 898
Nolle, Heinrich:
Naturae Sanctuarium: Quod Est, Physica Hermetica: In Studiosorum Sincerioris Philosophiae gratiam, ad promovendam naturalium rerum veritatem, methodo perspicua & admirandorum Secretorum in Naturae abysso latentium philosophica explicatione decenter in undecim libris tractata / Ab Henrico Nollio ... – Francofurti: Rosa, 1619. – 838 S., [6] Bl.

Bibl.Sud. 764-1/3
Notation: Sud. VI, 3 = Par. 899
Deodatus, Claudius:
Pantheum Hygiasticum Hippocratico-Hermeticum, De Hominis Vita, Ad Centum Et Viginti Annos Salubriter producenda: Libris Tribus Distinctum; Novis, raris, admirandis, reconditae Naturae mysteriis ... exornatum; Omnibus ... hominibus ... necessarium / Auctore, & Collectore Claudio Deodato ... – Bruntruti: Darbellay
[1]. – (1628). – [12], 408 S., [10] Bl.

Bibl.Sud. 764-1/3
Notation: Sud. VI, 3 = Par. 899
Deodatus, Claudius:
Pantheum Hygiasticum Hippocratico-Hermeticum, De Hominis Vita, Ad Centum Et Viginti Annos Salubriter producenda: Libris Tribus Distinctum; Novis, raris, admirandis, reconditae Naturae mysteriis

... exornatum; Omnibus ... hominibus ... necessarium / Auctore, & Collectore Claudio Deodato ... – Bruntruti: Darbellay
2. – (1628). – [6] Bl., 212 S., [7] Bl.

Bibl.Sud. 764-1/3
Notation: Sud. VI, 3 = Par. 899
Deodatus, Claudius:
Pantheum Hygiasticum Hippocratico-Hermeticum, De Hominis Vita, Ad Centum Et Viginti Annos Salubriter producenda: Libris Tribus Distinctum; Novis, raris, admirandis, reconditae Naturae mysteriis ... exornatum; Omnibus ... hominibus ... necessarium / Auctore, & Collectore Claudio Deodato ... – Bruntruti: Darbellay
3. – (1628). – [4] Bl., 234 S., [6] Bl.

Bibl.Sud. 765
Notation: Sud. VI, 3 = Par. 900
Nazari, Giovanni Battista:
Della Tramutatione Metallica: Sogni Tre / Di Gio. Battista Nazari Bresciano. – Brescia: Marchetti, 1572. – [4] Bl., 231 S.: Ill.

Bibl.Sud. 766
Notation: Sud. VI, 3 = Par. 901
Tollius, Jakob:
[Sapientia Insaniens, Sive Promissa Chemica] Jacobi Tollii Sapientia Insaniens, Sive Promissa Chemica. – Amstelaedami: Janssonio-Waesbergii, 1689. – 64 S.

Bibl.Sud. 766#Beibd. 1
Notation: Sud. VI, 3 = Par. 902
Tollius, Jakob:
[Manuductio Ad Caelum Chemicum] Jacobi Tollii Manuductio Ad Caelum Chemicum. – Amstelaedami: Janssonii Waesbergii, 1688. – 16 S.

Bibl.Sud. 767
Notation: Sud. VI, 3 = Par. 903
Tollius, Jakob:
[Fortuita] Jacobi Tollii Fortuita: In quibus, praeter Critica nonnulla, tota Fabularis Historia Graeca, Phoenicia, Aegyptiaca, ad Chemiam pertinere asseritur. – Amstelaedami: Janssonio-Waesbergii, 1687. – [8] Bl., 375 S., [16] Bl.: Ill.

Bibl.Sud. 768
Notation: Sud. VI, 3 = Par. 904
Tollius, Jakob:
[Epistolae Itinerariae] Jacobi Tollii Epistolae Itinerariae: ex Auctoris Schedis Postumis Recensitae, Suppletae, Digestae; Annotationibus, Observationibus & Figuris adornatae / cura & studio, Henrici Christiani Hennini. – Secunda Editio. – Amstelaedami: Oosterwyk, 1714. – [9] Bl., 260 S., [7] Bl.: Ill., Kt.

Bibl.Sud. 769-1/3
Notation: Sud. VI, 4 = Par. 905
Libavius, Andreas:
[Res Chymicae Epistolica Forma Ad Philosophos Et Medicos Quosdam In Germania excellentes descriptae] Rerum Chymicarum Epistolica Forma Ad Philosophos Et Medicos Quosdam In Germania excellentes descriptarum Liber ... / ... studio & opera Andreae Libavii. – Francofurti: Kopff
1 In Quo Tum Rerum Quarundam naturalium continentur explicationes ingeniosae; tum Chymiae disciplina pyronomica ... declarantur fideliter. – 1595. – [16] Bl., 300 S., [1] Bl.

Bibl.Sud. 769-1/3
Notation: Sud. VI, 4 = Par. 905
Libavius, Andreas:
[Res Chymicae Epistolica Forma Ad Philosophos Et Medicos Quosdam In Germania excellentes descriptae] Rerum Chymicarum Epistolica Forma Ad Philosophos Et Medicos Quosdam In Germania excellentes descriptarum Liber ... / ... studio & opera Andreae Libavii. – Francofurti: Kopff
2 Continens Operationes Chymicas artificum praeceptis, naturae documentis & experientia declaratas ... – 1595. – [16] Bl., 615 S.,

Bibl.Sud. 769-1/3
Notation: Sud. VI, 4 = Par. 905
Libavius, Andreas:
[Res Chymicae Epistolica Forma Ad Philosophos Et Medicos Quosdam In Germania excellentes descriptae] Rerum Chymicarum Epistolica Forma Ad Philosophos Et Medicos Quosdam In Germania excellentes descriptarum Liber ... / ... studio & opera Andreae Libavii. – Francofurti: Kopff
3 De Variis artis Chymicae magisteriis ... – 1599. – [8] Bl., 448 S.

Bibl.Sud. 770
Notation: Sud. VI, 4 = Par. 906
Libavius, Andreas:
[Alchemia] Alchemia Andreae Libavii ...: opera E Dispersis Passim Optimorum Autorum, veterum & recentium exemplis potissimum, tum etiam praeceptis quibusdam operose collecta, adhibitisq[ue] ratione & experientia, quanta potuit esse, methodo accurata explicata, & In integrum corpus redacta. Accesserunt Tractatus nonnulli Physici Chymici, item methodice ab eodem autore explicati ... – Francofurti: Kopffius, 1597. – [9] Bl., 424 S., [15] Bl., 392 S.
Enth. außerdem u.a.: Commentationum Metallicarum Libri Quatuor / Andreas Libavius

[Bibl.Sud. 771 nicht vorhanden]

Bibl.Sud. 772
Notation: Sud. VI, 4 = Par. 910
Libavius, Andreas:

Defensio Et Declaratio Perspicua Alchymiae Transmutatoriae: opposita Nicolai Guiperti Lotharingi Ph. Med. expugnationi virili: Et Gastonis Clavei Iurisconsulti Nivernatis Apologiae ... / Opera & Studio Andreae Libavii ... – Ursellis [Oberursel]: Kopffius, 1604. – [12] Bl., 694 S., [12] Bl.

Bibl.Sud. 773
Notation: Sud. VI, 4 = Par. 907
Libavius, Andreas:
Novus De Medicina Veterum Tam Hippocratica, Quam Hermetica Tractatus: In Cuius Priore Parte Dogmata plaeraq[ue] ... discutiuntur; In Posteriore Universale Alchymistarum ... exponitur / ... Autore Andrea Libavio M. D. – Francoforti: Kopffius, 1599. – [8] Bl., 567 S.

Bibl.Sud. 774
Notation: Sud. VI, 4 = Par. 911
Darmstaedter, Ernst:
Libavius / [E. Darmstaedter]. – [Berlin], [1929]. – S. 107 – 124
Aus: [Das Buch der großen Chemiker / hrsg. von Günther Bugge. Bd. 1]

Bibl.Sud. 775
Notation: Sud. VI, 4 = Par. 912
Croll, Oswald:
[Basilica chymica] Osvaldi Crollii Veterani Hassi Basilica chymica: continens philosophicam propria laborum experientia confirmatam descriptionem et usum remediorum chymicorum selectissimorum e lumine gratiae et naturae desumptorum. In fine libri additus est autoris eiusdem Tractatus novus de signaturis rerum internis. – Francofurti: Tampachius, [1608]. – [8] Bl., 283 S., [20] Bl., 80 S., [8] Bl., 20 S.: Ill.

Bibl.Sud. 775#Beibd. 1
Notation: Sud. VI, 4 = Par. 919
Bollinger, Ulrich:
Elegia De Vera Antiqua Philosophica Medicina: cum eius encomio / Scripta a M. Ulrico Bollingero. Encomium Wetterae Athenarum Hassiae, Scriptum ab M. Ulrico Bollingero P. L. ... – [Frankfurt]: [Tampach], [ca. 1622]. – 24 S.

Bibl.Sud. 776
Notation: Sud. VI, 4 = Par. 913
Sennert, Daniel:
De Chymicorum Cum Aristotelicis Et Galenicis Consensu Ac Dissensu Liber: Cui accessit Appendix De Constitutione Chymiae / Autore Daniele Sennerto ... – Wittebergae: Schürerus, 1629. – [10] Bl., 434 S., [6] Bl.

Bibl.Sud. 777
Notation: Sud. VI, 4 = Par. 914
Mynsicht, Adrian von:
[Thesaurus Et Armamentarium Medico-Chymicum, Hoc est, Selectißimorum, contra quosvis morbos, pharmacorum conficiendorum secretissima ratio] Hadriani a Mynsicht alias Tribudenii, Germani ... Thesaurus Et Armamentarium Medico-Chymicum, Hoc est Selectißimorum, contra quosvis morbos, pharmacorum conficiendorum secretissima ratio: Propria laborum experientia, multiplici & felicissima praxi confirmata, & nunc ... fideliter relevata & communicata. Cui In Fine Adiunctum Est Testamentum Hadrianeum De Aureo Philosophorum Lapide. – Lubecae: Schernwebelius, 1638. – [22] Bl., 525 S., [29] Bl., 24 S.: Ill.

Bibl.Sud. 778-1/2
Notation: Sud. VI, 4 = Par. 908
Libavius, Andreas:
[Singularia] Singularium Andreae Libavii Pars ... – Francofurti Ad Moenum: Kopffius
1 In Qua De Abstrusioribus, difficilioribusq[ue] nonnullis in Philosophia, Medicina, Chymia, &c. quaestionibus, utpote De Metallorum, Succinique natura: de carne fossili, ut credita est, de gestatione cacodaemonum; veneno, aliisque rarioribus, quae versa indicat pagina, plurimis accurate disseritur. – 1594. – 375 S.

Bibl.Sud. 778-1/2
Notation: Sud. VI, 4 = Par. 908
Libavius, Andreas:
[Singularia] Singularium Andreae Libavii Pars ... – Francofurti Ad Moenum: Kopffius
2 Multa Scitu Iucunda, Ac necessaria continens, nempe de natura coelestium, de cometis, melle, sympathiis & antipathiis, sanguinis hausti mirandis effectibus, dentium & cognatorum generatione, noctambulis, nyctoblepis, vagitu uterino, agno Scythico, zoophytis, bestiarum intellectu, bombycum historia, sericique & cognatorum, utpote amianthi asbesti, byssi &c. controversiis. – 1594. – 324 S.

Bibl.Sud. 778-4
Notation: Sud. VI, 4 = Par. 908
Libavius, Andreas:
[Singularia] Singularium Andreae Libavii Pars ... – Francofurti Ad Moenum: Kopffius
4 Continens Historiam & investigationem fontis medicati ad Tubarim sub Rotemburgo: Libros Batrachiorum duos ...: Sectiones duas historiae & confutationis Panaceae ...Et tandem de Aethiopibus & Seribus duplicibus tractatiunculam ... – 1601. – 704 S., [8] Bl.: Ill.

Bibl.Sud. 779
Notation: Sud. VI, 4 = Par. 916
Burnet, Duncan:
[Iatrochymicus, Sive De Praeparatione Et Compositione Medicamentorum Chymicorum Artificiosa Tractatus] Iatrochymicus, Sive De Praeparatione Et

Compositione Medicamentorum Chymicorum Artificiosa Tractatus Duncani Bornetti Scoti: In Quo Methodice, Perspicue Ac Breviter, quidquid ad Iatrochymica pertinet, Candidatis Medicinae ac Philosophiae interioris aperitur / Studio Ac Opera Ioannis Danielis Mylii ... nunc primum in lucem editus. – Francofurti: Jennis, 1616. – [6] Bl., 115 S.

Bibl.Sud. 780
Notation: Sud. VI, 4 = Par. 918
Hartmann, Johann:
[Praxis Chymiatrica] Praxis Chymiatrica Johannis Hartmanni, Medicinae Doctoris, Et Quondam Chymiatriae in Academia Marpurgensi Professoris publici celeberrimi, & Principum Hassiae Archiatri / Edita a Johanne Michaelis, Philosophiae & Medicinae Doctore, & Professore Extraordinario, Et Georgio Everharto Hartmanno, Authoris Filio. – Lipsiae: Grossius, 1633. – [8] Bl., 238 [i.e. 246] S., [17] Bl.

Bibl.Sud. 780#Beibd. 1
Notation: Sud. VI, 4 = Par. 919
Croll, Oswald:
[Tractatus, De Signaturis Internis Rerum, seu de vera & viva Anatomia maioris & minoris mundi] Osualdi Crollii Tractatus, De Signaturis Internis Rerum, seu de vera & viva Anatomia maioris & minoris mundi. – Lipsiae: Grossius, 1634. – [6] Bl., 76, 20 S.
Enth. außerdem u.a.: Elegia De Vera Antiqua Philosophica Medicina, scripta a M. Ulrico Bollingero

Bibl.Sud. 781
Notation: Sud. VI, 4 = Par. 920
Chemia Rationalis, das ist Vernunfftmäßige Anweisung, wie vermittelst der Spagyrischen Kunst, aus den drey Reichen der Natur die itziger Zeit gebräuchlichsten Artzeney-Mittel bereitet werden sollen. Welcher beygefüget ist Praxis Chimiatrica, oder Kurtzer doch deutlicher Unterricht, wie die vornehmsten Krancheiten des Menschlichen Leibes, Aus ihren Ursachen und Zeichen sattsam erkant, und mit vorhero gezeigten Medicamentis glücklich curiret erden können. – Franckfurt u.a.: Erytropel, 1696. – [1] Bl., 304 S., [28] Bl., 270 S.

Bibl.Sud. 782
Notation: Sud. VI, 4 = Par. 921
Weidenfeld, Johann S. von:
[De Secretis Adeptorum, Sive De Usu Spiritus Vini Lulliani] Johannis Segeri Weidenfeld De Secretis Adeptorum, Sive De Usu Spiritus Vini Lulliani: Libri IV; Opus Practicum Per Concordantias Philosophorum inter se discrepantium ... – Lipsiae: Kraus, 1768. – [24] Bl., 548 S., [6] Bl.

Bibl.Sud. 783
Notation: Sud. VII, 4 = Par. 383
Leben, Künste und Meinungen des viel beschrieenen Theophrastus Paracelsus von Hohenheim / nach den Quellen erzählt von Will-Erich Peuckert. – 1. – 10. Tsd. – Jena: Diederichs, 1928. – 79 S.: Ill. – (Deutsche Volkheit; 56)

Bibl.Sud. 784
Notation: Sud. VII, 4 = Par. 402
Dobbin, Leonard:
Zur Entdeckung des Wasserstoffes durch Paracelsus / Leonard Dobbin. – Köthen (Anhalt): Halem, 1932. – S. 193
Aus: Chemiker-Zeitung; 56,94/95

Bibl.Sud. 785
Notation: Sud. VI, 5
Borch, Ole:
[Conspectus Scriptorum Chemicorum Illustriorum] Olai Borrichii Conspectus Scriptorum Chemicorum Illustriorum: Libellus Posthumus. Cui praefixa Historia Vitae Ipsius ab Ipso conscripta. – Havniae: Garmannus, 1697. – [6] Bl., 48 S.: Ill.

Bibl.Sud. 786
Notation: Sud. VI, 5 = Par. 923
Wedel, Georg Wolfgang:
[Introductio In Alchimiam] Georgii Wolffgangi Wedelii Introductio In Alchimiam. – Ienae: Bielkius, 1705. – [2] Bl., 60 S.

Bibl.Sud. 787
Notation: Sud. VI, 5 = Par. 924
Conring, Hermann:
[De Hermetica Aegyptiorum Vetere Et Paracelsicorum Nova Medicina] Hermanni Conringii De Hermetica Aegyptiorum Vetere Et Paracelsicorum Nova Medicina: Liber Unus; Quo simul in Hermetii Trismegisti omnia, ac universam cum Aegyptiorum tum Chemicorum doctrinam animadvertitur. – Helmstadii: Richterus, 1648. – [4] Bl., 404 S., [8] Bl.

Bibl.Sud. 788
Notation: Sud. VI, 5 = Par. 925
Borch, Ole:
[De Ortu, Et Progressu Chemiae, Dissertatio] Olai Borrichii ... De Ortu, Et Progressu Chemiae, Dissertatio. – Hafniae: Haubold, 1668. – [6] Bl., 150 S., [1] Bl.

Bibl.Sud. 789
Notation: Sud. VI, 5 = Par. 926
Borch, Ole:
Hermetis Aegyptiorum et chemicorum sapientia / ab Hermanni Conringii animadversionibus vindicata per Olaum Borrichium. – Hafniae: Haubold, 1674. – 448 S., [4] Bl.: Ill.

Bibl.Sud. 790
Notation: Sud. VI, 5 = Par. 928
Sudhoff, Karl:
Eine alchemistische Schrift des 13. Jahrhunderts, be-

titelt „Speculum alkimiae minus" eines bisher unbekannten Mönches Simeon von Köln / mitgeteilt von Karl Sudhoff. – Leipzig: Vogel, 1922. – S. 54 – 67
Aus: Archiv für die Geschichte der Naturwissenschaften und der Technik; 9,2

Bibl.Sud. 791
Notation: Sud. VI, 5 = Par. 929
Ğābir Ibn-Ḥaiyān:
[De Alchemia Traditio summae perfectionis] Gebri Arabis Philosophi Ac Alchimistae Acutissimi, De Alchemia Traditio summae perfectionis: in duos libros divisa. Item: Liber investigationis magisterii eiusdem. – [Straßburg]: Zetznerus, 1598. – [8] Bl., 203 [i.e. 303] S.

Bibl.Sud. 792
Notation: Sud. VI, 5 = Par. 930
Lullus, Raimundus:
[De secretis nature sive de quinta essentia Libellus] Sacri Doctoris Raymundi Lulli de secretis nature siue de quinta essentia Libellus. – August[a]e Vindelicoru[m]: [Grimm u. Wirsung], 1518. – [26] Bl.

Bibl.Sud. 793
Notation: Sud. VI, 5 = Par. 932
Hoghelande, Theobaldus van:
De Lapidis Physici Conditionibus Liber: Quo duorum abditissimorum Auctorum Gebri & Raimundi Lullii methodica continetur explicatio Et Chymistarum omnium opera tanquam ad normam examinantur, virum in perfectionis via consistant, nec ne / Auctore Ewaldo Vogelio Belga. – Coloniae Agrippinae: Falckenburg, 1595 – [18] Bl., 252 S.

Bibl.Sud. 794
Notation: Sud. VI, 5 = Par. 933
Padovani, Giovanni:
[Katopthosophia id est, consummata sapientia seu philosophia sacra, praxis de lapide minerali] Katopthosophia id est, consummata sapientia seu philosophia sacra, praxis de lapide minerali des hocherfahrnen und fürtrefflichen Philosophi Johannis de Padua: darinnen alles hell und klar an Tag geben / vor niemals in Truck gangen durch Iohannem Schauberdt. – Magdeburg, 1602. – [71] Bl.
Text dt. – Enth.: Trithemius, Johannes: Von den dreyen Anfengen aller natürlichen Kunst der Philosophie. – Teutzscheschenus, Johhannes: De lapide philosophorum

Bibl.Sud. 795
Notation: Sud. VI, 5 = Par. 936
Poisson, Albert:
Nicolas Flamel: sa vie, ses fondations, ses oeuvres / par Albert Poisson. Suivi de la réimpression du Livre des figures hiéroglyphiques. – Paris: Chacornac, 1893. – XII, 239 S.: Ill. – (Collection hermétique: 2. sér.)

Bibl.Sud. 796-2,1/2
Notation: Sud. VI, 5 = Par. 917
Mylius, Johann D.:
[Opus Medico-Chymicum] Johannis Danielis Mylii Vetterani Hassi M. C. Opus Medico-Chymicum: Continens tres Tractatus sive Basilicas: Quorum prior inscribitur Basilica Medica. Secundus Basilica Chymica. Tertius Basilica Philosophica. – Francofurti: Jennis
2,[1] Tractatus II. Seu Basilica Chymica Continens Lib. VII. – 1618. – [124], 2, [1] Bl., 184, 492 S.: Ill.

Bibl.Sud. 796-2,1/2
Notation: Sud. VI, 5 = Par. 917
Mylius, Johann D.:
[Opus Medico-Chymicum] Johannis Danielis Mylii Vetterani Hassi M. C. Opus Medico-Chymicum: Continens tres Tractatus sive Basilicas: Quorum prior inscribitur Basilica Medica. Secundus Basilica Chymica. Tertius Basilica Philosophica. – Francofurti: Jennis
2,2 Pars altera. Qua continentur Tres Libri Posteriores Basilicae Chymicae. – 1620. – [2] Bl., S. 494 – 1470, [2] Bl., 154 S.: Ill.

Bibl.Sud. 797
Notation: Sud. VI, 5 = Par. 937
Morienus:
[De re Metallica, Metallorum transmutatione, & occulta summaq[ue] antiquorum medicina Libellus] Morieni Romani ... De re Metallica, Metallorum transmutatione, & occulta summaq[ue] antiquorum medicina Libellus: praeter priore[m] editionem accurate recognitus. Item, nunc primum in Lucem prodit Bernardi Trevirensis Responsio ad Thoma[m] de Bononia Caroli Regis octavi medicum de Mineralibus, & Elixiris seu pulveris philosophici compositione ... – Parisiis: Guillard, 1564. – [2], 66, [4] Bl.

Bibl.Sud. 798
Notation: Sud. VI, 5 = Par. 938
Hermetischer Rosenkrantz: Das ist: Vier schöne, außerlesene Chymische Tractätlein; allen Liebhabern dieser edlen Kunst zum besten aus dem Latein ins Teutsche gebracht und nun erstmals in Druck gefertiget. – Hamburg: Nauma[n], 1659. – 110 S.
Enth. u.a.: Artephii des uhralten Philosophi von der geheimen Kunst, und Stein der Weisen, Geheimes Buch; Johannis Garlandii seu Hortulani Angli, Compendium Alchimiae, oder Erklärung der Smaragdischen Tafel Hermetis Trismegisti

Bibl.Sud. 799
Notation: Sud. VI, 5 = Par. 939
Ulsted, Philipp:
[Coelum Philosophorum, Seu Liber: De Secretis Naturae, Id est: quomodo non solum e Vino, sed etiam ex omnibus Metallis, Fructibus, Radicibus, Herbis, & c. Quinta Essentia, sive Aqua vitae, ad

conservationem humani Corporis educi debeat] Philippi Ulstadii Patr. N. Coelum Philosophorum, Seu Liber: De Secretis Naturae, Id est: quomodo non solum e Vino, sed etiam ex omnibus Metallis, Fructibus, Radicibus, Herbis, &c. Quinta Essentia, sive Aqua vitae, ad conservationem humani Corporis educi debeat. Acessit Ioannis Antonii Campesii Directorium Summae Summarum Medicinae u.a. – Editio emendatior & annotationibus locupletior. – Augustae Trebocorum: Dietzelius, 1630. – [6] Bl., 347 S., [6] Bl.: Ill.

Bibl.Sud. 800
Notation: Sud. VI, 5 = Par. 940
Khunrath, Heinrich:
Magnesia Catholica Philosophorum; Das ist Höheste Nothwendigkeit in Alchymia, Auch Mügliche uberkommung, Augenscheinliche weisung und Gnugsame Erweisung Catholischer verborgener Magnesiae; Des geheimen wunderthetigen Universal Steins Naturgemeß-Chymischer Philosophorum Rechten und allein wahren Pri-Materialischen Subiecti / Von Henrico Khunrath ... – Magdeburg: Bötcher, 1599. – 187 S., [1] Bl.: Ill.

Bibl.Sud. 800#Beibd. 1
Notation: Sud. VI, 5 = Par. 941
Basilius <Valentinus>:
Von den Natürlichen und ubernatürlichen Dingen: Auch von der ersten Tinctur, Wurtzel und Geiste der Metallen und Mineralien, wie dieselbe entpfangen, außgekochet, geboren, verändert und vermehret werden / Trewlich eröffnet durch Fratrem Basilium Valentinum, Benedictiner Ordens. Und nunmehr aus seiner eigenen Handschrifft in Druck publiciret, Durch Johann Thölden Hessum. – Leipzig: Apel, 1611. – [4] Bl., 119 S., [2] Bl.

Bibl.Sud. 801
Notation: Sud. VI.5 = Par. 942
Alchemistische Rezepte des späten Mittelalters / aus dem Griech. übers. von Otto Lagercrantz. – Berlin: Springer, 1925. – 22 S.

Bibl.Sud. 802
Notation: Sud. VI, 5 = Par. 943
Biringuccio, Vannoccio:
[Pirotechnia] Biringuccios Pirotechnia: ein Lehrbuch der chemisch-metallurgischen Technologie und des Artilleriewesens aus dem 16. Jahrhundert / übers. und erl. von Otto Johannsen. – Braunschweig: Vieweg, 1925. – XVI, 544 S.: Ill.

Bibl.Sud. 803
Notation: Sud. VI, 5 = Par. 944
Drebbel, Cornelis Jacobszoon:
[Tractatus Duo] Cornelii Drebelii Belgae Tractatus Duo: I. De Natura Elementorum. II. De Quinta Essentia. Accedit his de Mobilis perpetui inventione Epistola lectu dignissima. – [Genf]: Tournes, 1628. – 70 S.

Bibl.Sud. 804
Notation: Sud. VI, 5 = Par. 945
Boyle, Robert:
Chymista Scepticus Vel Dubia Et Paradoxa Chymico-Physica, Circa Spagyricorum Principia, Vulgo dicta Hypostatica: Prout proponi & propugnati solent a Turba Alymistorum ... / A Roberto Boyle ... – Editio secunda priori emendatior. – Roterodami: Leers, 1668. – [14] Bl., 392 S.: Ill.

Bibl.Sud. 804#Beibd. 1
Notation: Sud. VI, 5 = Par. 946
Boyle, Robert:
[Tractatus De Cosmicis Rerum Qualitatibus. De Cosmicis Suspicionibus. De Temperie Subterranearum Regionum. De Temperie Submarinarum Regionum. De Fundo Maris] Roberti Boyle Nobilis Angli Tractatus De Cosmicis Rerum Qualitatibus. De Cosmicis Suspicionibus. De Temperie Subterranearum Regionum. De Temperie Submarinarum Regionum. De Fundo Maris: Quibus praemittitur Introductio ad Historiam Qualitatum Particularium; Ex Anglica in Latinam linguam conversi. – Amstelodami: Janssonius a Waesberge u.a., 1671. – [6] Bl., 60, 40, 42, 64, 30 S.

Bibl.Sud. 805
Notation: Sud. VI, 5 = Par. 1024
Fulton, John F.:
A bibliography of the honourable Robert Boyle, Fellow of the Royal Society / by J. F. Fulton. – Oxford: Univ. Press, 1932. – 171 S.
Aus: Oxford Bibliogr. Soc., Proceedings and papers; 3, 1

Bibl.Sud. 806
Notation: Sud. VI, 5 = Par. 1025
Fulton, John F.:
Robert Boyle and his influence on thought in the seventeenth century / [J. F. Fulton]. – Bruges: Saint Catherine Press, 1932. – S. 78 – 102
Aus: Isis; 18,1

Bibl.Sud. 807
Notation: Sud. VI, 5 = Par. 947
Boyle, Robert:
Experimenta Et Notae Circa Producibilitatem Chymicorum Principiorum: Quae sunt totidem Partes Appendicis Ad Scepticum Chymicum / Authore Honoratissimo Roberto Boyle ... – Genevae: Tournes, 1694. – [6] Bl., 92 S.

Bibl.Sud. 808
Notation: Sud. VI, 5 = Par. 948
Boyle, Robert:
De Specificorum Remediorum Cum Corpusculari

Philosophia Concordia. Cui accessit Dissertatio de Varia Simplicium Medicamentorum Utilitate Et Usu. – Coloniae Allobrogum: Tournes, 1687. – [4] Bl., 64 S.

Bibl.Sud. 809
Notation: Sud. VI, 5 = Par. 949
Boyle, Robert:
De Specificorum Remediorum Cum Corpusculari Philosophia Concordia. Cui Accessit dissertatio de varia Simplicium Medicamentorum utilitate, usuque. – Londini: Smith, 1686. – [6] Bl., 180 S.

Bibl.Sud. 810
Notation: Sud. VI, 5 = Par. 950
Hoffmann, Friedrich:
Disputatio Medica Inauguralis De Medicamentis Specificis, Eorumque Agendi Modo / Quam ... Sub Praesidio Dn. Friderici Hoffmanni ... exponit Johan. Christoph. Klimmius. – [Halle]: Zeitlerus, 1694. – 24 S.
Halle, Univ., Diss., 1694

Bibl.Sud. 811
Notation: Sud. VI, 5 = Par. 952
Barchusen, Johann Conrad:
[Acroamata, in quibus complura ad Iatro-Chemiam Atque Physicam Spectantia, Iocunda rerum varietate, explicantur] Joannis Conradi Barchusen Acroamata, in quibus complura ad Iatro-Chemiam Atque Physicam Spectantia, Iocunda rerum varietate, explicantur. – Traiecti Batavorum: Vischius, 1703. – [12] Bl., 376 S., [10] Bl.

Bibl.Sud. 812-1/2
Notation: Sud. VI, 5 = Par. 953
Boerhaave, Herman:
Elementa Chemiae / Quae Anniversario Labore Docuit ... Hermannus Boerhaave. – Lipsiae: Fritsch
1 Qui Continet Historiam Et Artis Theoriam. – 1732. – [8], 37 Bl., S. 38 – 744, [38] Bl.: Ill.

Bibl.Sud. 812-1/2
Notation: Sud. VI, 5 = Par. 953
Boerhaave, Herman:
Elementa Chemiae / Quae Anniversario Labore Docuit ... Hermannus Boerhaave. – Lipsiae: Fritsch
2 Qui Continet Operationes Chemicas. – 1732. – [5] Bl., 470 S., [45] Bl.

Bibl.Sud. 813
Notation: Sud. VI, 5 = Par. 951
Becher, Johann Joachim:
Institutiones Chimicae Prodromae, i.e. Joannis Joachimi Becheri Spirensis Mathematicae Et Medicinae Doctoris, Oedipus Chimicus: Obscuriorum Terminorum & Principiorum Chimicorum, Mysteria aperiens & resolvens; Opusculum, omnibus Medicinae & Chimiae Studiosis, lectu perquam utile & necessarium. – Francofurti: Sande, 1705. – [8] Bl., 192 S., [4] Bl.: Ill.

Bibl.Sud. 814-2
Notation: Sud. VI, 6
Bloch, Maks A.:
Biografičeskij spravočnik: vydajusčiesja chimiki i učenye XIX i XX stoletij, rabotavšie v smežnych s chimieju oblastjach nauki / M. A. Bloch. – Leningrad: Lenchimsektor
In kyrill. Schr. – NST: Biografičeskij spravočnik chimikov
2. – (1931). – S. 513 – 831: Ill.

Bibl.Sud. 815-1
Notation: Sud. VI, 6 = Par. 954
Lenglet du Fresnoy, Nicolas:
Histoire De La Philosophie Hermétique: Accompagnée d'un Catalogue raisonné des Ecrivains de cette Science; Avec le Véritable Philalethe, revû sur les Originaux / Par M. l'Abbé Lenglet Du Fresnoy. – La Haye: Gosse
T. 3 im Verl. Coustellier, Paris erschienen
1. – (1742). – XXIII, 486 S., [10] Bl.

Bibl.Sud. 815-2
Notation: Sud. VI, 6 = Par. 954
Lenglet du Fresnoy, Nicolas:
Histoire De La Philosophie Hermétique: Accompagnée d'un Catalogue raisonné des Ecrivains de cette Science; Avec le Véritable Philalethe, revû sur les Originaux / Par M. l'Abbé Lenglet Du Fresnoy. – La Haye: Gosse
T. 3 im Verl. Coustellier, Paris erschienen
2. – (1742). – XXXII, 360 S.

Bibl.Sud. 815-3
Notation: Sud. VI, 6 = Par. 954
Lenglet du Fresnoy, Nicolas:
Histoire De La Philosophie Hermétique: Accompagnée d'un Catalogue raisonné des Ecrivains de cette Science; Avec le Véritable Philalethe, revû sur les Originaux / Par M. l'Abbé Lenglet Du Fresnoy. – La Haye: Gosse
T. 3 im Verl. Coustellier, Paris erschienen
3. – (1742). – [11] Bl., 432 S.

Bibl.Sud. 816
Notation: Sud. VI, 6 = Par. 955
Beytrag zur Geschichte der höhern Chemie oder Goldmacherkunde in ihrem ganzem Umfange: Ein Lesebuch für Alchemisten, Theosophen und Weisensteinsforscher, auch für alle, die wie sie, die Wahrheit suchen und lieben / [Hrsg.: L. Carbonarius]. – Leipzig: Hilscher, 1785. – [8] Bl., 695 S.

Bibl.Sud. 817
Notation: Sud. VI, 6 = Par. 956
Catalogus Manuscriptorum Chemico-Alchemico-

Magico-Cabalistico-Medico-Physico-Curiosorum. – [Wien], 1786
Enth. außerdem: Anhang Von Unterschiedlichen Chymischen, Alchymischen, Und Anderen Handschriften, Welche Bey Einem Vornehmen Kunstverstaendigen In Wien, Aufbehalten Waren

Bibl.Sud. 818
Notation: Sud. VI, 6 = Par. 957
Verzeichniß von chymischen, alchymischen, physikalischen, theosophischen, kabalistischen und Kunstbüchern: welche bey Johann Georg Binz, Buchhändler in Wien, im Zwettelhof verkauft werden. – [Wien]: [Binz], 1791. – [1] Bl., 238 S.

Bibl.Sud. 819
Notation: Sud. VI, 6 = Par. 958
Taschenbuch für Alchemisten, Theosophen und Weisensteinsforscher, die es sind und werden wollen. – Leipzig: Hilscher, 1790. – [8] Bl., 599 S.

Bibl.Sud. 820
Notation: Sud. VI, 6 = Par. 959
Wiegleb, Johann Christian:
Historisch-kritische Untersuchung der Alchemie, oder der eingebildeten Goldmacherkunst; von ihrem Ursprunge sowohl als Fortgange, und was nun von ihr zu halten sey / von Johann Christian Wiegleb. – Weimar: Hoffmann, 1777. – [11] Bl., 437 S.

Bibl.Sud. 821
Notation: Sud. VI, 6 = Par. 961
Sammlung von mehr als hundert wahrhaften Transmutationsgeschichten, oder ganz ausserordentlich merkwürdige Beyspiele von Verwandlung der Metallen in Gold oder Silber: nebst der Art und Weise wie damit verfahren worden / Gesammelt und herausgegeben von Siegmund Heinrich Güldenfalk ... – Frankfurt u.a.: Fleischer, 1784. – XXXVI, 443 S.

Bibl.Sud. 822
Notation: Sud. VI, 6 = Par. 963
Schmieder, Karl Christoph:
Geschichte der Alchemie / von Karl Christoph Schmieder, Prof. zu Kassel. – Halle: Verl. der Buchhdlg. des Waisenhauses, 1832. – X, 613 S.

Bibl.Sud. 823
Notation: Sud. VI, 6 = Par. 964
Figuier, Louis:
L' alchimie et les alchimistes: essai historique et critique sur la philosophie hermétique / par Louis Figuier. – 2. éd., rev. et augm. – Paris: Hachette, 1856. – VII, 417 S.

Bibl.Sud. 824
Notation: Sud. VI, 6 = Par. 965
Figuier, Louis:
L' alchimie et les alchimistes: essai historique et critique sur la philosophie hermétique / par Louis Figuier. – 3. éd. – Paris: Hachette, 1860. – IV, 421 S.

Bibl.Sud. 825
Notation: Sud. VI, 6 = Par. 966
Kopp, Hermann:
Ueber den Verfall der Alchemie und die hermetische Gesellschaft / von Hermann Kopp. – [Giessen]: [Ricker], [1847]. – 34 S.
Aus: [Denkschriften der Ges. für Wiss. und Kunst in Giessen; 1,1]

Bibl.Sud. 826-1/2
Notation: Sud. VI, 6 = Par. 967
Kopp, Hermann:
Die Alchemie in älterer und neuerer Zeit: ein Beitrag zur Culturgeschichte / von Hermann Kopp. – Heidelberg: Winter
1 Die Alchemie bis zum letzten Viertel des 18. Jahrhunderts. – 1886. – XVII, 260 S.

Bibl.Sud. 826-1/2
Notation: Sud. VI, 6 = Par. 967
Kopp, Hermann:
Die Alchemie in älterer und neuerer Zeit: ein Beitrag zur Culturgeschichte / von Hermann Kopp. – Heidelberg: Winter
2 Die Alchemie vom letzten Viertel des 18. Jahrhunderts an. – 1886. – VI, 425 S.

Bibl.Sud. 827-1/3
Notation: Sud. VI, 6 = Par. 968
Kopp, Hermann:
Beiträge zur Geschichte der Chemie / von Hermann Kopp. – Braunschweig: Vieweg
[1]/2. – (1869). – XI, 530 S.: Ill.

Bibl.Sud. 827-1/3
Notation: Sud. VI, 6 = Par. 968
Kopp, Hermann:
Beiträge zur Geschichte der Chemie / von Hermann Kopp. – Braunschweig: Vieweg
3 Ansichten über die Aufgabe der Chemie und über die Grundbestandteile der Körper bei den bedeutenderen Chemikern von Geber bis G. E. Stahl. Die Entdeckung der Zusammensetzung des Wassers. – 1875. – IX, 310 S.

Bibl.Sud. 828
Notation: Sud. VI, 6 = Par. 969
Hammer Jensen, Ingeborg:
Die älteste Alchymie. – København: Høst, 1921. – 159 S. – (Det Kongelige Danske Videnskabernes Selskab <København>: Historisk-filol. meddelelser; 4,2)

Bibl.Sud. 829-1
Notation: Sud. VI, 6 = Par. 970
Catalogue des manuscrits alchimiques grecs / Uni-

on Académique Internationale. Publ. sous la dir. de
J. Bidez ... – Bruxelles: Lamertin
1 Les Parisini. – 1924. – VIII, 319 S.

Bibl.Sud. 829-2/3
Notation: Sud. VI, 6 = Par. 970
Catalogue des manuscrits alchimiques grecs / Union Académique Internationale. Publ. sous la dir. de
J. Bidez ... – Bruxelles: Lamertin
2 Les manuscrits italiens. – 1927. – VI, 368 S.

Bibl.Sud. 829-2/3
Notation: Sud. VI, 6 = Par. 970
Catalogue des manuscrits alchimiques grecs / Union Académique Internationale. Publ. sous la dir. de
J. Bidez ... – Bruxelles: Lamertin
3 Les manuscrrits des Iles Britanniques. – 1924. –
81 S.

Bibl.Sud. 829-4
Notation: Sud. VI, 6 = Par. 970
Catalogue des manuscrits alchimiques grecs / Union Académique Internationale. Publ. sous la dir. de
J. Bidez ... – Bruxelles: Lamertin
4 Manuscrits d'Allemagne, d'Autriche, de Danmark, de Hollande et de Suisse. – 1932. – XXVI, 446 S.

Bibl.Sud. 829-5/6
Notation: Sud. VI, 6 = Par. 970
Catalogue des manuscrits alchimiques grecs / Union Académique Internationale. Publ. sous la dir. de
J. Bidez ... – Bruxelles: Lamertin
5 Les manuscrits d'Espagne. Les manuscrits d'Athènes. – 1928. – 172 S.

Bibl.Sud. 829-5/6
Notation: Sud. VI, 6 = Par. 970
Catalogue des manuscrits alchimiques grecs / Union Académique Internationale. Publ. sous la dir. de
J. Bidez ... – Bruxelles: Lamertin
6 Michel Psellus. – 1928. – XIV, 246 S.

Bibl.Sud. 829-7
Notation: Sud. VI, 6 = Par. 970
Catalogue des manuscrits alchimiques grecs / Union Académique Internationale. Publ. sous la dir. de
J. Bidez ... – Bruxelles: Lamertin
7 Anonymi de arte metallica seu de metallorum conversione in aurum et argentum / ed. C. O. Zuretti. –
1930. – LX, 466 S.: Ill.

Bibl.Sud. 830-1
Notation: Sud. VI, 6 = Par. 971
Singer, Dorothea Waley:
Catalogue of Latin and vernacular alchemical manuscripts in Great Britain and Ireland dating from before the XVI century / by Dorothea Waley Singer. –
Brussels: Lamertin
1. – (1928). – XXIII, 326 S.: Ill.

Bibl.Sud. 830-2
Notation: Sud. VI, 6 = Par. 971
Singer, Dorothea Waley:
Catalogue of Latin and vernacular alchemical manuscripts in Great Britain and Ireland dating from before the XVI century / by Dorothea Waley Singer. –
Brussels: Lamertin
2. – (1930). – VIII, S. 332 – 755

Bibl.Sud. 830-3
Notation: Sud. VI, 6 = Par. 971
Singer, Dorothea Waley:
Catalogue of Latin and vernacular alchemical manuscripts in Great Britain and Ireland dating from before the XVI century / by Dorothea Waley Singer. –
Brussels: Lamertin
3. – (1931). – S. 760 – 1179

Bibl.Sud. 831
[Bibl.Sud. 994]
[Bibl.Sud. 2006]
Notation: Sud. VI, 6; Sud. XIV, 4 = Par. 373
Darmstaedter, Ernst:
Berg-, Probir- und Kunstbüchlein: mit Bibliographie
/ Ernst Darmstaedter. – München: Verl. der Münchner Dr., 1926. – 109 S.: Ill. – (Münchener Beiträge zur Geschichte und Literatur der Naturwissenschaften und Medizin; 2/3)

Bibl.Sud. 832
Notation: Sud. VI, 8 = Par. 976
Medicinisch-Chymisch und Alchemistisches Oraculum: darinnen man nicht nur alle Zeichen und Abkürzungen, welche so wohl in den Recepten und Büchern der Aerzte und Apotheker als auch in den Schriften der Chemisten und Alchemisten vorkommen, findet, sondern deme auch ein sehr rares Chymisches Manuscript eines gewissen Reichs ... beygefüget. – Ulm: Stettin, 1772. – [3] Bl., 71 S.: graph. Darst.
Enth. außerdem: Geheimniss aller Geheimnisse oder Clavis sapientiae omnium philosophorum et adeptorum

Bibl.Sud. 833
Notation: Sud. VI, 8 = Par. 977
Wild, Johann Rudolph:
Versuch einer Charakteristik des Verhältnisses der Alchemie zur Magie, Astrologie und verwandten ähnlichen Wissenschaften: mit besonderer Berücksichtigung der alchemistischen Zeichen / von Johann Rudolph Wild d. J. – Cassel: Luckhardt, 1841. – X, 68 S., VIII Bl.: graph. Darst.

Bibl.Sud. 834
Notation: Sud. VI, 8 = Par. 978
Gessmann, Gustav W.:
Die Geheimsymbole der Chemie und Medicin des Mittelalters: eine Zusammenstellung der von den

Mystikern und Alchymisten gebrauchten geheimen Zeichenschrift, nebst einem kurzgefassten geheimwissenschaftlichen Lexikon / von G. W. Gessmann. – München: Mickl, 1900. – XII, 67 S., [3], CXX Bl., 36 S.: zahlr. graph. Darst.

Bibl.Sud. 835
Notation: Sud. VI, 8 = Par. 979
Lüdy-Tenger, Fritz:
Alchemistische und chemische Zeichen / von Dr. Lüdy jun. – Berlin: Ges. für Geschichte der Pharmazie, [1928]. – 57, 127 S.: Ill., zahlr. graph. Darst.

Bibl.Sud. 836
Notation: Sud. VI, 8 = Par. 980
Ǧābir Ibn-Ḥaiyān:
Die Alchemie des Geber / übers. und erkl. von Ernst Darmstaedter. – Berlin: Springer, 1922. – VIII S., [1] Bl., 202 S.: Ill.
Aus dem Lat. übers.

Bibl.Sud. 837
Notation: Sud. VI, 8 = Par. 981
Darmstaedter, Ernst:
Dschâbir und Geber: vorläufige Mitteilungen / von Ernst Darmstaedter. – Cöthen: [Halem], 1923. – S. 621 – 622
Aus: Chemiker-Zeitung; 47,87

Bibl.Sud. 838
Notation: Sud. VI, 8 = Par. 982
Ǧābir Ibn-Ḥaiyān:
Liber Misericordiae Geber: eine lateinische Übersetzung des größeren Kitâb alraḥma / von Ernst Darmstaedter. – [Leipzig]: Barth, 1925. – S. 181 – 197
Aus: Archiv für Geschichte der Medizin; 17,4

Bibl.Sud. 839
Notation: Sud. VI, 8 = Par. 983
Ruska, Julius:
Die Vision des Arisleus / von Julius Ruska. – Berlin: Springer, 1930. – S. 23 – 26
Aus: Historische Studien und Skizzen zu Natur- und Heilwissenschaft; 1930

Bibl.Sud. 840
Notation: Sud. VI, 8 = Par. 333
Schnizlein, August:
Andreas Libavius: der Stadt Rothenburg Physikus von 1591 – 1607 und gekrönter Poet / [August Schnizlein]. – Rothenburg o. Tbr.: Schneider, 1912. – [2] Bl.
Aus: Die Linde; 4,6

Bibl.Sud. 841
Notation: Sud. VI, 8
Westpreußischer Geschichtsverein:
Zeitschrift des Westpreußischen Geschichtsvereins. – Danzig: Danziger Verl.-Ges.
Erscheinungsverlauf: H. 1.1880 – 76.1941
Bestand: 69.1929

Bibl.Sud. 842
Notation: Sud. VI, 8 = Par. 386
Haberling, Wilhelm:
Alexander von Suchten: ein Danziger Arzt und Dichter des 16. Jahrhunderts / von Wilhelm Haberling. – [Danzig], [1929]. – S. 177 – 230
Aus: [Zeitschrift des Westpreussischen Geschichtsvereins; 69]

Bibl.Sud. 843
Notation: Sud. VI, 8 = Par. 984
Haberling, Wilhelm:
Der Triumphwagen des Antimons: der Kampf um die Einführung des Antimons in den Arzneischatz zu Beginn der Neuzeit / Wilhelm Haberling. – Leverkusen, 1927. – [6] Bl.
Aus: Therapeutische Berichte; 1927,11/12

Bibl.Sud. 844
Notation: Sud. VI, 8 = Par. 985
Lippmann, Edmund O. von:
Über die unter dem Namen der „Hollandi" bekannten Alchemisten / von Edmund O. von Lippmann. – [Köthen]: [Halem], 1919. – 19 S.
Aus: Chemiker-Zeitung; 1919,58

Bibl.Sud. 845
Notation: Sud. VI, 8 = Par. 986
Lippmann, Edmund O. von:
Zur Kenntnis der „Hollandi" genannten Alchemisten / von Edmund O. von Lippmann. – Köthen (Anhalt): Halem, 1933. – S. 233
Aus: Chemiker-Zeitung; 57,24

Bibl.Sud. 846
Notation: Sud. VI, 8 = Par. 987
Wedel, Georg Wolfgang:
[Propemticon Inaugurale De Basilio Valentino] Georgii Wolffgangi Wedelii ... Propemticon Inaugurale De Basilio Valentino. – Ienae: Krebsius, [1704]. – 12 S.

Bibl.Sud. 847
Notation: Sud. VI, 8 = Par. 988
Hildebrand, H.:
Der Alchemist Basilius Valentinus: Abhandlung; Einladungsschrift des Herzogl. Francisceums in Zerbst zu den am 5. und 6. April abzuhaltenden öffentlichen Prüfungen der Gymnasial-, Real- und Vorklassen / vom Oberlehrer H. Hildebrand. Schulnachrichten von Ostern 1875 bis ebendahin 1876 / vom Director G. Stier. – Zerbst: Römer & Sitzenstock, 1876. – 37 S.

Bibl.Sud. 848
Notation: Sud. VI, 8 = Par. 989
Stillman, John Maxson:

Basil Valentine: a seventeenth-century hoax / by John Maxson Stillman. – [New York], 1912. – S. 592 – 600
Aus: Popular Science Monthly; 1912

Bibl.Sud. 849
Notation: Sud. VI, 8 = Par. 1015
Zeitschrift für angewandte Chemie / hrsg. vom Verein Deutscher Chemiker. – Leipzig; Berlin: Verl. Chemie
Zusatz [1.] 1888 – [9.] 1896, Juni: Organ d. Deutschen Gesellschaft für Angewandte Chemie. – Repr.: New York, NY: Johnson. – Repr.: Weinheim, Bergstr.: Verl. Chemie. – Inhaltl. Gliederung ab 26.1913 in I: Aufsatzteil; II: Referateteil; III: Wirtschaftlicher Teil und Vereinsnachrichten; 32.1919 – 33.1920 in A: Gesamtausgabe; B: Wirtschaftsteil mit Vereinsnachrichten; C: Wirtschaftsteil mit Vereinsnachrichten u. Aufsatzteil; 32.1919 mit Ausgabe D: Wirtschaftsteil mit Vereinsnachrichten u. Referateteil; ab 32.1919: Referateteil ersetzt durch den technischen Teil des Chemischen Zentralblattes; ab 34.1921 nur Ausg. Aufs. - Beil. → Die chemische Industrie <Berlin>. – Vorg. → Repertorium der analytischen Chemie. – Vorg. → Zeitschrift für die chemische Industrie mit besonderer Berücksichtigung der chemisch-technischen Untersuchungsverfahren. – 21.1908 – 25.1912 → Zeitschrift für angewandte Chemie und Zentralblatt für technische Chemie. – Forts. → Angewandte Chemie <Weinheim>. – Index 1/20 = Index von Zeitschrift für die chemische Industrie mit besonderer Berücksichtigung der chemisch-technischen Untersuchungsverfahren. – Index 21/40 = Index von Zeitschrift für angewandte Chemie und Zentralblatt für technische Chemie.
ISSN 0932-2132
Erscheinungsverlauf: O.1887[=Probeh.]; [1.]1888 – [12.]1899; 13.1900 – 20.1907; 26.1913 – 44.1931
Bestand: 32.1919,19/20

Bibl.Sud. 850
Notation: Sud. VI, 8 = Par. 281
Cramer, Hermann:
M. Johannes Rhenanus, der Pfarrherr und Salzgräfe zu Allendorf a.d. Werra: ein Beitrag zur Bergwerks-Geschichte Pommerns aus dem 16. Jahrhundert / von H. Cramer. – Halle: Verl. der Buchh. des Waisenhauses, 1879. – VI, 41 S.

Bibl.Sud. 851
Notation: Sud. VI, 8 = Par. 365
Glauber, Johann Rudolph:
Briefwechsel zwischen J. R. Glauber und Otto Sperling: nach den Originalen der Königlichen Bibliothek zu Kopenhagen, Gl. kgl. Saml. 1110, in 2 / hrsg. von Ad Clément und J. W. S. Johnsson. – Leiden: Brill, 1925. – 25 S.: Ill.
Aus: Janus; 29

Bibl.Sud. 852
Notation: Sud. VI, 8 = Par. 1016
Boerhaave, Herman:
[Sermo Academicus De Chemia Suos Errores Expurgante] Hermanni Boerhaave Sermo Academicus De Chemia Suos Errores Expurgante: Quem Habuit, Quum Chemiae professionem in Academia Lugduno-Batava auspicaretur; XXI. Septembris 1718. – Lugduni Batavorum: Vander Aa, 1718. – [2] Bl., 42 S.

Bibl.Sud. 853-2
Notation: Sud. VI, 8 = Par. 990
Lippmann, Edmund O. von:
Entstehung und Ausbreitung der Alchemie / von Edmund O. von Lippmann. – Berlin: Springer
Bd. 3 im Verl. Chemie, Weinheim/Bergstr., erschienen.
2 Ein Lese- und Nachschlage-Buch. – 1931. – VI, 257 S.

Bibl.Sud. 854
Notation: 319; Sud. VI, 8 = Par. 1017
Archiv für alchemistische Forschung. – Berlin-Charlottenburg, 1927
Nebent.: Alchemistische Blätter.
Erscheinungsverlauf: 1.1927 – 2.1930 nachgewiesen
Bestand: 1.1927,1-4/6

Bibl.Sud. 855
Notation: Sud. VI, 8 = Par. 991
Darmstaedter, Ernst:
Zur Geschichte des „Aurum Potabile" / von Ernst Darmstaedter. – Cöthen: [Halem], 1924. – S. 653 – 656
Aus: Chemiker-Zeitung; 48,112

Bibl.Sud. 856
Notation: Sud. VI, 8 = Par. 992
Darmstaedter, Ernst:
Per la storia dell' „Aurum potabile" / [Ernst Darmstaedter]. – Roma: Casa Ed. Leonardo da Vinci, 1924. – S. 252 – 271
Aus: Archivio di storia della scienza; 5

Bibl.Sud. 857
Notation: Sud. VI, 8 = Par. 993
Schelenz, Hermann:
Hermes und seine Kunst, Alchemie, in England / von Hermann Schelenz. – Wien: Verl. der Wochenschrift „Pharmaceutische Post", 1902. – 6 S.
Aus: Pharmaceutische Post; 1902,6

Bibl.Sud. 858
Notation: Sud. VI, 8 = Par. 994
Strunz, Franz:
Alchemie / [Strunz]. – Tübingen: Mohr, [1909]. – Sp. 325 – 348
Aus: Die Religion in Geschichte und Gegenwart; 1. – Enth. weitere Beitr.

Bibl.Sud. 859-1/2
Notation: Sud. VI, 8 = Par. 1018
Eisler, Robert:
Der Babylonische Ursprung der Alchemie / von Robert Eisner. – Cöthen
Aus: Chemiker-Zeitung; 49 [1]. – 1925. – S. 578

Bibl.Sud. 859-1/2
Notation: Sud. VI, 8 = Par. 1018
Eisler, Robert:
Der Babylonische Ursprung der Alchemie / von Robert Eisner. – Cöthen
Aus: Chemiker-Zeitung; 49 [2]. – 1925. – S. 602

Bibl.Sud. 860
Notation: Sud. VI, 8 = Par. 1019
Wiedmann, Konrad:
Rationale Metamorphose / von Konrad Wiedmann. – Berlin: Verl. der Alchemistischen Blätter, 1928. – S. 106 – 112
Aus: Alchemistische Blätter; 1,10/12

Bibl.Sud. 861
Notation: Sud. VI, 8 = Par. 995
Darmstaedter, Ernst:
Die Alchemie / von Ernst Darmstaedter. – Stuttgart: Enke, 1926. – S. 14 – 21
Aus: Zeitschrift für Okkultismus; 1

Bibl.Sud. 862
Notation: Sud. VI, 8 = Par. 996
Darmstaedter, Ernst:
Alchemistische Inkunabeln / [Ernst Darmstaedter]. – [Wien]: [Reichner], [1929]. – S. 13 – 28
Aus: Philobiblon; 2. – Enth. weitere Beitr.

Bibl.Sud. 863
Notation: Sud. VI, 8 = Par. 997
Strunz, Franz:
Wie eine gelehrte „Leidenschaft" wurde: eine historische Skizze / von Franz Strunz. – Wien: Perles, 1902. – 8 S.
Aus: Wiener Medicinische Wochenschrift; 1902,40/41

Bibl.Sud. 864
Notation: Sud. VI, 8 = Par. 998
Strunz, Franz:
Das Wesen des alchemistischen Problems: ein Beitrag zur Geschichte der Naturphilosophie / von Franz Strunz. – München: Callwey, 1904. – 8 S.
Aus: Deutsche Arbeit; 3

Bibl.Sud. 865
Notation: Sud. VI, 8 = Par. 999
Strunz, Franz:
Die Entwickelung der Alchemie / von Franz Strunz. – Cöthen (Anhalt): Halem, 1908. – 14 S.
Aus: Chemiker-Zeitung; 1908,101

Bibl.Sud. 866
Notation: Sud. VI, 8 = Par. 1000
Ruska, Julius:
L'alchimie à l'époque du Dante / par Julius Ruska. – Neuchâtel, 1934. – S. 410 – 417
Aus: Annales Guébhard-Séverine; 10

Bibl.Sud. 867
Notation: Sud. VI, 8 = Par. 1001
Eyssenhardt, Franz:
Arzneikunst und Alchemie im siebzehnten Jahrhundert / von Franz Eyssenhardt. – Hamburg: Verl.-Anst. und Dr., 1890. – 32 S. – ([Sammlung gemeinverständlicher wissenschaftlicher Vorträge / Neue Folge]; 96)

Bibl.Sud. 868
Notation: Sud. VI, 8 = Par. 1002
Hartmann, Franz:
Chemie und Alchemie / von Franz Hartmann. – Leipzig: Verl. der Theosophischen Central-Buchhandlung, [1907]. – 40 S. – (Geheimwissenschaftliche Vorträge; 26)

Bibl.Sud. 869
Notation: Sud. VI, 8 = Par. 1003
Ladie's treasury: a household magazine of literature, education & fashion. – London, 1881
Erscheinungsverlauf: 1881 nachgewiesen
Bestand: 1881

Bibl.Sud. 870
Notation: Sud. VI, 8 = Par. 1004
Gildemeister, Johann:
Alchymie / von J. Gildemeister. – [Leipzig]: [Brockhaus], [1876]. – S. 533 – 538
Aus: [Zeitschrift der Deutschen Morgenländischen Gesellschaft; 30]

Bibl.Sud. 871
[Bibl.Sud. 1066]
Notation: Sud. VII, 5; Sud. VI, 8 = Par. 1005
Deutsche Geschichtsblätter: Monatsschr. zur Förderung der landesgeschichtlichen Forschung. – Gotha: Perthes
Erscheinungsverlauf: 1.1899/1900 (1900) – 20.1919/23 (1920/23); damit Ersch. eingest.
Bestand: 9.1907,1 = Signatur: Bibl.Sud. 1066
Bestand: 11.1910,11/12 = Signatur: Bibl.Sud. 871

Bibl.Sud. 872
Notation: Sud. VI, 8 = Par. 1020
Färber, Eduard:
Die geschichtliche Entwicklung der Chemie / von Eduard Färber. – [Berlin]: [Springer], [1924]. – S. 49 – 64

Aus: [Beiträge zur Geschichte der Technik und Industrie; 14]

Bibl.Sud. 873
Notation: Sud. VI, 8 = Par. 1021
Die Naturwissenschaften: Organ der Max-Planck-Gesellschaft zur Förderung der Wissenschaften; Organ der Gesellschaft Deutscher Naturforscher und Ärzte; Organ der Hermann von Helmholtz-Gemeinschaft Deutscher Forschungszentren. – Berlin; Heidelberg [u.a.]: Springer
Beteil. Körp. 1913 – 1944: Kaiser-Wilhelm-Gesellschaft zur Förderung der Wissenschaften. – Sonderdr. → Max-Planck-Gesellschaft zur Förderung der Wissenschaften: Tätigkeitsbericht. – Internetausg. → Naturwissenschaften. – Beil. → Gesellschaft Deutscher Naturforscher und Ärzte: Mitteilungen der Gesellschaft Deutscher Naturforscher und Ärzte. – Beil. → Kaiser-Wilhelm-Gesellschaft zur Förderung der Wissenschaften: Mitteilungen der Kaiser-Wilhelm-Gesellschaft zur Förderung der Wissenschaften. – Anfangs darin, 1926/27 Sondernr., später Beil.: → Kaiser-Wilhelm-Gesellschaft zur Förderung der Wissenschaften: Tätigkeitsbericht der Kaiser-Wilhelm-Gesellschaft zur Förderung der ... – Vorg. → Naturwissenschaftliche Rundschau. – 12,47=88; 14,48/49=89; 21,5/7=92 von Gesellschaft Deutscher Naturforscher und Ärzte: Verhandlungen der Gesellschaft Deutscher Naturforscher und Ärzte. – 12,50=1923/24 von Kaiser-Wilhelm-Gesellschaft zur Förderung der Wissenschaften: Aus den Forschungen der Kaiser-Wilhelm-Gesellschaft zur Förderung der Wissenschaften. – 13, 49/50=1924/25; 14, 50/51=1925/26; 15, 31=1926/27; 16, 22=1927/28; 17, 18/19=1928/29; 18, 20/21=1929/30; 19, 23/25=1930/31; 20, 22/24=1931/32; 21, 21/23=1932/33; 22, 22/24=1933/34; 23, 26/28=1934/35 von Kaiser-Wilhelm-Gesellschaft zur Förderung der Wissenschaften.
ISSN 0028-1042
Erscheinungsverlauf: 1.1913 – 32.1944, 44/52; 33.1946, Juli -
Bestand: 7.1919,51

Bibl.Sud. 874
Notation: Sud. VI, 8 = Par. 1006
Lippmann, Edmund O. von:
Zur Geschichte der Alchemie / von Edmund O. von Lippmann. – [Leipzig]: [Spamer], 1922. – S. 529 – 532
Aus: Zeitschrift für angewandte Chemie; 35

Bibl.Sud. 875
Notation: Sud. VI, 8 = Par. 1022
Darmstaedter, Ernst:
Die Entstehung der Bezeichnung „Gas" / von Ernst Darmstaedter. – Köthen: [Halem], 1929. – S. 565 – 566
Aus: Chemiker-Zeitung; 53

Bibl.Sud. 876
Notation: Sud. VI, 8 = Par. 1007
Lippmann, Edmund O. von:
Zur Geschichte des Namens „Gas" / von Edmund O. von Lippmann. – Cöthen (Anhalt): Halem, 1911. – 20 S.
Aus: Chemiker-Zeitung; 1911,5

Bibl.Sud. 877
Notation: Sud. VI, 8 = Par. 1008
Strunz, Franz:
Die Entstehungsgeschichte der Lehre von den Gasen: ein Beitrag zur Klarstellung der Naturwissenschaft des Johann Baptist van Helmont / von Franz Strunz. – [Harlem]: [Bohn], 1903. – 11 S.
Aus: Janus; 8

Bibl.Sud. 878
Notation: Sud. VI, 8 = Par. 1009
Rektorwechsel an der Universität Leipzig am 31. Oktober 1925. – Leipzig: Edelmann, 1925. – 45 S.
Enth.: Rede des abtretenden Rektors / Franz Rendtorff. Rede des antretenden Rektors / Max Le Blanc

Bibl.Sud. 879
Notation: Sud. VI, 8 = Par. 1010
Färber, Eduard:
Die geschichtliche Entwicklung der Chemie / von Eduard Färber. – Berlin: Springer, 1921. – XI, 312 S.: Ill., graph. Darst.

Bibl.Sud. 880
Notation: Sud. VI, 8
Archäologische Gesellschaft zu Berlin: Sitzung vom 4. März 1913. – Berlin: Reimer, 1913. – [1] Bl.
Aus: Archäologischer Anzeiger; 1913,1

Bibl.Sud. 881
Notation: Sud. VI, 8 = Par. 1011
Meyer, Richard:
Vorlesungen über die Geschichte der Chemie / von Richard Meyer. – Leipzig: Akad. Verl.-Ges., 1922. – VIII, 467 S.: graph. Darst.

Bibl.Sud. 882
Notation: Sud. VI, 8 = Par. 1012
Studien zur Geschichte der Chemie: Festgabe Edmund O. v. Lippmann zum siebzigsten Geburtstage / hrsg. von Julius Ruska. – Berlin: Springer, 1927. – VI, 242 S.: Ill.

Bibl.Sud. 883
Notation: Sud. VI, 8 = Par. 1023
Antiquariat Weiss <München>:
Katalog / Antiquariat Weiss <München>. – München
4 Codex Salmasii Ms. Saec. XIV, illuminierte und illustrierte Druckwerke des 15. Jahrhunderts, Holzschnitt- und Kupferstichwerke des 16., 17. und 18.

Jahrhunderts, Reformationsdrucke, Turcica, Americana, Geographica, Medicina, Varia. – 1927

[Bibliotheca Sudhoffiana, Teil] Sud. VII

Bibl.Sud. 884
Notation: Sud. VII, 1 = Par. 579
Schwaiger, Michael:
Chronica oder kurze Beschreibung der churfürstl. Stadt Amberg in der obern Pfalz / zusammengebracht durch Michael Schwaiger. Neu hrsg. und mit Erl. über magistratische Verfassung ... vers. von Felix Joseph Lipowsky. – München: Giel, 1818. – XVI, 224 S.

Bibl.Sud. 885
Notation: Sud. VII, 1 = Par. 580
Henne am Rhyn, Otto:
Die Appenzeller Bahn und ihre Umgebungen / von Otto Henne am Rhyn. – Zürich: Schmidt, ca. 1890. – 50 S.: Ill., Kt. – (Städtebilder und Landschaften aus aller Welt; 43)

Bibl.Sud. 886
Notation: Sud. VII, 1 = Par. 581
Lutz, Markus:
Geschichte der Universität Basel: von ihrer Gründung bis zu ihrer neuesten Umgestaltung / von Markus Lutz. – Aarau: Christ, 1826. – VIII, 318 S.

Bibl.Sud. 887
Notation: Sud. VII, 1 = Par. 582
Führer durch Basel und Umgebung. – Würzburg [u.a.]: Woerl, [1885]. – 16 S.: Ill. – (Woerl's Reisehandbücher)

Bibl.Sud. 888-1/4
Notation: Sud. VII, 1 = Par. 583
Bellermann, Johann Joachim:
Das graue Kloster in Berlin mit seinen alten Denkmälern / womit zur öffentlichen Prüfung in dem Berlinisch-Köllnischen Gymnasium zum grauen Kloster ... und in der Köllnischen Schule ... einladet der Direktor Johann Joachim Bellermann. – [Berlin]: Dieterici
[1]. – (1823). – 94 S.

Bibl.Sud. 888-1/4
Notation: Sud. VII, 1 = Par. 583
Bellermann, Johann Joachim:
Das graue Kloster in Berlin mit seinen alten Denkmälern / womit zur öffentlichen Prüfung in dem Berlinisch-Köllnischen Gymnasium zum grauen Kloster ... und in der Köllnischen Schule ... einladet der Direktor Johann Joachim Bellermann. – [Berlin]: Dieterici
2. – (1824). – 79 S.

Bibl.Sud. 888-1/4
Notation: Sud. VII, 1 = Par. 583
Bellermann, Johann Joachim:
Das graue Kloster in Berlin mit seinen alten Denkmälern / womit zur öffentlichen Prüfung in dem Berlinisch-Köllnischen Gymnasium zum grauen Kloster ... und in der Köllnischen Schule ... einladet der Direktor Johann Joachim Bellermann. – [Berlin]: Dieterici
3. – (1825). – 84 S.

Bibl.Sud. 888-1/4
Notation: Sud. VII, 1 = Par. 583
Bellermann, Johann Joachim:
Das graue Kloster in Berlin mit seinen alten Denkmälern / womit zur öffentlichen Prüfung in dem Berlinisch-Köllnischen Gymnasium zum grauen Kloster ... und in der Köllnischen Schule ... einladet der Direktor Johann Joachim Bellermann. – [Berlin]: Dieterici
4. – (1826). – 71 S.

Bibl.Sud. 888-1/4#Beibd. 1
Notation: Sud. VII, 1 = Par. 584
Bellermann, Johann Joachim:
Rückblicke auf die letzten 25 Jahre des grauen Klosters zu Berlin / womit zu der feierlichen Niederlegung seines Direktoramtes ... einladet der Direktor Johann Joachim Bellermann. – Berlin: Nietack, 1828. – 51 S.

Bibl.Sud. 889-1
Notation: Sud. VII, 1 = Par. 585
Graf, Johann Heinrich:
Geschichte der Mathematik und der Naturwissenschaften in bernischen Landen vom Wiederaufblühen der Wissenschaften bis in die neucre Zeit: ein Beitrag zur Geschichte der Mathematik u. der Naturwissenschaften in der Schweiz / von J. H. Graf. – Bern: Wyss
1 Das XVI. Jahrhundert. – 1888. – VII, 81 S.: Ill.

Bibl.Sud. 890
Notation: Sud. VII, 1 = Par. 587
Keller, Johann J.:
Geschichte der Stadt Eßlingen / von Johann Jakob Keller. – Pleidelsheim: Verf., 1814. – XVI, 280 S.

Bibl.Sud. 891
Notation: Sud. VII, 1 = Par. 588
Pfaff, Karl:
Geschichte der Reichsstadt Eßlingen / nach Archvalurkunden und andern bewährten Quellen dargest. von Karl Pfaff. – Eßlingen am Neckar: Dannheimer, 1840. – 480 S., [2] Bl.

Bibl.Sud. 892
Notation: Sud. VII, 1 = Par. 5 = Par. 586
Oberwalder, Oskar:

Die Stadt Eferding / verfaßt von Oskar Oberwalder. – Linz: Pirngruber, 1925. – 120 S.: Ill., Kt. – (Oberösterreichs Städte, Märkte und Kurorte; 2)

Bibl.Sud. 893
Notation: Sud. VII, 1 = Par. 589
Henne am Rhyn, Otto:
St. Gallen / von Otto Henne am Rhyn. – Zürich: Schmidt, ca. 1886. – 68 S.: Ill. – (Städtebilder und Landschaften aus aller Welt; 24)

Bibl.Sud. 894
Notation: Sud. VII, 1 = Par. 590
Pfeifer, Viktor:
Badgastein: Gasteins Geschichte, Lage, Klima, Thermalquellen, Heilfaktoren, Anzeigen und Gegenanzeigen für den Kurgebrauch / von Viktor Pfeifer. – 3., verm. Aufl. – Leipzig: Lorentz, 1927. – VIII, 112 S.: graph. Darst.

Bibl.Sud. 895
Notation: Sud. VII, 1 = Par. 591
Lehner, Tassilo:
Die Wirte Straubinger in Badgastein: ca. 1600 – 1907 / von Tassilo Lehner. – Salzburg u.a.: Höllrigl, 1907. – 46 S.: Ill.

Bibl.Sud. 896
Notation: Sud. VII, 1 = Par. 592
Führer durch Görlitz in Schlesien. – Görlitz: Verl. des Verkehrsvereins, [ca. 1927]. – 80 S.: zahlr. Ill., Kt.

Bibl.Sud. 897-1
Notation: Sud. VII, 1 = Par. 593
Zeller, David:
[Hirschbergische Merckwürdigkeiten] Hirschbergischer Merckwürdigkeiten ... Theil / gesammlet und mitgetheilet Von M. David Zeller. – Hirschberg: Krahn
1 Darinnen überhaupt Von der Stadt Erbauung, Situation und Beschaffenheit, auch was sich sonst bey derselben, biß auf das Jahr 1648, da der Westphälische Friede geschlossen worden, begeben; Insonderheit aber von denen alten Hirschbergischen Gelehrten gehandelt wird. – 1720. – [8] Bl., S. 8 – 213, [13] Bl.: Ill.

Bibl.Sud. 898
Notation: Sud. VII, 1 = Par. 594
Patschovsky, Wilhelm:
Führer durch Hirschberg in Schlesien und Umgebung / von Wilhelm Patschovsky. – Hirschberg in Schlesien: Springer, [1925]. – 96 S.: Kt.

Bibl.Sud. 899-1
Notation: Sud. VII, 1 = Par. 595
Neugart, Trudpert:
Historia Monasterii Ord. S. Benedicti ad S. Paulum in valle inferioris Carinthiae Lavantina / scripsit Trudpertus Neugart. – Clagenfurti: Leon
[1] [De fundatoribus huius monasterii eorumque posteris]. – 1848. – 107 S., [1] Doppelbl.

Bibl.Sud. 899-2
Notation: Sud. VII, 1 = Par. 595
Neugart, Trudpert:
Historia Monasterii Ord. S. Benedicti ad S. Paulum in valle inferioris Carinthiae Lavantina / scripsit Trudpertus Neugart. – Clagenfurti: Leon
2 Series abbatum. – 1854. – 128 S.: Ill.

Bibl.Sud. 900
Notation: Sud. VII, 1 = Par. 598
Unterluggauer, Johann:
St. Leonhard und das obere Levanttal / von J. Unterluggauer. – Klagenfurt: Verl. der Buchh. „Carinthia" des St. Josef-Vereines, [1925]. – 181 S.: Ill.

Bibl.Sud. 901
Notation: Sud. VII, 1 = Par. 596
Amthor, Eduard:
Kärntnerführer: Reisehandbuch für Kärnten unter Berücksichtigung der angrenzenden Gebietstheile von Steiermark, Krain, Görz, Tirol, Salzburg und Italien / verf. von Eduard Amthor. Neubearb. von Markus v. Jabornegg-Gamsenegg. – 3., durchaus verb. und verm. Aufl. – Augsburg: Amthor, 1887. – VIII, 308 S.: Kt.

Bibl.Sud. 902
Notation: Sud. VII, 1 = Par. 597
Riedl, E.:
Die Goldbergbaue Kärntens und ihre Bedeutung für die Jetztzeit: vom historischen wie vom bergmännischen Standpuncte beleuchtet / von E. Riedl. – Wien: Selbstverl. des Verf., 1873. – 32 S.
Aus: Oesterr. Zeitschr. für Berg- und Hüttenwesen; 1873

Bibl.Sud. 903
Notation: Sud. VII, 1 = Par. 599
Schorer, Christoph:
Memminger Chronick, Oder Kurtze Erzehlung vieler denckwürdigen Sachen: die sich allda nicht allein vor alten, sondern auch zu jetzigen Zeiten, bevorab in verwichenem dreyssigjährigen Krieg begeben und zugetragen, von Ao. 369. biß 1660.; Sampt einer kurtzen Beschreibung der Statt neben ihrem Grundriß ‚in Kupffer / Mit sonderbahrer Mühe zusammen getragen, und den Liebhabern der alten Geschichten zum besten in den Truck verfertiget, Durch Christoph Schorern ... – Ulm: Kuhn, 1660. – [4] Bl., 194 S., [1] Bl.: Kt.

Bibl.Sud. 904
Notation: Sud. VII, 1 = Par. 600
Schelhorn, Johann Georg:
Kurtze Reformations-Historie der Kayserlichen

Freyen Reichs-Stadt Memmingen: aus bewährten Urkunden und andern glaubwürdigen Nachrichten verfasset, und bey Veranlassung des andern Jubel-Festes der Augspurgischen Confession an das Licht gestellt / von Johann Georg Schelhorn. – Memmingen: Friese, 1730. – [8] Bl., 268 S., [6] Bl.

Bibl.Sud. 905
Notation: Sud. VII, 1 = Par. 601
Schelhorn, Benedikt:
Lebensbeschreibungen einiger des Andenkens würdiger Männer von Memmingen / von Benedikt Schelhorn. – Memmingen: Rehm, 1811. – 134 S.: Ill.

Bibl.Sud. 906
Notation: Sud. VII, 1 = Par. 602
Unold, Jacob F.:
Reformationsgeschichte der Stadt Memmingen: zum Andenken an das dritte Reformations-Jubiläum / geschrieben und hrsg. von Jac. Fried. Unold. – Memmingen: Rehm, 1817. – [14] Bl., 176 S.

Bibl.Sud. 907-1/5
Notation: Sud. VII, 1 = Par. 603
Dobel, Friedrich:
Memmingen im Reformationszeitalter nach handschriftlichen und gleichzeitigen Quellen / von Friedrich Dobel. – Augsburg: Lampart
1 Christoph Schappeler, der erste Reformator von Memmingen: 1513 – 1525. – 2. Aufl. – 1877. – 84 S.: Kt.

Bibl.Sud. 907-1/5
Notation: Sud. VII, 1 = Par. 603
Dobel, Friedrich:
Memmingen im Reformationszeitalter nach handschriftlichen und gleichzeitigen Quellen / von Friedrich Dobel. – Augsburg: Lampart
2. Dobel, Friedrich: Das Reformationswerk zu Memmingen unter dem Drucke des Schwäbischen Bundes: 1525 – 1529. – 1877. – 87 S.

Bibl.Sud. 907-1/5
Notation: Sud. VII, 1 = Par. 603
Dobel, Friedrich:
Memmingen im Reformationszeitalter nach handschriftlichen und gleichzeitigen Quellen / von Friedrich Dobel. – Augsburg: Lampart
3 Hans Ehinger als Abgeordneter von Memmingen auf dem Reichstage zu Speier und Abgesandter der protestirenden Stände an Kaiser Carl V. 1529. – 1877. – 80 S.

Bibl.Sud. 907-1/5
Notation: Sud. VII, 1 = Par. 603
Dobel, Friedrich:
Memmingen im Reformationszeitalter nach handschriftlichen und gleichzeitigen Quellen / von Friedrich Dobel. – Augsburg: Lampart

4 Hans Ehinger als Abgeordneter von Memmingen auf dem Reichstage zu Augsburg 1530. – 1878. – 107 S.

Bibl.Sud. 907-1/5
Notation: Sud. VII, 1 = Par. 603
Dobel, Friedrich:
Memmingen im Reformationszeitalter nach handschriftlichen und gleichzeitigen Quellen / von Friedrich Dobel. – Augsburg: Lampart
5 Das Reformationswerk zu Memmingen von dessen Eintritt in den Schmalkaldischen Bund bis zum Nürnberger Religionsfrieden: 1531 – 1532. – 1878. – 60 S.

Bibl.Sud. 908-1
Notation: Sud. VII, 1 = Par. 604
Miedel, Julius:
Führer durch Memmingen und Umgebung / von Julius Miedel. – 2., neubearb. Aufl. – Memmingen: Otto
[1]. – 1910. – V, 103 S.: Ill. + Kt.

Bibl.Sud. 908-2
Notation: Sud. VII, 1 = Par. 604
Miedel, Julius:
Führer durch Memmingen und Umgebung / von Julius Miedel. – 2., neubearb. Aufl. – Memmingen: Otto
[2]. – [1910]. – S. 106 – 230: Ill. + Kt.

Bibl.Sud. 909
Notation: Sud. VII, 1 = Par. 605
Haussdorff, Urban Gottlieb:
Lebens-Beschreibung Eines Christlichen Politici, nehmlich Lazari Spenglers, weiland vördersten Rathschreibers zu Nürnberg: Darinnen Viel, in die Begebenheiten der damahligen Zeit, besonders das heilsame Reformations-Werck, einschlagende Umstände, entdecket und erläutert werden; Aus tüchtigen Autoribus, größten Theils aber aus annoch ungedruckten Handschrifften und Urkunden ans Licht gegeben / Von Urbano Gottlieb Haußdorff ... – Nürnberg: Schmidt, 1741. – [20], 580, [28] S.: Ill., Notenbeisp. Mit Portr.: Spengler, Lazarus

Bibl.Sud. 910
Notation: Sud. VII, 1 = Par. 259
Merkel, Johannes:
Gregorius Heimbürger und Lazarus Spengler: ein Vortrag auf Veranstaltung des Evangelischen Vereins für kirchliche Zwecke gehalten am 7. April 1856 / von Johannes Merkel. – Berlin: Schultze, 1856. – 32 S.

Bibl.Sud. 911
Notation: Sud. VII, 1 = Par. 265
Pressel, Theodor:
Lazarus Pressel: nach gleichzeitigen Quellen / von Theodor Pressel. – Elberfeld: Friderichs, 1862. – 100 S.

Bibl.Sud. 912
Notation: Sud. VII, 1 = Par. 606
Museum Francisco-Carolinum <Linz>:
Bericht über das Museum Francisco-Carolinum. – Linz, 1840
Darin → Beiträge zur Landeskunde von Österreich ob der Enns. – Reg. → Oberösterreichischer Musealverein: Jahrbuch des Oö. Musealvereines, Gesellschaft für Landeskunde / Register. – Vorg. → Verein des Vaterländischen Museums für Österreich ob der Enns, mit Inbegriff des Herzogthums Salzburg: Bericht über die Leistungen des Vaterländischen Vereines zur Bildung eines ... – Forts. → Museum Francisco-Carolinum <Linz>: Jahresbericht des Museum Francisco-Carolinum.
Erscheinungsverlauf: 4.1840 – 52.1894
Bestand: 46.1888

Bibl.Sud. 913
Notation: Sud. VII, 1 = Par. 607
Felsner, Josef:
Pettau und seine Umgebung: topografisch-historisch-statistische Skizzen / von Josef Felsner. – Pettau: Blanke, 1895. – 157 S.: Ill.

Bibl.Sud. 914-1903/04
Notation: Sud. VII, 1 = Par. 608
Gubo, Andreas:
Die Johann-Gabriel-Seidl-Feier / vom Direktor. Geschichte der Stadt und Herrschaft Pettau im Mittelalter, II. Teil / vom Gymnasialprofessor Dr. Hans Pirchegger. – Pettau: Verl. des Kaiser Franz Josef-Gymnasiums, 1904. – 57 S.
[Einzelaufnahme einer Zs.-artigen Reihe]

Bibl.Sud. 914-1903/04
Notation: Sud. VII, 1 = Par. 608
Pirchegger, Hans:
Geschichte der Stadt und Herrschaft Pettau im Mittelalter. – Pettau: Verl. des Kaiser Franz Josef-Gymnasiums
In: Jahresber. des Kaiser Franz Josef-Gymnasiums; 2. – (1904). – S. 10 – 35 (...; 35)

Bibl.Sud. 914-1903/04
Notation: Sud. VII, 1 = Par. 608
Kaiser-Franz-Josef-Gymnasium <Pettau>:
Jahresbericht des Kaiser-Franz-Josef-Gymnasiums in Pettau: veröffentlicht am Schlusse des Schuljahres .. – Pettau: Verl. des Kaiser-Franz-Josef-Gymnasiums, 1874
Später ohne Zählung. – Forts. → Kaiser-Franz-Josef-Landesgymnasium <Pettau>: Jahresbericht des Kaiser-Franz-Josef-Landesgymnasiums in Pettau
1903/04 = Jber. 35

Bibl.Sud. 915
Notation: Sud. VII, 1 = Par. 609
Vámossy, Stephan von:
Beiträge zur Geschichte der Medicin in Preßburg / von Stephan v. Vámossy. – Pozsony-Preßburg: Stampfel, 1902. – XVI, 307 S.

Bibl.Sud. 916
Notation: Sud. VII, 1 = Par. 610
Ragaz-Pfäfers. – Zürich: Orell Füssli, [ca. 1885]. – 32 S.: Ill., Kt.

Bibl.Sud. 917-2/3
Notation: Sud. VII, 2 = Par. 572
Morhof, Daniel Georg:
[Polyhistor, Literarius, Philosophicus Et Practicus] Danielis Georgii Morhofii Polyhistor, Literarius, Philosophicus Et Practicus / ... Cui Praefationem, Notitiamque Diariorum Litterariorum Europae Praemisit Io. Albertus Fabricius ... – Editio Tertia. – Lubecae: Boeckmannus
2/3 Polyhistor Philosophicus Et Practicus. – 1732. – [2] Bl., 604 S., [103] Bl.

Bibl.Sud. 918
Notation: Sud. VII, 2 = Par. 573
Pasch, Georg:
[De Novis Inventis, Quorum Accuratiori Cultui Facem Praetulit Antiquitas, Tractatus] Georgii Paschii, Gedanensis ... De Novis Inventis, Quorum Accuratiori Cultui Facem Praetulit Antiquitas, Tractatus: Secundum ductum Disciplinarum, Facultatum atque Artium in gratiam Curiosi Lectoris concinnatus. – Editio Secunda, Priori quarta parte auctior. – Lipsiae: Grossius, 1700 – [9] Bl., 812 S., [63] Bl.: Ill.

Bibl.Sud. 919
Notation: Sud. VI, 2 = Par. 884
Holland, Johann Isaak:
[Opera Mineralia, sive de Lapide Philosophico, omnia] Magistri Ioannis Isaaci Hollandi ... Opera Mineralia, sive de Lapide Philosophico, omnia: duobus libris comprehensa / Nunquam antehac edita, ac nunc primum ... in Latinum sermonem translata, a P. M. G. – Middelburgi: Schilders, 1600. – [8] Bl., 431 S.: Ill.

Bibl.Sud. 920-1/2
Notation: Sud. VII, 2 = Par. 574
Erastus, Thomas:
Explicatio Quaestionis Famosae Illius, Utrum Ex Metallis Ignobilibus Aurum Verum & naturale arte conflari possit / Authore Thoma Erasto ... – [Basiliae]: [Perna], 1572. – 123 S.
Enth. in: Disputationum de nova Philippi Paracelsi medicina pars altera, Basileae, 1572

Bibl.Sud. 920-1/2
Notation: Sud. VII, 2 = Par. 574
Erastus, Thomas:
Epistola De Natura, Materia, Ortu Atque Usu Lapidis Sabulosi, Qui in Palatinatu Ad Rhenum reperi-

tur / Authore Thoma Erasto, Medico. – Basileae: Perna, 1572
Enth. in: Disputationum de nova Philippi Paracelsi medicina pars altera, Basileae, 1572

Bibl.Sud. 920-1/2
Notation: Sud. VII, 2 = Par. 575
Erastus, Thomas:
[Disputationes De Medicina Nova Philippi Paracelsi] Disputationum De Medicina Nova Philippi Paracelsi Pars ... / A Thoma Erasto, Medicinae in Schola Heydelbergensi professore. – Basileae: Perna
P. 2 und 3 u.d.T.: Disputationum De Nova Philippi Paracelsi Medicina Pars ...; P. 4 u.d.T.: Disputationum De Nova Medicina Philippi Paracelsi Pars ...
1 In Qua, Quae De Remediis Superstitiosis & Magicis curationibus ille prodit, praecipue examinantur. – [1572]. – [8] Bl., 267 S., [9] Bl.: Ill.

Bibl.Sud. 920-1/2
Notation: Sud. VII, 2 = Par. 575
Erastus, Thomas:
[Disputationes De Medicina Nova Philippi Paracelsi] Disputationum De Medicina Nova Philippi Paracelsi Pars ... / A Thoma Erasto, Medicinae in Schola Heydelbergensi professore. – Basileae: Perna
P. 2 und 3 u.d.T.: Disputationum De Nova Philippi Paracelsi Medicina Pars ...; P. 4 u.d.T.: Disputationum De Nova Medicina Philippi Paracelsi Pars ...
2. Erastus, Thomas: In qua Philosophiae Paracelsicae Principia & Elementa explorantur. – 1572. – [4] Bl., 284 S., [3] Bl., 143 S., [18] Bl.
Enth. außerdem: Explicatio Qvaestionis Famosae Illivs, Vtrvm Ex Metallis Ignobilibvs Avrvm Verum & naturale arte conflari possit. Epistola De Natvra, Materia, Ortv Atqve Vsv Lapdis Sabvlosi, Qvi In Palatinatv Ad Rhenum reperitur

Bibl.Sud. 920-4
Notation: Sud. VII, 2 = Par. 576
Erastus, Thomas:
[Disputationes De Medicina Nova Philippi Paracelsi] Disputationum De Medicina Nova Philippi Paracelsi Pars ... / A Thoma Erasto, Medicinae in Schola Heydelbergensi professore. – Basileae: Perna
P. 2 und 3 u.d.T.: Disputationum De Nova Philippi Paracelsi Medicina Pars ...; P. 4 u.d.T.: Disputationum De Nova Medicina Philippi Paracelsi Pars ...
4 In Qua Epilepsiae, Elephantiasis seu Leprae, Hydropis, Podagrae, & Colici doloris vera curandi ratio demonstratur, & Paracelsica solidißime confutatur. – 1573. – [2] Bl., 310 S., [15] Bl.

Bibl.Sud. 921
Notation: Sud. VII, 2 = Par. 578
Cronenburgius, Bernardus Dessenius:
Medicinae Veteris Et Rationalis, Adversus Oberronis Cuiusdam Mendacissimi Atque Impudentissimi Georgii Fedronis, ac universae Sectae Paracelsiae imposturas, defensio / Auctore Bernardo Dessennio Cronenburgio ... Accessit praeterea purgantium Medicamentorum usitatorum, & pillularum, in minore pondere, particularis divisio ... Eodem Auctore. – Coloniae Agrippinae: Gymnicus, 1573. – [16] Bl., 246 S., [24] Bl., 49 S., [2] Bl.: Ill.

Bibl.Sud. 922
Notation: Sud. VII, 3 = Par. 415
Vorwahl, Heinrich:
Theophrast von Hohenheim, genannt Paracelsus / von H. Vorwahl. – Wernigerode a.H.: Verl. Pharma-Medico, 1936. – S. 207 – 211: Ill.
Aus: Pharma-Medico; 4,9

Bibl.Sud. 923
Notation: Sud. VII, 3 = Par. 637
Fleming, Paul:
Ausgewählte lateinische Gedichte / von Paul Fleming. Übers. und mit einer Einl. vers. von C. Kirchner. – Halle a.d.S.: Hendel, [ca. 1900]. – 188 S.: Ill. – (Bibliothek der Gesamtliteratur des In- und Auslandes; 1451/1453)

Bibl.Sud. 924-1/2
Notation: Sud. VII, 3 = Par. 638
Fabre D'Olivet, Antoine:
Un médecin d'autrefois / par M. Fabre d'Olivet. – Paris: Dupont
1. – (1838). – 384 S.

Bibl.Sud. 924-1/2
Notation: Sud. VII, 3 = Par. 638
Fabre D'Olivet, Antoine:
Un médecin d'autrefois / par M. Fabre d'Olivet. – Paris: Dupont
2. – (1838). – 395 S.

Bibl.Sud. 925-1/2
Notation: Sud. VII, 3 = Par. 639
Fabre D'Olivet, Antoine:
Theophrastus Paracelsus oder der Arzt: historischer Roman aus den Zeiten des Mittelalters / nach dem Franz. des Fabre d'Olivet von Eduard Liber. – Magdeburg: Rubach
1. – 2. Ausg. – (1842). – 240 S.

Bibl.Sud. 925-1/2
Notation: Sud. VII, 3 = Par. 639
Fabre D'Olivet, Antoine:
Theophrastus Paracelsus oder der Arzt: historischer Roman aus den Zeiten des Mittelalters / nach dem Franz. des Fabre d'Olivet von Eduard Liber. – Magdeburg: Rubach
2. – 2. Ausg. – (1842). – 268 S.

Bibl.Sud. 926
Notation: Sud. VII, 3
Dr. Johann Nep. Vogl's Volkskalender: für das Jahr

... – Wien: Sommer
Nebent.: Volkskalender
Erscheinungsverlauf: 6.1850 – 58.1902 nachgewiesen
Bestand: 1869

Bibl.Sud. 927
Notation: Sud. VII, 3 = Par. 640
Traun, Julius von der:
Theophrastus Paracelsus: Volksdrama in 3 Aufzügen / von Julius von der Traun. – Berlin: Kolbe, 1858. – 60 S.

Bibl.Sud. 928
Notation: Sud. VII, 3 = Par. 641
Müller, Gustav:
Paracelsus: Drama in fünf Aufzügen / Gustav Müller. – Bern: Francke, 1925. – 72 S.
Aus: Neuer Bernischer Lesezirkel; 1925,7/10

Bibl.Sud. 929
Notation: Sud. VII, 3 = Par. 643
Millöcker, Karl:
Die sieben Schwaben: Volksoper in 3 Akten; Text der Gesänge / von H. Wittmann ... Musik von C. Millöcker. – Hamburg: Cranz u.a., ca. 1900. – 54 S.

Bibl.Sud. 930
Notation: Sud. VII, 3 = Par. 645
Curti, Theodor:
Paracelsus: ein Trauerspiel / von Theodor Curti. – Zürich: Schabelitz, 1894. – 86 S.

Bibl.Sud. 931-1
Notation: Sud. VII, 3 = Par. 646
Browning, Robert:
The poetical works of Robert Browning. – London: Smith, Elder
1 Pauline. Paracelsus. Strafford. – 1883. – 310 S.

Bibl.Sud. 932
Notation: Sud. VII, 3 = Par. 647
Browning, Robert:
Paracelsus: dramatische Dichtung / Robert Browning. Dt. Übertr. von F. P. Greve. – Leipzig: Insel-Verl., 1904. – 259 S.

Bibl.Sud. 933
Notation: Sud. VII, 3 = Par. 648
Zeitschrift für Bücherfreunde <Leipzig>: Z.f.B.; Monatsh. für Bibliophilie u. verwandte Interessen; Organ d. Gesellschaft d. Bibliophilen, d. Deutschen Buchgewerbekünstler u. d. Wiener Bibliophilen-Gesellschaft. – Leipzig: Seemann
Repr.: Hildesheim: Olms. – Ungezählte Beil. ab 3.F.
1 = 36.1932: Wandelhalle der Bücherfreunde. – Forts.
→ Wandelhalle der Bücherfreunde
Erscheinungsverlauf: 1.1897/98, Apr. – 12.1908/09, März; N.F. = [2.Ser.] 1.1909/10, Apr. – 11.1919/20, März; 12.1920, Apr. – 23.1931; 3.F. 1 = 36.1932 – 5 = 40.1936, 4
Bestand: 9.1905/06, 8, Beibl.

Bibl.Sud. 934
Notation: Sud. VII, 3 = Par. 649
Müller, Arthur:
Paracelsus und der Träumer: dramatisches Traumspiel in 5 Akten / von Arthur Müller. – Wien: Wolfram, [ca. 1912]. – 131 S.

Bibl.Sud. 935-2
Notation: Sud. VII, 3 = Par. 650
Crome-Schwiening, Carl:
Burlesken in Hans Sachsens Manier / von C. Crome-Schwiening. – Leipzig: Reclam. – (Universal-Bibliothek; ...)
2 Die Wunderkur. Das Eh'-Turnier. Das Streittuch. Der fahrend' Schüler. – 1898. – 51 S. – (...; 3790)

Bibl.Sud. 936
Notation: Sud. VII, 3 = Par. 651
Kolbenheyer, Erwin Guido:
Frästeli: ein Kapitel aus „Die Kindheit des Paracelsus" / von E. G. Kolbenheyer. – München: Callwey, [1922]. – 19 S. – (Der Schatzgräber; 117)

Bibl.Sud. 937
Notation: Sud. VII, 3 = Par. 652
Anders, Hans:
Para: vier kleine Komödien / von H. Anders. – Warnsdorf u.a.: Strache, 1917. – 95 S.
Enth. u.a.: Erkenntnis. Der Gott

Bibl.Sud. 938
Notation: Sud. VII, 3 = Par. 413
Waltershausen, Bodo S. von:
Paracelsus am Eingang der deutschen Bildungsgeschichte / von Bodo Sartorius von Waltershausen. – Leipzig: Meiner, 1935. – VII, 216 S. – (Forschungen zur Geschichte der Philosophie und der Pädagogik; 16)

Bibl.Sud. 939
Notation: Sud. VII, 3 = Par. 653
Peuckert, Will-Erich:
Walen und Venediger / von Will-Erich Peuckert. – Breslau, 1929. – S. 206 – 247
Aus: Mitteilungen der Schlesischen Gesellschaft für Volkskunde; 30

Bibl.Sud. 940
Notation: Sud. VII, 3 = Par. 828
Brockmann, Carl Heinrich:
Die metallurgischen Krankheiten des Oberharzes / von Carl Heinrich Brockmann. – Osterode a. H.: Sorge, [1851]. – XIV, 376 S.

Bibl.Sud. 941
Notation: Sud. VII, 3 = Par. 975
Lippmann, Edmund O. von:

Die Geschichte des Wismuts zwischen 1400 und 1800: ein Beitrag zur Geschichte der Technologie und der Kultur / von Edmund O. von Lippmann. – Berlin: Springer, 1930. – 42 S.

Bibl.Sud. 942
Notation: Sud. VII, 3 = Par. 813
Garms, August:
Eröffnung eines neuen Weges zur sichern Indication der Arzneimittel / von August Garms. – Leipzig: Volckmar, 1853. – XII, 412 S.

Bibl.Sud. 943
Notation: Sud. VII, 3 = Par. 700
Dorn, Gerhard:
Schlüssel Der Chimistischen Philosophy: Mit welchem die heimliche und verborgene Dicta und Sprüch der Philosophen eröffnet und auffgelöset werden. Deme das Artificium supernaturale, sampt sein angehörigen Stucken unnd Theilen ... hinzu gethan worden. – Straßburg: Zetznerus, 1602. – [8] Bl., 414 S., [8] Bl.

Bibl.Sud. 944
Notation: Sud. VII, 3 = Par. 708
Wuertz, Felix:
[Practica Der Wund-Artzney] Practica Der Wund-Artzney Felix Würtzen, Des Weiland berühmten und wolerfahrnen Wund-Artztes zu Basel: Darinn allerley schädliche Mißbräuche, welche bißher von unerfahrnen, ungeschickten Wund-Aertzten in gemeinem schwang gangen seynd, außführlichen angedeutet, und umb vieler erheblichen Ursachen willen abgeschafft werden / Jetzunder ... von newem übersehen, und mit vieler Schäden Cur vermehret Durch Rudolphum Würtzen ... – Lübeck: Janovius, Jung, 1639. – [20] Bl., 784 S.

Bibl.Sud. 945
Notation: Sud. VII, 3 = Par. 804
Creiling, Johann Conrad:
Die Edelgeborne Jungfer Alchymia, Oder: Eine durch Rationes, viel Exempla und Experimenta abgehandelte Untersuchung, Was von der Alchymia zu halten und vor Nutzen daraus zu schöpffen seye: Nebst einem Zusatz Von der Medicina Universali, Iniversal-Process und Einigen Kunst-Stücken Aus der Alchymie / [Verf.: Johann C. Creiling]. – Tübingen: Cotta, 1730. – [12] Bl., 424 S.: Ill.

Bibl.Sud. 946
Notation: Sud. VII, 3 = Par. 829
Henkel, Johann Friedrich:
Medicinischer Ufstand und Schmeltz-Bogen: Insonderheit Von der Bergsucht und Hütten-Katze, und einigen andern, Denen Bergleuthen und Hütten-Arbeitern zustossenden Kranckheiten / Vor dieselben und so sonst In Stein, Ertz, Metall und im Feuer arbeiten, ausgestellet, Von Johann Friedrich Henckel ... – Freyberg: Matthäi, 1728. – [7] Bl., 174 S., [1] Bl.: Ill.

Bibl.Sud. 947
Notation: Sud. VII, 4 = Par. 332
Richter, Paul:
Paracelsus und Paracelsuskritik / von Paul Richter. – Berlin: Urban & Schwarzenberg, 1912. – 5 S.: Ill.
Aus: Medizinische Klinik; 1912,8

Bibl.Sud. 948-1
Notation: Sud. VII, 4 = Par. 334
Rádl, Emanuel:
Geschichte der biologischen Theorien: seit dem Ende des siebzehnten Jahrhunderts / von Em. Rádl. – Leipzig [u.a.]: Engelmann
2. Aufl. mit dem veränd. Titel: Geschichte der biologischen Theorien in der Neuzeit
1. – 2., gänzlich umgearb. Aufl. – 1913. – XIII, 351 S.

Bibl.Sud. 949
Notation: Sud. VII, 4 = Par. 335
Sticker, Georg:
Hohenheim und die Anatomie / [G. Sticker]. – [Leipzig]: Barth, 1914. – S. 217 – 218
Aus: Archiv für Geschichte der Medizin; 8

Bibl.Sud. 950
Notation: Sud. VII, 4 = Par. 336
Jecht, Richard:
Bartholomäus Scultetus: ein Gedenkblatt zu seinem 300jährigen Tode / von Dr. Jecht. – Görlitz: Verl.-Anst. Görlitzer Nachrichten u. Anzeiger, 1914. – 13 S.: Ill.
Aus: Görlitzer Nachrichten; 1914,143

Bibl.Sud. 951
Notation: Sud. VII, 4 = Par. 642
Lingg, Hermann:
Dunkle Gewalten: epische Dichtungen / von Hermann Lingg. – Stuttgart: Göschen, 1872. – 270 S.

Bibl.Sud. 952
Notation: Sud. VII, 4 = Par. 337
Stillman, John Maxson:
The dawn of modern chemistry / by John Maxson Stillman. – [New York], 1915. – S. 6 – 21
Aus: The Popular Science Monthly; 1915

Bibl.Sud. 953
Notation: Sud. VII, 4 = Par. 338
Burckhardt, Albrecht:
Ueber die Wahlart der Basler Professoren, besonders im 18. Jahrhundert / von Albrecht Burckhardt. – Basel, 1916. – S. 29 – 46
Aus: Basler Zeitschrift für Geschichte und Altertumskunde; 15

Bibl.Sud. 954
Notation: Sud. VII, 4 = Par. 339
Burckhardt, Albrecht:
Geschichte der medizinischen Fakultät zu Basel: 1460 – 1900 / von Albrecht Burckhardt. – Basel: Reinhardt, 1917. – XI, 495 S.: Ill.

Bibl.Sud. 955
Notation: Sud. VII, 4 = Par. 644
Meyer, Conrad Ferdinand:
Huttens letzte Tage: eine Dichtung / von Conrad Ferdinand Meyer. – 6. Aufl. – Leipzig: Haessel, 1887. – VIII, 170 S.

Bibl.Sud. 956
Notation: Sud. VII, 4 = Par. 340
Matthiessen, Wilhelm:
Die Form des religiösen Verhaltens bei Theophrast von Hohenheim, gen. Paracelsus / von Wilhelm Matthiessen. – Düsseldorf: Jumpertz, 1917. – X, 53 S.
Bonn, Univ., Diss., 1917

Bibl.Sud. 957
Notation: Sud. VII, 4 = Par. 158
Paracelsus:
Volumen Paramirum und Opus Paramirum / Theophrastus Paracelsus. Hrsg., eingel. und mit Anm. vers. von Franz Strunz. – Jena: Diederichs, 1904. – XVI, 401 S.

Bibl.Sud. 958
Notation: Sud. VII, 4 = Par. 341
Stillman, John Maxson:
Chemistry in medicine in the fifteenth century / by John Maxson Stillman. – New York: Science Press, 1918. – S. 168 – 175
Aus: The Scientific Monthly; 1918

Bibl.Sud. 959
Notation: Sud. VII, 4 = Par. 342
Bauer, Alexander:
Beitrag zur Kenntnis der Aurea catena Homeri / Bauer, Alexander. – Wien: Kaiserliche Akad. der Wiss., 1918. – S. 150 – 184
Aus: Kaiserliche Akademie der Wissenschaften in Wien, Sitzung der Philosophisch-historischen Klasse; 1918

Bibl.Sud. 960
Notation: Sud. VII, 4 = Par. 343
Lippmann, Edmund O. von:
Der Stein der Weisen und Homunculus: zwei alchemistische Probleme in Goethes Faust / von Edmund O. von Lippmann. – [Cöthen]: [Krause], 1920. – [4] S.
Aus: Chemiker-Zeitung; 1920,31

Bibl.Sud. 961
Notation: Sud. VII, 4 = Par. 344
Stillman, John Maxson:
Theophrastus Bombastus von Hohenheim called Paracelsus: his personality and influence as physician, chemist and reformer / by John Maxson Stillman. – Chicago u.a.: Open Court Publ. Co., 1920. – VIII, 184 S.: Ill.

Bibl.Sud. 962
Notation: Sud. VII, 4 = Par. 345
Dokument ur medicinens historia under sextonde och sjuttonde århundradet: Paracelsus, Vesalius, Colombo, Harvey, Malpighi, Rudbeck, Paré, Sydenham / till svenskan återgivna av Robert Tigerstedt. – Stockholm: Bonnier, 1921. – XI, 564 S.: Ill.

Bibl.Sud. 963
Notation: Sud. VII, 4 = Par. 346
Schlegel, Emil:
Aerztliche Philosophie / von E. Schlegel. – Tübingen: Göbel, [ca. 1925]. – 16 S.

Bibl.Sud. 964
Notation: Sud. VII, 4 = Par. 347
Schlegel, Emil:
Neues über Paracelsus, Religion der Arznei / von E. Schlegel. – Tübingen: Göbel, [ca. 1924]. – 8 S.

Bibl.Sud. 965
Notation: Sud. VII, 4 = Par. 348
Schlegel, Emil:
Paracelsus in seiner Bedeutung für unsere Zeit: Heilkunde, Forschungsprinzipien, Religion, der zehnte Huserband / von E. Schlegel. – ?., verm. Aufl. – Tübingen: Heckenhauer, 1922. – VII, 160 S.: Ill.

Bibl.Sud. 966
Notation: Sud. VII, 4 = Par. 349
Schlegel, Emil:
Paracelsus und die Gestirne / von E. Schlegel. – Tübingen: Heckenhauer, 1922. – 20 S.
Aus: Paracelsus in seiner Bedeutung für unsere Zeit / Emil Schlegel. 2. Aufl.

Bibl.Sud. 967
Notation: Sud. VII, 4 = Par. 350
Schlegel, Emil:
Die Rätsel der Krankheiten, das Ursachengesetz, die nötige Wendung in der Heilkunde / von E. Schlegel. – Tübingen: Göbel, [ca. 1924]. – 10 S.

Bibl.Sud. 968
Notation: Sud. VII, 4 = Par. 351
Olschki, Leonardo:
Geschichte der neusprachlichen wissenschaftlichen Literatur. – Leipzig u.a.: Olschki u.a.; Vaduz: Kraus 2 Bildung und Wissenschaft im Zeitalter der Renaissance in Italien. – 1922. – X, 344 S.

Bibl.Sud. 969
Notation: Sud. VII, 4 = Par. 352
Netolitzky, Fritz:
Die Volksheilmittel gegen Wassersucht und ihre

Deutung / von Fritz Netolitzky. – Wien: Verl. der Pharm. Monatshefte, 1921. – 33 S.: graph. Darst.
Aus: Pharmazeutische Monatshefte; 1921

Bibl.Sud. 970
[Notation:]
Allgemeine homöopathische Zeitung für wissenschaftliche und praktische Homöopathie: AHZ. – Heidelberg: Haug.
Beil. ↪ Deutsche Zeitschrift für Akupunktur. – Beil. ↪ Zeitschrift für klassische Homöopathie und Arzneipotenzierung. – Beil. ↪ Deutscher Zentralverein Homöopathischer Ärzte: Vereinsangelegenheiten und Mitteilungen des Deutschen Zentralvereins Homöopathischer Ärzte e.V. und der Liga Homoeopathica ... – Beil. ↪ Deutscher Zentralverein Homöopathischer Ärzte: Vereinsmitteilungen. – Vorg. u. Forts. ↪ Allgemeine homöopathische Zeitung. – 205=1 von Deutscher Zentralverein Homöopathischer Ärzte: Offizielle Mitteilungen des Deutschen Zentralvereins Homöopathischer Ärzte e.V.
ISSN 0002-5887 – ISSN 0175-7881
Erscheinungsverlauf: 193.1948 – 239.1994
Bestand: 170.1922, 1

Bibl.Sud. 971
Notation: Sud. VII, 4 = Par. 353
Amberg, Emil:
Theophrastus of Hohenheim, called Paracelsus / by Emil Amberg. – [Philadelphia, Pa.], 1922. – 16 S.
Aus: American Medicine: New Series; 17

Bibl.Sud. 972
Notation: Sud. VII, 4 = Par. 354
Landsberg, Paul Ludwig:
Die Welt des Mittelalters und wir: ein geschichtsphilosophischer Versuch über den Sinn eines Zeitalters / Paul Ludwig Landsberg. – Bonn: Cohen, 1922. – 124 S.: graph. Darst.

Bibl.Sud. 973
Notation: Sud. VII, 3 = Par. 504
Thiele, Adolf:
Martin Pansa: Sachsens ältester „Gewerbearzt" / von Adolf Thiele. – Braunschweig: Vieweg, [1921]. – S. 349 – 356
Aus: Öffentliche Gesundheitspflege; [1921]

Bibl.Sud. 974
Notation: Sud. VII, 4 = Par. 355
Sigerist, Henry E.:
The conflict between the 16th century physicians and antiquity / by Henry E. Sigerist. – Anvers: De Vlijt, 1923. – 3 S.
Aus: Proceedings of the Third International Congress of the History of Medicine; 1922

Bibl.Sud. 975
Notation: Sud. VII, 4 = Par. 356
Renner, Otto:
Das Collegium medicum Augustanum / von Otto Renner. – München, 1923. – 6 S.
Aus: Münchener medizinische Wochenschrift; 1923, 31

Bibl.Sud. 976
Notation: Sud. VII, 4 = Par. 357
Francé-Harrar, Annie:
Die Tragödie des Paracelsus: ein Jahrtausend deutschen Leides / von Annie Francé-Harrar. – Stuttgart u.a.: Seifert, 1924. – 262 S.: Ill.

Bibl.Sud. 977
[Bibl.Sud. 1763]
Notation: Sud. VII, 4; Sud. XI, 3
Bijdragen tot de geschiedenis der geneeskunde. – Haarlem: Bohn, 1921
25.1945 nicht ersch.
ISSN 0921-2817
Erscheinungsverlauf: 1.1921 – 24.1944; 26.1946 – 45.1965[?]
Bestand: 1.1921 – 7.1927 = Signatur: Bibl.Sud. 1763
Bestand: 4.1924, 1

Bibl.Sud. 978
Notation: Sud. VII, 4 = Par. 358
Notation: Sud. XXI, 24 = Par. 542
Deutsche Zeitschrift für Homöopathie und deren Grenzgebiete / Deutscher Zentralverein Homöopathischer Ärzte. – Berlin: Haug, 1922
Hauptsacht. [1]=[39.]1922 – 15 = 52.1936: Deutsche Zeitschrift für Homöopathie. – Doppelzählung vom Vorg. übernommen. – Darin ↪ Deutscher Zentralverein Homöopathischer Ärzte: Vereinsangelegenheiten und Mitteilungen des Deutschen Zentralvereins Homöopathischer Ärzte e.V. und der Liga Homoeopathica ... – Vorg. ↪ Berliner homöopathische Zeitschrift. – 1944, 1 (Okt.) – 3 (Dez.) Kriegsgemeinschaftsausg. ↪ Homöopathische Zeitschrift. – Forts. ↪ Arzt und Patient.
Erscheinungsverlauf: [1] = [39.]1922; 2 = 40.1923 – 21 = 58.1942; 59.1943 – 60.1944, 9/10
Bestand: 3.1924,11/12

Bibl.Sud. 979
Notation: Sud. VII, 4 = Par. 359
Spunda, Franz:
Paracelsus / von Franz Spunda. – Wien u.a.: König, 1925. – 178 S.: Ill. – (Menschen, Völker, Zeiten; 6)

Bibl.Sud. 980
Notation: Sud. VII, 4 = Par. 360
Strunz, Franz:
Paracelsus: eine Studie / Franz Strunz. – Leipzig: Haessel, 1924. – 102 S. – (Die Schweiz im deutschen Geistesleben; 27)

Bibl.Sud. 981
[Bibl.Sud. 1998]
Notation: Sud. VII, 4[; Sud. XIV, 4] = Par. 361
Wehrli, Gustav A.:
Der Zürcher Stadtarzt Dr. Christoph Clauser und seine Stellung zur Reformation der Heilkunde im XVI. Jahrhundert: nebst Faksimileausgabe seiner Harnschrift und seiner Kalender / von G. A. Wehrli. – Zürich: Seldwyla, 1924. – VIII, 119 S., [22] Bl.: Ill. – (Schweizerische Gesellschaft für Geschichte der Medizin und der Naturwissenschaften: Veröffentlichungen der Schweizerischen Gesellschaft für Geschichte der Medizin und der Naturwissenschaften; 2)

Bibl.Sud. 982
Notation: Sud. VII, 4 = Par. 362
Marquardt, Martha:
Paul Ehrlich als Mensch und Arbeiter: Erinnerungen aus dreizehn Jahren seines Lebens; 1902 – 1915 / von Martha Marquardt. – Stuttgart [u.a.]: Dt. Verl.-Anst., 1924. – 112 S.: Ill.

Bibl.Sud. 983
Notation: Sud. VII, 4 = Par. 363
Riekel, August:
Die Philosophie der Renaissance / von August Riekel. – München: Reinhardt, 1925. – 193 S.: Ill. – (Geschichte der Philosophie in Einzeldarstellungen; 15)

Bibl.Sud. 984
Notation: Sud. VII, 4 = Par. 364
Paracelsus:
Von der Bergsucht und anderen Bergkrankheiten / Theophrastus von Hohenheim genannt Paracelsus. Bearb. von Franz Koelsch. – Berlin: Springer, 1925. – 69 S.: Ill. – (Schriften aus dem Gesamtgebiet der Gewerbehygiene / Neue Folge; 12)

Bibl.Sud. 985
Notation: Sud. VII, 4 = Par. 366
Scheer, Hermann:
Meisters Peter Volck aus Holstein, Wundarztes zu Delft Vorrede zu seiner Übersetzung des ersten Buches der Großen Wundarznei des Theophrast von Hohenheim / von Hermann Scheer. – 1925. – 28 S.
Leipzig, Univ., Diss., 1925

Bibl.Sud. 986
Notation: Sud. VII, 4 = Par. 367
Sudhoff, Karl:
Hohenheims medizinisches und naturwissenschaftliches Denken: ein Vortrag / von Karl Sudhoff. – Basel: Schwabe, 1926. – 19 S.
Aus: Schweizerische Medizinische Wochenschrift; 56, 37

Bibl.Sud. 987
Notation: Sud. VII, 4 = Par. 368
Netzhammer, Raymund:
Theophrastus von Hohenheim / von Raymund Netzhammer. – Basel: Schwabe, 1926. – 18 S.
Aus: Schweizerische Medizinische Wochenschrift; 56, 37

Bibl.Sud. 988
Notation: Sud. VII, 4 = Par. 369
Sticker, Georg:
Paracelsus / von Georg Sticker. – Berlin: Springer, 1926. – 21 S.
Aus: Klinische Wochenschrift; 5,22/23

Bibl.Sud. 989
Notation: Sud. VII, 4 = Par. 404
Jegel, August:
Bedeutung des Dr. Paracelsus für die Gegenwart / von Dr. Jegel. – Leipzig: Thieme, 1934/35. – S. 34 – 37
Aus: Der Jungarzt; 3,8

Bibl.Sud. 990
Notation: Sud. VII, 4 = Par. 370
Die Schildgenossen: kath. Zweimonatsschr. – Würzburg: Werkbundverl.
Ersch. 1920,Aug. – 1921 anstelle von → Neues Studentum.
Erscheinungsverlauf: 1.1920/21 – 5.1924/25; 6.1926 – 20.1941,3; damit Ersch. eingest.
Bestand: 6.1926,6

Bibl.Sud. 991-1
Notation: Sud. VII, 4 = Par. 371
Bergmann, Ernst:
Geschichte der deutschen Philosophie. – Breslau: Hirt. – (Jedermanns Bücherei: Abt. Philosophie)
1 Die deutsche Mystik. – 1926. – 144 S.: Ill.

Bibl.Sud. 992
Bibl.Sud. 993
Notation: Sud. VII, 4 = Par. 372
Peuckert, Will-Erich:
Spuk- und Gespensterglaube bei schlesischen Mystikern / von Will Erich Peuckert. – Breslau: Marcus, 1926. – S. 99 – 130
Aus: Mitteilungen der schlesischen Gesellschaft für Volkskunde; 27

Bibl.Sud. 994
[Bibl.Sud. 831]
[Bibl.Sud. 2006]
Notation: Sud. VI, 6[; Sud. XIV, 4] = Par. 373
Darmstaedter, Ernst:
Berg-, Probir- und Kunstbüchlein: mit Bibliographie / Ernst Darmstaedter. – München: Verl. der Münchner Dr., 1926. – 109 S.: Ill. – (Münchener Beiträge zur Geschichte und Literatur der Naturwissenschaften und Medizin; 2/3)

Bibl.Sud. 995
Notation: Sud. VII, 4 = Par. 374
Aschner, Bernhard:
Was können wir aus dem Studium der Werke des Paracelsus und der Geschichte der Medizin überhaupt für die heutige Praxis lernen? / von Bernhard Aschner. – Wien, 1926. – S. 1471 – 1474
Aus: Wiener medizinische Wochenschrift; 1926,49

Bibl.Sud. 996
Notation: Sud. VII, 4 = Par. 973
Ellenbog, Ulrich:
Von den gifftigen besen Tempffen und Reuchen: eine gewerbe-hygienische Schrift des XV. Jahrhunderts / Ulrich Ellenbog. Wiedergabe des ersten Augsburger Druckes mit Biographie und einer medizin- und druckgeschichtlichen Würdigung von Franz Koelsch ... – München: Verl. der Münchner Dr., 1927. – XLIV S., [6] Bl.: Ill. – (Münchener Beiträge zur Geschichte und Literatur der Naturwissenschaften und Medizin / Sonderheft; 2)

Bibl.Sud. 997
Notation: Sud. VII, 4 = Par. 375
Koch, Richard:
Ärztliche Studie über zwölf theologische Schriften Hohenheims aus der Philosophia magna / von Richard Koch. – Leipzig: Barth, 1927. – S. 170 – 186
Aus: Archiv für Geschichte der Medizin; 19

Bibl.Sud. 998
Notation: Sud. VII, 4 = Par. 376
Maaß-Lind, Katharina:
Paracelsus: Weltwende 1927 / von K. Maaß-Lind. – Altona, [1927]. – 95 S.: Ill., graph. Darst.

Bibl.Sud. 999
Notation: Sud. VII, 4 = Par. 377
Schottenloher, Karl:
Pfalzgraf Ottheinrich und das Buch: ein Beitrag zur Geschichte der evangelischen Publizistik; mit Anhang: Das Reformationsschrifttum in der Palatina / von Karl Schottenloher. – Münster in Westf.: Aschendorff, 1927. – VIII, 203 S.: Ill. – (Reformationsgeschichtliche Studien und Texte; 50/51)

Bibl.Sud. 1000
Notation: Sud. VII, 4 = Par. 378
Schottenloher, Karl:
Pfalzgraf Ottheinrich und Alexander von Suchten / [Karl Schottenloher]. – [Karlsruhe]: [Braun], [1928]. – S. 603 – 604
Aus: [Zeitschrift für die Geschichte des Oberrheins; 41]

Bibl.Sud. 1001
Notation: Sud. VII, 4 = Par. 379
Liek, Erwin:
Der Arzt und seine Sendung / von Erwin Liek. – 6. Aufl. – München: Lehmann, 1927. – 195 S.

Bibl.Sud. 1002
Notation: Sud. VII, 4 = Par. 380
Achelis, Johann D.:
Bemerkungen zu Aschners Parazelsusübersetzung / von J. D. Achelis. – Leipzig: Barth, 1927. – S. 188 – 196
Aus: Archiv für Geschichte der Medizin; 19

Bibl.Sud. 1003
Notation: Sud. VII, 4 = Par. 381
Achelis, Johann D.:
Zur Grundstruktur der paracelsischen Naturwissenschaft / von J. D. Achelis. – Leipzig: Thieme, 1928. – S. 45 – 51
Aus: Kyklos; 1

Bibl.Sud. 1004
Notation: Sud. VII, 4 = Par. 382
Gundolf, Friedrich:
Paracelsus / von Friedrich Gundolf. – 2., unveränd. Aufl. – Berlin: Bondi, 1928. – 135 S.

Bibl.Sud. 1005
Notation: Sud. VII, 4 = Par. 974
Darmstaedter, Ernst:
Zur Geschichte des Äthers (Diäthyläthers) / von Ernst Darmstaedter. – Leipzig: Barth, 1928. – S. 74 – 88
Aus: Journal für praktische Chemie; 120

Bibl.Sud. 1006
Notation: Sud. VII, 4 = Par. 384
Milt, Bernhard:
Conrad Gesner und Paracelsus / von Bernhard Milt. – Basel: Schwabe, 1929. – 19 S.
Aus: Schweizerische Medizinische Wochenschrift; 59,18/19

Bibl.Sud. 1007
Notation: Sud. VII, 4 = Par. 385
Sticker, Georg:
Theophrastus Paracelsus / [Georg Sticker]. – [Kempten]: [Kösel], [1929]. – S. 445 – 436
Aus: Hochland; 26

Bibl.Sud. 1008
Notation: Sud. VII, 4 = Par. 387
Kunze, Gustav:
Parazelsus und die Reform der medizinischen Wissenschaft / von Gustav Kunze. – [Berlin]: Selbstverl., 1929. – 129 S.

Bibl.Sud. 1009
Notation: Sud. VII, 4 = Par. 388
Sticker, Georg:
Entwickelungsgeschichte der spezifischen Therapie / von Georg Sticker. – Leyde: Brill, 1929. – 108 S.
Aus: Janus; 33

Bibl.Sud. 1010
Notation: Sud. VII, 4 = Par. 389
Deutsche Rundschau <Berlin> / hrsg. von Julius Rodenberg. – Berlin [u.a.]: Dt. Rundschau
72 – 74 in d. Zählung übergangen
Erscheinungsverlauf: [1.]1874 – 68.1941/42, 7 (Apr.) = Bd. 1-271; 69.1946 – 71.1948; 75.1949 – 90.1964, 3; damit Ersch. eingest.
Bestand: 221.1929, 2

Bibl.Sud. 1011
Notation: Sud. VII, 4 = Par. 506
Zaunick, Rudolph:
Dr. Johannes Franke: ein Lausitzer Prähistoriker des 16. Jahrhunderts / von Rudolph Zaunick. – Dresden, 1930. – S. 91 – 95
Aus: Sitzungsberichte und Abh. der Naturwiss. Ges. ISIS in Dresden; 1929

Bibl.Sud. 1012
Notation: Sud. VII, 4 = Par. 390
Marilaun, Karl:
Der Wunderbrunnen des Paracelsus: die Wiese der Exzellenzen / von Karl Marilaun. – [Pest], 1029. – [1] Bl.
Aus: Pester Lloyd; 1929,[202]

Bibl.Sud. 1013
Notation: Sud. VII, 4
Stefanović, Svetislav:
O Paracelzusu / Sv. Stefanović. – Beograd, 1929. – 23 S.
Aus: Srpski Arhiv za celokupno lekarstvo; 1929,1

Bibl.Sud. 1014
Notation: Sud. VII, 4
Stefanović, Svetislav:
O Paracelsovi / naps. Svetislav Stefanović. – V Praze: Spolek českých lékařů, 1930. – 20 S. – (Thomayerova sbírka přednášek a rozprav z oboru lékařského; 153)
Ersch. als Beil. zu: Časopis lékařů českých; 69, 11

Bibl.Sud. 1015
Notation: Sud. VII, 4 = Par. 391
Darmstaedter, Ernst:
Paracelsus und die Einführung chemischer Präparate als Heilmittel / von Ernst Darmstaedter. – Berlin: Springer, 1930. – S. 64 – 72
Aus: Historische Studien und Skizzen zu Natur- und Heilwissenschaft; 1930

Bibl.Sud. 1016
Notation: Sud. VII, 4 = Par. 392
Netzhammer, Raymund:
Ein neu aufgefundener Namenszug Hohenheims / von Raymund Netzhammer. – München: Verl. der Paracelsus-Ges., 1930. – S. 29 – 32: Ill.
Aus: Acta Paracelsica; 1

Bibl.Sud. 1017
Notation: Sud. VII, 4 = Par. 393
Brunn, Walter von:
Paracelsus und Wundheilung / von Walter v. Brunn. – Berlin: Springer, 1930. – S. 74 – 81
Aus: Historische Studien und Skizzen zu Natur- und Heilwissenschaft; 1930

Bibl.Sud. 1018
Notation: Sud. VII, 4 = Par. 394
Mayer, Sally:
Paracelsus der Badearzt und die Balneologie seiner Zeit / von S. Mayer. – Bad Kissingen: Levin, 1931. – 77 S.: Ill.

Bibl.Sud. 1019
Notation: Sud. VII, 4 = Par. 395
Thiel, Rudolf:
Männer gegen Tod und Teufel / Rudolf Thiel. – Berlin: Neff, 1931. – 415 S.: Ill.

Bibl.Sud. 1020
Notation: Sud. VII, 4 = Par. 396
Albrecht, Johann:
Paracelsus und die Alchimie / von Johann Albrecht. – Berlin, 1931. – [1] Bl.
Aus: Kunst, Welt, Wissen; 1931,79

Bibl.Sud. 1021
[Bibl.Sud. 2787]
Notation: Sud. VII, 4 = Par. 397
Sticker, Georg:
Der Arzt Paracelsus / Georg Sticker. – Berlin: Nornen-Verl., 1931. – 26 S.
Aus: Die medizinische Welt; 1931, 36/37/39

Bibl.Sud. 1022
Notation: Sud. VII, 4 = Par. 398
Seckendorf, Ernst:
Darf man Paracelsus den „medizinischen Luther" nennen? / Ernst Seckendorf. – Berlin: Nornen-Verl., 1935. – 8 S.: Ill.
Aus: Die medizinische Welt; 1935,12

Bibl.Sud. 1023
Notation: Sud. VII, 4 = Par. 399
Pagel, Walter:
Ein Gang durch die älteren medizinischen Lehrsysteme / Walter Pagel. – Berlin: Nornen-Verl., 1931. – 14 S.
Aus: Die medizinische Welt; 1931,9/13

Bibl.Sud. 1024
Notation: Sud. VII, 4 = Par. 401
Clemen, Otto:
Die Papstweissagungen des Abts Joachim von Flore / von Otto Clemen. – Gotha: Klotz, [1929]. – S. 372 – 379
Aus: Zeitschrift für Kirchengeschichte; 48 = N.F. 11

Bibl.Sud. 1025
Notation: Sud. VII, 4 = Par. 403
Artelt, Walter:
Paracelsus im Urteil der Medizinhistorik / von Walter Artelt. – Berlin: Pusch, 1932. – 11 S.
Aus: Fortschritte der Medizin; 50,22

Bibl.Sud. 1026
Notation: Sud. VII, 4 = Par. 405
Der Jungarzt: Zeitschr. d. dt. Mediziner / NSD-Ärztebund; Reichsfachgruppe Medizin der Reichsstudentenführung. – Berlin
Erscheinungsverlauf: 1.1933/34, Dez.; [2.]1934/35 – [4.]1936/37 = Folge 2-7; [5.]1937/38 – 6.1938/39[?]; teils mit durchgehender Nr.-Zählung
Bestand: 3.1934, 8

Bibl.Sud. 1027
Bibl.Sud. 1028
Notation: Sud. VII, 4 = Par. 406
Acta Paracelsica / Paracelsus-Gesellschaft. – München
Beil. → Nachweise zur Paracelsus-Literatur.
Erscheinungsverlauf: 1.1930 – 5.1932
Bestand: 1.1930 – 5.1932 = Signatur: Bibl.Sud. 1027
Bestand: 1.1930 – 5.1932 = Signatur: Bibl.Sud. 1028

Bibl.Sud. 1029
Notation: Sud. VII, 4 = Par. 407
Zimpel, Charles Franz:
Dr. Zimpel's Heilsystem: Handbuch der spagyrischen Heilkunst (Ars spagyrica Paracelsi); 1877 – 1927 / bearb. von Carl Zimpel. – 12., verb. Aufl. – Göppingen (Württ.): Müller, [1928]. – III, 400 S.: Ill.

Bibl.Sud. 1030
[Bibl.Sud. 2677]
Notation: Sud. VII, 4 = Par. 408
[Sud. XXI, 22 = Par. 540]
Zeitschrift für Spagyrik und verwandte Gebiete. – Göppingen, 1930
Forts. → Spagyrik und verwandte Gebiete. – 200381
Erscheinungsverlauf: 1.1930 – 7.1936
Bestand: 3.1932, 1 = Signatur: Bibl.Sud. 1030
Bestand: 4.1933 – 7.1936 = Signatur: Bibl.Sud. 2677

Bibl.Sud. 1031
Notation: Sud. VII, 4 = Par. 409
Ammon, Hermann:
Dämon Faust: wie Goethe ihn schuf / von Hermann Ammon. – Berlin: Dümmler, 1932. – 344 S.

Bibl.Sud. 1032
Notation: Sud. VII, 4 = Par. 410
Peuckert, Will-Erich:
Paracelsus und die Pansophie: ein Literaturbericht / von Will-Erich Peuckert. – Berlin: Junker und Dünnhaupt, 1932. – S. 351 – 365
Aus: Blätter für Deutsche Philosophie; 6

Bibl.Sud. 1033
Notation: Sud. VII, 4 = Par. 412
Sudhoff, Karl:
Paracelsus: ein deutsches Lebensbild aus den Tagen der Renaissance / von Karl Sudhoff. – Leipzig: Bibliogr. Inst., 1936. – 156 S. – (Meyers kleine Handbücher; 1)

Bibl.Sud. 1034
Notation: Sud. VII, 4 = Par. 414
Ninck, Johannes:
Arzt und Reformator Vadian: ein Charakterbild aus großer Zeit / nach den Quellen entworfen von Johannes Ninck. – St. Gallen: Buchh. der Evang. Ges., 1936. – 256 S.: Ill.

Bibl.Sud. 1035
[Bibl.Sud. 1277]
[Bibl.Sud. 2735-1#Beibd. 1]
Notation: Sud. VII, 5; Sud. XXI, 79 = Par. 508
Darmstaedter, Ernst:
Arznei und Alchemie: Paracelsus-Studien / von Ernst Darmstaedter. – Leipzig: Barth, 1931. – VII, 77 S.: graph. Darst. – (Studien zur Geschichte der Medizin; 20)

Bibl.Sud. 1036-1/2
Notation: Sud. VII, 5 = Par. 293
Schubert, Eduard:
Paracelsus-Forschungen / von Eduard Schubert und Karl Sudhoff. – Frankfurt a.M.: Reitz & Koehler
1 Inwiefern ist unser Wissen über Theophrastus von Hohenheim durch Friedrich Mook und seinen Kritiker Heinrich Rohlfs gefördert worden?. – 1887. – VI, 89 S.

Bibl.Sud. 1036-1/2
Notation: Sud. VII, 5 = Par. 293
Schubert, Eduard:
Paracelsus-Forschungen / von Eduard Schubert und Karl Sudhoff. – Frankfurt a.M.: Reitz & Koehler
2 Handschriftliche Documente zur Lebensgeschichte Theophrasts von Hohenheim. – 1889. – VI, 81 S., [3] Bl.: Ill.

Bibl.Sud. 1037
Notation: Sud. VII, 5 = Par. 294
Burckhardt-Biedermann, Theophil:
Bonifacius Amerbach und die Reformation / von Th. Burckhardt-Biedermann. – Basel: Reich, 1894. – VIII, 407 S.: Ill.

Bibl.Sud. 1038
Notation: Sud. VII, 5 = Par. 295
Schmidt, Charles:
Michael Schütz genannt Toxites: Leben eines Humanisten und Arztes aus dem 16. Jahrhundert / von C. Schmidt. – Strassburg: Schmidt, 1888. – VII, 130 S.

Bibl.Sud. 1039
Notation: Sud. VII, 5 = Par. 296
Freuler, Bernhard:
Ein Gang durch dunkle Kammern: Correferat zum „Altglarnerischen Heidenthum" im Historischen Verein Glarns / von Bernhard Freuler. – Zürich: Höhr, 1888. – 162 S.

Bibl.Sud. 1040
Notation: Sud. VII, 5 = Par. 927
Hermes <Trismegistus>:
[Erkäntnüß Der Natur Und Des darin sich offenbahrenden Grossen Gottes] Hermetis Trismegisti Erkäntnüß Der Natur Und Des darin sich offenbahrenden Grossen Gottes: Begriffen in 17. unterschiedlichen Büchern, nach Grichischen [!] und Lateinischen Exemplare[n] in die Hochteutsche Sprache übersetzet, Nebenst vorgesetzter sattsahmer Nachricht und Beweiß von der Person und Genealogie Hermetis, dessen Medicin, Chemie, Natur und Gottes-Gründe ... / Verfertiget Von Alethophilo. – Hamburg: Heyl und Liebezeit, 1706. – [36] Bl., 142 S.: Ill.

Bibl.Sud. 1041
Notation: Sud. VII, 5 = Par. 297
Tiffereau, Théodore:
L' or et la transmutation des métaux: mémoires et conferences / par G. Théodore Tiffereau. précédés de Paracelse et l'alchimie au XVIe siècle / par M. Franck. – Paris: Chacornac, 1889. – IX, 182 S. – (Collection d'ouvrages relatifs aux sciences hermétiques)

Bibl.Sud. 1042
Notation: Sud. VII, 5 = Par. 960
Kortum, Carl Arnold:
Karl Arnold Kortum, der Arzneiwiss. Doktor und Arzt in Bochum, Verteidiget die Alchimie gegen die Einwürfe einiger neuen Schriftsteller, besonders des Herrn Wieglebs. – Duisburg: Helwing, 1789. – [2] Bl., 360 S.

Bibl.Sud. 1043-1
Notation: Sud. VII, 5 = Par. 298
Sigwart, Christoph:
Kleine Schriften / von Christoph Sigwart. – Freiburg i.B. [u.a.]: Mohr
1 Zur Geschichte der Philosophie. – 2., berichtigte und verm. Aufl. – 1889. – IX, 307 S.

Bibl.Sud. 1044
Notation: Sud. VII, 5 = Par. 299
Katsch, Julius F.:
Medizinische Quellenstudien: Entwickelungsgang des Aehnlichkeitsaxioms von Empedokles bis auf Hahnemann / von J. F. Katsch. – Stuttgart: Metzler, 1891. – 133 S.

Bibl.Sud. 1045
Notation: Sud. VII, 5 = Par. 300
Hodermann, Richard:
Universitätsvorlesungen in deutscher Sprache um die Wende des 17. Jahrhunderts: eine sprachgeschichtliche Abhandlung / von Richard Hodermann. – 1891. – 39 S.
Jena, Univ., Diss.

Bibl.Sud. 1046
Notation: Sud. VII, 5 = Par. 301
Ein Gedenktag / Zb. – [Salzburg], 1891. – S. 2
Aus: Salzburger Volksblatt; 1891, 214

Bibl.Sud. 1047
Notation: Sud. VII, 5 = Par. 302
Theophrastus von Hohenheim / A. T. – S.l., 1891. – [1] Bl.
Aus: Fremden-Blatt; 1891,265,Beil.2

Bibl.Sud. 1048
Notation: Sud. VII, 5 = Par. 303
Vérel, Charles:
Roch LeBaillif, sieur de la Rivière: édelphe médecin spagiric / par Charles Vérel. – Alençon: Renaut-De Broise, 1892. – 39 S.
Aus: Bulletin de la Société Historique et Archéologique de l'Orne; 1892

Bibl.Sud. 1049
Notation: Sud. VII, 5 = Par. 931
Lullus, Raimundus:
[Libelli aliquot Chemici] Raymundi Lullii Maioricani Philosophi Sui Temporis doctissimi libelli aliquot Chemici / Nunc primum, excepto Vade mecum, in lucem opera Doctoris Toxitae editi. – Basileae: Perna, 1572. – [8] Bl., 480 S., [16] Bl.
Bibliogr. Nachweis: VD 16 R 150

Bibl.Sud. 1050
Notation: Sud. VII, 5 = Par. 304
Kälin, Eduard:
Theophrastus Paracelsus: Gedenkblatt zur Erinnerung an dessen 400jährigen Geburtstag / von Eduard Kälin. – [Einsiedeln]: [Benziger], [1895]. – 40 S.: Ill.
Aus: [Mitteilungen des Historischen Vereins des Kantons Schwyz; 8]

Bibl.Sud. 1051
Notation: Sud. VII, 5 = Par. 305
Karell, Ludwig:
Theophrastus von Hohenheim, genannt Paracelsus: zum vierhundertjährigen Geburtstag des großen Gelehrten / von Ludwig Karell. – Stuttgart u.a., 1893. – S. 332 – 338: Ill.
Aus: Vom Fels zum Meer; 25

Bibl.Sud. 1052
Notation: Sud. VII, 5 = Par. 306
Schlegel, Emil:

Energetik und Bewußtsein / von Emil Schlegel. – Leipzig: Akad. Verl.-Ges., 1911. – S. 416 – 436
Aus: Annalen der Naturphilosophie; 10

Bibl.Sud. 1053
Notation: Sud. VII, 5 = Par. 307
Kahlbaum, Georg W.:
Theophrastus Paracelsus: ein Vortrag, gehalten zu Ehren Theophrast's von Hohenheim am 17. Dezember 1893 im Bernoullianum zu Basel / von Georg W. A. Kahlbaum. – Basel: Schwabe, 1894. – 70 S.

Bibl.Sud. 1054
Notation: Sud. VII, 5 = Par. 308
Neuburger, Maximilian Camillo:
Die Persönlichkeit des Paracelsus / von Max Neuburger. – Wien, 1893. – 7 S.
Aus: Medicinisch-chirurgisches Central-Blatt; 1893, 50

Bibl.Sud. 1055, 3
Notation: Sud. VII, 5 = Par. 309
The numismatic chronicle / The Royal Numismatic Society. – London: Soc.
Hauptsacht. bis 7.Ser. 5.1965: The Numismatic chronicle, and Journal of the Royal Numismatic Society. – Teils darin → Royal Numismatic Society: Proceedings of the Numismatic Society of London. – Vorg. → The Numismatic journal
ISSN 0078-2696 – ISSN 0267-7504
Erscheinungsverlauf: 1.1838/39 – 20.1857/58(1859); N.S. 1. 1861 – 20.1880; 3.Ser. 1.1881 – 20.1900 = Nr. 1-80; 4.Ser. 1.1901 – 20.1920; 5.Ser. 1.1921 – 20.1940; 6.Ser. 1.1941 – 20.1960; 7.Ser. 1.1961 – 15.1975; 16=136.1976 – 20=140.1980; 141.1981 -
Bestand: 13.1893,1

Bibl.Sud. 1056-2
Notation: Sud. VII, 5 = Par. 310
Sudhoff, Karl:
Versuch einer Kritik der Echtheit der Paracelsischen Schriften. – Berlin: Reimer
2 Paracelsus-Handschriften. – 1899. – VI, 815 S.: Ill.

Bibl.Sud. 1057-5
Notation: Sud. VII, 5 = Par. 311
Krippner, F. W.:
Biographia antiqua oder ein Bericht über das Leben und die Schriften der älteren und neueren Magier, Kabbalisten und Philosophen: sowie einiges über die Grundsätze und Lehren der ersten Urheber und Stifter der magischen und okkulten Wissenschaften / von F. W. Krippner. – Bitterfeld u.a.: Baumann
5 Paracelsus. – 1901. – 18 S.

Bibl.Sud. 1058
Notation: Sud. VII, 5 = Par. 411
Schlösser, Richard:
Paracelsus / [Richard Schlösser]. – München: Lehmann, 1935. – S. 1697: Ill.
Aus: Münchener medizinische Wochenschrift; 1935, 42

Bibl.Sud. 1059
Notation: Sud. VII, 5 = Par. 417
Sudhoff, Karl:
Paracelsus-Bildnisse: eine Aufklärung / von Karl Sudhoff. – München: Lehmann, 1936. – 6 S.: Ill.
Aus: Münchener medizinische Wochenschrift; 1936, 2

Bibl.Sud. 1060
Notation: Sud. VII, 5 = Par. 416
Sudhoff, Karl:
Paracelsus' äußere Erscheinung / von Karl Sudhoff. – [Berlin u.a.], [1936]. – S. 11 – 16: Ill.
Aus: Deutsche Rundschau; 62

Bibl.Sud. 1061
Notation: Sud. VII, 5 = Par. 418
Sudhoff, Karl:
Hohenheim's musikalische Kenntnis / von Karl Sudhoff. – München: Lehmann, 1937. – 5 S.: Ill.
Aus: Münchener Medizinische Wochenschrift; 1937, 14

Bibl.Sud. 1062
Notation: Sud. VII, 5 = Par. 313
Hartmann, Reinhold Julius:
Theophrast von Hohenheim / von R. Julius Hartmann. – Stuttgart u.a.: Cotta, 1904. – IV, 222 S.: Ill.

Bibl.Sud. 1063
Notation: Sud. VII, 5
Eucken, Rudolf:
Beiträge zur Einführung in die Geschichte der Philosophie / von Rudolf Eucken. – 2., umgearb. und erw. Aufl. – Leipzig: Dürr, 1906. – IV, 195 S.
1. Aufl. u.d.T.: Beiträge zur Geschichte der neueren Philosophie

Bibl.Sud. 1064-3
Notation: Sud. VII, 5
Moeller van den Bruck, Arthur:
Die Deutschen: unsere Menschengeschichte / Moeller van den Bruck. – Minden: Bruns
3 Verschwärmte Deutsche. – [1906]. – 238 S.

Bibl.Sud. 1065
Notation: Sud. VII, 5 = Par. 314
Reber, Burkhard:
Quelques appréciations sur Théophrastus Paracelsus / B. Reber. – Paris, 1907. – 13 S.: Ill.
Aus: Bulletin de la Société française d'Histoire de la Médecine; 1907

Bibl.Sud. 1066
[Bibl.Sud. 871]
Notation: Sud. VII, 5; Sud. VI, 8 = Par. 1005
Deutsche Geschichtsblätter: Monatsschr. zur Förderung der landesgeschichtlichen Forschung. – Gotha: Perthes
Erscheinungsverlauf: 1.1899/1900(1900) – 20.1919/23 (1920/23); damit Ersch. eingest.
Bestand: 9.1907,1 = Signatur: Bibl.Sud. 1066
Bestand: 11.1910,11/12 = Signatur: Bibl.Sud. 871

Bibl.Sud. 1067
Notation: Sud. VII, 5 = Par. 316
Strunz, Franz:
Ein Chemiker der deutschen Renaissance / von Franz Strunz. – Cöthen (Anhalt): Halem, 1906. – [5] Bl.
Aus: Chemiker-Zeitung; 30,63

Bibl.Sud. 1067#Beibd. 1
Notation: Sud. VII, 5 = Par. 317
Strunz, Franz:
Paracelsus in Österreich / von Franz Strunz. – Wien u.a.: Braumüller, 1907. – 15 S.
Aus: Wiener klinische Wochenschrift; 20,25

Bibl.Sud. 1067#Beibd. 2
Notation: Sud. VII, 5 = Par. 318
Strunz, Franz:
Die Wiener Paracelsus-Handschriften / von Franz Strunz. – Wien u.a.: Braumüller, 1907. – 5 S.: Ill.
Aus: Wiener klinische Wochenschrift; 20,36

Bibl.Sud. 1067#Beibd. 3
Notation: Sud. VII, 5 = Par. 319
Strunz, Franz:
Theophrastus Paracelsus / von Franz Strunz. – Göttingen: Vandenhoeck & Ruprecht, [1907]. – S. 323 – 337
Aus: Religion und Geisteskultur; [1]

Bibl.Sud. 1068
Notation: Sud. VII, 5 = Par. 320
Reber, Burkhard:
Ein Wort über Paracelsus: als Vorbemerkung für eine ausgedehntere Studie / von B. Reber. – Wien: Verl. der Pharm. Post, 1908. – 12 S.
Aus: Pharm. Post; 1908

Bibl.Sud. 1069
Notation: Sud. VII, 5 = Par. 321
Sudhoff, Karl:
Ein Wort Hohenheims über die Wichtigkeit der Gewichtsbeobachtung für den Chemiker / Karl Sudhoff. – Leipzig: Vogel, 1908. – S. 85 – 86: Ill.
Aus: Archiv für die Geschichte der Naturwissenschaften und der Technik; 1

Bibl.Sud. 1070
Notation: Sud. VII, 5 = Par. 322
Richter, Paul:
Ueber Paracelsus und die tartarischen Krankheiten: ein Beitrag zur Geschichte der Stoffwechselkrankheiten / von Paul Richter. – Berlin: Urban & Schwarzenberg, 1909. – 12 S.
Aus: Medizinische Klinik; 1909, 38/39

Bibl.Sud. 1071
Notation: Sud. VII, 5
Fjelstrup, August:
Peter Payngk: „Rapsodia vitae Theophrasti Paracelsi" / von Aug. Fjelstrup. – Harlem: Bohn, 1908. – 19 S.
Aus: Janus; 13

Bibl.Sud. 1072
Notation: Sud. VII, 5 = Par. 323
Sudhoff, Karl:
Das „neue", „authentische" Paracelsus-Bildnis des Louvre / [Karl Sudhoff]. – [München], [1909]. – S. 431 – 432
Aus: Beil. der Münchner Neuesten Nachrichten; [1909],52

Bibl.Sud. 1073
Notation: Sud. VII, 5 = Par. 324
Stoddart, Anna M.:
The life of Paracelsus Theophrastus von Hohenheim: 1493 – 1541 / by Anna M. Stoddart. – London: Murray, 1911. – XIV, 309 S.: Ill.

Bibl.Sud. 1074
Notation: Sud. VII, 5 = Par. 325
Reber, Burkhard:
Quelques appréciations de ces derniers temps sur Paracelse / par B. Reber. – Paris: Champion, 1911. – 30 S. – (Bibliothèque historique de la „France Médicale")

Bibl.Sud. 1075
Notation: Sud. VII, 5 = Par. 326
Bartscherer, Agnes:
Paracelsus, Paracelsisten und Goethes Faust: eine Quellenstudie / von Agnes Bartscherer. – Dortmund: Ruhfus, 1911. – 333 S.

Bibl.Sud. 1076
Notation: Sud. VII, 5
Sudhoff, Karl:
Agner Bartscherer: Paracelsus, Paracelsisten und Goethe Faust / [K. Sudhoff]. – Stuttgart: Kohlhammer, 1914. – S. 125 – 130
Aus: Zeitschrift für Deutsche Philologie; 46. – Enth. weitere Beitr.

Bibl.Sud. 1077
Notation: Sud. VII, 5
Köster, Albert:
Paracelsus, Paracelsisten und Goethes Faus von Agnes Bartscherer / [Albert Köster]. – Berlin: Weidmann, 1913. – S. 73 – 86
Aus: Zeitschrift für deutsches Altertum und deutsche Litteratur; 54

Bibl.Sud. 1078
Notation: Sud. VII, 5 = Par. 327
Proksch, Johann Karl:
Zur Paracelsus-Forschung: eine Antwort auf die in den „Mitteilungen zur Geschichte der Medizin" erschienene Rezension des Prof. Karl Sudhoff / von J. K. Proksch. – Wien u.a.: Šafář, 1912. – 16 S.

Bibl.Sud. 1079
Notation: Sud. VII, 5 = Par. 328
Hartmann, Reinhold Julius:
Ein schwäbischer Publizist im sechzehnten Jahrhundert / R. J. Hartmann. – [Stuttgart]: [Kohlhammer], [1911]. – S. 17 – 32
Aus: [Schwäbischer Almanach; 1911]. – Enth. weitere Beitr.

Bibl.Sud. 1080
Notation: Sud. VII, 5 = Par. 329
Schenk, Paul:
Paracelsus als Therapeut / von Paul Schenk. – Berlin: Hirschwald, 1911. – 6 S.
Aus: Berliner klinische Wochenschrift; 1911,49

Bibl.Sud. 1081
Notation: Sud. VII, 5 = Par. 330
Geyl, Arie:
Der Oporinusbrief an Johann Weyer / von A. Geyl. – Leipzig: Barth, 1911. – S. 425 – 430
Aus: Archiv für Geschichte der Medizin; 4

Bibl.Sud. 1082
Notation: Sud. VII, 5 = Par. 331
Theophrastus Paracelsus: aus mündlichen Ueberlieferungen. – [Frankfurt am Main]: [Sauerländer], [1836]. – S. 870
Aus: Phönix; [1836]

Bibl.Sud. 1083
Notation: Sud. VII, 5 = Par. 280
Gesellschaft für Salzburger Landeskunde:
Mitteilungen der Gesellschaft für Salzburger Landeskunde. – Salzburg: Ges.
Hauptsacht. anfangs: Mittheilungen der Gesellschaft für Salzburger Landeskunde. – 100.1960 darin: Festschrift zur Feier des 100-jährigen Bestandes. – In 51.1911 → Quellen und Forschungen zur deutschen Volkskunde
ISSN 0435-8279
Erscheinungsverlauf: 1.1860/61 -
Bestand: 31.1891

Bibl.Sud. 1084
Notation: Sud. VII, 6 = Par. 248
Becker, Christian A.:
Das Geheimmittel des Paracelsus gegen den Stein / von Christian August Becker. – Mühlhausen: Heinrichshofen, 1842. – 20 S.

Bibl.Sud. 1085-1
Notation: Sud. VII, 6 = Par. 249
Deutscher Heldensaal und Ehrentempel / hrsg. von August Lewald. – Karlsruhe: Gutsch & Rupp
1. – (1843). – IV, 192 S.

Bibl.Sud. 1086
Notation: Sud. VII, 6 = Par. 250
Chrześciński, Friedrich M.:
De Paracelso eiusque opinionibus / M. F. R. Chrześciński. – Vratislaviae, 1844
Breslau, Univ., Diss., 1844

Bibl.Sud. 1087
Notation: Sud. VII, 6 = Par. 251
Stoerzel, Adolph Friedrich:
De Paracelsi vita atque doctrina: dissertatio inauguralis / quam ... scripsit auctor Ad. Fr. Stoerzel. – Halis: [Semmler], 1840. – 36 S.
Halle, Univ., Diss., 1840

Bibl.Sud. 1088-1
Notation: Sud. VII, 6 = Par. 252
Rademacher, Johann Gottfried:
Rechtfertigung der von den Gelehrten misskannten, verstandesrechten Erfahrungsheillehre der alten scheidekünstigen Geheimärzte und treue Mittheilung des Ergebnisses einer 25jährigen Erprobung dieser Lehre am Krankenbette / von Johann Gottfried Rademacher. – Berlin: Reimer
1. – (1846). – XXVII, 873 S.

Bibl.Sud. 1088-2
Notation: Sud. VII, 6 = Par. 252
Rademacher, Johann Gottfried:
Rechtfertigung der von den Gelehrten misskannten, verstandesrechten Erfahrungsheillehre der alten scheidekünstigen Geheimärzte und treue Mittheilung des Ergebnisses einer 25jährigen Erprobung dieser Lehre am Krankenbette / von Johann Gottfried Rademacher. – Berlin: Reimer
2. – (1847). – XIV, 809 S.

Bibl.Sud. 1089
Notation: Sud. VII, 6
Vierteljahrschrift für die praktische Heilkunde / hrsg. von d. Medicinischen Facultät in Prag. – Leipzig; Prag: Hirschfeld
Hauptsacht. teils: Vierteljahrsschrift für die praktische Heilkunde. – Bd. 141 – 144 auch als N.F. 1-4 gez. – Beil. → Forum für Medicinalangelegenheiten im Interesse des Gemeinwohls und des ärztlichen Standes. – Forts. → Zeitschrift für Heilkunde
Erscheinungsverlauf: 1.1844 – 36.1879 = Bd. 1-144
Bestand: 4,1.1847

Bibl.Sud. 1090
Notation: Sud. VII, 6 = Par. 253
Hahn, Christoph U.:

Die apokalyptischen Lehren des Abts Joachim von Floris / von C. U. Hahn. – [Hamburg]: [Perthes], [1849]. – S. 401 – 416
Aus: [Theologische Studien und Kritiken; 22]

Bibl.Sud. 1091
Notation: Sud. VII, 6 = Par. 962
Murr, Christoph G. von:
Litterarische Nachrichten zu der Geschichte des sogenannten Goldmachens / Christoph Gottlieb von Murr. – Leipzig: Kummer, 1805. – VI, 154 S.

Bibl.Sud. 1092
Notation: Sud. VIII, 6 = Par. 254
Locher, Hans:
Theophrastus Paracelsus Bombastus von Hohenheim: der Luther der Medicin und unser größter Schweizerarzt; eine Denkschrift auf die Feier des Zürcher Jubilarfestes vom 1. Mai 1851 und ein Beitrag zur Würdigung vaterländischer Verdienste in jedem gebildeten Kreise / von Hans Locher. – Zürich: Meyer und Zeller, 1851. – VI, 68 S.: Ill.

Bibl.Sud. 1093,3
Notation: Sud VII, 6
Journal de pharmacie et de chimie: contenant les travaux de la Société de Pharmacie de Paris; une revue médicale. – Paris: Doin, 1842
Vorg. → Journal de pharmacie et des sciences accessoires. – Forts. → Annales pharmaceutiques françaises.
ISSN 0368-3591
Erscheinungsverlauf: N.S. 1.1842; 3.Sér. 2.1842 – 46.1864; 4.Sér. 1.1865 – 30.1879; 5.Sér. 1.1880 – 30.1894; 6.Sér. 1.1895 – 30.1909; 7.Sér. 1.1910 – 30.1924; 8.Sér. 1.1925 – 30.1939; 9.Sér. 1.1940/41 – 2.1942; auch mit durchgehender Nr.-Zählung
Bestand: 21.1852

Bibl.Sud. 1094
Notation: Sud. VII, 6 = Par. 255
Beiträge zur vaterländischen Geschichte / hrsg. von d. Historischen und Antiquarischen Gesellschaft zu Basel. – Basel
Urh. 2.1843 – 10.1875: Historische Gesellschaft zu Basel. – Index [1]/15.1839/1901 in Index 1/61.1902/61 von → Basler Zeitschrift für Geschichte und Altertumskunde. – Vorg. → Beiträge zur Geschichte Basels. – Forts. → Basler Zeitschrift für Geschichte und Altertumskunde.
Erscheinungsverlauf: 2.1843 – 10.1875; N.S.1=11.1882 – 5=15.1897/1901
Bestand: 5.1854

Bibl.Sud. 1095
Notation: Sud. VII, 6 = Par. 256
Lefèvre-Deumier, Jules:
Études biographiques et littéraires sur quelques célébrités étrangères: le cavalier Marino. Anne Radcliffe. Paracelse. Jérôme Vida / par J. Le Fèvre Deumier. – Paris: Hachette, 1854. – 314 S. – (Bibliothèque des chemins de fer: sér. 7)

Bibl.Sud. 1096
Notation: Sud. VII, 6 = Par. 268
Becker, Christian A.:
Der Boracit: das Geheimmittel des Paracelsus gegen den Stein / von Christian August Becker. – 2., verb. Aufl. – Mühlhausen in Thüringen: Heinrichshofen, 1868. – 41 S.

Bibl.Sud. 1097-1
Notation: Sud. VII, 6 = Par. 257
Hoppe, Janus:
Medicinische Briefe: Beobachtungen und Erfahrungen in der Wissenschaft und am Krankenbette / von I. Hoppe. – Freiburg im Breisgau: Herder
[1]. – (1855). – VI, 389 S.

Bibl.Sud. 1098
Notation: Sud. VII, 6 = Par. 258
Costa, Ethbin Heinrich:
Theophrastus Paracelsus im Gewande der Sage, im Lichte der Wahrheit / von Ethbin Heinrich Costa. – [Nürnberg]: [Bauer & Raspe], [1856]. – S. 278 – 491
Aus: [Zeitschrift für deutsche Kulturgeschichte; 1]

Bibl.Sud. 1098#Beibd. 1
Notation: Sud. VII, 6 = Par. 258
Costa, Ethbin Heinrich:
Theophrastus Paracelsus im Gewande der Sage, im Lichte der Wahrheit / von Ethbin Heinrich Costa. – [Nürnberg]: [Bauer & Raspe], [1856]. – 15 S.
Aus: [Zeitschrift für deutsche Kulturgeschichte; 1]

Bibl.Sud. 1099-4
Notation: Sud. VII, 6 = Par. 260
Meyer, Ernst Heinrich Friedrich:
Geschichte der Botanik: Studien / von Ernst H. F. Meyer. – Königsberg: Bornträger
4. – (1857). – VIII, 451 S.

Bibl.Sud. 1100
Notation: Sud. VII, 6 = Par. 261
Le Viseur, C. Julius:
Geschichtliche Skizze der Wahrhaftigkeit und der Lüge in der ärztlichen Praxis: von ihrem Anbeginn bis in die Neuzeit; für gebildete Nichtärzte und angehende Aerzte entworfen / von C. J. Le Viseur. – Posen: Heine, 1859. – VIII, 95 S.

Bibl.Sud. 1101
Notation: Sud. VII, 6 = Par. 262
Grundhoff, Werner:
Andr. Vesalii et Theophrasti Paracelsi instauratorum artis medicae Germanorum vitae et merita et scripta / Auctor Wernerus Grundhoff. – Berlin, 1860. – 32 S.
Berlin, Univ., Diss., 1860

Bibl.Sud. 1102-1
Notation: Sud. VII, 6 = Par. 263
Poelchau, Gustav F.:
Studien über den Einfluß der bedeutendsten medicinischen Systeme älterer und neuerer Zeit auf die Pharmakologie / von Gustav Friedrich Poelchau. – Dorpat: Schulz
Dorpat, Univ., Diss.
1. – (1861). – 107 S.
Mehr nicht ersch.

Bibl.Sud. 1103
Notation: Sud. VII, 6 = Par. 264
Becker, Christian A.:
Der geheime Weingeist der Adepten, Spiritus Vini Lulliani s. philosophici, und seine medicinische Anwendung: für Chemiker und Aerzte / bearb. von Christian August Becker. – Mühlhausen i.Th.: Heinrichshofen, 1862. – VIII, 62 S.

Bibl.Sud. 1104-39
Notation: Sud. VII, 6 = Par. 266
Nouvelle biographie générale: depuis les temps les plus reculés jusqu'à nos jours; avec les renseignements bibliographiques et l'indication des sources à consulter / publ. ... sous la dir. de Dr. Hoefer. – Paris: Didot
T. 1 – 10 u.d.T.: Nouvelle biographie universelle
39 Paaw – Philopémen. – 1865. – 1024 Sp.

Bibl.Sud. 1105
Notation: Sud. VII, 6 = Par. 269
Schweizerische Naturforschende Gesellschaft: Verhandlungen der Schweizerischen Naturforschenden Gesellschaft: wiss. Teil; Jahresversammlung .. = Actes de la Société Helvétique des Sciences Naturelles = Atti della Società Elvetica di Scienze Naturali. – [Wechselnde Verlagsorte]
Nebent.: Actas della Società Elvetica da Scienzas Naturalas. – Ab 140.1960 Teilung in Unterreihen. – Sonderdr. → Schweizerische Naturforschende Gesellschaft / Schweizerische Geologische Kommission: Bericht der Schweizerischen Geologischen Kommission. – Separat-Abdr. → Schweizerische Naturforschende Gesellschaft / Gletscherkommission: Bericht der Gletscherkommission. – Beil. → Schweizerische Naturforschende Gesellschaft: Nécrologies et biographies de membres décédés de la Société Helvétique des Sciences Naturelles et listes de leurs publications. – Beil., darin 1930, 1932-1936 → Schweizerische Naturforschende Gesellschaft: Nekrologe und Biographien verstorbener Mitglieder der Schweizerischen Naturforschenden Gesellschaft und ... – Beil., darin 1931 → Schweizerische Naturforschende Gesellschaft: Biographies de membres décédés de la Société Helvétique des Sciences Naturelles et listes de leurs publications. – Vorg. → Allgemeine Schweizerische Gesellschaft für die Gesammten Naturwissenschaften: Verhandlungen der Allgemeinen Schweizerischen Gesellschaft für die Gesammten Naturwissenschaften. – Darin aufgeg. → Schweizerische Naturforschende Gesellschaft: Nekrologe und Biographien verstorbener Mitglieder der Schweizerischen Naturforschenden Gesellschaft und Verzeichnisse ihrer ... – 50=1 von Congrès International Paléoethnologique: Procès verbal du Congrès International Paléoethnologique.
ISSN 0080-7362
Erscheinungsverlauf: 23.1838 – 96.1913; 1914; 97.1915 – 99.1917; 1918; 100.1919 – 119.1938; 1939; 120.1940 – 139.1959
Bestand: 52.1868

Bibl.Sud. 1106
Notation: Sud. VII, 6 = Par. 270
Schmeisser, Emil:
Die Medicin des Paracelsus in ihrem Zusammenhange mit seiner Philosophie dargestellt / von Emil Schmeisser. – Berlin, 1869. – 30 S.
Berlin, Univ., Diss., 1869

Bibl.Sud. 1107
Notation: Sud. VII, 6 = Par. 271
Bacmeister, Adolf:
Germanistische Kleinigkeiten: Alte Familiennamen. Das Fremdwort im Deutschen. Stab oder Meter? Stenotelegraphie. Deutsche Schlecht- und Rechtschreibung. Der Ursprung der Sprache / von August Bacmeister. – Stuttgart: Kröner, 1870. – 102 S.

Bibl.Sud. 1108
Notation: Sud. VII, 6 = Par. 272
Zeitschrift für Wundärzte und Geburtshelfer / Verein Württembergischer Wundärzte und Geburtshelfer. – Stuttgart; Fellbach, 1848
ISSN 0931-900X
Erscheinungsverlauf: 1.1848 – 70.1919[?]
Bestand: 14.1861,1

Bibl.Sud. 1109-7
Notation: Sud. VII, 6 = Par. 273
Heine, Heinrich:
[Sämtliche Werke] Heinrich Heine's sämmtliche Werke: rechtmäßige Original-Ausgabe. – Hamburg: Hoffmann und Campe
7 Über Deutschland; 3. – 1867. – 320 S.

Bibl.Sud. 1110
Notation: Sud. VII, 6 = Par. 274
Grün, Karl Theodor Ferdinand:
Kulturgeschichte des sechzehnten Jahrhunderts / von Karl Grün. – Leipzig u.a.: Winter, 1872. – VI, 415 S.

Bibl.Sud. 1111
Notation: Sud. VII, 6 = Par. 275
Rosenstein, Samuel Siegmund:
Ueber Aberglauben und Mysticismus in der Medi-

zin: Vortrag, gehalten im wissenschaftlichen Verein in der Sing-Akademie / von Siegmund Rosenstein. – 2. Aufl. – Berlin: Lüderitz, 1872. – 32 S. – (Sammlung gemeinverständlicher wissenschaftlicher Vorträge; 11)

Bibl.Sud. 1112
Notation: Sud. VII, 6 = Par. 276
New York medical journal and medical record: a weekly review of medicine. – New York, NY, 1865
Hauptsacht. 34.1881 – 36.1882: New York medical journal and obstetrical review. – teils: New York medical journal. – teils: New York medical journal incorporating the Philadelphia medical journal and the medical news. – Darin aufgeg. → Philadelphia medical journal. – Darin aufgeg. → The Medical news. – Darin aufgeg. → Medical record. – Forts. → The Medical journal and record.
ISSN 0097-319X
Erscheinungsverlauf: 1.1865 – 118.1923
Bestand: 17.1873, 5

Bibl.Sud. 1113-1/5
Notation: Sud. VII, 6 = Par. 277
Ferguson, John:
Bibliographia Paracelsica / [by John Ferguson]. – Glasgow: Univ. Press
[1] An examination of Dr. Friedrich Mook's „Theophrastus Paracelsus. Eine kritische Studie". – 1877. – 40 S.

Bibl.Sud. 1113-1/5
Notation: Sud. VII, 6 = Par. 277
Ferguson, John:
Bibliographia Paracelsica / [by John Ferguson]. – Glasgow: Univ. Press
2 An examination of Dr. Friedrich Mook's „Theophrastus Paracelsus. Eine kritische Studie". – 1885. – 54 S.

Bibl.Sud. 1113-1/5
Notation: Sud. VII, 6 = Par. 277
Ferguson, John:
Bibliographia Paracelsica / [by John Ferguson]. – Glasgow: Univ. Press
3 Contributions towards a knowledge of Paracelsus and his writings. – 1890. – 66 S.

Bibl.Sud. 1113-1/5
Notation: Sud. VII, 6 = Par. 277
Ferguson, John:
Bibliographia Paracelsica / [by John Ferguson]. – Glasgow: Univ. Press
4 Contributions towards a knowledge of Paracelsus and his writings. – 1892. – 23 S.

Bibl.Sud. 1113-1/5
Notation: Sud. VII, 6 = Par. 277
Ferguson, John:
Bibliographia Paracelsica / [by John Ferguson]. – Glasgow: Univ. Press
5 An alphabetical catalogue of the different editions of the works of Paracelsus. – 1893. – 54 S.

Bibl.Sud. 1114
Notation: Sud. VII, 6 = Par. 278
Jäger's Tourist: Organ für Touristik und Alpenkunde. – Wien
Nebent.: Der Tourist. – 8.1876 – 10.1878 ersch. jeweils 2 Bd. mit eigener Nr.-Zählung. – Beil. → Das Alpenhorn. – Beil. → Bei Nebel und Regen. – Vorg. u. Forts. → Der Tourist
Erscheinungsverlauf: 7.1875,7 – 10.1878
Bestand: 10.1878,2,1

Bibl.Sud. 1115
Notation: Sud. VII, 6 = Par. 279
Aberle, Carl:
Theophrastus Paracelsus und dessen Ueberreste in Salzburg / von Carl Aberle. – Salzburg: Selbstverl. der Ges. für Salzburger Landeskunde, 1878. – 64 S.: Ill.
Aus: Mittheilungen der Ges. für Salzburger Landeskunde; 18, 2

Bibl.Sud. 1115#Beibd. 1
[Bibl.Sud. 1126]
Notation: Sud. VII, 6 = Par. 292
Aberle, Carl:
Grabdenkmal, Schädel und Abbildungen des Theophrastus Paracelsus: Beiträge zur genaueren Kenntniß derselben; nebst biographischen Anmerkungen und Literatur Angaben / von Carl Aberle. – Salzburg: Dieter, 1891. – 582 S., VI Bl.: Ill.
Aus: Mittheilungen der Ges. für Salzburger Landeskunde; 27,28,31

Bibl.Sud. 1116-2/4
Notation: Sud. VII, 6 = Par. 282
Horawitz, Adalbert:
Erasmiana. – Wien: Gerold in Komm. – (Akademie der Wissenschaften <Wien> / Philosophisch-Historische Klasse: Sitzungsberichte der (Kaiserlichen) Akademie der Wissenschaften. – Wien)
2. (1880). – (...; 95,10). – 1880. – (...; 95,10)

Bibl.Sud. 1116-2/4
Notation: Sud. VII, 6 = Par. 282
Horawitz, Adalbert:
Erasmiana. – Wien: Gerold in Komm. – (Akademie der Wissenschaften <Wien> / Philosophisch-Historische Klasse: Sitzungsberichte der (Kaiserlichen) Akademie der Wissenschaften. – Wien)
3. (1883). – (...; 102,9). – 1883. – (...; 102,9)

Bibl.Sud. 1116-2/4
Notation: Sud. VII, 6 = Par. 282
Horawitz, Adalbert:
Erasmiana. – Wien: Gerold in Komm. – (Akademie der Wissenschaften <Wien> / Philosophisch-Historische Klasse: Sitzungsberichte der (Kaiserlichen)

Akademie der Wissenschaften. – Wien)
4. (1885). – (...; 108,12). – 1885. – (...; 108,12)

Bibl.Sud. 1117
Notation: Sud. VII, 6 = Par. 283
Hering, Constantin:
Catalogue of a very rare and curious collection of the different editions of the works of Theophrastus Bombastus Paracelsus: together with several hundred commentaries and translations collected during fifty years / by Constantine Hering. – Philadelphia, Pa.: Globe Print. House, 1881. – 20 S.

Bibl.Sud. 1118
Notation: Sud. VII, 6 = Par. 284
Harleß, Adolf von:
Jacob Böhme und die Alchymisten: ein Beitrag zum Verständniß J. Böhme's; nebst zwei Anhängen: J. G. Gichtel's Leben und Irrthümer und über ein Rosenkreuzerisches Manuscript / von G. C. Adolf von Harleß. – 2., verm. Aufl. – Leipzig: Hinrichs, 1882. – IX, 194 S.

Bibl.Sud. 1119
Notation: Sud. VII, 6 = Par. 285
Jörg, Leonhard:
Die Naturwissenschaft des Paracelsus: Programm der K. Studienanstalt zu Landau am Schlusse des Studienjahres 1881/82 / dargest. von Leonhard Jörg. – Landau: Kaussler, 1882. – 30 S.

Bibl.Sud. 1119#Beibd. 1
Notation: Sud. VII, 6
Sudhoff, Karl:
Dr. Leonhard Jörg: Die Naturwissenschaft des Paracelsus / [Sudhoff]. – [Leipzig]: [Hirschfeld], [1883]. – S. 291 – 292
Aus: [Dt. Archiv für Geschichte der Medicin und medicinischen Geographie; 6]

Bibl.Sud. 1120
Notation: Sud. VII, 6 = Par. 286
Goethe, Johann Wolfgang von:
Ephemerides und Volkslieder / von Goethe. – Heilbronn: Henninger, 1883. – XX, 47 S. – (Deutsche Litteraturdenkmale des 18. und 19. Jahrhunderts in Neudrucken; 14)

Bibl.Sud. 1121
Notation: Sud. VII, 6 = Par. 287
Rhamm, Albert:
Die betrüglichen Goldmacher am Hofe des Herzogs Julius von Braunschweig: nach den Proceßakten dargestellt; Festschrift, den in Wolfenbüttel zur 16. Hauptversammlung vereinigten Mitgliedern des Harz-Vereins für Geschichte und Alterthumskunde gewidmet von dessen Zweigvereine Braunschweig-Wolfenbüttel / von A. Rhamm. – Wolfenbüttel: Zwißler, 1883. – IV, 128 S.

Bibl.Sud. 1122
Notation: Sud. VII, 6 = Par. 288
Stanelli, Rudolf:
Die Zukunfts-Philosophie des Paracelsus als Grundlage einer Reformation für Medicin und Naturwissenschaften / bearb. von Rudolf Stanelli. – Moskau: Liessner & Romahn, 1884. – XVI, 246 S.

Bibl.Sud. 1123
Notation: Sud. VII, 6 = Par. 289
Wackernagel, Wilhelm:
Geschichte der deutschen Litteratur: ein Handbuch / von Wilhelm Wackernagel. – 2. Aufl. / neu bearb. und zu Ende geführt von Ernst Martin. – Basel: Schwabe
2. – (1885 – 1894). – XVI, 710 S.

Bibl.Sud. 1124
Notation: Sud. VII, 6 = Par. 290
Eucken, Rudolf:
Beiträge zur Geschichte der neuern Philosophie, vornehmlich der deutschen: gesammelte Abhandlungen / von Rudolf Eucken. – Heidelberg: Weiß, 1886. – III, 184 S.

Bibl.Sud. 1125
Notation: Sud. VII, 6 = Par. 291
Stanelli, Rudolf:
Philosophie der Kräfte / von Rudolf Stanelli. – Leipzig: Friedrich, 1886. – 141 S.

Bibl.Sud. 1126
[Bibl.Sud. 1115#Beibd. 1]
Notation: Sud. VII, 6 = Par. 292
Aberle, Carl:
Grabdenkmal, Schädel und Abbildungen des Theophrastus Paracelsus: Beiträge zur genaueren Kenntniß derselben; nebst biographischen Anmerkungen und Literatur-Angaben / von Carl Aberle. – Salzburg: Dieter, 1891. – 582 S., VI Bl.: Ill.
Aus: Mittheilungen der Ges. für Salzburger Landeskunde; 27,28,31

Bibl.Sud. 1127-1, 1/3
Notation: Sud. VII, 7 = Par. 218
Schröckh, Johann M.:
Abbildungen und Lebensbeschreibungen berühmter Gelehrten / von Johann Matthias Schröckh ... – Zweite Auflage. – Leipzig: Hilscher
[1, 1]. – (1766). – [5] Bl., 120 S.: Ill.

Bibl.Sud. 1127-1, 1/3
Notation: Sud. VII, 7 = Par. 218
Schröckh, Johann M.:
Abbildungen und Lebensbeschreibungen berühmter Gelehrten / von Johann Matthias Schröckh ... – Leipzig: Hilscher
[1, +2]. – (1765). – [5] Bl., S. 122 – 240: Ill.

Bibl.Sud. 1127-1,1/3
Notation: Sud. VII, 7 = Par. 218
Schröckh, Johann M.:
Abbildungen und Lebensbeschreibungen berühmter Gelehrten / von Johann Matthias Schröckh ... – Leipzig: Hilscher
1, 3. Dritte Sammlung, mit welcher der Erste Band beschlossen wird. – (1765). – [5] Bl., S. 240 – 356, [1] Bl.: Ill.

Bibl.Sud. 1128
Notation: Sud. VII, 7 = Par. 219
Der teutsche Merkur / [hrsg. von Christoph Martin Wieland]. – Weimar
Nebent.: Teutscher Merkur. – Hauptsacht. 1.1773: Der deutsche Merkur. – Digital. Ausg. → Der teutsche Merkur. – Forts. → Der neue teutsche Merkur
Erscheinungsverlauf: 1.1773 – 8.1774; 1775 – 1789
Bestand: 1776,3-4

Bibl.Sud. 1129
Notation: Sud. VII, 7 = Par. 220
Herzog, Johann Werner:
Athenae Rauricae Sive Catalogus Professorum Academiae Basiliensis: Ab A. MCCCCLX Ad A. MDCCLXXVIII.; Cum Brevi Singulorum Biographia; Adiecta Est Recensio Omnium Eiusdem Academiae Rectorum / [Verf.: Johann Werner Herzog]. – Basiliae: Serinus, 1778. – [1] Bl., 476 S.

Bibl.Sud. 1130
Notation: Sud. VII, 7 = Par. 221
Birkholz, Adam Michael:
Das Johanniskraut / chemisch-medicinisch abgehandelt von Anthropo-Mago-Botanophilo. – Leipzig: Böhme, 1781. – 76 S.

Bibl.Sud. 1131
Notation: Sud. VII, 7 = Par. 222
Dehne, Johann C.:
Versuch einer vollständigen Abhandlung über die scharfe mit kaustischen Salze gesättigte Tinktur des Spießglaßkönigs und ihre grossen Heilkräfte: Nebst der Art aus andern Metallen und Salzen ähnliche Tinkturen zu bereiten / Von D. Joh. Christ. Conr. Dehne ... – Neue, verbesserte und vielvermehrte Auflage. – Helmstedt: Kühnlin, 1784. – [2] Bl., XII S., S. 14 – 376, [6] Bl.

Bibl.Sud. 1132
Notation: Sud. VII, 7 = Par. 223
Usteri, Paul:
Specimen Bibliothecae Criticae Magnetismi Sic Dicti Animalis / Consensu Illustris Medicorum Ordinis Pro Obtinendis Summis In Medicina Et Chirurgia Honoribus Scripsit Paulus Usteri ... – Gottingae: Dieterich, 1788. – 44 S.
Göttingen, Univ., Diss., 1788

Bibl.Sud. 1133
Notation: Sud. VII, 7 = Par. 224
Zimmermann, Johann G. von:
Von der Erfahrung in der Arzneykunst / Von Ritter v. Zimmermann ... – Neue Auflage. – Zürich: Orell, Geßner, Füßli, 1794. – VIII, 603 S.

Bibl.Sud. 1134-7
Notation: Sud. VII, 7 = Par. 225
Adelung, Johann Christoph:
Geschichte der menschlichen Narrheit, oder Lebensbeschreibungen berühmter Schwarzkünstler, Goldmacher, Teufelsbanner, Zeichen- und Liniendeuter, Schwärmer, Wahrsager, und anderer philosophischer Unholden / [Verf.: Johann Christoph Adelung]. – Leipzig: Weygand
T. 8 u.d.T.: Gallerie der neuen Propheten, apokalyptischen Träumer, Geisterseher und Revolutionsprediger
7. – (1789). – [4] Bl., 408 S.

Bibl.Sud. 1135
Notation: Sud. VII, 7 = Par. 226
Neues Journal zur Litteratur und Kunstgeschichte / von Christoph Gottlieb von Murr. – Leipzig: Schäfer
Vorg. → Journal zur Kunstgeschichte und zur allgemeinen Litteratur
Erscheinungsverlauf: 1.1798 – 2.1799[?]
Bestand: 2.1799

Bibl.Sud. 1136
Notation: Sud. VII, 2 = Par. 577
Erastus, Thomas:
Disputatio De Auro Potabili: In Qua Accurate Admodum Disquiritur, num ex metallis, opera Chemiae, concinnata pharmaca tute utiliterque bibi possint / Thoma Erasto ... Adiectum est ad calcem libri Iudicium eiusdem Authoris de indicatione Cometarum, ex veris fundamentis & naturae principiis erutum. – Basileae: Perna, 1578. – [4] Bl., 148 S., [6] Bl.

Bibl.Sud. 1137-1/2
Notation: Sud. VII, 7 = Par. 227
Meister, Leonhard:
Helvetiens Berühmte Männer / in Bildnissen von Heinrich Pfenninger, Mahler; nebst kurzen biographischen Nachrichten von Leonard Meister. – 2. Auflage / besorgt von J. C. Fäsi. – Zürich: Pfenninger
1. – (1799). – [2] Bl., 299 S.: Ill.

Bibl.Sud. 1137-1/2
Notation: Sud. VII, 7 = Par. 227
Meister, Leonhard:
Helvetiens Berühmte Männer / in Bildnissen von Heinrich Pfenninger, Mahler; nebst kurzen biographischen Nachrichten von Leonard Meister. – 2. Auflage / besorgt von J. C. Fäsi. – Zürich: Pfenninger
2. – (1799). – [1] Bl., 344 S.: Ill.

Bibl.Sud. 1138
Notation: Sud. VII, 7 = Par. 228
Almanach des Ernstes und des Scherzes für Ärzte, Chirurgen und Geburtshelfer. – Erfurt, 1801
Erscheinungsverlauf: 1.1800(1801) – 2.1802[?]
Bestand: 2.1802

Bibl.Sud. 1139
Notation: Sud. VII, 7 = Par. 229
Loos, Johann Jacob:
Ueber Theophrastus Paracelsus von Hohenheim / [Verf.: Johann Jacob Loos]. – [Frankfurt am Main], [1805]. – S. 227 – 292
Aus: [Studien / hrsg. von Carl Daub und Georg F. Creuzer; 1]

Bibl.Sud. 1140
Notation: Sud. VII, 7 = Par. 232
Wistrand, August T.:
Korrt öfversigt af de fornämsta medicinska theorier ifrån Paracelsus till närvarande tid / af August Timoleon Wistrand. – Upsala, 1829. – [3] Bl., 54 S.
Upsala, Univ., Diss., 1829

Bibl.Sud. 1141
Notation: Sud. VII, 7 = Par. 233
Schreiber, Johann Wilhelm Heinrich Leonhardt:
De Variis, Quae In Medicina Plurimum Valuere Systematibus Ac Theoriis: Dissertatio Inauguralis Medica / Quam ... Defensurus Est Auctor J. G. H. L. Schreiber Elbingensis. – Berolini: Starckius, 1825. – 36 S.
Berlin, Univ., Diss., 1825

Bibl.Sud. 1142
Notation: Sud. VII, 7 = Par. 235
Jahn, Ferdinand:
Ahnungen einer allgemeinen Naturgeschichte der Krankheiten / von Ferdinand Jahn. Mit einem Vorworte v. Heusinger. – Eisenach: Baerecke, 1828. – XII, 251 S.

Bibl.Sud. 1143
Notation: Sud. VII, 7 = Par. 236
Schultz-Schultzenstein, Karl Heinrich:
Die homöobiotische Medizin des Theophrastus Paracelsus: in ihrem Gegensatz gegen die Medizin der Alten, als Wendepunkt für die Entwickelung der neueren medizinischen Systeme als Quell der Homöopathie / dargest. von Carl Heinrich Schultz. – Berlin: Hirschwald, 1831. – XXVIII, 263 S.

Bibl.Sud. 1144
Notation: Sud. VII, 7 = Par. 237
Maris, Janus Cornelis:
Dissertatio medica inauguralis, de Paracelso / quam ... defendet Janus Cornelis Maris. – Lugduni Batavorum: Emeis, 1832. – [4] Bl., 69 S., [2] Bl.

Bibl.Sud. 1145-B,4
Notation: Sud. VII, 7 = Par. 238
Neumann, Karl G.:
Von den Krankheiten des Menschen / von Karl Georg Neumann. – Berlin: Herbig, 1829 – 1834
[B,] 4 Specielle Pathologie und Therapie der Krankheiten der Sensibilität des Menschen. – 1834. – XV, 857 S.

Bibl.Sud. 1146
Notation: Sud. VII, 7 = Par. 239
Damerow, Heinrich P.:
Paracelsus über psychische Krankheiten / durch H. Damerow. – [Berlin]: [Enslin], [1834]. – S. 390 – 427
Aus: [Wiss. Annalen der ges. Heilkunde; 28]

Bibl.Sud. 1147-13
Notation: Sud. VII, 7 = Par. 240
Theoretisch-praktisches Handbuch der Chirurgie: mit Einschluss der syphilitischen und Augen-Krankheiten; in alphabetischer Ordnung / unter Mitwirkung eines Vereins von Aerzten und Wundärzten hrsg. von Joh. Nep. Rust. – Berlin: Enslin u.a.
13 Para – Pty. – 1834. – 747 S.

Bibl.Sud. 1148-1
Notation: Sud. VII, 7 = Par. 241
Bremer, Andreas F.:
[Dissertatio de vita et opinionibus Theophrasti Paracelsi] Dissertationis de vita et opinionibus Theophrasti Paracelsi particula ... / quam ... modeste submittit auctor Andreas Fredericus Bremer. – Hauniae: Trierus
Kopenhagen, Univ., Diss.
1. – (1836). – 72 S., [1] Bl.

Bibl.Sud. 1148-2
Notation: Sud. VII, 7 = Par. 241
Bremer, Andreas F.:
[Dissertatio de vita et opinionibus Theophrasti Paracelsi] Dissertationis de vita et opinionibus Theophrasti Paracelsi particula ... / quam ... modeste submittit auctor Andreas Fredericus Bremer. – Hauniae: Trierus
Kopenhagen, Univ., Diss.
2. – (1836). – [1] Bl., S. 74 – 191

Bibl.Sud. 1149
Notation: Sud. VII, 7 = Par. 242
Preu, Heinrich Adolph:
Das System der Medicin des Theophrastus Paracelsus: aus dessen Schriften ausgezogen und dargestellt / von H[einrich] A[dolf] Preu. Mit einer Vorr. und einem Ueberblicke über die Geschichte der Medicin zur Beförderung des Verständnisses ihrer Reformation im 16ten und ihrer Aufgabe im 19ten Jahrhunderte von J[ohann] M. Leupoldt. – Berlin: Reimer, 1838. – XX, 418 S.

Bibl.Sud. 1150
Notation: Sud. VII, 7 = Par. 243
Preu, Heinrich Adolph:
Die Theologie des Theophrastus Paracelsus von Hohenheim: in Auszügen aus seinen Schriften / dargest. und hrsg. von H. A[dolf] Preu. – Berlin: Oehmigke, 1839. – XII, 135 S., [1] Bl.

Bibl.Sud. 1151
Notation: Sud. VII, 7 = Par. 244
Wochenschrift für die gesammte Heilkunde. – Berlin: Hirschwald
Beil. → Literarischer Anzeiger für Aerzte und Naturforscher. – Vorg. → Kritisches Repertorium für die gesammte Heilkunde. – Forts. → Vierteljahrsschrift für gerichtliche und öffentliche Medicin.
Erscheinungsverlauf: 1833 – 1851
Bestand: 1839

Bibl.Sud. 1152
Notation: Sud. VII, 7 = Par. 245
Lessing, Michael B.:
Paracelsus: sein Leben und Denken; drei Bücher; mit einem Titelkupfer / von Michael Benedict Lessing. – Berlin: Reimer, 1839. – XVI, 250 S., [1] Bl.: Ill.

Bibl.Sud. 1153
Notation: Sud. VII, 7 = Par. 246
Bremer, Frederik:
Offenes Sendschreiben an den Herrn Hofrath, Professor, Dr. Choulant: betreffend den Herrn Dr. M. B. Lessing, und die mit seinem Namen versehenen Bücher / von Frederik Bremer. – Copenhagen: Reitzel, 1840. – 24 S.

Bibl.Sud. 1154
Notation: Sud. VII, 7 = Par. 247
Henschel, August Wilhelm Eduard Theodor:
Hippokrates: eine Vorlesung, gehalten in der Schlesischen Gesellschaft für vaterländische Cultur zu Breslau / von A. W. Henschel. – [Jena], [1840]. – 43 S.
Aus: [Archiv für die ges. Medicin; 1]. – Enth. außerdem: Mit welchem Rechte wird Paracelsus der Reformator der Medicin genannt? / von H. Haeser

Bibl.Sud. 1155
Notation: Sud. VII, 8 = Par. 189
Clauser, Christoph:
Das die betrachtung des menschenn Harns on anderen bericht unnütz, und wie doch der Harn zuempfachen und zuurteylen am geschicktisten syge, mit anderen in der heyligen artzney leeren und nit unüttzen warnungen Dialogus, das ist, ein gespräch Christophori Clausers beider artznyen Doctors und stattartzets der loblichen statt Zürich. – [Faks. der Ausg. Zürich 1531]. – [Zürich]: [Seldwyla], [1924]. – [20] Bl.: Ill.
Aus: Der Zürcher Stadtarzt Dr. Christoph Clauser und seine Stellung zur Reformation der Heilkunde im XVI. Jahrhundert / von G. A. Wehrli

Bibl.Sud. 1156
Notation: Sud. VII, 8 = Par. 190
Jociscus, Andreas:
Oratio De Ortu, Vita Et Obitu Ioannis Oporini Basiliensis, Typographicoru[m] Germaniae Principis: recitata in Argentinensi Academia ab Ioanne Henrico Hainzelio Augustano / Authore Andrea Iocisco Silesio ... Adiunximus librorum per Ioannem Oporinum excusorum Catalogum. – Argentorati: Rihelius, 1569. – [52] Bl.

Bibl.Sud. 1157
Notation: Sud. VII, 8 = Par. 191
Lecoq, Pascal:
Bibliotheca Medica, Sive Catalogus Illorum, qui ex professo Artem Medicam in hunc usque annum scriptis illustrarunt: Nempe Quid Scripserint, Ubi, qua forma, quove tempore Scripta excusa, aut Manuscripta habeantur; Admiscentur obiter nonulla scitu non indigna / Collegit in usum Medicorum & auxit Paschalis Gallus ... – Basileae: Waldkirch, 1590. – [16] Bl., 457 S.

Bibl.Sud. 1158
Notation: Sud. VII, 8 = Par. 192
Joachim <de Flore>:
[Vaticinia, Sive Prophetiae] Vaticinia, Sive Prophetiae Abbatis Joachimi, & Anselmi Episcopi Marsicani: Cum imaginibus aere incisis, correctione, et pulcritudine plurium manuscriptorum exemplariu[m] ope, et variaru[m] imaginu[m] tabulis, et delineationibu[s], aliis antehac impressis longe praestantiora; Quibus Rota, et Oraculum Turcicum maxime considerationis adiecta sunt = Vaticinii, overo Profetie dell'Abbate Gioachino, & di Anselmo Vescovo di Marsico / Una cum Praefatione, et Adnotationibus Paschalini Regiselmi. – Venetiis: Bertonus, 1600. – [70] Bl.: Ill.

Bibl.Sud. 1159
Notation: Sud. VII, 8 = Par. 193
Scaliger, Julius Caesar:
[Exotericarum Exercitationum Liber XV. De Subtilitate, Ad Hieronymum Cardanum] Iulii Caesaris Scaligeri Exotericarum Exercitationum Liber XV. De Subtilitate, Ad Hieronymum Cardanum: In fine duo sunt Indices ... – Francofurti: Marne & Aubry, 1607. – [8] Bl., 1129 S., [46] Bl.,: Ill., graph. Darst.

Bibl.Sud. 1160
Notation: Sud. VII, 8 = Par. 194
Miscellanea Henrici Smetii A Leda Rub. F. Alostani Flandri In Acad. Heidelbergensi Med. Professoris ordinarii, Medica: Cum praestantissimis quinq[ue] Medicis, D. Thoma Erasto apud Heidelbergenses facult. Medicae antecessore, D. Henrico Brucaeo in Schola

Rostochiana Artis Med. Professore primario, D. Levino Batto ibidem Medicinam pubblice multa cum laude explicante, D. Joanne Weyero Juliacensis & Clivensis aulae archiatro, D. Henr. Weyero archepiscopi Trevirensis electoris archiatro; Communicata, Et In Libros XII Digesta ... – Francofurti: Rhodius, 1611. – [8] Bl., 736 S., [20] Bl.: Ill.

Bibl.Sud. 1161
Notation: Sud. VII, 8 = Par. 195
Minderer, Raymund:
Threnodia Medica Seu Planctus Medicinae lugentis / Auctore Raymundo Mindererо ... – Augustae Vindelicorum: Aperger, 1619. – [24] Bl., 597 S., [9] Bl.

Bibl.Sud. 1162
Notation: Sud. VII, 8 = Par. 196
Philosophia Altdorphina, Hoc est, Celeberrimorum quorundam, in incluta Universitate Altdorphina Professorum, nominatim, Philippi Scherbii, Ernesti Soneri, Michaelis Piccarti, Disputationes Philosophicae / in unum fasciculum collectae, & ab interitu vindicatae a M. Iohanne Paulo Felwinger ... Accesserunt aliquot Soneri & Piccarti Orationes sparsim antehac editae ... – Noribergae: Külsnerus, 1644. – [8] Bl., 656 S., [33] Bl.

Bibl.Sud. 1163
Notation: Sud. VII, 8 = Par. 197
Heereboort, Adrianus:
[Philosophia Naturalis] Adriani Heereboord, Professoris (dum viveret) in Academia Patria Philosophi, Philosophia Naturalis: Cum Commentariis Peripateticis antehac edita; Nunc Vero Hac posthuma editione mediam partem aucta, & novis Commentariis ... explicata. – Lugduni Batavorum: Driehuysen, 1663. – [4] Bl., 256 S., [4] Bl.

Bibl.Sud. 1163#Beibd. 1
Notation: Sud. VII, 8 = Par. 198
Morhof, Daniel Georg:
[De Metallorum Transmutatione ad Virum Nobilissimum & Amplissimum Joelem Langelottum, Serenissimi Principis Cimbrici Archatrum Celeberrimum Epistola] D. G. Morhofi De Metallorum Transmutatione ad Virum Nobilissimum & Amplissimum Joelem Langelottum, Serenissimi Principis Cimbrici Archiatrum Celeberrimum Epistola. – Hamburgi: Schultz u.a., 1673. – 168 S.

Bibl.Sud. 1164
Notation: Sud. VII, 8 = Par. 199
Stahl, Georg Ernst:
Dissertatio Medica Inauguralis De Sanguinis Temperie Optima Conservanda Et Restauranda / Quam ... Sub Praesidio Dn. Georgii Ernesti Stahlii ... Placido ac publico Eruditorum examini submittit Theophilus Casimirus Eysener, Delitio-Misnicus. – Halae: Henckelius, 1706. – 29 S., [1] Bl.

Bibl.Sud. 1165
Notation: Sud. VII, 8 = Par. 200
Petrucci, Hieronymus de:
[De Superstitiosa Vulnerum Curatione per Sympathicam Pulverem Dissertatio] Hieronymi De Petrucciis Presbiteri Coneglanensis De Superstitiosa Vulnerum Curatione per Sympathicam Pulverem Dissertatio. – Bassani: Remondinius, 1687. – [1] Bl., 18 S.

Bibl.Sud. 1166
Notation: Sud. VII, 8 = Par. 201
Vesti, Justus:
Disputatio Physico-Medica De Magnetismo Macro- Et Microcosmi / Quam ... Sub Umbone, Viri Excellentissimi Experientissimi, atq[ue] Clarissimi, Dn. Justi Vesti, Med. Doct. Anatom. Chirurg. & Botan. Prof. P. eiusque Facultatis Assessoris, Dn. Praeceptoris, Promotoris ac Patroni decumano-filialis Observantiae, Studio sancte colendi, Publico Eruditorum Examini submittit Johann Andreas Fischer ... – Erfordiae: Groschius, 1687. – 43 S.
Erfurt, Univ., Diss., 1687

Bibl.Sud. 1167
Notation: Sud. VII, 8 = Par. 202
Osiander, Johann A.:
Tractatus Theologicus de Magia: Exhibens eiusdem Etymologiam, Synonymiam, Homonymiam, Existentiam & Naturam; Causas & Effectus mirabiles ... / Accurante Joh. Adamo Osiandro ... – Tubingae: Müllerus, 1687. – [4] Bl., 358 S.

Bibl.Sud. 1168-1/4
Notation: Sud. VII, 8 = Par. 203
Lebenwaldt, Adam von:
[... Tractätel, Von deß Teuffels List und Betrug ...] Adami à Lebenwaldt, Philosophi & Medici, Comitis Palatini & Poëtae Laureati Caesarei, Notarii Apostolici Publici ... Tractätel, Von deß Teuffels List und Betrug ... – Saltzburg: Mayr
T. 2 u.d.T.: Anderes Tractätel, Von der List und Betrug deß Teuffels ...
1 Von deß Teuffels List und Betrug In der Hebreer Cabala: Mit einem Vorbericht, Wie der Teuffel bey dem Menschlichen Geschlecht auf unterschiedliche Weiß eingeschlichen. – 1680. – [6] Bl., 80 S.

Bibl.Sud. 1168-1/4
Notation: Sud. VII, 8 = Par. 203
Lebenwaldt, Adam von:
[... Tractätel, Von deß Teuffels List und Betrug ...] Adami à Lebenwaldt, Philosophi & Medici, Comitis Palatini & Poëtae Laureati Caesarei, Notarii Apostolici Publici ... Tractätel, Von deß Teuffels List und Betrug ... – Saltzburg: Mayr
T. 2 u.d.T.: Anderes Tractätel, Von der List und Betrug deß Teuffels ...
2 Von der List und Betrug des Teuffels In Der Astrologia Judiciaria, Oder zu vil Urtheilenden Stern-

Kunst: In welcher klar vor Augen gestellet wird, daß solche Wissenschafft Grund-loß, und von deß listigen Teuffels Schuelen ihren Ursprung nehme. – 1680. – [2] Bl., 95 S.

Bibl.Sud. 1168-1/4
Notation: Sud. VII, 8 = Par. 203
Lebenwaldt, Adam von:
[... Tractätel, Von deß Teuffels List und Betrug ...]
Adami à Lebenwaldt, Philosophi & Medici, Comitis Palatini & Poïae Laureati Caesarei, Notarii Apostolici Publici ... Tractätel, Von deß Teuffels List und Betrug ... – Saltzburg: Mayr
T. 2 u.d.T.: Andertes Tractätel, Von der List und Betrug deß Teuffels ...
3 Von deß Teuffels List und Betrug In den Vier Elementen und vil andern aberglaubischen Dingen. – 1680. – [1] Bl., 140 S., [1] Bl.

Bibl.Sud. 1168-1/4
Notation: Sud. VII, 8 = Par. 203
Lebenwaldt, Adam von:
[... Tractätel, Von deß Teuffels List und Betrug ...]
Adami à Lebenwaldt, Philosophi & Medici, Comitis Palatini & Poïae Laureati Caesarei, Notarii Apostolici Publici ... Tractätel, Von deß Teuffels List und Betrug ... – Saltzburg: Mayr
T. 2 u.d.T.: Andertes Tractätel, Von der List und Betrug deß Teuffels ...
4 Von deß Teuffels List und Betrug In der Falschen Alchymisterey Und Goldmacher-Kunst: Darinnen außführlicher Bericht gegeben wird, von den so genandten Fratribus Roseae Crucis, oder Rosen-Creutzern, und Theophrasto Paracelso. – 1680. – [1] Bl., 129 S., [1] Bl.

Bibl.Sud. 1169
Notation: Sud. VII, 8 = Par. 204
Quenstedt, Johann Andreas:
Dialogus De Patriis Illustrium Doctrina Et Scriptis Virorum, Omnium Ordinum Ac Facultatum: Qui ab initio Mundi per universum terrarum Orbem usq[ue] ad annum reparatae Gratiae M. DC. claruerunt; Exhibens simul Plerorumq[ue] Doctorum Encomia, praecipua scripta & aetatem; itemq[ue] Regionum ac Urbium per Europam, Asiam & Africam descriptiones / Autore Joh. Andrea Quenstedt ... – Editio Secunda. – Wittebergae: Quenstedtius, 1691. – [8] Bl., 688 S., [20] Bl.: Ill.

Bibl.Sud. 1171
Notation: Sud. VII, 8 = Par. 205
Stahl, Georg Ernst:
Dissertatio Academica De Lumbricis Terrestribus Eorumque Usu Medico / Quam ... Gratioso Facultatis Medicae Consensu Sub Praesidio Dn. Georgii Ernesti Stahl, Med. D. Et Professoris Publici Ordinarii, Dn. Patroni & Praeceptoris sui omni observantiae cultu prosequendi, Publice ventilandam proponit Johannes Christophorus Fritschius ... – Halae Magdeburgicae: Henckelius, 1698. – [1] Bl., 22 S.
Halle, Univ., Diss., 1698

Bibl.Sud. 1172
Notation: Sud. VII, 8 = Par. 206
Zahn, Gottfried Andreas:
Dissertatio De Origine, Progessu, & Dignitate Medicinae: Cujus cognitionem lecturis, etiam non profitentibus artem, ob materiae intercurrentis varietatem, acceptam & amoenam fore ... / Auctor Godfrid. Andr. Zahn, Phil. & Med. Unna Westphal. – Vesaliae: von Wesel, 1708. – 167 S.

Bibl.Sud. 1173
Notation: Sud. VII, 8 = Par. 207
Naudé, Gabriel:
Apologie Pour Les Grands Hommes soupçonnez de Magie / Par G. Naudé Parisien. – Dernière Edition où l'on a ajoûté quelques remarques. – Amsterdam: Bernard, 1712. – [10] Bl., 470 S.: Ill.

Bibl.Sud. 1174-3,4
Notation: Sud VII, 8 = Par. 208
Reimmann, Jacob Friedrich:
[Versuch einer Einleitung In die Historiam Literariam Derer Teutschen] Jacob Friederich Reimmanns Versuch einer Einleitung In die Historiam Literariam Derer Teutschen. – Halle im Magdeburgischen: Renger
T. 1 u.d.T.: Versuch einer Einleitung In die Historiam Literariam Sowohl insgemein als auch in die Historiam Literariam derer Teutschen insonderheit
[6 =] 3,4 Darinnen die Historia iuris Naturae und Civilis, so wohl Romani als Germanici, item iuris feudalis, publici, und Ecclesiastici, ingleichen Die Historia Medicinae insgemein, und insonderheit der Medicinae Arabicae, Graecae, Paracelsisticae, Dogmatico Hermeticae, Iatro-Mathematicae, Mechanicae, Eclecticae, Scepticae, und Empiricae, wie auch auf das allerbesonderste die Historia Anatomiae, Physiologiae, Pathologiae, Semeioticae, Therapeuticae, Pharmaceuticae, Chirurgiae und Diaeteticae ... entworffen wird. – 1713. – [7] Bl., 838 S., [85] Bl.: Ill.

Bibl.Sud. 1175
Notation: Sud. VII, 8 = Par. 209
Arpe, Peter Friedrich:
[Feriae Aestivales. Sive Scriptorum Suorum Historia] Petr. Frider. Arpi. JCti. Feriae Aestivales. Sive Scriptorum Suorum Historia: Liber Singularis. – Hamburgi: Kisnerus, 1726. – [2] Bl., 406 S., [39] Bl.: Ill.

Bibl.Sud. 1176
Notation: Sud. VII, 8 = Par. 210
Geret, Johann G.:
Naevi Medicorum Theologici Ex Historia Litteraria Adumbrati / A Io. Georg. Geret, Purioris Apud

Treuchtlingenses Coetus Pastore. – Weissenburgi Noricum, 1728. – [2] Bl., 46 S., [1] Bl.; 4_

Bibl.Sud. 1177
Notation: Sud. VII, 8 = Par. 211
Koch, Johann C.:
Versuch einer Nachricht Von Wappen der Gelehrten / Mit Allerhand Anmerckungen ... entworffen Und ans Licht gestellt Von M. Johann Christian Koch. – Leipzig: Braun, 1728. – [8] Bl., 176 S.

Bibl.Sud. 1178-3
Notation: Sud. VII, 8 = Par. 212
Amoenitates Literariae: Quibus Variae Observationes, Scripta item quaedam anecdota & rariora Opuscula exhibentur / [Io. Georg. Schelhornius]. – Editio altera correctior. – Francofurti; Lipsiae: Bartholomaeus
3. – (1730). – [10] Bl., 292 S.

Bibl.Sud. 1179
Notation: Sud. VII, 8 = Par. 213
Grienwaldt, Franz J.:
Album Bavariae Iatricae Seu Catalogus Celebriorum Aliquot Medicorum: Qui suis in Bavaria Scriptis Medicinam exornarunt, ab Anno MCCCCL, quo Boica Schola fundata quidem, at primum An. MCCCCLXXII. publicata fuit, in hodiernam usque lucem ... continuatus ... / Studio & Labore Franc. Jos. Grienwaldt ... – Monachii: Riedl, 1733. – [4] Bl., 148 S.

Bibl.Sud. 1180
Notation: [Sud. VII, 8]
[Wöchentliche historische Münz-Belustigung]
Der wöchentlichen historischen Münz-Belustigung ... Stück: darinnen allerhand merckwürdige und rare Thaler, Ducaten, Schaustücken, andere sonderbahre Gold- und Silber-Münzen ... / Johann David Köhler. – Nürnberg: Weigel
Nebent.: Historische Münzbelustigung. – Auf dem Bd.-Titelbl.: Johann David Köhlers im Jahr ... wöchentlich herausgegebener historischer Münzbelustigung ... Theil. – Franz. Übers. → Remarques historiques sur les médailles et les monnoyes. – Kopie
Erscheinungsverlauf: T. 1.1729 – 22.1750; damit Ersch. eingest.
Bestand: 1739

Bibl.Sud. 1181
Notation: Sud. VII, 8 = Par. 214
Praun, Otto Philipp:
Anleitung Zu der Krebs-Cur ohne Schnitt / Denen Herren Medicis ... Samt ein und andern Merckwürdigkeiten von Theophrasto Paracelso Vorgestellet durch Otto Philipp Praun ... – Ulm: Bartholomäi, 1744. – [4] Bl., 104 S.

Bibl.Sud. 1182
Notation: Sud. VII, 8 = Par. 215
Ludolf, Hieronymus:
Programma Inaugurale De Elixirio Proprietatis Paracelsi / Quo Praelectionum Chymicarum Publice Habendarum Rationem Indicat Hieronymus Ludolf ... – Erfordiae: Heringius, [1745]. – [4] Bl.

Bibl.Sud. 1183
Notation: Sud. VII, 8 = Par. 216
Gebauer, Christian Samuel:
Dissertatio Inauguralis Medica De Spasmo Fixo Paracelsi / Quam ... Praeside Dn. Christiano Samuele Gebauero ... Publico Ac Placido Eruditorum Examini Subiiciet Joannes Franciscus Sebastianus Doll Svevo-Gamundianus. – Erlangae, 1746. – [4] Bl., 36 S.
Erlangen, Univ., Diss., 1746

Bibl.Sud. 1184
Notation: Sud. VII, 8 = Par. 217
Schröckh, Johann M.:
Philippus Aureolus Theophrastus Paracelsus, genannt Bombast von Hohenheim: ein schweizerischer Medicus, gestorben 1541 / [von Johann Matthias Schröckh]. – [Leipzig]: [Hilscher], [1764]. – [1] Bl., S. 13 – 22: Ill.
Aus: [Abbildungen und Lebensbeschreibungen berühmter Gelehrten / von Johann Matthias Schröckh]

Bibl.Sud. 1185
Notation: Sud. VII, 9 = Par. 419
Le Clerc, Daniel:
Histoire De La Médecine: Où l'on voit l'Origine & les Progrès de cet Art, de Siècle en Siècle; les Sectes, qui s'y sont formées; les noms des Médecins, leurs découvertes, leurs opinions, & les circonstances les plus remarquables de leur vie / Par Daniel Le Clerc, Docteur en Médecine. – Nouvelle Edition, revuë, corrigée, & augmentée par l'Auteur ... – Amsterdam: Compagnie, 1723. – [10] Bl., 820 S., [10] Bl.: Ill.

Bibl.Sud. 1186
Notation: Sud. VII, 9 = Par. 420
Moehsen, Johann Karl Wilhelm:
Beiträge zur Geschichte der Wissenschaften in der Mark Brandenburg: von den ältesten Zeiten an bis zu Ende des sechszehnten Jahrhunderts / herausgeben von D. J. C[arl] W[ilhelm] Moehsen. – Berlin u.a.: Decker, 1783. – [7] Bl., 226 S., [1] Bl.: Ill.
Erg. zu: Moehsen, Johann K.: Beschreibung einer Berlinischen Medaillen-Sammlung, die vorzüglich aus Gedächtnismünzen berühmter Aerzte bestehet

Bibl.Sud. 1186#Beibd. 1
Notation: Sud. VII, 9 = Par. 421
Zur Feier des Wohlthäterfestes im Berlinischen Gymnasium zum grauen Kloster, Dienstag, den 21. Dezember 1875, Vormittags 11 Uhr, ladet die hohen Königlichen und Städtischen Behörden und die

Freunde der Anstalt im Namen des Directoriums der Streit'schen Stiftung so wie des Lehrer-Collegiums ehrerbietigst ein der Director Friedrich Hofmann. – Berlin: Driesner, 1875. – 14 S.
Enth. u.a.: Rede / gehalten ... von Rudolf Franz

Bibl.Sud. 1187
Notation: Sud. VII, 9 = Par. 422
Marx, Karl F.:
Zur Würdigung des Theophrastus von Hohenheim / von Karl Friedrich Heinrich Marx. – Göttingen: Dieterich, 1842. – 140 S.

Bibl.Sud. 1188
Notation: Sud. VII, 9 = Par. 423
Jobert, Clément:
Essai sur Paracelse et sa réforme médicale au XVIe siècle / par Clément Jobert. – Paris, 1866. – 52 S.
Paris, Univ., Diss., 1866

Bibl.Sud. 1189
Notation: Sud. VII, 9 = Par. 424
Weber, Frederick P.:
Theophrastus Paracelsus / by F. Parkes Weber. – London: Medical Magazine Co., 1897. – 16 S.: Ill.
Aus: The Medical Magazine; 6

Bibl.Sud. 1190
Notation: Sud. VII, 9 = Par. 425
Pallmann, Heinrich:
Sigmund Feyerabend: sein Leben und seine geschäftlichen Verbindungen; ein Beitrag zur Geschichte des Frankfurter Buchhandels im sechzehnten Jahrhundert / nach archivalischen Quellen bearb. von Heinr. Pallmann. – Frankfurt a.M.: Völcker, 1881. – VIII, 272 S.: Ill. – ([Archiv für Frankfurts Geschichte und Kunst / Neue Folge]; 7)

Bibl.Sud. 1191
Notation: Sud. VII, 9 = Par. 426
Stockmeyer, Immanuel:
Beiträge zur Basler Buchdruckergeschichte / von Immanuel Stockmeyer und Balthasar Reber. – Basel: Schweighauser, 1840. – VIII, 138 S., [1] Doppel-Bl.: Ill.

Bibl.Sud. 1192
Notation: Sud. VII, 9 = Par. 427
Die Natur <Halle>: Zeitung zur Verbreitung naturwissenschaftl. Kenntnis u. Naturanschauung für Leser aller Stände. – Halle: Schwetschke
Urh. früher: Deutscher Humboldt-Verein. – Beil. → Naturwissenschaftliches Literaturblatt. – Aufgeg. in → Naturwissenschaftliche Wochenschrift
Erscheinungsverlauf: 1.1852,März – 23.1874; N.F. 1=24.1875 – 28=51.1902,13(März)
Bestand: 4.1855,4

Bibl.Sud. 1193
Notation: Sud. VII, 9 = Par. 428
Escher, Heinrich:
Paracelsus / [Escher]. – [Leipzig]: [Gleditsch], [1838]. – S. 281 – 296
Aus: [Allg. Encyclopädie der Wiss. und Künste; 3,11]

Bibl.Sud. 1194
Notation: Sud. VII, 9 = Par. 429
Mook, Friedrich:
Theophrastus Paracelsus: eine kritische Studie / von Friedrich Mook. – Würzburg: Staudinger, 1876. – 136 S.

Bibl.Sud. 1195
Notation: Sud. VII, 9 = Par. 430
Württembergischer Ärztlicher Verein:
Medicinisches Correspondenzblatt des Württembergischen Ärztlichen Vereins. – Stuttgart: Schweizerbart [u.a.], 1832
Hauptsacht. teils: Correspondenzblatt des Württembergischen Ärztlichen Vereins. – Generalreg. u.d.T.: Württembergisches medicinisches Correspondenz-Blatt. – Darin → Heilanstalt <Winnenthal>: Bericht über die Wirksamkeit der Heilanstalt Winnenthal. – Forts. → Württembergischer Ärztlicher Landesverein: Medicinisches Correspondenzblatt des Württembergischen Ärztlichen Landesvereins
Erscheinungsverlauf: 1.1832 – 52.1882
Bestand: 21.1851

Bibl.Sud. 1196
Notation: Sud. VII, 9 = Par. 432
Merlo, Johann J.:
Das Haus des Herzogs von Brabant zu Köln / [J. J. Merlo]. – [Bonn]: [Marcus], [1878]. – S. 115 – 175
Aus: [Jahrbücher des Vereins von Alterthumsfreunden im Rheinlande; 63/64]

Bibl.Sud. 1196#Beibd. 1
Notation: Sud. VII, 9 = Par. 431
Merlo, Johann J.:
Arnold Mylius aus Moers, Buchhändler zu Köln / mitget. von J. J. Merlo. – [Rheinberg], [1880]. – 12 S.
Aus: [Mittheilungen des Vereins von Geschichtsfreunden zu Rheinberg; 1]

Bibl.Sud. 1197
Notation: Sud. VII, 9 = Par. 433
Jeltes, Petrus A.:
Dissertatio Historico-Critico-Medica Inauguralis De Quibusdam Sectis Antiquioris Et Recentioris Aevi Medicis / Quam ... Defendet Petrus Abrahamus Jeltes, Harlemensis ... – Lugduni Batavorum: Leeuwen, 1825. – [5] Bl., 70 S., [1] Bl.
Leiden, Univ., Diss., 1825

Bibl.Sud. 1198
Notation: Sud. VII, 9 = Par. 434
Der Berliner Figaro: neue freie Zeitung; Organ für volks- und weltstädtische Interessen. – Berlin: Krause
Hauptsacht. 1831,1-180: Till Eulenspiegel. – 1831,181-206 u.233-252: Berliner Eulenspiegel-Courier. – 1831,207-232: Geräucherter Berliner Eulenspiegel-Courier. – Periodizität: tägl. außer Sonntag. – Darin: Belletristisches Sonntagsblatt. – Darin aufgeg. → Neue Freie Zeitung. – Aufgeg. in → Staatsbürger-Zeitung.
Erscheinungsverlauf: 1831 – 1879[?]
Bestand: 13.1843, 232

Bibl.Sud. 1199-1/2
Notation: Sud. VII, 9 = Par. 435
Heerwagen, Heinrich W.:
Zur Geschichte der Nürnberger Gelehrtenschulen in dem Zeitraume von 1526 bis 1535: Einladungsschrift zu den Schlußfeierlichkeiten des Jahres ... an der Königlichen Studienanstalt zu Nürnberg / hrsg. von Heinrich Wilhelm Heerwagen. – Nürnberg: Campe
Nürnberg, Königliche Studienanst., Programm; 1866/67. 1867/68
1. – (1867). – 28 S.
(...; 1866/67)

Bibl.Sud. 1199-1/2
Notation: Sud. VII, 9 = Par. 435
Heerwagen, Heinrich W.:
Zur Geschichte der Nürnberger Gelehrtenschulen in dem Zeitraume von 1526 bis 1535: Einladungsschrift zu den Schlußfeierlichkeiten des Jahres ... an der Königlichen Studienanstalt zu Nürnberg / hrsg. von Heinrich Wilhelm Heerwagen. – Nürnberg: Campe
Nürnberg, Königliche Studienanst., Programm; 1866/67. 1867/68
2. – (1868). – 30 S.
(...; 1867/68)

Bibl.Sud. 1200
Notation: Sud. VII, 9 = Par. 436
Alte und neue Welt: illustr. Familienbl. zur Unterhaltung u. Belehrung. – Einsiedeln; Waldshut; Köln [u.a.]: Benziger
Periodizität: monatl. – Ungezählte Beil. ab 24.1880; Rundschau in Wort und Bild; ab 27.1893: Rundschau; Für die Frauen und Kinder; ab 43.1909: Für die Frauen.
Erscheinungsverlauf: 1.1867 – 79.1945, Sept.
Bestand: 5.1871, 10

Bibl.Sud. 1201
Notation: Sud. VII, 9 = Par. 437
Miescher, Friedrich:
Die medizinische Facultät in Basel und ihr Aufschwung unter F. Plater und C. Bauhin: mit dem Lebensbilde von Felix Plater; zur vierten Säcularfeier der Universität Basel, 6. September 1860 / ... verf. von Friedrich Miescher. – Basel: Schweighauser, 1860. – 53 S.

Bibl.Sud. 1202
Notation: Sud. VII, 6 = Par. 267
Schadewald, Otto:
Sphygmologiae historia inde ab antiquissimis temporibus usque ad aetatem Paracelsi / auctor Otto Schadewald. – Berolini, 1866. – 30 S., III Bl.: graph. Darst.
Berlin, Univ., Diss., 1866

Bibl.Sud. 1203
Notation: Sud. VII, 9 = Par. 438
Vischer, Wilhelm:
Geschichte der Universität Basel: von der Gründung 1460 bis zur Reformation 1529 / im Auftr. der akad. Regenz ... verf. von Wilhelm Vischer. – Basel: Georg, 1860. – XII, 328 S.

Bibl.Sud. 1204
Notation: Sud. VII, 9 = Par. 439
Mandon, Jacques A.:
J. B. van Helmont: sa biographie, histoire critique de ses oeuvres et influence de ses doctrines médicales sur la science et la pratique de la médecine jusqu'à nos jours / par J.-A. Mandon. – Paris: Germer Baillière, 1868. – 187 S.
Aus: Mémoires de l'Acad. Royale de Médecine de Belgique; 1868

Bibl.Sud. 1205
Notation: Sud. VII, 9 = Par. 440
Latz, Gottlieb:
Die Alchemie, das ist die Lehre von den grossen Geheim-Mitteln der Alchemisten und den Speculationen, welche man an sie knüpfte: ein Buch, welches zunächst für Aerzte geschrieben ist, zugleich aber auch jedem gebildeten Denker geboten wird / von Gottlieb Latz. – Bonn: Selbstverl., 1869. – V S., 570 Sp.: graph. Darst.

Bibl.Sud. 1205#Beibd. 1
Notation: Sud. VII, 9 = Par. 441
Latz, Gottlieb:
Die Geheim-Methode des Dr. Latz / [Latz]. – [Essen]: [Krum], [ca. 1860]. – 8 S.

Bibl.Sud. 1206
[Bibl.Sud. 2222]
Notation: Sud. VIII, 9; Sud. XVII, 8
Versammlung Deutscher Naturforscher und Ärzte: Tageblatt der Versammlung Deutscher Naturforscher und Ärzte. – [Wechselnde Verlagsorte]
Hauptsacht. teils: Tagblatt. – Darin teils → Versammlung Deutscher Naturforscher und Ärzte: Amtlicher Bericht über die Versammlung Deutscher Naturforscher und Ärzte. – Vorg. u. Forts. → Ge-

sellschaft Deutscher Naturforscher und Ärzte: Tageblatt der ... Versammlung der Gesellschaft Deutscher Naturforscher und Ärzte.
Erscheinungsverlauf: 20.1842 – 88.1924
Bestand: 54.1881 = Signatur: Bibl.Sud. 1206
Bestand: 62.1889 (1890) = Signatur: Bibl.Sud. 2222

Bibl.Sud. 1207
Notation: Sud. VII, 9 = Par. 442
Kerschensteiner, Josef:
Zum Gedächtniß an Theophrastus Paracelsus an dessen 340. Todestage / Kerschensteiner. – Augsburg, 1881. – [2] Bl.
Aus: Augsburger Abendzeitung; 1881,265

Bibl.Sud. 1208
Notation: Sud. VII, 9 = Par. 443
Netzhammer, Raymund:
Die Gründung des Klosters Maria Einsiedeln: ein[e] geschichtliche Skizze / von P. Raymund. – [Einsiedeln], ca. 1903. – [4] Bl.: Ill.

Bibl.Sud. 1209-1/3
Notation: Sud. VII, 9 = Par. 444
Klein, Joseph:
Paracelsus / von Joseph Klein. – Berlin
Aus: Pharmaceutische Zeitung; 37
[1]. – (1892). – S. 306

Bibl.Sud. 1209-1/3
Notation: Sud. VII, 9 = Par. 444
Klein, Joseph:
Paracelsus / von Joseph Klein. – Berlin
Aus: Pharmaceutische Zeitung; 37
[2]. – (1892). – S. 314

Bibl.Sud. 1209-1/3
Notation: Sud. VII, 9 = Par. 444
Klein, Joseph:
Paracelsus / von Joseph Klein. – Berlin
Aus: Pharmaceutische Zeitung; 37
[3]. – (1892). – S. 322

Bibl.Sud. 1210
Notation: Sud. VII, 9 = Par. 445
Le lotus: revue des hautes études théosophiques. – Paris: Carrré, 1888
Erscheinungsverlauf: 1887 (1888) nachgewiesen
Bestand: 1887 (1888), 7

Bibl.Sud. 1211
Notation: Sud. VII, 9 = Par. 446
Die Gegenwart: Zeitschr. für Literatur, Wirtschaftsleben u. Kunst. – Berlin
1923, Sept. – 1924, Febr. nicht ersch. – Darin aufgeg. → Das Blaubuch
Erscheinungsverlauf: Bd. 1.1872 – 52.1897; Jg. 27.1898 – 46.1918 = Bd. 53-89; 47.1918 – 60.1931, Sept.[?]
Bestand: 54.1898,47

Bibl.Sud. 1211#Beibd. 1
Notation: Sud. VII, 9 = Par. = Par. 447
Strunz, Franz:
Theophrastus Paracelsus als Persönlichkeit / von Franz Strunz. – München, 1902. – 3 S.
Aus: Allg. Zeitung. Beil.; 145

Bibl.Sud. 1212
Notation: Sud. VII, 9 = Par. 448
Oefele, Felix von:
Pharmakotherapeutische Gedanken bei Betrachtung der Bibliographia Paracelsica von Carl Sudhoff / [Oefele]. – [Wien], 1896. – [2] Bl.
Aus: Therapeutische Wochenschrift; 1896,8

Bibl.Sud. 1213
Notation: Sud. VII, 9 = Par. 449
Drei Dramen von Arthur Schnitzler: Paracelsus, Die Gefährtin, Der grüne Kakadu; aufgeführt im Hofburgtheater am 1. März. – [München], [1899]. – [S. 2-3]
Aus: [Allg. Zeitung; 102,63]

Bibl.Sud. 1213#Beibd. 1
Notation: Sud. VII, 9
Wiener Brief: Skandalgeschichten aus Bürgertum und Hochadel. Die Wahrheit über Prinzessin Luise von Coburg. Der grüne Kakadu und die Schnitzlertrilogie. Tiberius Gracchus. Gesellschaftlich-Theatralisches. Das deutsche Hülfsconcert. – [Köln], 1899. – [1] Bl.
Aus: Kölnische Zeitung. Beil.; 1899,198

Bibl.Sud. 1214-1/3
Notation: Sud. VII, 9 = Par. 450
Horawitz, Adalbert:
Zur Geschichte des Humanismus in den Alpenländern / von Adalbert Horawitz. – Wien: Gerold
Aus: Sitzungsberichte der phil.-hist. Cl. der kaiserl. Akad. der Wiss.; 111/114
1. – (1886). – 52 S.

Bibl.Sud. 1214-1/3
Notation: Sud. VII, 9 = Par. 450
Horawitz, Adalbert:
Zur Geschichte des Humanismus in den Alpenländern / von Adalbert Horawitz. – Wien: Gerold
Aus: Sitzungsberichte der phil.-hist. Cl. der kaiserl. Akad. der Wiss.; 111/114
2. – (1887). – 22 S.

Bibl.Sud. 1214-1/3
Notation: Sud. VII, 9 = Par. 450
Horawitz, Adalbert:
Zur Geschichte des Humanismus in den Alpenländern / von Adalbert Horawitz. – Wien: Gerold
Aus: Sitzungsberichte der phil.-hist. Cl. der kaiserl. Akad. der Wiss.; 111/114
3 Leonhard Schilling von Hallstadt. – 1887. – 60 S.

Bibl.Sud. 1215
Notation: Sud. VII, 9 = Par. 451
Muleur, Georges:
Essai historique sur l'affection calculeuse du foie: depuis Hippocrate jusqu'à Fourcroy et Pujol (1801 – 1802) / par Georges Muleur. – Paris: Ollier-Henry, 1884. – 258 S.
Paris, Univ., Diss., 1884

Bibl.Sud. 1216
Notation: Sud. VII, 9 = Par. 452
Netzhammer, Raymund:
Theophrastus Paracelsus: das Wissenswerteste über Leben, Lehre und Schriften des berühmten Einsiedler Arztes / von Raymund Netzhammer. – Einsiedeln: Benziger, 1900. – 14, 64 S.: Ill. – (Lehr- und Erziehungsanstalt Maria-Einsiedeln: Jahresbericht über die Lehr- und Erziehungs-Anstalt des Benediktiner-Stiftes Maria-Einsiedeln im Studienjahre ...; 1899/1900)

Bibl.Sud. 1217
Notation: Sud. VII, 5 = Par. 312
Netzhammer, Raymund:
Theophrastus Paracelsus: das Wissenswerteste über Leben, Lehre und Schriften des berühmten Einsiedler Arztes; nach seinen Schriften und den neuesten Paracelsus-Forschungen / von Raymund Netzhammer. – Einsiedeln: Benziger, 1900. – 64 S.: Ill.

Bibl.Sud. 1218
Notation: Sud. VII, 9 = Par. 453
Grotefend, Hermann:
Christian Egenolff: der erste ständige Buchdrucker zu Frankfurt a.M. und seine Vorläufer; Gedenkblatt an die 350jährige Jubelfeier der Einführung der Buchdruckerei in Frankfurt / von H. Grotefend. – Frankfurt a.M.: Adelmann, 1881. – VI, 28 S.: Ill.

Bibl.Sud. 1219
Notation: Sud. VII, 9 = Par. 454
Hartmann, Franz:
Theophrastus Paracelsus als Mystiker: ein Versuch, die in den Schriften von Theophrastus Paracelsus verborgene Mystik durch das Licht der in den Veden der Inder enthaltenen Weisheitslehren anschaulich zu machen / von Franz Hartmann. – Leipzig: Friedrich, 1894. – 55 S.: Ill.
Aus: Mittheilungen der Ges. für Salzburger Landeskunde; 34

Bibl.Sud. 1220
Notation: Sud. VII, 9 = Par. 455
L' Union médicale: journal des intérêts scientifiques et pratiques, moraux et professionnels du corps médical. – Paris, 1847
A/170878
Erscheinungsverlauf: 1.1847 – 12.1858; 2.Ser. 1.1859 – 32.1866; 3.Ser. 1.1867 – 58.1894; 4.Ser. 1.1895 – 2.1896
Bestand: 1880,14

Bibl.Sud. 1221-1/2
Notation: Sud. VII, 9
Kiesewetter, Karl:
Paracelsus über Geist und Geister / von Carl Kiesewetter. – [Leipzig]: [Grieben]
Aus: Sphinx; 10,59/60
[1]. – (1890). – S. 281 – 288

Bibl.Sud. 1221-1/2
Notation: Sud. VII, 9
Kiesewetter, Karl:
Paracelsus über Geist und Geister / von Carl Kiesewetter. – [Leipzig]: [Grieben]
Aus: Sphinx; 10,59/60
[2]. – (1890). – S. 342 – 353

Bibl.Sud. 1222
Notation: Sud. VII, 9 = Par. 456
Sphinx: Organ d. Theosophischen Vereinigung u. d. Deutschen Theosophischen Gesellschaft. – Braunschweig
Forts. → Metaphysische Rundschau.
Erscheinungsverlauf: 1.1886 – 11.1896, Juni = Bd. 1-22 = H. 1-124
Bestand: 1.1886,10 = Signatur: Bibl.Sud. 1222

Bibl.Sud. 1223
Notation: Sud. VII, 9 = Par. 456
Sphinx: Organ d. Theosophischen Vereinigung u. d. Deutschen Theosophischen Gesellschaft. – Braunschweig
Forts. → Metaphysische Rundschau.
Erscheinungsverlauf: 1.1886 – 11.1896, Juni = Bd. 1-22 = H. 1-124
Bestand: 1.1886,1 = Signatur: Bibl.Sud. 1223

Bibl.Sud. 1224
Notation: Sud. VII, 9 = Par. 457
Das neueste und zugleich beste Werk über Theophrastus Paracelsus / Dr. P. – [Salzburg], [1894]. – [S. 2 – 3]
Aus: Salzburger Zeitung; 1894,243

Bibl.Sud. 1225
Notation: Sud. VII, 9 = Par. 458
Baas, Hermann:
K. Sudhoff: Versuch einer Kritik der Echtheit der Paracelsischen Schriften / [Baas]. – [München], [1900]. – S. 309 – 312
Aus: Münchener medicinische Wochenschrift; [1900], 38

Bibl.Sud. 1226
Notation: Sud. VII, 9 = Par. 459
Husemann, Theodor:
Die Kölnischen Pharmakopöen und ihre Verfasser /

von Th. Husemann. – Berlin, 1899. – 67 S.: Ill.
Aus: Apotheker-Zeitung; 1899

Bibl.Sud. 1227
Notation: Sud. VII, 9 = Par. 460
Probst, Emanuel:
Bonifacius Amerbach / von Emanuel Probst. – Basel: Wassermann, 1883. – 28 S.: Ill. – (Gesellschaft zur Beförderung des Guten und Gemeinnützigen <Basel>: Neujahrsblatt; 62)

Bibl.Sud. 1228
Notation: Sud. VII, 9 = Par. 461
Universitati Eberhardo-Carolinae Tubingensi solemnia saecularia a diem VII id. sext. anni MDCCCLXXVII quartum celebranda pie sincereque gratulatur rector et senatus Universitatis Basiliensis: adiectae sunt Bonifacii Basiliique Amerbachiorum et Varnbueleri epistolae mutuae. – Basileae: Schultz, 1877. – 60 S.

Bibl.Sud. 1229
Notation: Sud. VII, 9
Universitati Litterarum et Artium Bononiensi solemnia saecularia octava A. D. III. idus iunias anni MDCCCLXXXVIII celebranti pie sincereque gratulantur Universitatis Basiliensis rector et senatus: insunt Amerbachiorum epistolae mutuae Bononia et Basilea datae. – Basileae: Schultz, 1888. – VI, 54 S.

Bibl.Sud. 1230
Notation: Sud. VII, 9 = Par. 462
Roth, Moritz:
Aus den Anfängen der Basler medicinischen Fakultät / von M. Roth. – Basel: Schweighauser, 1896. – 28 S.: Ill.
Aus: Correspondenz-Blatt für Schweizer Aerzte; 26

Bibl.Sud. 1231
Notation: Sud. VII, 9 = Par. 463
Internationaler Ärzte-Congreß <1897, Moskva>:
Vom internationalen Aerzte-Congreß in Moskau. – [Elberfeld], 1897. – [1] Bl.
Aus: General-Anzeiger [für Elberfeld-Barmen]. Beil.; 1897, 198, 2

Bibl.Sud. 1232
Notation: Sud. VII, 9 = Par. 464
Wieger, Friedrich:
Geschichte der Medicin und ihrer Lehranstalten in Strassburg: vom Jahre 1497 bis zum Jahre 1872 / der 58. Versammlung dt. Naturforscher und Aerzte in Strassburg 18. – 22. September 1885 gewidmet von Friedrich Wieger. – Strassburg: Trübner, 1885. – XIX, 173 S.: Ill.

Bibl.Sud. 1233
Notation: Sud. VII, 9 = Par. 465
Heusler, Andreas:
Geschichte der öffentlichen Bibliothek der Universität Basel: Programm zur Rektoratsfeier der Universität Basel; [Festschrift zur Einweihung der Bibliothek in Basel am 6. November 1896] / von Andreas Heusler. – Basel, 1896. – 88 S.

Bibl.Sud. 1234
Notation: Sud. VII, 9 = Par. 466
Salzer, Robert:
Beiträge zu einer Biographie Ottheinrichs: Festschrift der Realschule in Heidelberg zur Fünfhundertjährigen Jubelfeier der Universität; Beilage zum Jahresbericht der Realschule 1885/86 / von R. Salzer. – Heidelberg: Scholl, 1886. – 91 S.

Bibl.Sud. 1235
Notation: Sud. VII, 9 = Par. 467
Émery, Michel:
Renaudot et l'introduction de la médication chimique: étude historique d'après des documents originaux / par Michel Emery. – Montpellier: Coulet u.a., 1889. – VIII, 129 S.

Bibl.Sud. 1236
Notation: Sud. VII, 9
Science / American Association for the Advancement of Science. – Washington, DC [u.a.]
Bis 108.1948 und ab 146.1964 auch mit durchgehender Nr.-Zählung; ab 103.1946 entfällt Zählung N.S. – Sonderdr. → Astronomical and Astrophysical Society of America: Meeting. – Internetausg. → Science / Magazine. – Beil. → American Association for the Advancement of Science: The AAAS observer. – Beil. → Genome maps. – Teils Suppl. → Guide to biotechnology products and instruments. – Ab 1992 Suppl. → Guide to scientific products, instruments and services. – Darin aufgeg. → Scientific monthly. – 162, 3856, A = 1968/69; 165, 3900, A = 1969/70; 169, 3951, A = 1970/71; 174, 4010, A = 1971/72; 178, 4063, A = 1972/73; 182, 4114, A = 1973/74; 186, 4165, A = 1974; 190, 4216, A = 1975; 194, 4267, A = 1976; 197, 4309, A = 1977 von Guide to scientific instruments. – 232, 2 = 1986; 235, 2 = 1987; 239, 2 = 1988; 243, 2 = 1989 von Guide to biotechnology products and instruments.
ISSN 0036-8075
Erscheinungsverlauf: 1.1883 – 23.1894; N.S. 1.1895 –
Bestand: 55.1922,1415

Bibl.Sud. 1237
Notation: Sud. VII, 9 = Par. 468
Rádl, Emanuel:
Paracelsus: eine Skizze seines Lebens / par Em. Rádl. – Wondelgem-Lez-Gand, 1913. – S. 63 – 94
Aus: Isis; 1

Bibl.Sud. 1238
Notation: Sud. VII, 9 = Par. 469
Hellmann, Gustav:
Meteorologische Volksbücher: ein Beitrag zur Geschichte der Meteorologie und zur Kulturgeschichte / von G. Hellmann. – 2., verm. und verb. Aufl. –

Berlin: Paetel, 1895. – 68 S.: Ill. – (Sammlung populärer Schriften; 8)

Bibl.Sud. 1239
Notation: Sud. VII, 9 = Par. 470
Benzmann, Hans:
Paracelsus: geb. am 10. November 1493 / von Hans Benzmann. – [Essen], 1903. – [1] Bl.
Aus: Rheinisch-Westfälische Zeitung. [Beil. für Kunst und Wiss.]; 1903, 954

Bibl.Sud. 1240
Notation: Sud. VII, 9 = Par. 471
Guisan, André:
Paracelse / par A. Guisan. – Bern, 1926. – S. 10 – 14 + Ill.-Beil.
Aus: Praxis; 15,19

Bibl.Sud. 1241
Notation: Sud. VII, 9 = Par. 478
Arbenz, Emil:
Joachim Vadians Wirksamkeit von der Schlacht bei Kappel bis zu seinem Tode: (1531 – 1551); mit einem Bildnis Joachim Vadians / nach den Briefen dargest. von Emil Arbenz. – St.Gallen: Historischer Verein des Kantons, 1910. – 1 Bl., 68 S.: Ill. – (Neujahrsblatt / Historischer Verein des Kantons St. Gallen; [50] = 1910)

Bibl.Sud. 1242
Notation: Sud. VII, 9 = Par. 471
Wehrli, Gustav A.:
Paracelsus und die Schweiz / von G. A. Wehrli. – Bern, 1926. – 16 S.
Aus: Praxis; 1926

Bibl.Sud. 1243
Notation: Sud. VII, 9 = Par. 472
Burckhardt, Albrecht:
Wie lange und in welcher amtlichen Stellung war Paracelsus in Basel? / von Albrecht Burckhardt. – [Basel], 1914. – 13 S.
Aus: Corr.-Blatt für Schweizer Aerzte; 1914,12

Bibl.Sud. 1244
Notation: Sud. VII, 9 = Par. 473
Darmstaedter, Ludwig:
Dokumente zur Geschichte der Naturwissenschaften / von Ludwig Darmstaedter. – [Berlin u.a.]: [Velhagen & Klasing], [1925]. – S. 386 – 392: Ill.
Aus: [Velhagen & Klasings Monatshefte; 40,1]

Bibl.Sud. 1245
Notation: Sud. VII, 9 = Par. 474
Zeitschrift für medizinische Chemie. – Dömitz, Elbe: Mattig
Erscheinungsverlauf: 1.1923 – 6.1928[?]
Bestand: 4.1926,10

Bibl.Sud. 1246
Notation: Sud. VII, 9 = Par. 475
Theophrastus (Paracelsus) Bómbast von Hohenheim / J. S. – [Berlin]: [Reimer], [1905]. – [S. 1897]
Aus: [Deutsche medizinische Wochenschrift; 31]

Bibl.Sud. 1247
Notation: Sud. VII, 9 = Par. 476
Sticker, Georg:
Wurmkrankheiten / von Georg Sticker. – 3. Aufl. – Leipzig: Barth, 1929. – 423 S.: Ill.
Aus: Handbuch der Tropenkrankheiten; 5,1

Bibl.Sud. 1248
Notation: Sud. VII, 9 = Par. 477
Strunz, Franz:
Theophrastus Paracelsus: 1493 – 1541 / [Franz Strunz]. – [Berlin], [1903]. – [S. 195]
Aus: [Tägliche Rundschau; 1903,98]

Bibl.Sud. 1249
Notation: Sud. VII, 9 = Par. 478
Mannheimer, Adolf:
Noch einmal Theophrastus Paracelsus / [Adolf Mannheimer]. – [Berlin], [1903]. – [1] Bl.
Aus: [Tägliche Rundschau; 1903,113]

Bibl.Sud. 1250
Notation: Sud. VII, 9 = Par. 479
Paracelsus?: Hans Holbein: „Der Mann im Schlapphut"; ein Bild, das nach neuestem kunstkritischen Urteil ein Jugendbildnis des Bombastus Paracelsus sein soll. – Radeburg: Madaus, 1927. – [1] Bl.: Ill.
Aus: Biologische Heilkunst; 8,14

Bibl.Sud. 1251
Notation: Sud. VII, 9 = Par. 480
Rössler, Oskar:
Die Bäder von Baden-Baden im 16. Jahrhundert / von O. Rössler. – Berlin: Medicinischer Verl., 1905. – 9 S.
Aus: Balneologische Centralzeitung; 1905

Bibl.Sud. 1252
Notation: Sud. VII, 9 = Par. 481
Martin, Alfred:
Von Paracelsus bis Scheuchzer: ein Beitrag zur Geschichte der Balneo- und der Hydrotherapie in der Schweiz / von Alfred Martin. – Wien u.a.: Urban & Schwarzenberg, [1904]. – 5 S.
Aus: Zentralblatt für Physikalische Therapie und Unfallheilkunde; 1

Bibl.Sud. 1253
[Bibl.Sud. 1681]
Notation: Sud. VII, 9; Sud. IX, 8 = Par. 483 = Par. 1058
Die Gnosis. – Wien: Manz, 1903
Erscheinungsverlauf: 1.1903[?]

Bestand: 1.1903, 6u.8 = Signatur: Bibl.Sud. 1681
Bestand: 1.1903,13 = Signatur: Bibl.Sud. 1253

Bibl.Sud. 1254
Notation: Sud. VII, 9 = Par. 482
Maack, Ferdinand:
Paracelsus / [Ferdinand Maack]. – [Wien]: [Manz u.a.], [1903]. – S. 277 – 284
Aus: [Die Gnosis; 1]

Bibl.Sud. 1255-17,26
Notation:
Die christliche Welt: protestantische Halbmonatsschrift. – Leipzig: Klotz
Auch Sonderausg. → Die freie Volkskirche. – Vorg. → Evangelisch-lutherisches Gemeindeblatt für die gebildeten Glieder der evangelischen Kirchen.
ISSN 0259-7713
17, 26. 1903

Bibl.Sud. 1256
Notation: Sud. VII, 9 = Par. 485
Strunz, Franz:
Theophrastus Paracelsus als Naturforscher und Mensch / von Franz Strunz. – [Frankfurt], [1903]. – [1] Bl.
Aus: [Frankfurter Zeitung; 47,193]

Bibl.Sud. 1257
Notation: Sud. VII, 9 = Par. 486
Strunz, Franz:
Paracelsus in Wien / Franz Strunz. – [Wien], 1907. – [S. 4]
Aus: Neues Wiener Journal; 1907,4907

Bibl.Sud. 1258
Notation: Sud. VII, 9 = Par. 487
Die Zeit: Wiener Wochenschrift für Politik, Volkswirtschaft, Wissenschaft u. Kunst. – Wien: Vernay
Hrsg.: J. Singer [u.a.]. – Wöchentl. – Forts. → Österreichische Rundschau. – Daraus hervorgeg. → Die Zeit.
ISSN 0259-1707
Erscheinungsverlauf: 1894, Okt. – 1904, 29.Okt.
Bestand: 32.1902, 417

Bibl.Sud. 1259
Notation: Sud. VII, 9 = Par. 488
Koppel, Hermann:
Ein berühmter Arzt und Chemiker / [Hermann Koppel]. – Berlin, 1904. – [1] Bl.
Aus: Norddeutsche Allgemeine Zeitung. Unterhaltungs-Beil.; 1904, 296

Bibl.Sud. 1260
Notation: Sud. VII, 9 = Par. 489
Ein landfahrender Arzt und Gelehrter des Mittelalters / J. W. – [Berlin], [1904]. – [S. 1041 – 1042]
Aus: [Tägliche Rundschau. Beil.; 1904, 261]

Bibl.Sud. 1261
Notation: Sud. VII, 9 = Par. 490
Prilipp, Beda:
Ecce ingenium teutonicum: Paracelsus und unsere Zeit / von Beda Prilipp. – [Berlin], 1930. – [1] Bl.
Aus: Deutsche Zeitung; 1930, 28

Bibl.Sud. 1262
Notation: Sud. VII, 9 = Par. 491
Schneidt, Wilhelm:
Die Augenheilkunde des Theophrastus Paracelsus von Hohenheim / von Wilhelm Schneidt. – München, 1903. – 21 S.
München, Univ., Diss., 1903

Bibl.Sud. 1263
Notation: Sud. VII, 9 = Par. 492
Monatsschrift für Elektro-Homöopathie: autorisierte deutsche Ausgabe des „Moniteur de l'électro homöopathie"; Organ der Mattei'schen Heilkunde. – Leipzig: Friedrich, 1898
Hauptsacht. teils: Monatsschrift für Electro-Homöopathie. – Forts → Monatsschrift für Komplex-Homöopathie
Erscheinungsverlauf: 1.1898 – 21.1918,3
Bestand: 19.1916,12

Bibl.Sud. 1264
Notation: Sud. VII, 9 = Par. 493
Haller, Albert:
Benedikt Marti (Aretius): ein bernischer Gelehrter und Forscher des XVI. Jahrhunderts / von Albert Haller. – Bern: Wyss, 1901. – 56 S.: Ill. – (Historischer Verein des Kantons Bern: Neujahrsblatt; 1902)

Bibl.Sud. 1265-1/3
Notation: Sud. VII, 9 = Par. 494
Strunz, Franz:
Zur Therapie des Joh. Bapt. van Helmont: 1577 – 1644 / von Franz Strunz. – [Wien]: [Perles]
Aus: Wiener Medicinische Wochenschrift; 1901, 37/39
[1]. – (1901). – Sp. 1729 – 1732

Bibl.Sud. 1265-1/3
Notation: Sud. VII, 9 = Par. 494
Strunz, Franz:
Zur Therapie des Joh. Bapt. van Helmont: 1577 – 1644 / von Franz Strunz. – [Wien]: [Perles]
Aus: Wiener Medicinische Wochenschrift; 1901, 37/39
[2]. – (1901). – Sp. 1789 – 1792

Bibl.Sud. 1265-1/3
Notation: Sud. VII, 9 = Par. 494
Strunz, Franz:
Zur Therapie des Joh. Bapt. van Helmont: 1577 – 1644 / von Franz Strunz. – [Wien]: [Perles]

Aus: Wiener Medicinische Wochenschrift; 1901, 37/39
[3]. – (1901). – Sp. 1833 – 1836

Bibl.Sud. 1266
Notation: Sud. VII, 9 = Par. 495
Strunz, Franz:
Zur Therapie des Joh. Bapt. van Helmont: 1577 – 1644 / von Franz Strunz. – Wien: Perles, 1901. – 12 S.
Aus: Wiener Medicinische Wochenschrift; 1901, 37/39

Bibl.Sud. 1267
Notation: Sud. VII, 9 = Par. 496
Strunz, Franz:
Joh. Bapt. van Helmonts „Traumschilderungen": ein Beitrag zur naturphilosophischen Poesie des XVI. und XVII. Jahrhunderts / von Franz Strunz. – Berlin, 1903. – 5 S.
Aus: Die medicinische Woche; 1903, 3/4

Bibl.Sud. 1268
Notation: Sud. VII, 9 = Par. 497
Strunz, Franz:
Die Psychologie des Joh. Bapt. van Helmont in ihren Grundlagen: ein Beitrag zur Geschichte der Naturphilosophie / von Franz Strunz. – Leipzig: Voigtländer, [1905]. – 15 S.
Aus: Zeitschrift für Philosophie und philosophische Kritik; 125

Bibl.Sud. 1269
Notation: Sud. VII, 9 = Par. 498
Conrad Gesners botanischer Nachlaß und seine Wieder-Auffindung / Bd. M. – [Zürich], [1929]. – [1] Bl.
Aus: [Neue Zürcher Zeitung; 1929,1020]

Bibl.Sud. 1270
Notation: Sud. VII, 9 = Par. 499
Laßwitz, Kurd:
Die Lehre von den Elementen während des Überganges von der scholastischen Physik zur Corpusculartheorie: Programm des Herzoglichen Gymnasiums Ernestinum zu Gotha als Einladung zur Teilnahme an der Prüfung sämtlicher Klassen am 27. März 1882 / von Kurd Laßwitz. – Gotha: Engelhard-Reyher, 1882. – 27 S.

Bibl.Sud. 1271
Notation: Sud. VII, 9 = Par. 500
Schenk, Paul:
Paracelsus in der Sage / von Paul Schenk. – [München], [1906]. – S. 163 – 164
Aus: Allg. Zeitung. Beil.; 1906,96

Bibl.Sud. 1272
Notation: Sud. VII, 9 = Par. 501
Hartmann, Reinhold Julius:
Die Beziehungen Theophrast's von Hohenheim zu Schwaben / von R. J. Hartmann. – [Stuttgart], 1907. – [1] Bl.
Aus: Schwäbische Kronik; 1907,159

Bibl.Sud. 1273
[Bibl.Sud. 2703]
Notation: Sud. VII, 9 = Par. 502
[Sud. XXI, 48 = Par. 508]
Münchener medizinische Wochenschrift: MMW; Organ für amtliche und praktische Ärzte. – München: MMW Medizin-Verl.
Darin: Sitzungsberichte verschiedener med. Gesellschaften; MMW-Letter; Hypertension letter; ungezählte Beil.: Suppl.; Sondernr. – Sonderdr. ↪ Nürnberger Medizinische Gesellschaft und Poliklinik: Wissenschaftlicher Jahresbericht der Nürnberger Medizinischen Gesellschaft und Poliklinik. – Sonderdr. ↪ Nürnberger Medizinische Gesellschaft und Poliklinik: Sitzungsberichte der Nürnberger Medizinischen Gesellschaft und Poliklinik. – Sonderdr. ↪ Medizinisch-Naturwissenschaftlicher Verein <Tübingen>: Sitzungsberichte des Medizinisch-Naturwissenschaftlichen Vereines zu Tübingen. – Sonderdr. ↪ Medizinisch-Naturwissenschaftlicher Verein <Tübingen> / Medizinische Abteilung: Sitzungsberichte der Medizinischen Abteilung des Medizinisch-Naturwissenschaftlichen Vereins zu Tübingen. – Sonderdr. ↪ Frankfurter Medizinische Gesellschaft: Sitzungsberichte der Frankfurter Medizinischen Gesellschaft. – Sonderdr. ↪ Duisburger Ärzteverein: Sitzungsberichte des Duisburger Ärztevereins. – Sonderdr. ↪ Verein Freiburger Ärzte: Sitzungsberichte des Vereins Freiburger Ärzte. – Sonderdr. ↪ Versammlung Süddeutscher Laryngologen: Versammlung Süddeutscher Laryngologen. – Sonderdr. ↪ Rheinisch-Westfälische Gesellschaft für Innere Medizin: Sitzungsberichte der Rheinisch-Westfälischen Gesellschaft für Innere Medizin. – Sonderdr. ↪ Medizinische Gesellschaft <Jena>: Sitzungsberichte der Medizinischen Gesellschaft zu Jena. – Beil. ↪ Die präventive Medizin in der Praxis. – Beil. ↪ Farbige Medizin. – Beil. ↪ Die Insel. – Beil. ↪ Galerie hervorragender Ärzte und Naturforscher. – Beil. ↪ Kuranstalt Neu-Wittelsbach <München>: Ärztlicher Jahresbericht der Kuranstalt Neu-Wittelsbach München, Sanatorium und Privatklinik für innere Krankheiten und Nervenkrankheiten. – Beil. ↪ Lehrer der Heilkunde. – Beil. ↪ Der Facharzt. – Beil. ↪ Examina medica. – Beil. ↪ Aktuelle Medizin. – Beil. ↪ Stätten der Heilkunde. – Beil. ↪ Lehrer der Heilkunde und ihre Wirkungsstätten. – Beil. ↪ Herzschrittmacher. – Beil. ↪ Die rationelle freie Praxis. – Beil. ↪ Datenverarbeitung in der Medizin. – Beil. ↪ Cancer care. – Beil. ↪ HNO-Highlights. – Beil. ↪ Aspirin-News-Letter. – Beil. ↪ Schlaganfall-News. – Beil. ↪ Praxismagazin. – Beil. ↪ Cardiovascularia. – Vorg. ↪ Ärztliches Intelligenzblatt. – Darin aufgeg. ↪ Die Tuberkulose. – Darin aufgeg. ↪ Studienmagazin Rezente. – 1944, Okt. – 1945, Febr. ↪ Medizinische Zeitschrift. – Forts. ↪ MMW – Fortschritte der Medizin. – 139.

ISSN 0027-2973 – ISSN 0341-3098 – ISSN 0724-8210
Erscheinungsverlauf: 33.1886 – 91.1944; 92.1950 – 141.1999, 20/21
Bestand: 77.1930, 38 = Signatur: Bibl.Sud. 1273
Bestand: 85.1938, 43 = Signatur: Bibl.Sud. 2703

Bibl.Sud. 1274
Notation: Sud. VII, 9 = Par. 503
Franke, Johannes:
Hortus Lusatiae: Bautzen 1594 / mit einer Biographie neu hrsg., gedeutet und erkl. von Rudolph Zaunick ... – Bautzen: Isis, 1930. – VI, 296 S. – (Oberlausitzer Heimatstudien; 18)

Bibl.Sud. 1276
Notation: Sud. VII, 9 = Par. 507
Strauß, David Friedrich:
Ulrich von Hutten / David Friedrich Strauß. – Meersburg u.a.: Hendel, 1930. – 562 S.: Ill.

Bibl.Sud. 1277
[Bibl.Sud. 2735-1#Beibd. 1]
[Bibl.Sud. 1035]
Notation: Sud. VII, 5; Sud. XXI, 79 = Par. 508
Darmstaedter, Ernst:
Arznei und Alchemie: Paracelsus-Studien / von Ernst Darmstaedter. – Leipzig: Barth, 1931. – VII, 77 S.: graph. Darst. – (Studien zur Geschichte der Medizin; 20)

Bibl.Sud. 1278
Notation: Sud. VII, 10 = Par. 518
Huizinga, Johan:
Erasmus / von J. Huizinga. – Basel: Schwabe, 1928. – 248 S.: Ill.

Bibl.Sud. 1279
Notation: Sud. VII, 10 = Par. 1028
Carbonelli, Giovanni:
Sulle fonti storiche della chimica e dell'alchimia in Italia: tratte dallo spoglio dei manoscritti delle biblioteche con speciale riguardo ai codici 74 di Pavia e 1166 Laurenziano / Giovanni Carbonelli. – Roma: Ist. Nazionale Medico Farmacologico, 1925. – XVII, 210 S.: zahlr. Ill.

Bibl.Sud. 1280-1/2
Notation: Sud. VII, 10 = Par. 516
Savérien, Alexandre:
Histoire Des Philosophes Modernes: Avec Leur Portrait Gravé Dans Le Goût Du Crayon, D'Après Les Desseins Des Plus Grands Peintres / Par M. Saverien. – Paris: François
1 Contenant l'Histoire des Metaphysiciens. – 1760. – XIX, 111 S.: Ill.

Bibl.Sud. 1280-1/2
Notation: Sud. VII, 10 = Par. 516
Savérien, Alexandre:
Histoire Des Philosophes Modernes: Avec Leur Portrait Gravé Dans Le Goût Du Crayon, D'Après Les Desseins Des Plus Grands Peintres / Par M. Saverien. – Paris: François
2 Histoire Des Moralistes Et Des Legislateurs. – 1761. – XIX, 117 S.: Ill.

Bibl.Sud. 1280-3/4
Notation: Sud. VII, 10 = Par. 516
Savérien, Alexandre:
Histoire Des Philosophes Modernes: Avec Leur Portrait Gravé Dans Le Goût Du Crayon, D'Après Les Desseins Des Plus Grands Peintres / Par M. Saverien. – Paris: François
[3] Histoire Des Restaurateurs Des Sciences. Première Partie. – 1761. – XXIII, 118 S.: Ill.

Bibl.Sud. 1280-3/4
Notation: Sud. VII, 10 = Par. 516
Savérien, Alexandre:
Histoire Des Philosophes Modernes: Avec Leur Portrait Gravé Dans Le Goût Du Crayon, D'Après Les Desseins Des Plus Grands Peintres / Par M. Saverien. – Paris: François
[4] Histoire Des Restaurateurs Des Sciences. Seconde Partie. – 1761. – XXV, 97 S.: Ill.

Bibl.Sud. 1280-5/6
Notation: Sud. VII, 10 = Par. 516
Savérien, Alexandre:
Histoire Des Philosophes Modernes: Avec Leur Portrait Gravé Dans Le Goût Du Crayon, D'Après Les Desseins Des Plus Grands Peintres / Par M. Saverien. – Paris: François
5 Histoire Des Mathemaciens. – 1765. – XXVIII, 93 S.: Ill.

Bibl.Sud. 1280-5/6
Notation: Sud. VII, 10 = Par. 516
Savérien, Alexandre:
Histoire Des Philosophes Modernes: Avec Leur Portrait Gravé Dans Le Goût Du Crayon, D'Après Les Desseins Des Plus Grands Peintres / Par M. Saverien. – Paris: François
6 Histoire Des Phisiciens. – 1768. – XIX, 122 S.: Ill.

Bibl.Sud. 1280-7/8
Notation: Sud. VII, 10 = Par. 516
Savérien, Alexandre:
Histoire Des Philosophes Modernes: Avec Leur Portrait Gravé Dans Le Goût Du Crayon, D'Après Les Desseins Des Plus Grands Peintres / Par M. Saverien. – Paris: François
7 Histoire Des Chimistes Et Des Cosmologistes. – 1769. – XIX, 97 S.: Ill.

Bibl.Sud. 1280-7/8
Notation: Sud. VII, 10 = Par. 516
Savérien, Alexandre:
Histoire Des Philosophes Modernes: Avec Leur Portrait Gravé Dans Le Goût Du Crayon, D'Après Les Desseins Des Plus Grands Peintres / Par M. Saverien. – Paris: François
8 Histoire Des Naturalistes. – 1773. – XXIII, 78 S.: Ill.

Bibl.Sud. 1281
Notation: Sud. VII, 10 = Par. 511
Planis Campy, David de:
[Les Oeuvres] Les Oeuvres de David De Planis Campy ...: Contenant Les plus beaux traictez de la Médecine Chymique que les Anciens Autheurs ont enseigné; Oeuvre Nécessaire A tous Médecins, Chirurgiens, Artistes, Arboristes, Distillateurs, & autres qui désirent se perfectionner en cet Art; Reveües Corrigées par l'Autheur avant son décèds & augmentez de plusieurs traictez non Imprimez. – Paris: Danguy, 1646. – [8] Bl., 752 S.: Ill.

Bibl.Sud. 1282
Notation: Sud. VII, 10 = Par. 512
Helmont, Jan Baptista van:
Ortus Medicinae. Id Est, Initia Physicae Inaudita: Progressus Medicinae Novus, In Morborum ultionem ad vitam longam / Authore Ioan. Baptista Van Helmont ... Edente Authoris Filio, Francisco Mercurio Van Helmont ... – Venetiis: Iuntae & Hertz, 1651. – [27] Bl., 700 S.

Bibl.Sud. 1283
Notation: Sud. VII, 10 = Par. 514
Gorp, Jan van:
[Origines Antwerpianane Sive Cimmeriorum Becceselana] Ioan. Goropii Becani Origines Antwerpianae Sive Cimmeriorum Becceselana: Novem Libros Complexa. – Antverpiae: Plantinus, 1569. – [18] Bl., 1058 S., [17] Bl.

Bibl.Sud. 1284-1/3
Notation: Sud. VII, 10 = Par. 513
Rerum Alamannicarum Scriptores Aliquot Vetusti: a quibus Alamannorum Qui Nunc Partim Suevis, Partim Helvetiis Cessere, Historiae Tam Saeculares Quam Ecclesiasticae Traditae Sunt; Tribus Tomis divisi ... – Francofurti: Porssius
T. 3 u.d.T.: Alamannicarum Rerum Scriptores Aliquot Recentiores
[1]. – (1661). – [10] Bl., 255 S., [10] Bl.

Bibl.Sud. 1284-1/3
Notation: Sud. VII, 10 = Par. 513
Rerum Alamannicarum Scriptores Aliquot Vetusti: a quibus Alamannorum Qui Nunc Partim Suevis, Partim Helvetiis Cessere, Historiae Tam Saeculares Quam Ecclesiasticae Traditae Sunt; Tribus Tomis divisi ... – Francofurti: Porssius
T. 3 u.d.T.: Alamannicarum Rerum Scriptores Aliquot Recentiores
2. – (1661). – [2] Bl., 142 [i.e. 156] S., [2] Bl.

Bibl.Sud. 1284-1/3
Notation: Sud. VII, 10 = Par. 513
Rerum Alamannicarum Scriptores Aliquot Vetusti: a quibus Alamannorum Qui Nunc Partim Suevis, Partim Helvetiis Cessere, Historiae Tam Saeculares Quam Ecclesiasticae Traditae Sunt; Tribus Tomis divisi ... – Francofurti: Porssius
T. 3 u.d.T.: Alamannicarum Rerum Scriptores Aliquot Recentiores
3. – (1661). – [8] Bl., 164 S., [4] Bl.

Bibl.Sud. 1285
Notation: Sud. VII, 10 = Par. 510
Bertin, Georges:
[Medicina] Georgii Bertini Campani Medicina: Libris Viginti Methodice absoluta; In qua mutuus Graecorum & Arabum Consensus, legitima veteris Medicinae adversus Paracelsistas Defensio, vera Animadversionum Argenterii in Hippocratem & Galenum Confutatio, dilucida Controversiarum & Locorum difficilium Explicatio, atq[ue] accurata novarum hoc seculo Rerum Observatio continentur. – Basileae: Waldkirch, 1587. – [6] Bl., 812 Sp., [15] Bl.

Bibl.Sud. 1286-1/2
Notation: Sud. VII, 10 = Par. 509
Winter, Johann:
[De Medicina Veteri Et nova tum cognoscenda, tum faciunda] Ioannis Guintherii Andernaci Medici Clarissimi, De Medicina Veteri Et nova tum cognoscenda, tum faciunda: Commentarii duo. – Basileae: Henricpetri
[1]. – (1571). – [4] Bl., 806 S., [14] Bl.: Ill.

Bibl.Sud. 1286-1/2
Notation: Sud. VII, 10 = Par. 509
Winter, Johann:
[De Medicina Veteri Et nova tum cognoscenda, tum faciunda] Ioannis Guintherii Andernaci Medici Clarissimi, De Medicina Veteri Et nova tum cognoscenda, tum faciunda: Commentarii duo. – Basileae: Henricpetri
2. – (1571). – [2] Bl., 867 S., [23] Bl.: Ill.

Bibl.Sud. 1287, 2
Notation: Sud. VII, 10 = Par. 517
Gazette médicale de Paris. – Paris
Vorg. → Gazette de santé. – 141279
ISSN 1153-964X – ISSN 1153-9666
Erscheinungsverlauf: 1.1830 – 3.1832; 2. Sér. 1.1833 – 13.1845; 3. Sér. 1.1846 – 26.1871; 4. Sér. 1.1872 – 6.1877; 5. Sér. 7.1878; 6. Sér. 1.1878 – 5.1883; 7. Sér. 1.1884 – 8.1891; 8. Sér. 1.1892 – 2.1893; 9. Sér. 1.1894 – 3.1896; 10. Sér. 1.1897; 11.

Sér. 1.1898 – 3.1900; 12. Sér. 1 = 72.1901 – 3 = 74.1903; 13. Sér. 4 = 75.1904 – 13 = 84.1913; 14. Sér. 85.1914 – 87.1916; damit Ersch. eingest.
Bestand: 3.1842

Bibl.Sud. 1288-1
Notation: Sud. VII, 10 = Par. 515
Manget, Jean-Jacques:
[Bibliotheca Chemica Curiosa, Seu Rerum ad Alchemiam pertinentium Thesaurus Instructissimus] Jo. Jacobi Mangeti, Medicinae Doctoris, Et Sereniss. ac Potentiss. Regis Prussiae Archiatri, Bibliotheca Chemica Curiosa, Seu Rerum ad Alchemiam pertinentium Thesaurus Instructissimus: Quo non tantum Artis Auriferae, Ac Scriptorum in ea Nobiliorum Historia traditur; Lapidis Veritas Argumentis & Experimentis innumeris, immo & Juris Consultorum Judiciis evincitur; Termini obscuriores explicantur; Cautiones contra Impostores, & Difficultates in Tinctura Universali conficienda occurentes, declarantur: Verum etiam Tractatus Omnes Virorum Celebriorum, qui in Magno sudarunt Elixyre, quique ab ipso Hermete, ut dicitur, Trismegisto, ad nostra usque Tempora de Chrysopoea scripserunt, cum praecipuis suis Commentariis, concinno Ordine dispositi exhibentu.. – Coloniae Allobrogum: Chouet u.a.
1. – (1702). – [9] Bl., 938 S., 15 Bl.: Ill.

[Bibliotheca Sudhoffiana, Teil] Sud. VIII

Bibl.Sud. 1289-1
Notation: Sud. VIII, 1 = Par. 611
Hübner, Lorenz:
Beschreibung der hochfürstlich-erzbischöflichen Haupt- und Residenzstadt Salzburg und ihrer Gegenden: verbunden mit ihrer ältesten Geschichte / Von L. Hübner. – Salzburg: Im Verlage des Verfassers
1 Topographie. – 1792. – XXXII, 594 S., [6] Bl., [2] Doppelbl.: Ill., Kt.

Bibl.Sud. 1289-2
Notation: Sud. VIII, 1 = Par. 611
Hübner, Lorenz:
Beschreibung der hochfürstlich-erzbischöflichen Haupt- und Residenzstadt Salzburg und ihrer Gegenden: verbunden mit ihrer ältesten Geschichte / Von L. Hübner. – Salzburg: Im Verlage des Verfassers
2 Statistik. – 1793. – VIII, 620 S., [6] Bl., [1] Doppelbl.: Kt.

Bibl.Sud. 1290
Notation: Sud. VIII, 1 = Par. 612
Hübner, Lorenz:
Beschreibung der hochfürstlich-erzbischöflichen Haupt-und Residenzstadt Salzburg und ihrer Gegenden: vorzüglich für Ausländer und Reisende; Nebst dem Grundrisse der Stadt, und ihres Bezirks / Von L. Hübner. Aus dessen größerer Beschreibung von ihm selbst zusam[m]engezogen. – Salzburg: Mayr, 1794. – XXIV, 442 S., [5] Bl., [1] Doppelbl.: Kt.

Bibl.Sud. 1291
Notation: Sud. VIII, 1 = Par. 613
Salzburger Volkssagen / hrsg. und bearb. von R. von Freisauff. – Wien u.a.: Hartleben, 1880. – VIII, 664 S.: Ill.

Bibl.Sud. 1292-1
Notation: Sud. VIII, 1 = Par. 614
Zillner, Franz V.:
Geschichte der Stadt Salzburg / von F. V. Zillner. – Salzburg: Oellacher
1 Geschichtliche Stadtbeschreibung. – 1885. – VIII, 456 S.: Ill., Kt.

Bibl.Sud. 1293
Notation: Sud. VIII, 1 = Par. 615
Mittheilungen der Gesellschaft der Salzburger Landeskunde: XXVIII. Vereinsjahr 1888. – [Salzburg], 1889. – [1] Bl.
Rezension. – Aus: Salzburger Zeitung, 7./8. Januar 1889

Bibl.Sud. 1294
Notation: Sud. VIII, 1 = Par. 616
Vaterländisches Museum Carolino-Augusteum <Salzburg>:
Jahres-Bericht des Vaterländischen Museums Carolino-Augusteum der Landeshauptstadt Salzburg: für d. Jahr .. – Salzburg: Museum
Hauptsacht. 1851: Jahres-Bericht des Vaterländischen Museums Carolino-Augusteum in Salzburg. – Forts. → Städtisches Museum Carolino-Augusteum <Salzburg>: Jahres-Bericht des Städtischen Museums Carolino Augusteum zu Salzburg
Erscheinungsverlauf: 1850 (1851) – 1867
Bestand: 1890 – 1891; 1893 – 1895; 1897 – 1899; 1901 – 1903

Bibl.Sud. 1295
Notation: Sud. VIII, 1 = Par. 617
Freisauff von Neudeck, Rudolf von:
Salzburg: nebst Ausflügen nach Reichenhall, Berchtesgaden und Königssee / von R. von Freisauff. – Zürich: Schmidt, ca. 1890. – 96 S.: Ill., Kt. – (Städtebilder und Landschaften aus aller Welt; 30/32)

Bibl.Sud. 1296
Notation: Sud. VIII, 1 = Par. 618
Salzburger Museum Carolino Augusteum:
Das Museum Carolino-Augusteum in Salzburg: 1833 – 1908 / [E. Fugger]. – Salzburg: Huttegger, [1908]. – 51 S., [20] Bl.: zahlr. Ill.

Bibl.Sud. 1297
Notation: Sud. VIII, 1 = Par. 619
Salzburg, 4. Oktober 1911. – Salzburg: Mayrische Buchhandlung, Swatschek, [1911]. – 18 Postkt.: überw. Ill.

Bibl.Sud. 1298
Notation: Sud. VIII, 1 = Par. 620
Schwaz in Tirol: ein Führer durch Stadt und Umgebung / [J. C. Platter ...]. – Schwaz: Verl. der Fremdenverkehrs-Sektion, ca. 1905. – 31 S.: Ill., Kt.

Bibl.Sud. 1299
Notation: Sud. VIII, 1 = Par. 621
Bologa, Valeriu L.:
Paracelsus in der siebenbürgisch-sächsischen Volkssage / von Valeriu L. Bologa. – Leipzig: Barth, 1930. – S. 97 – 98
Aus: Sudhoffs Archiv für Geschichte der Medizin; 23

Bibl.Sud. 1300
Notation: Sud. VIII, 1 = Par. 622
Fischnaler, Konrad:
Touristen-Station und Sommerfrischort Sterzing am Eisak: mit geschichtlichen, kunsthistorischen und naturwissenschaftlichen Nachrichten / von Conrad Fischnaler. – 4., neubearb. Aufl. – Sterzing: Verschönerungs-Verein, 1896. – VI, 78 S.: Ill., Kt.

Bibl.Sud. 1301
Notation: Sud. VIII, 1 = Par. 623
Sterzing:
Sommerfrische Sterzing am Südabhange des Brenners: 950 Meter über dem Meere. – [Sterzing], ca. 1910. – [2] Bl.

Bibl.Sud. 1301#Beibd. 1
Notation: Sud. VIII, 1
Sterzing:
Sommerfrische Sterzing am Südabhange des Brenners: 950 Meter über dem Meere. – [Sterzing], ca. 1915. – [2] Bl.

Bibl.Sud. 1302
Notation: Sud. VIII, 1 = Par. 624
Sperges, Joseph von:
[Tyrolische Bergwerksgeschichte] Joseph von Sperges, auf Palenz etc. Landmannes in Tyrol, Tyrolische Bergwerksgeschichte: mit alten Urkunden, und einem Anhange, worinn das Bergwerk zu Schwatz beschrieben wird. – Wien: Trattner, 1765. – [9] Bl., 336 S., [7] Bl.

Bibl.Sud. 1303
Notation: Sud. VIII, 1 = Par. 625
Striegau: die schöne Dreiberge-Stadt / Verkehrs- und Verschönerungs-Verein. – Striegau, [1930]. – [8] Bl.: Ill.

Bibl.Sud. 1304
Notation: Sud. VIII, 1 = Par. 626
Zimmermann, Julius:
Die Striegauer Berge in naturwissenschaftlicher und geschichtlicher Beziehung / von J. Zimmermann. – Striegau: Tschörner, 1892. – 38 S.: Ill., Kt.

Bibl.Sud. 1305
Notation: Sud. VIII, 1 = Par. 627
Gotthard, Philipp:
Drei Berge – drei Jahrhunderte: Festspiel in drei Abtheilungen zur Feier der 16. Kreis-Turnfestes des II. Deutschen Turnkreises, Schlesien-Südposen / von Philipp Gotthard. – Striegau: Schoerner, ca. 1900. – 12 S.

Bibl.Sud. 1306
Notation: Sud. VIII, 1 = Par. 628
Jäger, Albert:
Beitrag zur tirolisch-salzburgischen Bergwerks-Geschichte / von Albert Jäger. – Wien: Gerold, 1875. – 122 S.
Aus: Archiv für österreichische Geschichte; 53,2

Bibl.Sud. 1307
Notation: Sud. VIII, 1 = Par. 629
Schwarz, Ignaz:
Zur Geschichte der Medizin in Ungarn / von Ignatz Schwarz. – Budapest: Franklin-Verein, 1890. – 46 S.
Aus: Ungarische Revue; 1890

Bibl.Sud. 1308
Notation: Sud. VIII, 1 = Par. 630
Schiller, Artur:
Führer durch Striegaus Altertümer / von Artur Schiller. – Striegau: Gutenberghaus Tschoerner, 1931. – 12 S.

Bibl.Sud. 1309
Notation: Sud. VIII, 1 = Par. 631
Ghon, Carl:
Chronik der Stadt Villach: vom Jahre 1848 bis 1889; nebst mehreren älteren denkwürdigen Daten / verf. von Carl Ghon. – Villach: Liegl, 1889. – IV, 211, X S.: Ill., Kt.

Bibl.Sud. 1310
Notation: Sud. VIII, 1 = Par. 632
Binder, Johann J.:
Die Wädensweil-Einsiedeln-Bahn / von J. J. Binder. – Zürich: Orell Füssli, [1877]. – 40 S.: zahlr. Ill. – (Illustrirte Wanderbilder; 5)

Bibl.Sud. 1311-1/3
Notation: Sud. VIII, 1 = Par. 633
Gräffer, Franz:
Kleine Wiener Memoiren: historische Novellen, Genrescenen, Fresken, Skizzen, Persönlichkeiten und Sächlichkeiten, Anecdoten und Curiosa, Visionen und Notizen zur Geschichte und Characteristik Wien's in älterer und neuerer Zeit / von Franz Gräffer. – Wien: Beck
1. – (1845). – IV, 259 S.: Ill.

Bibl.Sud. 1311-1/3
Notation: Sud. VIII, 1 = Par. 633
Gräffer, Franz:
Kleine Wiener Memoiren: historische Novellen, Genrescenen, Fresken, Skizzen, Persönlichkeiten und Sächlichkeiten, Anecdoten und Curiosa, Visionen und Notizen zur Geschichte und Characteristik Wien's in älterer und neuerer Zeit / von Franz Gräffer. – Wien: Beck
2. – (1845). – [2] Bl., 297 S.: Ill.

Bibl.Sud. 1311-1/3
Notation: Sud. VIII, 1 = Par. 633
Gräffer, Franz:
Kleine Wiener Memoiren: historische Novellen, Genrescenen, Fresken, Skizzen, Persönlichkeiten und Sächlichkeiten, Anecdoten und Curiosa, Visionen und Notizen zur Geschichte und Characteristik Wien's in älterer und neuerer Zeit / von Franz Gräffer. – Wien: Beck
3. – (1845). – IV, 258 S., [1] Bl.: Ill.

Bibl.Sud. 1312
Notation: Sud. VIII, 1 = Par. 634
Bermann, Moritz:
Alt- und Neu Wien: Geschichte der Kaiserstadt und ihrer Umgebungen; seit dem Entstehen bis auf den heutigen Tag und in allen Beziehungen zur gesammten Monarchie / geschildert von Moriz Bermann. – 2. Aufl. – Wien u.a.: Hartleben, 1881. – VIII, 1200 S.: zahlr. Ill.

Bibl.Sud. 1313
Notation: Sud. VIII, 2 = Par. 659
Helmont, Jan Baptista van:
Ortus Medicinae. Id Est, Initia Physicae Inaudita: Progressus medicinae novus, In Morborum Ultionem, Ad Vitam Longam / Authore Ioanne Baptista Van Helmont ... Edente Authoris Filio, Francisco Mercurio Van Helmont, Cum eius Praefatione ex Belgico translata. – Amsterodami: Elzevirius, 1648. – [18] Bl., 800 S.: Ill.

Bibl.Sud. 1313#Beibd. 1
Notation: Sud. VIII, 2 = Par. 660
Helmont, Jan Baptista van:
[Opuscula Medica Inaudita] Ioannis Baptistae Van Helmont ... Opuscula Medica Inaudita: I. De Lithiasi. II. De Febribus. III. De Humoribus Galeni. IV. De Peste. – Editio secunda multo emendatior. – Amsterodami: Elzevirius, 1648. – [4] Bl., 110, 115, 88 S.

Bibl.Sud. 1314
Notation: Sud. VIII, 2 = Par. 661
Helmont, Jan Baptista van:
Die Morgenröthe. Das ist: fünf herrliche und geheimnißvolle Receptbücher zum leiblichen Wohl der Menschheit: I. Welche große Kraft in den Worten und Dingen stecke. II. Aus Worten, Kräutern und Gesteinen läßt Gott viel Wunderkraft erscheinen. III. Des Irländers Butler köstliches Universalmittel. IV. Die geheimen Mittel des Theophrastus Paracelsus zum langen Leben. V. Der Baum des Lebens / Joh. Baptista v. Helmont. – Sulzbach [i.e. Stuttgart]: Endter [i.e. Scheible], 1683 [i.e. ca. 1860]. – 304 S.
Anonymer Nachdruck des 19. Jahrhunderts

Bibl.Sud. 1315
Notation: Sud. VIII, 2 = Par. 662
Broeckx, Corneille:
Notice sur le manuscrit Causa J. B. Helmontii, (magnétisme animal), déposé aux Archives Archiépiscopales de Malines / par C. Broeckx. – Anvers: Buschmann, 1852. – 79 S.: Ill.
Aus: Annales de l'Académie d'Archéologie de Belgique; 1852

Bibl.Sud. 1315#Beibd. 1
Notation: Sud. VIII, 2 = Par. 663
Helmont, Jan Baptista van:
Le premier ouvrage de J.-B. van Helmont, seigneur de Mérode, Royenborch, Oirschot, Pellines, etc., ou Eisagoge in artem medicam a Paracelso restitutam / publ. pour la première fois par C. Broeckx. – Anvers: Buschmann, 1854. – 147 S.
Aus: Annales de l'Académie d'Archéologie de Belgique; 1854. – Text lat.

Bibl.Sud. 1315#Beibd. 2
Notation: Sud. VIII, 2 = Par. 664
Helmont, Jan Baptista van:
Ioannes Baptista van Helmont, toparcha in Merode, Oirschot, Pellines et Royenborch, etc. ad iudicem neutrum causam appellat suam et suorum philadelpus ou apologie du magnétisme animal / publ. pour la première fois par C. Broeckx. – Anvers: Buschmann, 1869. – 78 S.
Aus: Annales de l'Académie d'Archéologie de Belgique; 25. – Text lat.

Bibl.Sud. 1316
Notation: Sud. VIII, 2 = Par. 665
Fränkel, Diederich H.:
Vita et opiniones Helmontii: dissertatio inauguralis medica / quam ... defendet Diedericus Henricus Fraenkel e Promontorio Bonae Spei oribundus. – Lipsiae: Staritzius, 1837. – 32 S.

Bibl.Sud. 1317
Notation: Sud. VIII, 2 = Par. 666
Loos, Johann Jacob:
Johannes Baptista van Helmont / von J[ohann] J[acob] Loos. – Heidelberg: Mohr und Zimmer, 1807. – [2] Bl., 79 S.

Bibl.Sud. 1318
Notation: Sud. VIII, 2 = Par. 667
Spieß, Gustav Adolf:
J. B. van Helmont's System der Medicin: verglichen mit den bedeutenderen Systemen älterer und neuerer Zeit; ein Beitrag zur Entwickelungsgeschichte medicinischer Theorien; nebst der Skizze einer Theorie der Lebenserscheinungen im gesunden und krankhaften Zustande / von G[ustav] A[dolf] Spieß. – Frankfurt am Main: Schmerber, 1840. – XXXII, 520 S.

Bibl.Sud. 1319
Notation: Sud. VIII, 2 = Par. 668
Giesecke, Friedrich:
Die Mystik Joh. Baptist van Helmonts: 1577-1644. – Leitmeritz, 1908. – VIII, 79 S.
Erlangen, Univ., Diss., 1908

Bibl.Sud. 1320
Notation: Sud. VIII, 2 = Par. 669
Der Belfried: eine Monatsschr. für Geschichte d. Gegenwart d. belgischen Lande. – Leipzig: Belfried-Verl., 1917
Vorg. → Volkswirtschaftliche Gesellschaft in Belgien: Mitteilungen der Volkswirtschaftlichen Gesellschaft in Belgien.
Erscheinungsverlauf: 1.1916/17(1917) – 3.1918,6; damit Ersch. eingest.
Bestand: 2.1917,1-2

Bibl.Sud. 1321
Notation: Sud. VIII, 2 = Par. 670
Polemann, Joachim:
Novum Lumen Medicum: In welchem Die vortreffliche und hochnöthige Lehre des hochbegabten Philosophi Helmontii, Von dem hohen Geheimnis des Sulphuris Philosophorum Aus getreuen wolmeynendem Gemüthe gegen die Unwissenden und Irrenden wie auch aus mitleidendem Hertzen gegen die Krancken gründlichen erkläret wird / von Joachimo Polemann. – Amsterdam: Betkius, 1660. – [3] Bl., 245 S.

Bibl.Sud. 1322
Notation: Sud. VIII, 2 = Par. 671
Starkey, George:
[Chymie, Oder: Erklärung der Natur und Vertheidigung Helmonts, als ein kurtzer und sicherer Weg zu einem langen und gesunden Leben] Dr. Georg Starkeys Chymie, Oder: Erklärung der Natur und Vertheidigung Helmonts, als Ein kurtzer und sicherer Weg zu einem langen und gesunden Leben: Nebst der Bereitung der wahren Artzneyen, und derselben Gebrauch. Samt einer Beschreibung des Liquor Alcahests ... – Nürnberg: Rüdiger, 1722. – [28] Bl., 458 S.: Ill.

Bibl.Sud. 1323-1/2
Notation: Sud. VIII, 2 = Par. 672
Mayerne, Théodore Turquet de:
Praxeos Mayernianae In Morbis internis Praecipue Gravioribus & Chronicis Syntagma: Ex Adversariis, Consiliis ac Epistolis Eius, Summa Cura ac Diligentia Concinnatum / [Hrsg.: Walter Charleton]. – Londini: Smith
Bd. 2 u.d.T.: Praxeos Mayernianae Ex Adversariis, Consiliis ac Epistolis eius summa cura ac diligentia concinnatum Syntagma Alterum. – Im Verl. Smith & Walford ersch.
[1]. – (1690). – [8] Bl., 451 S., [14] Bl.

Bibl.Sud. 1323-1/2
Notation: Sud. VIII, 2 = Par. 672
Mayerne, Théodore Turquet de:
Praxeos Mayernianae In Morbis internis Praecipue Gravioribus & Chronicis Syntagma: Ex Adversariis, Consiliis ac Epistolis Eius, Summa Cura ac Diligentia Concinnatum / [Hrsg.: Walter Charleton]. – Londini: Smith
Bd. 2 u.d.T.: Praxeos Mayernianae Ex Adversariis, Consiliis ac Epistolis eius summa cura ac diligentia concinnatum Syntagma Alterum. – Im Verl. Smith & Walford ersch.
2 Quatuor Tractatus continens: viz. I. De Febribus. II. De Morbis Externis. III. De Arthritide. IV. De Lue Venerea. – 1696. – [2] Bl., 283 S., [2] Bl.

Bibl.Sud. 1324
Notation: Sud. VIII, 2 = Par. 673
Potier, Pierre:
Petri Poterii ... Opera Omnia Medica, Et Chemica. Adiecta est Doctissima Dissertatio Petri Guissonii Avenionensis, De Tribus Principiis Chemicis Et Nova Recentiorum Medendi Methodo. – Francofurti: Stock, 1666. – [6] Bl., 752, 24 S., [16] Bl.

Bibl.Sud. 1324
Notation: Sud. VIII, 2 = Par. 673
Guisson, Pierre:
[Epistolica Dissertatio De Anonymo Libello (Circa Abbreviatum Verae Medicinae Genus)] Petri Guissonii Doct. Med. Epistolica Dissertatio De Anonymo Libello (Circa Abbreviatum Verae Medicinae Genus): Ubi Potissimum Eventilatur Principiorum Chymicorum Hypothesis. – Francofurti: [Stockius], 1666. – 24 S.
Enth. in: Petri Poterii ... Opera Omnia Medica, Et Chemica. – Francofurti, 1666

Bibl.Sud. 1325
Notation: Sud. VIII, 2 = Par. 674
Fabre, Pierre Jean:
Myrothecium Spagyricum; Sive Pharmacopoea Chymica: Occultis Naturae Arcanis, Ex Hermeticorum Medicorum scriniis depromtis abunde illustrata. Item: Insignes Curationes Variorum Morborum, Qui Medicamentis chymicis, iucundissima methodo curati fuere u.a. – Argentorati: Zetznerus, 1632. – [2] Bl., 380 S., [9] Bl., 157 S., [2] Bl.

Bibl.Sud. 1325#Beibd. 1
Notation: Sud. VIII, 2 = Par. 675
Fabre, Pierre Jean:
[Palladium Spagyricum] Palladium Spagyricum Petri Ioannis Fabri, Doctoris Medici, Monspeliensis Philochymici Castronovodarensis. – Editio Secunda. – Argentorati: Zetznerus, 1632. – [5] Bl., 326 S., [7] Bl.

Bibl.Sud. 1326
Notation: Sud. VIII, 2 = Par. 676
Tachenius, Otto:
[Tractatus De Morborum Principe] Ottonis Tachenii Tractatus De Morborum Principe: In quo Plerorumque gravium ac sonticorum, praeter naturam affectuum, dilucida enodatio, & Hermetica, id est, vera & solida eorundem curatio proponitur. – Osnabrugi: Schwänderus, 1679. – [8] Bl., 211 S.; 12

Bibl.Sud. 1327
Notation: Sud. VIII, 2 = Par. 677
Tachenius, Otto:
[Hippocrates Chimicus] Ottonis Tachenii Hippocrates Chimicus: Qui Novissimi Viperini Salis Antiquissima Fundamenta ostendit. – Brunsvigae: Hauenstein, 1668. – [?0] Bl., 271 S.: Ill.; 12

Bibl.Sud. 1328
Notation: Sud. VIII, 2 = Par. 678
Warenius, Henricus:
Nosologia Seu Adfectuum humanorum curatio Hermetica Et Galenica: Thesibus comprehensa, ac Consentiente senatu Medico in Academia Rostochiense disceptata / Praeside Henrico Warenio Philosopho & Medico Doctore, Post obitum autoris in usum Medicinam discentium collecta & publicata studio & opera Joachimi Tanckii Philosophiae & Medicae artis Doct. Anatomes & Cheirurgiae in Academia, quae Lipsiae est, Professoris publici. – Lipsiae: Rosa, 1605. – [12] Bl., 240 S.

Bibl.Sud. 1329
Notation: Sud. VIII, 2 = Par. 679
Nolle, Heinrich:
Systema Medicinae Hermeticae Generale: In quo I. Medicinae verae fundamentum, II. Sanitatis conservatio, III. Morborum cognitio, & Curatio, Methodo dilucidissima generaliter explicantur / Ab Henrico Nollio Philochymiatro. – Francoforti: Palthenius, 1613. – 127 S.

Bibl.Sud. 1330
Notation: Sud. VIII, 2 = Par. 680
Grüling, Philipp Gerhard:
[Observationes Et Curationes Medicinales Dogmatico-Hermeticae In Certis Locis Et Notis Personis Optime Expertae Et Probatae] Philippi Grülingii ... Observationum Et Curationum Medicinalium Dogmatico-Hermeticarum , In Certis Locis Et Notis Personis OptimeExpertarum Et Probatarum, Centuriae VII: Cum Appendice quorundam Medicamentorum secretiorum in Lucem edita. – Lipsiae: Frommannus, 1668. – Getr. Zählung: Ill.

Bibl.Sud. 1331-1/2
Notation: Sud. VIII, 2 = Par. 681
Agricola, Johann:
[Deutlich- und wolgegründete Anmerckungen über die Chymische Artzneyen Johannis Poppii] Joh. Agricolae, Ph. Et Med. D. Deutlich- und wolgegründeter Anmerckungen über die Chymische Artzneyen Johannis Poppii ... Theil: In sich begreiffend Vielerley ja etlich hundert herzliche Processe, heilsame Artzney-Mittel, geheime Handgriffe, sonderbare Experimenta, ungemein und seltene Curen, samt vielen merckwürdigen Medicinalischen Historien / Alles aus eigener wol-beglaubter Erfahrung aufrichtig deutlich und gründlich verabfasset ... Nunmehr zum andernmal von vielen Fehlern gereiniget, und mit neuen höchstnöthig- und nützlichen Anmerckungen Herrn Joh. Helfrici Junghens, Med. Licent. vermehrt, und auf vielfältiges Begehren, an den Tag gelegt. – Nürnberg. Zieger 1/2. – (1686). – [8] Bl., 1096 S., [12] Bl.: Ill.

Bibl.Sud. 1332
Notation: Sud. VIII, 2 = Par. 682
Bésard, Jean Baptiste:
Antrum Philosophicum: In Quo Pleraque arcana physica, quae ad vulgatiores humani corporis affectus curandos attinent, sine multo verborum apparatu, ad experimenti legem breviter, & sincere revelantur; Quibus Ordine Alphabetico annotatis, diversa medicamenta ... subiicitur. Atq[ue] huic, Tractatus De Rebus Quae Humano corpori eximiam, & venustam formam inducunt ... annectuntur. – Augustae Vindelicorum: Franck, 1617. – [12] Bl., 248 S.: Ill.

Bibl.Sud. 1332#Beibd. 1
Notation: Sud. VIII, 2 = Par. 683
Burggrav, Johann Ernst:
Introductio In Vitalem Philosophiam: Cui cohaeret Omnium Morborum Astralium & Materialium; seu, Morborum omnium, Elementatorum & haereditariorum ex libro Naturae, Codice philosophicae & medicae veritatis, additis Veterum placitis, Hippocratis, Galeni, Celsi, aliorum, Explicatio atque Curatio. In Speciali Explicatione morborum agitur de Curationum mysteriis, Indicationum compendiis, Remediorum arcanis. Et primum Galeni & aliorum veterum medicamenta proferuntur ... / [Johann Ernst Burggrav]. – Francofurti: de Bry & Ammon, 1623. – [4] Bl., 166 S.; 4
Verf. ermittelt. – Sondert.: Tractatus Alter, De Causis Et Curatione morborum omnium, Astralium & Materialium ...

Bibl.Sud. 1333
Notation: Sud. VIII, 2 = Par. 684
Wirdig, Sebastian:
[Nova Medicina Spirituum] Sebastiani Wirdig Med. D. & P. P. Nova Medicina Spirituum: Curiosa Scientia & doctrina, unanimiter hucusq[ue] neglecta, & a nemine merito exculta, Medicis tamen & Physicis utilissima; In qua Primo Spirituum naturalis Constitutio ... Dehinc Spirituum praeternaturalis seu morbosa Dispositio ... demonstrantur. – Hamburgi: Schulz, 1673. – [21] Bl., 238 S., [1] Bl., 284 S., [6] Bl.; 12

Bibl.Sud. 1334
Notation: Sud. VIII, 2 = Par. 685
Zapata, Giovanni Battista:
Schlüssel der Artzney. Das ist: Wunderbare zuvor unerhörte, jedoch wol probierte und bewehrte Secreta und Künste der Artzney und Chirurgy / Erstlich Von dem Hochgelehrten Herrn Joanne Zapata ... erfunden und gebraucht, auch nachmals durch Josephum Scientia, seinen Discipulum, in Italiänischer Sprach in Truck verfertiget. Jetzund aber durch einen wolerfahrnen und geübten Medicum ... In unsere teutsche Sprach übersetzt. – Leipzig: Groß, 1685. – 262 S., [3] Bl.

Bibl.Sud. 1335-3
Notation: Sud. VIII, 3 = Par. 167
Paracelsus:
Sämtliche Werke: nach der 10bändigen Huserschen Gesamtausgabe (1589 – 1591) zum erstenmal in neuzeitliches Deutsch übersetzt / mit Einl., Biographie, Literaturangaben und erkl. Anm. vers. von Bernhard Aschner. – Jena: Fischer
3. – (1930). – XXXXIV, 1060 S.

Bibl.Sud. 1335-4
Notation: Sud. VIII, 3 = Par. 167
Paracelsus:
Sämtliche Werke: nach der 10bändigen Huserschen Gesamtausgabe (1589 – 1591) zum erstenmal in neuzeitliches Deutsch übersetzt / mit Einl., Biographie, Literaturangaben und erkl. Anm. vers. von Bernhard Aschner. – Jena: Fischer
4. – (1932). – XXII, 1163 S.: Ill.

Bibl.Sud. 1336
Notation: Sud. VIII, 3 = Par. 686
Bodenstein, Adam von:
Wie sich meniglich vor dem Cyperlin Podagra genennet waffnen solle: Unnd bericht diser kreüter so den himmelischen zeichen Zodiaci zugeachtet / Geordnet durch D. Adamen von Bodenstein. – Basel: Stähälin, 1557. – [4], 47 S., [1] Bl.

Bibl.Sud. 1337
Notation: Sud. VIII, 4 = Par. 687
Staehelin, Felix:
Eine populärmedizinische Schrift aus dem alten Basel / [Felix Stähelin]. – [Basel], 1913. – [1] Bl.
Aus: Sonntagsblatt der Basler Nachrichten; 8, 38

Bibl.Sud. 1338
Notation: Sud. VIII, 3 = Par. 688
Phaedro, Georgius:
Verantwortung Ge. Fedronis Von Rhodoch, Auff etlich unglimpff der Sophistischen Artzten und seiner Mißgünner: darundter viel gewaltige geheimnuß zu gemeinen nutz der warhafftigen Medicin offenbart werden. – [Köln], 1566. – [17] Bl.
Bibliographischer Nachweis VD 16 F 692

Bibl.Sud. 1339
Notation: Sud. VIII, 3 = Par. 689
Phaedro, Georgius:
[Opuscula Iatro-Chemica quatuor] Magni G. Phaedronis R. De Gelleinen Husio Franci Opuscula Iatro-Chemica quatuor: I. Praxis Medico-Chemica. II. Halopyrgice, sive Pestis Medica-Chemica curatio. III. Chirurgia minor. IV. Furnus Chymicus; In Quibus Non Solum Difficiliorum & insanabilium morborum ratio curandi Chemica proponitur, sed etiam ipsa praeparandorum Arcanorum doctrina, & Characteristicae, sive Coelestis Physicae Elucidatio perspicue demonstratur / Partim nunquam antehac edita, partim nunc latinitate donata prodeunt E Bibliotheca Schenckiana: Curante Ioanne Andrea Schenckio ... – Francofurti: Hummius, 1611. – [4] Bl., 128 S., [4] Bl.

Bibl.Sud. 1340
Notation: Sud. VIII, 3 = Par. 690
Theoretisch und praktischer Wegweiser zur höhern Chemie / Ausgefertigt von einem Liebhaber der geheimen Physik und chemisch-physikalischer Wahrheiten. – Breßlau u.a.: Gutsch, 1773. – [9] Bl., 206 S.

Bibl.Sud. 1341
Notation: Sud. VIII, 3 = Par. 691
Dorn, Gerhard:
Clavis Totius Philosophiae Chymisticae: Per quam obscura Philosophorum dicta referantur; Compendium tres libros continens, partim physicos, medicos, & pro maiori parte chymicos ... / Per Gerardum Dorn. – Lugduni: Iuncta, 1567. – 302 S.: Ill.

Bibl.Sud. 1342
Notation: Sud. VIII, 3 = Par. 692
Dorn, Gerhard:
Lapis Metaphysicus, Aut Philosophicus: Qui Universalis medicina vera fuit patrum antiquorum, ad omnes indifferenter morbis: etia[m] eos quos incurabiles vocarunt illi qui curare non potuerunt; Et ad metallorum tollenda[m] lepram, fabricandos lapides preciosos, &c. / Per Gerardum Dorn. – S.l., 1570. – [75] Bl.

Bibl.Sud. 1343
Notation: Sud. VIII, 3 = Par. 693
Dorn, Gerhard:
Clavis Totius Philosophiae Chymisticae: Per quam potissima Philosophorum dicta referantur. Cui accessit iam recens Artificium supernaturale ... – Singula per eundem authorem denuo recognita & castigata. – Herbornae: Corvinus, 1594. – 260 S., [11] Bl.

Bibl.Sud. 1344
Notation: Sud. VIII, 3 = Par. 694
Montanus, Johannes:
Breve, Sed Exquisitum, Vereque Philosophicum Iudicium Doctrinis Mysteriisq[ue] variis refertum, Excellentissimi Philosophi & Medici D. Johannis Montani Strigoniensis Silesii, de vera, nativa, omnisq[ue] artis & fuci experte Terra Sigillata, ibidem per divinam / Publicatum Nunc, In Communem Christiani Orbis utilitatem, & in lucem datum cura & studio Senatus Strigoniensis, vel invita adhuc pene Authore, quantumvis mancum & depraratum circumferatur iamdudum ... – Noribergae: Heuslerus, 1585. – [10] Bl.

Bibl.Sud. 1345
Notation: Sud. VIII, 3 = Par. 697
Montanus, Johannes:
Breve, sed exquisitum, vereq[ue] Philosophicum Iudicium, Doctrinis, Mysteriisq[ue] variis refertum, Excellentissimi Philosophi Et Medici D. Johannis Montani, Strigoniensis Silesii, de vera, nativa, omnisq[ue] artis & fuci experte Terra Sigillata, ibidem per divinam gratiam a se inventa / In communem Christiani Orbis utilitatem, publicatum iterum, Cura & Studio Senatus Strigoniensis. – Bregae: Jacobi, ca. 1610. – [20] Bl.

Bibl.Sud. 1345#Beibd. 1
Notation: Sud. VIII, 3 = Par. 695
Montanus, Johannes:
Breve, Sed Exquisitum, Vereque Philosophicum Iudicium Doctrinis Mysteriisq[ue] variis refertum, Excellentissimi Philosophi & Medici D. Johannis Montani Strigoniensis Silesii, de vera, nativa, omnisq[ue] artis & fuci experte Terra Sigillata, ibidem per divinam gratiam a se inventa / Publicatum Nunc, In Communem Christiani Orbis utilitatem, & in lucem datum cura & studio Senatus Strigoniensis. – Wratislaviae: Baumanus, 1597. – [10] Bl.

Bibl.Sud. 1345#Beibd. 2
Notation: Sud. VIII, 3 = Par. 696
Montanus, Johannes:
Breve, Sed Exquisitum, Vereque Philosophicum Iudicium Doctrinis Mysteriisque variis refertum, Excellentissimi Philosophi & Medici D. Johannis Montani Strigoniensis Silesii, de vera, nativa, omnisq[ue] artis & fuci experte Terra Sigillata, ibidem per divinam gratiam a se inventa / In Communem Christiani Orbis Utilitatem, publicatum iterum, cura & studio Senatus Strigoniensis. – Vratislaviae: Baumannus, 1610. – [20] Bl.

Bibl.Sud. 1345#Beibd. 3
Notation: Sud. VIII, 3 = Par. 698
Montanus, Johannes:
Ein kurtzer Bericht, wie Terra Sigillata nützlich kan gebrauchet werden / [Verf.: Johannes Montanus]. – S.l., 1594. – [4] Bl.

Bibl.Sud. 1345#Beibd. 4
Notation: Sud. VIII, 3 = Par. 699
Montanus, Johannes:
Ein kurtzer Bericht, Wie Terra Sigillata nützlich kan gebrauchet werden / [Verf.: Johannes Montanus]. – S.l., 1626

Bibl.Sud. 1346
Notation: Sud. VIII, 3
Thurneysser zum Thurn, Leonhardt:
Quinta Essentia Das Ist die Höchste Subtilitet, Krafft, und Wirkung, Beider der Furtrefelichisten (und menschlichem gschlecht den nutzlichisten) Könsten der Medicina, und Alcheinia, auch wie nahe dise beide, mit Sibschafft, Gefrint, Verwant: Und das eine On beystant der andren, Kein nutz sey, und in Menschlichen Cörpern, zu wircken kein Krafft hab; Vergleichung der Alten und Newen Medicin, und wie alle Subtiliteten Aufgezogen, die Element gescheiden, alle Corpora Gemutiert, unnd das die Minerischen Corpora allen andren Simplicibus, es seyen Kreiter, Wurtzen, Confecten, Steinen, etc. Nit alein gleich, sonder an Kreften (auß unnd Inerhalb Menschlichs Cörpels) uber legen syen / Zu Sondrer Dancksagunge, auch Ehr, und Wolgefallen, dem Edlen, Vesten, Hern Johan von der Berswort, auch allen Kunstlibenden, Durch Leonhart Turneisser zum Thurn, in dreyzehen Bücheren Reymenwyess an tag gebn. – Munster: Ossenbruck, 1570. – [177] Bl.: Ill.

Bibl.Sud. 1347
Notation: Sud. VIII, 3
Thurneysser zum Thurn, Leonhardt:
[Melô Kai Eklērōsis Und Impletio, oder Erfüllung, der verheissung] Melô Kai Eklērōsis Und Impletio, oder Erfüllung, der verheissung Leonhardt Thurneissers zum Thurn, Churfürstlichs Brandenburgischs bestallten Leibs Medici, und Burgers zu Basel: Welche Zusagung, von ihme zu Berlin, Anno 1580. den x. tag Martii (wegen der anaptyxis, oder Explication seines Calenders) zu leisten beschehen; Darinn nicht allein gründlicher und außfürlicher verstandt aller Character, verkürtzter wörter, oder sonst verborgner reden, Sonder auch warhafftiger Bericht deren ursachen, neben den Fundamenten seines Glaubens, Distillirens, Curirens, Prognosticirens, Frembder Sprachen Redens, Bücherschreibens,

Kreuterkennens, Wanderens, Harnprobirens, und anderer seiner betriben und hendlen, gegeben wird ... – Durch den Authorem selbert zum andern mal mit fleiß Corrigirt. – Nürmberg [!]: Heußler, 1581. – [86] Bl.: Ill.

Bibl.Sud. 1348
Notation: Sud. VIII, 3 = Par. 701
Thurneysser zum Thurn, Leonhardt:
Methodus Brevis Et Dilucida, Von Rechter und warhaffter Extraction der Seelischen unnd Spiritualischen Kräfften aus allerley Kräutern, Baumfrüchten, Blumen, Samen, Mineren und Edelgesteinen etc. / ... kürtzlich beschrieben Durch Leonhard Thurneyser zum Thurn ... – Wittenberg: Berger, 1619. – [1] Bl., 70 S.

Bibl.Sud. 1349
Notation: Sud. VIII, 3 = Par. 702
Hofmann, August Wilhelm von:
Berliner Alchemisten und Chemiker: Rückblick auf die Entwickelung der chemischen Wissenschaft in der Mark; Rede, gehalten zur Feier des Stiftungstages der Militärärztlichen Bildungs-Anstalten am 2. August 1882 / von Aug. Wilh. Hofmann. – Berlin: Schade, 1882. – 80 S.

Bibl.Sud. 1350
Notation: Sud. VIII, 3 = Par. 704
Reber, Burkhard:
Zwei neue Dokumente über Leonhard Thurneysser zum Thurn / von B. Reber. – [Leipzig]: [Barth], 1906. – S. 432 – 439
Aus: Mitteilungen zur Geschichte der Medizin und Naturwissenschaften; 5

Bibl.Sud. 1351
Notation: Sud. VIII, 3 = Par. 703
Sudhoff, Karl:
Thurneyssersche Kalender auf die Jahre 1591, 1594 und 1596 / besprochen von Karl Sudhoff. – [Hamburg]: [Voss], 1908. – S. 130 – 135: Ill.
Aus: [Archiv für Geschichte der Medizin und der Naturwissenschaften; 2]

Bibl.Sud. 1352
Notation: Sud. VIII, 3 = Par. 705
Speter, Max:
Leonhard Thurneißers Flucht / von Max Speter. – [Berlin], 1930. – [1] Bl.
Aus: Vossische Zeitung, Unterhaltungsblatt; 1930, 21

Bibl.Sud. 1353
Notation: Sud. VIII, 3 = Par. 706
Severinus, Petrus:
Idea Medicinae Philosophicae: Fundamenta Continens Totius Doctrinae Paracelsicae, Hippocraticae & Galenicae / Authore Petro Severino Dano Philosopho & Medico. – Erfurti: Episcopus, 1616. – [8] Bl., 430 S., [1] Bl.

Bibl.Sud. 1354
Notation: Sud. VIII, 3 = Par. 707
Severinus, Petrus:
Idea Medicinae Philosophicae: Fundamenta Continens totius doctrinae Paracelsicae, Hippocraticae, & Galenicae / Authore Petro Severino Dano Philosopho & Medico. – Basileae: Henricpetrus, 1571. – [8] Bl., 415 S., [8] Bl.

Bibl.Sud. 1355
Notation: Sud. VIII, 3 = Par. 709
Bruno, Giordano:
Von der Ursache, dem Princip und dem Einen / Giordano Bruno. Aus dem Ital. übers. und mit erl. Anm. vers. von Adolf Lasson. – Berlin: Heimann, 1872. – 184 S. – (Philosophische Bibliothek oder Sammlung der Hauptwerke der Philosophie alter und neuer Zeit; 53)

Bibl.Sud. 1356
Notation: Sud. VIII, 4 = Par. 143
Der Hermetische Nord-Stern, oder getreuer Unterricht und Anweisung, wie zu der Hermetischen Meisterschaft zu gelangen: nebst gutherziger Warnung und Ermahnung, wie sich vorhero jedermann wohl zu prüfen habe, ehe er sich unterstehe, dieser so grossen und geheimen Wissenschaft zu unterwerfen / ... heraus gegeben von J. J. F. Sac. Caes. Reg. M. C. A. Liebhaber des grossen Geheimnuß und wahren Weißheit. Nebst einem Anhang, handlend von der ewigen Weißheit oder Magia, und sechs Tractätlein Philippi Aureoli Theophrasti Bombast ab Hochenheim. I. Psalterium Chymicum seu Manuale Paracelsi ... – Frankfurt u.a.: Kraus, 1771. – [4] Bl., 296 S.

Bibl.Sud. 1357
[Bibl.Sud. 1413#Beibd. 1]
Notation: Sud. VIII, 4 = Par. 144
Philippi Aureoli Theophrasti Paracelsi Chymischer Psalter, oder Philosophische Grundsätze vom Stein der Weisen Anno 1522 / Aus dem höchst seltenen lateinischen Grundtext übersetzt, von einem Liebhaber natürlicher Geheimnisse 1771. – Berlin: Vieweg, ca. 1771. – [8] Bl., 36 S.: Ill.
Unechtes Werk

Bibl.Sud. 1358
Notation: Sud. VIII, 4 = Par. 145
La Fausseté Des Miracles Des Deux Testamens: Prouvée par le parallele avec de semblables prodiges opérés dans diverses sectes; Ouvrage traduit du Manuscrit Latin intitulé: Theophrastus redivivus. – Londres [i.e. Amsterdam], 1775. – 168 S.

Bibl.Sud. 1359-1/2
Notation: Sud. VIII, 4 = Par. 146
Hermetisches Museum / Allen Liebhabern der wahren Weisheit gewidmet von dem Herausgeber. – Reval u.a.: Albrecht
1. – (5782 [i.e. 1782]). – 192 S.

Bibl.Sud. 1359-1/2
Notation: Sud. VIII, 4 = Par. 146
Hermetisches Museum / Allen Liebhabern der wahren Weisheit gewidmet von dem Herausgeber. – Reval u.a.: Albrecht
2. – (5783 [i.e. 1783]). – 190 S.

Bibl.Sud. 1360
Notation: Sud. VIII, 4 = Par. 147
Europäischer Staats-Wahrsager oder wundersame und merkwürdige Propheceyungen von dem jetzigen Zustande der meisten und vornehmsten Europäischen Staaten. Nebst sichern und gewissen Kennzeichen, die vor Christi Zukunft hergehen werden. – Elberfeld: Giesen, 1794. – 111 S.
Enth. außerdem: Die Stunde der Versuchung, die kommen wird über den ganzen Weltkreis

Bibl.Sud. 1361
Notation: Sud. VIII, 4 = Par. 148
Abicht, Johann Heinrich:
Des Paracelsus Spinosiors absolutes Ey oder das durch Scherz und Ernst rektificirte Schelling'sche Identitätssystem / hrsg. von Ernest Polarch [d.i. Johann Heinrich Abicht]. – Germanien [i.e. Arnstadt]: [Hildebrand], 1803. – 128 S.

Bibl.Sud. 1361#Beibd. 1 = Par. 149
Notation: Sud. VIII, 4
Fries, Jakob Friedrich:
Sonnenklarer Beweis, daß in Professor Schellings Naturphilosophie nur die vom Hofrath und Professor Voigt in Jena schon längst vorgetragenen Grundsätze der Physik wiederholt werden: ein Neujahrsgeschenk für Freunde der Naturkunde / von einem unbefangenen Beobachter dargest. – Leipzig: [Hinrichs], 1803. – 56 S.

Bibl.Sud. 1361#Beibd. 2
Notation: Sud. VIII, 4 = Par. 150
Begrif [!] des Idealismus: ein philosophisches Gespräch. – Göttingen: Dieterich, 1803. – 80 S.

Bibl.Sud. 1362
Notation: Sud. VIII, 4 = Par. 172
Neue Gold- und Silbergrube: enthaltend die wundersamsten und wichtigsten sympathetischen und magnetischen Geheimmittel des Albertus Magnus, Theophrastus Parazelsus, Agrippa von Nettesheim etc. gegen manche oft für unheilbar gehaltene Krankheiten und Gebrechen, sowie merkwürdige in das Gebiet der Haus- und Landwirthschaft einschlagende Mittheilungen zum Nutzen und zur Unterhaltung. – Schwäb. Hall: Haspel, [1851]. – 58 S.

Bibl.Sud. 1363
Notation: Sud. VIII, 4 = Par. 151
Der enthüllte Zauber-Garten von Dr. Theophrastus, Dr. Faust u. A.: ein gemeinfaßliches Buch voll interessanter, allgemein nützlicher Geheimnisse. – Sehr verm. und verb. Aufl. – Reutlingen: Rupp und Baur, 1854. – XVIII, 205 S.

Bibl.Sud. 1364
Notation: Sud. VIII, 4
Das erste Concil der deutsch-katholischen Kirche: gehalten zu Leipzig unter Mitwirkung von Czerski und Ronge. – Leipzig: Berger, 1845. – 30 S.

Bibl.Sud. 1364#Beibd. 1
Notation: Sud. VIII, 4
Duller, Eduard:
An die Fürsten: Stimme eines deutschen Katholiken / von Eduard Duller. – Darmstadt: Jonghaus, 1845. – 11 S.

Bibl.Sud. 1364#Beibd. 2
Notation: Sud. VIII, 4
Duller, Eduard:
Offner Brief eines deutschen Katholiken an die deutschen Bischöfe. Aufruf an die deutschen Katholiken, Priester und Laien / von Eduard Duller. – Darmstadt: Jonghaus, 1845. – 21 S.

Bibl.Sud. 1364#Beibd. 3
Notation: Sud. VIII, 4
Die Jesuiten!: ein Ruf der Warnung und Erweckung an alle Freunde der Wahrheit und des Friedens. – Darmstadt: Jonghaus, 1845. – 23 S.

Bibl.Sud. 1364#Beibd. 4
Notation: Sud. VIII, 4 = Par. 152
Paracelsus:
Theophrastus Paracelsus als Bekämpfer des Pabstthums / mitget. und seinem Freunde Johannes Ronge gewidmet von Otto Lindner. – Leipzig: Köhler, 1845. – 31 S.: Ill.
Teilausg.

Bibl.Sud. 1364#Beibd. 5
Notation: Sud. VIII, 4
Ronge, Johannes:
Die römische und die deutsche Schule / von Johannes Ronge. – Deßau: Neubürger
Mehr nicht erschienen
1. – (1845). – 32 S.

Bibl.Sud. 1364#Beibd. 6
Notation: Sud. VIII, 4
Ronge, Johannes:
Zuruf / von Johannes Ronge. – Deßau: Neubürger, 1845. – 14 S.

Bibl.Sud. 1364#Beibd. 7
Notation: Sud. VIII, 4
Jachmann, Karl R.:
Die deutsch-katholische Kirche und die Herren Grys und Romberg / von Dr. Jachmann. – Deßau: Neubürger, 1845. – 31 S.

Bibl.Sud. 1364#Beibd. 8
Notation: Sud. VIII, 4
Vivat Ronge! Vivat Schneidemühl! Oder: Was muß geschehen, damit das durch confessionelle Spaltungen zerrissene deutsche Volk wieder ein einiges Volk werde?: ein ernstes Wort an die deutsche Nation / von einem Anhänger der neuen christlich-apostolisch-katholischen Gemeinden. – Leipzig: Andrä, 1845. – 14 S.

Bibl.Sud. 1365
Notation: Sud. VIII, 4 = Par. 173
Himmelstrank und Lebens-Elexier oder werthvolle Geheimnisse zur Erhaltung und Wiederherstellung der Gesundheit, sowie zur Verlängerung des Lebens bis zur höchsten Altersstufe. – Stuttgart: Fischhaber, ca. 1860. – 17 S.

Bibl.Sud. 1366
Notation: Sud. VIII, 4 = Par. 171
Der sympathetische Hausarzt oder die enthüllten Zauberkräfte der Natur: eine Sammlung der von den Mysterien des Alterthums, Theophrastus Paracelsus, Albertus Magnus etc. bis auf die neueste Zeit bewährtesten sympathetischen und magnetischen Curarten, und vieler hundert der wunderbarsten mit dem glänzendsten Erfolg gekrönten und vielfach erprobten Heilmittel gegen die schwersten, bis jetzt für unheilbar gehaltenen Krankheiten und Gebrechen. – 2. Aufl. – Reutlingen: Fischhaber, [1856]. – 144 S.

Bibl.Sud. 1367
Notation: Sud. VIII, 4 = Par. 154
Paulus, M.:
Magikon: wunderbare Prophezeihungen über das Papstthum und dessen baldigen Untergang; nebst Weissagungen über Amerika, über das Ende der Welt und das Erstehen der Neuen Erde / von Dr. Paulus. – New-York, 1869. – 147 S.: Ill.

Bibl.Sud. 1368
Notation: Sud. VIII, 4 = Par. 155
Cinq traités d'alchimie des plus grands philosophes: Paracelse, Albert le Grand, Roger Bacon, R. Lulle, Arn. de Villeneuve / trad. du latin en français par Alb. Poisson. – Paris: Chacornac, 1890. – VIII, 134 S. – (Collection d'ouvrages relatifs aux sciences hermétiques)

Bibl.Sud. 1369
Notation: Sud. VIII, 4 = Par. 830
Agrippa, Paracelsus:
Der Harnröhren-Katarrh (gonorrhoea virorum) und das Geheimniss seiner raschen Heilung durch astrale Naturkräfte: ein Beitrag zur therapeutischen Magie / allen selbstständigen Denkern gewidmet von Paracelsus Agrippa. – Leipzig: Physiognostische Central-Station, [1898]. – 16 S.

Bibl.Sud. 1370
Notation: Sud. VIII, 4 = Par. 156
Figulus, Benedictus:
A golden and blessed casket of nature's marvels: now first done into English from the German original published at Strasburg in the year 1608 / by Benedictus Figulus. [Hrsg.: Arthur Edward Waite]. – London: Elliott, 1893. – XXXI, 361 S.: Ill.

Bibl.Sud. 1371
Notation: Sud. VIII, 4 = Par. 157
Paracelsus:
Das Buch Paragranum / hrsg. und eingel. von Franz Strunz. – Leipzig: Diederichs, 1903. – 112 S.: Ill.

Bibl.Sud. 1372-1
Notation: Sud. VIII, 4 = Par. 159
Paracelsus:
[Oeuvres complètes] Oeuvres complètes de Philippe Aureolus Theophraste Bombast de Hohenheim dit Paracelse / trad. pour la première fois du latin et coll. sur les éd. allemandes par Grillot de Givry. – Paris: Chacornac
1 Liber paramirum. – 1913. – XIV, 314 S.: Ill.

Bibl.Sud. 1372-2
Notation: Sud. VIII, 4 = Par. 159
Paracelsus:
[Oeuvres complètes] Oeuvres complètes de Philippe Aureolus Theophraste Bombast de Hohenheim dit Paracelse / trad. pour la première fois du latin et coll. sur les éd. allemandes par Grillot de Givry. – Paris: Chacornac
2 Liber paramirum (suite). – 1914. – 340 S.: Ill.

Bibl.Sud. 1373
[Bibl.Sud. 1374]
[Bibl.Sud. 2042]
Notation: Sud. VIII, 4; Sud. XIV, 6 = Par. 160
Paracelsus:
Sieben Defensiones: Antwort auf etliche Verunglimpfungen seiner Mißgönner. Und Labyrinthus medicorum errantium ... – Leipzig: Barth, 1915. – 94 S. – (Klassiker der Medizin; 24)

Bibl.Sud. 1375
Notation: Sud. VIII, 4 = Par. 161
Paracelsus:
[Prophezeiungen] Prophezeiungen des Theophrastus Paracelsus: vom Deutschen Felsen, an welchem die Franzosen zerschellen; des Paracelsus Weissagungen über Frankreichs Schicksal, Revolution, Königssturz, die zwei französischen Kaiser, das

Auftreten des deutschen Felsens, 1869/70 Betrug des Papstes durch Napoleon III., der endliche Untergang Frankreichs durch den deutschen Fels; nebst Karakteristik des französischen Volkes / ausgew. aus den Werken des Paracelsus von C. J. Glückselig. – Lorch (Württemberg): Rohm, 1916. – 16 S.

Bibl.Sud. 1376
Notation: Sud. VIII, 4 = Par. 162
Das Reich: Vierteljahresschrift. – Stuttgart: Verl. Der Kommende Tag
Erscheinungsverlauf: 1.1916/17 – 5.1920,1/2; damit Ersch. eingest.
Bestand: 2.1917/18, 3/4

Bibl.Sud. 1377-1/4
Notation: Sud. VIII, 4 = Par. 163
Paracelsus:
Zehn theologische Abhandlungen / Theophrast von Hohenheim, genannt Paracelsus. Nach cod. Pal. germ. 476 zum ersten Male hrsg. von W. Matthießen. – Leipzig: Heinsius
Aus: Archiv für Reformationsgeschichte; 14/15
[1]. – (1917). – 48 S.

Bibl.Sud. 1377-1/4
Notation: Sud. VIII, 4 = Par. 163
Paracelsus:
Zehn theologische Abhandlungen / Theophrast von Hohenheim, genannt Paracelsus. Nach cod. Pal. germ. 476 zum ersten Male hrsg. von W. Matthießen. – Leipzig: Heinsius
Aus: Archiv für Reformationsgeschichte; 14/15
2. – (1917). 42 S.

Bibl.Sud. 1377-1/4
Notation: Sud. VIII, 4 = Par. 163
Paracelsus:
Zehn theologische Abhandlungen / Theophrast von Hohenheim, genannt Paracelsus. Nach cod. Pal. germ. 476 zum ersten Male hrsg. von W. Matthießen. – Leipzig: Heinsius
Aus: Archiv für Reformationsgeschichte; 14/15
3. – (1918). – 29 S.

Bibl.Sud. 1377-1/4
Notation: Sud. VIII, 4 = Par. 163
Paracelsus:
Zehn theologische Abhandlungen / Theophrast von Hohenheim, genannt Paracelsus. Nach cod. Pal. germ. 476 zum ersten Male hrsg. von W. Matthießen. – Leipzig: Heinsius
Aus: Archiv für Reformationsgeschichte; 14/15
4. – (1918). – 32 S.

Bibl.Sud. 1378-2,1 = Par. 164
Notation: Sud. VIII, 4
Paracelsus:
Sämtliche Werke / Theophrast von Hohenheim gen. Paracelsus. Hrsg. von Karl Sudhoff und Wilhelm Matthießen. – München u.a.: Oldenbourg
Bd. 1,1 – 1,9 und 2,1 im Verl. Barth, München
2,1 II. Abt., Die theologischen und religionsphilosophischen Schriften; 1. Bd. Philosophia Magna I. – 1923. – 359 S.

Bibl.Sud. 1379
Notation: Sud. VIII, 4 = Par. 165
Paracelsus:
Labyrinthus medicorum oder Vom Irrgang der Ärzte: was der rechte Arzt lernen und kennen und wie beschaffen er sein soll, wenn er gut kurieren will / Theoprastus Paracelsus. Hrsg. und mit einem Nachw. vers. von Hans Kayser. – Leipzig: Insel-Verl., [1924]. – 74 S. – (Insel-Bücherei; 366)

Bibl.Sud. 1380
Notation: Sud. VIII, 4 = Par. 166
Paracelsus:
Fünf Bücher über die unsichtbaren Krankheiten / Theophrast von Hohenheim. Eingel. und hrsg. von Richard Koch ... – Stuttgart: Frommann, 1923. – 116 S. – (Frommanns philosophische Taschenbücher / 4; 1)

Bibl.Sud. 1381
Notation: Sud. VIII, 4 = Par. 168
Paracelsus:
Drey Bücher: Das erst Buch, die verantwortung uber etzlich verunglimpfung seiner mißgünner. Das ander, von dem Irrgang und Labyrinth der Artzten ... Das dritt, von dem ursprung un[d] herkommen der Tartarischen kranckheiten, nach dem alten namen vom Stein, Sandt oder Grieß, auch heilung der selbigen / Durch den Hochgelerten Herrn Theophrastum von Hohenheim, Paracelsum genant ... geschriben. Darbey ist vorm ersten Buch ein warhaffter kurtzer außzug der Kärntischer Chronick. – [Faks. der Ausg.] Cöln 1564 / [Hrsg.: Henry E. Sigerist]. – [Leipzig]: [Spamer], [1928]. – [4] Bl., 52 S., [1] Bl.
Teilausg. – Enth. nur Buch 1 (Defensiones)

Bibl.Sud. 1382
Notation: Sud. VIII, 4 = Par. 169
Paracelsus:
Volumen Paramirum: von Krankheit und gesundem Leben / Paracelsus. Hrsg. und erl. von Joh. Daniel Achelis. – Jena: Diederichs, 1928. – 169 S.: Ill.

Bibl.Sud. 1383-1
Notation: Sud. VIII, 4 = Par. 167
Paracelsus:
Sämtliche Werke: nach der 10bändigen Huserschen Gesamtausgabe (1589 – 1591) zum erstenmal in neuzeitliches Deutsch übersetzt / mit Einl., Biographie, Literaturangaben und erkl. Anm. vers. von Bernhard Aschner. – Jena: Fischer
1. – (1926). – LXIV, 1012 S.: Ill.

Bibl.Sud. 1383-2
Notation: Sud. VIII, 4 = Par. 167
Paracelsus:
Sämtliche Werke: nach der 10bändigen Huserschen Gesamtausgabe (1589 – 1591) zum erstenmal in neuzeitliches Deutsch übersetzt / mit Einl., Biographie, Literaturangaben und erkl. Anm. vers. von Bernhard Aschner. – Jena: Fischer
2. – (1928). – L, 910 S.

Bibl.Sud. 1384-1/3#Beibd. 1
Notation: Sud. VIII, 5 = Par. 107
Glauber, Johann Rudolph:
De Auri Tinctura Sive Auro Potabili Vero: Quid sit & quommodo [!] differat ab auro potabili falso & Sophistico; Quomodo Spagyrice praeparandum & quomodo in Medicina usurpandum / Per Joannem Rudolphum Glauberum. – Amsterodami: Janssonius, 1651. – 22 S.

Bibl.Sud. 1384-1/3#Beibd. 2
Notation: Sud. VIII, 5 = Par. 108
Glauber, Johann Rudolph:
Miraculum Mundi, Sive Plena Perfectaque descriptio admirabilis Naturae, ac Proprietatis potentissimi Subiecti, Ab antiquis Menstruum Universale Sive Mercurius Philosophorum dicti: Quo Vegetabilia, Animalia & Mineralia facillime in saluberrima Medicamenta, & imperfecta Metalla in permanentia ac perfecta transmutari possunt / In gratiam secretae Naturae Scrutatorum editum, a Johanne Rudolpho Glaubero, atque ex Germanico Latinum factum. – Amsterodami: Janssonius
[1]. – 1653. – 87 S.

Bibl.Sud. 1384-1/3#Beibd. 3
Notation: Sud. VIII, 5 = Par. 109
Glauber, Johann Rudolph:
Furni Novi Philosophici, Sive Descriptio Artis Destillatoriae Novae: Nec non Spirituum, Oleorum, Florum, aliorumque Medicamentorum illius beneficio, facilima quadam & peculiari via e vegetabilibus, animalibus & mineralibus, conficiendorum & quidem magno cum lucro; agens quoque de illorum usu tam chymico quam medico / edita & publicata in gratiam veritatis Studiosorum Per Joannem Rudolphum Glauberum. – Amsterodami: Janssonius
T. 2 und 3 u.d.T.: Furnorum Philosophicorum Pars ...; T. 4 und 5 u.d.T.: Fornacum Philosophicarum Pars ...
[1]. – 1651. – 67 S., [1] Bl.: Ill.

Bibl.Sud. 1384-1/3
Notation: Sud. VIII, 5 = Par. 106
Glauber, Johann Rudolph:
[Opus Mineralis] Operis Mineralis Pars ... / Inventa & publicata in gratiam Studiosorum artis Chymicae Per Johannem Rudolphum Glauberum. – Amsterodami: Janssonius

1 Ubi docetur separatio auri e silicibus, arena, argilla, aliisque fossilibus per salis Spiritum, quae alias eliquari nequeunt. – 1651. – 67 S., [1] Bl.

Bibl.Sud. 1384-1/3
Notation: Sud. VIII, 5 = Par. 106
Glauber, Johann Rudolph:
[Opus Mineralis] Operis Mineralis Pars ... / Inventa & publicata in gratiam Studiosorum artis Chymicae Per Johannem Rudolphum Glauberum. – Amsterodami: Janssonius
2 De Ortu & origine omnium Metallorum & Mineralium, quo scilicet pacto illa per Astra producantur ex Aqua & Terra corpus sibi suscipiant & multiplici forma formentur. – 1652. – 47 S.

Bibl.Sud. 1384-1/3
Notation: Sud. VIII, 5 = Par. 106
Glauber, Johann Rudolph:
[Opus Mineralis] Operis Mineralis Pars ... / Inventa & publicata in gratiam Studiosorum artis Chymicae Per Johannem Rudolphum Glauberum. – Amsterodami: Janssonius
3 In Qua Titulo Commentarii in libellum Paracelsi Coelorum Philosophorum sive Liber Vexationum dictum, Metallorum transmutationes in genere docentur, cum Appendice specialem earum processum, ut & eorundem eliquationem, explorationem, separationem, aliasque necessarias operationes demonstrante. – 1652. – 110 S.

Bibl.Sud. 1384-1/3#Beibd. 4
Notation: Sud. VIII, 5 = Par. 109
Glauber, Johann Rudolph:
Furni Novi Philosophici, Sive Descriptio Artis Destillatoriae Novae: Nec non Spirituum, Oleorum, Florum, aliorumque Medicamentorum illius beneficio, facilima quadam & peculiari via e vegetabilibus, animalibus & mineralibus, conficiendorum & quidem magno cum lucro; agens quoque de illorum usu tam chymico quam medico / edita & publicata in gratiam veritatis Studiosorum Per Joannem Rudolphum Glauberum. – Amsterodami: Janssonius
T. 2 und 3 u.d.T.: Furnorum Philosophicorum Pars ...; T. 4 und 5 u.d.T.: Fornacum Philosophicarum Pars ...
2 In qua Describitur secundae fornacis proprietas; cuius beneficio destillari possunt omnia volatilia, subtilia & combustibilia; vegetabilia, animalia & mineralia; via quadam incognita hactenus & compendiosa; qua nihil perditur omnino, sed spritus [!] etiam subtilissimi capiuntur, quod alias per retortas, aliaque vasa fieri nequit. – 1651. – 148 S., [2] Bl.: Ill.

Bibl.Sud. 1384-1/3#Beibd. 5
Notation: Sud. VIII, 5 = Par. 109
Glauber, Johann Rudolph:
Furni Novi Philosophici, Sive Descriptio Artis Destillatoriae Novae: Nec non Spirituum, Oleorum,

Florum, aliorumque Medicamentorum illius beneficio, facilima quadam & peculiari via e vegetabilibus, animalibus & mineralibus, conficiendorum & quidem magno cum lucro; agens quoque de illorum usu tam chymico quam medico / edita & publicata in gratiam veritatis Studiosorum Per Joannem Rudolphum Glauberum. – Amsterodami: Janssonius
T. 2 und 3 u.d.T.: Furnorum Philosophicorum Pars ...; T. 4 und 5 u.d.T.: Fornacum Philosophicarum Pars ...
3 In qua Describitur tertiae fornacis natura, cuius beneficio & quidem absque vesicis & ahenis, aliisque cupreis, ferreis, stanneis & plumbeis instrumentis, spiritus varii vegetabiles ardentes, extracta, olea, salia &c. Adminiculo autem exigui alicuius instrumenti cuprei, vasorumque ligneorum, ad usus tam chymicos quam medicos praeparari possunt. – 1651. – 55 S.: Ill.

Bibl.Sud. 1384-1/3#Beibd. 6
Notation: Sud. VIII, 5 = Par. 109
Glauber, Johann Rudolph:
Furni Novi Philosophici, Sive Descriptio Artis Destillatoriae Novae: Nec non Spirituum, Oleorum, Florum, aliorumque Medicamentorum illius beneficio, facilima quadam & peculiari via e vegetabilibus, animalibus & mineralibus, conficiendorum & quidem magno cum lucro; agens quoque de illorum usu tam chymico quam medico / edita & publicata in gratiam veritatis Studiosorum Per Joannem Rudolphum Glauberum. – Amsterodami: Janssonius
T. 2 und 3 u.d.T.: Furnorum Philosophicorum Pars ...; T. 4 und 5 u.d.T.: Fornacum Philosophicarum Pars ...
4 Continens Descriptionem Fornacis Quartae, cuius beneficio Mineralia & Metalla probantur & examinantur via quadam compendiosiore, quam hactenus modo illo vulgari; item Metallorum separationem vi fusionis; aliaque necessaria vi fusionis perpetranda. – 1651. – 83 S., [1] Bl.: Ill.

Bibl.Sud. 1384-1/3#Beibd. 7
Notation: Sud. VIII, 5 = Par. 109
Glauber, Johann Rudolph:
Furni Novi Philosophici, Sive Descriptio Artis Destillatoriae Novae: Nec non Spirituum, Oleorum, Florum, aliorumque Medicamentorum illius beneficio, facilima quadam & peculiari via e vegetabilibus, animalibus & mineralibus, conficiendorum & quidem magno cum lucro; agens quoque de illorum usu tam chymico quam medico / edita & publicata in gratiam veritatis Studiosorum Per Joannem Rudolphum Glauberum. – Amsterodami: Janssonius
T. 2 und 3 u.d.T.: Furnorum Philosophicorum Pars ...; T. 4 und 5 u.d.T.: Fornacum Philosophicarum Pars ...
5 Ubi agitur de natura Quintae Fornacis mirabili; ut & de instrumentorum & materialium ad praedictos 4. Furnos pertinentium, praeparatione facili. – 1651. – 54 S.: Ill.

Bibl.Sud. 1384-1/3#Beibd. 8
Notation: Sud. VIII, 5 = Par. 109
Glauber, Johann Rudolph:
Furni Novi Philosophici, Sive Descriptio Artis Destillatoriae Novae: Nec non Spirituum, Oleorum, Florum, aliorumque Medicamentorum illius beneficio, facilima quadam & peculiari via e vegetabilibus, animalibus & mineralibus, conficiendorum & quidem magno cum lucro; agens quoque de illorum usu tam chymico quam medico / edita & publicata in gratiam veritatis Studiosorum Per Joannem Rudolphum Glauberum. – Amsterodami: Janssonius
T. 2 und 3 u.d.T.: Furnorum Philosophicorum Pars ...; T. 4 und 5 u.d.T.: Fornacum Philosophicarum Pars ...
[6] Annotationes In Apendicem Quintae Partis Fornacum Philosophicarum, ubi de variis agitur Secretis utilissimis, optimis & incognitis, incredulorum & naturalium Secretorum ignarorum gracia publicatae. – 1651. – 72 S.

Bibl.Sud. 1384-1/3#Beibd. 9
Notation: Sud. VIII, 5 = Par. 110
Glauber, Johann Rudolph:
Pharmacopoea Spagyrica, Sive Exacta Descriptio, Qua ratione ex Vegetabilibus, Animalibus & Mineralibus, modo haud usitato faciliorique, utilia, efficacia, & penetrantia medicamenta fieri praeparique possint / In usum afflictissimi Generis humani in lucem prolata, Per Joannem Rudolphum Glauberum. – Amstelodami: Janssonius
Sacht. von P. 6 und 7: Pharmacopoeia Spagyrica. – Verlagsangabe in P. 6: Apud Joannem Janssonium a Waesberge, & Elisaeum Weyerstraet; in P. 7: Apud Joannem Janssonium a Waesberge, & Viduam Elizaei Weyerstraet
1. – (1654). – 76 S.

Bibl.Sud. 1384-1/3#Beibd. 10
Notation: Sud. VIII, 5 = Par. 110
Glauber, Johann Rudolph:
Pharmacopoea Spagyrica, Sive Exacta Descriptio, Qua ratione ex Vegetabilibus, Animalibus & Mineralibus, modo haud usitato faciliorique, utilia, efficacia, & penetrantia medicamenta fieri praeparique possint / In usum afflictissimi Generis humani in lucem prolata, Per Joannem Rudolphum Glauberum. – Amstelodami: Janssonius
Sacht. von P. 6 und 7: Pharmacopoeia Spagyrica. – Verlagsangabe in P. 6: Apud Joannem Janssonium a Waesberge, & Elisaeum Weyerstraet; in P. 7: Apud Joannem Janssonium a Waesberge, & Viduam Elizaei Weyerstraet
2 De Vegetabilium, Animalium, & Mineralium praeparatione, per Solvens Universale. In qua Clare demonstratur; & exacte describitur, quod Nitrum sit verum Solvens Universale, & quomodo omnia Vegetabilia, Animalia, & Mineralia eodem solvantur, corrigantur, & venenosa, ac noxia eorundem proprietas

in salubria medicamenta contra multorum ignorantium opinionem mutetur. – 1656. – 128 S.

Bibl.Sud. 1385-1/2
Notation: Sud. VIII, 5 = Par. 111
Johnson, William:
Lexicon Chymicum: Cum Obscuriorum Verborum, Et Rerum Hermeticarum, Tum Phrasium Paracelsicarum, In Scriptis eius: Et aliorum Chymicorum, passim occurentium, planam explicationem continens / Per Gulielmum Johnsonum Chymicum. – Londini: Nealand
T. 2 im Verl. Sadler, London, erschienen
[1]. – (1652). – [8] Bl., 250 S.

Bibl.Sud. 1385-1/2
Notation: Sud. VIII, 5 = Par. 111
Johnson, William:
Lexicon Chymicum: Cum Obscuriorum Verborum, Et Rerum Hermeticarum, Tum Phrasium Paracelsicarum, In Scriptis eius: Et aliorum Chymicorum, passim occurentium, planam explicationem continens / Per Gulielmum Johnsonum Chymicum. – Londini: Nealand
T. 2 im Verl. Sadler, London, erschienen
2. – (1653). – [4] Bl., 86 S., [16] Bl.: graph. Darst.

Bibl.Sud. 1386-1/4
Notation: Sud. VIII, 5 = Par. 112
Glauber, Johann Rudolph:
Des Teutschlandts Wohlfart / Gott und dem Lieben Vatterlandt zu Ehren ... beschhrieben und an tag geben Durch Johan Rudolff Glauber. – Amsterdam: Jansson
Teilw. u.d.T.: Theutschlandes Wohlfahrt. – Teütschlands Wohlfahrt. – Teutschlandes Wohlfahrt
1 Darinnen von des Weins, Korns und Holtzes Concentrirung, sambt deroselben (als bißhero geschehenen) gebrauch, gehandelt wirdt. – 1656. – [8] Bl., 174 S., [1] Bl.

Bibl.Sud. 1386-1/4
Notation: Sud. VIII, 5 = Par. 112
Glauber, Johann Rudolph:
Des Teutschlandts Wohlfart / Gott und dem Lieben Vatterlandt zu Ehren ... beschhrieben und an tag geben Durch Johan Rudolff Glauber. – Amsterdam: Jansson
Teilw. u.d.T.: Theutschlandes Wohlfahrt. – Teütschlands Wohlfahrt. – Teutschlandes Wohlfahrt
3 Darinnen gelehret wird, wie und auff was weise aus unterschiedlichen subiectis ... ein güter Salpeter zu bereiten. – 1659. – [4] Bl., 255 S.: Ill.

Bibl.Sud. 1386-1/4
Notation: Sud. VIII, 5 = Par. 112
Glauber, Johann Rudolph:
Des Teutschlandts Wohlfart / Gott und dem Lieben Vatterlandt zu Ehren ... beschhrieben und an tag geben Durch Johan Rudolff Glauber. – Amsterdam: Jansson
Teilw. u.d.T.: Theutschlandes Wohlfahrt. – Teütschlands Wohlfahrt. – Teutschlandes Wohlfahrt
4 Darinnen viel herzliche, und nützliche dinge dem Vatterland zum besten bekant gemacht werden ... – 1659. – 148 S., [2] Bl.: Ill.

Bibl.Sud. 1387
Notation: Sud. VIII, 5 = Par. 113
Heßling, Elias Johannes:
Theophrastus Redivivus Hoc est Usus Practicus Azothi, sive Lapidis Philosophici Medicinalis, qui vera Tinctura corporis humani, Gratia divina in his ultimis temporibus nobis redonati: Des theuren, Edlen, Hocherfahrnen, und weitberühmten Philosophi Teutsches Landes, Philippi Theophrasti Paracelsi von Hohenheim: Beyder Artzney Doctoris, Medicorum Monarchae, & Principis / Welches Gebrauch ... war sein befunden habe Ich M. Elias Johannes Heßling, Arnstadiensis Thuringus, jetziger Zeit Pfarrherr zu Aurach Vahinger Ampts an der Ens im Fürstenthumb Würtenberg, und der Edlen Medicin Alter Practicus. – Franckfurt: Ammon und Serlin, 1659. – [4] Bl., 27 S.

Bibl.Sud. 1387#Beibd. 1
Notation: Sud. VIII, 5 = Par. 114
Heßling, Elias Johannes:
Theophrastus Redivivus, Illustratus, Coronatus & Defensus. Hoc est: Usus Practicus Azothi, Lapidis Philosophici Medicinalis; Qui vera Tinctura Corporis humani: Et Elixirii novi Correcti; Aliorumque arcanorum Medicamentorum, gratia divina in his ultimis mundi temporibus nobis redonatorum. Des Edlen, Hocherfahrnen, und Welt berühmten, durch Gottes Gnaden erleuchteten Philosophici Deutsches Landes; Philippi Theophrasti Paracelsi, von Hohenheim; beyder Artzeney Doctoris, Medicorum Monarchae & Principis Helvetici / Durch welchen die, wider den Erstmahls publicirten Theophrastum Redivivum, außgestrewete ungöttliche Calumnien ... und die in schrifften eingebrachte objectiones bescheidentlich und Christlichen beantwortet hat: Elias Johannes Heßling, Arnstadiensis Thuringus: Philosoph. & Utriusque Med. D. Quondam Pastor Wirtenbergicus ... – Hamburg: Verl. des Authoris, 1663. – 48, 304 S.
Enth. außerdem u.a.: Panacea Theophrastico-Pythagorica

Bibl.Sud. 1387#Beibd. 2
Notation: Sud. VIII, 5 = Par. 115
Impostura Theophrasti Redivivi Nuper Detecta, Iam Enecta: i.e. Sonnenklare Chymische Demonstration, Das M. Eliae Heßlings, gewesenen Würtemb. Aurachischen Dorffpfarrers letzteres Vorgeben, in dem er sein vermeinten auffs new vermumbten Azoth, unter dem Namen Theophrasti redivivi, illustrati,

coronati & defensi, de novo vor das wahre Chymische Universal zu spargiren und trotziglich zu beharren sich understeht, auch sey und bleibe so wohl, als sein erster Azoth, ein pur lauter falsche verführische Quecksilberische Quacksalberey / Von den Fürstl. Würtemb. Leib-Medicis, mit gnädigst. consens, zu nochmahliger jedermans Warnung, auffgesetzt. – Stuttgart: Rößlin, 1664. – 27 S.

Bibl.Sud. 1388-1/2
Notation: Sud. VIII, 5 = Par. 116
Johnson, William:
Lexicon Chymicum: Cum Obscuriorum Verborum, Et Rerum Hermeticarum, Tum Phrasium Paracelsicorum, In Scriptis eius: Et aliorum Chymicorum, passim occurentium, planam explicationem continens / Per Gulielmum Johnsonum Chymicum. – Londini: Nealand
T. 2 im Verl. Sadler, London, erschienen
[1]. – (1660). – [6] Bl., 259 S.

Bibl.Sud. 1388-1/2
Notation: Sud. VIII, 5 = Par. 116
Johnson, William:
Lexicon Chymicum: Cum Obscuriorum Verborum, Et Rerum Hermeticarum, Tum Phrasium Paracelsicorum, In Scriptis eius: Et aliorum Chymicorum, passim occurentium, planam explicationem continens / Per Gulielmum Johnsonum Chymicum. – Londini: Nealand
T. 2 im Verl. Sadler, London, erschienen
2. – (1660). – [12] Bl., 72 S., [6] Bl.: graph. Darst.

Bibl.Sud. 1389
Notation: Sud. VIII, 5 = Par. 117
Locatelli, Lodovico:
[Theatro D'Arcani] Theatro D'Arcani Del Medico Lodovico Locatelli Da Bergamo: Nel Quale Si Tratta Dell'Arte Chimica, & suoi Arcani; Con gli Afforismi d'Ippocrate Commentati da Paracelso Et l'esposizione d'alcune Cifre, & Caratteri oscuri de Filosofi. – Venetia: Baglioni, 1667. – [8] Bl., 392 S., [11] Bl.: graph. Darst.

Bibl.Sud. 1390
Notation: Sud. VIII, 5 = Par. 118
Rhenanus, Johannes:
[Opera Chymiatrica] Ioannis Rhenani Medici Celeberrimi Opera Chymiatrica: Quae Hactenus In Lucem prodierunt omnia a plurimis, que in prioribus editionibus irrepserant, mendis vindicata & selectissimis Medicamentis aucta, inq[ue] unum fasciculum collecta ... – Francofurti: Seylerus, 1668. – [9] Bl., [1] Doppelbl., 367 S.: Ill.

Bibl.Sud. 1391
Notation: Sud. VIII, 5 = Par. 119
Paracelsus:
Kurtzer und warhaffter Bericht Von der gefährlichen Kranckheit der Pestilentz / Aus den Büchern deß Edlen und Hochgelehrten Herrn Theophrasti Paracelsi von Hohenheim ... zusammen getragen und gemehret Durch Johann Jacob Nietheimer ... – Nürnberg: Endter, 1674. – [6] Bl., 91 S.

Bibl.Sud. 1392
Notation: Sud. VIII, 5 = Par. 120
Magnalia Medico-Chymica, Oder Die höchste Artzney- und Feurkünstige Geheimnisse: Wie nemlich mit dem Circulato maiori & minori oder dem Universal aceto mercuriali, und spiritu vini tartarisato die herzlichsten Artzneyen zum langen Leben und Heilung der unheilsamen Kranckheiten zu machen; Zwar aus Paracelsi Handschrift schon im vorigen Seculo ausgangen, aber so corrupt, daß es fast niemand verstehen können, itzo aber aufs neue verhochdeutscht und von Satz zu Satz erläutert / Dem gemeinen Nutz zum besten und den Curiosen zu Gefallen publiciret von Johanne Hiskia Cardilucio ... Nebenst beygefügtem Hauptschlüssel aller Hermetischen Schrifften, Nemlich dem unvergleichlichen Tractat genannt: Offenstehender Eingang zu dem vormals verschlossenen Königlichen Pallast. – Nürnberg: Endter u.a., 1676. – [24] Bl., 409 S., [15] Bl., 32 S.

Bibl.Sud. 1393
Notation: Sud. VIII, 5 = Par. 121
Suchten, Alexander von:
[Chymische Schrifften] Alexandri von Suchten, Eines wahren Philosophi und der Artzneyen Doctoris Chymische Schrifften: Alle, So viel deren vorhanden; Zum ersten mahl zusammen gedruckt, mit sonderbahrem Fleiß von vielen Druckfehlern gesäubert, vermehret, und in zwey Theile, als die Teutschen und Lateinischen, verfasset. – Franckfurt am Mayn: Wolff, 1680. – [8] Bl., 486 S., [5] Bl.: Ill.

Bibl.Sud. 1394
Notation: Sud. VIII, 5 = Par. 122
Lapis Vegetabilis, Oder Die höchste Artzney Auß dem Wein, Auch andern Erden-Gewächsen. Sambt dem zehenden Buch der Archidoxen Philippi Theophrasti Paracelsi. – Straßburg: Dolhopff, 1681. – [2] Bl., 92 S.
letzte Seite fehlt

Bibl.Sud. 1395
Notation: Sud. VIII, 5 = Par. 125
Lapis animalis microcosmicus oder Die höchste Artzney, aus der kleinen Welt des menschlichen Leibs / [Hrsg.: Georg Andreas Dolhopff]. Sampt einem Tractätlein Vom Urin oder Harn des Menschen / Conrad Khunrath. – Straßburg: Dolhopff, 1681. – 80 S.
Text teilw. lat., teilw. dt.

Bibl.Sud. 1396
Notation: Sud. VIII, 5 = Par. 123
Lapis Mineralis Oder Die höchste Artzney Auß Denen Metallen und Mineralien, Absonderlich dem Vitriolo. – Straßburg: Dolhopff, 1681. – [6] Bl., 116 S.
Text dt., lat.

Bibl.Sud. 1397
Notation: Sud. VIII, 5 = Par. 124
Thesaurinella Olympica Aurea Tripartita, Das ist: Ein himmlisch güldenes Schatzkämmerlein Von vielen außerlesenen Kleinodien zugerüstet: darinn der uhralte grosse und hochgebenedeyte Charfunckelstein und Tinctur-schatz verborgen; In drey unterschiedliche Cellulas außgetheilet / Allen Liebhabern der himmlischen Warheit und Hermetischen Philosophey ... anjetzo eröffnet und publicirt Durch Benedictum Figulum ... Hortulus Olympicus Aureolus, das ist: Ein himmlisches, güldenes, hermetisches Lust-Gärtlein, von alten und neuen Philosophis gepflantzet und gezielet / Anjetzo ... geschenckt und publicirt durch Benedictum Figulum. – Franckfurt am Mayn: Wolffius, 1682. – [8] Bl., 402 S.: Ill.

Bibl.Sud. 1398
Notation: Sud. VIII, 5 = Par. 127
Paracelsus:
[Liber De Occulta Philosophia] Philippi Theophrasti Paracelsi Bombast. Deß Hocherfahrnen und Berühmtesten Philosophi und der Artzney Doctoris Liber De Occulta Philosophia: Auß einem uhralten tractat ... dem curiosen Liebhaber zum offenen Druck befördert von einem unbekanten Philosopho. – S.l., 1686. – [1] Bl., 86 S.
Text dt.

Bibl.Sud. 1399
Notation: Sud. VIII, 5 = Par. 178
Glauber, Johann Rudolph:
[Opus Mineralis, Oder Vieler künstlichen und nützlichen Metallischen Arbeiten Beschreibung] Operis Mineralis, Oder Vieler künstlichen und nützlichen Metallischen Arbeiten Beschreibung ... Theil / Beschrieben und am Tag gegeben Durch Joan. Rudolph Glauber. – Prag: Wussin, 1705. – 324 S.
Enth. T. 1 – 3

Bibl.Sud. 1400
Notation: Sud. VIII, 5 = Par. 129
Tentzel, Andreas:
[Medicinisch-Philosophisch- und Sympathetische Schrifften] Andreae Tenzelii Philosophi und weyland Schwartzburgischen Leib-Medici Medicinisch-Philosophisch- und Sympathetische Schrifften: So da bestehen in desselben Medicina Diastatica, Oder In die Ferne würckenden Artzney-Kunst. Dann in Vier und Siebentzig Geheimnüssen, Magnetisch- und Sympathetischer Curen vieler Kranckheiten. Wie auch darbey seine Scripta Gemina de Amore & Odio. Nebst noch einem kurtzen Unterricht, auf was Art die Thiere, Pflanzen und Ertze zur natürlichen Magie zu brauchen und anzuwenden / zusammen heraus gegeben Von P. C. – Leipzig und Hof: Strauß, 1725. – [8] Bl., 286 S., [1] Bl.: Ill.
Aus dem Lat. übers.

Bibl.Sud. 1401
Notation: Sud. VIII, 5 = Par. 128
Colonna, Francesco Maria Pompeo:
Abregé De La Doctrine De Paracelse, Et De Ses Archidoxes: Avec une explication de la nature des principes de Chymie; Pour servir d'éclaircissement aux Traitez de cet Auteur & des autres Philosophes; Suivi d'un Traité-Pratique de differentes manieres d'operer, soit par la voye Séche, ou par la voye Humide / [Verf.: Francesco Maria Pompeo Colonna]. – Paris: D'Houry, 1724. – [9] Bl. LIV, 442 S., [1] Bl.

Bibl.Sud. 1402
Notation: Sud. VIII, 5 = Par. 130
Hellwig, Christoph von:
Der Thüringische Theophrastus Paracelsus, Wunder- und Kräuterdoctor, oder der curieuse und vernünftige Zauber-Arzt: welcher lehrt, wie man nicht allein aus den drei Reichen der Natur curieuse Artzeneyen verfertigen, sondern auch durch Sympathie und Antipathie, Verpflanzungen, Amulette, geringe Mittel, und durch die Magie die Krankheiten des menschlichen Leibes glücklich curiren könne / zum drittenmahl ans Licht gestellet von Valentin Kräutermann. – Arnstadt u.a. [i.e. Stuttgart]: Niedt [i.e. Scheible], 1730 [i.e. ca. 1860]. – 416 S.
Anonymer Nachdr. des 19. Jahrhunderts

Bibl.Sud. 1403
Notation: Sud. VIII, 5 = Par. 131
Paracelsus:
[Kleine Hand und Denck-Bibel, Oder Einführung zu der geheimen Weisheit und verborgenen Wahrheit des Geistes Gottes und unsers Herrn Jesu Christi] Theophrasti Paracelsi Kleine Hand und Denck-Bibel, Oder Einführung zu der geheimen Weisheit und verborgenen Wahrheit des Geistes Gottes und unsers Herrn Jesu Christi: Nebst einem sonderbaren Tractat, genannt, Untersuchung des Glaubens u.a. – Mühlhausen: Friderici, 1736. – [7] Bl., 328 S., [19] Bl.

Bibl.Sud. 1404
Notation: Sud. VIII, 5 = Par. 132
Vanderbeeg, J. C. von:
[Manuductio hermedico-philosophica , oder richtige Handleitung zu der wahren philosophischen Medicin] I. C. von Vanderbeeg, eines in der wahren Chymie hocherfahrnen und berühmten Adepti, Manuductio hermedico-philosophica , oder richtige Handleitung zu der wahren philosophischen Medi-

cin: wodurch des Theophrasti Paracelsi hieroglyphische und oenigmatische oder verborgene Redens-Arten in seinen durch den Druck publicirten Schrifften, nicht allein gründlich eröffnet, sondern auch das wahre Subiectum hermetico-philosophicum angezeiget ...; nebst einem Anhange: Die flecketen Diamanten rein, und aus kleinen größere Jubelen und Perlen zu machen, wie auch die reellesten Medicinen zu bereiten, geoffenbaret werden. – Hof: Schultz, 1739. – [4] Bl., 312 S., [3] Bl.: Ill.

Bibl.Sud. 1405
Notation: Sud. VIII, 5 = Par. 135
Wagentruz, Johann Georg:
Lumen Artis Prudentiae Intelligentiae Sapientiae Das ist: Wahre, klare und aus dem ersten Philosophischen Grund fliessende Unterweisung, Wie und auf was Weis, das bißhero so verborgene Geheimnuß zu der Universal-Tinctur Deren Alten auf Menschliche und Metallische Leiber zu gelangen: Darinnen solch Menstruum seu solvens universale Philosophicum begriffen, daß das Gold sine strepitu, wie Eys in warmen Wasser zerschmiltzt; sambt den gantzen Philosophischen Process; und wie dessen 3. Principia zu extrahiren, mit seinen Mare Hermetice zu componiren, zu fermentiren und zu augmentiren; welches noch von keinem Philosopho biß dieser Stund so klar und deutlich mit allen Hand-Griffen erkläret und entdecket worden. Dann Theophrasti Paracelsi Kurtzer Weeg den Lapidem Philosophorum zu bereiten, womit ein Nagel ohne Feuer zu beständigen Gold kan tingiret und vermehret werden ... – Franckfurt u.a., 1749. – 156 S., [1] Bl.

Bibl.Sud. 1406
Notation: Sud. VIII, 5 = Par. 133
Samlung einiger Weissagungen, Die auf die Umstände gegenwärtiger Zeit zu deuten scheinen: nemlich Drabicii, Melanchthons, und Theophrasti / denen Liebhabern dergleichen Nachrichten zu Gefallen und zum beliebigen Gebrauch heraus gegeben. – [Breslau], 1741. – 3, [1] Bl.

Bibl.Sud. 1407-1/2
Notation: Sud. VIII, 5 = Par. 134
Europäischer Staats-Wahrsager. Das ist: Wundersame Propheceyungen von dem ietzigen Zustand der meisten und vornehmsten Europäischen Staaten. – Bremen: Saurmann
[1] In sich haltend Des Irländischen Ertz-Bischoffs Malachiä, des Frantzösischen Astrologi Nostradami, Bruder Herman von Lehnin, des Mönchs Sebalds und vieler andere rare und sonderbare Weissagungen, den Päbstlichen Stuhl, das Haus Oesterreich, das Königreich Groß-Britannien, Franckreich, Schweden, Polen, Preussen und andere Staaten betreffend, mit verschiedenen Anmerckungen. – Andere Auflage vermehret. – 1742. – [16] Bl., 184 S.

Bibl.Sud. 1407-1/2
Notation: Sud. VIII, 5 = Par. 134
Europäischer Staats-Wahrsager. Das ist: Wundersame Propheceyungen von dem ietzigen Zustand der meisten und vornehmsten Europäischen Staaten. – Bremen: Saurmann
2 In sich haltend Des berühmten Johann Lichtenbergers, Johann Carionis und vieler anderer merckwürdiger Weissagungen, den gegenwärtigen Zustand Deutsachlands betreffend, mit verschiedenen Anmerckungen. – 1742. – [1] Bl., S. 186 – 406, [1] Bl.

Bibl.Sud. 1408
Notation: Sud. VIII, 5 = Par. 136
Paracelsus:
[Geheimnuß aller seiner Geheimnüsse] Philippi Theophrasti Bombast von Hohenheim Paracelsi genannt, Geheimnuß aller seiner Geheimnüsse: Welches noch niemahls wegen seiner unvergleichlichen Fürtreflichkeit ist gemein gemacht, sondern allezeit in geheim gehalten worden; Nebst einem Anhang noch mehr anderer fast unglaublich raren Curiositäten, Welche noch niemahls offenbar worden / Nach seiner eigenen Handschrift von einem unbekanten Philosopho treulich mitgetheilet. – Franckfurt u.a.: Fleischer, 1750. – [1] Bl., 80 S.: Ill.
Parallelt.: Arcanum Arcanorum Seu Magisterium Philosophorum

Bibl.Sud. 1409
Notation: Sud. VIII, 5 = Par. 137
Europäischer Staats-Wahrsager. Oder Wundersame Propheceyungen von dem jetzigen Zustand der meisten und vornehmsten Europäischen Staaten: In sich haltend des Irländischen Ertz-Bischoffs Malachiä, des Französischen Astrologi Nostradami, Bruder Herman von Lehnin, des Mönchs Sebalds und vieler anderer rare und sonderbare Weissagungen, den Päbstlichen Stuhl, das Haus Oesterreich, das Königreich Groß-Britannien, Franckreich, Schweden, Polen Preussen und andere Staaten betreffend; Ferner eine uralte Propheceyung vom itzigen Französischen und Deutschen Kriege und dessen Ende. – Fünffte, mit vielen Zusätzen und Anmerkungen versehene Auflage. – Bremen: Saurmann, 1758. – 402 S., [2] Bl.

Bibl.Sud. 1410
Notation: Sud. VIII, 5 = Par. 138
Einige Weissagungen, so auf die Umstände gegenwärtiger Zeit zu deuten scheinen, und gestellte Prophezeyungen über das Königreich Böhmen und andere benachbarte Länder: von nachfolgenden Scribenten beschrieben, Als: I. Von D. Nicolaus Drabitius, 1654. II. Von D. Philippo Theophrasto Paracelso, 1546. III. Von Veit Dietrich an Hrn. Phil. Melanchthon, vor 300 Jahren. IV. Von D. Johann Corion, Astron. aus Holland, 1646. V. Von D. Johann Kampff. VI. Ein Prognosticon des flüchtigen Paters, 1710. VII. Weissagungen aus

Herrn D. Lutheri, Selnecceri und Philippi Nicolai Schrifften genommen. VIII. Christian Herigs ausserordentliche Anzeigen, 1756. IX. Michael Lindners Prophezeyung im Jahr 1639. X. Himmels-Zeichen zu Sohland, den 25 Dec. 1757 / Auf Verlangen vieler curiöser Liebhaber aus alten Manuscriptis aufrichtig communiciret und dem öffentlichungen Druck übergeben von einem ehrlichen HistoRiographo. – Franckfurt u.a., 1758. – 36 S.

Bibl.Sud. 1410#Beibd. 1
Notation: Sud. VIII, 5
Dieskau, Rudolph von:
Legation Oder Abschickung der Esel in Parnassum / Gestellet und verfertiget Durch Randolphum van Duysburgk, Ao. M.DC.XXXIIX. – Zum andernmal gedruckt. – Leipzig: Ritzsch, 1642. – [34] Bl.

Bibl.Sud. 1411
Notation: Sud. VIII, 5 = Par. 139
Einige Weissagungen, so auf die Umstände gegenwärtiger Zeit zu deuten scheinen, und gestellte Propheceyungen über das Königreich Böhmen und andere benachbarte Länder: von nachfolgenden Scribenten beschrieben, Als: I. Von D. Nicolaus Drabitius, 1654. II. Von D. Philippi Theophrasti Paracelsi, 1546. III. Durch Veit Dietrichen Herrn Philippi Melanchthoni vor 300. Jahren zugeschicket worden. IV. Von D. Joh. Corion, Astron. aus Holland, 1646. V. Von D. Johann Kampffs, 1643. VI. Ein Prognosticon des flüchtigen Paters, 1710. VII. Weissagungen aus Herrn D. Lutheri Selnecceri und Philippi Nicolai Schrifften genommen.- VIII. Christian Herigs ausserordentliche Anzeigen 1756. IX. Michael Lindners Propheceyung im Jahr 1639. X. Himmels-Zeichen zu Sohland, den 25. Dec. 1757 / Auf vieler inständiges Anhalten dem öffentlichen Druck übergeben, und curieusen Liebhabern aus alten Manuscriptis aufrichtig communiciret ein ehrlicher HistoRiographus. – Franckfurth u.a., 1758. – 79 S.

Bibl.Sud. 1412
Notation: Sud. VIII, 5 = Par. 140
Zwey vortreffliche und noch nie im Druck gewesene Chymische Bücher: I. Des gelehrten und in der Kunst erfahrnen Münchs Antonii De Abbatia Bericht von Verwandelung der Metallen. II. Aufrichtig-teutscher Wegweiser zum Licht der Natur oder ad Tincturam Physicam Paracelsi, und Lapidem Philosophorum. Authore Domino in Limo, non malo malo / Allen der geheimen und hohen Kunst Liebhabern zu Nutz und merklichem Unterricht in teutscher Sprach übergesetzet, herausgegeben durch einen der niemahls genug gepriesenen Wissenschaft sonderbahren Beförderer. – S.l., 1759. – 62 S.

Bibl.Sud. 1413
Notation: Sud. VIII, 5 = Par. 141
Helvetius, Johann Friedrich:
[Vitulus Aureus, Quem Mundus Adorat Et Orat. Oder: Ein sehr curiöses Tractätlein in welchem das rare und wundersame Werk der Natur in Verwandelung derer Metallen-Historien ausgeführt wird] Ioannis Friderici Helvetii, Vitulus Aureus, Quem Mundus Adorat Et Orat. Oder: Ein sehr curiöses Tractätlein in welchem das rare und wundersame Werk der Natur in Verwandelung derer Metallen-Historien ausgeführt wird: Wie nemlich das ganze Wesen des Bleyes in einem Augenblick durch Hülfe eines sehr kleinen Stücks des Steins der Weißen zu dem allerbesten Gold, von obengenannten Herrn Helvetius im Haag gemacht und verwandelt worden; Aus dem Lateinischen übersetzt. – Frankfurt u.a.: Eßlinger, 1767. – 80 S.: Ill.

Bibl.Sud. 1413#Beibd. 1
[Bibl.Sud. 1357]
Notation: Sud. VIII, 4 = Par. 144
Philippi Aureoli Theophrasti Paracelsi Chymischer Psalter, oder Philosophische Grundsätze vom Stein der Weisen Anno 1522 / Aus dem höchst seltenen lateinischen Grundtext übersetzt, von einem Liebhaber natürlicher Geheimnisse 1771. – Berlin: Vieweg, ca. 1771. – [8] Bl., 36 S.: Ill.
Unechtes Werk

Bibl.Sud. 1414
Notation: Sud. VIII, 5 = Par. 142
Paracelsus:
[Geheimnüß aller seiner Geheimnüsse] Philippi Theophrasti Bombast von Hohenheim Paracelsi genannt, Geheimnüß aller seiner Geheimnüsse: Welches noch niemahls wegen seiner unvergleichlichen Fürtreflichkeit ist gemein gemacht, sondern allezeit in geheim gehalten worden; Nebst einem Anhang noch mehr anderer fast unglaublich raren Curiositäten, Welche noch niemals offenbar worden / Nach seiner eigenen Handschrift von einem unbekanten Philosopho treulich mitgetheilet. – Frankfurt u.a.: Fleischer, 1770. – [1] Bl., 80 S.: Ill.
Parallelt.: Arcanum Arcanorum Seu Magisterium Philosophorum

Bibl.Sud. 1415
Notation: Sud. VIII, 6 = Par. 71
Paracelsus:
[Centum quindecim curationes experime[n]taque] Philippi Aureoli Theophrasti Paracelsi Utriusque Medicinae doctoris celeberrimi, centum quindecim curationes experime[n]taque: e Germanico idiomate in Latinu[m] versa. Accesserunt Quaedam praeclara atque utilissima a B. G. a Portu Aquitano [i.e. Bernard Georges Penot] annexa u.a. – [Lyon]: Lertout, 1582. – [7] Bl., 165 S.

Bibl.Sud. 1416
Notation: Sud. VIII, 6 = Par. 72
Paracelsus:
[Archidoxa Seu de Secretis Naturae mysteria] Aureoli Theophrasti Paracelsi Archidoxorum, Seu de

Secretis Naturae mysteriis, libri decem. Quibus nunc accesserunt Libri duo, unus de Mercuriis Metallorum u.a. – Basileae: Perna, 1582. – [12] Bl., 415 S.

Bibl.Sud. 1416#Beibd. 1
Notation: Sud. VIII, 6 = Par. 73
Paracelsus:
[De summis Naturae mysteriis] Aureoli Theophrasti Paracelsi De summis Naturae mysteriis: Commentarii tres / A Gerardo Dorn conversi, multoque quam antea fideliter characterismis & marginalibus exornati, auctique. – Basileae: Perna, 1584. – [8] Bl., 173 [i.e. 147] S., [5] Bl.: Ill.

Bibl.Sud. 1417
Notation: Sud. VIII, 6 = Par. 74
Paracelsus:
[Libri V De Vita longa, brevi, & sana. Deq[ue] Triplici corpore] Theophrasti Paracelsi Libri V De Vita longa, brevi, & sana. Deq[ue] Triplici corpore / Iamdudum ab ipso authore obscure editi, nunc vero opera & studio Gerardi Dornei Commentariis illustrati. – Francoforti, 1583. – 179 S., [6] Bl.

Bibl.Sud. 1418
Notation: Sud. VIII, 6 = Par. 75
Dorn, Gerhard:
In Theophrasti Paracelsi Auroram Philosophorum, Thesaurum, & Mineralem Oeconomiam, Commentaria: Cum quibusdam Argumentis / Per Gerardum Dorneum. – Francoforti, 1584. – 210 S., [11] Bl.

Bibl.Sud. 1418#Beibd. 1
Notation: Sud. VIII, 6 = Par. 77
Dorn, Gerhard:
De Naturae Luce Physica, Ex Genesi Desumpta, Iuxta sententiam Theophrasti Paracelsi, Germani Philosophi ac Medici praecunctis excellentissimi, Tractatus. Cui annexa est modesta quaedam admonitio ad Thomam Erastum ... – Francoforti: Corvinus, 1583. – 431 S., [7] Bl.

Bibl.Sud. 1418#Beibd. 2
Notation: Sud. VIII, 6 = Par. 76
Dorn, Gerhard:
Commentaria In Archidoxorum Libros X. D. Doctoris Theophrasti Paracelsi, Magni, Terquemaximi Philosophi ac medici praecunctis excellentissimi: Antea nunquam in lucem data. Quibus accessit Compendium Astronomiae Magnae eiusdem autoris ... – Francoforti, 1584. – [12] Bl., 538 S., [18] Bl.

Bibl.Sud. 1419
Notation: Sud. VIII, 6 = Par. 78
Paracelsus:
[Metamorphosis] Metamorphosis Theophrasti Paracelsi. Item Deßelbigenn drey herliche schrifften, allen Stenden, so durchs unnütz vermeinter Artzten geschwetz verführt, sehr nutz unndt dienstlich. –
[Basel]: [Perna], 1584. – [8], 166 Bl.
Enth. außerdem u.a.: Von natürlichen Dingen / Paracelsus

Bibl.Sud. 1420
Notation: Sud. VIII, 6 = Par. 79
Paracelsus:
[De Natura Rerum] De Natura Rerum, IX Bücher. Ph. Theophrasti von Hohenheim, genant Paracelsi / Jetzunter auß dem Original Corrigiert und mit zweyen büchern gemehret, so vorhin nie getruckt. Durch Lucam Bathodium ... – Straßburg: Jobin, 1584. – [16], 105 Bl.: Ill.
Text dt.

Bibl.Sud. 1421
Notation: Sud. VIII, 6 = Par. 80
Reusner, Hieronymus:
Pandora: Das ist, Die edlest Gab Gottes, oder der werde und heilsame Stein der Weysen: mit welchem die alten Philosophi, auch Theophrastus Paracelsus, die unvollkommene Metallen durch gewalt des Fewrs verbessert: sampt allerley schedliche und unheilsame kranckheiten, jnnerlich unnd eusserlich haben vertrieben / Ein Guldener Schatz, welcher durch einen Liebhaber dieser Kunst ... jetzt widerumb in Truck verfertiget [Verf.: Franciscus Epimetheus. Hrsg.: Hieronymus Reusner]. – Basel: Henricpetri, [1588]. – [7] Bl., 317 S.: Ill.

Bibl.Sud. 1422
Notation: Sud. VIII, 6 = Par. 81
Paracelsus:
Klage Theophrasti Paracelsi, uber seine eigene Discipel, unnd leichtfertige Ertzte: Darbeneben auch unterricht, wie er wil, daß ein rechter Artzt soll geschickt seyn, und seine Chur verrichten, und die Patienten versorgen, etc.; Auß seinen Büchern auff das kürtzste zusammen gezogen, Wider die Thumkünen selbwachsende, Rhumrhätige, apostatische Ertzte, und leichtfertige Alchymistische Landtstreicher, die sich Paracelsisten nennen; ... jetzo zum ersten also zusammen bracht, und in Truck geben. – S.l., 1594. – [28] Bl.

Bibl.Sud. 1423
Notation: Sud. VIII, 6 = Par. 82
Paracelsus:
[Etliche Tractat] Etliche Tractat Philippi Paracelsi, des berümbtesten und hocherfarnen der wahren Philosophy unnd Artzney Doctorn: I. Von Natürlichen dingen. II. Beschreibung etlicher Kräuter. III. Von Metallen. IV. Von Mineralen. V. Von Edlen Gesteinen. – Jetzt wider von newem auß Theophrasti Handtschrifft mit fleiß ubersehen unnd Corrigirt. – Straßburg: Bertram, 1597. – [6] Bl., 499 S.

Bibl.Sud. 1424
Notation: Sud. VIII, 6 = Par. 83
Paracelsus:
[Labyrinthus Medicorum Errantium] Theophrasti Paracelsi Medicinae D. Labyrinthus Medicorum Errantium: In quo universa Physica & Medica breviter explicatur; Medicinae vanitas & abusus notatur, & veritas rectusque usus demonstratur. Cui accessit Dialogus, De Crisi Et Catacrisi Mali Cuiusdam Medici [i.e. Achatius Morbachus]. – Hanoviae: Antonius, 1599. – 192 S., [4] Bl.

Bibl.Sud. 1425
Notation: Sud. VIII, 6
Figulus, Benedictus:
Carmen Heroicum: Insignia Megalandri Lutheri complectens; Cui Annexa Est Elegia, In Laudem Panaceae Am-Waldinae, eiusque autoris sua arce Dürnhovia inter Onolzbacum & Dünckespüllum sita degentis / facta A Benedicto Figulo Utenhovio. – Stutgardiae: Fürsterus, 1600. – [4] Bl.

Bibl.Sud. 1426
Notation: Sud. VIII, 6 = Par. 84
Figulus, Benedictus:
Thesaurinella Olympica aurea tripartita. Das ist: Ein himmlisch güldenes Schatzkämmerlein, von vielen außerlesenen Clenodien zugerüstet: darinn die uhralte grosse und hochgebenedeyte Carfunckelstein und Tincturschatz verborgen; In drey unterschiedliche Cellulas außgetheilet. I. Secretum Magicum D. Philippi Theophrasti Paracelsi. Item, Bernarti, Graffen von der Marcck, &. Symbolum Apostolicum Cabalistisch erkläret. Item, Von der ersten Tincturwurtzel und Materia prima, Fr. Vincentii Koffskii. II. Schola Hermetica, Wie der Orientalische Rubin deß Astralischen Magneten, deß Magischen un[n] Chaldeischen Tincturensteins zu erlangen sey. III. Lux in tenebris lucens Raymundi Lullii: Wie die höchste Geheimnuß der Natur zu erforschen. Unnd der gebenedeyte Stein der Weisen zu praepariren. Item, Arcanum de multiplicatione Philosophica in qualitate / Allen Liebhabern der Himmlischen Waarheit, unnd Hermetischen Philosophey, so den Grund der Hochmagischen Tinctur suchen, zu gutem: Wie auch zu Beförderung der edlen Alchimey an jetzo eröffnet und publicirt Durch Benedictum Figulum ... – Franckfort am Mayn: Steinius, [1608]. – 224 S.
Erscheinungsjahr als Chronogramm angegeben: Anno TrIs MegIstI RegIs & DoCtorIs GratIae nobIs natI

Bibl.Sud. 1426#Beibd. 1
Notation: Sud. VIII, 6
Figulus, Benedictus:
Paradisus Aureolus Hermeticus: Fluens Nectare & Ambrosia: In Cuius Perlustratione Sedula Fidelis Et Ocularis Offertur Instructio, Quomodo Aureola Hesperidum Poma, ab Arbore Benedicta Philosophica sint decerpenda: A variis Philosophis, tum veteribus tum modernis plantatus / In Gratiam Et Emolumentum Filiorum Doctrinae Chemico-Spagyricae (Huc Usque Praeclusus) Nunc Reservatus & publici Iuris factus, Per Benedictum Figulum ... – Francoforti: Steinius, [1608]. – 63 S.
Erscheinungsjahr als Chronogramm angegeben: Anno TrIsMegIstI SpagyrI & ArChIatrI nobIs DonatI

Bibl.Sud. 1427-1
Notation: Sud. VIII, 6 = Par. 85
Figulus, Benedictus:
Rosarium Novum Olympicum Et Benedictum. Das ist: Ein newer Gebenedeyter Philosophischer Rosengart: Darinnen vom aller weisesten König Salomone, H. Salomone Trimosino, H. Trithemio, D. Theophrasto, &c. gewwiesen wirdt, wie der Gebenedeyte Guldene Zweig, unnd Tincturschatz, vom unverwelcklichen Orientalischen Baum der Hesperidum, vormittels Göttlicher Gnaden, abzubrechen und zu erlangen sey / Allen und jeden Filiis doctrinae Hermeticae, und D. Theophrasticae Liebhabern zu gutem trewlich eröffnet ... Per Benedictum Figulum ... – Basel: in verlegung des Autoris 1. – (1608). – [5] Bl., 83 S.: Ill.

Bibl.Sud. 1427-1#Beibd. 1
Notation: Sud. VIII, 6 = Par. 86
Berger, Simon:
Catalogus Medicamentorum nobilium spagyrice praeparatorum, Das ist: Verzeichnüß der fürnembsten und bewertsten Artzneyen wider die gefehrlichsten Kranckheitten, und alle alte verderbte unheilbare Schäden sehr dienstlich und heilsam / Auß den Metallischen, Mineralischen, Salischen, Steinischen, auch etlichen Vegetabilischen und Animalischen corporibus künstlich gezogen, mit grossem fleiß elaboriret, und allen nothleidenden Patienten zum besten inn offenen Druck geben, Durch Simonem Bergerum ... – Altenburg in Meissen: Meuschke, 1606. – [24] Bl.

Bibl.Sud. 1428
Notation: Sud. VIII, 6 = Par. 87
Figulus, Benedictus:
Pandora Magnalium Naturalium Aurea Et Benedicta, De Benedicto Lapidis Philosoph. Mysterio: Darinnen Apocalypsis Des Hocherleuchten Aegyptischen Königs und Philosophi, Hermetis Trismegisti; von unserm Teutschen Hermete, dem Edlen, Hochtheuren Monarchen und Philosopho Trismegisto, A. Ph. Theophrasto Paracelso &c. Verdolmetschet: wie auch Tinctura Physicorum Paracelsica, mit einer Schönen Erklerung des Auch Edlen und Hocherfahrnen Philosophi, Alexandri von Süchten, Utriiusque [!] Medicine D. Sampt Seiner Al. V. S. angehengten, Underschiedliche Tractetlein, so vor nie gesehen worden, wie auch Anderen Eiusdem mate-

riae Corollariis ... / Allen Filiis Doctrinae Hermeticae Zu nutz und gutem Jetzo Publiciret Durch Benedictum Figulum ... – Straßburg: Zetzener, 1608. – [16] Bl., 292 S.: Ill.

Bibl.Sud. 1429
Notation: Sud. VIII, 6 = Par. 88
Paracelsus:
Epitome Chronicorum Carynthiae. Das ist, Kurtze, doch eigentliche, und warhafftige beschreibung des Landes Kärndten: Darinnen, neben andern nützlichen Puncten, ein mercklich Wunderwerck, von dem grossen Mann Martino Luthero S. vermeldet wird / Aus den Büchern des Edlen, Aureoli Theophrasti, Paracelsi, von Hohenheim, beyder Artzney Doctoris etc. gezogen, unnd in Druck verfertigt. Durch Michaelem Horingium Zittavi ... – Leipzig: Nerlich, 1608. – [20] Bl.

Bibl.Sud. 1430
Notation: Sud. VIII, 6 = Par. 89
Alchymia Vera, Das ist: Der waren und von Gott hochgebenedeyten, Natur gemessen Edlen Kunst Alchymia wahre beschreibung: Etliche kurtze und nützliche Tractätlein zusammengetragen ... / Allen denselben Kunstliebenden zu nutz an tag geben, und in Druck vorgefertiget ... Durch I. P. S. H. M. S. – Jetzo aber zum andernmal auffgeleget, und mit vielen schönen Tractätlein vermehret und verbessert. – S.l., ca. 1610. – [184] Bl.: Ill.

Bibl.Sud. 1431
Notation: Sud. VIII, 6 = Par. 90
Ruland, Martin:
Lexicon Alchemiae Sive Dictionarium Alchemisticum: Cum obscuriorum Verborum, & Rerum Hermeticarum, tum Theophrast-Paracelsicarum Phrasium, Planam Explicationem continens / Auctore Martino Rulando ... – Francofurtensium Repub.: Palthenius, 1612. – [4] Bl., 471 [i.e. 487] S.,: Ill.
Text lat. und dt.

Bibl.Sud. 1432
Notation: Sud. VIII, 6 = Par. 91
Dorn, Gerhard:
Theophrastische Practica, Das ist, Außerlesene Theophrastische Medicamenta: beneben eigentlicher Beschreibung derer Praeparation: Auch richtigem Nutz und Gebrauch / Weyland durch Herren, Gerhard Dorn, in Lateinischer Sprache beschrieben, Ins Teutsch versetzt, und nunmehr in Druck befördert Durch Michaelem Horingium ... – [Halle]: Oelschlägel, 1618. – [4] Bl., 491 [i.e. 493] S., [5] Bl.

Bibl.Sud. 1433
Notation: Sud. VIII, 6 = Par. 92
Paracelsus:
[Philosophia De Limbo, Aeterno Perpetuoq[ue] Homine Novo Secundae creationis ex Iesu Christo Dei filio] Philosophia De Limbo, Aeterno Perpetuoq[ue] Homine Novo Secundae creationis ex Iesu Christo Dei filio Des Edlen Hochthewren Philosophi ter maximi unnd beyder Liechter Naturae & Gratiae getrewen Doctoris Aurelii Philippi Theophrasti Paracelsi ab Hohenhaim utriusq[ue] Medicinae facile Principis / Allen Studiosis Luminum Gratiae & Naturae zu nutz und gutem publicirt Durch Ioannem Staricium ... – Magdeburg: Franck, 1618. – [12] Bl., 159 S.

Bibl.Sud. 1433#Beibd. 1
Notation: Sud. VIII, 6 = Par. 93
Paracelsus:
[Liber Sermonum in Antichristos Et Pseudoprophetas Veteris & Novi Testamenti. Das ist: Ein Büchlein wider die Antichristen, Falsche Propheten unnd Lehrer so wohl altes als newes Testaments] Liber Sermonum in Antichristos Et Pseudoprophetas Veteris & Novi Testamenti. Das ist: Ein Büchlein wider die Antichristen, Falsche Propheten unnd Lehrer so wohl altes als newes Testaments Philippi Theophrasti Paracelsi, ab Hohenheim / Scriptus ab ipso Salisburgi Anno 1540. – Franckfurt am Mayn: Jennis, 1619. – 96 S.

Bibl.Sud. 1433#Beibd. 2
Notation: Sud. VIII, 6 = Par. 94
Libellus Theosophiae De Veris Reliquiis Seu Semine Dei In Nobis Post Lapsum Relicto, Quo Sancti Patres Et Prophetae in tantos viros excreverunt: Das ist: Ein Büchlein der göttlichen Weißheit von dem wahren Heiligthumb oder von dem in uns nach dem Fall uberbliebenen Sahmen Gottes, durch welchen die H. Vätter und Propheten zu solchen Männern sind erwachsen, dadurch noch täglichs Kinder Gottes geboren werden, zu dem Ende in Truck gegeben, daß wir das in uns verborgene Perlein suchen unnd erkennen lehren. – Newstadt: Jennis, 1618. – [1] Bl., 38 S.

Bibl.Sud. 1434
Notation: Sud. VIII, 6 = Par. 95
Ternio Reliquiarum Alchymiae Oder Drey Schöne Tractätlein Vom Stein der Weisen: So zuvor niemalß inn Druck kommen, auch bißhero gantz verborgen gehalten worden sind / Nun aber den Filiis Doctrinae und allen Liebhabern Alchymiae, zu Ehren publiciret, und in offenen Druck verfertiget Durch Fridericum Mollerum ... – Berlin, 1618. – [36] Bl.

Bibl.Sud. 1435-1/2
Notation: Sud. VIII, 6 = Par. 96
Oraeus, Heinrich:
Reformir-Spiegel des weltlichen Bapsts, un[d] wahren Antichrist zu Rom. Das ist: Kurtzer unnd eygentlicher Beweiß, Wer der Bapst sey: Woher er kom[m]en: Wie sein Reich gestiegen, und endlich von wegen seiner grossen Abgötterey widerumb fal-

len werde: Mit beygefügten 132. Magischen Figuren, und 72. grausamen, erschröcklichen Wunderwercken, so bey vieler Gottlosen Bäpsten Zeiten sich zugetragen haben / Alles auffs kürtzest beschrieben ... Durch Ioannem De Hyperiis. – S.l.
[1]. – (1620). – [4] Bl., 142 S.: Ill.

Bibl.Sud. 1435-1/2
Notation: Sud. VIII, 6 = Par. 96
Oraeus, Heinrich:
Reformir-Spiegel des weltlichen Bapsts, un[d] wahren Antichrist zu Rom. Das ist: Kurtzer unnd eygentlicher Beweiß, Wer der Bapst sey: Woher er kom[m]en: Wie sein Reich gestiegen, und endlich von wegen seiner grossen Abgötterey widerumb fallen werde: Mit beygefügten 132. Magischen Figuren, und 72. grausamen, erschröcklichen Wunderwercken, so bey vieler Gottlosen Bäpsten Zeiten sich zugetragen haben / Alles auffs kürtzest beschrieben ... Durch Ioannem De Hyperiis. – S.l.
2. – (1620). – [6] Bl., 143 S.: Ill.

Bibl.Sud. 1436
Notation: Sud. VIII, 6 = Par. 97
VI. Prognostica Von Verenderung und zufälligem Glück und Unglück der höchsten Potentaten im Römischen Reich, Auch des Türcken und Pabst: Und sonderlich was es mit der Sacra Liga vor einen Außgang haben werde: I. Johannis Carionis mit einer Außlegung, welche Anno 1546. gemacht, und newlich vermehret. II. Jacobi Hartmanni von Durlach, Anno 1538. III. Prognosticon vor 300. Jahren gemacht zu Nürnberg funden, und durch Veit Dieterichen Philippo Melanchthoni zugeschicket. IV. Prognosticon Theophrasti Paracelsi, newlich außgeleget, darinnen viel von dem zukünfftigen Jülichischen Kriege zu finden. V. Prognosticon Antoni Torquati. VI. Prognosticon eines Mahometischtn [!] Pfaffens / [Hrsg.: Henricus Neotechnos]. – S.l., 1620. – [76] Bl.

Bibl.Sud. 1437
Notation: Sud. VIII, 6 = Par. 98
VI. Prognostica Von Verenderung und zufälligem Glück und Unglück der höchsten Potentaten im Römischen Reich, Auch des Türcken und Pabst: Und sonderlich was es mit der Sacra Liga vor einen Außgang haben werde: I. Johannis Carionis mit einer Außlegung, welche Anno 1546. gemacht, und newlich vermehret. II. Jacobi Hartmanni von Durlach, Anno 1538. gestellet. III. Prognosticon vor 300. Jahren gemacht zu Nürnberg funden, und durch Veit Diterichen Philippo Melachthoni zugeschicket. IV. Prognosticon Theophrasti Paracelsi, newlich außgeleget, darinnen viel von dem zukünfftigen Jülichischen Kriege zu finden. V. Prognosticon Antonii Torquati. VI. Prognosticon eines Mohometischen [!] Pfaffens / [Hrsg.: Henricus Neotechnos]. – S.l., 1620. – [76] Bl.

Bibl.Sud. 1438
Notation: Sud. VIII, 6 = Par. 99
VI. Prognostica Von Verenderung unndt zufälligem Glück und unglück der höchsten Potentaten im Römischen Reich: Auch deß Türcken unnd Pabsts; Und sonderlich was es mit der Sacra Liga vor einen Außgang haben werde. I. Iohannis Carionis mit einer Außlegung, welche Anno 1546 gemacht ... / [Hrsg.: Henricus Neotechnos]. – S.l., 1621. – 134 S.

Bibl.Sud. 1439
Notation: Sud. VIII, 6 = Par. 100
Kornthauer, Job:
De Peste Aureoli Theophrasti Paracelsi Tractatus: So er an die Statt Störtzingen geschrieben ...; Darinnen auch etlicher fürnemmer jnnerlicher und eusserlicher Kranckheiten und Schäden Cura, so beydes jnner- unnd ausserhalb dder Pest den Menschen begegnen mögen; Auß rechtem Grundt unnd gewisser Experientz Theophrastischer und anderer Medicinalischer Kunst beschrieben, zu finden ist / Cum Commentariis Iobi Kornthaueri. – Jetzt auffs new übersehen, und zum Andernmal in Truck verfertiget. – Franckfurt am Mayn: Bry, 1622. – 103 S.

Bibl.Sud. 1440
Notation: Sud. VIII, 6 = Par. 101
Paracelsus:
[La Petite Chirurgie, Autrement Ditte La Bertheonee] La Petite Chirurgie, Autrement Ditte La Bertheonee, De Philippe Aoreole Theophraste Paracelse grand Medecin & Philosophe entre les Allemans / [Hrsg.: Daniel Du Vivier]. Plus les traittez du mesme Autheur, des Apostemes syron ou noeuds u.a. – Paris: Varennes, 1623. – [24] Bl., 752 S.

Bibl.Sud. 1441
Notation: Sud. VIII, 6 = Par. 102
Burggrav, Johann Ernst:
[Biolychnium seu Laterna] Ioan. Ernesti Burggravii Neost. Palatini Biolychnium seu Lucerna: Cum Vita Eius, Cui Accensa est Mystice vivens iugiter; cum morte ieusdem expirans; omnesq[ue] affectus graviores prodens. Huic Accessit Cura Morborum Magnetica ex Theophrasti Paracelsi Mumia u.a. – Francofurti: Fitzerus, 1630. – 144, 15 S.

[Bibl.Sud. 1442 nicht vorhanden]

Bibl.Sud. 1443
Notation: Sud. VIII, 6 = Par. 103
Halbmayer, Georg:
Prognosticon Halbmayerianum, Das ist, Extract und Außzug, deß jenigen was Georg Halbmayer, Astronomus, von dem künfftigen Zustandt deß noch schwebenden Teutschen Kriegs Prognosticirt und beschrieben: Auß seinem Calender, und angehefften Practica, auff das Jahr nach Christi Geburt M.DC.XXXII. kürtzlich gezogen, und nebens bey-

gefügter Propheceyung D Philippi Theophrasti Paracelsi vom Löwen auß Mitternacht, zu Saltzburg geschrieben, Anno 1546. menniglich zur Nachricht in Truck gegeben. – Nürnberg: Sartorius, 1631. – 27 S.

Bibl.Sud. 1444
Notation: Sud. VIII, 6 = Par. 104
Des Mitternächtigen Post-Reutters Adeliches unnd Untadeliches dreyfaches Paßport: Darin[n]en seine bißher unterschiedliche abgelegte Frewdenposten Mit mehr als hundert und zwantzig, Theils uhralten uber drey tausend Jährigen: theils alten etlich hundert Jährigen: theils aber gantz spannewen, und fast Weltkündigen göttlichen Weissagungen und Wunder-Zeichen ausführlich beglaubet und bestärcket werden. – Magdeburg, 1632. – 84 S.
Erscheinungsjahr als Chronogramm angegeben: Anno, quo Leo SeptentrIonalIs, VerItatIs VInDeX, Iò trIVMphat. – Enth. außerdem: Schwedischer Oder Der Mitternächtige Post-Reuter. – Strahlsund, 1631

Bibl.Sud. 1444
Notation: Sud. VIII, 6 = Par. 104
Schwedischer Oder Der Mitternächtige Post-Reuter: Mit uralten Schrifftmäßigen Weissagungen, und deroselben Jubel-frewdigen Erfüllungen. – Strahlsund, 1631. – S. 75 – 84
Erscheinungsjahr als Chronogramm angegeben: Anno, quo IesVs VInDICabIt VerbVM VerItatIs. – Enth. in: Des Mitternächtigen Post-Reutters Adeliches unnd Untadeliches dreyfaches Paßport. – Magdeburg, 1632

Bibl.Sud. 1445
Notation: Sud. VIII, 6 = Par. 105
Locatelli, Lodovico:
[Theatro D'Arcani] Theatro D'Arcani Del Medico Lodovico Locatelli Da Bergamo: Nel Quale Si Tratta Dell'Arte Chimica, & suoi Arcani; Con gli Afforismi d'Ippocrate Commentati da Paracelso, & L'esposizione d'alcune Cifre, & Caratteri oscuri de Filosofi. – Milano: Ramellati, 1644. – [28] Bl., 456 S.: Ill., graph. Darst.

Bibl.Sud. 1446
Notation: Sud. VIII, 7 = Par. 42
Paracelsus:
[Archidoxa] Archidoxae Philippi Theophrasti Paracelsi Magni: Germani Philosophi & Medici Sollertißimi, ac Mysteriorum naturae scrutatoris & Artificis absolutissimi. Libri X / Nunc primum studio et diligentia Adami Schröteri, Philosophi et Poetae Laureati etc. e Germanico in Latinum translati, et editi. Marginalibus annotationibus, & Indice copiosissimo, per Ioannem Gregorium Macrum, Philosophum & Medicum, adiectis. – Cracoviae: Wirzbieta, [1569]. – [32] Bl., 243 S., [14] Bl.

Bibl.Sud. 1447
Notation: Sud. VIII, 7 = Par. 43
Paracelsus:
Außlegung der Figuren, so zu Nürenberg gefunden seind worden / gefürt jn grundt der Magischen Weißsagung, durch Doctorem Theophrastum von Hohenheim. – S.l., 1569. – [5] Bl., 84 S.: Ill.

Bibl.Sud. 1448
Notation: Sud. VIII, 7 = Par. 44
Paracelsus:
[Archidoxorum Theophrastiae Pars Prima. Libri Novem, De Misteriis Naturae] Archidoxorum Theophrastiae Pars Prima. Libri Novem, De Misteriis Naturae. Des Hocherfahrnesten und Hochgelerten Herren Theophrasti Paracelsi. Item. I. De Renovatione & Restauratione u.a. – Jetzt auß des authors Handschrifft an sehr vil örtern correcter dann bevor, unnd wie ers selbst ordiniert, newlich in Truck geben. – Cölln: Birckman, 1570. – [3], 130, [1] Bl.

Bibl.Sud. 1449
Notation: Sud. VIII, 7 = Par. 45
Paracelsus:
[Archidoxa] Archidoxorum Aureoli Ph. Theophrasti Paracelsi De Secretis Naturae mysteriis libri decem. His accesserunt libri De Tinctura Physicorum u.a. – Basileae: Perna, 1570. – [8] Bl., 460 S., [10] Bl.

Bibl.Sud. 1450
Notation: Sud. VIII, 7 = Par. 46
Paracelsus:
[Archidoxa] Archidoxa Philippi Theophrasti Paracelsi Bombast, des hocherfahrnen, unnd berühmtesten Philosophj, und beyder Artznej Doctoris: Von heymligkeyten der Natur, Zehen Bücher. Item, I. De tinctura Physicorum u.a. – Straßburg: Rihel, [1570]. – [242] Bl.

Bibl.Sud. 1450#Beibd. 1
Notation: Sud. VIII, 7 = Par. 47
Paracelsus:
[Trei Tractat] Trei Tractat Philippi Theophrasti Paracelsi Bombast, des berühmbtesten Philosophi, und beyder Artzney Doctorn: Der Erst, Von öffnung der Haut, und jhrer Natürlichen verletzung, sampt der heylung; Der Ander, Von heylung der Wunde[n]; Der Tritt, Von Schlangen, Spin[n]en, Krotten, Krepsen, Muttermehler, etc. und ihrer tugent. – Straßburg: Rihel, 1570. – [66] Bl.

Bibl.Sud. 1451
Notation: Sud. VIII, 7 = Par. 48
Paracelsus:
[De Meteoris] Aur. Phil. The. Paracelsi Philosophorum Atque Medicorum Hactenus omnium facile Principis, de Meteoris: liber unus. De Matrice liber alius u.a. – Basileae: Perna, [1569]. – [7] Bl., 223 S., [3] Bl., 111 S., [4] Bl.

Bibl.Sud. 1452
Notation: Sud. VIII, 7 = Par. 49
Paracelsus:
Expositio Vera Harum Imaginum Olim Nurenbergae Repertarum / ex fundatissimo verae Magiae Vaticinio deducta Per D. Doctorem Theophrastum Paracelsum. – [Basel]: [Perna], 1570. – 47, [1] Bl.: Ill.

Bibl.Sud. 1453
Notation: Sud. VIII, 7
Paracelsus:
[De Tartaro] Medicorum Et Philosophorum Summi, Aureoli Theophrasti Paracelsi, Eremitae, de Tartaro: libri septem perquam utiles / Opera Et Industria Nobilis Viri Adami A Bodenstein, in lucem propter commune commodum microcosmi primo editi, nunc vero auctiores & castigatiores denuo excusi. – Basileae: Perna, 1570. – [8] Bl., 451 [i.e. 453] S., [5] Bl.: Ill.

Bibl.Sud. 1453#Beibd. 1
[Bibl.Sud. 1503#Beibd. 2]
Notation: Sud. VIII, 7; Sud. VIII, 8 = Par. 34
Suchten, Alexander von:
De Secretis Antimonii: Liber unus Alexandri A Suchten verae philosophiae ac medicinae Doctoris / Editus Germanice quidem anno 1570: nunc autem in Latinam translatus sermonem per M. Georgium Forbergium Mysium. Cui additus est Geor. Phaedronis Medici Aquila Coelestis, sive correcta Hydrargyri praecipitatio. – Basileae: Perna, 1575. – 112 S.

Bibl.Sud. 1454
Notation: Sud. VIII, 7 = Par. 50
Scaliger, Paul:
[Primi Tomi Miscellaneorum, De Rerum caussis & successibus atque secretiori methodo ibidem expressa, effigies ac exemplar, nimirum, vaticiniorum & imaginum Ioachimi Abbatis Florensis Calabriae, & Anselmi Episcopi Marsichani, super statu summorum Pontificium Rhomanae Ecclesiae, contra falsam, iniquam, vanam, confictam & seditiosam cuiusdam Pseudomagi, quae nuper nomine Theophrasti Paracelsi in lucem prodiit, pseudomagicam expositionem, vera, certa, & indubitata explanatio] Pauli Principis De La Scala Et Hun, Marchionis Veronae &c. Domini Creutzburgi Prussiae, Primi Tomi Miscellaneorum, De Rerum caussis & successibus atque secretiori methodo ibidem expressa, effigies ac exemplar, nimirum, vaticiniorum & imaginum Ioachimi Abbatis Florensis Calabriae, & Anselmi Episcopi Marsichani, super statu summorum Pontificium Rhomanae Ecclesiae, contra falsam, iniquam, vanam, confictam & seditiosam cuiusdam Pseudomagi, quae nuper nomine Theophrasti Paracelsi in lucem prodiit, pseudomagicam expositionem, vera, certa, & indubitata explanatio.
– Coloniae Agrippinae: Graminaeus, 1570. – [6] Bl., 152 S.: Ill.; 4

Bibl.Sud. 1455
Notation: Sud. VIII, 4 = Par. 153
Paracelsus, Theophrastus Bombastus:
Die Charlatanerie und ihre Parteigänger: eine naturwissenschaftlich-kommerzielle Studie / von Theofrastus Bombastus Paracelsus dem Jüngern. – Wien: Lechner, 1858. – 183 S.

Bibl.Sud. 1456
Notation: Sud. VIII, 7 = Par. 51
Paracelsus:
[Ettliche Tractatus] Ettliche Tractatus Des Hocherfarnen unnd berümbtesten Philippi Theophrasti Paracelsi, der waren Philosophi und Artzney Doctoris: I. Von Natürlichen Dingen. II. Beschreibung etlicher Kreütter. III. Von Metallen. IIII. Von Mineralen. V. Von Edlen Gesteinen. – Straßburg: Müller, 1570. – [8] Bl., 532 S.

Bibl.Sud. 1457
Notation: Sud. VIII, 7 = Par. 52
Paracelsus:
Dreyzehen Bücher, Des hoch gelehrten unnd weit berümpten Herren, D. Theophrasti Paracelsi, Eremite, Paragraphorum, &c.: Inn welchen gemelt wirt, volkomne und warhaffte Cur, vieler unnd schwerer Kranckheyten, So biß anher von andern Artzten, für unheilsam geacht worden. – Jetzt zum ersten mal mit allem fleiß, in truck geben und außgehn lassen. – Basel: Perna, 1571. – [48] Bl.
Text lat. und dt.

Bibl.Sud. 1458
Notation: Sud. VIII, 7 = Par. 53
Paracelsus:
Metamorphosis: Doctoris Theophrasti von Hohenheim, der zerstörten guten künsten unnd artzney restauratoris, gewaltigs unnd nutzlichs schreiben ... / Durch Doctor Adamen von Bodenstein, den anklopffenden und suchenden Filiis sapientiae zu nutz, mit allem fleiß publiciert, unnd in Truck verfertiget. – [Basel], 1572. – [176] Bl.
Text dt.

Bibl.Sud. 1459
Notation: Sud. VIII, 7 = Par. 54
Paracelsus:
[De Medicamentorum Simplicium Gradibus Et Compositionibus, Opus Novum, Physicum partim & Medicum, partim etiam Chymicum, in quinque Libros digestum] De Medicamentorum Simplicium Gradibus Et Compositionibus, Opus Novum, Physicum partim & Medicum, partim etiam Chymicum, in quinque Libros digestum, authoris incerti / [Verf.: Paracelsus. Hrsg.: Benedictus Aretius]. Accesserunt ex Euchopoedii collectaneis in singulos libros Argumenta. – Tiguri: Froschoverus, 1572. – [6], 26 [i.e. 34] Bl.

Bibl.Sud. 1460
Notation: Sud. VIII, 7 = Par. 55
Paracelsus:
[Metamorphosis] Metamorphosis Theophrasti Paracelsi, Dessen werck seinen meister loben wirt: Was nun darin tractirt wirt, wirt volgends blat nach der prefation anzeigen / Durch D. Adamen von Bodenstein mit bestem fleiß ... in druck gegeben. – Basel: Apiarius, 1574. – [19] Bl., 292 [i.e. 272] S.

Bibl.Sud. 1460#Beibd. 1
Notation: Sud. VIII, 7 = Par. 56
Paracelsus:
[De Vita longa] Medicorum Ac Philosophorum Facile Principis Theophrasti Paracelsi Eremitae libri V. de Vita longa: incognitarum rerum, & hucusque a nemine tractatarum refertissimi / Una Cum Commendatoria Valentij de Retijs, & Adami a Bodenstein, dedicatoria Epistola, quibus Theophrasti singularis & excellens eruditio commendatur. – Basileae: Perna, [1562]. – [27] Bl., 99 S., [1] Bl.

Bibl.Sud. 1460#Beibd. 2
Notation: Sud. VIII, 7 = Par. 57
Paracelsus:
Philosophiae Magnae Aureoli Philippi Theophrasti Paracelsi, Helvetii, ab Hohenhaim, Philosophorum atq[ue] Medicorum omnium facile principis, Collectanea quaedam: quorum summarium post Apologiam invenies / Per Gerardum Dorn E Germanico Sermone, quanto familiarius clariusq[ue] fieri debuit, Latine reddita. – Basileae: Perna, [1569]. – [7] Bl., 248 S., [3] Bl.

Bibl.Sud. 1461
Notation: Sud. VIII, 7 = Par. 58
Paracelsus:
Testamentum Philippi Theophrasti Paracelsi des hocherfahrnen Teutschen Philosophi und baider Artzney Doctoris. – Straßburg: Müller, 1574
Text dt. und lat.

Bibl.Sud. 1462
Notation: Sud. VIII, 7
Paracelsus:
[Das sechste Buch in der artznei] Theophrasti von Hohenheim, des thewren, hochgelehrten unnd erfahrnen Philosophi und Medici, Das sechste Buch in der artznei: Von den Tartarischen oder Stein kranckheiten, das ist von allen Geschlechten des Steins unnd Podagrams, sampt der selben heilung zwen Tractat / Auß eigner handt Theophrasti abgeschrieben, und jetzund erst an tag gegeben Durch M. Georgium Forberger auß Meissen. – Basel: Apiarius, 1574. – LXXIX S., [1] Bl.

Bibl.Sud. 1463
Notation: Sud. VIII, 7 = Par. 59
Toxites, Michael:
Onomastica II: I. Philosophicum, Medicum, Synonymum ex variis vulgaribusq[ue] linguis. II. Theophrasti Paracelsi: hoc est, earum vocum, quarum in scriptis eius solet usus esse, explicatio; Nunc Primum In Commodum omnium Philosophiae, ac Medicinae Theophrasticae studiosorum, cuiuscunq[ue] nationis sint: fideliter publicata; Gründtliche Erklärung in allerlei Sprache[n], der Philoso-phische[n], Medicinischen und Chimicische[n] Namen, welcher sich die Arzet, Apoteker, auch Theophrastus zugebrauchen pflegen / [Verf.: Michael Toxites. Übers.: Johann Fischart]. – Nun erstmals idermäniglichen zu meherem nuz, richtigerem verstand und förderlicher lesung der Theophrastischen und sonst bücher, ordentlich und fleisig inn truck gefärtiget. – Argentorati: Iobinus, 1574. – [8] Bl., 490 S., [1] Bl.
Text lat., griech., franz., ital., span., engl. und dt.

Bibl.Sud. 1464
Notation: Sud. VIII, 7 = Par. 60
Paracelsus:
[Volumen Medicinae Paramirum] Volumen Medicinae Paramirum Pilippi Theophrasti Paracelsi, des hocherfarnen Teutschen Philosophi, und baider Artzney Docroris (!): De medica industria, Von des Artzt geschickligkeyt; Vormals nie im truck außgangen. – Straßburg: Müller, 1575. – [8] Bl., 141 [i.e. 139] S.
Text dt.

Bibl.Sud. 1465
Notation: Sud. VIII, 7 = Par. 61
Paracelsus:
[Libri XIIII Paragraphorum] Libri XIIII Paragraphorum Philippi Theophrasti Paracelsi, Philosophi Summi, & utriusq[ue] medicinae Doctoris prestantißimi / Nunc primum a doctore Toxite in communem utilitatem integritati restituti, latinisq[ue] explicationibus qua fieri potuit diligentia, atq[ue] studio illustrati. – Argentorati: Mylius, 1575. – [24] Bl., 191 S.

Bibl.Sud. 1466
Notation: Sud. VIII, 7 = Par. 62
Paracelsus:
[De peste] De peste Philippi Theophrasti Paracelsi, des hocherfarnen Teutschen Philosophi, un[d] beyder Artzney Doctoris: an die Statt Stertzingen geschriben. Item, Etliche Consilia Theophrasti Paracelsi u.a. – Straßburg: Wyriot, 1576. – [39] Bl.

Bibl.Sud. 1467
Notation: Sud. VIII, 7 = Par. 63
Paracelsus:
Von Den Kranckheiten, so den Menschen der Vernunfft natürlich berauben, sampt jren Curen, Philippi Theophrasti Paracelsi, des hocherfarnen und berümtesten Philosophi, und beyder Artzney Doctoris / Mit fleiß corrigiert, ergentzt, und wider in truck verfertigt, durch Doctorem Toxiten. – Straßburg: Wyriot, 1576. – [62] Bl.

Bibl.Sud. 1468
Notation: Sud. VIII, 7 = Par. 64
Paracelsus:
[Von den Ofnen schäden und geschwären] Von den Ofnen schäden und geschwären. Philippi Theophrasti Paracelsi, des erfahrnen Teutschen Philosophi und beider Artzney Doctoris / Jetzunder erst auß dem rechten Original ergentzt, und uff das halbtheil gemehret, Durch Doctorem Toxiten. – Straßburg: Müller, 1577. – [7] Bl., S. 10 – 262, [2] Bl.

Bibl.Sud. 1469
Notation: Sud. VIII, 7 = Par. 65
Paracelsus:
[Aurora Thesaurusque Philosophorum] Aurora Thesaurusque Philosophorum, Theophrasti Paracelsi, Germani Philosophi, & Medici cunctis omnibus accuratissimi. Acceßit Monarchia Physica per Gerardum Dorneum ... u.a. – Basileae, 1577. – 191 S.: Ill.

Bibl.Sud. 1470-1
Notation: Sud. VIII, 7 = Par. 66
Paracelsus:
[De restituta utriusque Medicinae vera Praxi] Theophrasti Germani, Paracelsi, Medicorum Et Philosophorum omnium, in universum facile Principis De restituta utriusque Medicinae vera Praxi / Gerardo Dorn Doctore Physico, ac interprete Germanico, in hunc ordinem recolligente. – Lugduni: Du Puys Liber primus. – 1578. – [8] Bl., 286 S., [9] Bl.: Ill.
Mehr nicht erschienen

Bibl.Sud. 1471
Notation: Sud. VIII, 7
Paracelsus:
De morbo Gallico: Warhaffte Cur der Frantzosen, sampt eyner trewen warnung, wie man sich vor den erbärmlichen Schäden der falschen Cur hüten soll / Philippi Theophrasti Paracelsi Drey Bücher. Allen liebhabern der Armen, und in Platern verderbten krancken zu gefallen durch D. Toxiten Corrigirt, und in Truck gefertigt. – Straßburg: Müller, 1578. – [20] Bl., 348 S., [5] Bl.

Bibl.Sud. 1471#Beibd. 1
Notation: Sud. VIII, 7
Wuertz, Felix:
Practica der Wundartzney: Was für schädliche Mißbräuch bey der Wundtartzney in gemeinem schwankt, und warumb die abzuschaffen seind; Item Wie man allerley Wunden, sie seyen Geschossen, Gehawen, Gestochen, Gefallen, Geschlagen, ohn einigen Mißbrauch, wie auch die Beinbrüch, Curieren solle; Deßgleichen Von allerley Zufällen der Wunden, wie dieselbigen zuerkennen, und ehe sie kom[m]en, wie man ihnen begegnen soll, und so sie vorhanden, wie die abzuschaffen; Sampt einem grundtlichen bericht Von den Salben, Pflastern, Oelen, Blutstellungen, etc. insonders von den Wundtränckern / Alles nach newer Form unnd Art mit viel geschwinden Handgriffen, Exempeln und Arcanen, alles durch selbs eigene Erfahrung beschrieben, deßgleichen zuvor in Truck niemals außgegangen: durch Felix Wirtz, Wundartzet zu Basel. – Basel: Henricpetri, 1596. – [12] Bl., DCLIII S., [1] Bl.

Bibl.Sud. 1472
Notation: Sud. VIII, 7 = Par. 67
Paracelsus:
[Kleine Wundartzney] Kleine Wundartzney Theophrasti von Hohenheim, deß hochgelehrten und erfahrnen Teutschen Philosophi und Medici: drey Bücher begreiffendt. Deßgleichen auch zwey Fragment, das eine von dem rechten Drittentheil der grossen Wundartzney u.a. – Basel: Perna, 1579. – 285 S.

Bibl.Sud. 1473
Notation: Sud. VIII, 7 = Par. 68
Paracelsus:
Congeries Paracelsicae Chemiae De Transmutationibus Metallorum: ex omnibus quae de his ab ipso scripta repetire licuit hactenus. Accessit Genealogia Mineralium, atq[ue] metallorum omnium eiusdem autoris. – Francofurti: Wechelus, 1581. – 277 S.
Aus dem Dt. übers.

Bibl.Sud. 1474
Notation: Sud. VIII, 7 = Par. 69
Paracelsus:
Fasciculus Paracelsicae Medicinae Veteris Et Non Novae: Per Flosculos Chimicos Et Medicos, tanquam in compendiosum promptuarium collectus; In Quo De Vita, Morte, Et Resuscitatione Rerum, De Tuenda Et conservanda sanitate, nec non expellendo morbo per instaurationem virium naturalium, de praeparationibus medicamentorum, in usum applicationibus ad quoscunq[ue] morbos, cum internos, tum externos ... / Gerardo Dorn Interprete. – Francoforti Ad Moenum: Feyerabendt, 1581. – [4], 147, [7] Bl.

Bibl.Sud. 1474#Beibd. 1
Notation: Sud. VIII, 7 = Par. 70
Hippocrates:
[Epidemiorum Liber Sextus] Hippocratis Medicorum Omnium longe principis Epidemiorum Liber Sextus / iam recens Latinitate donatus, Leonardo Fuchsio interprete. Addita est Luculenta universi eius libri epositio / eodem Leonardo Fuchsio authore. – Haganoae: Secerus, 1532. – [4], 160, [16] Bl.
Enth. außerdem: Ad calcem Graeca. – Text griech. u. lat.

Bibl.Sud. 1474#Beibd. 2
Notation: Sud. VIII, 7
Hippocrates:

[Epidēmidōn to hekton] Hippokratus Epidēmidōn to hekton. – Haganoae: Secer, 1532. – [12] Bl.
Text griech.

Bibl.Sud. 1475
Notation: Sud. VIII, 7 = Par. 234
Wachler, Albrecht Wilhelm Jakob:
Thomas Rehdiger und seine Büchersammlung in Breslau: ein biographisch-literarischer Versuch / von Albrecht W. J. Wachler. – Breslau: Grüson, 1828. – IV, 80 S.: Ill.

Bibl.Sud. 1476
Notation: Sud. VIII, 8 = Par. 1
Paracelsus:
[Vom Holtz Guaiaco gründlicher heylung] Durch den hochgelerten herren Theophrastum von Hochenheym beyder Artzeney Doctorem Vom Holtz Guaiaco gründlicher heylung. Darinn essen unnd trincken, Saltz und anders erlaubt und zu gehört; Auch von den verfurigen und Irrigen büchern artzeten brauch unnd ordnung wider des holtz arth und natur auffgericht und außgangen; Vom erkantnüs was dem holtz zugehört und was nicht, aus welchem erstanden dis verderben der kranckheyten; Dergleichen wie ein almuß aus dem holtz erstanden, dem armen zu gut, Solchs in ein verdeben gedyhen, weyter corrigiert, und in einen rechten weg gebracht, mehr erspriesslich; Auch wie etlich höltzer mehr seind denn allein Guaiacum, die gleich so wol als Guaiacum dise krafft haben. – [Faks. der Ausg. Nürnberg 1529]. – München-Planegg: Barth, 1926. – [16] Bl.: Ill.
Aus: Paracelsus: Sämtliche Werke; I,7

Bibl.Sud. 1477
Notation: Sud. VIII, 8 = Par. 2
Paracelsus:
[Vom Holtz Guaiaco gründlicher heylung] Durch den hochgelerten herrren Theophrastum von Hochenheym beyder Artzeney Doctorem Vom Holtz Guaiaco gründlicher heylung: Darinn essen unnd trincken, Saltz und anders erlaubt und zu gehört; Auch von den verfurigen un[d] Irrigen büchern artzeten brauch unnd ordnung wider des holtz arth und natur auffgericht und außgangen; Vom erkantnüs was dem holtz zugehört und was nicht, aus welchem erstanden dis verderben der kranckheyten; Dergleichen wie ein almuß aus dem holtz erstanden, dem armen zu gut, Solchs in ein verderben gedyhen, weyter corrigiert, und in einen rechten weg gebracht, mehr erspriesslich; Auch wie etlich höltzer mehr seind denn allein Guaiacum, die gleich so wol als Guaiacum dise krafft haben. – Nurmberg: Peypus, 1529. – [7] Bl.: Ill.

Bibl.Sud. 1478
Notation: Sud. VIII, 8 = Par. 4
Paracelsus:
Ußlegung des Cometen erschynen im hochbirg, zu mitlem Augusten, Anno 1531 / Durch den hochgelerten Herren Paracelsum etc. – [Zürich], [1531]. – [8] Bl.: Ill.

Bibl.Sud. 1479
Notation: Sud. VIII, 8 = Par. 5
Paracelsus:
[Ußlegu[n]g der Erdbidem] Durch den Hochgelerten herrn Paracelsum Doctorem Ußlegu[n]g der Erdbidem: beschehen nach ußganng deß Cometens in den Alpischen birgen Im M. D. XXXI. – S.l., ca. 1532. – [4] Bl.: Ill.

Bibl.Sud. 1480
Notation: Sud. VIII, 8 = Par. 6
Paracelsus:
[Ußlegung deß Fridbogens, so erschinen ist im Winmon uff den Bodenseeischen Grentzen, Im jar 1531] Durch den Hochgelertenn herrn Paracelsum Doctorem, Ußlegung deß Fridbogens, so erschinen ist im Winmon uff den Bodenseeischen Grentzen, Im jar 1531: der do abkündt den unfriden, so der Comet im Ougstmon erschinen, angezaigt hat. – S.l., ca. 1531. – [4] Bl.: Ill.

Bibl.Sud. 1481
Notation: Sud. VIII, 8 = Par. 7
Paracelsus:
Ußlegung deß Cometen und Virgulte, in hohen Tütschen Landen erschienen / durch den hochgelerten herren Paracelsum Doctorem. – S.l., [1532]. – [6] Bl.

Bibl.Sud. 1482
Notation: Sud. VIII, 8 = Par. 8
Paracelsus:
Von den wunderbarlichen, ubernatürlichen zeychen: so in[n] vier jaren ein ander nach, im[m] hym[m]el, gewülcke und lufft, ersehen, Von sternen, Regenbögen, Fewrregen, Plutregen, Wilde thierer, Trackenschiessen, Fewrin man[n], mit sampt ander dergleychen; Auch außlegung der zweyen Cometen, so biß her yrrig außgelegt seynd / Durch den Hochgelerten, Doctorem Paracelsum. – S.l., 1534. – [9] Bl.

Bibl.Sud. 1483
Notation: Sud. VIII, 8 = Par. 9
Paracelsus:
Vonn dem Bad Pfeffers in Oberschwytz gelegen: Tugenden, Krefften unnd würkung, Ursprung unnd herkommen, Regiment und Ordinantz / Durch den hochgelerten Doctorem Theophrastum Paracelsum etc. – S.l., [1535]. – [12] Bl.

Bibl.Sud. 1484
Notation: Sud. VIII, 8 = Par. 11
Paracelsus:
Practica Teütsch auffs M. D. XXXVII. Jar / durch den hochgelerten Doctorem Paracelsum beschriben und gemacht. – S.l., ca. 1537. – [7] Bl.: Ill.

Bibl.Sud. 1485
Notation: Sud. VIII, 8 = Par. 10
Paracelsus:
Practica Teütsch auff das M. D. XXXV. Jar / durch den hochgelerten Theophrastum Paracelsum, Der freyen künste der Artzney unnd Astronomey, Doctor, dem gemainen menschen zu nutz gepracticiert, und außgangen. – [Augsburg]: [Steiner], [1535]. – [8] Bl.: Ill.

Bibl.Sud. 1486
Notation: Sud. VIII, 8 = Par. 12
Paracelsus:
Practica teütsch auff das Tausent fünffhundert unnd XXXVIII. Jar / Gepracticiert durch den Hochgelörten Doctorem Paracelsum. – [Augsburg]: [Steiner], [1538]. – [8] Bl.: Ill.

Bibl.Sud. 1487
Notation: Sud. VIII, 8 = Par. 3
Paracelsus:
[Wunderbarer unnd mercklicher Geschichten, so in vier Jaren nach einander, Biß man zelet M. D. unnd XXXIIII. Jar zukünfftig. Prognostication] Wunderbarer unnd mercklicher Geschichten, so in vier Jaren nach einander, Biß man zelet M. D. unnd XXIIII. Jar zukünfftig. Prognostication. Theophrasti Paracelsi. – Straßburg: Egenolff, 1530. – [4] Bl.: Ill.

Bibl.Sud. 1488
Notation: Sud. VIII, 8 = Par. 13
Paracelsus:
Ain kurtzer begrif zuerkhennen, Ob ain Mensch in disen geschwinden leuffen den gebrechen der Pestilentz hab oder nit / D. Philippum Theophrastum beschriben. – Salzburg: Bauman, 1553. – [1] Bl.

Bibl.Sud. 1489
Notation: Sud. VIII, 8
Paracelsus:
[Labyrinthus Medicorum Errantium] Labyrinthus Medicorum Errantium, D. Theophrasti Paracelsi: Cum Adiunctis / [Hrsg.: Achatius Morbachus]. – Noribergae: Vischer, 1553. – [44] Bl.: Ill.

Bibl.Sud. 1489#Beibd. 1
Notation: Sud. VIII, 8
Lacinius, Janus T.:
Praeciosa Ac Nobilissima Artis Chymiae Collectanea De Occultissimo ac praeciosissimo philosophorum lapide / Per Ianum Lacinium Calabrum Minoritam Theologorum minimum. – Nunc Primum In Lucem Aedita ... – Norimbergae: Hayn, 1554. – [8], 124 Bl.: Ill.

Bibl.Sud. 1489#Beibd. 2
Notation: Sud. VIII, 8
Paracelsus:
[Schreyben, von den kranckheyten, so die vernunfft berauben] Deß hocherfarnesten Medici Aureoli Theophrasti Paracelsi schreyben, von den kranckheyten, so die vernunfft berauben: als da sein S. Veyts Thantz, Hinfallender siechtage, Melancholia und Unsinnigkeit, &c. sampt ihrn warhafften curen / durch Ad. von Bodenstein. Darzu auß gemeldts Authoris Büchern gethan sein etliche lustige und nutzbare Proceß, Administrationes und würckungen des Vitriols und Erdenhartzes. – [Basel]: [Perna], 1567. – [57] Bl.

Bibl.Sud. 1489#Beibd. 3
Notation: Sud. VIII, 8
Paracelsus:
[Drei Bücher von wunden und schäden, sampt allen jren zufellen, und derselben vollkommener Cur] Drei Bücher Von wunden und schäden, sampt allen jren zufellen, und derselben vollkommener Cur, Des Hochgelarten unnd weitberhümpten Aureoli Theophrasti Paracelsi von Hohenheim: Vormals nie im Truck außgangen / Mit einer Vorrede ... Adami von Bodenstein, Philosophiae & Medicinae Doctoris. – Franckfurt am Meyn: Egenolff, 1563. – [8], 68 Bl.: Ill.

Bibl.Sud. 1489#Beibd. 4
Notation: Sud. VIII, 8
Prognosticon: Warhafftige weissagung der fürnemsten dingen so vom M. D. LXIIII. Jar biß auff das 1607. sich zutragen werden; auß den Finsternussen und grossen Ephemeri des Hochgelerten Cypriani Leovicii, und auß dem Prognostico Samuelis Syderocratis, gezogen und zusamen gestellt. – Basel, 1568. – [32] Bl.: Ill.

Bibl.Sud. 1490
Notation: Sud. VIII, 8 = Par. 14
Paracelsus:
Wundt und Leibartznei: Die gantze Chirurgei belangend; In sorglichen, heymlichen und offenen, auch Frantzösischen Schäden und Heylungen, Wider den irrigen brauch der unerfarnen Wund und Frantzosen ärtzet / D. Theoph. Paracelsus. Dabei Von außziehu[n]g der Fünfften Wesenheyt, Quinta essentia, Auß bewerten stucken der Artzenei, Zu wunderbarer heylung Leiblicher gebrechen, Durch verborgene natürliche kräfft derselbigen / Raimundus Lullius. – Franckfort: Egenolff, 1561. – [8], 191 Bl.

Bibl.Sud. 1491
Notation: Sud. VIII, 8 = Par. 15
Paracelsus:
[Libri quinque de causis, signis & curationibus morborum ex Tartaro utilissimi] Medicorum Et Philosophorum Summi, Aureoli Theophrasti Paracelsi, Eremitae, libri quinque de causis, signis & curationibus morborum ex Tartaro utilissimi / Opera Et Industria Nobilis Viri Adami A Bodensteinin lucem propter commune commodum microcosmi iamiam primum hoc tempore quod Theophrastus ante multos annos praevidet fore veritati consonum publicati. – Basileae: Perna, 1563. – [8] Bl., 265 S., [1] Bl.

Bibl.Sud. 1492
Notation: Sud. VIII, 8 = Par. 16
Paracelsus:
Von Podagrischen Kranckheyten, als Zipperlein, oder Gicht, unnd ihren Speciebus: Zwey Bücher Des Hochgelehrten Herrn Theophrasti Paracelsi von Hohenheym, Beyder Artzney Doctor. – Königsberg in Preussen: Daubmann, 1563. – [4], 24, [2] Bl.: Ill.

Bibl.Sud. 1493
Notation: Sud. VIII, 8 = Par. 17
Paracelsus:
Zwey Bücher Theophrasti Paracelsi des erfarnesten Artzets, von der Pestilentz und jhren zufällen / Durch den Edlen und Hochgelerten Adamen von Bodenstein, in Druck verfertiget. – Straßburg: Messerschmidt, 1564. – [55] Bl.

Bibl.Sud. 1493#Beibd. 1
Notation: Sud. VIII, 8 = Par. 18
Paracelsus:
[Holtzbüchlein] Holtzbüchlein Des theuren, Hocherfarnen, von Gott hochgelehrten, weisen Theophrasti Paracelsi: Darinnen gründtlich der recht nutz und gebrauch des Frantzosen holtzes, sampt allem mißverstand, verderbung, falschem schein, und jrrsal der vermainten artzet, reichlich würt angezaigt / trewlich auß seinen Büchern durch einen trewen liebhaber der Artzeneyen zusamen gelesen. Item, ein nutzlicher Tractat, von dem Vitriol, und seiner tugendt. – Straßburg: Müller, 1564. – [23] S.

Bibl.Sud. 1493#Beibd. 2
Notation: Sud. VIII, 8 = Par. 19
Paracelsus:
[Von ersten dreyen principiis] Deß erfarnesten Fürsten aller Artzeten Aureoli Theophrasti Paracelsi von ersten dreyen principiis: was jre formen und wirckung. Item zwen tractat von läme sampt gründtlicher gewisser jrer cur u.a. – [Basel], [1563]. – [8] Bl., CCXXXVII S.

Bibl.Sud. 1493#Beibd. 3
Notation: Sud. VIII, 8 = Par. 20
Paracelsus:
[Schreiben Von Tartarischen kranckheiten] Aureoli Theophrasti Paracelsi schreiben Von Tartarischen kranckheiten: nach dem alten nammen, Vom grieß sand unnd stein. Sampt dem Baderbüchlin Wie deß der Herr Paracelsus selbs mundlich seine[n] Secretariis züschreiben angeben. – S.l., [1563]. – [10] Bl., 328 S.

Bibl.Sud. 1493#Beibd. 4
Notation: Sud. VIII, 8 = Par. 21
Pictorius, Georg:
Enchiridion, Oder ein seer nutzlich Handtbüchlein: von den sieben dingen, so die Artzt natürlich ding nennent, und von den sechs nit natürliche[n], sampt den dreyen, so wider die natur genannt, welche der gantzen artzney fundament, auch gewüsser grund sind, gegenwirtig gesundheit zu erhalten, un[d] verlorne wider zu bringen ... / Durch Georgium Pictorium, Villinganu[m], der Keyserlichen Regierung zu Ensißheim bestellten Phisicum. – Mülhausen im obern Elsäß: Schmid, 1563. – [20], 160, [7] Bl.

Bibl.Sud. 1494
Notation: Sud. VIII, 8 = Par. 23
Paracelsus:
[Etliche tractaten] Des Hochgelerten un[d] Hocherfarnen Herren Theophrasti Paracelsi von Hohenheim, beyder Artzney Doctoris, etliche tractaten: vor in Truck nie außkommen; Vom Podagra und seinen speciebus. Vom Schlag. Von der Fallender sucht. Von der Daubsucht oder unsinnigkeit. Vom Kaltenwehe. Von der Colica. Von dem Bauchreissen. Von der Wassersucht. Vom Schwinen oder Aridura. Vom Schwinen oder Schwindsücht Hectica. Von Farbsüchten. Von Würmen. Vom Stullauff. – Cöln: Byrckmannus, 1564. – [4] Bl., 167 S.

Bibl.Sud. 1495
Notation: Sud. VIII, 8 = Par. 22
Paracelsus:
[Philosophiae ad Athenienses drey Bücher] Des Hocherfarnen und Hochgelehrten Herrn Theophrasti Paracelsi von Hohenheim, beyder Artzney Doctoris, Philosophiae ad Athenienses, drey Bücher. Von ursachen und Cur Epilepsiae, das ist, des Hinfallenden siechtagen u.a. – Cöln: Byrckmannus, 1564. – [103] Bl.
Text dt.

Bibl.Sud. 1496
Notation: Sud. VIII, 8 = Par. 25
Paracelsus:
[Lib. II. De Causa Et Origine Morborum. Das ist: Von ursachen und herkomen der kranckheite[n] Theophrasti Paracelsi Lib. II. De Causa Et Origine Morborum. Das ist: Von ursachen und herkomen der kranckheite[n]. De Morbis Invisibilibus. Das ist: Von den unsichtbaren kranckheiten, Jetzt newlich an tag kommen. – Cöln: Byrckmannus, 1565. – [92] Bl.
Text dt.

Bibl.Sud. 1497
Notation: Sud. VIII, 8 = Par. 26
Paracelsus:
[Das Buch Meteororum] Das Buch Meteororum, des Edlen und Hochgelerten Herrn Aureoli Theophrasti von Hohenheim, Paracelsi genant, beyder Artzney Doctoris. Item: Liber Quartus Paramiri de Matrice. – Cöln: Byrckman, 1566. – [2], 106 Bl.: Ill.
Text dt.

Bibl.Sud. 1498
Notation: Sud. VIII, 8 = Par. 27
Paracelsus:
[Medici Libelli] Medici Libelli, Des hocherfarnesten Herrn Theophrasti Paracelsi, beyder Artzeney Doctoris: vorhin niemals in Truck ausgangen. – Cöln: Byrckman, 1567. – [12] Bl., 261 S., [1] Bl.: Ill.
Text dt. – Enth. u.a.: Physionomia morborum. De terebinthina & utroque helleboro.

Bibl.Sud. 1499
Notation: Sud. VIII, 8 = Par. 28
Paracelsus:
Philosophiae Magnae, Des Edlen, Hochgelährten, Vielerfarnen und weitberhümeten Herrn, D. Aureoli Theophrasti von Hohenhaim, Paracelsi genandt, &c. Tractatus aliquot: jetzt erst in Truck geben ... – Cöln: Byrckman, 1567. – [4] Bl., 247 S., [1] Bl.: Ill.
Text dt.

Bibl.Sud. 1500
Notation: Sud. VIII, 8 = Par. 29
Paracelsus:
Astronomica Et Astrologica, Des Edlen, Hochgelährten, Wolerfahrenen Herren, Doctor Aureoli Theophrasti von Hohenhaim, Paracelsi genandt, &c. Opuscula aliquot: jetzt erst in Truck geben und nach der Vorred verzeichnet / [Hrsg.: Balthasar Floeter]. – Cöln: Byrckman, 1567. – [10] Bl., 235 S., [2] Bl.: Ill.
Text dt.

Bibl.Sud. 1501
Notation: Sud. VIII, 8 = Par. 30
Paracelsus:
[Das Buch Paramirum] Das Buch Paramirum Aureoli Theophrasti Paracelsi: Darinn tractirt wirdt von kranckheiten unnd herkommen Corporis spermatis, unnd auch Corporis misericordiae. Item, Vom Fundament und weißheit der künsten, der seelen und leibs kranckheiten. – Franckfurt: Egenolff, 1565. – [16], 124, [4] Bl.

Bibl.Sud. 1502
Notation: Sud. VIII, 8 = Par. 31
Paracelsus:
[Das Buch Paragranum] Das Buch Paragranum Aureoli Theophrasti Paracelsi: Darinn die vier Columnae, als da ist, Philosophia, Astronomia, Alchimia unnd Virtus, auff welche Theophrasti Medicin fundirt ist, tractirt werden. Item, Von Aderlassens, Schrepffens und Purgirens rechtem gebrauch. – Franckfurt: Egenolff, 1565. – [8], 175 Bl.

Bibl.Sud. 1503
[Bibl.Sud. 1506#Beibd. 1]
Notation: Sud. VIII, 8 = Par. 32
Paracelsus:
[Libri V. de Vita longa] Medicorum Ac Philosophorum Facile Principis Theophrasti Paracelsi Eremitae libri V. de Vita longa: incognitarum rerum, & hucusque a nemine tractatarum referitissimi [!] / Una Cum Commendatoria Valentii de Retiis, & Adami a Bodenstein, dedicatoria Epistola, quibus Theophrasti singularis & excellens eruditio commendatur. – [2. Aufl.]. – Basileae: Perna, [1566]. – [27] Bl., 98 S.

Bibl.Sud. 1503#Beibd. 1
Notation: Sud. VIII, 8 = Par. 33
Paracelsus:
[De natura rerum] Aureoli Theophrasti Paracelsi, summi philosophi ac medici, De natura rerum: libri septem. De natura hominis: libri duo. – Basileae: Perna, 1573. – 137 S., [3] Bl.

Bibl.Sud. 1503#Beibd. 2
[Bibl.Sud. 1453#Beibd. 1]
Notation: Sud. VIII, 8; Sud. VIII, 7 = Par. 34
Suchten, Alexander von:
De Secretis Antimonii: Liber unus Alexandri A Suchten verae philosophiae ac medicinae Doctoris / Editus Germanice quidem anno 1570: nunc autem in Latinam translatus sermonem per M. Georgium Forbergium Mysium. Cui additus est Geor. Phaedronis Medici Aquila Coelestis, sive correcta Hydrargyri praecipitatio. – Basileae: Perna, 1575. – 112 S.

Bibl.Sud. 1504
Notation: Sud. VIII, 6 = Par. 35
Paracelsus:
[Ex Libro De Nymphis, Sylvanis, Pygmaeis, Salamandris, & Gigantibus &c.] Ex Libro De Nymphis, Sylvanis, Pygmaeis, Salamandris, & Gigantibus &c. ... Teophrasti [!] Paracelsi Philosophi & Medici incomperabilis [!]. Item von der Massa auß welcher der Mensch geschaffen worden. – Nissae Silesiorum: Cruciger, 1566. – [23] Bl.
Text dt. – Teilausg.

Bibl.Sud. 1505
Notation: Sud. VIII, 8 = Par. 36
Paracelsus:
[Philosophiae Et Medicinae Utriusque Universae, Compendium] Theophrasti Paracelsi Philosophiae Et Medicinae Utriusque Universae, Compendium: Ex optimis quibusque eius libris; Cum scholiis in libros IIII. eiusde[m] De Vita Longa, Plenos mysteriorum, parabolarum, aenigmatum / Auctore Leone Suavio I. G. P. – Parisiis: Rovillius, [1567]. – 376 S., [11] Bl.: Ill.

Bibl.Sud. 1506
Bibl.Sud. 1507
Notation: Sud. VIII, 8
Paracelsus:
[Septem Libri De Gradibus, De Compositionibus, De Dosibus receptorum ac Naturalium] Aureoli Th. Paracelsi Heremitae Septem Libri De Gradibus, De Compositionibus, De Dosibus receptorum ac Natu-

ralium: Cum scholiis quibusdam utilissimis, Quibus XVII. Capita De Anatomia in fine addita sunt praeclariſſima / Singula Per Adamum A Bodenstein revisa, & Typographo commissa. – Basileae: Perna, 1568. – [14] Bl., 186 S., [5] Bl.

Bibl.Sud. 1506#Beibd. 1
[Bibl.Sud. 1503]
Notation: Sud. VIII, 8 = Par. 32
Paracelsus:
[Libri V. de Vita longa] Medicorum Ac Philosophorum Facile Principis Theophrasti Paracelsi Eremitae libri V. de Vita longa: incognitarum rerum, & hucusque a nemine tractatarum referitissimi [!] / Una Cum Commendatoria Valentii de Retiis, & Adami a Bodenstein, dedicatoria Epistola, quibus Theophrasti singularis & excellens eruditio commendatur. – [2. Aufl.]. – Basileae: Perna, [1566]. – [27] Bl., 98 S.

Bibl.Sud. 1507#Beibd. 1
Notation: Sud. VIII, 8 = Par. 39
Paracelsus:
[Chirurgia Vulnerum, cum recentium, tum veterum, ocultorum [!] & manifestorum] D. Theophrasti Paracelsi Chirurgia Vulnerum, cum recentium, tum veterum, ocultorum [!] & manifestorum Ulcerum, &c. / Ex Ger. Dorn e Germ. in Lat. versione. Cui Libri Duo, Prior de Contracturis: de Apostematibus, Syronibus & Nodis alter, accesserunt, per interna & externa medicamenta curam eorum veram continentes. – Basileae: Perna, [1569]. – [8] Bl., 299 S., [2] Bl.

Bibl.Sud. 1507#Beibd. 2
Notation: Sud. VIII, 8 = Par. 38
Paracelsus:
[Libri Duo] Libri Duo, Aureoli Theophrasti Paracelsi, utriusq[ue] medicine Doct. praestantiss.: I. Theophrasti Paracelsi Defensiones septem. II. De Tartaro, sive morbis Tartareis. – Argentorati: Mylius, 1566. – [23] Bl., 328 S.
Aus dem Dt. übers.

Bibl.Sud. 1508
Notation: Sud. VIII, 8 = Par. 40
Paracelsus:
Aphorismorum Aliquot Hippocratis genuinus sensus & vera interpretatio. Das ist Eygendtlicher verstandt un[d] warhafftige gegründte erklerung uber etliche kurtze haupt sprüch Hippocratis: als nemlich uber alle XXV. Aphorismos primae sectionis, und uber die ersten VI. Aphorismos secundae sectionis; Neben dreyen hochnützlichen tractate[n] von sonderlicher verborgner kraft und würckung Coraliorum, Hyperici, & Persicariae / Durch ... Herrn Theophrastu[m] Paracelsum von Hohenheim beschriben und erst jetzt ans liecht kommen. – Augspurg: Willer, [1568]. – [103] Bl.

Bibl.Sud. 1508#Beibd. 1
Notation: Sud. VIII, 8
Nucleus Sophicus, oder Außlegung in Tincturam Physicorum Theophrasti Paracelsi: Darinnen die rechte wahre Materia oder subiectum Philosophorum Catholicum, auch deß gantzen Wercks, so wol der alten Philosophen, als deß Theophrasti newe corrigirte, rechte und eigentliche Praeparation gezeiget wird / Sampt einem andern und sehr nützlichen Tractätlein ... beschrieben, und den Veris Chymiae studiosis zu gutem herfür geben Durch Liberium Benedictum. – Franckfurt am Mayn: Jennis, 1623. – 116 S.

Bibl.Sud. 1509
Notation: Sud. VIII, 8 = Par. 41
Paracelsus:
Theophrasti Paracelsi Philosophiae Et Medicinae Utriusque Universae, Compendium: ex optimis quibusque eius libris. Cum scholiis in libros IIII. eiusdem De vita longa, plenos mysteriorum, parabolarum, aenigmatum / auctore Leone Suavio I.G.P. Vita Paracelsi. Catalogus operum & librorum. Cum indice rerum ... Veneni, quod Leo (Nescio quis) Suavius in Theophrasticos evomere conatur, proprium in ... eius, per Gerardum Dorn Apologetica retorsio. – Basileae: Perna, 1568. – 334 [i.e. 336] S., [32] Bl.

Bibl.Sud. 1510-1/2
Notation: Sud. VIII, 9 = Par. 174
Paracelsus:
[Grosse Wundartzney] Der grossenn Wundartzney, das ... Buch, Des Ergründten und bewerten, der bayden artzney, Doctors Paracelsi. – Augspurg: Steyner 1 Vo[n] allen wunden, stich, schüß, bränd, thierbiß, baynbrüch, und alles was die wundartzney begreifft, mit gantzer haylung und erkantniß aller zufäll, gegenwertiger und künfftiger, ohn allen gebresten angezeygt, Von der alten unnd neüwen künsten erfyndung, nichts underlassen. – 1536. – [8], LXI Bl.: Ill.

Bibl.Sud. 1510-1/2
Notation: Sud. VIII, 9 = Par. 174
Paracelsus:
[Grosse Wundartzney] Der grossenn Wundartzney, das ... Buch, Des Ergründten und bewerten, der bayden artzney, Doctors Paracelsi. – Augspurg: Steyner 2 Von den offnen schäden, ursprung unnd haylung, Nach der bewärtenn erfarenhayt, ohn jrrsale unnd weytters versuchen. – 1536. – [6], LX [i.e. LXI], [1] Bl.: Ill.

Bibl.Sud. 1511
Notation: Sud. VIII, 8 = Par. 24
Paracelsus:
Drey Bücher: Das erst Buch, die verantwortung uber etzlich verunglimpfung seiner mißgünner. Das ander, von dem Irrgang und Labyrinth der Artzten ... Das dritt, von dem ursprung un[d] herkommen der Tartarischen kranckheiten, nach dem alten namen

vom Stein, Sandt oder Grieß, auch heilung der selbigen / Durch den Hochgelerten Herrn Theophrastum von Hohenheim, Paracelsum genant ... geschriben. Darbey ist vorm ersten Buch ein warhaffter kurtzer außzug der Kärntischer Chronick. – Cöln: Byrckmannus, 1564. – [8] Bl., 292 S., [1] Bl.: Ill.

Bibl.Sud. 1512-1
Notation: Sud. VIII, 9 = Par. 176
Paracelsus:
[Grosse Wundartzney] Der grossenn Wundartzney, das ... Buch, Des Ergründten und bewerten, der bayden artzney, Doctors Paracelsi. – Augspurg: Steyner
1 Vo[n] allen wunden, stich, schüß, bränd, thierbiß, baynbrüch, und alles was die Wundartzney begreifft, mit gantzer haylung und erkantniß aller zufäll, gegenwärtiger und künfftiger, ohn allen gebresten angezeygt, Von der alten unnd neüwen künsten erfyndung, nichts underlassen. – 1537. – [6], LVIII Bl.: Ill.

Bibl.Sud. 1513
Notation: Sud. VIII, 9 = Par. 175
Paracelsus:
Prognosticatio Ad Vigesimum Quartum annum duratura / per eximium Doctorem Theophrastum Paracelsum. [Übers.: Marcus Tatius Alpinus]. – Augustae Vindelicorum: Steyner, 1536. – [24] Bl.: Ill.

Res/Bibl.Sud. 1514
Notation: Sud. VIII, 9
Paracelsus:
[Prognosticatio] Prognosticatio Eximii Doctoris Theophrasti Paracelsi / [Übers.: Marcus Tatius Alpinus]. – S.l., ca. 1580. – [40] Bl.: Ill.

Bibl.Sud. 1515
Notation: Sud. VIII, 9 = Par. 177
Paracelsus:
[Archidoxa] Archidoxa D. Philippi Theophrasti Paracelsi von Hohenhaim: zwölff Bücher, darin alle geheimnüß der natur eröffnet, wie die zu anfang des ersten Buchs nach ordnung verzeichnet. Auch noch vier andere Büchlein, so darzu gethan worden, und hiebey neben oredentlich Intitulirt. – München: Berg, 1570. – 164 Bl.: Ill.

Bibl.Sud. 1516-1/3
Notation: Sud. VIII, 9 = Par. 126
Paracelsus:
[Bücher und Schrifften] ... Theil Der Bücher und Schrifften, des Edlen, Hochgelehrten und Bewerten Philosophi unnd Medici, Philippi Theophrasti Bombast von Hohenheim, Paracelsi genant / Jetzt auffs new auß den Originalien, und Theophrasti eigner Handschrifft, soviel derselben zubekommen gewesen, auffs trewlichst und fleissigst an tag geben: Durch Johannem Huserum Brisgoium Churfürstlichen Cölnischen Rhat unnd Medicum. – Basel: Waldkirch

1 In diesem Theil werden begriffen die Bücher, welche von Ursprung und herkommen, aller Kranckheiten handeln in Genere. – 1589. – [10] Bl., 426 S., [1] Bl.: Ill.

Bibl.Sud. 1516-1/3
Notation: Sud. VIII, 9 = Par. 126
Paracelsus:
[Bücher und Schrifften] ... Theil Der Bücher und Schrifften, des Edlen, Hochgelehrten und Bewerten Philosophi unnd Medici, Philippi Theophrasti Bombast von Hohenheim, Paracelsi genant / Jetzt auffs new auß den Originalien, und Theophrasti eigner Handschrifft, soviel derselben zubekommen gewesen, auffs trewlichst und fleissigst an tag geben: Durch Johannem Huserum Brisgoium Churfürstlichen Cölnischen Rhat unnd Medicum. – Basel: Waldkirch
2 Dieser Theil begreifft fürnemlich die Schrifften, inn denen die Fundamenta angezeigt werde[n], auff welchen die Kunst der rechten Artzney stehe, und auß was Büchern dieselbe gelehrnet werde. – 1589. – 342 S., [29] Bl.: Ill.

Bibl.Sud. 1516-1/3
Notation: Sud. VIII, 9 = Par. 126
Paracelsus:
[Bücher und Schrifften] ... Theil Der Bücher und Schrifften, des Edlen, Hochgelehrten und Bewerten Philosophi unnd Medici, Philippi Theophrasti Bombast von Hohenheim, Paracelsi genant / Jetzt auffs new auß den Originalien, und Theophrasti eigner Handschrifft, soviel derselben zubekommen gewesen, auffs trewlichst und fleissigst an tag geben: Durch Johannem Huserum Brisgoium Churfürstlichen Cölnischen Rhat unnd Medicum. – Basel: Waldkirch
3 Inn diesem Theil werden begriffen deren Bücher ettliche, welche von Ursprung, Ursach und Heylung der Kranckheiten handeln in Specie. – 1589. – [4] Bl., 420 S., [55] Bl.,: Ill.

Bibl.Sud. 1516-4
Notation: Sud. VIII, 9 = Par. 126
Paracelsus:
[Bücher und Schrifften] ... Theil Der Bücher und Schrifften, des Edlen, Hochgelehrten und Bewerten Philosophi unnd Medici, Philippi Theophrasti Bombast von Hohenheim, Paracelsi genant / Jetzt auffs new auß den Originalien, und Theophrasti eigner Handschrifft, soviel derselben zubekommen gewesen, auffs trewlichst und fleissigst an tag geben: Durch Johannem Huserum Brisgoium Churfürstlichen Cölnischen Rhat unnd Medicum. – Basel: Waldkirch
4 In diesem Theil werden gleichfals, wie im Dritten, solche Bücher begriffen, welche von Ursprung, Ursach unnd Heilung der Kranckheiten in Specie handlen. – 1589. – 417 S., [53] Bl.: Ill.

Bibl.Sud. 1516-5,1
Notation: Sud. VIII, 9 = Par. 126
Paracelsus:
[Bücher und Schrifften] ... Theil Der Bücher und Schrifften, des Edlen, Hochgelehrten und Bewehrten Philosophi unnd Medici, Philippi Theophrasti Bombast von Hohenheim, Paracelsi genannt / Jetzt auffs new auß den Originalien, und Theophrasti eigner Handschrifft, soviel derselben zubekommen gewesen, auffs trewlichst und fleissigst an tag geben: Durch Johannem Huserum Brisgoium Churfürstlichen Cölnischen Rhat unnd Medicum. – Basel: Waldkirch
5[, 1]. – 1589. – [4] Bl., 332 S., [48] Bl.: Ill.

Bibl.Sud. 1516-5,2
Notation: Sud. VIII, 9 = Par. 126
Paracelsus:
[Bücher und Schrifften] ... Theil Der Bücher und Schrifften, des Edlen, Hochgelehrten und Bewehrten Philosophi unnd Medici, Philippi Theophrasti Bombast von Hohenheim, Paracelsi genannt / Jetzt auffs new auß den Originalien, und Theophrasti eigner Handschrifft, soviel derselben zubekommen gewesen, auffs trewlichst und fleissigst an tag geben: Durch Johannem Huserum Brisgoium Churfürstlichen Cölnischen Rhat unnd Medicum. – Basel: Waldkirch
5[, 2]Appendix. – [1589]. – 228 S., [25] Bl.

Bibl.Sud. 1516-6
Notation: Sud. VIII, 9 = Par. 126
Paracelsus:
[Bücher und Schrifften] ... Theil Der Bücher und Schrifften, des Edlen, Hochgelehrten und Bewehrten Philosophi unnd Medici, Philippi Theophrasti Bombast von Hohenheim, Paracelsi genannt / Jetzt auffs new auß den Originalien, und Theophrasti eigner Handschrifft, soviel derselben zubekommen gewesen, auffs trewlichst und fleissigst an tag geben: Durch Johannem Huserum Brisgoium Churfürstlichen Cölnischen Rhat unnd Medicum. – Basel: Waldkirch
6 In diesem Tomo seind begriffen solche Bücher, in welchen deß mehrer theils von Spagyrischer Bereitung Natürlicher dingen, die Artzney betreffend, gehandelt wirt. Item, ettliche Alchimistische Büchlin, so allein von der Transmutation der Metallen tractiren. – 1590. – [4] Bl., 440 S., [12] Bl.: Ill.

Bibl.Sud. 1516-7
Notation: Sud. VIII, 9 = Par. 126
Paracelsus:
[Bücher und Schrifften] ... Theil Der Bücher und Schrifften, des Edlen, Hochgelehrten und Bewehrten Philosophi unnd Medici, Philippi Theophrasti Bombast von Hohenheim, Paracelsi genannt / Jetzt auffs new auß den Originalien, und Theophrasti eigner Handschrifft, soviel derselben zubekommen gewesen, auffs trewlichst und fleissigst an tag geben: Durch Johannem Huserum Brisgoium Churfürstlichen Cölnischen Rhat unnd Medicum. – Basel: Waldkirch
7 In diesem Theil sind verfasset die Bücher, in welchen fürnemlich die Kräfft, Tugenden und Eigenschafften Natürlicher dingen, auch derselben Bereidungen, betreffent die Artzney, beschriben, werden. – 1590. – [6] Bl., 439 S., [4] Bl.: Ill.

Bibl.Sud. 1516-8
Notation: Sud. VIII, 9 = Par. 126
Paracelsus:
[Bücher und Schrifften] ... Theil Der Bücher und Schrifften, des Edlen, Hochgelehrten und Bewehrten Philosophi unnd Medici, Philippi Theophrasti Bombast von Hohenheim, Paracelsi genannt / Jetzt auffs new auß den Originalien, und Theophrasti eigner Handschrifft, soviel derselben zubekommen gewesen, auffs trewlichst und fleissigst an tag geben: Durch Johannem Huserum Brisgoium Churfürstlichen Cölnischen Rhat unnd Medicum. – Basel: Waldkirch
8 In diesem Tomo (welcher der Erste unter den Philosophischen) werden solche Bücher begriffen, darinnen fürnemlich die Philosophia de Generationibus & Fructibus quatuor Elementorum beschriben wirdt. – 1590. – [6] Bl., 428 S., [4] Bl.: Ill.

Bibl.Sud. 1516-9
Notation: Sud. VIII, 9 = Par. 126
Paracelsus:
[Bücher und Schrifften] ... Theil Der Bücher und Schrifften, des Edlen, Hochgelehrten und Bewehrten Philosophi unnd Medici, Philippi Theophrasti Bombast von Hohenheim, Paracelsi genannt / Jetzt auffs new auß den Originalien, und Theophrasti eigner Handschrifft, soviel derselben zubekommen gewesen, auffs trewlichst und fleissigst an tag geben: Durch Johannem Huserum Brisgoium Churfürstlichen Cölnischen Rhat unnd Medicum. – Basel: Waldkirch
9 Diser Tomus (welcher der Ander unter den Philosophischen) begreifft solcher Bücher, darinnen allerley Natürlicher und Ubernatürlicher Heymligkeiten Ursprung, Ursach, Wesen und Eigenschafft, gründtlich und warhafftig beschriben werden. – 1590. – [4] Bl., 459 S., [4] Bl.: Ill.

Bibl.Sud. 1516-10
Notation: Sud. VIII, 9 = Par. 126
Paracelsus:
[Bücher und Schrifften] ... Theil Der Bücher und Schrifften, des Edlen, Hochgelehrten und Bewehrten Philosophi unnd Medici, Philippi Theophrasti Bombast von Hohenheim, Paracelsi genannt / Jetzt auffs new auß den Originalien, und Theophrasti eigner Handschrifft, soviel derselben zubekommen gewesen, auffs trewlichst und fleissigst an tag geben:

Durch Johannem Huserum Brisgoium Churfürstlichen Cölnischen Rhat unnd Medicum. – Basel: Waldkirch
10 Dieser Theil (welcher der Dritte unter den Philosophischen Schrifften) begreifft fürnemlich das treffliche Werck Theophrasti, Philosophia Sagax, oder Astronomia Magna genannt: Sampt ettlichen andern Opusculis, und einem Appendice. – 1591. – [4] Bl., 491, 275 S., [3] Bl., 106 S., [1] Bl.: Ill.

Bibl.Sud. 1517-1
Notation: Sud. VIII, 9 = Par. 179
Paracelsus:
[Chirurgische Bücher unnd Schrifften] Chirurgischer Bücher unnd Schrifften, des Edlen, Hochgelehrten und Bewehrten Philosophi und Medici, Philippi Theophrasti Bombast von Hohenheim, Paracelsi genannt: ... Theil / Jetzt auffs New auß den Originalien, unnd Theophrasti eignen Handtschrifften, soviel derselben zubekommen gewesen, auffs trewlichst und fleissigst wider an tag geben: Durch Johannem Huserum Brisgoium Churfürstlichen Cölnischen Rhat und Medicum. – Basel: Waldkirch
1 In diesem Tomo seind begriffen die Drey fördern rechten Bücher Chirurgiae Magnae, welche von Theophrasto alle Drey dem Großmechtigsten Römischen Keyser Ferdinando, &c. Dedicirt worden. – 1591. – [12] Bl., 399 S.
Mehr nicht ersch.

Bibl.Sud. 1518-4/6
Notation: Sud. VIII, 9 = Par. 180
Paracelsus:
[Opera Medico-Chimica Sive Paradoxa] Nobiblis, Clarissimi Ac probatissimi Philosophi & Medici, Dn. Aureoli Philippi Theophrasti Bombast, Ab Hohenheim, Dicti Paracelsi, Operum Medico-Chimicorum Sive Paradoxorum Tomus Genuinus ...: Recenter latine factus, & in usum Asseclarum Novae & Veteris Philosophiae foras datus. – Francofurtum: Palthenius
4 Agens itidem ut Tertius de Caußis, Origine ac Curatione Morborum in specie. – 1603. – [2] Bl., 226 [i.e. 326] S.

Bibl.Sud. 1518-4/6
Notation: Sud. VIII, 9 = Par. 180
Paracelsus:
[Opera Medico-Chimica Sive Paradoxa] Nobiblis, Clarissimi Ac probatissimi Philosophi & Medici, Dn. Aureoli Philippi Theophrasti Bombast, Ab Hohenheim, Dicti Paracelsi, Operum Medico-Chimicorum Sive Paradoxorum Tomus Genuinus ...: Recenter latine factus, & in usum Asseclarum Novae & Veteris Philosophiae foras datus. – Francofurtum: Palthenius
5 Agens de Libris ad Medicinam Physicam spectantibus. – 1603. – [2] Bl., 272 S., [26] Bl.
Irrtümliche Bandangabe (Tomus Genuinus Quartus)

Bibl.Sud. 1518-4/6
Notation: Sud. VIII, 9 = Par. 180
Paracelsus:
[Opera Medico-Chimica Sive Paradoxa] Nobiblis, Clarissimi Ac probatissimi Philosophi & Medici, Dn. Aureoli Philippi Theophrasti Bombast, Ab Hohenheim, Dicti Paracelsi, Operum Medico-Chimicorum Sive Paradoxorum Tomus Genuinus ...: Recenter latine factus, & in usum Asseclarum Novae & Veteris Philosophiae foras datus. – Francofurtum: Palthenius
6 E Chymicis Primus, Continens, Processus & praeparationes Spagyricas rerum naturalium ad usum Medicinae: multaque alia de Tinctura Physicorum: de Coementis item & gradationibus. – 1605. – [2] Bl., 324 S.: Ill.

Bibl.Sud. 1518-10
Notation: Sud. VIII, 9 = Par. 180
Paracelsus:
[Opera Medico-Chimica Sive Paradoxa] Nobiblis, Clarissimi Ac probatissimi Philosophi & Medici, Dn. Aureoli Philippi Theophrasti Bombast, Ab Hohenheim, Dicti Paracelsi, Operum Medico-Chimicorum Sive Paradoxorum Tomus Genuinus ...: Recenter latine factus, & in usum Asseclarum Novae & Veteris Philosophiae foras datus. – Francofurtum: Palthenius
10 E Philosophicis vero Tertius, continens Philosophiam Sagacem & Astronomiam Magnam. – 1605. – [2] Bl., 364 S.: Ill.

Bibl.Sud. 1518-10#Beibd. 1
Notation: Sud. VIII, 9 = Par. 181
Paracelsus:
[Bertheonea Sive Chirurgia Minor] Nobiblis, Clarissimi Ac probatißimi Philosophi & Medici, Dn. Aureoli Philippi Theoph. Bombast Ab Hohenheim, Dicti Paracelsi, Bertheonea Sive Chirurgia Minor. Cum tractatibus eiusdem De Apostematibus, Syronibus & Nodis u.a. – Francofurti: Palthenius, 1603. – [2] Bl., 327 [i.e. 227] S., [6] Bl.

Bibl.Sud. 1518-10#Beibd. 2
Notation: Sud. VIII, 9 = Par. 182
Perlin, Hieronymus:
[Binae Historiae Seu Instructiones Medicae, Physiologicae, Pathologicae, Et Therapeuticae] Hieronymi Perlini Binae Historiae Seu Instructiones Medicae, Physiologicae, Pathologicae, Et Therapeuticae: Quae Binorum identidem diversorum corporum muliebrium temperamenta, morbos, & morborum institutas tentatasque curationes spectant: Utraque In Partes Tres Divisa; Quibus loco praefationis adiuncta est & praeposita Methodus compendiaria scribendi huiusmodi Historias Seu Instructiones. – Editio Nova, Aucta Et Castigata. – Hanoviae: Wechelius, 1613. – 155 S.

Bibl.Sud. 1519
Notation: Sud. VIII, 9 = Par. 183
Paracelsus:
[Magische Unterweisungen] Magische Unterweisungen des edlen und hochgelehrten Philosophi und Medici Philippi Theophrasti Bombasti von Hohenheim Paracelsus genannt / [Hrsg.: Franz Spunda]. – Leipzig: Wolkenwanderer-Verl., 1923. – 64 S.: graph. Darst.

Bibl.Sud. 1520-1
Notation: Sud. VIII, 10 = Par. 185
Paracelsus:
[Opera Omnia Medico-Chemico-Chirurgica] Aur. Philip. Theoph. Paracelsi Bombast Ab Hohenheim, Medici Et Philosophi Celeberrimi, Chemicorumque Principis, Opera Omnia Medico-Chemico-Chirurgica: Tribus Voluminibus Comprehensa. – Ed. nov. et emendatissima ... – Genevae: De Tournes
1 Opera Medica complectens. – 1658. – [17] Bl., 828 S., [20] Bl.: Ill.

Bibl.Sud. 1521
Notation: Sud. VIII, 10 = Par. 184
Paracelsus:
[Wund und Arzney Buch. Genandt Opus Chyrurgicum] Des Weitberumbten Hochgelehrten und Erfarne[n] Aureoli Theophrasti Paracelsi Medici, &c. Wund und Artzney Buch. Genandt Opus Chyrurgicum: Darinnen begriffen welchermassen allerhandt Kränck, Gebresten und Mängel, so dem Menschlichen Geschlecht täglich zu gewarten, nicht allein innerlich, sonder auch eusserlich, Als offne Wunden und Schäden, Gewechß, Gebresten, Frantzosen, Blatern, Lähme und dergleiche[n] gefährliche krancksheiten, wie dieselbigen nach notturfft und nach der lenge in diesem Neuwen herrlichen Buch zufinden, auß grund der rechten und warhafftigen Kunst der Artzney mögen und sollen Curiert und geheylt werden; Dar zu dem auch yetzunder newelich kommen ein außlegung heimlicher Paracelsischer Wörter, mit sonderbarm fleiß, zu nutz und wolfart gemeiner Teutscher Nation, in truck geben. – Cöllen: Horst, 1571. – [10] Bl., CCCCL-XII S., Bl. CCCCLXIII – CCCCCXV, [6] Bl.

Bibl.Sud. 1522-1
Notation: Sud. VIII, 10 = Par. 186
Paracelsus:
[The hermetic and alchemical writings] The hermetic and alchemical writings of Aureolus Philippus Theophrastus Bombast of Hohenheim, called Paracelsus the great: now for the first time faithfully translated into English / ed. with a biographical preface, elucidatory notes, acopious hermetic vocabulary, and index, by Arthur Edward Waite. – London: Elliott
1 Hermetic chemistry. – 1894. – XVI, 394 S.

Bibl.Sud. 1522-2
Notation: Sud. VIII, 10 = Par. 186
Paracelsus:
[The hermetic and alchemical writings] The hermetic and alchemical writings of Aureolus Philippus Theophrastus Bombast of Hohenheim, called Paracelsus the great: now for the first time faithfully translated into English / ed. with a biographical preface, elucidatory notes, acopious hermetic vocabulary, and index, by Arthur Edward Waite. – London: Elliott
2 Hermetic medicine and hermetic philosophy. – 1894. – VIII, 396 S.

Bibl.Sud. 1523
Notation: Sud. VIII, 10 = Par. 1027
Alexander, Elizabeth H.:
A bibliography of John Ferguson, M.A., LL.D., F.S.A., Regius Professor of Chemistry in the University of Glasgow, 1874 – 1915 / by Elizabeth H. Alexander. – Glasgow: Bibliogr. Soc., 1920. – 32 S.: Ill.
Veränd. aus: Transactions of the Glasgow Bibliogr. Soc.; 1920

Bibl.Sud. 1524-1
Notation: Sud. VIII, 10 = Par. 1026
Ferguson, John:
Bibliotheca chemica: a catalogue of the alchemical, chemical and pharmaceutical books in the collection of the late James Young of Kelly and Durris, Esq., LL.D., F.R.S., F.R.S.E. / by John Ferguson. – Glasgow: Maclehose
1. – (1906). – XXI, 487 S.: Ill.

Bibl.Sud. 1524-2
Notation: Sud. VIII, 10 = Par. 1026
Ferguson, John:
Bibliotheca chemica: a catalogue of the alchemical, chemical and pharmaceutical books in the collection of the late James Young of Kelly and Durris, Esq., LL.D., F.R.S., F.R.S.E. / by John Ferguson. – Glasgow: Maclehose
2. – (1906). – 598 S.: Ill.

[Bibliotheca Sudhoffiana, Teil] Sud. IX

Bibl.Sud. 1525
Notation: Sud. IX, 1 = Par. 711
Du Chesne, Joseph:
[Liber De Priscorum Philosophorum verae medicinae materia, praeparationis modo, atque in curandis morbis, praestantia] Jos. Quercetani Cons. Et Medici Regii Liber De Priscorum Philosophorum verae medicinae materia, praeparationis modo, atque in curandis morbis, praestantia. Deque simplicium, & rerum signaturis, tum externis, tum internis, seu specificis, A priscis & Hermeticis Philosophis multa

cura, singularique industria comparatis, atq[ue] introductis, duo tractatus u.a. – [Leipzig]: Schürerus, & Voigt, 1613. – [11] Bl., 480 S.

Bibl.Sud. 1526
Notation: Sud. IX, 1 = Par. 712
Du Chesne, Joseph:
[Opera Medica] Jos. Quercetani Medici Opera Medica: scilicet, Ad Iacobi Auberti Vindonis de ortu & causis metallorum contra Chymicos explicationem, Brevis responsio. De Exquisita Mineralium, Animalium, & Vegetabilium medicamentorum Spagyrica praeparatione & usu, Perspicua tractatio. Sclopetrarius, Sive, De Curandis Vulneribus, quae sclopetorum & similium tormentorum ictibus acciderunt, Liber. Antidotarium Spagyricum adversus eosdem ictus. – Lipsiae: Schürerus, & Voigt, 1614. – [8] Bl., 152 S., [8], [8] Bl., 175 S., [8] Bl.

Bibl.Sud. 1526
Notation: Sud. IX, 1 = Par. 712
Du Chesne, Joseph:
[Sclopetarius: Sive, De Curandis Vulneribus, Quae Sclopetorum Et Similium Tormentorum ictibus acciderunt, Liber] Josephi Quercetani Medici Sclopetarius: Sive, De Curandis Vulneribus, Quae Sclopetorum Et Similium Tormentorum ictibus acciderunt, Liber. Eiusdem Antidotarium Spagyricum adversus eosdem ictus. – Lipsiae: Schürerus, & Voigt, 1614. – [8] Bl., 175 S., [8] Bl.
Enth. in: Josephi Quercetani Medici Opera Medica. – Lipsiae, 1614

Bibl.Sud. 1527
Notation: Sud. IX, 1 = Par. 733
Emmerich, George:
Exercitatio Physico-Medica, De Duumviratu Helmontiano / Quam ... Praeside Viro Praenobilissimo, Excellentissimo, Atq[ue] Experientissimo Dno. Georgio Emmerich, Med. Doct. & Prof. Publ. Patrono Suo Colendissimo, publicae Eruditorum Disquisitioni subiicit Autor & Respondens Immanuel Heinrich Garmann, Chemnicio-Misnicus ... – Regiomonti: Georgius, 1702. – [16] Bl.
Königsberg, Univ., Diss., 1702

Bibl.Sud. 1528
Notation: Sud. IX, 1 = Par. 713
Hippocrates:
Van Die Wonden int Hooft / Uyten Latyne int Nederduytsch overgheset, Door M. Peeter Hassardus, Medecijn ende Chirurgijn binnen Bruyssel. Herdruckt, ende met een Register des inhouts vermeerdert, door Isaacum Sanderum liefhebber der Chirurgije. – Amsterdam: Ravestyn, 1616. – 40 Bl.: Ill.

Bibl.Sud. 1529
Notation: Sud. IX, 1 = Par. 714
Du Chesne, Joseph:
Traicté De La Matiere, Preparation Et excellente vertu de la Medecine balsamique des Anciens Philosophes: Auquel Sont Adioustez deux traictez, l'un des Signatures externes des choses u.a. / Par Ios. Du Chesne sieur de la Violette Conseiller & Medecin ordinaire du Roy. – Paris: Morel, 1626. – [4] Bl., 215 S.

Bibl.Sud. 1530
Notation: Sud. IX, 1 = Par. 715
Reneaulme, Paul de:
Ex Curationibus Observationes: Quibus Videre Ets [!] Morbos tuto cito & iucunde posse debellari: si praecipue Galenicis praeceptis Chymica remedia veniant subsidio / Auctore Paulo Renealmo Blaesensi Doctore Medico. – Parisiis: Beys, 1606. – [16] Bl., 152 S., [3] Bl.

Bibl.Sud. 1531
Notation: Sud. IX, 1 = Par. 716
Le Baillif de la Rivière, Roch:
Conformité De L'Ancienne Et Moderne Medecine d'Hippocrate à Paracelse: divisée en huict Pauses ou Iournées; Et À La Fin, Hippocratis & Paracelsi Sententiarum unitas / [Verf.: Roch LeBaillif de LaRivière]. – Rennes: Logeroys, 1592. – [16], 112 Bl.

Bibl.Sud. 1532
Notation: Sud. IX, 1 = Par. 717
Le Baillif de la Rivière, Roch:
Premier Traicte De L'Homme, Et Son Essentielle Anatomie: avec les Elemens, & ce qui est en eux: De ses Maladies, Medecine, & absoluts remedes és Tainctires d'Or, Corail, & Antimoine: & Magistere des Perles: & de leur extraction / Par Roc Le Baillif Sieur de la Riviere, Conseiller & Medecin ordinaire du Roy, & de Monseigneur Duc de Mercueur. – Paris: L'Angelier, 1580. – 62, [8] Bl.

Bibl.Sud. 1533
Notation: Sud. IX, 1 = Par. 718
Planis Campy, David de:
La Petite Chirurgie Chimique Medicale: Ou Est Traicté Amplement de l'origine des maladies & curation d'icelles / par David de Planis Campi Edelphe Chirurgien Espageric. – Paris: Perier, & Buissart, 1621. – [7] Bl., 333 S., [1] Bl.

Bibl.Sud. 1533#Beibd. 1
Notation: Sud. IX, 1 = Par. 719
Planis Campy, David de:
Discours De la Phlebotomie: ou est monstré en bref les deux temps d'icelle. Plus Un Traicté des crises. – Paris: Perier et Buisard, 1621. – 164 S., [1] Bl.: Ill.

Bibl.Sud. 1534
Notation: Sud. IX, 1 = Par. 720
Bovio, Zefiriele Tommaso:
[Fulmine Contro De' Medici Putatitii Rationali] Fulmine Contro De' Medici Putatitii Rationali Di Zefiriele Tomaso Bovio Nobile Patritio Veronese: Nel

quale non solo si scuoprono molti errori di quelli, ma s'insegna ancora il modo di emendargli, & correggerli. – Di nuovo revisto, corretto, & dal proprio Auttore ampliato. – Verona: Dalle Donne, 1602. – [4] Bl., 176 S.

Bibl.Sud. 1534#Beibd. 1
Notation: Sud. IX, 1 = Par. 721
Bovio, Zefiriele Tommaso:
[Flagello Contro De' Medici Communi Detti Rationali] Flagello Contro De' Medici Communi Detti Rationali Di Zefiriele Tmaso Bovio Nobile Patritio Veronese: Nel quale non solo si scuoprono molti errori di quelli ma s'insegna ancora il modo di emendargli, & correggerli. – Di Nuovo revisto, corretto, & dal proprio Auttore ampliato. – Verona: Dalle Donne, 1601. – [4] Bl., 56 S.

Bibl.Sud. 1534#Beibd. 2
Notation: Sud. IX, 1 = Par. 722
Bovio, Zefiriele Tommaso:
Melampigo Overo Confusione De' Medici Sofisti, Che S'Intitolano Rationali: Et del Dottor Claudio Geli, & suoi complici nuovi Passali, & Achemoni / Di Zefiriele Thomaso Bovio Nobile Patricio Veronese nuovo Melampigo. – Di nuovo revisto, corretto, & dal proprio Auttore ampliato. – Verona: Dalle Donne, 1595. – 95 Bl.

Bibl.Sud. 1535
Notation: Sud. IX, 1 = Par. 723
Fioravanti, Leonardo:
[Dello Specchio Di Scientia Universale] Dello Specchio Di Scientia Universale, Dell'Eccellente Medico, & Cirurgico M. Leonardo Fioravanti Bolognese: Libri Tre. – Nuovamente ristampato, con molte cose agionte. – Venetia: Ravenoldo, 1567. – 16, 315 Bl.

Bibl.Sud. 1536
Notation: Sud. IX, 1 = Par. 710
Du Chesne, Joseph:
[Ad Veritatem Hermeticae Medicinae ex Hippocratis veterumque decretis ac Therapeusi, nec non vivae rerum anatomiae exegesi, ipsiusque naturae luce stabiliendam, adversus cuiusdam Anonymi phantasmata Responsio] Jos. Quercetani Doct. Medicique Regii Ad Veritatem Hermeticae Medicinae ex Hippocratis veterumque decretis ac Therapeusi, nec non vivae rerum anatomiae exegesi, ipsiusque naturae luce stabiliendam, adversus cuiusdam Anonymi phantasmata Responsio. – Francofurti: Nebenius, 1605. – [8] Bl., 300 S.

Bibl.Sud. 1537
Notation: Sud. IX, 1 = Par. 724
Fioravanti, Leonardo:
[Della Fisica] Della Fisica Dell'Eccellente Dottore Et Cavaliero M. Leonardo Fioravanti Bolognese: Divisa in Libri Quattro. – Di nuovo posto in luce. – Venetia, 1582. – [16] Bl., 391 S.: Ill.

Bibl.Sud. 1538
Notation: Sud. IX, 1 = Par. 725
Fioravanti, Leonardo:
[Il Reggimento Della Peste] Il Reggimento Della Peste, Dell'Eccellente Dottore Et Cavaliero M. Leonardo Fioravanti Bolognese: Nel quale si tratta che cosa sia la peste, & da che procede, & quello che doveriano fare i Prencipi per conservar' i suoi popoli da essa; & ultimamente, si mostrano mirabili secreti da curarla, cosa non mai piu scritta da niuno in questo modo. – Nuovamente ristampato, ricorretto, & ampliato di diversi bellissimi secreti ... – Venetia: Sessa, 1571. – 127 Bl.:Ill.

Bibl.Sud. 1539
Notation: Sud. IX, 1 = Par. 726
Fioravanti, Leonardo:
[Reggimento Della Peste] Reggimento Della Peste Dell'Eccellente Dottore & Cavalier M. Leonardo Fioravanti Bolognese: Nel quale si tratta che cosa sia la Peste, & da che procede, & quello che doveriano fare i Prencipi per conservar i suoi Popoli da essa; & ultimamente, si mostrano mirabili secreti da curarla, cosa non mai piu scritta da niuno in questo modo. – Nuovamente Ristampato, corretto, & ampliato di diversi bellissimi secreti ... – Venetia: Zattoni, 1680. – 189 S.

Bibl.Sud. 1540
Notation: Sud. IX, 1 = Par. 728
Fioravanti, Leonardo:
[Il Tesoro Della Vita Humana] Il Tesoro Della Vita Humana, Dell'Eccell. Dottore & Cavaliere M. Leonardo Fioravanti Bolognese: Diviso in libri Quattro. – Di nuovo posto in luce. – Venetia: Sessa, 1582. – 32, 327 Bl.: Ill.

Bibl.Sud. 1541
Notation: Sud. IX, 1 = Par. 727
Fioravanti, Leonardo:
[Compendium Oder Außzug der Secreten, Gehaymnissen und verborgenen Künsten] Compendium Oder Außzug der Secreten, Gehaymnissen und verborgenen Künsten Leonhardi Fioravanti: 1. von Gehaymnissen der Medicin oder innerlichen Artzney. II. Von Secreten der Chirurgy und wie dieselbige zuüben. III. Von wahrem Bericht, Künsten und Proben der Alchimy. IV. Von allerley Schmüncken, deren sich die Weiber zuvermehrung ihrer Schönheit zugebrauchen pflegen. V. Von sonsten vielen bewehrten, Stücken allerley unterschiedlichen Künsten, Jetzund auß dem Italianischen von wegen seines vielfaltigen Nutzens &c. Ins Teutsch versetzet. – Darmbstadt: Berner, 1624. – 399 S.

Bibl.Sud. 1542-1
Notation: Sud. IX, 1 = Par. 729
Blätter für höhere Wahrheit: Aus Beyträgen von Gelehrten, ältern Handschriften und seltenen Büchern; Mit besonderer Rücksicht auf Magnetismus / Her-

ausgegeben von Johann Friedrich von Meyer. – Frankfurt am Mayn: Brönner
1. – (1818). – [3] Bl., 394 S.: Ill.

Bibl.Sud. 1542-2
Notation: Sud. IX, 1 = Par. 729
Blätter für höhere Wahrheit: Aus Beyträgen von Gelehrten, ältern Handschriften und seltenen Büchern; Mit besonderer Rücksicht auf Magnetismus / Herausgegeben von Johann Friedrich von Meyer. – Frankfurt am Mayn: Brönner
2. – (1820). – [3] Bl., 392 S., [2] Bl.: Ill.

Bibl.Sud. 1542-3
Notation: Sud. IX, 1 = Par. 729
Blätter für höhere Wahrheit: Aus Beyträgen von Gelehrten, ältern Handschriften und seltenen Büchern; Mit besonderer Rücksicht auf Magnetismus / Herausgegeben von Johann Friedrich von Meyer. – Frankfurt am Mayn: Brönner
3 Der Vorhof. – 1822. – VIII S., [1] Bl., 388 S.

Bibl.Sud. 1542-4
Notation: Sud. IX, 1 = Par. 729
Blätter für höhere Wahrheit: Aus Beyträgen von Gelehrten, ältern Handschriften und seltenen Büchern; Mit besonderer Rücksicht auf Magnetismus / Herausgegeben von Johann Friedrich von Meyer. – Frankfurt am Mayn: Brönner
4 Stufen des Heiligthums. – 1823. – [4] Bl., 392 S.

Bibl.Sud. 1542-6
Notation: Sud. IX, 1 = Par. 729
Blätter für höhere Wahrheit: Aus Beyträgen von Gelehrten, ältern Handschriften und seltenen Büchern; Mit besonderer Rücksicht auf Magnetismus / Herausgegeben von Johann Friedrich von Meyer. – Frankfurt am Mayn: Brönner
6 Erkenne dich selbst. – 1825. – [2] Bl., 393 S., [1] Bl.

Bibl.Sud. 1543-1
Notation: Sud. IX, 1 = Par. 730
Corrodi, Heinrich:
Kritische Geschichte des Chiliasmus / [Verf.: Heinrich Corrodi]. – Frankfurt u.a.
1. – (1781). – XXIV, 392 S.

Bibl.Sud. 1543-2
Notation: Sud. IX, 1 = Par. 730
Corrodi, Heinrich:
Kritische Geschichte des Chiliasmus / [Verf.: Heinrich Corrodi]. – Frankfurt u.a.
2. – (1781). – 532 S., [2] Bl.

Bibl.Sud. 1543-3,1
Notation: Sud. IX, 1 = Par. 730
Corrodi, Heinrich:
Kritische Geschichte des Chiliasmus / [Verf.: Heinrich Corrodi]. – Frankfurt u.a.
3[,1]. – (1783). – XIV, 516 S.

Bibl.Sud. 1543-3,2
Notation: Sud. IX, 1 = Par. 730
Corrodi, Heinrich:
Kritische Geschichte des Chiliasmus / [Verf.: Heinrich Corrodi]. – Frankfurt u.a.
3, 2. – (1783). – 360 S.

Bibl.Sud. 1544-1/3
Notation: Sud. IX, 2 = Par. 731
Ruland, Martin:
[Curationes Empiricae Et Historicae, In Certis locis & notis personis optime expertae, & rite probatae] Curationum Empiricarum Et Historicarum, In Certis locis & notis personis optime expertarum, & rite probatarum, Centuria ... / Autore D. Martino Rulando Frisingensi Bavaro, Medico Palatino & Laugingano. – Basileae: Henricpetri
1. – Emendatius impressa. – (1593). – [16] Bl., 162 S., [14] Bl.

Bibl.Sud. 1544-1/3
Notation: Sud. IX, 2 = Par. 731
Ruland, Martin:
[Curationes Empiricae Et Historicae, In Certis locis & notis personis optime expertae, & rite probatae] Curationum Empiricarum Et Historicarum, In Certis locis & notis personis optime expertarum, & rite probatarum, Centuria ... / Autore D. Martino Rulando Frisingensi Bavaro, Medico Palatino & Laugingano. – Basileae: Henricpetri
2. – (1590). – [16] Bl., 230 S., [17] Bl.

Bibl.Sud. 1544-1/3
Notation: Sud. IX, 2 = Par. 731
Ruland, Martin:
[Curationes Empiricae Et Historicae, In Certis locis & notis personis optime expertae, & rite probatae] Curationum Empiricarum Et Historicarum, In Certis locis & notis personis optime expertarum, & rite probatarum, Centuria ... / Autore D. Martino Rulando Frisingensi Bavaro, Medico Palatino & Laugingano. – Basileae: Henricpetri
3. – (1595). – 204 S., [10] Bl.

Bibl.Sud. 1544-4/6
Notation: Sud. IX, 2 = Par. 731
Ruland, Martin:
[Curationes Empiricae Et Historicae, In Certis locis & notis personis optime expertae, & rite probatae] Curationum Empiricarum Et Historicarum, In Certis locis & notis personis optime expertarum, & rite probatarum, Centuria ... / Autore D. Martino Rulando Frisingensi Bavaro, Medico Palatino & Laugingano. – Basileae: Henricpetri
4. – (1593). – 172 S., [10] Bl.

Bibl.Sud. 1544-4/6
Notation: Sud. IX, 2 = Par. 731
Ruland, Martin:
[Curationes Empiricae Et Historicae, In Certis locis & notis personis optime expertae, & rite probatae] Curationum Empiricarum Et Historicarum, In Certis locis & notis personis optime expertarum, & rite probatarum, Centuria ... / Autore D. Martino Rulando Frisingensi Bavaro, Medico Palatino & Laugingano. – Basileae: Henricpetri
5. – ca. 1595. – 171 S., [46] Bl.

Bibl.Sud. 1544-4/6
Notation: Sud. IX, 2 = Par. 731
Ruland, Martin:
[Curationes Empiricae Et Historicae, In Certis locis & notis personis optime expertae, & rite probatae] Curationum Empiricarum Et Historicarum, In Certis locis & notis personis optime expertarum, & rite probatarum, Centuria ... / Autore D. Martino Rulando Frisingensi Bavaro, Medico Palatino & Laugingano. – Basileae: Henricpetri
6. – ca. 1595. – [33] Bl., 141 S., [7] Bl.

Bibl.Sud. 1544-7/9
Notation: Sud. IX, 2 = Par. 731
Ruland, Martin:
[Curationes Empiricae Et Historicae, In Certis locis & notis personis optime expertae, & rite probatae] Curationum Empiricarum Et Historicarum, In Certis locis & notis personis optime expertarum, & rite probatarum, Centuria ... / Autore D. Martino Rulando Frisingensi Bavaro, Medico Palatino & Laugingano. – Basileae: Henricpetri
7. – (1595). – [13] Bl., 235 S., [13] Bl.

Bibl.Sud. 1544-7/9
Notation: Sud. IX, 2 = Par. 731
Ruland, Martin:
[Curationes Empiricae Et Historicae, In Certis locis & notis personis optime expertae, & rite probatae] Curationum Empiricarum Et Historicarum, In Certis locis & notis personis optime expertarum, & rite probatarum, Centuria ... / Autore D. Martino Rulando Frisingensi Bavaro, Medico Palatino & Laugingano. – Basileae: Henricpetri
8. – (1595). – 150 S., [5] Bl.

Bibl.Sud. 1544-7/9
Notation: Sud. IX, 2 = Par. 731
Ruland, Martin:
[Curationes Empiricae Et Historicae, In Certis locis & notis personis optime expertae, & rite probatae] Curationum Empiricarum Et Historicarum, In Certis locis & notis personis optime expertarum, & rite probatarum, Centuria ... / Autore D. Martino Rulando Frisingensi Bavaro, Medico Palatino & Laugingano. – Basileae: Henricpetri
9. – (1595). – 160 S., [13] Bl.

Bibl.Sud. 1545
Notation: Sud. IX, 2 = Par. 732
Khunrath, Heinrich:
[Quaestiones Tres Per-Utiles, Haud-quaquam praetermittendae, nec non Summe necessariae, Cum Curationem, tum Praecautionem absolutam, perfectam & veram Arenae, Sabuli, Calculi, Podagrae, Gonagrae, Chiragrae, aliorumq[ue] Morborum Tartareorum Microcosmi seu Mundi minoris, Hominis pura, concernentes: Das ist, Hochnützliche, un-umbgängliche und gar noth-wendige Drei Fragen, Die Gründliche, Vollkommene und Warhafftige Curation oder Genesung, so wol auch Praecaution, oder Verhutung ... Tartarischer Kranckheiten Microcosmi ... betreffende] Quaestiones Tres Per-Utiles, Haud-quaquam praetermittendae, Nec Non Summe necessariae, Cum Curationem, tum Praecautionem absolutam, perfectam & veram Arenae, Sabuli, Calculi, Podagrae, Gonagrae, Chiragrae, aliorumq[ue] Morborum Tartareorum Microcosmi seu Mundi minoris, Hominis pura, concernentes: Das ist, Hochnützliche, un-umb-gängliche und gar noth-wendige Drei Fragen, Die Gründliche, Vollkommene und Warhafftige Curation oder Genesung, so wol auch Praecaution, oder Verhutung ... Tartarischer Kranckheiten Microcosmi ... betreffende: Henrici Khunrath ... – Leipzig: Schürer, 1607. – [27] Bl.

Bibl.Sud. 1546
Notation: Sud. IX, 2 = Par. 734
Scheunemann, Henning:
Paracelsia Henningi Scheunemanni Philosophiae Ac Medicinae Doctoris celeberrimi, De Morbo Sulphureo Cagastrico, quem Febrem vulgus nominat, ex quintuplici ente, Dei nimirum, astrorum, pagoyi, veneni & naturae prognato: In Qua Omnes Eius Species & vera curandi ratio recensentur. – Francofurti: Steinius, 1610. – [12] Bl., 144 S.

Bibl.Sud. 1547
Notation: Sud. IX, 2 = Par. 735
Scheunemann, Henning:
[Medicina Reformata, Seu Denarius Hermeticus Philosophicus Medico-Chymicus] Medicina Reformata, Seu Denarius Hermeticus Philosophicus Medico-Chymicus, Henningi Scheunemanni Halberstad. Saxonis, Phil. & Med. Doct.: In Quo Mira Brevitate Dilucide docetur, decem Entibus omnium morborum radices, productiones, transplantationes, astra, signa, indicationes & curationes compleri & absolvi. – Francofurti: Bringerus, 1617. – 122 S., [1] Bl.

Bibl.Sud. 1548
Notation: Sud. IX, 2 = Par. 736
Penot, Bernard Georges:
[De Denario Medico] Bernardi Penoti A Portu S. Mariae Aquitani, De Denario Medico: Quo Decem Medicaminibus, omnibus morbis internis medendi Via docetur. – Bernae Helvetiorum: Le Preux, 1608. – [1] Bl., 203 S., [1] Bl.: Ill.

Bibl.Sud. 1549
Notation: Sud. IX, 2 = Par. 737
Zacaire, Denis:
Von der natürlichen Philosophia, Und verwandlung der Metallen in Gold und Silber, durch das höchste natürliche Geheimniß und Kunststück, so man den lapidem Philosophorum nennet: drey Tractat / erstlich in Frantzösischer Sprach beschrieben Durch den Edlen, Ehrnvesten, Hochgelarten Herrn Dionysium Zacharium ... Jetzund aber allen kunstliebenden Deutzschen zur Warnung und Anleitung, auff den rechten einigen Weg, die Metallen zu verwandeln, in Deutsche Sprach gebracht, und mit kurtzen Sümmarien erkläret Durch M. Georgium Forbergern von der Muweide auß Meissen. – Hall in Sachsen: Krüsicke, 1609. – [63] Bl.

Bibl.Sud. 1550
Notation: Sud. IX, 2 = Par. 738
Förster, Martin:
Antidotus Loemo-Polemica. Ist Eine Wahre Natur und Kunstgemäse Beschreibunge der Pest: und wie solche nach dem Willen Gottes zu curiren und praeserviren sey / jetzo revidiret und corrigiret, Durch Martinum Forsterum, Medicum Dessovianum. – [Gera]: [Apel], 1614. – S. [121] – 205
Enth. in: Tartarus Hypochondriorum. Das ist: Natur gemäß Künstliche Beschreibung der Tartar Kranckheit ... descripta a Martino Forstero. – Gera, 1614

Bibl.Sud. 1550
Notation: Sud. IX, 2 = Par. 739
Förster, Martin:
Tartarus Hypochondriorum. Das ist: Natur gemäß Künstliche Beschreibung der Tartar Kranckheit: welche von dem Fabricatore Morborum in cuciebitulis Balnei Hypochondriorum, von den excrementis procreationum Elementorum crescentium, &c. Zusammen colligieret, und in ein mineram fabriciret worden, Wo dann solche auch zu gewisser zeitund auß unterschiedlichen Ursachen paroxysmiret, Wehe unnd Schmertzen machet sonsten Melancholia hypochontriaca genandt / Ex mera & syncera operatrice arte Medica descripta, a Martino Forstero, Medico Dessoviano. – Gera: Apel, 1614. – [9] Bl., 205 S.

Bibl.Sud. 1551-1/2
Notation: Sud. IX, 2 = Par. 740
Pansa, Martin:
Aureus Libellus De Proroganda Vita: In quo causae longioris ac brevioris vitae exquisite describuntur, & quanam diaeta, quibusque medicamnetis tam vulgaribus, quam tretiosis & arcanis vita longa sit comparanda, evidentissime ac fidelissime monstratur ... / A Martino Pansa D. Et Poliatro Annaemontano ordinario expositus. – Lipsiae: Schürerus
[1][Theorica generalis]. – 1615. – [8], 214 Bl.

Bibl.Sud. 1551-1/2
Notation: Sud. IX, 2 = Par. 740
Pansa, Martin:
Aureus Libellus De Proroganda Vita: In quo causae longioris ac brevioris vitae exquisite describuntur, & quanam diaeta, quibusque medicamnetis tam vulgaribus, quam tretiosis & arcanis vita longa sit comparanda, evidentissime ac fidelissime monstratur ... / A Martino Pansa D. Et Poliatro Annaemontano ordinario expositus. – Lipsiae: Schürerus
2 Practica generalis. – 1615. – [8], 164 Bl.

Bibl.Sud. 1551-3/4
Notation: Sud. IX, 2 = Par. 740
Pansa, Martin:
Aureus Libellus De Proroganda Vita: In quo causae longioris ac brevioris vitae exquisite describuntur, & quanam diaeta, quibusque medicamnetis tam vulgaribus, quam tretiosis & arcanis vita longa sit comparanda, evidentissime ac fidelissime monstratur ... / A Martino Pansa D. Et Poliatro Annaemontano ordinario expositus. – Lipsiae: Schürerus
3 Theorica Specialis. – 1616. – [13], 294 Bl.

Bibl.Sud. 1551-3/4
Notation: Sud. IX, 2 = Par. 740
Pansa, Martin:
Aureus Libellus De Proroganda Vita: In quo causae longioris ac brevioris vitae exquisite describuntur, & quanam diaeta, quibusque medicamnetis tam vulgaribus, quam tretiosis & arcanis vita longa sit comparanda, evidentissime ac fidelissime monstratur ... / A Martino Pansa D. Et Poliatro Annaemontano ordinario expositus. – Lipsiae: Schürerus
4 Specialis Practica. – 1620. – [12], 306 Bl.

Bibl.Sud. 1552
Notation: Sud. IX, 2 = Par. 741
Cardilucius, Johannes Hiskias:
Neuer Anbau oder Anhang über den ersten und andern Tomum der Stadt- und Land-Apothecken: Darinn der bisher noch nie publicirte Tractat von den vier Materien der vier Elementischen Geister Herrn Carrichters ... Und denn die herrliche Prognosticir-Bücher Hippocratis verteutscht und zum deutlichsten erkläret zu befinden / Alles den Landgesessenen zu Dienst mit höchstem Fleiß verfasset und publiciret von Joh. Hisk. Cardilucio, Com. Pal. Phil. & Med. Doct. auch Fürstl. Würtemb. Raht und Leib-Medico. – Nürnberg: Endter, 1683. – [16] Bl., 704 S., [8] Bl. – (Cardilucius, Johannes H.: Neuaufgerichtete Stadt- und Land-Apotheke; 2,[a])

Bibl.Sud. 1553
Notation: Sud. IX, 2 = Par. 742
Carrichter, Bartholomaeus:
[Kräutterbuch] Kräutterbuch Des Edelen und Hochgelehrten Herren, Doctoris Bartholomei Carrichters, weyland der Röm. Kays. May. Herrn Maximiliani

II. unsers allergnedigsten Herren, etc. Hoffdoctoris: Darinnen begriffen, under welchem Zeichen Zodiaci, Auch in welchem Gradu ein jedes Kraut stehe, wie sie in Leib, und zu allen Schäden zu bereiten, und zu welcher zeit sie zu colligieren sein. Dabey dann auch seine Practica, auß den fürnemsten Secretis: Von allerhand Leibs Kranckheiten: Von ursprung der offenen Schäden, und ihrer Heylung u.a. – Straßburg: Bertram, 1609. – [8] Bl., 224, 80, 32 S., [4] Bl., 160, 183 S.

Bibl.Sud. 1554
Notation: Sud. IX, 2 = Par. 743
Reuden, Michael:
Bedencken Ob und wie die Artzneyen, so durch die Alchimistische Kunst bereitet werden, sonderlich vom Vitriol, Schwefel, Antimonio Mercurio, und dergleichen fruchtbarlich zugebrauchen sein / Menniglich zur nachrichtung kürtzlich verfasset, Durch Michaelem Reudenium, der Philosophey und Medicin Doctorem, und der zeit verordneten Physicum der Keyserlichen freyen Berckstadt Schlackenwalde. Mit einer kurzten Vorrede von dem unterschied der Hermetischen und Galenischen Medicin Joachimi Tanckii, D. & Profess. – Leipzig: Rosen, 1605. – [12] Bl., 101 S.

Bibl.Sud. 1555
Notation: Sud. IX, 2 = Par. 744
Staricius, Johannes:
New reformirter Heldenschatz: das ist, Naturkündliches Bedencken, uber und bey Vulcanischer auch natürlich-Magischer Fabrefaction und zubereitung der Waffen deß Helden Achillis in Griechenland: Darauß neben vielen Secretis zu vernehmen, was zu Martialischer außrüstung eines Kriegshelden vornemlich gehörig; Auch das betrügliche Exemplar von Hans Bürcknern von Erffurt sub Autoris nomine fälschlich in Quarto spargirt, endecket wirdt / In vier Theyl abgetheylet, vermehret und gebessert, durch den Autoren selbsten Johannem Staricium Poetam Coronat. & Notarium Publicum. – Franckfurt am Mayn: Berner, 1624. – [8] Bl., 426 S., [12] Bl.

Bibl.Sud. 1556
Notation: Sud. IX, 2 = Par. 745
Rhumel, Johann Pharamund:
[Opuscula Chymico-Magico-Medica] Johann. Pharam. Rhumelii Opuscula Chymico-Magico-Medica: Darinnen Allerley Artzneyen, wider in[n]erliche und äusserliche Gebrechen der Weiber: Unterricht allerley Brüch und Fürfäll an Männern und Weibern, ohne Schnidt und Schmertzen zuheilen: die versehrte Blasen, und die den Urin nicht halten können, zu curiren: Auch das Podagra magnetice zu vertreiben. Item Panacea Aurea, oder gründliche Beschreibung deß Auri Potabilis: Aller Balsam, sampt ihrem Brauch: Aller warmen Bäder, wie auch Basilica Chymica, und Spagyrisches Hauß- und Reise-Apotecklein u.a. – [Nürnberg], 1635. – [4] Bl., 458 S., [4] Bl.

Bibl.Sud. 1556#Beibd. 1
Notation: Sud. IX, 2
Rhumel, Johann Pharamund:
Avicula Hermetis Catholica. De Mercurio, Sulphure, Et Sale Philosophorum In uno Subiecto: Das ist, Kurtzer doch klarer Bericht, von den dreyen Anfängen aller Dingen, Krafft welcher, Epilepsia, calculus, Podagra, und in einer Summa, alle langwirige, eingewurtzelte, schwere fixe Kranckheiten, wie sie auch Namen mögen haben, (vermittelst Göttlicher Gnaden) Fundamentaliter curirt, und auß dem Grund hinweg genommen werden, durch einige Medicin / Authore Salomone Raphaele In Mundo. R. – S.l., ca. 1635. – 48 S.

Bibl.Sud. 1556#Beibd. 2
Notation: Sud. IX, 2
Rhumel, Johann Pharamund:
Prophylace Medico-Practica. Luis Epidemiae Egkephalonosu: Das ist Kurtzer doch gründlicher Unterricht, von den dreyen Epidemischen gifftigen Seuchen und Erbkranckheiten, der Pest, Hauptkranckheiten, unnd Dysenteriae oder Rothen Ruhr, wie solche (mit Gottes Hülff) beydes zu praeserviren und zu curiren seyen / Durch Johannen Pharamundum Rhumelium, Fürstlichen Anhaltischen LeibMedicum, &c. Zusampt der Medicin zum Christlichen Valete hinderlassen. – Franckfurt: [Schleich], 1635. – 154 S.

Bibl.Sud. 1556#Beibd. 3
Notation: Sud. IX, 2
Rhumel, Johann Pharamund:
Elixir Vitae, Oder Gülden Ey, wider die jetzt regierende Mercurialische Seuche der Pestilentz, unnd auch Sulphurische hitzige Epidemische Fieber, und Hauptkranckheiten zu gebrauchen. Cui accessit Canticum Canticorum Salomonis De Medicina universali. – S.l., ca. 1635. – 71 S.

Bibl.Sud. 1556#Beibd. 4
Notation: Sud. IX, 2
Rhumel, Johann Pharamund:
[Herniarum Cura Magnetica. Das ist: Welcher gestalt man allerley Rupturas, Weyd und Mutterbrüche, auch Procidentias, Außgäng und Fürfäll, sampt andern dergleichen Gebrechlichkeiten (so wol an männlich- als weiblichem Geschlecht) ohne einigen Schnitt und andere Schmertzen, &c. allein Magnetice per Transplantationem curiren solle] Johannis Pharamundi Rhumelii Herniarum Cura Magnetica. Das ist: Welcher gestalt man allerley Rupturas, Weyd und Mutterbrüche, auch Procidentias, Außgäng und Fürfäll, sampt andern dergleichen Gebrechlichkeiten (so wol an männlich- als weiblichem Geschlecht) ohne einigen Schnitt und andere Schmertzen, &c. allein Magnetice und per Transplantationem curiren solle. – Noribergae: Wagenmannus, 1630. – [27] Bl.

Bibl.Sud. 1556#Beibd. 5
Notation: Sud. IX, 2
Rhumel, Johann Pharamund:
Compendium Hermeticum, De Macrocosmo Et Microcosmo: Totius Philosophiae & Medicinae cognitionem breviter & compendiose complectens. Additum Est Dispensatorium Chymicum Novum de vera Medicamentorum praeparatione. – S.l., ca. 1635. – 22 [i.e. 72] S.

Bibl.Sud. 1557
Notation: Sud. IX, 2 = Par. 746
Hayne, Johann:
Drey unterschiedliche neue Tractätlein: Deren Erstes Von Astralischen Kranckheiten, wie nemlich dieselbe von den Astris oder Gestirnen verursacht ..., Das Andere, Von Tartarischen Kranckheiten, das ist, Von den gründlichen Ursachen aller Schwachheiten Menschliches Leibes, so vom Tartaro, Steinen und Saltz vermischt, herkommen ..., Das Dritte, Begreifft in sich das Fundament, und den rechten Grund, wie man die Urinen deß Menschen, so wohl Gesunden, als Krancken, nach Spagirischer Art, künstlich judiciren und erkennen möge / Von Weyland Herrn D. Johann Hayne, Fürstl. Pommerischen Leib Med. zu Stettin beschrieben und zusammen getragen: Vormahls Durch Georg Fabrum D. und Physic. ord. bey Kays. Freyen Burg Fridberg in der Wetterau, Nunmehr aber ... benebenst einer Vorrede Hrn. D. Iohannis Schröderi auff daß neue in Truck verfertiget. – Franckfurt am Mayn: Götz, 1663. – [22] Bl., 348 S., [16] Bl.

Bibl.Sud. 1558
Notation: Sud. IX, 2 = Par. 747
Hayne, Johann:
Trifolium Medicum, Oder Drey höchst nützliche Tractätlein: Deren Erstes Von Astralischen Kranckheiten, wie solche von der Influentz der Gestirne verursachet, und wie sie beneben ihren viel und mannigfaltigen Zufällen erkand werden ... Das Andere, Von Tartarischen Kranckheiten, Oder Von den gründlichen Ursachen aller Schwachheiten Menschlichen Leibes, so vom Tartaro, Steinen und Saltz vermischt, herkommen, und wie solche aus dem Urin eigentlich erkand, und glücklich curirt werden sollen: Das Dritte, Von den rechten Fundament und Grund, wie man die Urinen der Menschen, so wohl Gesunden als Krancken, nach Spagirischer Art, künstlich judiciren und erkennen möge / Von Weyland Herrn D. Johann Hayn, Fürstl. Pom. Leib-Med. zu Stetin beschrieben, und auffs neue heraus gegeben Durch Georg Fabrum D. und Phys. Ord. bey der Kayserl. Freyen Burg Friedberg in der Wetterau, Nebst Einer Vorrede Herrn D. Joh. Schröderi. – Franckfurt am Mayn: Oehrling, 1683. – [16] Bl., 348 S., [18] Bl.: Ill.

Bibl.Sud. 1559
Notation: Sud. IX, 2 = Par. 748
Freitag, Johann:
Kurtzer Bericht Von der Melancholia Hypochondriaca: Nebenst zwölff Curiosen Fragen, und einer Analogia der grossen Welt mit der kleinen; Darbey deß Wunder-Steins der Weißheit und Reichthumbs nicht vergessen wird / Durch Joannem Freytag, Phil. & Med. D. in Regenspurg. – Augspurg: Göbel, 1678. – [24] Bl., 536 S.: Ill.
NST: Bericht Von der Melancholia Hypochondriaca

Bibl.Sud. 1560-1
Notation: Sud. IX, 2 = Par. 749
Crügner, Michael:
XXV. Medicinisch-Historischen Episteln, Oder: Auffgezeichnete Curen: So durch Göttlichen Segen, mit Hülff der Edlen Artzney Materia Perlata wunderbarer Weise verrichtet / den Liebhabern zu ihrer Gesundheit, und zu Ehren der wahren Medicin, den dürfftigen nothleidenden Patienten zum Trost, und Nachricht mit anhangenden Anmerckungen zum Beweiß auffgezeichnet, Durch L. Michael Krügenern, P. M. C. & Mathem. – Regenspurg: Dalnsteiner [1]. – 1679. – [12] Bl., 88 S.: Ill.

Bibl.Sud. 1561
Notation: Sud. IX, 2 = Par. 750
Goclenius, Rudolph:
[Adversaria Ad Exotericas Aliquot Iulii Caesaris Scaligeri acutissimi philosophi exercitationes] Rodolphi Goclenii Adversaria Ad Exotericas Aliquot Iulii Caesaris Scaligeri acutissimi philosophi exercitationes. – Marpurgi: Egenolphus, 1594. – [8] Bl., 319 S.

Bibl.Sud. 1562
Notation: Sud. IX, 2 = Par. 751
Goclenius, Rudolph:
Mirabilium Naturae Liber: Concordias Et Repugnantias Rerum In Plantis, Animalibus, Animaliumque morbis & partibus, manifestans / nunc primo in lucem datus A Rodolpho Goclenio Medicinarum D. & Profess. Marpurg. Adiecta est in fine brevis & nova Defensio Magneticae curationis vulnerum ex solidis Principiis. – Francofurti: Zunnerus, 1643. – [8] Bl., 303 S.

Bibl.Sud. 1563
Notation: Sud. IX, 2 = Par. 752
Roberti, Jean:
Goclenius Heautontimorumenos: id est, Curationis Magneticae, & Unguenti Armarii Ruina / Ipso Rodolpho Goclenio Iuniore, nuper Parente, & Patrono; nunc Cum Sigillis, & Characterib. Magicis, ultro Proruente, Et Praecipitante, Iohan. Roberti, Societ. Iesu Sacerdos, S. Theolog. Doctor, Memorandi, & miserandi casus spectator, Cum Fide Descripsit ... – Luxemburgi: Revlandt, 1618. – [24] Bl., 356 S., [2] Bl.

Bibl.Sud. 1564
Notation: Sud. IX, 3 = Par. 972
Oehme, Julius:
Die Fabrikation der wichtigsten Antimon-Präparate: mit besonderer Berücksichtigung des Brechweinsteines und Goldschwefels / von Julius Oehme. – Wien u.a.: Hartleben, 1884. – 128 S.: Ill.

Bibl.Sud. 1565
Notation: Sud. IX, 3 = Par. 753
Röm. Kaeyserl. Majestät, etc. wie auch Ihro Königl. Majestät in Pohlen, etc. und Chur-Fürstl. Durchl. zu Sachsen, etc. Allergnädigst-ertheilte Privilegia über Just Christian Amelungs Zu Leipzig praeparirte und approbirte Stein-Tinctur, die sonst auch insgemein Tinctura Solaris genannt wird: Nebst ausführlichem Bericht, wie selbe nicht sowol in dieser als auch vielen andern Kranckheiten, nützlich und heilsam zugebruachen [!], und wie niemand sonst fähig sey bemeldte Tinctur aufrichtig zu verfertigen außer die Privilegirten dieses Nahmens in Leipzig. – [S.l.], [ca. 1696]. – [8] Bl.

Bibl.Sud. 1566
Notation: Sud. IX, 3 = Par. 784
Der Röm. Käyserl. Majestät Und Churfürstl. Durchl. zu Sachsen Allergnädigst- Und Gnädigst-ertheiltes Privilegium, Uber Just Christian Amelungs zu Leipzig Praeparirte und approbirte Stein-Tinctur: Und weil daraus und eben aus diesen Ingredientien ich noch eine neue Gold-Tinctur durch fleißiges Nachsuchen erfunden, die hauptsächlichen zum vomiren und purgiren, vor alle anstossende Kranckheiten, hitzige und andere Fieber, Scharbock, rothe Ruhr, Bräune und dergleichen, auch endlichen in Pest-Zeiten sehr gut und nützlichen zu gebrauchen; Nebenst angefügten ausführlichen Bericht und Appendix wie solche nützlich und heilsam zu gebrauchen. – S.l., 1677. – [6] Bl.

Bibl.Sud. 1567
Notation: Sud. IX, 3 = Par. 786
Berger, Johann Gottfried von:
Dissertationem Solennem De Auro Potabili / Praesidio D. Jo. Gothofredi Bergeri ... p. p. Frider. Wilh. Schneiderus Halberst. Saxo, Medic. Pract. ... – Vitembergae: Gerdesius, 1705. – 48 S.

Bibl.Sud. 1568
Notation: Sud. IX, 3 = Par. 787
Borch, Ole:
[De Usu Plantarum, Indigenarum In Medicina, Et Sub Finem, De Clysso Plantarum, & Thee specifico Enchiridion] Olai Borrichii De Usu Plantarum, Indigenarum In Medicina, Et Sub Finem, De Clysso Plantarum, & Thee specifico Enchiridion. – Hafniae: Bockenhoffer, 1690. – 101 S.

Bibl.Sud. 1569
Notation: Sud. IX, 3 = Par. 788
Hummel, Johann:
Disputatio Medica Inauguralis, De Arthritide tam Tartarea, quam Scorbutica; Seu (ut vulgo dicunt) de Podagra atque Scorbuto / Quam ... Eruditorum Examini subiicit Johannes Hummel, Heidelberga-Palatinus ... – Traiecti ad Rhenum: Megen, 1734. – 48 S.
Utrecht, Univ., Diss., 1734

Bibl.Sud. 1570
Notation: Sud. IX, 3 = Par. 789
Wagner, Georg C.:
Eruditos, Spirituum Familiarium Usu Suspectos / Dissertatione Litcrario-Critica Percensuerunt, Eandemque Superiorum Benigno Indultu Placitae Eruditorum Censurae Submittent Praeses, M. Georg. Christianus Wagnerus, Cygn.-Misn. Et Respondens Daniel Dost, Hermsdorfo-Schoenb. ... – Lipsiae: Schedius, 1715. – 47 S.
Leipzig, Univ., Diss., 1715

Bibl.Sud. 1571
Notation: Sud. IX, 3 = Par. 790
Carl, Johann Christian:
Dissertatio Medica Inauguralis De Sedativo Archei / Quam ... Publico Et Solenni Magnificorum Et Excellentissimorum Dnn. Professorum Examini ... Submittit Joh. Christianus Carl, Med. Hachenb. – Marburgi Cattorum: Müllerus, 1732. – [1] Bl., 58 S.
Marburg, Univ., Diss., 1732

Bibl.Sud. 1572
Notation: Sud. IX, 3 = Par. 791
Gerike, Peter:
Dissertatio Inauguralis Chymica De Materia Perlata / Quam ... Praeside Petro Gerike ... Publice Defendet Arthur Conradus Ernsting, Sachsenhago Schavenburgicus. – Helmstadii, 1737. – [2] Bl., 20 S.
Helmstedt, Univ., Diss., 1737

Bibl.Sud. 1573
Notation: Sud. IX, 3 = Par. 792
Wedekind, Johann Kaspar:
Dissertatio Inauguralis Medica De Alkahest / Quam ... Publico Philiatrorum Examini sistit Johannes Casparus Wedekind, Keula-Swarzburgico-Thuringus, Respondente Christophoro Helbigk, Cölleda-Thuringo ... – Erfordiae, 1685. – 20 S.
Erfurt, Univ., Diss., 1685

Bibl.Sud. 1574
Notation: Sud. IX, 3 = Par. 793
Sala, Angelus:
[Tractatus Duo: De Variis Tum Chymicorum, Tum Galenistarum errori bus, in praeparatione Medicinali commissis] Angeli Salae, Vicentini, Medici Spagyrici, Tractatus Duo: De Variis Tum Chymicorum, Tum Galenistarum erroribus, in praeparatione Me-

dicinali commissis / Opus Italice Primum Ab Auctore conscriptum, iam vero eodem requirente, in Latinam linguam, stylo quam simplicissimo translatum, labore & conatu M. A. R. – Francofurti: Beyerus, 1649. – 64 S., [2] Bl.

Bibl.Sud. 1575
Notation: Sud. IX, 3 = Par. 794
Rudolphi, Johannes:
Panacea Sive Conservatrix Catholica Humani Corporis. Das ist: Eine Edle Artzney und allgemeine Erhalterin beydes, des gesunden und gepresthafften Menschlichen Cörpers: Welche von 272 Stücken von Mineralibus Animalibus Vegetabilibus und Compositis durch die Spagyr- und Chymische Kunst nach rechter Quantitet temperament und Qualitet durch lange Zeit grosse Mühe und Unkosten in ein Corpus gebracht / Durch Den seligen Herrn Johannem Rudolphi, V. Medicinae Licentiatum, dreyssig Jährigen Practicum, und bestalten Reisichen Blauischen Hoff und StadtPhysicum zu Lobenstein. Nunmehro auffs newe von Dem Achtbaren und Kunsterfahrnen Herrn Johann. Andrea Rudolphi, wolerfahrnen Chyrurgo, Pract. Destilatore in Königsee ... elaboriret und praepariret. Dessen operationes und virtutes nachfolgender Druck mit mehren besagt. – Arnstadt: Schmid, 1658. – [4] Bl.

Bibl.Sud. 1576
Notation: Sud. IX, 3 = Par. 795
Seiffart de Klettenberg, Remigius:
Dissertatio Inauguralis Medica Exhibens Nitrum Praecipuorum Morborum Methodo Methodica Conscriptorum Medelam / Quam ... Publicae Ventilationi Exponit ... Remigius Seiffart De Klettenberg Moeno-Francofurtanus. – [Altdorf], 1716. – 20 S.
Altdorf, Univ., Diss., 1716

Bibl.Sud. 1577
Notation: Sud. IX, 3 = Par. 796
Hoffmann, Friedrich:
Analysin Chymico-Medicam Reguli Antimonii Medicinalis / ... Praeside Viro Excellentissimo Dn. Friderico Hoffmanno ... publicae disquisitioni exponet Auctor Joannes Samuel Carl, Oringensis Francus. – Halae Magdeburgicae, 1698. – [1] Bl., 37 S.
Halle, Univ., Diss., 1698

Bibl.Sud. 1578
Notation: Sud. IX, 3 = Par. 797
Diethelm, Johann Caspar:
Dissertatio Medica Inauguralis De Selectis Ex Antimonio Remediis / Quam ... Publico Eruditorum Examini Submittet Joh. Casparus Diethelm, Episcopicellanus Helvetius. – Basileae: Thurnisii, 1726. – 22 S.
Basel, Univ., Diss., 1726

Bibl.Sud. 1579
Notation: Sud. IX, 3 = Par. 798
Poppius, Hamer:
Basilica Antimonii: In Qua Antimonii Natura Exponitur Et Noblissimae Remediorum formulae, quae pyrotechnica arte ex eo elaborantur, quam accurate traduntur / Manuali Experientia Comprobata & conscripta ab Hamero Poppio Thallino, Philochymico. – Francofurti: Hummius, 1618. – 50 S.

Bibl.Sud. 1580
Notation: Sud. IX, 3 = Par. 799
Jacquet, Bernard:
Histoire Abrégée De L'Antimoine: Et particuliérement de sa Préparation, & des Cures surprenantes qu'il opére / Par M. Jacquet, Ancien Chirurgien de S. A. S. Monseigneur le Prince De Wirtemberg. – Paris: Didot, 1767. – [1] Bl., 141 S.

Bibl.Sud. 1581
Notation: Sud. IX, 3 = Par. 800
Meuder, Ernst Peter:
[Analysis Antimoni Physico-Chymico-Rationalis] D. E. P. Meuderi Analysis Antimonii Physico-Chymico-Rationalis: Darinn der Grund aller gewöhnlichen und bekandten Processe dieses Mineralis deutlich gezeiget wird. Deme auf Verlangen noch beygefüget ist des Autoris ohnlängst-edirtes Tractätgen: Von den Antimonialischen Tincturen, hin und wieder revidirt und vermehrt. – Dreßden u.a.: Hilscher, 1738. – 239 S.

Bibl.Sud. 1582
Notation: Sud. IX, 3 = Par. 801
Pernauer, Georg F. von:
Panacea Mirabilis, Corrigendi potissimum vitiosi Sanguinis, Seu Quinta Essentia Auri, Rarae Virtutis / In usum verae Medicinae Chymicae Studiosorum, & Proximi emolumentum edita a Georgio Ferdinando Pernauero L: B: de Perney. – Ratisbonae: Dalnsteiner, 1679. – 25 S.

Bibl.Sud. 1583
Notation: Sud. IX, 3 = Par. 802
Erben von Brandau, Matthias von:
[Warhaffte Beschreibung von der Universal-Medicin, und Güldnen Tinctur Ursprung, Anfang, Mittel und Ende] Matthäi Erbinäi von Brandau, Eq. Bohem. & Med. Doct. Warhaffte Beschreibung von der Universal-Medicin, und Güldnen Tinctur Ursprung, Anfang, Mittel und Ende: Wie auch derselben Zubereitung nach der alten und neuen Philosoph. warhafften Gründen, Wobey auch noch viele andere Curiöse Sachen zufinden / Aus des Seel. Herrn Autoris MSto zum Druck befördert und communiciret durch T. P. G. M. S. – Leipzig: Lanck, 1689. – [6] Bl., 148 S.

Bibl.Sud. 1583#Beibd. 1
Notation: Sud. IX, 3 = Par. 803
Erben von Brandau, Matthias von:
[XII. Grund-Säulen der Natur und Kunst] Matthäi

Erbinäi von Brandau, Eq. Bohem. & Med. Doct. XII. Grund-Säulen der Natur und Kunst: worauf die Verwandelung der Metallen gebauet, benebst V. Vornehmer Artisten wahrhafften Processen, worunter einer des Th. Paracelsi, welcher noch niemahlen in Druck gesehen worden ... / aus des Hochseel. Herrn Autoris, ob zwar etwas unleserlichen Manuscripto ... auf Begehren unterschiedener vornehmen Leute zum Druck befördert von einem Grossen Liebhaber des Theophrasti Paracelsi. – S.l., 1689. – 50 S.: Ill.

Bibl.Sud. 1584
Notation: Sud. IX, 3 = Par. 805
Gerike, Peter:
Dissertatio Inauguralis Medica De Lapide Philosophorum Ceu Medicina Universali Vera An Falsa / Quam Annvente Deo Consensu Gratiosae Facultatis Medicae Praeside D. Petro Gerike ... Pro Doctoris Gradu Consequendo Publice Defendet Justus Fridericus Haupt Nordstemma-Hildesiensis. – Helmstadii: Schnorrius, 1742. – 36 S., [4] Bl.

Bibl.Sud. 1585
Notation: Sud. IX, 3 = Par. 806
Gerike, Peter:
Dissertatio Inauguralis Medica De Medicina Universali / Quam ... Praeside D. Petro Gerike ... Publice Defendet Fideiustus Immermann Rodersdorfio-Halberstadiensis. – Helmaestadii: Schnorrius, 1739. – [1] Bl., 22 S.
Helmstedt, Univ., Diss., 1739

Bibl.Sud. 1586
Notation: Sud. IX, 3 = Par. 807
Monte-Snyder, Johannes de:
Tractatus De Medicina Universali. Das ist Von der Universal Medicin: Wie nemlich dieselbe in denen dreyen Reichen der Mineralien, Animalien und Vegetabilien zu finden und daraus zu wege zu bringen, durch ein besonders Universal Menstruum, welches auff- und zuschliessen, und jedes Metall in Materiam primam bringen kan, auch Wie dadurch das fixe unzerstörliche Gold in ein warhafftes Aurum potabile zu bringen, so sich nimmermehr wieder in ein fix Gold-Corpus reduciren lässet / Joh. De Monte-Snyder. Gott zu Ehren, und dem menschlichen Geschlecht zu sonderbahrem Trost und Nutzen anitzo wiederum zum Druck befördert, Und mit einer kurtzen gründlichen Erklärung auch beygefügeten Spagyrischen Grundregeln illustriret Durch A. Gottlob B. – Franckfurt u.a.: Götze, 1678. – 160 S.
Text dt.

Bibl.Sud. 1587
Notation: Sud. IX, 3 = Par. 808
Taeda Trifida Chimica, Das ist: Dreyfache Chimische Fackel: den wahren Weg zu der edlen Chimi-Kunst bescheinend; allesamt treulich verteutscht und an das Tagliecht gebracht. – Nürnberg: Andreae und Endter, 1674. – [16] Bl., 303 S.
Enth. u.a.: Dienheim, Johann [Wolfgang]: Medicina universalis. – Verbum dimissum

Bibl.Sud. 1588
Notation: Sud. IX, 3 = Par. 809
Aubry, Jean d':
Triumphus Archei Et Mundi Miraculum Sive Medicina Universalis Ac Vera, Contra omnia morborum, desperatorum quoque, genera: Quos illa sanat refrigerando, Per sudores, & transpirationes insensibiles, absque ulla incommoditate ac molestia, sine vomitu, nulla, ut credebatur, arte Magica ... / Nuper Detecta, Per Johannem Aubrium Montis-Pessulanensem, Sacerdotem ac Doctorem Scientiae, Abbatem ad D. Virginis Assumptionem, Consiliarium ac Medicum ordinarium Regis. – Quarta eius editio, Aucta. – Francofurti, 1660. – 14 S.

Bibl.Sud. 1589
Notation: Sud. IX, 3 = Par. 810
De Medicamentis Universalibus Dissertatio. – S.l., ca. 1650. – 56 S.

Bibl.Sud. 1590
Notation: Sud. IX, 3 = Par. 811
Glauber, Johann Rudolph:
Libellus Dialogorum Oder Gespräch-Büchlein, Zwisschen [!] einigen Lieb-habern der Hermetischen Medicin, Tincturam Universalem betreffend / Den wahren Liebhabern guther Medicin, zu gefallen beschrieben und an den Tag kommen lassen Durch Joh. Rudolph. Glauberum. – Amsterdam: Jansson, 1663. – 91 S.: Ill.
Text dt.

Bibl.Sud. 1591
Notation: Sud. IX, 3 = Par. 812
Clauder, Gabriel:
[Dissertatio De Tinctura Universali (vulgo Lapis Philosophorum dicta)] Gabrielis Clauderi, D. Medici Ducalis Saxonici, Academici Curiosi, Dissertatio De Tinctura Universali (vulgo Lapis Philosophorum dicta): In qua 1. Quid Haec sit. 2. Quod detur in Rerum Natura; [3.] an Christiano consultum sit immediate in hanc inquirere; 4. e qua Materia; & 5. quomodo praeparetur, per rationes, & Variorum experientiam perspicue proponitur; aliaque curiosa & utilia, huic analoga, adnectuntur. – Altenburgi: Richterus, 1678. – [6] Bl., 272 S., [12] Bl.

Bibl.Sud. 1592
Notation: Sud. IX, 3 = Par. 814
Hensel, Julius:
Neue Makrobiotik oder die Kunst Seuchen zu verhüten und zu heilen: nebst einer Heilmittel-Liste; für Mediciner und Behörden / [Julius Hensel]. – Stuttgart: Selbstverl., 1881. – 184 S.

Bibl.Sud. 1593
Notation: Sud. IX, 3 = Par. 815
Kissel, Carl:
Die Heilmittel Rademachers und der naturwissenschaftlichen Therapie / von Carl Kissel. – Giessen: Roth, 1859. – IV, 269 S.

Bibl.Sud. 1594
Notation: Sud. IX, 3 = Par. 816
Stanelli, Rudolf:
Die Cellular-Therapie als Heilkunst des Paracelsus, in ihrem Gegensatz zur Cellular-Pathologie und wissenschaftlichen Medicin / nach dem neuesten Standpunkte der Wissenschaften theoretisch und practisch dargelegt durch Rudolf Stanelli. – Wien: Gerold, 1881. – XVI, 154 S.

Bibl.Sud. 1595
Notation: Sud. IX, 3 = Par. 818
Schüssler, Wilhelm Heinrich:
Eine abgekürzte Therapie: biochemische Behandlung der Krankheiten / von Dr. Schüssler. – 9., verm. Aufl. – Oldenburg: Schulze, 1882. – 64 S.

Bibl.Sud. 1596
Notation: Sud. IX, 3 = Par. 819
Schüssler, Wilhelm Heinrich:
Eine abgekürzte Therapie: biochemische Behandlung der Krankheiten / von Dr. med. Schüßler. – 11., theilw. umgearb. Aufl. – Oldenburg: Schulze, 1884. – 64 S.

Bibl.Sud. 1597
Notation: Sud. IX, 3 = Par. 820
Schüssler, Wilhelm Heinrich:
Eine abgekürzte Therapie: biochemische Behandlung der Krankheiten / von Dr. med. Schüßler. – 14., verm. Aufl. – Oldenburg: Schulze, 1887. – 64 S.

Bibl.Sud. 1598
Notation: Sud. IX, 3 = Par. 821
Schüssler, Wilhelm Heinrich:
Eine abgekürzte Therapie: Anleitung zur biochemischen Behandlung der Krankheiten / von Dr. med. Schüßler. – 20. Aufl. – Oldenburg u.a.: Schulze, 1893. – 61 S.

Bibl.Sud. 1599
Notation: Sud. IX, 3 = Par. 817
Schüssler, Wilhelm Heinrich:
Eine abgekürzte Therapie: gegründet auf Histologie und Cellular-Pathologie; mit einem Anhang: Specielle Anleitung zur Anwendung der physiologischen Functionsmittel / von Dr. Schüssler. – 2., verm. Aufl. – Oldenburg: Schulze, 1875. – 48 S.

Bibl.Sud. 1600
Notation: Sud. IX, 3 = Par. 822
Orth, François J.:
Biochemische Behandlung der Krankheiten: mit Symptomenangabe dargestellt in alphabetischer Ordnung nach der 3. Auflage des französischen Werkes „Description et emploi des douze médicaments biochimiques"; mit vielen Zusätzen / von F. J. Orth. Durchges.und mit Vorw.von H. Goullon. – Leipzig: Engel, 1890. – 78 S.

Bibl.Sud. 1601
Notation: Sud. IX, 3 = Par. 823
Latz, Gottlieb:
Die spezifische Heilmethode / von Gottlieb Latz. – Essen: Bädeker, 1853. – X, 230 S.

Bibl.Sud. 1602
Notation: Sud. IX, 3 = Par. 825
Arcanologische Zeitschrift. – Bonn: Latz, 1877
Erscheinungsverlauf: 1.1877 – 27.1880[?]
Bestand: 1.1877 – 27.1880

Bibl.Sud. 1603
Notation: Sud. IX, 3 = Par. 826
Die Arkanologie oder die Heilkunde der Alchemisten: aus dem Nachlasse eines echten Alchemisten / [Hrsg.: Anton Chaurand de Mailly]. – Leipzig: Jaeger, [1911]. – 65 S. – (Osiris-Bücher; 22)

Bibl.Sud. 1604
Notation: Sud. IX, 3 = Par. 827
Pharus Chymiae, Oder hell-leuchtender Wegweiser zur chymischen Wissenschafft: Welcher in dem ersten Theile von der Möglichkeit einer zu bereitenden Universal-Medicin handelt; Und in dem zweyten Theile die dunckeln, fabulosen und allegorischen Redens-Arten der Philosophen nebst der Zubereitung solcher Medicin selbst klar und deutlich anzeiget / Auf vieler Kunst-Liebenden Verlangen zum Druck gegeben von einem In Chymicis Experimentis Cooperante. – Regensburg: Weiß, 1752. – 120 S.

Bibl.Sud. 1605
Notation: Sud. IX, 5 = Par. 1094
Pleier, Cornelius:
Medicus-Criticus-Astrologus: Ex veteribus Iatromathematicis productus / a Cornelio Pleiero Coburgense, Doctore Medico. – Norimbergae: Halbmayerus, 1627. – 237 S.: Ill.

Bibl.Sud. 1606
Notation: Sud. IX, 5 = Par. 1095
Verzeichnis astrologischer und mythologischer illustrierter Handschriften des lateinischen Mittelalters / von Fritz Saxl. – Heidelberg: Winter; Nendeln: Kraus. – (Heidelberger Akademie der Wissenschaften / Philosophisch-Historische Klasse: [Sitzungsberichte der Heidelberger Akademie der Wissenschaften, Philosophisch-Historische Klasse]; ...)
ISBN 3-262-00475-8
1 Handschriften ... in römischen Bibliotheken / Fritz

Saxl. – 1915. – XVIII, 141 S., 21 Bl.: Ill. – (...; 1915, 6/7)

Bibl.Sud. 1606
Notation: Sud. IX, 9 = Par. 1092
1 Handschriften ... in römischen Bibliotheken / Fritz Saxl. – 1915. – XVIII, 141 S., 21 Bl.: Ill. – (...; 1915, 6/7)

Bibl.Sud. 1607
Notation: Sud. IX, 5 = Par. 1096
Reitzenstein, Richard:
Poimandres: Studien zur griechisch-ägyptischen und frühchristlichen Literatur / von R. Reitzenstein. – Leipzig: Teubner, 1904. – VII, 382 S.

Bibl.Sud. 1607#Beibd. 1
Notation: Sud. IX, 5 = Par. 1097
Boll, Franz:
Sphaera: neue griechische Texte und Untersuchungen zur Geschichte der Sternbilder. – Leipzig: Teubner, 1903. – XII, 564 S.: Ill.

Bibl.Sud. 1608
Notation: Sud. IX, 5 = Par. 1098
Krause, Arthur:
Die Astrologie: Entwicklung, Aufbau und Kritik / von Arthur Krause. – Leipzig: Weber, [1927]. – VII, 319 S.: Ill. – (J. J. Webers illustrierte Handbücher)

Bibl.Sud. 1609
Notation: Sud. IX, 5 = Par. 1099
Herz, Norbert:
Keplers Astrologie / von Norbert Herz. – Wien: Gerold, 1895. – 147 S.

Bibl.Sud. 1610
Notation: Sud. IX, 5 = Par. 1100
Seifert, Friedrich:
Die Astrologie des Johannes Kepler / von Friedrich Seifert. – [München], 1926. – [1] Bl.
Aus: Münchner Neueste Nachrichten; 79.1926

Bibl.Sud. 1611
Notation: Sud. IX, 5 = Par. 1101
Günther, Ludwig:
Kepler und die Theologie: ein Stück Religions- und Sittengeschichte aus dem XVI. und XVII. Jahrhundert / von Ludwig Günther. – Gießen: Töpelmann, 1905. – XVI, 144 S.: Ill.

Bibl.Sud. 1612
Notation: Sud. IX, 5 = Par. 1102
Kepler, Johannes:
[Kosmische Harmonie] Johannes Keplers Kosmische Harmonie / hrsg. und übertr. von W. Harburger. – Leipzig: Insel-Verl., 1925. – 315 S.: graph.Darst. – (Der Dom)
Teilausg.

Bibl.Sud. 1613-1
Notation: Sud. IX, 5 = Par. 1103
Sebottendorf, Rudolf von:
Geschichte der Astrologie / von Rudolf von Sebottendorf. – Leipzig: Theosophisches Verlagshaus. – (Astrologische Bibliothek; ...)
1 Urzeit und Altertum. – [1923]. – 159 S.: graph. Darst. – (...; 15)

Bibl.Sud. 1614
Notation: Sud. IX, 5 = Par. 1104
Däath, Heinrich:
Medizinische Astrologie / von Heinrich Däath. – Berlin-Steglitz: Becker, [1926]. – 118 S.: graph. Darst. – (Alan Leo's astrologische Lehrbücher; 9)

Bibl.Sud. 1615
Notation: Sud. IX, 5 = Par. 1105
Astrologisches Jahrbuch und astrologischer Kalender. – Leipzig, 1925
Erscheinungsverlauf: 1925 – 1929 nachgewiesen
Bestand: 1925; 1927

Bibl.Sud. 1616
Notation: Sud. IX, 5 = Par. 1106
Sebottendorf, Rudolf von:
Astrologisches Lehrbuch / von Rudolf von Sebottendorf. – 4., vollst. neubearb. Aufl. – Leipzig: Theosophisches Verlagshaus, 1926. – IV, 204 S.: graph. Darst. – (Astrologische Bibliothek; 1)

Bibl.Sud. 1617
Notation: Sud. IX, 5 = Par. 1107
Mrsic, Wilhelm:
Astrologie als Weltanschauung und die Widerlegung ihrer Gegner / von Wilhelm Mrsic. – Leipzig: Theosophisches Verlagshaus, [1925]. – 46 S.: graph. Darst. – (Veröffentlichungen über Wissenschaft und Weltanschauung der Astrologie; 1)

Bibl.Sud. 1618
Notation: Sud. IX, 5 = Par. 1108
Becher, Theobald:
Die Astrologische Gesellschaft in Deutschland, ihre Ziele und Aufgaben / Theobald Becher. – Leipzig: Theosophisches Verlagshaus, [1924]. – 47 S. – (Astrologische Vorträge; 1)

Bibl.Sud. 1619
Notation: Sud. IX, 5 = Par. 1109
Klöckler, Herbert von:
Astrologie: Wissenschaft oder Aberglaube / H. von Klöckler. – Leipzig: Theosophisches Verlagshaus, [1924]. – 40 S.: graph. Darst. – (Astrologische Vorträge; 2)

Bibl.Sud. 1620
Notation: Sud. IX, 5 = Par. 1110
Klöckler, Herbert von:

Grundriss der astrologischen Lehre (Horoscopie) / H. von Klöckler. – Leipzig: Theosophisches Verlagshaus, [1924]. – 41 S.: graph. Darst. – (Astrologische Vorträge; 3)

Bibl.Sud. 1621
Notation: Sud. IX, 5 = Par. 1111
Achelis, Elisabeth:
Der Weltkalender / von Elisabeth Achelis. – 2., rev. Aufl. – New York: World Calendar Ass., 1931. – 32 S.

Bibl.Sud. 1622
Notation: Sud. IX, 5 = Par. 785
Alte und Neue Zeugnüsse, Von dem vortrefflich-medicinalischen Gebrauch deß Auri Potabilis / Zur Confirmation dieser edlen Medicin Herausgegeben von N. N. A. O. F. alias S. R. – Leipzig u.a., 1722. – 63 S.

Bibl.Sud. 1623
Notation: Sud. IX, 6 = Par. 1029
Della Porta, Giambattista:
[Magia Naturalis] Io. Baptistae Portae Neapolitani, Magiae Naturalis Libri Viginti: In Quibus Scientiarum Naturalium divitiae, & deliciae demonstrantur. – Iam De Novo, Ab Omnibus mendis repurgati, in lucem prodierunt. – Hanoviae: Aubrii & Schleichius, 1619. – [16] Bl., 622 S.: Ill.

Bibl.Sud. 1624
Notation: Sud. IX, 6 = Par. 1030
Kiranus:
[Kiranides, Et ad eas Rhyakini Koronides] Moderante Auxilio Redemptoris Supremi, Kirani Kiranides, Et ad eas Rhyakini Koronides: Quorum ille In Quaternario tam Librorum, quam Elementari, e totidem Linguis, Primo de Gemmis XXIV, Herbis XXIV, Avibus XXIV ac Piscibus XXIV quadrifariam semper, & fere mixtim ad Tetrapharmacum constituendum agit ... – [Leipzig], 1638. – [9] Bl., 159 S., [11] Bl.

Bibl.Sud. 1625
Notation: Sud. IX, 6 = Par. 1031
Welling, Georg von:
[Opus Mago-Cabbalisticum Et Theosophicum] Herrn Georgii von Welling Opus Mago-Cabbalisticum Et Theosophicum: Darinnen der Ursprung, Natur, Eigenschafften und Gebrauch, Des Saltzes, Schwefels Und Mercurii, In dreyen Theilen beschrieben, Und nebst sehr vielen sonderbahren Mathematischen, Theosophischen, Magischen und Mystischen Materien, Auch die Erzeugung der Metallen und Mineralien, aus dem Grunde der Natur erwiesen wird ... / Nunmehro das erstemahl also zusammen zum Druck befördert Von einem Liebhaber Göttlicher und Natürlicher Geheimnüsse. – Homburg vor der Höhe: Helwig, 1735. – [4] Bl., 582 S., [11] Bl.: Ill.

Bibl.Sud. 1625#Beibd. 1
Notation: Sud. IX, 6 = Par. 1032
Anmerckungen über das Barometer: Insonderheit Die Torricellianische Röhre Und Die Verknüpffung des Wetters Mit dem Steigen und Fallen des Mercurii. – Berlin: Grynäus, 1734. – 28 S., [1] gef. Bl.: Ill.

Bibl.Sud. 1626
Notation: Sud. IX, 7 = Par. 1063
Langenberg, Rudolf:
Quellen und Forschungen zur Geschichte der deutschen Mystik / von Rudolf Langenberg. – Bonn: Hanstein, 1902. – XI, 204 S.

Bibl.Sud. 1627
Notation: Sud. IX, 7 = Par. 1064
Volkmann, Wilhelm:
Der Mystiker Heinrich Suso: Abhandlung zum Programm des Königl. Gymnasiums und der Realschule zu Duisburg / von Wilhelm Volkmann. – Duisburg: Ewich, 1869. – 63 S.

Bibl.Sud. 1628
Notation: Sud. IX, 7 = Par. 1066
Hartmann, Franz:
Die Geheimlehre in der Christlichen Religion nach den Erklärungen von Meister Eckhart / von Franz Hartmann. – Leipzig: Friedrich, [1895]. – VIII, 226 S.

Bibl.Sud. 1629-1
Notation: Sud. IX, 7 = Par. 1067
Hess, Salomon:
Biographien berühmter Schweizerscher Reformatoren / [Verf.: Salomon Hess]. – Zürich: Ziegler
1 Lebensgeschichte D. Johann Oekolampads. – 1793. – 542 S.: Ill.
Mehr nicht erschienen

Bibl.Sud. 1630
Notation: Sud. IX, 7 = Par. 1068
Jäger, C. F.:
Andreas Bodenstein von Carlstadt: ein Beitrag zur Geschichte der Reformationszeit / aus Originalquellen gegeben von C. F. Jäger. – Stuttgart: Besser, 1856. – VIII, 521 S.

Bibl.Sud. 1631
Notation: Sud. IX, 7 = Par. 1069
Erbkam, Heinrich Wilhelm:
Geschichte der protestantischen Sekten im Zeitalter der Reformation / von H. W. Erbkam. – Hamburg u.a.: Perthes, 1848. – XIV, 587 S.

Bibl.Sud. 1632
Notation: Sud. IX, 7 = Par. 1070
Egli, Emil:
Die St. Galler Täufer: geschildert im Rahmen der städtischen Reformationsgeschichte; mit Beiträgen zur Vita Vadiani / von Emil Egli. – Zürich: Schulthess, 1887. – 67 S.

Bibl.Sud. 1633
Notation: Sud. IX, 7 = Par. 1071
Steck, Rudolf:
Der Berner Jetznerprozess (1507 – 1509) in neuer Beleuchtung: nebst Mitteilungen aus den noch ungedruckten Akten / von R. Steck. – Bern: Schmid & Francke, 1902. – 87 S.
Aus: Schweizerische theolog. Zeitschrift; 1902

Bibl.Sud. 1634-1
Notation: Sud. IX, 7 = Par. 1072
Merx, Otto:
Thomas Müntzer und Heinrich Pfeiffer: 1523 – 1525; ein Beitrag zur Geschichte des Bauernkrieges in Thüringen / von Otto Merx. – Göttingen: Vandenhoeck & Ruprecht
1 Thomas Müntzer und Heinrich Pfeiffer bis zum Ausbruch des Bauernkrieges. – 1889. – 113 S.

Bibl.Sud. 1635
Notation: Sud. IX, 7 = Par. 1073
Universität <Leipzig>:
Zur Feier des Reformationsfestes und des Übergangs des Rektorats ... – Leipzig: Edelmann
1922 Studien zu Thomas Müntzer / Heinrich Boehmer. – 1922. – 30 S.

Bibl.Sud. 1636
Notation: Sud. IX, 7 = Par. 1074
Keller, Ludwig:
Döllinger's letztes Werk: Beiträge zur Ketzergeschichte des Mittelalters / von Ludwig Keller. – München: Knorr & Hirth, 1890. – 16 S.
Aus: Münchener Neueste Nachrichten; 1890

Bibl.Sud. 1637
Notation: Sud. IX, 7 = Par. 1075
Aus dem Kampf der Schwärmer gegen Luther: drei Flugschriften (1524.1525) / hrsg. von Ludwig Enders. – Halle a.S.: Niemeyer, 1893. – XVIII, 55 S. – (Flugschriften aus der Reformationszeit; 10) (Neudrucke deutscher Litteraturwerke des 16. und 17. Jahrhunderts; 118)

Bibl.Sud. 1638
Notation: Sud. IX, 7 = Par. 1076
Nicoladoni, Alexander:
Johannes Bünderlin von Linz und die oberösterreichischen Täufergemeinden in den Jahren 1525 – 1531 / von Alexander Nicoladoni. – Berlin: Gaertner, 1893. – VIII, 314 S.

Bibl.Sud. 1639
Notation: Sud. IX, 7 = Par. 1077
Nicoladoni, Alexander:
Kaspar Tauber / [Alex. Nicoladoni]. – [Leipzig]: [Duncker & Humblot], [1894]. – S. 423 – 430
Aus: Allgemeine Deutsche Biographie; 37

Bibl.Sud. 1640
Notation: Sud. IX, 7 = Par. 1078
Hegler, Alfred:
Geist und Schrift bei Sebastian Franck: eine Studie zur Geschichte des Spiritualismus in der Reformationszeit / von Alfred Hegler. – Freiburg i.B.: Mohr, 1892. – XII, 291 S.

Bibl.Sud. 1641
Notation: Sud. IX, 7 = Par. 1079
Opel, Julius O.:
Valentin Weigel: ein Beitrag zur Literatur- und Culturgeschichte Deutschlands im 17. Jahrhundert / von Julius Otto Opel. – Leipzig: Weigel, 1864. – XII, 363 S.

Bibl.Sud. 1642
Notation: Sud. IX, 7 = Par. 1080
Israel, August:
M. Valentin Weigels Leben und Schriften / nach den Quellen dargest. von August Israel. – Zschopau: Raschke, 1888. – II, 167 S.: Ill.

Bibl.Sud. 1643
Notation: Sud. IX, 7 = Par. 1081
Hoßbach, Peter Wilhelm Heinrich:
Johann Valentin Andreä und sein Zeitalter / dargestellt von Wilhelm Hoßbach, Prediger an der Königlichen Cadettenanstalt zu Berlin. – Berlin: Reimer, 1819. – XV, 295 S.

Bibl.Sud. 1644
Notation: Sud. IX, 7 = Par. 1082
Bender, Hermann:
Gymnasialreden: nebst Beiträgen zur Geschichte des Humanismus und der Pädagogik / von Hermann Bender. – Tübingen: Laupp, 1887. – VI, 275 S.

Bibl.Sud. 1645
Notation: Sud. IX, 7 = Par. 1083
Andreae, Johann Valentin:
Menippus sive dialogorum satyricorum centuria, inanitatum nostratium speculum: in grammatticorum gratiam castigatum / [Verf.: Johann Valentin Andreae]. – Cosmopoli [i.e. Straßburg], 1618. – 249 S.

Bibl.Sud. 1646
Notation: Sud. IX, 7 = Par. 1084
Buhle, Johann Gottlieb:
Ueber den Ursprung und die vornehmsten Schicksale der Orden der Rosenkreuzer und Freymaurer: Eine historisch-kritische Untersuchung / von Johann Gottlieb Buhle. – Göttingen: Röwer, 1804. – XII, 418 S., [1] Bl.

Bibl.Sud. 1647
Notation: Sud. IX, 7 = Par. 1085
Brendel, Georg Christoph:
Missio an die Hocherleuchtete Brüderschaft des Ordens des Goldenen und Rosenkreutzes. Lux in Cru-

ce et Crux in Luce: Wegen seiner großen Seltenheit und Wichtigkeit mit vier alten Ausgaben verglichen, und mit verschiedenen Lesarten versehen; Nebst einem noch nie im Druck erschienenen vollständigen historisch-kritischen Verzeichniß von 200 Rosenkreuzerschriften vom Jahr 1614 bis 1783. Als ein Beitrag zum Fictuldischen Probierstein / [Verf.: Georg Christoph Brendel. Hrsg.: T. Y. R.]. – Leipzig: Böhme, 1783. – 126 S.

Bibl.Sud. 1648-1
Notation: Sud. IX, 7 = Par. 1086
Jennings, Hargrave:
Die Rosenkreuzer: ihre Gebräuche und Mysterien / von H. Jennings. – Berlin: Barsdorf
1. – (1912). – VI, 224 S.: Ill.

Bibl.Sud. 1648-2
Notation: Sud. IX, 7 = Par. 1086
Jennings, Hargrave:
Die Rosenkreuzer: ihre Gebräuche und Mysterien / von H. Jennings. – Berlin: Barsdorf
2. – (1912). – IV, 247 S.: Ill.

Bibl.Sud. 1649
Notation: Sud. IX, 7 = Par. 1033
Maack, Ferdinand:
Elias Artista redivivus oder Das Buch vom Salz und Raum / von Ferdinand Maack. – Berlin: Barsdorf, 1913. – VII, 198 S.: graph. Darst. – (Geheime Wissenschaften; 4)

Bibl.Sud. 1650
Notation: Sud. IX, 7 = Par. 1087
Krüger, Gustav:
Die Rosenkreuzer: ein Überblick / von Gustav Krüger. – Berlin: Unger, 1932. – 64, 8 S.

Bibl.Sud. 1651
Notation: Sud. IX, 7 = Par. 1088
Knigge, Adolph von:
Ueber Jesuiten, Freymaurer und deutsche Rosencreutzer / Herausgegeben von Joseph Aloisius Maier [i.e. Adolph Franz Friedrich Ludwig von Knigge], der Gesellschaft Jesu ehemaligen Mitgliede. – Leipzig, 1781. – 129 S.

Bibl.Sud. 1652
Notation: Sud. IX, 7 = Par. 1013
Sebottendorf, Rudolf von:
Die Praxis der alten türkischen Freimaurerei: der Schlüssel zum Verständnis der Alchemie; eine Darstellung des Rituals, der Lehre, der Erkennungszeichen orientalischer Freimaurer / bearb. von Rudolf von Sebottendorf. – Leipzig: Theosophisches Verlagshaus, [1924]. – 48 S.: graph. Darst.

Bibl.Sud. 1653-1/2
Notation: Sud. IX, 7 = Par. 1089
Colberg, Ehregott Dan.:
Das Platonisch-Hermetische Christenthum: begreiffend Die Historische Erzehlung vom Ursprung und vielerley Secten der heutigen Fanatischen Theologie, Unterm Namen der Paracelsisten, Weigelianer, Rosencreutzer, Quäcker, Böhmisten, Wiedertäuffer, Bourignisten, Labadisten, und Quietisten / ausgefertiget von M. EhreGott Daniel Colberg, P. P. auf der Kön. Schwed. Univ. Greiffswald. – Leipzig: Gleditsch
[1]. – 1710. – [12] Bl., 438 S.: Ill.

Bibl.Sud. 1653-1/2
Notation: Sud. IX, 7 = Par. 1089
Colberg, Ehregott Dan.:
Das Platonisch-Hermetische Christenthum: begreiffend Die Historische Erzehlung vom Ursprung und vielerley Secten der heutigen Fanatischen Theologie, Unterm Namen der Paracelsisten, Weigelianer, Rosencreutzer, Quäcker, Böhmisten, Wiedertäuffer, Bourignisten, Labadisten, und Quietisten / ausgefertiget von M. EhreGott Daniel Colberg, P. P. auf der Kön. Schwed. Univ. Greiffswald. – Leipzig: Gleditsch
2 Darinn die Stücke der heutigen Fanatischen Theologie, nach Ordnung der Glaubens-Artickel vorgetragen, aus den Schrifften der Schwärmer gründlich untersucht, nach ihrem rechten Verstand und Ursprung erörtert, und aus Gottes Wort kurtz und deutlich widerleget werden. – 1710. – [16] Bl., 771 S., [26] Bl.

Bibl.Sud. 1654
Notation: Sud. IX, 7 = Par. 1090
Hannemann, Johann Ludwig:
[Pium, Castum Et Devotum Philosophiae Adeptae Et Theologiae Ortho doxae Osculum, i.e. Exercitatio Philosophico-Mystico-Theological] Johannis Ludovici Hannemanni ... Pium, Castum Et Devotum Philosophiae Adeptae Et Theologiae Orthodoxae Osculum, i.e. Exercitatio Philosophico-Mystico-Theologica: Qua pio quodam Zelo & studio adumbratur & instituitur Analogia Quorundam Mysteriorum Theologicorum, Cum Lapidis Philosophorum Arcano Magisterio. – Hamburgi: Liebezeit, 1696. – 109 S., [3] Bl.

Bibl.Sud. 1655
Notation: Sud. IX, 7 = Par. 1091
Arnold, Gottfried:
[Historie und beschreibung Der Mystischen Theologie, oder geheimen Gottes Gelehrtheit, wie auch derer alten und neuen Mysticorum] Gottfrid Arnolds Historie und beschreibung Der Mystischen Theologie, oder geheimen Gottes Gelehrtheit, wie auch derer alten und neuen Mysticorum. – Franckfurt: Fritsch, 1703. – [4] Bl., 519 S., [12] Bl., 272 S.

Bibl.Sud. 1656
Notation: Sud. IX, 7 = Par. 1034
Laurent, Émile:
Okkultismus und Liebe: Studien zur Geschichte der sexuellen Verirrungen / von Emil Laurent und Paul Nagour. – Berlin: Barsdorf, 1903. – 360 S. – (Neue Studien zur Geschichte des menschlichen Geschlechtslebens; 5)

Bibl.Sud. 1657
Notation: Sud. IX, 7 = Par. 1035
Rudolph, Hermann:
Die zehn Hauptlehren der theosophischen Weltanschauung / von Hermann Rudolph. – Leipzig: Theosophischer Kultur-Verl., [1913]. – 21 S. – (Theosophische Bausteine zur Förderung der theosophischen Kultur; 14)

Bibl.Sud. 1658
Notation: Sud. IX, 7 = Par. 1036
Baumann, F. E.:
Der heilige Graal: eine esoterische Kolonie / [F. E. Baumann]. – S.l., ca. 1902. – 14 S.

Bibl.Sud. 1659
Notation: Sud. IX, 7 = Par. 1062
Matthiessen, Wilhelm:
Das Magische in der Sprache im liturgischen Kirchengesang: eine psychologische Studie / von W. Matthießen. – Kempten u.a.: Kösel, 1918. – 15 S.
Aus: Hochland; 15

Bibl.Sud. 1660-1/2
Notation: Sud. IX, 8 = Par. 1038
Lecky, William Edward Hartpole:
Geschichte des Ursprungs und Einflusses der Aufklärung in Europa / von W. E. Hartpole Lecky. – Leipzig u.a.: Winter
1. – (1868). – XXVIII, 317 S.

Bibl.Sud. 1660-1/2
Notation: Sud. IX, 8 = Par. 1038
Lecky, William Edward Hartpole:
Geschichte des Ursprungs und Einflusses der Aufklärung in Europa / von W. E. Hartpole Lecky. – Leipzig u.a.: Winter
2. – (1868). – VIII, 323 S.

Bibl.Sud. 1661-1/5
Notation: Sud. IX, 8 = Par. 1039
Fischer, Wilhelm:
Aberglaube aller Zeiten. – Stuttgart: Strecker & Schröder
[1] Die Geschichte des Teufels. – [1906]. – 101 S.: Ill.

Bibl.Sud. 1661-1/5
Notation: Sud. IX, 8 = Par. 1039
Fischer, Wilhelm:
Aberglaube aller Zeiten. – Stuttgart: Strecker & Schröder
[2] Die Geschichte der Buhlteufel und Dämonen. – [1906]. – 95 S.: Ill.

Bibl.Sud. 1661-1/5
Notation: Sud. IX, 8 = Par. 1039
Fischer, Wilhelm:
Aberglaube aller Zeiten. – Stuttgart: Strecker & Schröder
[3] Dämonische Mittelwesen, Vampir und Werwolf in Geschichte und Sage. – [1906]. – 103 S.: Ill.

Bibl.Sud. 1661-1/5
Notation: Sud. IX, 8 = Par. 1039
Fischer, Wilhelm:
Aberglaube aller Zeiten. – Stuttgart: Strecker & Schröder
[4] Die Geschichte der Teufelsbündnisse, der Besessenheit, des Hexensabbats und der Satansanbetung. – [1907]. – 130 S.: Ill.

Bibl.Sud. 1661-1/5
Notation: Sud. IX, 8 = Par. 1039
Fischer, Wilhelm:
Aberglaube aller Zeiten. – Stuttgart: Strecker & Schröder
[5] Der verbrecherische Aberglaube und die Satansmessen im 17. Jahrhundert. – [1907]. – 112 S.: Ill.

Bibl.Sud. 1662-1 = Par. 1040
Notation: Sud. IX, 8
Kiesewetter, Karl:
Geschichte des neueren Occultismus / von Carl Kiesewetter. – Leipzig: Friedrich
Nebent. von T. 2: Geschichte des Occultismus
[1] Geheimwissenschaftliche Systeme von Agrippa von Nettesheym bis zu Carl du Prel. – [1891]. – XIV, 799 S.: Ill.

Bibl.Sud. 1662-2
Notation: Sud. IX, 8 = Par. 1040
Kiesewetter, Karl:
Geschichte des neueren Occultismus / von Carl Kiesewetter. – Leipzig: Friedrich
Nebent. von T. 2: Geschichte des Occultismus
2 Die Geheimwissenschaften. – 1895. – XXVII, 749 S.: Ill.

Bibl.Sud. 1663
Notation: Sud. IX, 8 = Par. 1041
Kiesewetter, Karl:
Faust in der Geschichte und Tradition: mit besonderer Berücksichtigung des occulten Phänomenalismus und des mittelalterlichen Zauberwesens; als Anhang: Die Wagnersage und das Wagnerbuch / von Carl Kiesewetter. – Leipzig: Spohr, 1893. – XXIII, 567 S.: Ill.

Bibl.Sud. 1664
Notation: Sud. IX, 8 = Par. 1042
Witkowski, Georg:
Fausts Geburtsort / [G. Witkowski]. – Berlin: Weidmann, 1904. – S. 147 – 150
Aus: Zeitschrift für deutsches Altertum und deutsche Litteratur; 48

Bibl.Sud. 1665
Notation: Sud. IX, 8 = Par. 1061
Wissenschaftliche Zeitschrift für Xenologie: zur exakten Erforschung d. sogen. okkulten Tatsachen u. d. z. Zt. noch fremden Energieformen im Menschen u. in d. Natur. – Hamburg, 1899
Hauptsacht. teils: Wissenschaftliche Zeitschrift für Zenologie
Erscheinungsverlauf: 1.1899/1900 – 2.1901/02 = Nr. 1-9 [?]
Bestand: 1.1889 – 9.1902

Bibl.Sud. 1666
Notation: Sud. IX, 8 = Par. 1043
Scholtz, J. A.:
Ueber den Glauben an Zauberei in den letztverflossenen vier Jahrhunderten / vorgetragen in der schlesischen vaterländischen Gesellschaft von J. A. Scholtz ... – Breslau: Korn, 1830. – IV, 134 S.

Bibl.Sud. 1667
Notation: Sud. IX, 8 = Par. 1044
Messer, August:
Wissenschaftlicher Okkultismus / von August Messer. – Leipzig: Quelle & Meyer, 1927. – VI, 151 S. – (Wissenschaft und Bildung.; 230)

Bibl.Sud. 1668
Notation: Sud. IX, 8 = Par. 1045
Gatterer, Alois:
Der wissenschaftliche Okkultismus und sein Verhältnis zur Philosophie / von Alois Gatterer. – Innsbruck: Rauch, 1927. – VIII, 175 S.: graph. Darst. – (Philosophie und Grenzwissenschaften; 2,1/2)

Bibl.Sud. 1669
Notation: Sud. IX, 8 = Par. 1046
Klinckowstroem, Carl Ludwig Friedrich Otto von:
An der Grenze des Wissens: Okkultismus / Carl von Klinckowstroem. – [Berlin]: [Eigenbrödler], [1927]. – S. 300 – 319
Aus: [Quell des Wissens; 3]

Bibl.Sud. 1670
Notation: Sud. IX, 8 = Par. 1047
Maack, Ferdinand:
Talisman Turc: ein Beitrag zur magisch-quadratischen Dechiffrierung von Liebes- und Krankheits-Amuletten, zum Ursprung und Wesen Magischer Quadrate sowie zur wissenschaftlichen Periodologie / von Ferdinand Maack. – Radeburg: Madaus, [1926]. – 180 S.: Ill., graph. Darst.

Bibl.Sud. 1671
Notation: Sud. IX, 8 = Par. 1048
Laarß, Richard H.:
Das Geheimnis der Amulette und Talismane / von R. H. Laarß. – 2., vollst. neubearb. Aufl. – Leipzig: Hummel, 1926. – VIII, 214 S.: Ill.

Bibl.Sud. 1672
Notation: Sud. IX, 8 = Par. 1049
Besant, Annie Wood:
Okkulte Chemie: eine Reihe hellseherischer Beobachtungen über die chemischen Elemente; Atomlehre / A. Besant und C. W. Leadbeater. – Leipzig: Theosophisches Verlagshaus, 1924. – 181 S.: Ill.

Bibl.Sud. 1673
Notation: Sud. IX, 8 = Par. 1050
Lacroix, Paul:
Curiosités des sciences occultes / par P. L. Jacob. – Paris: Garnier, 1885. – 391 S.: Ill.

Bibl.Sud. 1674
Notation: Sud. IX, 8 = Par. 1065
Dessoir, Max:
Vom Jenseits der Seele: die Geheimwissenschaften in kritischer Betrachtung / von Max Dessoir. – Stuttgart: Enke, 1917. – VIII, 344 S.

Bibl.Sud. 1675-1
Notation: Sud. IX, 8 = Par. 1051
Seligmann, Siegfried:
Der böse Blick und Verwandtes: ein Beitrag zur Geschichte des Aberglaubens aller Zeiten und Völker / von S. Seligmann. – Berlin: Barsdorf
Nachdruck in einem Band erschienen 1985 im Olms Verl., Hildesheim [u.a.]
1. – (1910). – LXXXVIII, 406 S.: Ill.

Bibl.Sud. 1675-2
Notation: Sud. IX, 8 = Par. 1051
Seligmann, Siegfried:
Der böse Blick und Verwandtes: ein Beitrag zur Geschichte des Aberglaubens aller Zeiten und Völker / von S. Seligmann. – Berlin: Barsdorf
Nachdruck in einem Band erschienen 1985 im Olms Verl., Hildesheim [u.a.]
2. – (1910). – XII, 526 S.: Ill.

Bibl.Sud. 1676
Notation: Sud. IX, 8 = Par. 1053
Seligmann, Siegfried:
Die Angst vor dem Blick und ihre Bekämpfung / von S. Seligmann. – Berlin-Wilmersdorf: Rothschild, [1914]. – 9 S.
Aus: Klinisch-therapeutische Wochenschrift; 21

Bibl.Sud. 1677
Notation: Sud. IX, 8 = Par. 1052
Seligmann, Siegfried:
Die Angst vor dem Blick / von S. Seligmann. – Ber-

lin: Karger, 1914. – S. 341 – 347, 513 – 519
Aus: Zeitschrift für Augenheilkunde; 31

Bibl.Sud. 1678
Notation: Sud. IX, 8 = Par. 1054
Seligmann, Siegfried:
Die Zauberkraft des Auges und das Berufen: ein Kapitel aus der Geschichte des Aberglaubens / von S. Seligmann. – Hamburg: Friederichsen, 1922. – XXXIX, 566 S.: Ill.

Bibl.Sud. 1679
Notation: Sud. IX, 8 = Par. 1055
Strauss, Heinz Artur:
Der astrologische Gedanke in der deutschen Vergangenheit / Heinz Artur Strauß. – München u.a.: Oldenbourg, 1926. – 104 S.: Ill., graph. Darst.

Bibl.Sud. 1680
Notation: Sud. IX, 8 = Par. 1057
Kamensky, Margarete:
Das Buch des kommenden Tages / von Margarete Kamensky. – Leipzig: Theosophisches Verlagshaus, [1921]. – 219 S.

Bibl.Sud. 1681
[Bibl.Sud. 1253]
Notation: Sud. IX, 8; Sud. VII, 9 = Par. 456 = Par. 1058
Die Gnosis. – Wien: Manz, 1903
Erscheinungsverlauf: 1.1903[?]
Bestand: 1.1903,6 u. 8 = Signatur: Bibl.Sud. 1681
Bestand: 1.1903,13 = Signatur: Bibl.Sud. 1253

Bibl.Sud. 1682
Notation: Sud. IX, 8 = Par. 1059
Le Voile d'Isis: organe du Groupe Indépendant d'Études Ésotériques de Paris. – Paris: Libr. Gén. des Sciences Occ., 1890
Forts. → Etudes traditionnelles.
ISSN 0767-1083
Erscheinungsverlauf: 1.1890 – 9.1898 = Nr. 1-331; 2.Sér. 9.1905 – 13.1909 = Nr. 1-50; 3.Sér. 20.1910 – 24.1914 = Nr. 1-56; 4.Sér. 25.1920 – 40.1935 = Nr. 1-192
Bestand: 11.1907,8

Bibl.Sud. 1683
Notation: Sud. IX, 8 = Par. 1060
Wissenschaftliche Zeitschrift für Okkultismus. – Berlin, 1898
Erscheinungsverlauf: 1898 – 1901 nachgewiesen
Bestand: 1.1898/99, 1/3

Bibl.Sud. 1684
Notation: Sud. IX, 8
Der theosophische Pfad: internat. ill. Zeitschr., frei von Sektentum u. Politik; gewidmet d. Verbreitung d. Theosophie, d. Studium d. alten u. modernen Ethik, Philosophie, Wiss. u. Kunst u. d. Hebung u. Läuterung d. Heim- u. Nationallebens. – Nürnberg
Erg.-Bl. → Die theosophische Warte. – Vorg. → Universale Bruderschaft.
Erscheinungsverlauf: 10.1911, 4 – 24.1925 [?]
Bestand: 13.1914,1

Bibl.Sud. 1685
Notation: Sud. IX, 8 = Par. 1056
Pazzini, Adalberto:
De medica praeparatione maleficiatorum sive practica medica fidelissima ad praeparandos homines quos diabolus teneat ut optimo modo praebantur sacro exorcistae / opusculum ab Adalberto Pazzini Medico factum ... – Subiaci: Proto-Cocnobius, 1930. – 40 S.

Bibl.Sud. 1686
Notation: Sud. IX, 9 = Par. 831
Fries, Lorenz:
Spiegel der artzney: vor zeyten zu nutz unnd trost den Leyen gemacht, aber offt nun gefelschet, durch unfleiß der Buchtrucker / yetzund durch denselbigen Laurentium, un[d] M. Othonem Brunfelß, widerumb gebessert unnd in seynen ersten glantz gestellet. – Straßburg: Beck, 1532. – [6], CXLII Bl.: Ill.

Bibl.Sud. 1687
Notation: Sud. IX, 9 = Par. 832
Brunschwig, Hieronymus:
Das Buch zu Distilieren die zusamen gethonen Ding: Composita genant: durch die einzigen ding, un[d] das buch Thesaurus pauperum genant / für die armen yetz von neüwem wider getruckt und von unzalbarn irrthumen gereynigt unnd gebessert, für alle vorauß gangen truck, etwan von Hieronimo Brunsschwick auff gklaubt und geoffenbart zu trost und heyl den menschen, nützlich yr leben darauß zuerlengern und yre leib in gesundtheyt zubehalten. – Straßburg: Grüniger, 1532. – [8], CCLXXX Bl.: Ill.

Bibl.Sud. 1688
Notation: Sud. IX, 9 = Par. 522
Freher, Paul:
[Theatrum Virorum Eruditione Clarorum] D. Pauli Freheri Med. Norib. Theatrum Virorum Eruditione Clarorum: In quo Vitae & Scripta Theologorum, Jureconsultorum, Medicorum & Philosophorum, Tam in Germania Superiore & Inferiore, quam in aliis Europae Regionibus, Graecia nempe, Hispania, Italia, Gallia, Anglia, Polonia, Hungaria, Bohemia, Dania & Suecia A Seculis Aliquot, Ad Haec Usque Tempora, Florentium, Secundum Annorum Emortalium Seriem, Tanquam Variis In Scenis Repraesentantur / [Hrsg.: Carl Joachim Freher]. – Noribergae: Hofmannus, 1688. – [6] Bl., 1562 S.: Ill.

Bibl.Sud. 1689
Notation:
Arnold, Gottfried:
[Unpartheyische Kirchen- und Ketzer-Historie] Gottfried Arnolds Unpartheyische Kirchen- und

Ketzer-Historie. – Franckfurt am Mayn: Fritsch, 1729. – [9] Bl., 1202 S., [18] Bl.

Bibl.Sud. 1690-1
Notation: Sud. IX, 9 = Par. 1093
Arnold, Gottfried:
[Unpartheyische Kirchen- und Ketzer-Historien] Gottfried Arnolds unpartheyische Kirchen- und Ketzer-Historien: Vom Anfang Des Neuen Testaments biß auf das Jahr Christi 1688. – Bey dieser neuen Auflage, An vielen Orten, nach dem Sinn und Verlangen, Des seel. Auctoris, Verbessert, vermehret, und in bequemere Ordnung gebracht ... – Schaffhausen: Hurter
1. – (1740). – [17] Bl., 1602 S.: Ill.

Bibl.Sud. 1691-1/2
Notation: Sud. IX, 9 = Par. 1037
Caldera de Heredia, Gaspar:
[Tribunal, Medicum, Magicum, Et Politicum] Casparis Calderae De Heredia, Medici ac Philosophi Hispalensis; Tribunal, Medicum, Magicum, Et Politicum. – Lugduni Batavorum: Elsevirius
T. 2 u.d.T.: Tribunal magicum
1. – (1658). – [6] Bl., 534 S., [11] Bl.

Bibl.Sud. 1691-1/2
Notation: Sud. IX, 9 = Par. 1037
Caldera de Heredia, Gaspar:
[Tribunal, Medicum, Magicum, Et Politicum] Casparis Calderae De Heredia, Medici ac Philosophi Hispalensis; Tribunal, Medicum, Magicum, Et Politicum. – Lugduni Batavorum: Elsevirius
T. 2 u.d.T.: Tribunal magicum
2. – (1658). – 194 S., [11] Bl.

Bibl.Sud. 1692
Notation: Sud. IX, 9 = Par. 521
Die grossen Eingeweihten im Bild: zweiundzwanzig Bildnisse grosser abendländischer Denker und Mystiker / [Hrsg.: Wilhelm Matthießen]. – München: Barth, 1922. – [24] Bl. in Mappe

Bibl.Sud. 1693
Notation: Sud. IX, 9 = Par. 519
Vossius, Gerardus Joannes:
Gerardi Joan. Vossii Et Clarorum Virorum Ad Eum Epistolae / Collectore Paulo Colomesio Ecclesiae Anglicanae Presbytero. – Londini: Smith, 1690. – [9] Bl., 460, 303 S.

Bibl.Sud. 1694
Notation: Sud. IX, 9 = Par. 520
Moehsen, Johann Karl Wilhelm:
Verzeichnis einer Sammlung von Bildnissen: gröstentheils berühmter Aerzte; so wohl in Kupferstichen, schwarzer Kunst und Holzschnitten, als auch in einigen Handzeichnungen; diesem sind verschiedene Nachrichten und Anmerkungen vorgesetzt, die so wohl zur Geschichte der Arzeneygelahrtheit, als vornehmlich zur Geschichte der Künste gehören / von J. C[arl] W[ilhelm] Moehsen ... – Berlin: Birnstiel, 1771. – [4] Bl., 243, 240 S.: Ill.

Bibl.Sud. 1695-1/2
Notation: Sud. IX, 9 = Par. 824
Latz, Gottlieb:
Die Anwendung der Arcana am Krankenbette / von Gottlieb Latz. – Bonn: Krüger
[1]. – (1876). – III, 377 S.

Bibl.Sud. 1695-1/2
Notation: Sud. IX, 9 = Par. 824
Latz, Gottlieb:
Die Anwendung der Arcana am Krankenbette / von Gottlieb Latz. – Bonn: Krüger
[2] Supplement. – 1879. – 32 S.

[Bibliotheca Sudhoffiana, Teil] Sud. X

Bibl.Sud. 1696-1
Notation: Sud. X, 1
Opuscula selecta Neerlandicorum de arte medica. – Amstelodami: Rossen
1 Erasmus, Swammerdam, Van Leeuwenhoek, Boerhaave, Gaubius, Donders. – 1907. – XII, 265 S.: Ill.

Bibl.Sud. 1696-2
Notation: Sud. X, 1
Opuscula selecta Neerlandicorum de arte medica. – Amstelodami: Rossen
2 Petrus Camper: De morbis oculorum. – 1913. – XII, 411 S.: Ill.

Bibl.Sud. 1696-4
Notation: Sud. X, 1
Opuscula selecta Neerlandicorum de arte medica. – Amstelodami: Rossen
4 Auletius, Walaeus, de Graaf, de Fremery, van Deen. – 1922. – XI, 362 S.: Ill.

Bibl.Sud. 1696-5
Notation: Sud. X, 1
Opuscula selecta Neerlandicorum de arte medica. – Amstelodami: Rossen
5 De Back, Boot, Donders. – 1926. – XII, 381 S.

Bibl.Sud. 1696-6
Notation: Sud. X, 1
Opuscula selecta Neerlandicorum de arte medica. – Amstelodami: Rossen
6 Sylvius, Swammerdam, de Graaf, Schroeder van der Kolk. – 1927. – XV, 352 S.: Ill.

Bibl.Sud. 1696-7
Notation: Sud. X, 1
Opuscula selecta Neerlandicorum de arte medica. – Amstelodami: Rossen

7 Thomas Scellinck van Thienen. – 1928. – XLIV, 334 S.: Ill.

Bibl.Sud. 1696-8
Notation: Sud. X, 1
Opuscula selecta Neerlandicorum de arte medica. – Amstelodami: Rossen
8 Vesalius, Lommius, Forestus. – 1930. – XXXI, 313 S.: Ill.

Bibl.Sud. 1696-9
Notation: Sud. X, 1
Opuscula selecta Neerlandicorum de arte medica. – Amstelodami: Rossen
9 Leeuwenhoek. – 1930. – LXXV, 145 S., XV Bl.: Ill.

Bibl.Sud. 1696-10
Notation: Sud. X, 1
Opuscula selecta Neerlandicorum de arte medica. – Amstelodami: Rossen
10 Bontius. – 1931. – LXIX, 459 S.: Ill.

Bibl.Sud. 1696-11
Notation: Sud. X, 1
Opuscula selecta Neerlandicorum de arte medica. – Amstelodami: Rossen
11 Van Helmont, Gaubius, Schroeder van der Kolk. – 1932. – XLIII, 359 S.: Ill.

Bibl.Sud. 1696-12
Notation: Sud. X, 1
Opuscula selecta Neerlandicorum de arte medica. – Amstelodami: Rossen
12 Varii Auctores de Symphysiotomia. – 1934. – XXXII, 383 S.: Ill.

Bibl.Sud. 1696-13
Notation: Sud. X, 1
Opuscula selecta Neerlandicorum de arte medica. – Amstelodami: Rossen
13 Consultationes Medicae. – 1935. – XXXI, 307 S.: Ill.

Bibl.Sud. 1696-14
Notation: Sud. X, 1
Opuscula selecta Neerlandicorum de arte medica. – Amstelodami: Rossen
14 Piso, ten Rhyne, Bontekoe, De Medicina tropica. – 1937. – XXXVIII, 465 S.: Ill.

Bibl.Sud. 1697
Notation: Sud. X, 1
International Congress of Historical Sciences <2, 1903, Roma>:
Programma generale / Congresso Internazionale di Scienze Storiche: Roma 2 – 9 aprile 1903. – Roma, 1903. – Getr. Zählung

Bibl.Sud. 1698
Notation: Sud. X, 1
Internationale Hygiene-Ausstellung <1911, Dresden>:
Internationale Hygiene-Ausstellung Dresden 1911, Historische Abteilung mit Ethnographischer Unterabteilung. – Dresden: Verl. der Internat. Hygiene-Ausstellung
1 Historische Abteilung. – 2., verb. und ill. Aufl. – 1911. – XVIII, 593 S.: Ill.

Bibl.Sud. 1699
Notation: Sud. X, 1
Wellcome Historical Medical Museum <London>:
Handbook of the Historical Medical Museum / XVIIth International Congress of Medicine, London, 1913. Organised by Henry S. Wellcome. – London, 1913. – 140 S.: zahlr. Ill.

Bibl.Sud. 1700
Notation: Sud. X, 1
International Medical Congress <17, 1913, London> / Section History of Medicine:
XVIIth International Congress of Medicine, London, 1913, Section XXIII, History of Medicine. – London: Frowde u.a., 1914. – VIII, 465 S.: Ill.

Bibl.Sud. 1700 a
Notation: Sud. X, 1
International Medical Congress <17, 1913, London>:
General volume / XVIIth International Congress of Medicine, London, 1913. – London: Frowde u.a., 1914. – 164 S.

Bibl.Sud. 1701
Notation: Sud. X, 1
Accademia Medico-Fisica Fiorentina:
I. centenario dell'Accademia Medico-Fisica Fiorentina: 1824 – 1924. – Siena: Bernardino, 1924. – S. 182 – 406
Aus: Lo sperimentale, Anno LXXVIII, N. III

Bibl.Sud. 1702
Notation: Sud. X, 1
International Congress of the History of Medicine:
Atti del Congresso Internazionale di Storia della Medicina. – Ort u. Verlag wechselnd
PST: Actas del Congreso Internacional de Historia de la Medicina. – PST: Verhandlungen d. ... Internationalen Kongresses für Geschichte der Medizin. – PST: Comptes rendus ... Congrès International d'Históire de la Médecine
6 18 – 23 juillet 1927, Leyde – Amsterdam. – 1929

Bibl.Sud. 1703
Notation: Sud. X, 1
Capparoni, Pietro:
Il VI Congresso internazionale di Storia della Medicina: Leida-Amsterdam 18 – 23 Luglio 1927 / Pie-

tro Capparoni. – Roma: Ist. Nazionale Medico Farmacologico „Serono", 1927. – 21 S.: Ill.
Aus: Bollettino dell'Ist. Storico Italiano dell'Arte Sanitaria; 26

Bibl.Sud. 1704
Notation: Sud. X, 1
International Congress of Historical Sciences <6, 1928, Oslo>:
Résumés des communications présentées au congrès Oslo 1928 / VIe Congrès International des Sciences Historiques. – Oslo: Comité Organisateur du Congres, 1928. – XIV, 406 S.

Bibl.Sud. 1705
Notation: Sud. X, 1
Lhéritier, Michel:
Le VIe Congrès international des Sciences historiques: Oslo, 14 – 18 août 1928 / Michel Lhéritier. – Paris: Picard, 1928. – 28 S.
Aus: Revue des études historiques; 94

Bibl.Sud. 1706
Notation: Sud. X, 1
Wellcome Historical Medical Museum <London>:
The Wellcome Historical Medical Museum: 54A, Wigmore Street, London / Henry S. Wellcome, director. L. W. G. Malcolm, conservator. – London: Wellcome Foundation, 1927. – 118 S.: Ill.

Bibl.Sud. 1707
Notation: Sud. X, 1
Capparoni, Pietro:
L' VIII Congresso internazionale di Storia della Medicina: Roma 22 – 27 Settembre 1930 / Pietro Capparoni. – Roma: Ist. Nazionale Medico Farmacologico „Serono", 1930. – 29 S.: Ill.
Aus: Bollettino dell'Ist. Storico Italiano dell'Arte Sanitaria; 29

Bibl.Sud. 1708
Notation: Sud. X, 2
Archiv für die Geschichte der Arzneykunde in ihrem ganzen Umfang. – Nürnberg
Erscheinungsverlauf: 1.1790[?]
Bestand: 1.1790,1

Bibl.Sud. 1709-1,1/3
Notation: Sud. X, 2
Beiträge zur Geschichte der Medicin / Herausgegeben von Kurt Sprengel ... – Halle: Renger
Bd. 1, St. 1. – (1794). – [4] Bl., 239 S.

Bibl.Sud. 1709-1,1/3
Notation: Sud. X, 2
Beiträge zur Geschichte der Medicin / Herausgegeben von Kurt Sprengel ... – Halle: Renger
Bd. 1, St. 2. – (1795). – [4] Bl., 245 S.

Bibl.Sud. 1709-1,1/3
Notation: Sud. X, 2
Beiträge zur Geschichte der Medicin / Herausgegeben von Kurt Sprengel ... – Halle: Renger
Bd. 1, St. 3. – (1796). – X, 270 S.

Bibl.Sud. 1710
Notation: Sud. X, 2
Janus: Central-Magazin für Geschichte u. Litterärgeschichte d. Medicin, ärztl. Biographik, Epidemiographik, medicinische Geographie und Statistik. – Gotha: Müller
Hauptsacht. teils: Janus. – Repr.: Leipzig: Lorentz, 1931
Erscheinungsverlauf: 1.1846 – 3.1848; N.F. 1.1851 – 2.1853; damit Ersch. eingest.
Bestand: 1.1846 – 3.1848 = Signatur: Bibl.Sud. 1710

Bibl.Sud. 1711
Notation: Sud. X, 2
Janus: Central-Magazin für Geschichte u. Litterärgeschichte d. Medicin, ärztl. Biographik, Epidemiographik, medicinische Geographie und Statistik. – Gotha: Müller
Hauptsacht. teils: Janus. – Repr.: Leipzig: Lorentz, 1931
Bestand: 1.1846 – 3.1848 = Signatur: Bibl.Sud. 1711

Bibl.Sud. 1712
Notation: Sud. X, 2
Janus: Central-Magazin für Geschichte u. Litterärgeschichte d. Medicin, ärztl. Biographik, Epidemiographik, medicinische Geographie und Statistik. – Gotha: Müller
Hauptsacht. teils: Janus. – Repr.: Leipzig: Lorentz, 1931Bestand: 1.1851 – 2.1853 = Signatur: Bibl.Sud. 1712

Bibl.Sud. 1713
Notation: Sud. X, 2
Conférences historiques faites pendant l'année 1865 / Faculté de Médecine de Paris. – Paris: Baillière, 1866. – VI, 497 S.

Bibl.Sud. 1714
Notation: Sud. X, 2
Société Française d'Histoire de la Médecine:
Bulletin de la Société Française d'Histoire de la Médecine et de ses filiales. – Paris: Soc., 1902
Hauptsacht. früher: Bulletin de la Société Française d'Histoire de la Médecine.
Erscheinungsverlauf: 1.1902 – 36.1942[?]
Bestand: 1.1902 – 2.1903

Bibl.Sud. 1715
Notation: Sud. X, 3
Deutsches Archiv für Geschichte der Medicin und medicinische Geographie / hrsg. von Heinrich Rohlfs. – Leipzig: Hirschfeld, 1878

2. Hrsg. anfangs: Gerhard Rohlfs. – Repr.: Hildesheim [u.a.]: Olms.
Erscheinungsverlauf: 1.1878 – 8.1885; damit Ersch. eingest.
Bestand: 1.1878; 3.1880 – 8.1885

Bibl.Sud. 1716
Notation: Sud. X, 3
Janus <Leiden>: organe de la Société Historique Néerlandaise des Sciences Médicales, Exactes et Naturelles; revue ... / red. E. M. Bruins [u.a.]. – Leyden: Brill
Nebent.: Revue internationale de l'histoire des sciences, de la médecine, de la pharmacie et de la technique. – Zusatz anfangs: Archives ... – Repr.: New York, NY: Johnson. – Darin → Deutsche Gesellschaft für Geschichte der Medizin und der Naturwissenschaft: Bericht über die Verhandlungen der Deutschen Gesellschaft für Geschichte der Medizin und der ... – Darin → Deutsche Gesellschaft für Geschichte der Medizin, Naturwissenschaft und Technik: Bericht über die Verhandlungen der Deutschen Gesellschaft für Geschichte der Medizin, ...
ISSN 0021-4264
Erscheinungsverlauf: 1.1896/97 – 45.1941; 46.1957 – 73.1986/90; damit Ersch. eingest.
Bestand: 1.1896/97 – 37.1933

Bibl.Sud. 1717
Notation: Sud. X, 4
Pharmakologisches Institut <Dorpat>:
Historische Studien aus dem Pharmakologischen Institute der Kaiserlichen Universität Dorpat. – Halle, S.: Tausch & Grosse
Teilreprint → Historische Studien zur russischen Volksmedizin. – Teilreprint → Historische Studien zur Pharmakologie der Griechen, Römer und Araber.
ISSN 0256-9981
Erscheinungsverlauf: 1.1889 – 5.1896; damit Ersch. eingest.
Bestand: 1.1890 – 5.1896

Bibl.Sud. 1718
Notation: Sud. X, 4
Archiv für die Geschichte der Naturwissenschaften und der Technik. – Leipzig: Vogel
Repr.: Würzburg: Jal-Verl. – Sonderabdr. → Bergakademie <Clausthal>: Festrede zur Feier des Geburtstages Sr. Majestät des Kaisers und Königs an der Königlichen Bergakademie zu Clausthal. – Forts. → Archiv für Geschichte der Mathematik, der Naturwissenschaften und der Technik
Erscheinungsverlauf: 1.1908/09 (1909) – 9.1920/22
Bestand: 1.1908/09 – 6.1913; 8.1918 – 9.1920/22

Bibl.Sud. 1718
Notation: Sud. X, 4
Archiv für Geschichte der Mathematik, der Naturwissenschaften und der Technik. – Leipzig
Repr.: Würzburg: Jal-Verl. – Vorg. → Archiv für die Geschichte der Naturwissenschaften und der Technik. – Forts. → Quellen und Studien zur Geschichte der Naturwissenschaften und der Medizin
Erscheinungsverlauf: N.S. 1 = 10.1927/28 (1928) – 4 = 13.1930/31. Febr. (1931)
Bestand: 10.1927/28 – 13.1930/31

Bibl.Sud. 1719
Notation: Sud. X, 4
Györy, Tibor:
Der Morbus Brunogallicus (1577): ein Beitrag zur Geschichte der Syphilisepidemien / Tiberius von Györy. – Giessen: Töpelmann, 1912. – 35 S. – (Zur historischen Biologie der Krankheitserreger; 6)

Bibl.Sud. 1719#Beibd. 1
Notation: Sud. X, 4
Klebs, Arnold Carl:
Die Variolation im achtzehnten Jahrhundert: ein historischer Beitrag zur Immunitätsforschung / Arnold C. Klebs. – Gießen: Töpelmann, 1914. – 78 S. – (Zur historischen Biologie der Krankheitserreger; 7)

Bibl.Sud. 1720
Notation: Sud. X, 4
Fossel, Viktor:
Studien zur Geschichte der Medizin / von Viktor Fossel. – Stuttgart: Enke, 1909. – VI, 191 S.

Bibl.Sud. 1721
Notation: Sud. X, 4; Sud. XI, 5
Mitteilungen zur Geschichte der Medizin und der Naturwissenschaften / hrsg. von der Deutschen Akademie der Naturforscher Leopoldina (Archiv für Geschichte der Naturforschung und Medizin) in Verb. mit der Deutschen Gesellschaft für Geschichte der Medizin, Naturwissenschaft und Technik. – Leipzig: Barth
Hauptsacht. 31.1932 – 40.1941/42: Mitteilungen zur Geschichte der Medizin, der Naturwissenschaften und der Technik. – Urh. anfangs: Deutsche Gesellschaft für Geschichte der Medizin und der Naturwissenschaften; früher: Deutsche Gesellschaft für Geschichte der Medizin, Naturwissenschaften und Technik. – Unveränd. fotomechanischer Nachdr.: Leipzig: Zentralantiquariat d. Dt. Dem. Republik.
ISSN 0368-9913 – ISSN 0368-9921
Erscheinungsverlauf: 1.1902 – 2.1903 = Nr. [1-8]; 3.1904 – 34.1935 = Nr. 9/10-163; 35.1936 – 40.1941/42 (1942/43); 41.1961/64, 1/2; damit Ersch. eingest.
Bestand: 1.1902 – 10.1910/11; 13.1914 – 15.1916; 17.1918 – 31.1932

Bibl.Sud. 1722
Notation: Sud. X, 5
Zwanzig Abhandlungen zur Geschichte der Medizin: Festschrift Hermann Baas in Worms zum 70. Geburtstage / gewidmet von der Deutschen Gesellschaft für Geschichte der Medizin und der Natur-

wissenschaften. – Hamburg u.a.: Voss, 1908. – VII, 202 S.: Ill.

Bibl.Sud. 1723
Notation: Sud. X, 6
Proteus: Verhandlungsberichte der Rheinischen Gesellschaft für Geschichte der Naturwissenschaft, Medizin und Technik. – Bonn: Neuendorff
1 !(28-10-02)
Erscheinungsverlauf: 1.1931 – 3.1940/43[?]
Bestand: 1.1931 – 2.1937

Bibl.Sud. 1724
Notation: Sud. X, 6
Archiv für Geschichte der Medizin / hrsg. von d. Puschmann-Stiftung an d. Univ. Leipzig unter Red. von Karl Sudhoff. – Leipzig: Barth, 1907
Unveränd. Neudr.: Wiesbaden: Steiner. – Forts. ↝ Sudhoffs Archiv für Geschichte der Medizin
Erscheinungsverlauf: 1.1907 – 20.1928
Bestand: 1.1907/08(1908) – 11.1919; 13.1921 – 20.1928

Bibl.Sud. 1724
Notation: Sud. X, 6
Sudhoffs Archiv für Geschichte der Medizin. – Leipzig
Repr.: Wiesbaden: Steiner. – Vorg. ↝ Archiv für Geschichte der Medizin. – Forts. ↝ Sudhoffs Archiv für Geschichte der Medizin und der Naturwissenschaften
Erscheinungsverlauf: 21.1929 – 26.1933
Bestand: 21.1929 – 26.1933

Bibl.Sud. 1725
Notation: Sud. X, 7
Sudhoff, Karl:
Tradition und Naturbeobachtung in den Illustrationen medizinischer Handschriften und Frühdrucke vornehmlich des 15. Jahrhunderts: Untersuchungen / von Karl Sudhoff. – Leipzig: Barth, 1907. – VIII, 92 S., XXIII Bl.: Ill. – (Studien zur Geschichte der Medizin; 1)

Bibl.Sud. 1726
Notation: Sud. X, 7
Sudhoff, Karl:
Deutsche medizinische Inkunabeln: bibliographisch-literarische Untersuchungen / von Karl Sudhoff. – Leipzig: Barth, 1908. – XXIII, 278 S.: Ill. – (Studien zur Geschichte der Medizin; 2/3)

Bibl.Sud. 1727
[Bibl.Sud. 2798]
Notation: Sud. X, 7
Sudhoff, Karl:
Ein Beitrag zur Geschichte der Anatomie im Mittelalter: speziell der anatomischen Graphik nach Handschriften des 9. bis 15. Jahrhunderts / vorgelegt von Karl Sudhoff. – Leipzig: Barth, 1908. – V, 94 S., XXIV Bl.: Ill. – (Studien zur Geschichte der Medizin; 4)

Bibl.Sud. 1728
[Bibl.Sud. 242]
Notation: Sud. X, 7; Sud. II, 5
Sudhoff, Karl:
Ärztliches aus griechischen Papyrus-Urkunden: Bausteine zu einer medizinischen Kulturgeschichte des Hellenismus / ges. und bearb. von Karl Sudhoff. – Leipzig: Barth, 1909. – XV, 296 S., VI Bl.: Ill. – (Studien zur Geschichte der Medizin; 5/6)

Bibl.Sud. 1729
[Bibl.Sud. 475]
Notation: Sud. X, 7; Sud. III, 7
Studien und Texte zur frühmittelalterlichen Rezeptliteratur / [hrsg.] von Henry E. Sigerist. – Leipzig: Barth, 1923. – VII, 220 S. – (Studien zur Geschichte der Medizin; 13)

Bibl.Sud. 1730
Notation: Sud. X, 7
Fischer, Alfons:
Beiträge zur Kulturhygiene des 18. und zu Beginn des 19. Jahrhunderts im Deutschen Reiche / von Alfons Fischer. – Leipzig: Barth, 1928. – VI, 115 S. – (Studien zur Geschichte der Medizin; 16)

Bibl.Sud. 1730#Beibd. 1
Notation: Sud. X, 7
Finkenrath, Kurt:
Die Medizinalreform: die Geschichte der ersten deutschen ärztlichen Standesbewegung von 1800 – 1850 / von Kurt Finkenrath. – Leipzig: Barth, 1929. – IV, 64 S. – (Studien zur Geschichte der Medizin; 17)

Bibl.Sud. 1731
Notation: Sud. X, 7
Artelt, Walter:
Studien zur Geschichte der Begriffe „Heilmittel" und „Gift": Urzeit, Homer, Corpus Hippocraticum / von Walter Artelt. – Leipzig: Barth, 1937. – VIII, 101 S. – (Studien zur Geschichte der Medizin; 23)

Bibl.Sud. 1732
Notation: Sud. X, 7
Suśruta:
[Die Ophthalmologie] Die Ophthalmologie des Suśruta / textkritisch bearb., übers. und mit Concordanztab. zu Bhāvamiśra vers. von A. Albert M. Esser. – Leipzig: Barth, 1934. – 83 S.: graph. Darst. – (Studien zur Geschichte der Medizin; 22)

Bibl.Sud. 1733-1898/1904
Notation: Sud. X, 7
Geschichte der Medizin und der Krankheiten / be-

arb. von Prof. Dr. Pagel. – [Berlin]: [Hirschwald]
Aus: Virchow's Jahresbericht der gesammten Medicin
1898. – (1898). – S. 308 – 341

Bibl.Sud. 1733-1898/1904
Notation: Sud. X, 7
Geschichte der Medizin und der Krankheiten / bearb. von Prof. Dr. Pagel. – [Berlin]: [Hirschwald]
Aus: Virchow's Jahresbericht der gesammten Medicin
1899. – (1899). – S. 301 – 341

Bibl.Sud. 1733-1898/1904
Notation: Sud. X, 7
Geschichte der Medizin und der Krankheiten / bearb. von Prof. Dr. Pagel. – [Berlin]: [Hirschwald]
Aus: Virchow's Jahresbericht der gesammten Medicin
1900. – (1900). – S. 298 – 344

Bibl.Sud. 1733-1898/1904
Notation: Sud. X, 7
Geschichte der Medizin und der Krankheiten / bearb. von Prof. Dr. Pagel. – [Berlin]: [Hirschwald]
Aus: Virchow's Jahresbericht der gesammten Medicin
1901. – (1901). – S. 349 – 396

Bibl.Sud. 1733-1898/1904
Notation: Sud. X, 7
Geschichte der Medizin und der Krankheiten / bearb. von Prof. Dr. Pagel. – [Berlin]: [Hirschwald]
Aus: Virchow's Jahresbericht der gesammten Medicin
1902. – (1902). – S. 368 – 429

Bibl.Sud. 1733-1898/1904
Notation: Sud. X, 7
Geschichte der Medizin und der Krankheiten / bearb. von Prof. Dr. Pagel. – [Berlin]: [Hirschwald]
Aus: Virchow's Jahresbericht der gesammten Medicin
1903. – (1903). – S. 367 – 426

Bibl.Sud. 1733-1898/1904
Notation: Sud. X, 7
Geschichte der Medizin und der Krankheiten / bearb. von Prof. Dr. Pagel. – [Berlin]: [Hirschwald]
Aus: Virchow's Jahresbericht der gesammten Medicin
1904. – (1904). – S. 412 – 484

Bibl.Sud. 1734-1905/1910
Notation: Sud. X, 7
Geschichte der Medizin und der Krankheiten / bearb. von Prof. Dr. Pagel. – [Berlin]: [Hirschwald]
Aus: Virchow's Jahresbericht der gesammten Medicin
1905. – (1905). – S. 409 – 480

Bibl.Sud. 1734-1905/1910
Notation: Sud. X, 7
Geschichte der Medizin und der Krankheiten / bearb. von Prof. Dr. Pagel. – [Berlin]: [Hirschwald]
Aus: Virchow's Jahresbericht der gesammten Medicin
1906. – (1906). – S. 417 – 492

Bibl.Sud. 1734-1905/1910
Notation: Sud. X, 7
Geschichte der Medizin und der Krankheiten / bearb. von Prof. Dr. Pagel. – [Berlin]: [Hirschwald]
Aus: Virchow's Jahresbericht der gesammten Medicin
1907. – (1907). – S. 381 – 462

Bibl.Sud. 1734-1905/1910
Notation: Sud. X, 7
Geschichte der Medizin und der Krankheiten / bearb. von Prof. Dr. Pagel. – [Berlin]: [Hirschwald]
Aus: Virchow's Jahresbericht der gesammten Medicin
1908. – (1908). – S. 336 – 424

Bibl.Sud. 1734-1905/1910
Notation: Sud. X, 7
Geschichte der Medizin und der Krankheiten / bearb. von Prof. Dr. Pagel. – [Berlin]: [Hirschwald]
Aus: Virchow's Jahresbericht der gesammten Medicin
1909. – (1909). – S. 364 – 434

Bibl.Sud. 1734-1905/1910
Notation: Sud. X, 7
Geschichte der Medizin und der Krankheiten / bearb. von Prof. Dr. Pagel. – [Berlin]: [Hirschwald]
Aus: Virchow's Jahresbericht der gesammten Medicin
1910. – (1910). – S. 369 – 443

Bibl.Sud. 1735-1911/1916
Notation: Sud. X, 7
Geschichte der Medizin und der Krankheiten / bearb. von Prof. Dr. Pagel. – [Berlin]: [Hirschwald]
Aus: Virchow's Jahresbericht der gesammten Medicin
1911. – (1911). – S. 336 – 400

Bibl.Sud. 1735-1911/1916
Notation: Sud. X, 7
Geschichte der Medizin und der Krankheiten / bearb. von Prof. Dr. Pagel. – [Berlin]: [Hirschwald]
Aus: Virchow's Jahresbericht der gesammten Medicin
1912. – (1912). – S. 263 – 337

Bibl.Sud. 1735-1911/1916
Notation: Sud. X, 7
Geschichte der Medizin und der Krankheiten / bearb. von Prof. Dr. Pagel. – [Berlin]: [Hirschwald]
Aus: Virchow's Jahresbericht der gesammten Medicin
1913. – (1913). – S. 319 – 402

Bibl.Sud. 1735-1911/1916
Notation: Sud. X, 7
Geschichte der Medizin und der Krankheiten / bearb. von Prof. Dr. Pagel. – [Berlin]: [Hirschwald]
Aus: Virchow's Jahresbericht der gesammten Medicin
1914. – (1914). – S. 282 – 336

Bibl.Sud. 1735-1911/1916
Notation: Sud. X, 7
Geschichte der Medizin und der Krankheiten / bearb. von Prof. Dr. Pagel. – [Berlin]: [Hirschwald]

Aus: Virchow's Jahresbericht der gesammten Medicin 1915. – (1915). – S. 349 – 364

Bibl.Sud. 1735-1911/1916
Notation: Sud. X, 7
Geschichte der Medizin und der Krankheiten / bearb. von Prof. Dr. Pagel. – [Berlin]: [Hirschwald]
Aus: Virchow's Jahresbericht der gesammten Medicin 1916. – (1916). – S. 287 – 352

Bibl.Sud. 1736
Notation: Sud. X, 7
Sigerist, Henry E.:
Einführung in die Medizin / von Henry E. Sigerist. – Leipzig: Thieme, 1931. – VI, 405 S.

Bibl.Sud. 1737
Notation: Sud. X, 7
Studien zur Geschichte der Heilpflanzen. – Leipzig: Thieme, 1929. – S. 146 – 190: Ill.
Aus: Kyklos; 2. – Enth.: 1. Lilium convallium. 2. Scilla / von Ernst Hirschfeld. Zur Geschichte der medizinischen Verwendungdes Safran (Crocus sativus) / von Maria Tscholakowa

Bibl.Sud. 1738
Notation: Sud. X, 7
Mayer, Claudius F.:
Die Personallehre in der Naturphilosophie von Albertus Magnus / von Claudius Franz Mayer. – Leipzig: Thieme, 1929. – S. 192 – 257
Aus: Kyklos; 2

Bibl.Sud. 1739
Notation: Sud. X, 7
Hirschfeld, Ernst:
Romantische Medizin: zu einer künftigen Geschichte der naturphilosophischen Ära / von Ernst Hirschfeld. – Leipzig: Thieme, 1930. – 89 S.
Aus: Kyklos; 3

Bibl.Sud. 1740
Notation: Sud. X, 7
Englert, Ludwig:
Jakob Heinrich Hermann Schwartz, Professor der Gynäkologie zu Göttingen: eine biographische Skizze / von Ludwig Englert. – Leipzig: Thieme, 1930. – S. 148 – 182: Ill.
Aus: Kyklos; 3

Bibl.Sud. 1741
Notation: Sud. X, 7
Galenus:
[Die lateinischen Harnschriften] Die lateinischen Harnschriften Pseudo-Galens / hrsg. und bearb. von Hermann Leisinger. – Zürich u.a.: Orell Füssli, 1925. – 69 S., IV Bl.: Ill. – (Beiträge zur Geschichte der Medizin; 2)

Bibl.Sud. 1742
Notation: Sud. X, 7
Seemen, Hans von:
Zur Kenntnis der Medizinhistorie in der deutschen Romantik / von Hans von Seemen. – Zürich u.a.: Orell Füssli, 1926. – 116 S. – (Beiträge zur Geschichte der Medizin; 3)

Bibl.Sud. 1743
Notation: Sud. X, 7
Grundlagen und Ziele der Medizin der Gegenwart: fünf Vorträge, gehalten im Winter 1927/28 / von Theodor Brugsch ... – Leipzig: Thieme, 1928. – 140 S. – (Institut für Geschichte der Medizin <Leipzig>: Vorträge des ...; 1)

Bibl.Sud. 1744
Notation: Sud. X, 7
Der Arzt und der Staat: sieben Vorträge, gehalten im Winter 1928/29 / von L. Ebermayer ... – Leipzig: Thieme, 1929. – 128 S.: graph. Darst. – (Institut für Geschichte der Medizin <Leipzig>: Vorträge des ...; 2)

Bibl.Sud. 1745
Notation: Sud. X, 7
Philosophische Grenzfragen der Medizin: fünf Vorträge, gehalten während der Leipziger Universitätswoche 1929 / von J. D. Achelis ... – Leipzig: Thieme, 1930. – 114 S. – (Institut für Geschichte der Medizin <Leipzig>: Vorträge des Instituts für Geschichte der Medizin; 3)

Bibl.Sud. 1746
Bibl.Sud. 1746 a
Notation: Sud. X, 7
Kyklos: Jahrbuch für Geschichte u. Philosophie d. Medizin; / hrsg. vom Institut für Geschichte der Medizin an der Universität Leipzig. – Leipzig: Thieme
Erscheinungsverlauf: 1.1928 – 4.1932
Bestand: 1.1928 – 4.1932 = Signatur: Bibl.Sud. 1746
Bestand: 1.1928 = Signatur: Bibl.Sud. 1746 a

Bibl.Sud. 1747
Notation: Sud. X, 7
Heischkel, Edith:
Die Medizinhistoriographie im XVIII. Jahrhundert / von Edith Heischkel. – Leiden: Brill, 1931. – 65 S.

Bibl.Sud. 1748
Notation: Sud. X, 8
Aesculape: revue mens. ill. des lettres et des arts dans leurs rapports avec les sciences et la médecine / Société Internationale d'Histoire de la Médecine. – Paris, 1911
ISSN 0001-9569
Erscheinungsverlauf: N.S. 1.1911 – 29.1939; 30.1940/49; 31.1950 – 56.1973
Bestand: 18.1928 – 25.1935,1

Bibl.Sud. 1749
Notation: Sud. X, 8
Holländer, Eugen:
Die Medizin in der klassischen Malerei / von Eugen Holländer. – 2. Aufl. – Stuttgart: Enke, 1913. – XX, 477 S. zahlr. Ill.

Bibl.Sud. 1750
Notation: Sud. X, 8
Holländer, Eugen:
Die Karikatur und Satire in der Medizin: mediko-kunsthistorische Studie / von Eugen Holländer. – Stuttgart: Enke, 1905. – XV, 354 S.: zahlr. Ill.

Bibl.Sud. 1751
Notation: Sud. X, 8
Holländer, Eugen:
Plastik und Medizin / von Eugen Holländer. – Stuttgart: Enke, 1912. – 576 S.: Ill. – (Holländer, Eugen: Beiträge aus dem Grenzgebiet zwischen Medizingeschichte und Kunst, Kultur, Literatur; 3)

Bibl.Sud. 1752
Notation: Sud. X, 8
Holländer, Eugen:
Wunder, Wundergeburt und Wundergestalt in Einblattdrucken des fünfzehnten bis achtzehnten Jahrhunderts: kulturhistorische Studie / von Eugen Holländer. – Stuttgart: Enke, 1921. – XVI, 373 S.: zahlr. Ill. – (Holländer, Eugen: Beiträge aus dem Grenzgebiet zwischen Medizingeschichte und Kunst, Kultur, Literatur; 4)

Bibl.Sud. 1753
Notation: Sud. X, 8
Holländer, Eugen:
Die Medizin in der klassischen Malerei / von Eugen Holländer. – 3. Aufl. – Stuttgart: Enke, 1923. – XIV, 488 S.: zahlr. Ill. – (Holländer, Eugen: Beiträge aus dem Grenzgebiet zwischen Medizingeschichte und Kunst, Kultur, Literatur; 1)

Bibl.Sud. 1754
Notation: Sud. X, 8
Müllerheim, Robert:
Die Wochenstube in der Kunst: eine kulturhistorische Studie / von Robert Müllerheim. – Stuttgart: Enke, 1904. – XVI, 244 S.: zahlr. Ill.

Bibl.Sud. 1755
Notation: Sud. X, 8
Holländer, Eugen:
Äskulap und Venus: eine Kultur- und Sittengeschichte im Spiegel des Arztes / von Eugen Holländer. – Berlin: Propyläen-Verl., 1928. – VII, 488 S.: Ill.

[Bibliotheca Sudhoffiana, Teil] Sud. XI

Bibl.Sud. 1756
Notation: Sud. XI, 1
Medical life / American Society of Medical History. – New York, NY
Vorg. → Mississippi Valley medical journal. – Darin aufgeg. → Medical review of reviews
Erscheinungsverlauf: 27.1920,10 – 45.1938,7
Bestand: 27.1920,10-12; 28.1921,5u.11-12; 29.1922 – 44.1937; 45.1938,2-6

Bibl.Sud. 1756-38,1/6
Notation: Sud. XI, 1
Dawson, Warren R.:
Memoir of Thomas Joseph Pettigrew F.R.C.S., F.R.S., F.S.A.: 1791 – 1865 / by Warren R. Dawson. – New York: Medical Life Press. – (Medical life; ...)
Einzelaufnahme eines Zs.-Bd.
[1]. – (1931). – 64 S.: Ill. – (...; 38,[1])

Bibl.Sud. 1756-38,1/6
Notation: Sud. XI, 1
Dawson, Warren R.:
Memoir of Thomas Joseph Pettigrew F.R.C.S., F.R.S., F.S.A.: 1791 – 1865 / by Warren R. Dawson. – New York: Medical Life Press. – (Medical life; ...)
Einzelaufnahme eines Zs.-Bd.
[2]. – (1931). – S. 68 – 128: Ill. – (...; 38,[2])

Bibl.Sud. 1756-38,1/6
Notation: Sud. XI, 1
Dawson, Warren R.:
Memoir of Thomas Joseph Pettigrew F.R.C.S., F.R.S., F.S.A.: 1791 – 1865 / by Warren R. Dawson. – New York: Medical Life Press. – (Medical life; ...)
Einzelaufnahme eines Zs.-Bd.
3 List of the published works of Thomas Joseph Pettigrew. – 1931. – S. 132 – 136: Ill. – (...; 38,[3])

Bibl.Sud. 1756-38,7/12
Notation: Sud. XI, 1
Castiglioni, Arturo:
Life and work of Sanctorius / Arturo Castiglioni. – New York: Medical Life Press, 1931. – S. 730 – 785: Ill. – (Medical life; 38,[12])
Aus dem Ital. übers. – Einzelaufnahme eines Zs.-Bd.

Bibl.Sud. 1756-40,1/6
Notation: Sud. XI, 1
Castiglioni, Arturo:
History of tuberculosis / Arturo Castiglioni. – New York: Froben. – (Medical life; ...)
Aus dem Ital. übers. – Einzelaufnahme eines Zs.-Bd.
[1]. – (1933). – 58 S.: Ill. – (...; 40,[1])

Bibl.Sud. 1756-40,1/6
Notation: Sud. XI, 1
Castiglioni, Arturo:
History of tuberculosis / Arturo Castiglioni. – New York: Froben. – (Medical life; ...)
Aus dem Ital. übers. – Einzelaufnahme eines Zs.-Bd.
[2]. – (1933). – S. 64 – 96: Ill. – (...; 40,[2])

Bibl.Sud. 1756-40,1/6
Notation: Sud. XI, 1
Old Blockley: proceedings of the bi-centenary celebration of the building of the Philadelphia Almshouse. – New York: Froben. – (Medical life; ...)
Einzelaufnahme eines Zs.-Bd.
[1]. – (1933). – S. 100 – 148: Ill. – (...; 40,[3])

Bibl.Sud. 1756-40,1/6
Notation: Sud. XI, 1
Old Blockley: proceedings of the bi-centenary celebration of the building of the Philadelphia Almshouse. – New York: Froben. – (Medical life; ...)
Einzelaufnahme eines Zs.-Bd.
[2]. – (1933). – S. 154 – 200: Ill. – (...; 40,[4])

Bibl.Sud. 1756-40,1/6
Notation: Sud. XI, 1
Old Blockley: proceedings of the bi-centenary celebration of the building of the Philadelphia Almshouse. – New York: Froben. – (Medical life; ...)
Einzelaufnahme eines Zs.-Bd.
[3]. – (1933). – S. 208 – 252: Ill. – (...; 40,[5])

Bibl.Sud. 1756-40,1/6
Notation: Sud. XI, 1
Old Blockley: proceedings of the bi-centenary celebration of the building of the Philadelphia Almshouse. – New York: Froben. – (Medical life; ...)
Einzelaufnahme eines Zs.-Bd.
4. – (1933). – S. 260 – 282: Ill., Kt. – (...; 40,[6])

Bibl.Sud. 1756-40,7/12
Notation: Sud. XI, 1
Bartholomaeus <Anglicus>:
De proprietatibus rerum: book seventh – on medicine / Bartolomeus Anglicus. Transl. and annot. with an introd. essay by James J. Walsh. – New York: Froben. – (Medical life; ...)
Einzelaufnahme eines Zs.-Bd.
[1]. – (1933). – S. 454 – 496. – (...; 40,[10])

Bibl.Sud. 1756-40,7/12
Notation: Sud. XI, 1
Bartholomaeus <Anglicus>:
De proprietatibus rerum: book seventh – on medicine / Bartolomeus Anglicus. Transl. and annot. with an introd. essay by James J. Walsh. – New York: Froben. – (Medical life; ...)
Einzelaufnahme eines Zs.-Bd.
2. – (1933). – S. 500 – 544. – (...; 40,[11])

Bibl.Sud. 1756-40,7/12
Notation: Sud. XI, 1
Bartholomaeus <Anglicus>:
De proprietatibus rerum: book seventh – on medicine / Bartolomeus Anglicus. Transl. and annot. with an introd. essay by James J. Walsh. – New York: Froben. – (Medical life; ...)
Einzelaufnahme eines Zs.-Bd.
3. – (1933). – S. 548 – 602. – (...; 40,[12])

Bibl.Sud. 1757
Notation: Sud. XI, 2
[Isis <Chicago, Ill.>]
Isis: an international review devoted to the history of science and its cultural influences; journal of the History of Science Society / Department of Science and Technology Studies, Cornell University. – Chicago, Ill.: Univ. of Chicago Press
Teils mit franz. Zusatz. – Beteil. Körp. anfangs: Department of History and Sociology of Science, University of Pennsylvania; später: Department of the History of Medicine, University of Wisconsin. – Repr.: New York, NY [u.a.]: Johnson; London: Dawson; Bad Feilnbach: Schmidt. – Ungezählte Beil.: Supplement. – Internetausg. → Isis <Chicago, Ill.>. – Darin → Critical bibliography of the history of science and its cultural influences. – Darin → Bibliographie analytique de toutes les publications relatives à l'histoire et à l'organisation de la science. – Darin → Bibliographie critique de toutes les publications relatives à l'histoire, la philosophie et l'organisation de la science. – Darin → Critical bibliography of the history and philosophy of science and of the history of civilization. – Beil. → History of Science Society: Directory of members. – Nr. 305=1989; Nr. 310=1990; Nr. 315=1991; 83,5=1992; 84, Suppl.=1993; 85, Suppl.=1994; 86,Suppl.=1995; 87, Suppl.=1996; 88, Suppl.=1997; 89,Suppl.=1998; 90, Suppl.=1999; 91, Suppl.=2000; 92,Suppl.=2001; 93, Suppl.=2002 von Isis current bibliography of ...
ISSN 0021-1753
Erscheinungsverlauf: 1.1913/14 – 82.1991 = Nr. 1-315; 83.1992 -
Bestand: 1.1913/14; 8.1926 – 27.1937;73

Bibl.Sud. 1758
Notation: Sud. XI, 2
Johnsson, John W.:
Lidt om landefarernes og laegernes reklame i aeldre tid / J. W. S. Johnsson. – København: Tryde, 1914. – 94 S.: Ill. – (Medicinsk-historiske smaaskrifter; 7)

Bibl.Sud. 1759
Notation: Sud. XI, 2
Finnur Jónsson:
Laegekunsten i den nordiske oldtid / Finnur Jónsson. – København: Tryde, 1912. – 61 S.: Ill. – (Medicinsk-historiske smaaskrifter; 1)

Bibl.Sud. 1760
Notation: Sud. XI, 2
Heiberg, Johan L.:
Sindssygdom i den classiske oldtia / J. L. Heiberg.
– København: Tryde, 1913. – 75 S. – (Medicinsk-historiske smaaskrifter; 3)

Bibl.Sud. 1761
Notation: Sud. XI, 2
Carøe, Kristian:
Bøddel og kirurg / Kristian Carøe. – København: Tryde, 1912. – 61 S.: Ill. – (Medicinsk-historiske smaaskrifter; 2)

Bibl.Sud. 1762
Notation: Sud. XI, 3
Rijnberk, Gérard van:
Catalogus der boekerij van het Nederlandsch Tijdschrift voor Geneeskunde / [Verf.: Gérard van Rijnberk]. – [Amsterdam]: Nederlandsch Tijdschrift voor Geneeskunde, 1925. – XI, 109 S.

Bibl.Sud. 1763
Bibl.Sud. 977
Notation: Sud. XI, 3; Sud. VII, 4
Bijdragen tot de geschiedenis der geneeskunde. – Haarlem: Bohn, 1921
25.1945 nicht ersch.
ISSN 0921-2817
Erscheinungsverlauf: 1.1921 – 24.1944; 26.1946 – 45.1965[?]
Bestand: 1.1921 – 7.1927 = Signatur: Bibl.Sud. 1763
Bestand: 4.1924,1

Bibl.Sud. 1764
Notation: Sud. XI, 4
Istituto Storico Italiano dell'Arte Sanitaria <Roma>:
Bollettino dell'Istituto Storico Italiano dell'Arte Sanitaria. – Roma, 1921
Nebent.: Memorie di storia dell'arte sanitaria. – Appendice zu → La Rassegna di clinica terapia e scienze affini. – Forts. → Accademia di Storia dell'Arte Sanitaria <Roma>: Atti e memorie dell'Accademia di Storia dell'Arte Sanitaria.
Erscheinungsverlauf: 1.1921/22 – 14.1934
Bestand: 1.1921 – 11.1931

Bibl.Sud. 1765
Notation: Sud. XI, 4
International Congress of Historical Sciences <2, 1903, Roma>:
Atti del Congresso Internazionale di Scienze Storiche: Roma, 1 – 9 aprile 1903. – Roma: Tip. della R. Accademia dei Lincei
12 Atti della sezione VIII: Storia delle scienze fisiche, matematiche, naturali e mediche. – 1904. – XXIV, 330 S.: Ill.

Bibl.Sud. 1766
Notation: Sud. XI, 4
Società Italiana di Storia Critica delle Scienze Mediche e Naturali:
Atti delle Riunioni / Società Italiana di Storia Critica delle Scienze Mediche e Naturali. – Faenza, 1909
Erscheinungsverlauf: 1907/08(1909) nachgewiesen
Bestand: 1907/08(1909)

Bibl.Sud. 1767
Notation: Sud. XI, 4
Rivista di storia critica delle scienze mediche e naturali: organo ufficiale della Società Italiana di Storia Critica delle Scienze Mediche e Naturali. – Siena, 1910
Forts. → Rivista di storia delle scienze mediche e naturali
Erscheinungsverlauf: 1.1910/12 – 4.1920/22 = Anno 1/3-11/13
Bestand: 1.1910 – 6.1915,4; 9/10.1916/19 – 11/13.1920/22(1922)

Bibl.Sud. 1767
Notation: Sud. XI, 4
Rivista di storia delle scienze mediche e naturali: organo ufficiale della Società Italiana di Storia delle Scienze Mediche e Naturali. – Firenze: Olschki, 1923
Auch mit Serien-Zählung. – Vorg. → Rivista di storia critica delle scienze mediche e naturali. – Forts. → Rivista di storia della medicina.
Erscheinungsverlauf: Anno 14.1923 – 38.1947 = Vol. 5-27; Anno 39.1948 – 47.1956
Bestand: 5.1923 – 20.1938,8

Bibl.Sud. 1768
Notation: Sud. XI, 5
Progress of medieval studies in the United States of America and Canada: bulletin / publ. by the Mediaeval Academy of America [u.a.]. – Boulder, Colo.
Teils mit Hauptsacht.: Progress of medieval studies in the United States of America. – 13-14: Progress of medieval studies in the United States and Canada. – Forts. → Progress of medieval and renaissance studies in the United States and Canada. – T/A100478
Erscheinungsverlauf: Nr. 1.1923 – 14.1939
Bestand: 7.1929 – 9.1931; 13.1937

Bibl.Sud. 1769
Notation: Sud. XI, 5
Speculum <Cambridge, Mass.>: a journal of medieval studies / publ. by the Mediaeval Academy of America. – Cambridge, Mass.: Acad.
Internetausg. → Speculum <Cambridge, Mass.>
ISSN 0038-7134
Erscheinungsverlauf: 1.1926 -
Bestand: 4.1929 – 13.1938

Bibl.Sud. 1770
Notation: Sud. XI, 5
Gli scienziati italiani dall'inizio del Medio Evo ai nostri giorni: repertorio bio-bibliografico dei filosofi, matematici, astronomi, fisici, chimici, naturalisti, biologi, medici, geografi italiani / dir. da Aldo Mieli ... – Roma: Nardecchia
Mehr nicht erschienen
1,1 [/2]. – (1921 – 1923). – VIII, 464 S.: Ill.

Bibl.Sud. 1771-1
Notation: Sud. XI, 5
Capparoni, Pietro:
Profili bio-bibliografici di medici e naturalisti celebri dal sec. XV al sec. XVIII_ / Pietro Capparoni. – Roma: Ist. Naz. Medico Farmacologico
[1]. – (1925). – 130 S.: Ill.

Bibl.Sud. 1772-1
Notation: Sud. XI, 6
Eloy, Nicolas F. J.:
Dictionnaire Historique De La Médecine Ancienne Et Moderne. Ou Mémoires Disposés En Ordre Alphabétique Pour Servir A L'Histoire De Cette Science, Et a celle des Medecins, Anatomistes, Botanistes, Chirurgiens et Chymistes de toutes Nations / Par N. F. J. Eloy, Conseiller-Médecin ordinaire de Son Altesse Royale Monseigneur le Duc Charles De Lorraine & De Bar &c. &c. &c. & Médecin Pensionnaire de la Ville de Mons. – Mons: Hoyois
1 A – C. – (1778). – [2] Bl., VII, XII, 745 S., [1] Bl.: Ill.

Bibl.Sud. 1772-2
Notation: Sud. XI, 6
Eloy, Nicolas F. J.:
Dictionnaire Historique De La Médecine Ancienne Et Moderne. Ou Mémoires Disposés En Ordre Alphabétique Pour Servir A L'Histoire De Cette Science, Et a celle des Medecins, Anatomistes, Botanistes, Chirurgiens et Chymistes de toutes Nations / Par N. F. J. Eloy, Conseiller-Médecin ordinaire de Son Altesse Royale Monseigneur le Duc Charles De Lorraine & De Bar &c. &c. &c. & Médecin Pensionnaire de la Ville de Mons. – Mons: Hoyois
2 D – K. – (1778). – [2] Bl., 649 S.

Bibl.Sud. 1772-3
Notation: Sud. XI, 6
Eloy, Nicolas F. J.:
Dictionnaire Historique De La Médecine Ancienne Et Moderne. Ou Mémoires Disposés En Ordre Alphabétique Pour Servir A L'Histoire De Cette Science, Et a celle des Medecins, Anatomistes, Botanistes, Chirurgiens et Chymistes de toutes Nations / Par N. F. J. Eloy, Conseiller-Médecin ordinaire de Son Altesse Royale Monseigneur le Duc Charles De Lorraine & De Bar &c. &c. &c. & Médecin Pensionnaire de la Ville de Mons. – Mons: Hoyois
3 L – P. – (1778). – [2] Bl., 648 S.

Bibl.Sud. 1772-4
Notation: Sud. XI, 6
Eloy, Nicolas F. J.:
Dictionnaire Historique De La Médecine Ancienne Et Moderne. Ou Mémoires Disposés En Ordre Alphabétique Pour Servir A L'Histoire De Cette Science, Et a celle des Medecins, Anatomistes, Botanistes, Chirurgiens et Chymistes de toutes Nations / Par N. F. J. Eloy, Conseiller-Médecin ordinaire de Son Altesse Royale Monseigneur le Duc Charles De Lorraine & De Bar &c. &c. &c. & Médecin Pensionnaire de la Ville de Mons. – Mons: Hoyois
4 Q – Z. – (1778). – 626 S., [1] Bl.

Bibl.Sud. 1773-1
Notation: Sud. XI, 6
Dictionaire Des Sciences Médicales: Biographie Médicale / [Hrsg.: Antoine Jacques Louis Jourdan]. – Paris: Panckoucke
1. – (1820). – [7] Bl., 608 S.

Bibl.Sud. 1773-2
Notation: Sud. XI, 6
Dictionaire Des Sciences Médicales: Biographie Médicale / [Hrsg.: Antoine Jacques Louis Jourdan]. – Paris: Panckoucke
2. – (1820). – 576 S.

Bibl.Sud. 1773-3
Notation: Sud. XI, 6
Dictionaire Des Sciences Médicales: Biographie Médicale / [Hrsg.: Antoine Jacques Louis Jourdan]. – Paris: Panckoucke
3. – (1821). – 571 S.

Bibl.Sud. 1773-4
Notation: Sud. XI, 6
Dictionaire Des Sciences Médicales: Biographie Médicale / [Hrsg.: Antoine Jacques Louis Jourdan]. – Paris: Panckoucke
4. – (1821). – [2] Bl., 558 S.

Bibl.Sud. 1773-5
Notation: Sud. XI, 6
Dictionaire Des Sciences Médicales: Biographie Médicale / [Hrsg.: Antoine Jacques Louis Jourdan]. – Paris: Panckoucke
5. – (1822). – 574 S.

Bibl.Sud. 1773-6
Notation: Sud. XI, 6
Dictionaire Des Sciences Médicales: Biographie Médicale / [Hrsg.: Antoine Jacques Louis Jourdan]. – Paris: Panckoucke
6. – (1824). – [2] Bl., 578 S.

Bibl.Sud. 1773-7
Notation: Sud. XI, 6
Dictionaire Des Sciences Médicales: Biographie Médicale / [Hrsg.: Antoine Jacques Louis Jourdan].

– Paris: Panckoucke
7. – (1825). – [2] Bl., 535 S.

Bibl.Sud. 1774-1/2
Notation: Sud. XI, 6
Biographie médicale par ordre chronologique / d'après Daniel Leclerc ... Mise dans un nouvel ordre, revue et complétée par MM. Bayle ... – Paris: Delahays
1. – (1855). – 560 S.

Bibl.Sud. 1774-1/2
Notation: Sud. XI, 6
Biographie médicale par ordre chronologique / d'après Daniel Leclerc ... Mise dans un nouvel ordre, revue et complétée par MM. Bayle ... – Paris: Delahays
2. – (1855). – 950 S.

Bibl.Sud. 1775
Notation: Sud. XI, 6
American men of science: a biographical dictionary / ed. by J. McKeen Cattell ... – 3. ed. – Garrison, NY: Science Press, 1921. – VIII, 808 S.: graph. Darst.

Bibl.Sud. 1776
Notation: Sud. XI, 6
Kelly, Howard A.:
American medical biographies / by Howard A. Kelly and Walter L. Burrage. – Baltimore: Norman, Remington, 1920. – XIX, 1320 S.

Bibl.Sud. 1777
Notation: Sud. XI, 6
Feldhaus, Franz Maria:
Die Technik der Vorzeit, der geschichtlichen Zeit und der Naturvölker: ein Handbuch für Archäologen und Historiker, Museen und Sammler, Kunsthändler und Antiquare / F. M. Feldhaus. – Leipzig u.a.: Engelmann, 1914. – XV S., 1400 Sp.: zahlr. Ill., graph. Darst.

Bibl.Sud. 1778
Notation: Sud. XI, 6
Festskrift til Julius Petersen ved hans 70-aars fødselsdag 29. December 1910. – København: Tillge, 1910. – 176 S.: Ill.

Bibl.Sud. 1779
Notation: Sud. XI, 6
Internationale Beiträge zur Geschichte der Medizin: Festschrift zur Feier seines 60. Geburtstages am 8. Dezember 1928 Max Neuburger gewidmwt von Freunden, Kollegen und Schülern / [Hrsg.: Emanuel Berghoff]. – Wien: Maudrich, 1928. – VIII, 333 S.: Ill.

Bibl.Sud. 1780
Notation: Sud. XI, 6
Historische Studien und Skizzen zu Natur- und Heilwissenschaft: Festgabe Georg Sticker, ordentlichem Professor der Medizingeschichte zu Würzburg, zum siebzigsten Geburtstage dargeboten / [Hrsg.: Karl Sudhoff]. – Berlin: Springer, 1930. – VII, 152 S.: Ill.

Bibl.Sud. 1781
Notation: Sud. XI, 7
Spalteholz, Werner:
Verzeichnis der periodischen Schriften medizinischen und naturwissenschaftlichen Inhalts in der Bibliothek, den medizinischen und naturwissenschaftlichen Instituten der Universität Leipzig / begr. von W. Spalteholz, fortgef. und erw. von E. Riecke. – 3. Aufl. – Leipzig: Beck, 1907. – 104 S.

Bibl.Sud. 1782
Notation: Sud. XI, 7
Royal Society of Medicine:
Proceedings of the Royal Society of Medicine: general reports. – London: Longmans, Green & Co. Repr.: New York, NY: Johnson. – Internetausg. → Royal Society of Medicine: Journal of the Royal Society of Medicine. – Darin → Royal Society of Medicine: Symposium. – Beil. → Royal Society of Medicine: Society notices. – Vorg. → Obstetrical Society <London>: Transactions of the Obstetrical Society of London. – Vorg. → Medico-chirurgical transactions. – Vorg. → Pathological Society <London>: Transactions of the Pathological Society of London. – Darin aufgeg. → Epidemiological Society of London: Transactions of the Epidemiological Society of London. – Darin aufgeg. → Odontological Society of Great Britain: Transactions of the Odontological Society of Great Britain. – Forts. → Royal Society of Medicine: Journal of the Royal Society of Medicine
ISSN 0035-9157
Erscheinungsverlauf: 1.1907/08 – 70.1977
Bestand: 1912/13 – 1924/26

Bibl.Sud. 1783
Notation: Sud. XI, 7
Society of Medical History <Chicago, Ill.>:
Bulletin of the Society of Medical History of Chicago. – Chicago, Ill.: Frank, 1917
Erscheinungsverlauf: 2.1917/22 – 4.1928/33 nachgewiesen
Bestand: 2.1917/22 – 4.1928/33

Bibl.Sud. 1784
Notation: Sud. XI, 7
Garrison, Fielding H.:
Texts illustrating the history of medecine in the Library of the Surgeon General's Office, U.S. Army: arranged in chronological order / [Verf.: Fielding H.

Garrison]. – Washington: Government Print.Off., 1912. – S. 89 – 178
Aus: Index-Catalogue of the Library of the Surgeon General's Office / Ser. 2; 17

Bibl.Sud. 1785-1
Notation: Sud. XI, 7
Studies in the history and method of science / ed. by Charles Singer. – Oxford: Clarendon Press
[1]. – (1917). – XIV, 304 S.: Ill.

Bibl.Sud. 1785-2
Notation: Sud. XI, 7
Studies in the history and method of science / ed. by Charles Singer. – Oxford: Clarendon Press
2. – (1921). – XXII, 559 S.: Ill., graph. Darst.

Bibl.Sud. 1786
Notation: Sud. XI, 7
Medical Library Association:
Bulletin of the Medical Library Association. – Chicago, Ill. [u.a.]
Hauptsacht. teils: Bulletin. – Repr.: Nendeln: Kraus. – Internetausg. → Medical Library Association: Journal of the Medical Library Association. – Vorg. → The Aesculapian. – Forts. → Medical Library Association: Journal of the Medical Library Association. – 52, 1=2 von International Congress of Medical Librarianship: Proceedings of the ... International Congress of Medical Librarianship. – 52, 1=56 von Excerpta medica / International congress series. – U/A!14!(05-03-02)
ISSN 0025-7338
Erscheinungsverlauf: N.S. 1.1911/12 – 89.2001
Bestand: 20.1931 – 26.1937/38

Bibl.Sud. 1787
Notation: Sud. XI, 8
Annals of medical history. – New York, NY [u.a.]
ISSN 0743-3131
Erscheinungsverlauf: 1.1917 – 10.1928; N.S. 1.1929 – 10.1938; 3. Ser. 1.1939 – 4.1942; damit Ersch. eingest.
Bestand: 1.1917 – 10.1928 = Signatur: Bibl.Sud. 1787

Bibl.Sud. 1788
Notation: Sud. XI, 8
Annals of medical history. – New York, NY [u.a.]
ISSN 0743-3131
Bestand: 1.1929 – 5.1933 = Signatur: Bibl.Sud. 1788

[Bibliotheca Sudhoffiana, Teil] Sud. XII

Bibl.Sud. 1789
Notation: Sud. XII, 1
Werner, Arthur:
Schellings Verhältnis zur Medizin und Biologie / von Dr. med. Werner. – 1909. – 182 S.
Leipzig, Univ., Diss., 1908

Bibl.Sud. 1790-1/2
Notation: Sud. XII, 3
Leibniz, Gottfried Wilhelm:
[Epistolae Ad Diversos, Theologici, Iuridici, Medici, Philosophici, Mathematici, Historici Et Philologici Argumenti] Viri Illustris Godefridi Guil. Leibnitii Epistolae Ad Diversos, Theologici, Iuridici, Medici, Philosophici, Mathematici, Historici Et Philologici Argumenti / E Msc. Auctoris Cum Annotationibus Suis Primum Divulgavit Christian. Kortholtus, A.M. Ordinis Philosophici In Academia Lipsiensi Assessor, Et Collegii Minoris Principum Collegiatus. – Lipsiae: Breitkopf
Bd. 1 mit Portr.: Leibniz, Gottfried W.
[1]. – (1734). – [16] Bl., 467 S., [12] Bl.: Ill.

Bibl.Sud. 1790-1/2
Notation: Sud. XII, 3
Leibniz, Gottfried Wilhelm:
[Epistolae Ad Diversos, Theologici, Iuridici, Medici, Philosophici, Mathematici, Historici Et Philologici Argumenti] Viri Illustris Godefridi Guil. Leibnitii Epistolae Ad Diversos, Theologici, Iuridici, Medici, Philosophici, Mathematici, Historici Et Philologici Argumenti / E Msc. Auctoris Cum Annotationibus Suis Primum Divulgavit Christian. Kortholtus, A.M. Ordinis Philosophici In Academia Lipsiensi Assessor, Et Collegii Minoris Principum Collegiatus. – Lipsiae: Breitkopf
Bd. 1 mit Portr.: Leibniz, Gottfried W.
2 Quo Res Mathematicae Et Philosophicae Praecipue Philosophia Sinica Data Opera Pertractantur. – 1735. – 504 S., [4] Bl.

Bibl.Sud. 1791
Notation: Sud. XII, 4
Thorndike, Lynn:
Science and thought in the fifteenth century: studies in the history of medicine and surgery, natural and mathematical science, philosophy and politics / by Lynn Thorndike. – New York: Columbia Univ. Press, 1929. – XII, 387 S.: Ill.

Bibl.Sud. 1792
Notation: Sud. XII, 5
Wellmann, Max:
Der Physiologos: eine religionsgeschichtlich-naturwissenschaftliche Untersuchung / von Max Wellmann. – Leipzig: Dieterich, 1930. – 116 S. – ([Philologus / Supplementband]; 22,1)

Bibl.Sud. 1793
Notation: Sud. XII, 5
Alexander <Neckam>:
[De naturis rerum] Alexandri Neckam De naturis rerum: libri duo. With the poem of the same author,

De laudibus divinae sapientiae. – London: Longman, Green, Longman, Roberts, and Green, 1863. – LXXVIII, 521 S. – (Rerum Britannicarum medii aevi scriptores, or chronicles and memorials of Great Britain and Ireland during the Middle Ages; 34)

Bibl.Sud. 1794
Notation: Sud. XII, 5
Daniel <Morlanensis>:
[Liber de naturis inferiorum et superiorum] Daniels von Morley Liber de naturis inferiorum et superiorum / nach der Hs. Cod. Arundel 377 des Britischen Museums zum Abdr. gebracht von Karl Sudhoff. – Leipzig: Vogel, 1917. – 40 S.: Ill.
Aus: Archiv für die Geschichte der Naturwiss. und der Technik; 8

Bibl.Sud. 1795-1/2
Notation: Sud. XII, 5
Caesarius <Heisterbacensis>:
[Dialogus miraculorum] Caesarii Heisterbacensis Monachi ordinis Cisterciensis Dialogus miraculorum / textum ad quatuor codicum manuscriptorum editionisque principis fidem accurate recogn. Josephus Strange. – Coloniae [u.a.]. Heberle
Bd. 3 im Verl. Hergt, Confluentiae ersch.
1. – (1851). – VI, 406 S.: Ill.

Bibl.Sud. 1795-1/2
Notation: Sud. XII, 5
Caesarius <Heisterbacensis>:
[Dialogus miraculorum] Caesarii Heisterbacensis Monachi ordinis Cisterciensis Dialogus miraculorum / textum ad quatuor codicum manuscriptorum editionisque principis fidem accurate recogn. Josephus Strange. – Coloniae [u.a.]: Heberle
Bd. 3 im Verl. Hergt, Confluentiae ersch.
2. – (1851). – 381 S.

Bibl.Sud. 1795-1/2#Beibd. 1
Notation: Sud. XII, 5
Index in Caesarii Heisterbacensis dialogum. – Ed. nova, priori congruens. – Coloniae Agrippinae: Creutzer, 1922. – 48 S.

Bibl.Sud. 1796
Notation: Sud. XII, 5
Albertus <Magnus>:
[De vegetabilibus] De vegetabilibus libri VII: historiae naturalis pars XVIII / ed. criticam ... absolvit Carolus Jessen. – Berolini: Reimer, 1867. – LII, 752 S.

Bibl.Sud. 1797
Notation: Sud. XII, 5
Albertus <Magnus>:
[De Secretis Mulierum Libellus] Alberti Magni De Secretis Mulierum Libellus: Scholiis auctus, & a mendis repurgatus. Eiusdem De Virtutibus Herbarum, Lapidum, & Animalium quorundam Libellus u.a. – Amstelodami, 1760. – 316 S., [3] Bl.

Bibl.Sud. 1798
Notation: Sud. XII, 6
Schlesinger, Max:
Geschichte des Symbols: ein Versuch / von Max Schlesinger. – Berlin: Simion, 1912. – VIII, 474 S.

Bibl.Sud. 1799
Notation: Sud. XII, 5
Jäger, Fritz:
Zahnärztliches aus den Werken Alberts des Großen und seiner Schüler Thomas von Chantimpré und Vinzenz von Beauvais. – Mannheim, 1921. – 64 S.: Ill.
Leipzig, Univ., Diss., 1919

Bibl.Sud. 1800-1921/22
Notation: Sud. XII, 6
Kulturwissenschaftliche Bibliothek Warburg <Hamburg>:
Vorträge der Bibliothek Warburg. – Leipzig: Teubner
1921 – 1922. – 1923. – 185 S.: Ill.

Bibl.Sud. 1800-1923/24
Notation: Sud. XII, 6
Kulturwissenschaftliche Bibliothek Warburg <Hamburg>:
Vorträge der Bibliothek Warburg. – Leipzig: Teubner
1923 – 1924. – 1926. – 277 S.: Ill.

Bibl.Sud. 1801
Notation: Sud. XII, 6
Science and civilisation: essays / arranged and ed. by F. S. Marvin. – London: Milford u.a., 1923. – 350 S. – (The unity series; 6)

Bibl.Sud. 1802
Notation: Sud. XII, 6
Cassirer, Ernst:
Individuum und Kosmos in der Philosophie der Renaissance / Ernst Cassirer. – Leipzig [u.a.]: Teubner, 1927. – 458 S.: Ill. – (Studien der Bibliothek Warburg; 10)
Enth.: Nicolaus <de Cusa>: Liber de mente. – Bouelles, Charles: Liber de sapiente

Bibl.Sud. 1803
Notation: Sud. XII, 6
Kretschmer, Ernst:
Körperbau und Charakter: Untersuchungen zum Konstitutionsproblem und zur Lehre von den Temperamenten / von Ernst Kretschmer. – 7. und 8., verb. und verm. Aufl. – Berlin: Springer, 1929. – VI, 233 S.: Ill.

Bibl.Sud. 1804
Notation: Sud. XII, 6
Klages, Ludwig:
Vom kosmogonischen Eros. – 3., veränd. Aufl. – Jena: Diederichs, 1930. – 242 S.

Bibl.Sud. 1805
Notation: Sud. XII, 6
Steinführer, Gotthold:
Unser Ich als lebendes Dasein ohne Körper / von Gotthold Steinführer. – Weimar: Dietsch & Brückner, 1933. – 200 S.

Bibl.Sud. 1806
Notation: Sud. XII, 7
Singer, Charles Joseph:
From magic to science: essays on the scientific twilight / Charles Singer. – London: Benn, 1928. – XIX, 253 S.: zahlr. Ill., Kt.

Bibl.Sud. 1807
Notation: Sud. XII, 8
Reallexikon der Vorgeschichte / unter Mitw. zahlr. Fachgelehrter hrsg. von Max Ebert. – Berlin: de Gruyter
7 Kleinasien – Malta. – 1926. – 370 S., [224] Bl.: zahlr. Ill., Kt.

Bibl.Sud. 1807-1
Notation: Sud. XII, 8
Reallexikon der Vorgeschichte / unter Mitw. zahlr. Fachgelehrter hrsg. von Max Ebert. – Berlin: de Gruyter
1 Aal – Beschneidung. – 1924. – XX, 446 S., [135] Bl.: zahlr. Ill., Kt.

Bibl.Sud. 1807-2
Notation: Sud. XII, 8
Reallexikon der Vorgeschichte / unter Mitw. zahlr. Fachgelehrter hrsg. von Max Ebert. – Berlin: de Gruyter
2 Beschwörung – Dynastie. – 1925. – 476 S., [223] Bl.: zahlr. Ill., Kt.

Bibl.Sud. 1807-3
Notation: Sud. XII, 8
Reallexikon der Vorgeschichte / unter Mitw. zahlr. Fachgelehrter hrsg. von Max Ebert. – Berlin: de Gruyter
3 Ebenalphöhle – Franken. – 1925. – 408 S., [154] Bl.: zahlr. Ill., Kt.

Bibl.Sud. 1807-4,1
Notation: Sud. XII, 8
Reallexikon der Vorgeschichte / unter Mitw. zahlr. Fachgelehrter hrsg. von Max Ebert. – Berlin: de Gruyter
4, 1 Frankreich – Gezer. – 1926. – 330 S., [132] Bl.: zahlr. Ill., Kt.

Bibl.Sud. 1807-4,2
Notation: Sud. XII, 8
Reallexikon der Vorgeschichte / unter Mitw. zahlr. Fachgelehrter hrsg. von Max Ebert. – Berlin: de Gruyter
4, 2 Ghirla – Gynokratie. – 1926. – S. 332 – 581: Bl. 133 – 272: zahlr. Ill., Kt.

Bibl.Sud. 1807-5
Notation: Sud. XII, 8
Reallexikon der Vorgeschichte / unter Mitw. zahlr. Fachgelehrter hrsg. von Max Ebert. – Berlin: de Gruyter
5 Haag – Hyksos. – 1926. – 416 S., [133] Bl.: zahlr. Ill., Kt.

Bibl.Sud. 1807-6
Notation: Sud. XII, 8
Reallexikon der Vorgeschichte / unter Mitw. zahlr. Fachgelehrter hrsg. von Max Ebert. – Berlin: de Gruyter
6 Iberer – Kleidung. – 1926. – 394 S., [105] Bl.: zahlr. Ill., Kt.

Bibl.Sud. 1807-8
Notation: Sud. XII, 8
Reallexikon der Vorgeschichte / unter Mitw. zahlr. Fachgelehrter hrsg. von Max Ebert. – Berlin: de Gruyter
8 Maltaja – Noppenring. – 1927. – 548 S., [181] Bl.: zahlr. Ill., Kt.

Bibl.Sud. 1807-9
Notation: Sud. XII, 8
Reallexikon der Vorgeschichte / unter Mitw. zahlr. Fachgelehrter hrsg. von Max Ebert. – Berlin: de Gruyter
9 Norddeutschland – Oxusschatz. – 1927. – 322 S., [244] Bl.: zahlr. Ill., Kt.

Bibl.Sud. 1807-10
Notation: Sud. XII, 8
Reallexikon der Vorgeschichte / unter Mitw. zahlr. Fachgelehrter hrsg. von Max Ebert. – Berlin: de Gruyter
10 Pacht – Pyrenäenhalbinsel. – 1928. – 391 S., [163] Bl.: zahlr. Ill., Kt.

Bibl.Sud. 1807-11
Notation: Sud. XII, 8
Reallexikon der Vorgeschichte / unter Mitw. zahlr. Fachgelehrter hrsg. von Max Ebert. – Berlin: de Gruyter
11 Quadesch – Seddin. – 1928. – 445 S., [151] Bl.: zahlr. Ill., Kt.

Bibl.Sud. 1807-12
Notation: Sud. XII, 8
Reallexikon der Vorgeschichte / unter Mitw. zahlr. Fachgelehrter hrsg. von Max Ebert. – Berlin: de Gruyter
12 Seedorfer Typus – Südliches Afrika. – 1928. – 466 S., [115] Bl.: zahlr. Ill., Kt.

Bibl.Sud. 1807-13
Notation: Sud. XII, 8
Reallexikon der Vorgeschichte / unter Mitw. zahlr. Fachgelehrter hrsg. von Max Ebert. – Berlin: de Gruyter
13 Südostbaltikum – Tyrus. – 1929. – 519 S., [104] Bl.: zahlr. Ill., Kt.

Bibl.Sud. 1807-14
Notation: Sud. XII, 8
Reallexikon der Vorgeschichte / unter Mitw. zahlr. Fachgelehrter hrsg. von Max Ebert. – Berlin: de Gruyter
14 Uckermarck – Zyprische Schleifennadel. – 1929. – 571 S., [70] Bl.: zahlr. Ill., Kt.

Bibl.Sud. 1807-15
Notation: Sud. XII, 8
Reallexikon der Vorgeschichte / unter Mitw. zahlr. Fachgelehrter hrsg. von Max Ebert. – Berlin: de Gruyter
15 Register. – 1932. – VIII, 515 S.: Ill.

Bibl.Sud. 1808-1
Notation: Sud. XII, 8
Reallexikon der germanischen Altertumskunde / ... hrsg. von Johannes Hoops ... – Straßburg [u.a.]: Trübner [u.a.]
1 A – E. – 1911 – 1913. – XVII, 642 S.: Ill., Kt.

Bibl.Sud. 1808-2
Notation: Sud. XII, 8
Reallexikon der germanischen Altertumskunde / ... hrsg. von Johannes Hoops ... – Straßburg [u.a.]: Trübner [u.a.]
2 F – J. – 1913 – 15. – XI, 630 S.: Ill.

Bibl.Sud. 1808-3
Notation: Sud. XII, 8
Reallexikon der germanischen Altertumskunde / ... hrsg. von Johannes Hoops ... – Straßburg [u.a.]: Trübner [u.a.]
3 K – Ro. – 1915 – 16. – XI, 540 S.: Ill.

Bibl.Sud. 1808-4
Notation: Sud. XII, 8
Reallexikon der germanischen Altertumskunde / ... hrsg. von Johannes Hoops ... – Straßburg [u.a.]: Trübner [u.a.]
4 Rü – Z. – 1918 – 19. – XIII, 604 S.: Ill.

Bibl.Sud. 1809-1
Notation: Sud. XII, 8
Die deutsche Literatur des Mittelalters: Verfasserlexikon / ... hrsg. von Wolfgang Stammler. – 1. Aufl. – Berlin: de Gruyter
Bd. 1 und 2 hrsg. von Wolfgang Stammler, Bd. 3 – 5 hrsg. von Karl Langosch. – Kurzfass. u.d.T.: Deutschsprachige Literatur des Mittelalters
1 Aalen – Futerer. – 1933. – XIII S., 786 Sp.

[Bibliotheca Sudhoffiana, Teil] Sud. XIII

Bibl.Sud. 1810
Notation: Sud. XIII, 0
Internationaal Antiquariaat Menno Hertzberger <Amsterdam>:
Catalogue / Internationaal Antiquariat (Menno Hertzberger). – Amsterdam
48 Old medical and botanical books, books on the history of medicine, medical periodicals. – ca. 1930

Bibl.Sud. 1811
Notation: Sud. XIII, 0
Oscar Rothacker <Berlin, West>:
Antiquariatskatalog / Oscar Rothacker. – Berlin
124 Alte Medizin und Naturwissenschaften. – ca. 1930

Bibl.Sud. 1812
Notation: Sud. XIII, 0
Leo Liepmannssohn <Berlin>:
Versteigerungs-Katalog / Leo Liepmannssohn, Antiquariat. – Berlin
64 Autographen, darunter kostbare Stücke aus dem Goethe- und Schillerkreise. – 1934

Bibl.Sud. 1813
Notation: Sud. XIII, 0
Joseph Baer & Co., Buchhandlung und Antiquariat <Frankfurt, Main>:
Bibliothek des verstorbenen Herrn Justizrat Dr. J. Liebmann, Frankfurt a.M.: Ausstellung; Versteigerung / Joseph Baer & Co. – Frankfurt a.M.: Baer, 1929. – 58 S., XII Bl.: Ill.

Bibl.Sud. 1814
Notation: Sud. XIII, 0
Joseph Baer & Co., Buchhandlung und Antiquariat <Frankfurt, Main>:
Lagerkatalog / Joseph Baer & Co., Frankfurt a.M. – Frankfurt a.M.
NST: Antiquariatskatalog
750, 3. – (ca. 1925). – S. 313 – 458

Bibl.Sud. 1815
Notation: Sud. XIII, 0
Joseph Baer & Co., Buchhandlung und Antiquariat <Frankfurt, Main>:
Antiquariats-Katalog / Joseph Baer & Co. – Frankfurt a.M.
733 Botanik, Gartenkunst, Forst- und Landwirtschaft. – ca. 1927

Bibl.Sud. 1816
Notation: Sud. XIII, 0
Karl W. Hiersemann <Leipzig>:
Katalog / Karl W. Hiersemann, Leipzig. – Leipzig
517 Inkunabeln und Drucke des 16. Jahrhunderts. – 1923

Bibl.Sud. 1817
Notation: Sud. XIII, 0
Otto Harrassowitz, Buchhandlung und Antiquariat
<Leipzig>:
Bücher-Katalog / Otto Harrassowitz, Buchhandlung und Antiquariat, Leipzig. – Leipzig
408 Indien: Sanskrit-, Pali- und Prakrit-Literatur, neuindische Dialekte, vergleichende indogermanische Sprachwissenschaft. – 1927

Bibl.Sud. 1818
Notation: Sud. XIII, 0
Bibliotheca Aldina: eine Sammlung von 800 Drucken des Aldus Manutius und seiner Nachfolger; mit einer bibliographischen Einführung und einem Autorenregister / Buchhandlung Gustav Fock. – Leipzig: Fock, [1922]. – XXII, 178 S.: Ill.

Bibl.Sud. 1819
Notation: Sud. XIII, 0
Karl W. Hiersemann <Leipzig>:
Katalog / Karl W. Hiersemann, Leipzig. – Leipzig
595 Neuerwerbungen: Bücher und Handschriften. – 1929

Bibl.Sud. 1820
Notation: Sud. XIII, 0
Geschichte der Medizin: Verzeichnis einer wertvollen Sammlung medizinischer Schriftsteller von den frühesten Zeiten bis zum Beginn des XIX. Jahrhunderts; nebst zahlreichen Werken über die Geschichte der Medizin, Biographien und Erläuterungsschriften / Buchhandlung Gustav Fock. – Leipzig: Fock, ca. 1920. – 172 S.

Bibl.Sud. 1821
Notation: Sud. XIII, 0
Maggs Brothers <London>:
Catalogue / Maggs Bros. Ltd. – London
495 Books printed in Spain and Spanish books printed in other countries. – 1927

Bibl.Sud. 1822
Notation: Sud. XIII, 0
Early books on medicine, natural sciences and alchemy. – Lugano (Switzerland): L'Art Ancien. – (Art Ancien SA <Lugano>: Bulletin; ...)
3 M – Q. – ca. 1925. – S. 357 – 518: Ill. – (...; 15)

Bibl.Sud. 1823
Notation: Sud. XIII, 0
Antiquariat Emil Hirsch <München>:
Katalog / Emil Hirsch, Antiquariat. – München
52 Das XV. u. XVI. Jahrhundert in Schrift und Druck. – ca. 1924

Bibl.Sud. 1824
Notation: Sud. XIII, 0
Antiquariat Emil Hirsch <München>:
Katalog / Emil Hirsch, Antiquariat. – München
53 Incunabula rara et curiosa saeculi XVI. – ca. 1926

Bibl.Sud. 1825
[Bibl.Sud. 1978]
Notation: Sud. XIV, 0
Antiquariat Emil Hirsch <München>:
Katalog / Emil Hirsch, Antiquariat. – München
55 Seltene und seltsame Bücher vergangener Zeiten. – ca. 1929

Bibl.Sud. 1826
[Bibl.Sud. 1965]
Notation: Sud. XIII, 0; Sud. XIV, 0
Antiquariat Weiss <München>:
Katalog / Antiquariat Weiss <München>. – München
1 Codices manu scripti, Incunabula typographica. – 1926

Bibl.Sud. 1827
Notation: Sud. XIII, 0
Karl-und-Faber-Kunst- und -Literaturantiquariat <München>:
Auktion / Karl & Faber. – München: Karl und Faber. – 27 cm
8 Bibliophile Kostbarkeiten a. d. Bibliothek d. Augsburger Patriziers Marcus Fugger (II. Teil) und Beiträge aus anderem Besitz: 6./7. Nov. 1933. – 1933. – XII, 116 S.: Ill.

Bibl.Sud. 1828
Notation: Sud. XIII, 0
Bücherstube am Siegestor Horst Stobbe <München>:
Verzeichnis / Horst Stobbe Bücherstube. – München
97 Die Gräflich Stolberg-Brabeck'sche Bibliothek aus Schloss Söder bei Hildesheim und Bücher aus anderem Besitz. – [1931]. – 95 S.: Ill.

Bibl.Sud. 1829
Notation: Sud. XIII, 0
Otto Helbing Nachf. <München>:
Auktions-Katalog / Otto Helbing Nachf. – München
65 Nachlaß Professor Dr. H. Buchenau München und aus anderem Besitz. – 1931. – 132 S., 20 Bl.: Ill.

Bibl.Sud. 1830
Notation: Sud. XIII, 0
Otto Helbing Nachf. <München>:
Auktions-Katalog / Otto Helbing Nachf. – München
66 Sammlung Dr. P. Julius, Heidelberg. – 1932. – VI, 263 S., 58 Bl.: Ill.

Bibl.Sud. 1831
Notation: Sud. XIII, 0
Jacques Rosenthal <München>:
Kataloge / Jacques Rosenthal, Buch- u. Kunstantiquariat, München = Catalogues. – München
Hauptsacht. teils: Katalog; teils: Catalogue
81 Illustrierte Bücher. – 1925. – 122 S.: Ill.

Bibl.Sud. 1832
Notation: Sud. XIII, 0
Jacques Rosenthal <München>:
Kataloge / Jacques Rosenthal, Buch- u. Kunstantiquariat, München = Catalogues. – München
Hauptsacht. teils: Katalog; teils: Catalogue
68 Illustrierte Bücher des 15. bis 19. Jahrhunderts, insbesondere Holzschnittwerke des 15. und 16. Jahrhunderts. T. 3: Fleur – Lullus. – [1914]

Bibl.Sud. 1833
Notation: Sud. XIII, 0
Antiquariat J. Halle <München>:
Katalog / J. Halle Antiquariat München. – München
75 Alte Medizin. – ca. 1932

Bibl.Sud. 1834
Notation: Sud. XIII, 0
Alte Naturwissenschaften / Taeuber & Weil. – München: Taeuber & Weil
2. – [1929]. – S. 87 – 171: Ill.

Bibl.Sud. 1835
Notation: Sud. XIII, 0
Taeuber & Weil, Antiquariat <München>:
Liste / Taeuber & Weil. – München
18 Rosenkreuzer, Chiromantie, Physiognomik, Sympathie, Geomantie, Traumdeutung, Prophezeiungen. – [1926]

Bibl.Sud. 1836
Notation: Sud. XIII, 0
Alte Naturwissenschaften / Taeuber & Weil. – München: Taeuber & Weil
[1]. – [1926]. – 84 S.: Ill.

Bibl.Sud. 1837
Notation: Sud. XIII, 0
Taeuber & Weil, Antiquariat <München>:
Liste / Taeuber & Weil. – München
20 Alte Technik und Naturwissenschaften, Incunabeln, Bibliographie. – [1926]

Bibl.Sud. 1838
Notation: Sud. XIII, 0
Alte medizinische Instrumente / Taeuber & Weil. – München: Taeuber & Weil, ca. 1930. – 15 S.: Ill.

Bibl.Sud. 1839
Notation: Sud. XIII, 0
Taeuber & Weil, Antiquariat <München>:
Liste / Taeuber & Weil. – München
13 Aus unseren Incunabel-Neuerwerbungen. – [1925]

Bibl.Sud. 1840
Notation: Sud. XIII, 0
Alte Tier- und Kräuterbücher, Bergwerksbücher / Taeuber & Weil. – München: Taeuber & Weil, [1925]. – 51 S. Ill.

Bibl.Sud. 1841
Notation: Sud. XIII, 0
Luigi Lubrano <Napoli>:
Libri antichi e rari / Luigi Lubrano. – Napoli
N.S. 25. – (1926)

Bibl.Sud. 1842
Notation: Sud. XIII, 0
Gilhofer und Ranschburg <Wien>:
Catalogue / Gilhofer & Ranschburg. – Wien
218 A beautiful collection of fine and rare books. – [1929]

Bibl.Sud. 1843
Notation: Sud. XIII, 0
Gilhofer und Ranschburg <Wien>:
Catalogue / Gilhofer & Ranschburg. – Wien
227 Livres illustrés du 18me et 19me siècle. – [1930]

Bibl.Sud. 1844
Notation: Sud. XIII, 0
Arthur Lauria <Paris>:
Catalogue / Arthur Lauria. – Paris
30 Livres rares. – 1931

Bibl.Sud. 1845
Notation: Sud. XIII, 0
Gilhofer und Ranschburg <Wien>:
Catalogue / Gilhofer & Ranschburg. – Wien
257 A mediaeval library of medical and astronomical books and manuscripts. – [1936]

Bibl.Sud. 1846
Notation: Sud. XIII, 0
Seuffer und Willi <München>:
Katalog / Seuffer & Willi, München. – München
23 Flugblätter und Flugschriften, Varia. – ca. 1930

Bibl.Sud. 1847
Notation: Sud. XIII, 0
Gilhofer und Ranschburg <Wien>:
Catalogue / Gilhofer & Ranschburg. – Wien
263 A fine old library removed from the castle of an Austrian count and some precious books from the National Library, Vienna. – [1937]

Bibl.Sud. 1848
Notation: Sud. XIII, 0
Buch- und Kunstantiquariat Doktor Ignaz Schwarz <Wien>:
Katalog / Buch- und Kunst-Antiquariat Dr. Ignaz Schwarz. – Wien
21 Alte Medizin, Geschichte der Medizin, medizin. Ikonographie. – ca. 1929

Bibl.Sud. 1849
Notation: Sud. XIII, 0
Gilhofer und Ranschburg <Wien>:
Catalogue / Gilhofer & Ranschburg. – Wien
224 A large collection of interesting books on the

early history and development of astronomy, mathematics, medicine, natural sciences, geography. – [1930]

Bibl.Sud. 1850
Notation: Sud. XIII, 0
Gilhofer und Ranschburg <Wien>:
Catalogue / Gilhofer & Ranschburg. – Wien
184 Rare and valuable books comprising a large number of incunabula mostly in their original bindings. – [1925]

Bibl.Sud. 1851
Notation: Sud. XIII, 0
Antiquariat V. A. Heck <Wien>:
Katalog / V. A. Heck. – Wien
11 Wertvolle Sammlung interessanter Autographen. – ca. 1920

Bibl.Sud. 1852-2
Notation: Sud. XIII, 0
Gilhofer und Ranschburg <Wien>:
Catalogue / Gilhofer & Ranschburg. – Wien
201 The XVIth century. 2: Humanists, mystics. – [1927]

Bibl.Sud. 1852-3
Notation: Sud. XIII, 0
Gilhofer und Ranschburg <Wien>:
Catalogue / Gilhofer & Ranschburg. – Wien
203 The XVIth century. 3: Natural sciences, voyages & supplement. – [1927]

Bibl.Sud. 1853
Notation: Sud. XIII, 0
Early books on medicine, natural sciences and alchemy. – Lugano (Switzerland): L'Art Ancien. – (Art Ancien SA <Lugano>: Bulletin; ...)
4 R – Z and Supplement. – ca. 1925. – S. 519 – 722: Ill. – (...; 16)

Bibl.Sud. 1853
Notation: Sud. XIII, 0
Art Ancien SA <Lugano>:
Bulletin. – Lugano: L'Art Ancien
4 R – Z and Supplement. – ca. 1925. – S. 519 – 722: Ill. – (...; 16)

Bibl.Sud. 1854
Notation: Sud. XIII, 0
Gilhofer und Ranschburg <Wien>:
Catalogue / Gilhofer & Ranschburg. – Wien
206 Bibliothek Hofrat Dr. E. v. Ottenthal. – [1927]

Bibl.Sud. 1855
Notation: Sud. XIII, 3
Weule, Karl:
Kulturelemente der Menschheit: Anfänge und Urformen der materiellen Kultur / von Karl Weule. – Stuttgart: Franckh, [1911]. – 94 S.: Ill.

Bibl.Sud. 1856
Notation: Sud. XIII, 3
Weule, Karl:
Die Urgesellschaft und ihre Lebensfürsorge / von Karl Weule. – 10. Aufl. – Stuttgart: Franckh, 1912. – 110 S.: Ill.

Bibl.Sud. 1857
Notation: Sud. XIII, 3
Museum für Völkerkunde <Leipzig>:
Illustrierter Führer durch die Prähistorische Abteilung / Städtisches Museum für Völkerkunde zu Leipzig. Verf. von Johannes Richter. – Leipzig: Selbstverl. des Museums, 1922. – 66, VIII S.: Ill.

Bibl.Sud. 1858
Notation: Sud. XIII, 3
Pflugk-Harttung, Julius von:
Urzeit und Altertum: eine Skizze aus fernster Vergangenheit / von Julius v. Pflugk-Harttung. – Gotha: Perthes, 1912. – X, 26 S.

Bibl.Sud. 1859
Notation: Sud. XIII, 3
Franke, Carl:
Die mutmaßliche Sprache der Eiszeitmenschen in allgemein verständlicher Darstellung / von Carl Franke. – Leipzig u.a.: Loele, 1911. – VIII, 112 S.

Bibl.Sud. 1860
Notation: Sud. XIII, 3
Götze, Alfred:
Führer auf die Steinsburg bei Römhild / hrsg. und bearb. von Prof. Dr. Götze. – 2. Aufl. – Hildburghausen: Gadow, 1928. – 31 S.: Ill., Kt. + Kt.-Beil.

Bibl.Sud. 1861
Notation: Sud. XIII, 3
Hoermann, Konrad:
Die dritte Hallstattstufe im Gebiet der anthropologischen Sektion und die Nekropole in der Beckersloh / von K. Hörmann. – Nürnberg: Naturhistor. Ges., 1925. – S. 155 – 248, 12 Bl.: Ill., graph. Darst. – (Abhandlungen der Naturhistorischen Gesellschaft Nürnberg; 21,5)

Bibl.Sud. 1862
Notation: Sud. XIII, 3
Schumacher, Karl:
Verzeichnis der Abgüsse und wichtigeren Photographien mit Germanen-Darstellungen / von K. Schumacher. – Mainz: Wilckens, 1909. – 56 S.: Ill. – (Römisch-Germanisches Zentralmuseum <Mainz>: Kataloge; 1)

Bibl.Sud. 1863
Notation: Sud. XIII, 3
Gradmann, Robert:
Der Getreidebau im deutschen und römischen Altertum: Beiträge zur Verbreitungsgeschichte der Kul-

turgewächse / von Robert Gradmann. – Jena: Costenoble, 1909. – 111 S.

Bibl.Sud. 1864
Notation: Sud. XIII, 3
Stiftelsen Skansen <Stockholm>:
Skansens vägvisare = Führer durch Skansen. – Stockholm: Verl. des „Nordiska Museet"
1 Die kulturhistorische Abteilung von Skansen / Axel Nilsson. – 1908. – 111 S.: Ill., Kt.

Bibl.Sud. 1865
Notation: Sud. XIII, 3
Lammert, Gottfried:
Volksmedizin und medizinischer Aberglaube in Bayern und den angrenzenden Bezirken: begründet auf die Geschichte der Medizin und Cultur; mit historischer Einleitung / von G. Lammert. – Würzburg: Julien, 1869. – V, 273 S., [1] Bl.: Ill.

Bibl.Sud. 1866
Notation: Sud. XIII, 3
Flügel, Georg Josef:
Volksmedizin und Aberglaube im Frankenwalde / nach zehnjähriger Beobachtung dargest. von Dr. Flügel. – München: Lentner, 1863. – VIII, 81 S.

Bibl.Sud. 1867
Notation: Sud. XIII, 3
Fossel, Victor:
Volksmedicin und medizinischer Aberglaube in Steiermark: ein Beitrag zur Landeskunde / von Victor Fossel. – Graz: Leuschner & Lubensky, 1885. – VI, 172 S.

Bibl.Sud. 1868
Notation: Sud. XIII, 3
Diepgen, Paul:
Volksheilkunde und wissenschaftliche Medizin / von Paul Diepgen. – Berlin: Stubenrauch, [1928]. – S. 27 – 40
Aus: Die Volkskunde und ihre Beziehungen zu Recht, Medizin, Vorgeschichte

Bibl.Sud. 1869-1
Notation: Sud. XIII, 4
Henschel, August Wilhelm Eduard Theodor:
Zur Geschichte der Medicin in Schlesien / von A. W. E. Th. Henschel. – Breslau: Aderholz
1 Die vorliterarischen Anfänge. – 1937. – X, 123 S.

Bibl.Sud. 1870
Notation: Sud. XIII, 3
Geipel, Adolf:
Die hervorragenden Männer der deutschen Stämme: ein Beitrag zur geistigen Anthropologie als Grundlage einer deutschen Rassenhygiene / vorgelegt von Adolf Geipel. – 1929. – 27 S.
Leipzig, Univ., Diss.

Bibl.Sud. 1871
[Bibl.Sud. 2100]
Notation: Sud. XIII, 4
Walahfridus <Strabo>:
[Hortulus] Des Walahfrid von der Reichenau Hortulus: Gedichte über die Kräuter seines Klostergartens vom Jahre 827 / eingel. und medizinisch, botanisch und druckgeschichtlich gewürdigt von Karl Sudhoff ... – Wiedergabe des ersten Wiener Dr. vom Jahre 1510. – München: Verl. der Münchner Dr., 1926. – XXIV, [23] S.: Ill. – (Münchener Beiträge zur Geschichte und Literatur der Naturwissenschaften und Medizin / Sonderheft; 1)

Bibl.Sud. 1872
Notation: Sud. XIII, 4
Pfeiffer, Franz:
Zwei deutsche Arzneibücher aus dem XII. und XIII. Jahrhundert: mit einem Wörterbuche / von Franz Pfeiffer. – Wien: Gerold, 1863. – 93 S.
Aus: Sitzungsber. der phil.-hist. Cl. der kais. Akad. der Wiss.; 42, 3

Bibl.Sud. 1873
Notation: Sud. XIII, 4
Herzogliches Gymnasium Ernestinum <Gotha>:
Programm des Gymnasium Ernestinum zu Gotha als Einladung zur Theilnahme an den am 25. und 26. März zu veranstaltenden Prüfungen sämmtlicher Classen: Inhalt. 1) Das mittelniederdeutsche Gothaer Arzeneibuch und seine Pflanzennamen. Von Prof. Dr. Regel. 2) Schulnachrichten. Von dem Director. – Gotha, 1872. – 27 S.

Bibl.Sud. 1873#Beibd. 1
Notation: Sud. XIII, 4
Herzogliches Gymnasium Ernestinum <Gotha>:
Programm des Gymnasium Ernestinum zu Gotha als Einladung zur Theilnahme an den am 7. und 8. April zu veranstaltenden Prüfungen sämmtlicher Classen: Inhalt. 1) Das mittelniederdeutsche Gothaer Arzeneibuch und seine Pflanzennamen. Von Prof. Dr. Regel. 2) Schulnachrichten. Von dem Director. – Gotha, 1873. – 38 S.

Bibl.Sud. 1874
Notation: Sud. XIII, 4
Willeke, Franz:
Das Arzneibuch des Arnoldus Doneldey / von Franz Willeke. – 1912. – 71 S.
Münster i. W., Univ., Diss., 1912

Bibl.Sud. 1874#Beibd. 1
Notation: Sud. XIII, 4
Sudhoff, Karl:
Franz Willeke, Das Arzneibuch des Arnoldus Doneldey / [Karl Sudhoff]. – Stuttgart: Kohlhammer, 1914. – S. 125 – 130
Aus: Zeitschrift für Deutsche Philologie; 46

Bibl.Sud. 1875
Notation: Sud. XIII, 4
Doneldey, Arnold:
[Das Bremer mittelniederdeutsche Arzneibuch] Das Bremer mittelniederdeutsche Arzneibuch des Arnoldus Doneldey / mit Einl. und Glossar hrsg. von Ernst Windler. – Neumünster: Wachholtz, 1932. – XV, 83 S. – (Niederdeutsche Denkmäler; 7)

Bibl.Sud. 1876
Notation: Sud. XIII, 4
Haupt, Joseph:
Ueber das mitteldeutsche Arzneibuch des Meisters Bartholomaeus / von Joseph Haupt. – Wien: Gerold, 1872. – 118 S.
Aus: Sitzungsberichte der phil.-hist. Classe der kais. Akad. der Wiss.; 71

Bibl.Sud. 1877
Notation: Sud. XIII, 4
Nicolaus <Salernitanus>:
Eene middelnederlandsche vertaling van het Antidotarium Nicolaï: ms. 15624 – 15641, Kon. Bibl. te Brussel; met den latijnschen tekst der eerste gedrukte uitgave van het Antidotarium Nicolaï / uitg. door W. S. van den Berg. – Leiden: Brill, 1917. – XXXV, 278 S.
Originaltitel: Antidotarium

Bibl.Sud. 1878
Notation: Sud. XIII, 4
Hildegardis <Bingensis>:
[Myst. Tier- u. Artzeneyen-Buch, das ist das Buch von den Tieren, die auf der Erde umherlaufen, dem Gewürm, den Vögeln in der Luft und ihren Heilkräften gegen allerlei menschliche Krankheit] Der Aebtissin St. Hildegardis myst. Tier- u. Artzeneyen-Buch, das ist das Buch von den Tieren, die auf der Erde umherlaufen, dem Gewürm, den Vögeln in der Luft und ihren Heilkräften gegen allerlei menschliche Krankheit: durch ihren Caplan den Mönch Volmarus niedergeschrieben in den Jahren des Herrn 1150 – 1160 / [nach dem Text der Pariser Handschrift aus dem Lat. übertr., erl. und mit Tierzeichnungen aus dem XII. Jahrhundert vers. von Alfons Huber]. – Wien: Gloriette-Verl., [1923]. – 123 S.: Ill.
Teilausg.

Bibl.Sud. 1879
Notation: Sud. XIII, 4
Bartholomaeus <Salernitanus>:
[Angebliche Practica] Angebliche Practica des Bartholomaeus von Salerno: Papier-Handschrift der herzogl. Sachs.-Coburg-Gothaischen Bibliothek No. 920, fol. 85 a bis 104 b = Introductiones et experimenta magistri Bartholomaei in practicam Hippocratis Galieni Constantini graecorum medicorum / hrsg. von Felix Oefele. – Bad Neuenahr (Rheinpreussen), 1894. – S. 85 a – 104 b

Bibl.Sud. 1880
Notation: Sud. XIII, 4
Hildegardis <Bingensis>:
[Die Physica] Die Physica der heiligen Hildegard / von J. Berendes. – Wien: Verl. der Wochenschrift „Pharmaceutische Post", 1897. – 110 S.: Ill.
Aus: Pharmaceutische Post; 1896 – 1897. – Teilausg.

Bibl.Sud. 1881
Notation: Sud. XIII, 4
Bayerische Akademie der Wissenschaften <München>:
Sitzungsberichte der Königl. Bayerischen Akademie der Wissenschaften zu München. – München
Vorg. → Bayerische Akademie der Wissenschaften <München>: Gelehrte Anzeigen. – Forts. → Bayerische Akademie der Wissenschaften <München> / Mathematisch-Physikalische Klasse: Sitzungsberichte der Bayerischen Akademie der Wissenschaften zu München, ... – Forts. → Bayerische Akademie der Wissenschaften <München> / Philosophisch-Philologische Klasse: Sitzungsberichte der Bayerischen Akademie der Wissenschaften, Philosophisch-Philologische und ...
Erscheinungsverlauf: 1860 – 1870
Bestand: 1870,1

Bibl.Sud. 1882
Notation: Sud. XIII, 4
Hildegardis <Bingensis>:
[Causae et curae] Hildegardis Causae et curae / ed. Paulus Kaiser. – Lipsiae: Teubnerus, 1903. – V, 254 S.

Bibl.Sud. 1883
Notation: Sud. XIII, 4
Fischer, Hermann:
Die heilige Hildegard von Bingen: die erste deutsche Naturforscherin und Ärztin; ihr Leben und Werk / Hermann Fischer. – München: Verl. der Münchner Dr., 1927. – 161 S.: Ill. – (Münchener Beiträge zur Geschichte und Literatur der Naturwissenschaften und Medizin; 7/8)

Bibl.Sud. 1884
Notation: Sud. XIII, 4
Riesch, Helene:
Die heilige Hildegard von Bingen / von Helene Riesch. – Freiburg im Breisgau: Herder, 1918. – 160 S.: Ill. – (Frauenbilder)

Bibl.Sud. 1885
Notation: Sud. XIII, 4
Höfler, Max:
Volksmedizinische Botanik der Germanen / von Max Höfler. – Wien: Ludwig, 1908. – 124 S. – (Quellen und Forschungen zur deutschen Volkskunde; 5)

Bibl.Sud. 1886
Notation: Sud. XIII, 4
Marzell, Heinrich:
Unsere Heilpflanzen: ihre Geschichte und ihre Stellung in der Volksbotanik; ethnobotanische Streifzüge / von Heinrich Marzell. – Freiburg im Breisgau: Fisher, 1922. – XXVIII, 240 S.: Ill.

Bibl.Sud. 1887
Notation: Sud. XIII, 4
Alte Heilkräuter / hrsg. von Heinrich Marzell. – Jena: Diederichs, 1926. – 77 S.: zahlr. Ill. – (Deutsche Volkheit)

Bibl.Sud. 1888
Notation: Sud. XIII, 4
Marzell, Heinrich:
Die Pflanzen im deutschen Volksleben / beschrieben von Heinrich Marzell. – Jena: Diederichs, 1925. – 95 S.: Ill. – (Deutsche Volkheit)

Bibl.Sud. 1889
Notation: Sud. XIII, 4
Schulz, Hugo:
Vorlesungen über Wirkung und Anwendung der deutschen Arzneipflanzen: für Ärzte und Studierende / von Hugo Schulz. – Leipzig: Thieme, 1919. – 366 S.

Bibl.Sud. 1890
Notation: Sud. XIII, 4
Hyrtl, Joseph:
Die alten deutschen Kunstworte der Anatomie / ges. und erl. von Joseph Hyrtl. – Wien: Braumüller, 1884. – XXI, 230 S.

Bibl.Sud. 1891
Notation: Sud. XIII, 4
Zaunick, Rudolph:
Die Fischerei-Tollköder in Europa vom Altertum bis zur Neuzeit: geschichtliche Studien zur angewandten Naturwissenschaft / von Rudolph Zaunick. – Stuttgart: Schweizerbart, 1928. – S. 528 – 736
Aus: Archiv für Hydrobiologie / Suppl.; 4

Bibl.Sud. 1892
Notation: Sud. XIII, 4
Nicolaus <de Polonia>:
Brata Mikołaja z Polski Pisma lekarskie / wyd. i objaśnił Ryszard Ganszyniec. – Poznań: Druk. Zjednoczenia młodziezy, 1920. – 236 S. – (Uniwersytet Poznański: [Prace naukowe Uniwersytetu Poznańskiego]; 2)

Bibl.Sud. 1893
Notation: Sud. XIII, 4
Albich, Siegmund:
Albíkova životospráva pro císaře Zikmunda / podává Ondřej Schrutz. – V Praze: Grégr, 1909. – 23 S.
Aus: Časopis lékařů českých

Bibl.Sud. 1894
Notation: Sud. XIII, 4
Brunner, Conrad:
Über Medizin und Krankenpflege im Mittelalter in schweizerischen Landen / von Conrad Brunner. – Zürich: Seldwyla, 1922. – X, 158 S.: Ill. – (Schweizerische Gesellschaft für Geschichte der Medizin und der Naturwissenschaften: Veröffentlichungen der Schweizerischen Gesellschaft für Geschichte der Medizin und der Naturwissenschaften; 1)

Bibl.Sud. 1895
Notation: Sud. XIII, 4
Lang, August:
Medizinische Gerichtsbarkeit im alten Zürich: 1714 – 1738 / von August Lang. – Zürich: Orell Füssli, 1925. – 64 S. – (Zürcher medizingeschichtliche Abhandlungen; 5)

Bibl.Sud. 1896
Notation: Sud. XIII, 4
Brunner, Conrad:
Die Verwundeten in den Kriegen der alten Eidgenossenschaft: Geschichte des Heeressanitätswesens und der Kriegschirurgie in schweizerischen Landen bis zum Jahre 1798 / von Conrad Brunner. – Tübingen: Laupp, 1903. – XVI, 418 S.: Ill.

Bibl.Sud. 1897
Notation: Sud. XIII, 4
Grøn, Fredrik:
Altnordische Heilkunde / F. Grön. – Harlem: Bohn, 1908. – 160 S.
Aus: Janus; 13

Bibl.Sud. 1898
Notation: Sud. XIII, 4
Curschmann, Fritz:
Hungersnöte im Mittelalter: ein Beitrag zur deutschen Wirtschaftsgeschichte des 8. bis 13. Jahrhunderts / von Fritz Curschmann. – Leipzig: Teubner, 1900. – VI, 217 S. – (Leipziger Studien aus dem Gebiet der Geschichte; 6,1)

Bibl.Sud. 1899
Notation: Sud. XIII, 4
Baas, Karl:
Zur Geschichte der mittelalterlichen Heilkunst im Bodenseegebiet / von Karl Baas. – Berlin: Duncker, 1906. – S. 130 – 158
Aus: Archiv für Kulturgeschichte; 4

Bibl.Sud. 1900
Notation: Sud. XIII, 4
Baas, Karl:
Gesundheitspflege im mittelalterlichen Freiburg im Breisgau: eine kulturgeschichtliche Studie / von Karl Baas. – Freiburg im Breisgau: Fehsenfeld, 1905. – 84 S.

Bibl.Sud. 1900#Beibd. 1
Notation: Sud. XIII, 4
Baas, Karl:
Gesundsheitspflege im mittelalterlichen Freiburg i.Br.: ein Nachtrag / von K. Baas. – Freiburg im Breisgau: Wagner, 1910. – S. 308 – 326
Aus: Zeitschrit der Ges. für Beförderung der Geschichts-, Altertums- und Volkskunde von Freiburg, dem Breisgau und den angrenzenden Landschaften; 26

Bibl.Sud. 1900 a
Notation: Sud. XIII, 4 = Par. 400
Widmann, S.:
Johann Gottfried Rademacher, ein westf. Arzt: ein Ehrenretter des Theophrastus Paracelsus / von S. Widmann. – [Münster], [1932]. – [1] Bl.
Aus: [Münsterischer Anzeiger; 1932]

Bibl.Sud. 1901
Notation: Sud. XIII, 4
Baas, Karl:
Gesundheitspflege im mittelalterlichen Basel / von Karl Baas. – Zürich u.a.: Orell Füssli, 1926. – 120 S. – (Zürcher medizingeschichtliche Abhandlungen; 6)

Bibl.Sud. 1902
Notation: Sud. XIII, 4
Baas, Karl:
Studien zur Geschichte des mittelalterlichen Medizinalwesens in Colmar / von Karl Baas. – Heidelberg: Winter, [1907]. – S. 218 – 246
Aus: Zeitschrift für die Geschichte des Oberrheins / N.F.; 22

Bibl.Sud. 1903
Notation: Sud. XIII, 4
Baas, Karl:
Heinrich Louffenberg von Freiburg und sein Gesundheitsregiment (1429) / von Karl Baas. – Heidelberg: Winter, [1906]. – S. 364 – 389
Aus: Zeitschrift für die Geschichte des Oberrheins / N.F.; 21

Bibl.Sud. 1903#Beibd. 1
Notation: Sud. XIII, 4
Baas, Karl:
Notiz über Heinrich Louffenbergs Gesundheitsregiment (1429) / von Karl Baas. – [Bonn]: [Hanstein], [1905]. – S. 236 – 237: Ill.
Aus: Alemannia / N.F.; 6

Bibl.Sud. 1904
Notation:
Sudhoff, Karl:
Der Ulmer Stadtarzt Dr. Heinrich Steinhöwel (1420 – 1482) als Pestautor / Karl Sudhoff. – [München]: [Verl. der Münchner Drucke], [1926]. – S. 171 – 216, [62] Bl.: Ill.
Enth. außerdem: Steinhöwel, Heinrich: Buchlin der ordnung, wie sich der mensch halten sol, zu den zÿten diser grúsenlichen Kranckheit, Faks. – Aus: Die ersten gedruckten Pestschriften

Bibl.Sud. 1905
Notation: Sud. XIII, 4
Reinhardstoettner, Karl von:
Martinus Balticus: ein Humanistenleben aus dem sechzehnten Jahrhundert / von Karl von Reinhardstoettner. Zeichn. von Philipp Sporrer. – Bamberg: Buchner, 1890. – 85 S.: Ill. – (Bayerische Bibliothek; 1)
Mit Portr.: Balticus, Martin

Bibl.Sud. 1906
Notation: Sud. XIII, 7
Mogk, Eugen:
Die Menschenopfer bei den Germanen / von E. Mogk. – Leipzig: Teubner, 1909. – S. [603] – 643. – (Königlich-Sächsische Gesellschaft der Wissenschaften / Philologisch-Historische Klasse: Abhandlungen der Philologisch-Historischen Classe der Königlich-Sächsischen Gesellschaft der Wissenschaften; 27,17)

Bibl.Sud. 1907
Notation: Sud. XIII, 7
Wiedmer-Stern, Jacob:
Das gallische Gräberfeld bei Münsingen (Kanton Bern) / von J. Wiedmer-Stern. – Bern: Grunau, 1908. – 93 S., 35 Bl.: zahlr. Ill., Kt.

Bibl.Sud. 1908
Notation: Sud. XIII, 7
Höfler, Max:
Die volksmedizinische Organotherapie und ihr Verhältnis zum Kultopfer / von M. Höfler. – Stuttgart u.a.: Union Dt. Verl.-Ges., [1908]. – 305 S.: Ill.

Bibl.Sud. 1909
Notation: Sud. XIII, 7
Höfler, Max:
Gebildbrote aus gallo-römischer Zeit / von M. Höfler. – Braunschweig: Vieweg, 1912. – S 244 – 252: Ill.
Aus: Archiv für Anthropologie / N.F.; 11

Bibl.Sud. 1910
Notation: Sud. XIII, 7
Höfler, Max:
Das Herz als Gebildbrot / von M. Höfler. – Braunschweig: Vieweg, 1906. – S. 264 – 275: Ill.
Aus: Archiv für Anthropologie / N.F.; 5

Bibl.Sud. 1911
Notation: Sud. XIII, 7
Höfler, Max:
Gebildbrote der Faschings-, Fastnachts- und Fastenzeit / von Max Höfler. – Wien: Gerold, 1908. – 104 S.: Ill. – (Zeitschrift für österreichische Volkskunde / Supplementheft; 5)

Bibl.Sud. 1912
Notation: Sud. XIII, 7
Höfler, Max:
Gebildbrote bei der Geburts-, Wochenbett- und Tauffeier (Geburts- und Namenstag) / von Max Höfler. – Wien: Verl. des Vereines für österreichische Volkskunde, 1909. – 31 S.: Ill.
Aus: Zeitschrift für österreichische Volkskunde; 15

Bibl.Sud. 1913
Notation: Sud. XIII, 7
Höfler, Max:
Ostergebäcke: eine vergleichende Studie der Gebildbrote zur Osterzeit / von Max Höfler. – Wien: Gerold, 1906. – 67 S., IV Bl.: Ill. – (Zeitschrift für österreichische Volkskunde / Supplementheft; 4)

Bibl.Sud. 1914
Notation: Sud. XIII, 7
Höfler, Max:
Das Haaropfer in Teigform / von M. Höfler. – Braunschweig: Vieweg, 1906. – S. 131 – 148: Ill.
Aus: Archiv für Anthropologie / N.F.; 4

Bibl.Sud. 1915
Notation: Sud. XIII, 7
Höfler, Max:
Gebildbrote der Sommer-Sonnenwendzeit / von Max Höfler. – Wien: Verl. des Vereines für österreichische Volkskunde, 1910. – 16 S.: Ill.
Aus: Zeitschrift für österreichische Volkskunde; 16

Bibl.Sud. 1916
Notation: Sud. XIII, 7
Höfler, Max:
Volksmedizin und Aberglaube in Oberbayerns Gegenwart und Vergangenheit / von M. Höfler. – München: Stahl, 1888. – XII, 243 S., II Bl.: Ill.

Bibl.Sud. 1917
Notation: Sud. XIII, 7
Ein Sindelsdorfer Hausmittelbuch für Tierkrankheiten / erl. durch M. Höfler. – Harlem: Bohn, 1910. – 103 S.
Aus: Janus; 15

Bibl.Sud. 1918
Notation: Sud. XIII, 7
Höfler, Max:
Zur altgermanischen Heilkunde / von M. Höfler. – [Harlem]: [Bohn], 1903. – 36 S.
Aus: Janus; 8

Bibl.Sud. 1919
Notation: Sud. XIII, 7
Höfler, Max:
Deutsches Krankheitsnamen-Buch / von M. Höfler. – München: Piloty & Loehle, 1899. – XI, 922 S.

Bibl.Sud. 1920
Notation: Sud. XIII, 7
Fischer, Ludwig:
Max Höfler: das Lebensbild eines deutschen Mannes / von Ludwig Fischer. – Bad Tölz: Dewitz, 1916. – 51 S.: Ill.
Aus: Altbayerische Monatsschrift; 13

Bibl.Sud. 1921
Notation: Sud. XIII, 7
Andree, Richard:
Votive und Weihegaben des katholischen Volks in Süddeutschland: ein Beitrag zur Volkskunde / von Richard Andree. – Braunschweig: Vieweg, 1904. – XVII, 191 S., XXXII Bl.: Ill.

Bibl.Sud. 1922
Notation: Sud. XIII, 7
Bargheer, Ernst:
Eingeweide: Lebens- und Seelenkräfte des Leibesinneren im deutschen Glauben und Brauch / von Ernst Bargheer. – Berlin: de Gruyter, 1931. – XV, 443 S.: Ill.

Bibl.Sud. 1923
Notation: Sud. XIII, 7
Liebeschütz, Hans:
Das allegorische Weltbild der heiligen Hildegard von Bingen. – Leipzig: Teubner, 1930. – VIII, 179 S.: Ill. – (Warburg Institute <London>: Studies of the Warburg Institute; 16.)

Bibl.Sud. 1924
Notation: Sud. XIII, 7
Schwab, Gustav:
Geschichte von der wunderlichen Geduld der Gräfin Griseldis / nach Boccaccios Novelle wiedererzählt von Gustav Schwab. – München: Holbein-Verl., 1923. – 36 S.: Ill. – (Mittelalterliche Volksbücher; 2)
Bearb. von: Boccaccio, Giovanni: Griselda

Bibl.Sud. 1925
Bibl.Sud. 2696
Notation: Sud. XIII, 7; Sud. XXI, 41
Peters, Hermann:
Der Arzt und die Heilkunst in der deutschen Vergangenheit / Hermann Peters. – Leipzig: Diederichs, 1900. – [71] Bl.: zahlr. Ill. – (Monographien zur deutschen Kulturgeschichte; 3)

Bibl.Sud. 1926
Notation: Sud. XIII, 7
Sticker, Georg:
Die Entwicklung der ärztlichen Kunst in Deutschland / Georg Sticker. – München: Verl. der Münchner Drucke, 1927. – 51 S., XVIII Bl.: Ill. – (Münchener Beiträge zur Geschichte und Literatur der Naturwissenschaften und Medizin; 6)

Bibl.Sud. 1927
Notation: Sud. XIII, 7
Deutscher Ärztetag <46, 1927, Würzburg>:
Festschrift zum 46. Deutschen Ärztetag in Würzburg: vom 6. bis 10. September 1927 / ... hrsg. von Franz Frisch ... – Würzburg: Stürtz, 1927. – V, 219 S.: Ill.

Bibl.Sud. 1928
Notation: Sud. XIII, 7
Wehrli, Gustav A.:
Die Bader, Barbiere und Wundärzte im alten Zürich / von G. A. Wehrli. – Zürich: Leemann, 1927. – 100 S.: Ill. – (Antiquarische Gesellschaft <Zürich>: Mitteilungen der Antiquarischen Gesellschaft in Zürich; 30, 3) (Antiquarische Gesellschaft <Zürich>: Neujahrsblatt; 91)

Bibl.Sud. 1929
Notation: Sud. XIII, 7
Wehrli, Gustav A.:
Die Wundärzte und Bader Zürichs als zünftige Organisation: Geschichte der Gesellschaft zum Schwarzen Garten / von G. A. Wehrli. – Zürich: Leemann, 1931. – 132 S.: Ill. – (Antiquarische Gesellschaft <Zürich>: Mitteilungen der Antiquarischen Gesellschaft in Zürich; 30,8) (Antiquarische Gesellschaft <Zürich>: Neujahrsblatt; 95)

Bibl.Sud. 1930
Notation: Sud. XIII, 7
Martin, Alfred:
Deutsches Badewesen in vergangenen Tagen: nebst einem Beitrage zur Geschichte der deutschen Wasserheilkunde / Alfred Martin. – Jena: Diederichs, 1906. – 448 S.: Ill.

Bibl.Sud. 1930#Beibd. 1
Notation: Sud. XIII, 7
Martin, Alfred:
Heilende Woge / von Alfred Martin. – Berlin: Urban & Schwarzenberg, 1915. – 2 S.
Aus: Medizinische Klinik; 1915,15

Bibl.Sud. 1931
Notation: Sud. XIII, 7
Renz, Wilhelm Theodor:
Literatur-Geschichte von Wildbad in Text-Proben und Biographieen: nebst einer Beigabe: die Lage, das Klima, die heutigen Curmittel, der Krankheits-Kreis und die Frequenz-Statistik Wildbad's / von Wilh. Theodor v. Renz. – Stuttgart: Greiner, 1881. – VIII, 190 S.: Ill.

Bibl.Sud. 1932
Notation: Sud. XIII, 7
Schulz, August:
Euricius Cordus als botanischer Forscher und Lehrer / von August Schulz. – Halle a.d.S.: Nebert, 1919. – 32 S. – (Naturforschende Gesellschaft <Halle, Saale>: Abhandlungen der Naturforschenden Gesellschaft zu Halle a.d.S. / Neue Folge; 7)

Bibl.Sud. 1933
Notation: Sud. XIII, 7
Archiv für Fischereigeschichte: Darstellungen u. Quellen / hrsg. im Auftr. d. Deutschen Fischerei-Vereins. – Berlin: Parey, 1913
Erscheinungsverlauf: H. 1.1913 – 18/19.1934/35; damit Ersch. eingest.
Bestand: 7.1916,Beil.

Bibl.Sud. 1934
Notation: Sud. XIII, 7
Historische Studien und Skizzen zu Naturwissenschaft, Industrie und Medizin am Niederrhein: der 70. Versammlung der deutschen Naturforscher und Ärzte gewidmet / von dem naturwissenschaftlichen Verein ... Düsseldorf. [Karl Sudhoff]. – Düsseldorf: Müller, 1898. – 173 S.
NST: Festschrift der 70. Versammlung der deutschen Naturforscher und Ärzte

Bibl.Sud. 1935
Notation: Sud. XIII, 8
Beiträge zur Deutschen Bildungsgeschichte: Festschrift zur Zweihundertjahrfeier der Deutschen Gesellschaft in Leipzig 1727 – 1927. – Leipzig: Lorentz, 1927. – 163 S.: Ill. – (Deutsche Gesellschaft zur Erforschung Vaterländischer Sprache und Alterthümer: Mitteilungen; 12)

Bibl.Sud. 1936
Notation: Sud. XIII, 8
Bruchmüller, Wilhelm:
Kleine Chronik der Universität Leipzig: von 1409 – 1914; der Sonder-Ausstellung „Der deutsche Student" gewidmet / von Wilhelm Bruchmüller. – Leipzig: Merseburger, 1914. – 32 S.: Ill.

Bibl.Sud. 1936#Beibd. 1
Notation: Sud. XIII, 8
Wustmann, Gustav:
Kleine Chronik von Leipzig: ein Merkbüchlein zur Stadtgeschichte / von Gustav Wustmann. – Leipzig: Merseburger, 1908. – 20 S.: Ill.

Bibl.Sud. 1937
Notation: Sud. XIII, 8
Vereinigung von Förderern und Freunden der Universität Leipzig:
Bericht 1928 und Überblick über die Zeit seit der Gründung der Vereinigung / Vereinigung von Förderern und Freunden der Universität Leipzig. – Leipzig: Barth, 1930. – 98 S.

Bibl.Sud. 1938-1
Notation: Sud. XIII, 8
Kirn, Otto:

Die Leipziger Theologische Fakultät in fünf Jahrhunderten: 1409 – 1909 / von Otto Kirn. – Leipzig: Hirzel, 1909. – 232 S.: Ill. – (Universität <Leipzig>: Festschrift zur Feier des fünfhundertjährigen Bestehens der Universität Leipzig; 1)

Bibl.Sud. 1938-2
Notation: Sud. XIII, 8
Friedberg, Emil:
Die Leipziger Juristenfakultät, ihre Doktoren und ihr Heim: 1409 – 1909 / von Emil Friedberg. – Leipzig: Hirzel, 1909. – 236 S.: Ill. – (Universität <Leipzig>: Festschrift zur Feier des fünfhundertjährigen Bestehens der Universität Leipzig; 2)
2. verb. und stark verm. Aufl. von: Das Collegium Juridicum, 1882 und Hundert Jahre aus dem Doktorbuche d. Leipziger Juristenfakultät, 1887

Bibl.Sud. 1938-3
Notation: Sud. XIII, 8
Universität <Leipzig> / Medizinische Fakultät:
Die Institute der Medizinischen Fakultät an der Universität Leipzig: 1409 – 1909. – Leipzig: Hirzel, 1909. – 322 S.: Ill., graph. Darst. – (Universität <Leipzig>: Festschrift zur Feier des fünfhundertjährigen Bestehens der Universität Leipzig; 3)

Bibl.Sud. 1938-4,1
Notation: Sud. XIII, 8
Universität <Leipzig> / Philosophische Fakultät:
Die Institute und Seminare der Philosophischen Fakultät an der Universität Leipzig: 1409 – 1909. – Leipzig: Hirzel. – (Universität <Leipzig>: Festschrift zur Feier des fünfhundertjährigen Bestehens der Universität Leipzig; ...)
1 Die philologische und die philosophisch-historische Sektion. – 1909. – 246 S.: Ill., Kt. – (...; 4,1)

Bibl.Sud. 1938-4,2
Notation: Sud. XIII, 8
Universität <Leipzig> / Philosophische Fakultät:
Die Institute und Seminare der Philosophischen Fakultät an der Universität Leipzig: 1409 – 1909. – Leipzig: Hirzel. – (Universität <Leipzig>: Festschrift zur Feier des fünfhundertjährigen Bestehens der Universität Leipzig; ...)
2 Die mathematisch-naturwissenschaftliche Sektion. – 1909. – 168 S.: Ill., Kt. – (...; 4,2)

Bibl.Sud. 1939
Notation: Sud. XIII, 8
Binding, Karl:
Die Feier des fünfhundertjährigen Bestehens der Universität Leipzig: amtlicher Bericht / im Auftr. des akad. Senates erstattet von Karl Binding. – Leipzig: Hirzel, 1910. – XII, 380 S.: Ill.

Bibl.Sud. 1940
Notation: Sud. XIII, 8
Universität <Leipzig>:
Die Universität Leipzig: 1409 – 1909; Gedenkblätter zum 30. Juli 1909. – Leipzig: Quelle & Meyer, 1909. – 86 S.: Ill.

Bibl.Sud. 1941
Notation: Sud. XIII, 8
Der historische Festzug anläßlich der Jubelfeier des 500jährigen Bestehens der Universität zu Leipzig: in 25 kolorierten Vollbildern nach Originalen / von Erich Gruner; mit kurzem begleitenden Text von Carl Chun. – Leipzig: Weber, 1909. – [51] Bl.: überwiegend Ill.

Bibl.Sud. 1942
Notation: Sud. XIII, 8
Beiträge zur Geschichte der Universität Leipzig im fünfzehnten Jahrhundert: zur Feier des 500jährigen Jubiläums der Universität / gewidmet von der Universitäts-Bibliothek. – Leipzig: Harrassowitz, 1909. – 63, 93 S.: Ill.

Bibl.Sud. 1943
Notation: Sud. XIII, 8
Leipziger Universitaets-Jubilaeum: 1409 – 1909; Gedenkblatt der Leipziger Neuesten Nachrichten zum Universitäts-Jubiläum 1909 / [für den Inh. verantw.: Egbert Delpy]. – Leipzig: Herfurth, 1909. – [6] Bl.: Ill.

Bibl.Sud. 1944
Notation: Sud. XIII, 8
Medizinische Gesellschaft <Leipzig>:
Verhandlungen der Medicinischen Gesellschaft zu Leipzig. – Leipzig; München [u.a.], 1864
Auch als Sonderdr. aus → Klinische Wochenschrift. – 1886/87 – 1896/97 → Medizinische Gesellschaft <Leipzig>: Berichte über die Sitzungen der Medicinischen Gesellschaft zu Leipzig
Erscheinungsverlauf: 1.1863/64 (1864); 1897/98 – 1932/33[?]
Bestand: 1914 (1915); 1921 (1922) – 1926/27 (1928); 1930/31

Bibl.Sud. 1945
Notation: Sud. XIII, 8
Das Leipziger medizinische Viertel / hrsg. von Martin Weiser. – Leipzig: Lorentz, 1914. – VIII, 146, XVI S.: zahlr. Ill.

Bibl.Sud. 1946
Notation: Sud. XIII, 8
Rabl, Carl:
Geschichte der Anatomie an der Universität Leipzig / von Carl Rabl. – Leipzig: Barth, 1909. – IV, 126 S., X Bl.: Ill. – (Studien zur Geschichte der Medizin; 7)

Bibl.Sud. 1947
Notation: Sud. XIII, 8
Die neue Königliche Frauenklinik in Dresden / von Prof. Dr. Leopold und Geh. Baurat Reichelt. – Leipzig: Hirzel, 1906. – 67 S., 35, 12 Bl.: zahlr. Ill. – (Arbeiten aus der Königlichen Frauenklinik in Dresden; 3)

Bibl.Sud. 1947 a
Notation: Sud. XIII, 8
Trier'sches Institut <Leipzig>:
Festschrift zur Jahrhundertfeier des Trier'schen Institutes oder Universitäts-Frauenklinik in Leipzig: am 29. Oktober 1910. – Leipzig, 1910. – 164 S.: Ill.
Aus: Archiv für Gynäkologie; Bd. 92, H. 1

Bibl.Sud. 1948
Notation: Sud. XIII, 8
Kolde, Theodor:
Die Universität Erlangen unter dem Hause Wittelsbach: 1810 – 1910; Festschrift zur Jahrhundertfeier der Verbindung der Friderico-Alexandrina mit der Krone Bayern / ... verf. von Theodor Kolde. – Erlangen [u.a.]: Deichert, 1910. – IV, 587 S.: Ill., Kt.

Bibl.Sud. 1949
Notation: Sud. XIII, 8
Hauser, Gustav:
Die Geschichte des Lehrstuhles für pathologische Anatomie und das neue pathologische Institut in Erlangen / von Gustav Hauser. – Jena: Fischer, 1907. – 48 S., VI Bl.: Ill.

Bibl.Sud. 1950
Notation: Sud. XIII, 8
150 Jahre Oberlausitzischer Gesellschaft der Wissenschaften: 1779 – 1929. – Görlitz-Biesnitz: Kretschmer, 1929. – 75 S.: Ill.
Aus: Neues Lausitzisches Magazin; 105. – Enth.: Wegweiser von 1779 – 1928 / Dr. Jecht. Gottlob Adolph Ernst von Nostitz und Jänckendorf (Arthur vom Nordstern) als Dichter / Felix Voigt

Bibl.Sud. 1951
Notation: Sud. XIII, 8
Brauer, Ludolph:
Die Forschungsinstitute am Eppendorfer Krankenhaus zu Hamburg / von Ludolph Brauer. – Hamburg: Hartung, 1930. – 40 S.: Ill.
Aus: Forschungsinstitute

Bibl.Sud. 1952
Notation: Sud. XIII, 8
Beiträge zur Jungius-Forschung: Prolegomena zu den von der Hamburgischen Universität beschlossenen Ausgabe der Werke von Joachim Jungius (1587 – 1657); Festschrift der Hamburgischen Universität anlässlich ihres zehnjährigen Bestehens / im Auftr. der Jungius-Komm. hrsg. von Adolf Meyer. – Hamburg: Hartung, 1929. – 120 S.

Bibl.Sud. 1953
Notation: Sud. XIII, 8
Fürbringer, Max:
Friedrich Arnold / von Max Fürbringer. – Sonderabdr. – Heidelberg: Winter, 1903. – 110 S.: Ill.
Aus: Heidelberger Professoren aus dem 19. Jahrhundert; 2

Bibl.Sud. 1954
Notation: Sud. XIII, 8
Leber, Theodor:
Die Gründung der Heidelberger Universitäts-Augenklinik und ihre ersten Direktoren / von Theodor Leber. – Heidelberg: Winter, 1903. – 15 S.
Aus: Heidelberger Professoren aus dem neunzehnten Jahrhundert. Bd. 2

Bibl.Sud. 1955
Notation: Sud. XIII, 8
Kehrer, Ferdinand Adolf:
F. A. May und die beiden Naegele / von Ferdinand Adolf Kehrer. – Heidelberg: Winter, 1903. – 20 S.
Aus: Heidelberger Professoren aus dem neunzehnten Jahrhundert. Bd. 2

Bibl.Sud. 1956
Notation: Sud. XIII, 8
Czerny, Vincenz:
Maximilian Joseph v. Chelius, Carl Otto Weber, Gustav Simon / von Vincenz Czerny. – Heidelberg: Winter, 1903. – 24 S.
Aus: Heidelberger Professoren aus dem neunzehnten Jahrhundert. Bd. 2

Bibl.Sud. 1957
Notation: Sud. XIII, 8
Erb, Wilhelm:
Nikolaus Friedreich / von Wilhelm Erb. – Heidelberg: Winter, 1903. – 35 S.
Aus: Heidelberger Professoren aus dem neunzehnten Jahrhundert. Bd. 2

Bibl.Sud. 1958
Notation: Sud. XIII, 8
Fürbringer, Max:
Carl Gegenbaur / von Max Fürbringer. – Heidelberg: Winter, 1903. – S. 392 – 466: Ill.
Aus: Heidelberger Professoren aus dem neunzehnten Jahrhundert. Bd. 2

Bibl.Sud. 1959
Notation: Sud. XIII, 8
Stübler, Eberhard:
Geschichte der medizinischen Fakultät der Universität Heidelberg: 1386 – 1925 / von Eberhard Stübler. – Heidelberg: Winter, 1926. – XVIII, 339 S.: Ill.

Bibl.Sud. 1960
Notation: Sud. XIII, 8
Stintzing, Roderich:
[60 Jahre medizinische Fakultät in Jena] / [Verf.: Roderich Stintzing]. – [Jena]: [Fischer], [1931]. – 19 S.
Aus: [Korrespondenz-Blätter des Allgemeinen Ärztlichen Vereins von Thüringen; 60]

Bibl.Sud. 1961
Notation: Sud. XIII, 8
Wrede, Adam:
Geschichte der alten Kölner Universität: 1388 – 1798 / von Adam Wrede. – Köln: Müller, 1921. – 56 S.: Ill.

Bibl.Sud. 1962
Notation: Sud. XIII, 8
Die Universität Köln im ersten Jahrfünft nach ihrer Wiederaufrichtung: 1919 – 1924. – Köln: Müller, 1925. – IV, 180 S.

Bibl.Sud. 1963
Notation: Sud. XIII, 8
Herbig, Gustav:
Die Fünfhundertjahrfeier der Universität Rostock. 1419 – 1919, amtlicher Bericht / im Auftr. des Lehrkörpers erstattet von Gustav Herbig und Hermann Reincke-Bloch. – Rostock: Selbstverl. der Univ., 1920. – 220 S.: Ill., Notenbeisp.

Bibl.Sud. 1964
Notation: Sud. XIII, 8
Helfreich, Friedrich:
Geschichte der Augenheilkunde an der Universität Würzburg / von Prof. Dr. Helfreich. – Würzburg: Kabitzsch, 1912. – S. 172 – 190
Aus: Verhandlungen der phys.-med. Ges. zu Würzburg / N.F.; 41

[Bibliotheca Sudhoffiana, Teil] Sud. XIV

Bibl.Sud. 1965
Bibl.Sud. 1826
Notation: Sud. XIV, 0; Sud. XIII, 0
Antiquariat Weiss <München>:
Katalog / Antiquariat Weiss <München>. – München
1 Codices manu scripti, Incunabula typographica. – 1926

Bibl.Sud. 1966
Notation: Sud. XIV, 0
Bibliotheca medii aevi manuscripta: 100 Handschriften des abendländischen Mittelalters vom 9. bis zum 15. Jahrhundert. – München: Rosenthal. – (Rosenthal, Jacques: Katalog; ...)
Erscheinungsj. erm.
1 Einhundert Handschriften des abendländischen Mittelalters vom neunten bis zum fünfzehnten Jahrhundert. – [1926]. – VIII, 106 S., XXI Bl.: Ill. – (...; 83)

Bibl.Sud. 1966
Notation: Sud. XIV, 0
Jacques Rosenthal <München>:
Kataloge / Jacques Rosenthal, Buch- u. Kunstantiquariat, München = Catalogues. – München
Hauptsacht. teils: Katalog; teils: Catalogue
1 Einhundert Handschriften des abendländischen Mittelalters vom neunten bis zum fünfzehnten Jahrhundert. – [1926]. – VIII, 106 S., XXI Bl.: Ill. – (...; 83)

Bibl.Sud. 1967
Notation: Sud. XIV, 0
Manuskripte mit Miniaturen des XIII. bis XV. Jahrhunderts; dabei die Weltchronik des Rudolf von Ems sowie ein prachtvolles römisches Missale; Versteigerung, Donnerstag, den 28. November ... – Leipzig: Boerner, 1912. – 51 S., [40] Taf.: Ill. – (C. G. Boerner, Auktions-Institut, Kunst- und Buchantiquariat <Leipzig>: Auktionskatalog; 110)
Enth. außerdem u.a.: Einzelminiaturen des XII. bis XVI. Jahrhunderts von ausgesuchter Qualität

Bibl.Sud. 1968
Notation: Sud. XIV, 0
Joseph Baer & Co., Buchhandlung und Antiquariat <Frankfurt, Main>:
Antiquariats-Katalog / Joseph Baer & Co. – Frankfurt a.M.
710 Illustrierte Bücher vom XII. bis zum XVI. Jahrh. T. 2: Deutschland, Holland, Belgien mit Nachtrag für Italien & Frankreich. – ca. 1925

Bibl.Sud. 1969
Notation: Sud. XIV, 0
Katalog der Incunabelnsammlung Kurt Wolff München: Versteigerung zu Frankfurt a. M. ...; [Auktionskatalog] / Joseph Baer & Co. <München>. – Frankfurt am Main
1. – (1926). – XIX, 248 S.: Ill.

Bibl.Sud. 1970
Notation: Sud. XIV, 0
Gilhofer und Ranschburg <Wien>:
Catalogue / Gilhofer & Ranschburg. – Wien
100 Manuskripte, xylographische und typographische Inkunabeln, 1465 – 1500. – 1912
Standortsignatur: Hbh/Yg 449-100

Bibl.Sud. 1971-2
Notation: Sud. XIV, 0
Joseph Baer & Co., Buchhandlung und Antiquariat <Frankfurt, Main>:
Lagerkatalog / Joseph Baer & Co., Frankfurt a.M. – Frankfurt a.M.
NST: Antiquariatskatalog
2. – [ca. 1926]. – S. 136 – 278: Ill. – (...; 725)

Bibl.Sud. 1971-3
Notation: Sud. XIV, 0
Joseph Baer & Co., Buchhandlung und Antiquariat
<Frankfurt, Main>:
Lagerkatalog / Joseph Baer & Co., Frankfurt a.M. –
Frankfurt a.M.
NST: Antiquariatskatalog
3. – [1928]. – S. 282 – 463: Ill. – (...; 745)

Bibl.Sud. 1972
Notation: Sud. XIV, 0
Librairie Ancienne Leo S. Olschki <Firenze>:
Catalogue / Librairie Ancienne Leo S. Olschki. –
Florence
97 Incunabula medica. – 1923

Bibl.Sud. 1973
Notation: Sud. XIV, 0
Joseph Baer & Co., Buchhandlung und Antiquariat
<Frankfurt, Main>:
Lagerkatalog / Joseph Baer & Co., Frankfurt a.M. –
Frankfurt a.M.
NST: Antiquariatskatalog
585. Incunabula xylographica et typographica: 1455
– 1500. – [1910]. – XIV, 322 S.: zahlr. Ill.

Bibl.Sud. 1974
Notation: Sud. XIV, 0
Karl W. Hiersemann <Leipzig>:
Katalog / Karl W. Hiersemann, Leipzig. – Leipzig
562 Incunabula. – 1926

Bibl.Sud. 1975
Notation: Sud. XIV, 0
Karl W. Hiersemann <Leipzig>:
Katalog / Karl W. Hiersemann, Leipzig. – Leipzig
582 Inkunabeln. – 1928

Bibl.Sud. 1976
Notation: Sud. XIV, 0
Karl W. Hiersemann <Leipzig>:
Katalog / Karl W. Hiersemann, Leipzig. – Leipzig
540 Inkunabeln. – 1924

Bibl.Sud. 1977
Notation: Sud. XIV, 0
Ludwig Rosenthal's Antiquariat <München>:
Katalog / Ludwig Rosenthal's Antiquariat. – München
169 Inkunabeln. – ca. 1928

Bibl.Sud. 1978
[Bibl.Sud. 1825]
Notation: Sud. XIV, 0
Antiquariat Emil Hirsch <München>:
Katalog / Emil Hirsch, Antiquariat. – München
55 Seltene und seltsame Bücher vergangener Zeiten. – ca. 1929

Bibl.Sud. 1979
[Bibl.Sud. 2804-1/2]
Notation: Sud. XIV, 0
Rosenthal, Jacques:
Incunabula typographica: catalogue d'une collection
d'incunables; décrits et offerts aux amateurs à
l'occasion du cinquième centenaire de Guttenberg. –
Munich. – (Jacques Rosenthal <München>: Katalog; ...)
Bandzählung teilw. fingiert
2. – (ca. 1900). – S. 234 – 599. – (...; 40)

Bibl.Sud. 1980
Notation: Sud. XIV, 0
Antiquariat J. Halle <München>:
Katalog / J. Halle Antiquariat München. – München
59 Wiegendrucke. – 1926

Bibl.Sud. 1981
Notation: Sud. XIV, 0
Heinrich Rosenthal Buch- und Kunstantiquariat
<München>:
Katalog / Heinrich Rosenthal. – München
1 Seltene alte Bücher. – ca. 1920. – 35 S.: Ill.

Bibl.Sud. 1982
Notation: Sud. XIV, 0
Drucke des fünfzehnten Jahrhunderts / Taeuber &
Weil. – München: Taeuber & Weil, [1924]. – 39 S.:
Ill.

Bibl.Sud. 1983
[Bibl.Sud. 2804-1/2]
Notation: Sud. XIV, 0
Rosenthal, Jacques:
Incunabula typographica: catalogue d'une collection
d'incunables; décrits et offerts aux amateurs à
l'occasion du cinquième centenaire de Guttenberg. –
Munich. – (Jacques Rosenthal <München>: Katalog; ...)
Bandzählung teilw. fingiert
1. – (1900). – 232 S.: Ill. – (...; 24)

Bibl.Sud. 1984
Notation: Sud. XIV, 0
Josef Kösel und Friedrich Pustet <München>:
Katalog / Buch- und Kunstantiquariat des Verl. J.
Kösel & Fr. Pustet. – München
4 Incunabula typographica: 65 Wiegendrucke berühmter deutscher, italienischer, holländischer und
Schweizer Offizinen von 1470 bis 1500. – ca. 1928

Bibl.Sud. 1985
Notation: Sud. XIV, 0
Gilhofer und Ranschburg <Wien>:
Catalogue / Gilhofer & Ranschburg. – Wien
192 Incunabula typographica, 1459 – 1500. – [1926]

Bibl.Sud. 1986
Notation: Sud. XIV, 0
Gilhofer und Ranschburg <Wien>:

Catalogue / Gilhofer & Ranschburg. – Wien
220 Bibliotheca medii aevi: 320 incunabula systematically arranged. – [1929]

Bibl.Sud. 1987
Notation: Sud. XIV, 1
Lartey, Edgar:
Das gelehrte Gründerthum im Bunde mit den geheimen Priesterinnen der Venus: ein Stück Culturgeschichte und Sittenleben aus der zweiten Hälfte des XIX. Jahrhunderts / [Verf.: Edgar Lartey]. – Leipzig: Wolf, 1884. – 158 S.
Früher u.d.T.: Gastmahl der Verwaltungsräthe

Bibl.Sud. 1988
Notation: Sud. XIV, 1
Rohling, August:
Die Polemik und das Menschenopfer des Rabbinismus: eine wissenschaftliche Antwort ohne Polemik für die Rabbiner und ihre Genossen / von Aug. Rohling. – Paderborn: Schröder, 1883. – 108 S.

Bibl.Sud. 1989
Notation: Sud. XIV, 4
Heinrich <von Pfalzpaint>:
Buch der Bündth-Ertznei / von Heinrich von Pfolsprundt. Hrsg. von H. Haeser ... – Berlin: Reimer, 1868. – XLIV, 179 S.: Ill.

Bibl.Sud. 1990
Notation: Sud. XIV, 4
Lehmann, Paul:
Haushaltungsaufzeichnungen eines Münchener Arztes aus dem XV. Jahrhundert. – München: Franz in Komm., 1909. – 47 S. – (Bayerische Akademie der Wissenschaften <München> / Philosophisch-Philologische Klasse: Sitzungsberichte der Bayerischen Akademie der Wissenschaften, Philosophisch-Philologische und Historische Klasse; 1909, 5)

Bibl.Sud. 1991
Notation: Sud. XIV, 4
Unger, Ludwig:
Das Kinderbuch des Bartholomäus Metlinger: 1457 – 1476; ein Beitrag zur Geschichte der Kinderheilkunde im Mittelalter / von Ludwig Unger. – Leipzig u.a.: Deuticke, 1904. – 45 S.

Bibl.Sud. 1992
Notation: Sud. XIV, 4
Rößlin, Eucharius:
[Rosengarten] Eucharius Rösslin's „Rosengarten": gedruckt im Jahre 1513 / Begleit-Text von Gustav Klein. – München: Kuhn, 1910. – 110, XVII S., XV Bl.: Ill. – (Alte Meister der Medizin und Naturkunde; 2)

Bibl.Sud. 1993
Notation: Sud. XIV, 4
Ingerslev, Emmerik:
Rösslin's „Rosegarten": its relation to the past (the Muscio manuscripts and Sorano), particularly with regard to Podalic version / by E. Ingerslev. – London: Sherratt & Hughes, 1909. – 45 S.: Ill.
Aus: Journal of obstetrics and gynaecology of the British Empire; 1909

Bibl.Sud. 1994
Notation: Sud. XIV, 4
Trithemius, Johannes:
[Liber Octo questionum, quas illi dissolvendas proposuit Maximilianus Caesar] Johannis Trittenhemii Abbatis Spanhemensis liber Octo questionum, quas illi dissolvendas proposuit Maximilianus Caesar: 1. De fide & intellectu. 2. De fide necessaria ad salutem. 3. De miraculis infidelium. 4. De scriptura sacra. 5. De reprobis atq[ue] maleficis. 6. De potestate maleficarum. 7. De permissione divina. 8. De providentia dei. – Coloniae: Novesianus, 1534. – [62] Bl.

Bibl.Sud. 1995
Notation: Sud. XIV, 4
Silbernagl, Isidor:
Johannes Trithemius. eine Monographie / von Dr. Silbernagel. – Landshut: Krüll, 1868. – 245 S.

Bibl.Sud. 1996
Notation: Sud. XIV, 4
Widmann, Johann:
Ein Consilium Dr. Johann Widmanns aus Möchingen (1440 – 1524) über Blasengeschwüre und Steinleiden / von Ernst Wild. – 1912. – 43 S.
Leipzig, Univ., Diss., 1912 des Hrsg. – Text lat. und dt.

Bibl.Sud. 1997
Notation: Sud. XIV, 4
Tannstetter Collimitius, Georg:
[Artificium De Applicatione Astrologiae ad Medicinam, deque convenientia earundem] Artificivm De Applicatione Astrologi[a]e ad Medicina[m], deq[ue] conuenientia earundem, Geoigij Collimitij Tansteteri: Canones aliquot, & quaedam alia ... – Argentorati: Ulricher, 1531. – [1], 61, [2] Bl.: Ill.
Bibliogr. Nachweis: VD 16 T 158

Bibl.Sud. 1998
[Bibl.Sud. 981]
Notation: Sud. XIV, 4; Sud. VII, 4 = Par. 361
Wehrli, Gustav A.:
Der Zürcher Stadtarzt Dr. Christoph Clauser und seine Stellung zur Reformation der Heilkunde im XVI. Jahrhundert: nebst Faksimileausgabe seiner Harnschrift und seiner Kalender / von G. A. Wehrli. – Zürich: Seldwyla, 1924. – VIII, 119 S., [22] Bl.: Ill. – (Schweizerische Gesellschaft für Geschichte der Medizin und der Naturwissenschaften: Veröffentlichungen der Schweizerischen Gesellschaft für Geschichte der Medizin und der Naturwissenschaften; 2)

Bibl.Sud. 1999
Notation: Sud. XIV, 4
Schottenloher, Karl:
Doktor Alexander Seitz und seine Schriften: ein Kleinbild aus dem Münchner Ärzteleben des XVI. Jahrhunderts / von Karl Schottenloher. – München: Verl. der Münchner Dr., 1925. – 16 S.: Ill.

Bibl.Sud. 2000
Notation: Sud. XIV, 4
Agrippa von Nettesheim, Heinrich Cornelius:
[De Occulta Philosophia] Henrici Cor. Agrippae ab Netthesheym, De Occulta Philosophia: Lib. III. Item, Spurius Liber de Ceremoniis Magicis, qui Quartus Agrippae habetur u.a. – Lugduni: Beringi, ca. 1531. – [16] Bl., 668 S., [1] Bl.: Ill., graph. Darst.

Bibl.Sud. 2001
Notation: Sud. XIV, 4
Agrippa von Nettesheim, Heinrich Cornelius:
[De incertitudi[n]e & vanitate scientiarum declamatio invectiva] Henrici Cornelii Agrippae ab Nettesheym, De incertitudi[n]e & vanitate scientiarum declamatio invectiva: qua universa illa sophorum gigantomachia plus quam Herculea impugnatur audacia: doceturq[ue] nusqua[m] certi quicquam, perpetui, & divini, nisi in solidis eloquiis atque eminentia verbi dei latere. – Coloniae: M[elchior von] N[euß], 1531. – [191] Bl.

Bibl.Sud. 2002-1
Notation: Sud. XIV, 4
Agrippa von Nettesheim, Heinrich Cornelius:
Die Eitelkeit und Unsicherheit der Wissenschaften und die Verteidigungsschrift / Agrippa v. Nettesheim. Hrsg. von Fritz Mauthner. – München: Müller; Wiesbaden u.a.: Sändig. – (Bibliothek der Philosophen; ...) 1. – (1913). – LIV, 322 S. – (...; 5)

Bibl.Sud. 2002-2
Notation: Sud. XIV, 4
Agrippa von Nettesheim, Heinrich Cornelius:
Die Eitelkeit und Unsicherheit der Wissenschaften und die Verteidigungsschrift / Agrippa v. Nettesheim. Hrsg. von Fritz Mauthner. – München: Müller; Wiesbaden u.a.: Sändig. – (Bibliothek der Philosophen; ...) 2. – (1913). – VII, 294 S. – (...; 8)

Bibl.Sud. 2003
Notation: Sud. XIV, 4
Budjuhn, Gustav:
Die Zene Arznei 1530: mit einer quellenkritischen Untersuchung über die Geschichte des ältesten zahnheilkundlichen Druckes / von Gustav Budjuhn. – Faks.-Dr. [der Ausg.] Leyptzig 1530. – Berlin: Meusser, 1921. – ca. 50, 72 S.: Ill. – (Quellen und Beiträge zur Geschichte der Zahnheilkunde; 2)
Zugl.: Erlangen, Univ., Diss., 1920 u.d.T.: Budjuhn, Gustav: Die Zene Artzney. – Komm. zu: Artzney Buchlein wider allerlei kranckeyten und gebrechen der tzeen

Bibl.Sud. 2004
Notation: Sud. XIV, 4
Stübler, Eberhard:
Leonhart Fuchs: Leben und Werk / Eberhard Stübler. – München: Verl. der Münchner Dr., 1928. – VII, 133 S.: Ill. – (Münchener Beiträge zur Geschichte und Literatur der Naturwissenschaften und Medizin; 13/14)

Bibl.Sud. 2005
Notation: Sud. XIV, 4
Clemen, Otto:
Janus Cornarius / von Otto Clemen. – Dresden: Baensch, [1912]. – S. 37 – 76
Aus: Neues Archiv für Sächsische Geschichte und Altertumskunde; 33

Bibl.Sud. 2006
[Bibl.Sud. 994]
[Bibl.Sud. 831]
Notation: Sud. XIV, 4; Sud. VI, 6 = Par. 373
Darmstaedter, Ernst:
Berg-, Probir- und Kunstbüchlein: mit Bibliographie / Ernst Darmstaedter. – München: Verl. der Münchner Dr., 1926. – 109 S.: Ill. – (Münchener Beiträge zur Geschichte und Literatur der Naturwissenschaften und Medizin; 2/3)

Bibl.Sud. 2007
Notation: Sud. XIV, 4
Hofmann, Reinhold:
Dr. Georg Agricola: ein Gelehrtenleben aus dem Zeitalter der Reformation / von Reinhold Hofmann. – Gotha: Perthes, 1905. – 148 S.: Ill.

Bibl.Sud. 2008
Notation: Sud. XIV, 4
Darmstaedter, Ernst:
Georg Agricola: 1494 – 1555; Leben und Werk / Ernst Darmstaedter. – München: Verl. der Münchner Dr., 1926. – 96 S.: Ill. – (Münchener Beiträge zur Geschichte und Literatur der Naturwissenschaften und Medizin; 1)

Bibl.Sud. 2009
Notation: Sud. XIV, 4
Roth, Friedrich:
Dr. Georg Agricola Ambergensis: 1530 – 1575; Schüler und Freund Melanchthons, Schulmeister, dann Stadtphysicus in Amberg / von Friedrich Roth. – [Nürnberg]: Selbstverl. des Vereins für bayr. Kirchengeschichte, 1927. – VI, 102 S. – (Einzelarbeiten aus der Kirchengeschichte Bayerns; 5)

Bibl.Sud. 2010
Notation: Sud. XIV, 4
Kürz, Ernst G.:
Georgius Pictorius von Villingen: ein Arzt des 16. Jahrhunderts und seine Wissenschaft / von Ernst Georg Kürz. – Freiburg i.B. u.a.: Mohr, 1895. – 97 S.

Bibl.Sud. 2011
Notation: Sud. XIV, 4
Solenander, Reiner:
[Apologia] Reineri Solenandri Apologia: Qua Iulio Alexandrino respondetur pro Argenterio. – Florentiae: [Torrentinus], 1556. – 177 S., [1] Bl.

Bibl.Sud. 2012-1
Notation: Sud. XIV, 4
Solenander, Reiner:
[Consilia medicinalia] Reineri Solenandri Budericensis Medici Consiliorum Medicinalium, Sectio ... – Lugduni: Gabianus
1. – (1558). – [8] Bl., 362 S., [2] Bl.

Bibl.Sud. 2013
Notation: Sud. XIV, 4
Vettori, Pietro:
Petri Victorii ad Joannem Cratonem, Thomam Rehdigerum et Hieronymum Mercurialem epistolae / ex autogr. ed. Franciscus Passow. – Vratislaviae, 1832. – XII, 52 S.

Bibl.Sud. 2014
Notation: Sud. XIV, 4
Crato, Johannes:
[In Cl. Galeni divinos libros Methodi therapeutices Perioche Methodica] Johannis Cratonis Wratislaviensis in Cl. Galeni divinos libros Methodi therapeutices Perioche Methodica: in qua perspicua brevitate obscura explicata esse, & quae reprehensionem habuerunt, confirmata, videbit Lector. Accessit His Demonstratio, quo modo ex generali Methodo, exercitatio sive singulorum morborum curatio petenda sit. – Basileae: Perna, 1563. – [12] Bl., 431 S.

Bibl.Sud. 2015
Notation: Sud. XIV, 4
Henschel, August Wilhelm Eduard Theodor:
Crato von Kraftheim's Leben und ärztliches Wirken / von A. W. E. Th. Henschel. – [Breslau]: [Max], [1853]. – S. 84 – 142
Aus: [Schlesische Ges. für Vaterländische Kultur: Denkschrift zur Feier ihres fünfzigjährigen Bestehens = Jahresbericht; 31, 1]

Bibl.Sud. 2016
Notation: Sud. XIV, 4
Binz, Carl:
Doctor Johann Weyer: ein rheinischer Arzt, der erste Bekämpfer des Hexenwahns; ein Beitrag zur deutschen Kulturgeschichte des 16. Jahrhunderts / von Carl Binz. – Bonn: Marcus, 1885. – VII, 167 S.: Ill.
Aus: Zeitschrift des Bergischen Geschichtsvereins; 21

Bibl.Sud. 2017
Notation: Sud. XIV, 4
Binz, Carl:
Doctor Johann Weyer: ein rheinischer Arzt, erste Bekämpfer des Hexenwahns; ein Beitrag zur Geschichte der Aufklärung und der Heilkunde / von Carl Binz. – 2., umgearb. und verm. Aufl. – Berlin: Hirschwald, 1896. – VII, 189 S.: Ill.

Bibl.Sud. 2018
Notation: Sud. XIV, 4
Bartisch, Georg:
Kunstbuch: derinnen ist der gantze gründliche volkommene rechte gewisse bericht und erweisung unnd Lehr des Hartenn Reissenden Schmertz hafftigenn Peinlichen Blasenn Steines / verf. unnd beschriebenn durch Georgium Bartisch. [Hrsg.:] Otto Mankiewicz. – [Nachdr. der Ausg. Dresden 1575]. – Berlin: Coblentz, 1904. – XIX, 232 S.: Ill.

Bibl.Sud. 2019
Notation: Sud. XIV, 4
Brucker, Johann Jakob:
[Historia Vitae Adolphorum Occonum VV. CL. CL.] Iacobi Bruckeri Historia Vitae Adolphorum Occonum VV. CL. CL.: Ad Illustrandum Rem Litterariam Et Medicam Saeculi XVI Comparata. Accessit Praeter Alia Summi Viri Lucae Schroeckii Medici Caesarei Et Acad. Natur. Curios. Quondam Praesidis Hygeia Augustana. – Lipsiae: Langenhemius, 1734. – 118 S., [1] Bl.: Ill.

Bibl.Sud. 2020
Notation: Sud. XIV, 4
Programm wodurch zur Feier des Geburtstagfestes seiner Königlichen Hoheit unseres durchlauchtigsten Großherzogs Friedrich im Namen der Academischen Senates die Angehörigen der Albert-Ludwigs-Universitaet einladet der gegenwaertige Prorector Dr. Rudolf Maier: Inhalt: Johannes Schenck, seine Zeit, sein Leben, seine Werke. – Freiburg, 1878. – VIII, 172 S.

Bibl.Sud. 2021
Notation: Sud. XIV, 4
Wier, Johannes:
[De Praestigiis Daemonum, Et Incantationibus ac veneficiis] Johannis Wieri De Praestigiis Daemonum, Et Incantationibus ac veneficiis: Libri sex, aucti & recogniti. – Basileae: Oporinus, 1568. – 697 S., [28] Bl.

Bibl.Sud. 2022
Notation: Sud. XIV, 4
Faust, Bernhard C.:
Gesundheits-Katechismus: zum Gebrauche in den Schulen und beym häuslichen Unterrichte / von Bernhard Christoph Faust. [Hrsg.: Martin Vogel]. – Faks. der Ausg. Bückeburg 1794. – Dresden: Dt. Verl. für Volkswohlfahrt, 1925. – 112 S.: Ill.

Bibl.Sud. 2023
Notation: Sud. XIV, 4
Trew, Abdias:
Practica Universalis In Erwehlungen deß Aderlassens und Arzeney auff alle Jahr, und in allen Calendern, wann nur die Monds-brüch und andere aspecten fleissig darinnen verzeichnet, zugebrauchen: worinnen Erstlich die Alte ind von Regiomontano biß auff D. Herlicium in Calendern übliche Regulae erzehlet, und erklärt; und darauff zur prob Ein verzeichnüs guter Aderlaszeichen, und denn eine warnung vor denen gefährlichen Aderlaßzeichen deß berühmten Calenderschreibers Marci Freünds auff dises Jahr fürgestellet wird / durch M. Abdiam Trew, von einem hochlöblichen Magistrat deß Heiligen Reich-Stadt Nürnberg, bey der Universität Altdorff bestellten Professorem, und für die Statt Nürnberg in sachen der erwehlungen bestelten Astronomum. – Altdorff: Trew, ca. 1660. – [18] Bl.

Bibl.Sud. 2024
Notation: Sud. XIV, 4
Holler, ...:
Memminger Aerzte aus der Familie Ehrhart: Vortrag / gehalten vom k. Bezirksarzt Dr. Holler. – Memmingen: Otto, 1897. – 36 S.

Bibl.Sud. 2025
Notation: Sud. XIV, 4
Jungius, Joachim:
Zwei Disputationen über die Prinzipien (Teile) der Naturkörper / Joachim Jungius. Hrsg. und mit einer Einl. vers. von Adolf Meyer. – Hamburg: Gutenberg-Verl., 1928. – 35 S.: Ill.

Bibl.Sud. 2026
Notation: Sud. XIV, 4
Holzemius, Peter:
Essentia Hellebori Rediviva: Secundo Extracta, sive rectificata, & aucta, In Gratiam Novorum huius patriae & saeculi Medicorum, Non Minus Faceta, quam necessaria / Per Petrum Holtzemium, In Alma Ubiorum Academia Medicinae Professorem, & Serenißimor. Principum, Ferdinandi, Electoris Colomensis &c. & Wolfgangi Wilhelmi Comitis Palatini ad Rhenum, &c. Medicum. – Coloniae Agrippinae: Mylius, 1623. – 68 S.

Bibl.Sud. 2027
Notation: Sud. XIV, 4
Fabricius Hildanus, Wilhelm:
[De Combustionibus, Quae Oleo Et Aqua fervida, ferro candente, pulvere tormentario, fulmine, & quavis alia materia ignita fiunt Libellus] Guilielmi Fabricii Hildani Chirurgi De Combustionibus, Quae Oleo Et Aqua fervida, ferro candente, pulvere tormentario, fulmine, & quavis alia materia ignita fiunt Libellus: In Quo Differentiae, Signa, Prognostica, Et Curatio, tum ipsarum combustionum tum omnium fere Accidentium perspicue describuntur. Cui accessit Bustum,
In quo accensi sunt odores suavissimi memoriae Nobilissimi viri D. Caroli Utenhovii, C. F. – Basileae: Rex, 1607. – [8] Bl., 107 S.: Ill.

Bibl.Sud. 2028
Notation: Sud. XIV, 4
Meyer-Ahrens, Conrad:
Wilhelm Fabry, genannt Fabricius von Hilden: eine historische Original-Skizze / von Dr. Meyer-Ahrens. – [Berlin]: [Hirschwald], [1865]. – S. 2 – 66, 234 – 332, 585 – 586
Aus: [Archiv für klinische Chirurgie; 6]

Bibl.Sud. 2029
Notation: Sud. XIV, 6
Hirsch, August:
Geschichte der medicinischen Wissenschaften in Deutschland / von August Hirsch. – München [u.a.]: Oldenbourg, 1893. – XIV, 739 S. – (Geschichte der Wissenschaften in Deutschland: Neuere Zeit; 22)

Bibl.Sud. 2030-1
Notation: Sud. XIV, 7
Rohlfs, Heinrich:
Die medicinischen Classiker Deutschlands / von Heinrich Rohlfs. – Stuttgart: Enke. – (Geschichte der deutschen Medicin)
1. – (1875). – XVI, 556 S.

Bibl.Sud. 2030-2
Notation: Sud. XIV, 7
Rohlfs, Heinrich:
Die medicinischen Classiker Deutschlands / von Heinrich Rohlfs. – Stuttgart: Enke. – (Geschichte der deutschen Medicin)
2. – (1880). – X, 566 S.

Bibl.Sud. 2031-1
Notation: Sud. XIV, 6
Das Breslauer Arzneibuch: R. 291 der Stadtbibliothek / hrsg. von C. Külz ... – Dresden: Marschner
1 Text. – 1908. – III, 188 S.

Bibl.Sud. 2031-1#Beibd. 1
Notation: Sud. XIV, 6
Ferckel, Christoph:
Zum Breslauer Arzneibuch / [Ferckel]. – [Hamburg], [1914]. – S. 560 – 564
Aus: [Mitteilungen zur Geschichte der Medizin und der Naturwissenschaften; 13]

Bibl.Sud. 2032
Notation: Sud. XIV, 6
Hye in disem büchlin findt man die recht kunst und art des Ringens, mit vil hüpschen stücken und figuren, Dar durch sich ein yelicher wol yeben mag ... – [Faks. der Ausg. S. l. ca. 1500 / Hrsg.: Henry E. Sigerist]. – Leipzig: Spamer, 1929. – [13] Bl.: überwiegend Ill.

Bibl.Sud. 2033
Notation: Sud. XIV, 6
Jehan <Yperman>:
De „Cyrurgie" / van Meester Jan Yperman. Naar de handschriften van Brussel, Cambridge, Gent en Londen, uitg. door E. C. van Leersum. – Leiden: Sijthoff, [1912]. – XLIII, 285 S.: Ill. – (Bibliotheck van middelnederlandsche letterkunde)

Bibl.Sud. 2034
Notation: Sud. XIV, 6
Das Gothaer mittelniederdeutsche Arzneibuch und seine Sippe / hrsg. von Sven Norrbom. – Hamburg: Hartung, 1921. – 240 S. – (Mittelniederdeutsche Arzneibücher; 1)

Bibl.Sud. 2035-2
[Bibl.Sud. 2732-2]
Notation: Sud. XIV, 6; Sud. XXI, 76
Sudhoff, Karl:
Beiträge zur Geschichte der Chirurgie im Mittelalter: graphische und textliche Untersuchungen in mittelalterlichen Handschriften / von Karl Sudhoff. – Leipzig: Barth. – (Studien zur Geschichte der Medizin; ...)
2. – (1918). – XXXVI, 685 S., XXIX Bl.: Ill. – (...; 11/12)

Bibl.Sud. 2036
Notation: Sud. XIV, 7
Schimank, Hans:
Zur Geschichte der exakten Naturwissenschaften in Hamburg: von der Gründung des Akademischen Gymnasiums bis zur ersten Hamburger Naturforschertagung / im Auftr. des Naturwiss. Vereins in Hamburg verf. von Hans Schimank. – Hamburg: Hartung, 1928. – 144 S.: Ill.

[Bibl.Sud. 2037 nicht vorhanden]

Bibl.Sud. 2038
Notation: Sud. XIV, 6
Hortus sanitatis / [Johannes de Cuba]. – Faks.-Ausg. Peter Schöffer, Mainz, 1485. – München: Verl. der Münchner Dr., 1924. – ca. 400 Bl., LXII S.: Ill.
Enth. außerdem: Schreiber, Wilhelm L.: Die Kräuterbücher des XV. und XVI. Jahrhunderts

Bibl.Sud. 2039
Notation: Sud. XIV, 6
Brunschwig, Hieronymus:
[Das Buch der Cirurgia] Das Buch der Cirurgia des Hieronymus Brunschwig / Begleit-Text von Gustav Klein. – [Faks. der Ausg.] Strassburg 1497. – München: Kuhn, 1911. – 272, XXXVIII S., 16 Bl.: Ill. – (Alte Meister der Medizin und Naturkunde; 3)

Bibl.Sud. 2040
Notation: Sud. XIV, 6
Brunschwig, Hieronymus:
The book of Cirurgia / by Hieronymus Brunschwig. – [Faks. der Ausg.] Straßburg 1497. – Milano: Lier, 1923. – 272, XVI S.: Ill.
Text dt. – Enth. außerdem: Sigerist, Henry E.: Hieronymus Brunschwig and his work

Bibl.Sud. 2041
Notation: Sud. XIV, 6
Moll, Johann C.:
Johannes Stöffler von Justingen: ein Characterbild aus dem ersten Halbjahrhundert der Universität Tübingen / von J. C. Albert Moll. – Lindau: Stettner, 1877. – IX, 77 S.: Ill. – (Verein für Geschichte des Bodensees und Seiner Umgebung: Schriften des Vereins für Geschichte des Bodensees und seiner Umgebung; 8)

Bibl.Sud. 2042
[Bibl.Sud. 1373]
[Bibl.Sud. 1374]
Notation: Sud. XIV, 6; Sud. VIII, 4 = Par. 160
Paracelsus:
Sieben Defensiones: Antwort auf etliche Verunglimpfungen seiner Mißgönner. Und Labyrinthus medicorum errantium ... – Leipzig: Barth, 1915. – 94 S. – (Klassiker der Medizin; 24)

Bibl.Sud. 2043
Notation: Sud. XIV, 7
Reil, Johann Christian:
Von der Lebenskraft / Joh. Christ. Reil. Eingel. vom Hrsg. [Karl Sudhoff]. – Leipzig: Barth, 1910. – VIII, 94 S. – (Klassiker der Medizin; 2)

Bibl.Sud. 2044-1
Notation: Sud. XIV, 7
Stromeyer, Georg Friedrich Louis:
Erinnerungen eines deutschen Arztes / von Georg Friedrich Louis Stromeyer. – Hannover: Rümpler
1 Leben und Lernen. – 1875. – VIII, 458 S.

Bibl.Sud. 2044-2
Notation: Sud. XIV, 7
Stromeyer, Georg Friedrich Louis:
Erinnerungen eines deutschen Arztes / von Georg Friedrich Louis Stromeyer. – Hannover: Rümpler
2 Leben und Lehren. – 1875. – 484 S.

Bibl.Sud. 2045
Notation: Sud. XIV, 6
Stromayr, Caspar:
Die Handschrift des Schnitt- und Augenarztes Caspar Stromayr in Lindau im Bodensee: in der Lindauer Handschrift (P.I. 46) vom 4. Juli 1559 / mit einer historischen Einf. und Wertung von Walter von Brunn. – Berlin: Idra-Verl.-Anst., 1925. – XXVII, 194 S., Bl. 196 – 364: zahlr. Ill.

Bibl.Sud. 2046
Notation: Sud. XIV, 6
Irsay, Stephen d':
Die Handschrift des Schnitt- und Augenarztes Caspar Stromayr in Lindau am Bodensee / Stephen d'Irsay. – Bruxelles: Weissenbruch, 1927. – S. 368 – 370
Aus: Isis; 30

Bibl.Sud. 2047
Notation: Sud. XIV, 6
Heinrich, Curt:
Die Lehre vom Star bei Georg Bartisch: 1535 – 1606 / von Curt Heinrich. – Jena: Fischer, 1916. – 43 S.: Ill. – (Jenaer medizin-historische Beiträge; 6)

Bibl.Sud. 2048
Notation: Sud. XIV, 6
Eder, Josef M.:
Johann Heinrich Schulze: der Lebenslauf des Erfinders des ersten photographischen Verfahrens und des Begründers der Geschichte der Medizin / von J. M. Eder. – Wien: Lechner u.a., 1917. – 79 S.: Ill.

Bibl.Sud. 2049
Notation: Sud. XIV, 4
Sudhoff, Karl:
Guilielmus Fabricius Hildanus / von Karl Sudhoff. – München: Lehmann, 1910. – 10 S.: Ill.
Aus: Münchener medizinische Wochenschrift; 1910,26

Bibl.Sud. 2050
Notation: Sud. XIV, 6
Singer, Hans W.:
Arzneibereitung und Heilkunde in der Kunst: 50 Bilder mit begleitendem Text / von Hans W. Singer. – Dresden: Gehe-Verl., 1923. – 111 S., 50 Bl.: zahlr. Ill.

Bibl.Sud. 2051
Notation: Sud. XIV, 6
Zimmermann, Walther:
Exlibris (Bucheignerzeichen) deutscher Apotheker/ von Walther Zimmermann. – Dresden: Schwarzeck u.a., 1925. – 200 S.: zahlr. Ill.

Bibl.Sud. 2052
Notation: Sud. XIV, 6
Ärzte und Kurpfuscher: kulturhistorisch interessante Dokumente aus alten deutschen Zeitungen (17. und 18. Jahrhundert) / Eberhard Buchner. – München: Langen, 1922. – 329 S.

Bibl.Sud. 2053
Notation: Sud. XIV, 7
Huber, Arnold:
Theodor Billroth in Zürich: 1860 – 1867 / von Arnold Huber. – Zürich: Seldwyla, 1924. – XIV, 191 S.: Ill. – (Zürcher medizingeschichtliche Abhandlungen; 1)

Bibl.Sud. 2054
Notation: Sud. XIV, 7
Neuburger, Maximilian Camillo:
Hermann Nothnagel: Leben und Wirken eines deutschen Klinikers / von Max Neuburger. – Wien u.a.: Rikola, 1922. – X, 469 S.: Ill.

Bibl.Sud. 2055
Notation: Sud. XIV, 6
Sertürner, Friedrich Wilhelm Adam:
Friedrich Wilh. Sertürner, der Entdecker des Morphiums: Lebensbild und Neudruck der Original-Morphiumarbeiten / Friedrich Wilhelm Sertürner. Hrsg. von Franz Krömeke. – Jena: Fischer, 1925. – X, 93 S., [2] Bl.: Titelportr., Ill.
Enth. auf den S. 29 – 93 fünf Aufsätze von 1805 – 1817 im Neudruck

Bibl.Sud. 2056
Notation: Sud. XIV, 6
Carus, Carl Gustav:
Über Grund und Bedeutung der verschiedenen Formen der Hand in verschiedenen Personen: eine Vorlesung / von Carl Gustav Carus. Mit Nachw. hrsg. von Julius Schuster. – Berlin: Breslauer, 1927. – Getr. Zählung. – (Bibliographien und Studien; 4)

Bibl.Sud. 2057
Notation: Sud. XIV, 6
Carus, Carl Gustav:
Lebenserinnerungen und Denkwürdigkeiten / Carl Gustav Carus. Hrsg. von Rudolph Zaunick. – Dresden: Vereinigung der Bücherfreunde, 1931. – XIX, 221 S.: Ill. – (Vereinigung der Bücherfreunde <Dresden>: Jahresgabe; 1931)

Bibl.Sud. 2058
Notation: Sud. XIV, 6
Zur Geschichte der Familie Haniel / [Hrsg.: August Haniel]. – [Düsseldorf], [1913]. – 20 S., [25] Bl.

Bibl.Sud. 2059
[Bibl.Sud. 2072]
Notation: Sud. XIV, 7
Du Bois-Reymond, Emil Heinrich:
Jugendbriefe von Emil du Bois-Reymond an Eduard Hallmann / zu seinem 100. Geburtstag, dem 7. November 1918, hrsg. von Estelle du Bois-Reymond. – Berlin: Reimer, 1918. – 155 S.

Bibl.Sud. 2060
Notation: Sud. XIV, 7
Naturforschung und Naturlehre im alten Hamburg: Erinnerungsblätter zu Ehren der 90. Versammlung der Gesellschaft Deutscher Naturforscher und Ärzte in Hamburg, September 1928 / [Hrsg.: Adolf Meyer]. – Hamburg: Staats- und Univ.-Bibliothek, 1928. – VIII, 99 S.: Ill.

Enth. außerdem: Joachim Jungius' geistesgeschichtliche Gestalt / Adolf Meyer

Bibl.Sud. 2061
Notation: Sud. XIV, 7
Der alte Heim: Leben und Wirken Ernst Ludwig Heim's, königl. preuß. Geheimen-Raths und Doctors der Arzneiwissenschaft / aus hinterlassenen Briefen und Tagebüchern hrsg. von Georg Wilhelm Keßler. – 2., mit Zusätzen verm. Aufl. – Leipzig: Brockhaus, 1846. – XVIII S., [1] Bl., 520 S.: Ill. – (Volks-Bibliothek; 2)

Bibl.Sud. 2062
Notation: Sud. XIV, 7
Tischner, Rudolf:
Franz Anton Mesmer: Leben, Werk und Wirkungen / Rudolf Tischner. – München: Verl. der Münchner Dr., 1928. – 176, XV S.: Ill. – (Münchener Beiträge zur Geschichte und Literatur der Naturwissenschaften und Medizin; 9/10)

Bibl.Sud. 2063
Notation: Sud. XIV, 7
Neuburger, Maximilian Camillo:
Johann Christian Reil: Gedenkrede, gehalten auf der 85. Versammlung deutscher Naturforscher und Ärzte in Wien am 26. September 1913 / von Max Neuburger. – Stuttgart: Enke, 1913. – 108 S.: Ill.

Bibl.Sud. 2064
Notation: Sud. XIV, 7
Beneke, Rudolf:
Johann Christian Reil: Gedächtnisrede bei der von der Friedrichs-Universität veranstalteten Erinnerungsfeier für den vor 100 Jahren Dahingeschiedenen am 22. November 1913 gehalten / von Rudolf Beneke. Nebst 4 bisher ungedr. Aufsätzen Reils. – Halle a.d.S.: Niemeyer, 1913. – 68 S.

Bibl.Sud. 2065
Notation: Sud. XIV, 7
Braus, Otto:
Akademische Erinnerungen eines alten Arztes an Berlins klinische Größen / von Otto Braus. – Leipzig: Vogel, 1901. – 204 S.

Bibl.Sud. 2066
Notation: Sud. XIV, 7
Sternberg, Maximilian:
Josef Skoda / von Maximilian Sternberg. – Wien: Springer, 1924. – 92 S. Ill. – (Meister der Heilkunde; 6)

Bibl.Sud. 2067
Notation: Sud. XIV, 7
Müller, Johannes:
Über die phantastischen Gesichtserscheinungen / Johannes Müller. Eingel. und hrsg. von Martin Müller. – Leipzig: Barth, 1927. – 101 S. – (Klassiker der Medizin; 32)

Bibl.Sud. 2068
Notation: Sud. XIV, 7
Müller, Johannes:
Briefe von Johannes Müller an Anders Retzius: von dem Jahre 1830 bis 1857 / [Hrsg.: Gustaf Retzius]. – Stockholm: Aftonbladets Aktiebolags Tr., 1900. – II, 84 S.: Ill.

Bibl.Sud. 2069
Notation: Sud. XIV, 7
Virchow, Rudolf:
Johannes Müller: eine Gedächtnissrede, gehalten bei der Todtenfeier am 24. Juli 1858 in der Aula der Universität zu Berlin / von Rudolf Virchow. – Berlin: Hirschwald, 1858. – 48 S.

Bibl.Sud. 2070
Notation: Sud. XIV, 7
Müller, Johannes:
Johannes Müller: das Leben des rheinischen Naturforschers / auf Grund neuer Quellen und seiner Briefe dargest. von Wilhelm Haberling. – Leipzig: Akad. Verl.-Ges., 1924. – 500 S.: Ill. – (Grosse Männer; 9)

Bibl.Sud. 2071
Notation: Sud. XIV, 7
Jentsch, Ernst:
Julius Robert Mayer: seine Krankheitsgeschichte und die Geschichte seiner Entdeckung / von Ernst Jentsch. – Berlin: Springer, 1914. – VI, 135 S.

Bibl.Sud. 2072
[Bibl.Sud. 2059]
Notation: Sud. XIV, 7
Du Bois-Reymond, Emil Heinrich:
Jugendbriefe von Emil du Bois-Reymond an Eduard Hallmann / zu seinem 100. Geburtstag, dem 7. November 1918, hrsg. von Estelle du Bois-Reymond. – Berlin: Reimer, 1918. – 155 S.

Bibl.Sud. 2073
Notation: Sud. XIV, 7
Zwei grosse Naturforscher des neunzehnten Jahrhunderts: ein Briefwechsel zwischen Emil du Bois-Reymond und Karl Ludwig / hrsg. von Estelle du Bois-Reymond. – Leipzig: Barth, 1927. – XVI, 240 S.: Ill.

Bibl.Sud. 2074
Notation: Sud. XIV, 7
Boruttau, Heinrich:
Emil DuBois-Reymond / von Heinrich Boruttau. – Wien u.a.: Rikola, 1922. – 111 S: Ill. – (Meister der Heilkunde; 3)

Bibl.Sud. 2075
Notation: Sud. XIV, 7
Neustätter, Otto:
Max Pettenkofer / von Otto Neustätter. – Wien: Springer, 1925. – 93 S.: Ill. – (Meister der Heilkunde; 7)

Bibl.Sud. 2076
Notation: Sud. XIV, 7
Virchow, Rudolf:
Briefe an seine Eltern: 1839 – 1864 / Rudolf Virchow. Hrsg. von Marie Rabl. – Leipzig: Engelmann, 1906. – XI, 244 S.: Ill.

Bibl.Sud. 2077
Notation: Sud. XIV, 7
Posner, Carl:
Rudolf Virchow / von Carl Posner. – 2. Aufl. – Wien [u.a.]: Rikola, 1921. – 91 S.: Ill. – (Meister der Heilkunde; 1)

Bibl.Sud. 2078
Notation: Sud. XIV, 7
Kussmaul, Adolf:
Jugenderinnerungen eines alten Arztes / von Adolf Kußmaul. – 5. Aufl. – Stuttgart: Bonz, 1902. – VIII, 496 S.: Ill.

Bibl.Sud. 2079
Notation: Sud. XIV, 7
Kussmaul, Adolf:
Aus meiner Dozentenzeit in Heidelberg / von Adolf Kußmaul. – 3. und 4. Aufl. – Stuttgart: Bonz, 1925. – 113 S.: Ill.

Bibl.Sud. 2080
Notation: Sud. XIV, 7
Thiersch, Justus:
Carl Thiersch: sein Leben / dargest. von Justus Thiersch. – Leipzig: Barth, 1922. – 190 S.: Ill.

Bibl.Sud. 2081
Notation: Sud. XIV, 7
König, Franz:
Lebenserinnerungen / von Franz König. Mit einem Anhang: Gedächtnisrede, gehalten am 16. Februar 1911 / O. Hildebrand. – Berlin: Hirschwald, 1912. – 155 S.: Ill.

Bibl.Sud. 2082
Notation: Sud. XIV, 7
Billroth, Theodor:
Briefe / von Theodor Billroth. [Hrsg.: Georg Fischer]. – 8., veränd. Aufl. – Hannover [u.a.]: Hahn, 1910. – XII, 523 S.: Ill.

Bibl.Sud. 2083
Notation: Sud. XIV, 7
Theodor Billroth und seine Zeitgenossen: in Briefen an Billroth; aus dem Archiv der Gesellschaft der Ärzte in Wien / hrsg. von I. Fischer. – Berlin u.a.: Urban & Schwarzenberg, 1929. – VII, 87 S.: Ill.

Bibl.Sud. 2084
Notation: Sud. XIV, 7
Gersuny, Robert:
Theodor Billroth / von Robert Gersuny. – Wien u.a.: Rikola, 1922. – 47 S.: Ill. – (Meister der Heilkunde; 4)

Bibl.Sud. 2085
Notation: Sud. XIV, 7
Buchholtz, Arend:
Ernst von Bergmann: Mit Bergmanns Kriegsbriefen v.1866, 1870/71 und 1877. – 3., unveränd.Aufl. – Leipzig: Vogel, 1913. – V, 625 S.

Bibl.Sud. 2086
Notation: Sud. XIV, 7
Naunyn, Bernhard:
[Erinnerungen, Gedanken und Meinungen] Erinnerungen, Gedanken und Meinungen des Dr. B. Naunyn. – München: Bergmann, 1925. – 571 S.: Ill.

Bibl.Sud. 2087
Notation: Sud. XIV, 7
Kirchner, Martin:
Robert Koch / von Martin Kirchner. – Wien u.a.: Springer, 1924. – 84 S.: Ill. – (Meister der Heilkunde; 5)

Bibl.Sud. 2088
Notation: Sud. XIV, 7
Heubner, Otto:
[Lebenschronik] Otto Heubners Lebenschronik / von ihm selbst verf. und mit seinem Willen nach seinem Tode hrsg. von seinem ältesten Sohne Wolfgang Heubner. – Berlin: Springer, 1927. – VII, 228 S.: Ill.

Bibl.Sud. 2089
Notation: Sud. XIV, 7
Erinnerungen an Heinrich Curschmann / von Fritz Curschmann ... – Berlin: Springer, 1926. – 88 S.: Ill.

Bibl.Sud. 2090
Notation: Sud. XIV, 7
Martin, August:
Werden und Wirken eines deutschen Frauenarztes: Lebenserinnerungen / von A. Martin. – Berlin: Karger, 1924. – 370 S.

Bibl.Sud. 2091
Notation: Sud. XIV, 7
Wiedersheim, Robert:
Lebenserinnerungen.– Tübingen: Mohr, 1919. – VIII, 207 S.

Bibl.Sud. 2092
Notation: Sud. XIV, 7
Strümpell, Adolf:

Aus dem Leben eines deutschen Klinikers: Erinnerungen und Beobachtungen / von Adolf Strümpell. – Leipzig: Vogel, 1925. – VI, 294 S.: Ill.

Bibl.Sud. 2093
Notation: Sud. XIV, 7
Sudhoffs Archiv für Geschichte der Medizin und der Naturwissenschaften / hrsg. von Paul Diepgen [u.a.]. – Wiesbaden: Steiner
Repr.: Wiesbaden: Steiner. – Vorg. → Sudhoffs Archiv für Geschichte der Medizin. – Forts. → Sudhoffs Archiv
ISSN 0931-9425
Erscheinungsverlauf: 27.1934 – 36.1943,1/2; 36.1952,3 – 49.1965
Bestand: 28.1935/36 – 30.1937/38; 31.1938,3/5

Bibl.Sud. 2094
Notation: Sud. XIV, 7
Sudhoff, Karl:
Aus meiner Arbeit: eine Rückschau / [Karl Sudhoff]. – Leipzig: Barth, 1929. – S. 334 – 387: Ill.
Aus: Sudhoffs Archiv für Geschichte der Medizin; 21

Bibl.Sud. 2095
Notation: Sud. XIV, 7
Schleich, Carl Ludwig:
Besonnte Vergangenheit: Lebenserinnerungen; 1859 – 1919 / Carl Ludwig Schleich. – Berlin: Rowohlt, 1921. – 343 S.: Ill.

Bibl.Sud. 2096
Notation: Sud. XIV, 7
Wollf, Julius Ferdinand:
Lingner und sein Vermächtnis / Julius Ferdinand Wollf. – Hellerau: Hegner, 1930. – 244 S.: Ill.

Bibl.Sud. 2097
Notation: Sud. XIV, 7
Hoche, Alfred:
Jahresringe: Innenansicht eines Menschenlebens / von Alfred E. Hoche. – München: Lehmann, 1934. – 298 S.: Ill.

Bibl.Sud. 2098
Notation: Sud. XVI, 3
Ipsen, Gunther:
Die Begründung der Geisteswissenschaft: eine Einleitung in Goethes Farbenlehre / von Gunther Ipsen. – [Leipzig]: [Insel-Verl.], [1926]. – XXXVI S.
Aus: [Farbenlehre / J. W. von Goethe. Hrsg. von G. Ipsen]

[Bibliotheca Sudhoffiana, Teil] Sud. XV

Bibl.Sud. 2099
Notation: Sud. XV, 0
Pauls, Emil:
Zauberwesen und Hexenwahn am Niederrhein / von Emil Pauls. – Düsseldorf: Lintz, 1898. – 109 S.
Aus: Beiträge zur Geschichte des Niederrheins; 13

Bibl.Sud. 2100
[Bibl.Sud. 1871]
[Notation: Sud. XIII, 4
Walahfridus <Strabo>:
[Hortulus] Des Walahfrid von der Reichenau Hortulus: Gedichte über die Kräuter seines Klostergartens vom Jahre 827 / eingel. und medizinisch, botanisch und druckgeschichtlich gewürdigt von Karl Sudhoff ... – Wiedergabe des ersten Wiener Dr. vom Jahre 1510. – München: Verl. der Münchner Dr., 1926. – XXIV, [23] S.: Ill. – (Münchener Beiträge zur Geschichte und Literatur der Naturwissenschaften und Medizin / Sonderheft; 1)]

[Bibliotheca Sudhoffiana, Teil] Sud. XVI

Bibl.Sud. 2101
Notation: Sud. XVI, 2
Koch, Richard:
Der Zauber der Heilquellen: eine Studie über Goethe als Badegast. – Stuttgart: Enke, 1933. – 73 S.

Bibl.Sud. 2102
Notation: Sud. XVI, 2
Schäfer, Friedrich A.:
Goethe in Krankheitstagen / von Fr. A. Schäfer. – Meißen: Mosche, 1904. – 52 S.

Bibl.Sud. 2103
Notation: Sud. XVI, 2
Hansen, Adolph:
Goethes Leipziger Krankheit und „Don Sassafras" / von Adolph Hansen. – Leipzig: Wörner, 1911. – 58 S.

Bibl.Sud. 2104
Notation: Sud. XVI, 3
Schneider, Hermann:
Goethe's naturphilosophische Leitgedanken: eine Einführung in die naturwissenschaftlichen Werke / von Hermann Schneider. – Berlin: Gose & Tetzlaff, [1905]. – 25 S.

Bibl.Sud. 2105
Notation: Sud. XVI, 3
Magnus, Rudolf:
Goethe als Naturforscher: Vorlesungen, gehalten im Sommer-Semester 1906 an der Universität Heidelberg / von Rudolf Magnus. – Leipzig: Barth, 1906. – VII, 336 S., [8] Bl.: Ill.

Bibl.Sud. 2106
Notation: Sud. XVI, 3
Hansen, Adolph:
Goethes Morphologie: Metamorphose der Pflanzen

und Osteologie; ein Beitrag zum sachlichen und philosophischen Verständnis und zur Kritik der morphologischen Begriffsbildung / von Adolph Hansen. – Giessen: Töpelmann, 1919. – 200 S.

Bibl.Sud. 2107
Notation: Sud. XVI, 3
Laehr, Hans:
Die Heilung des Orest in Goethes Iphigenie / von Hans Laehr. – Berlin: Reimer, 1902. – 86 S.

Bibl.Sud. 2108
Notation: Sud. XVI, 3
Walther, Johannes:
Die Natur in Goethes Weltbild / von Johannes Walther. – Leipzig: Akad. Verl.-Ges., 1932. – 104 S.

Bibl.Sud. 2109
Notation: Sud. XVI, 3
Abel, Adam:
Goethe, Die Natur / umschrieben von Adam Abel. – München: Stangl, 1927. – 49 S. – (Istit-Bücher; 7)

Bibl.Sud. 2110-1/2
Notation: Sud. XVI, 5
Goethe, Johann Wolfgang von:
Neue Mittheilungen aus Johann Wolfgang von Goethe's handschriftlichem Nachlasse / im Auftr. der von Goethe'schen Familie hrsg. von F. Th. Bratranek. – Leipzig: Brockhaus
1. – (1874). – LXXXIX S. – (...; 1,1)

Bibl.Sud. 2110-1/2
Notation: Sud. XVI, 5
Goethe, Johann Wolfgang von:
Neue Mittheilungen aus Johann Wolfgang von Goethe's handschriftlichem Nachlasse / im Auftr. der von Goethe'schen Familie hrsg. von F. Th. Bratranek. – Leipzig: Brockhaus
2. – (1874). – 424 S. – (...; 1,2)

Bibl.Sud. 2111
Notation: Sud. XVI, 6
Goethe, Johann Wolfgang von:
Die Metamorphose der Pflanzen: mit dem Originalbildwerk / Goethe. Hrsg. von Julius Schuster. – Berlin: Junk, 1924. – 145 S., XVI Bl.: Ill.

[Bibliotheca Sudhoffiana, Teil] Sud. XVII

Bibl.Sud. 2112
Notation: Sud. XVII, 0 = Par. 505
Biologische Heilkunst: monatl. Mitteilungen der Medizinisch-Biologischen Gesellschaft. – Stuttgart [u.a.]
Beil. → Illustrierte medizinische und Bäder-Zeitung. – Vorg. → Heilkunst
Erscheinungsverlauf: 5.1924,7 – 15.1934,13; damit Ersch. eingest.
Bestand: 9.1928 – 15.1934,13

Bibl.Sud. 2113
Notation: Sud. XVII, 0
Index medicus: a monthly classified record of the current medical literature of the world / US Department of Health and Human Services, Public Health Service, National Institute of Health, National Library of Medicine. – Washington, DC: US Gov.Print.Off.
Beteil. Körp. bis 3.Ser. 6.1926/27: Carnegie Institution of Washington.
Erscheinungsverlauf: 1.1879 – 21.1898/99; 2.Ser. 1.1903 – 18.1920; 3.Ser. 1.1921 – 6.1926/27; N.S. 1.1960 -
Bestand: 2.1922 – 6.1926/27,5

Bibl.Sud. 2114
Notation: Sud. XVII, 1
Conring, Hermann:
[Introductio in universam artem medicam singulasque eius partes] Hermanni Conringii Introductio in universam artem medicam singulasque eius ejus partes: ex publicis ejus praecipue lectionibus olim concinnata nunc vero additamentis necessariis aucta continuata ad nostra tempora praecipuorum scriptorum serie; accesserunt Johannis Rhodii, aliorumque in arte principum virorum consimilis argumenti commentationes / cura ac studio Guntheri Christophori Schelhammeri. Cum praefatione Friderici Hoffmanni ... De studio medico recte pertractando et ejus probatissimis auctoribus. – Halae u.a.: Crug, 1726. – 16, 424, 163 S.

Bibl.Sud. 2115
Notation: Sud. XVII, 1
Barchusen, Johann Conrad:
Historia Medicinae. In qua, Si non omnia, pleraque saltem, Medicorum ratiocinia, dogmata, hypotheses, sectae, &c. Medicinae usque ad nostra tempora inclaruerunt, pertractantur / J. Conr. Barchusen. – Amstelaedami: Jansonio-Waesbergii, 1710. – [10] Bl., 632 S., [18] Bl.: Ill.

Bibl.Sud. 2116
Notation: Sud. XVII, 1
Barchusen, Johann Conrad:
De Medicinae Origine Et Progressu Dissertationes: In Quibus Medicorum Sectae, Institutiones, Decreta, Hypotheses, Praeceptiones, &c. Ab Initio Medicinae Usque Ad Nostra Tempora Traduntur / Joh. Conr. Barchusen. – Trajecti Ad Rhenum: Paddenburg, Croon, 1723. – [8] Bl., 679 S.: Ill.

Bibl.Sud. 2117
Notation: Sud. XVII, 1
Freind, John:
[Historia Medicinae A Galeni Tempore Usque Ad Initium Saeculi Decimi Sexti] Johannis Freind, Medicinae Doctoris, Historia Medicinae A Galeni Tempore Usque Ad Initium Saeculi Decimi Sexti: In qua ea praecipue notantur quae ad Praxin pertinent / Anglice scripta Ad Ricardum Mead, M.D. Latine conversa a

Joanne Wigan, M.D. – Lugduni Batavorum: Langerak, 1734. – [46] Bl., 444 S., [38] Bl.: Ill.
Enth. außerdem: Catalogus Librorum Medicorum Quos Joh. Arn. Langerack, Bibliopola Leydensis, vel propriis sumptibus impressit, vel quorum maior copia ipsi suppetit

Bibl.Sud. 2118
Notation: Sud. XVII, 1
Schulze, Johann H.:
Historia medicinae: a rerum initio ad annum urbis Romae DXXXV deducta / studio Io. Henrico Schulzii. – Lipsiae: Monath, 1728. – [12] Bl., 437 S., [17] Bl.: Ill.

Bibl.Sud. 2119
Notation: Sud. XVII, 1
Stolle, Gottlieb:
Anleitung Zur Historie Der Medicinischen Gelahrheit [!]: In dreyen Theilen / heraus gegeben Von Gottlieb Stollen. – Jena: Meyer, 1731. – [8] Bl., 898 S., [46] Bl.

Bibl.Sud. 2120
Notation: Sud. XVII, 1
Matthiae, Georg:
Conspectus Historiae Medicorum Chronologicus: In Usum Praelectionum Academicarum / Confectus A Georgio Matthiae, D. Et Professore Medic. In Universitate Georgia Augusta. – Gottingae: Vandenhoeck, 1761. – [3] Bl., 970 S.

Bibl.Sud. 2121
Notation: Sud. XVII, 1
Blumenbach, Johann Friedrich:
[Introductio In Historiam Medicinae Litterariam] D. Jo. Frid. Blumenbachii Medic. P. P. O. Introductio In Historiam Medicinae Litterariam. – Goettingae: Dieterich, 1786. – XVI, 462 S.

Bibl.Sud. 2122
Notation: Sud. XVII, 1
Ackermann, Johann Christian Gottlieb:
Institutiones Historiae Medicinae / Joanne Christiano Gottlieb Ackermann. – Norimbergae: BaueroMannius, 1792. – [8] Bl., 404 S., [6] Bl.

Bibl.Sud. 2123-1/2
Notation: Sud. XVII, 1
Metzger, Johann Daniel:
Skizze einer pragmatischen Literärgeschichte der Medicin / Von Dr. I. D[aniel] Metzger, K. Leibarzt und Prof. Med. zu Königsberg. – Königsberg: Nicolovius
[1]. – (1792). – [7] Bl., 448 S., [1] Bl.: Ill.

Bibl.Sud. 2123-1/2
Notation: Sud. XVII, 1
Metzger, Johann Daniel:
Skizze einer pragmatischen Literärgeschichte der Medicin / Von Dr. I. D[aniel] Metzger, K. Leibarzt und Prof. Med. zu Königsberg. – Königsberg: Nicolovius
[2] Zusätze und Verbesserungen. – 1796. – [1] Bl., 180 S.

Bibl.Sud. 2124
Notation: Sud. XVII, 1
Scuderi, Rosario:
Introduzione alla storia della medicina antica e moderna / di Rosario Scuderi. – Napoli: Porcelli, 1794. – XI, 274 S.

Bibl.Sud. 2125
Notation: Sud. XVII, 1
Hecker, August F.:
Die Heilkunst auf ihren Wegen zur Gewissheit, oder die Theorien, Systeme und Heilmethoden, der Aerzte seit Hippokrates bis auf unsere Zeiten / von A. F. Hecker. – 4., verb. Aufl. – Erfurt u.a.: Hennings, 1819. – XVI S., [3] Bl., 271 S.

Bibl.Sud. 2126
Notation: Sud. XVII, 1
Windischmann, Karl Josef Hieronymus:
Versuch über den Gang der Bildung in der heilenden Kunst: eine Einleitung zu tieferer Ergründung der Kunst / von C. [Joseph Hieronymus] Windischmann. – Frankfurt am Main: Andreä, 1809. – VI, 193 S.

Bibl.Sud. 2127
Notation: Sud. XVII, 1
Kortum, Carl Arnold:
Skizze einer Zeit- und Litterargeschichte der Arzneikunst von ihrem Ursprunge an bis zum Anfange des neunzehnten Jahrhunderts: für Aerzte und Nichtärzte / von Carl Arnold Kortum. – Unna: Hesselmann, 1809. – 733 S.: Ill.

Bibl.Sud. 2128-1
Notation: Sud. XVII, 1
Hecker, Justus F. C.:
Geschichte der Heilkunde / nach den Quellen bearb. von Justus Friedrich Karl Hecker. – Berlin: Enslin
1. – (1822). – X, 529 S.

Bibl.Sud. 2128-2
Notation: Sud. XVII, 1
Hecker, Justus F. C.:
Geschichte der Heilkunde / nach den Quellen bearb. von Justus Friedrich Karl Hecker. – Berlin: Enslin
2. – (1829). – VIII, 463 S.

Bibl.Sud. 2129
Notation: Sud. XVII, 2
Leupoldt, Johann Michael:
Allgemeine Geschichte der Heilkunde: eine Grundlage zu Vorlesungen und zum Selbstunterrichte / entworfen von Joh. Mich. Leupoldt. – Erlangen: Palm und Enke, 1825. – XXXII, 318 S.

Bibl.Sud. 2130
Notation: Sud. XVII, 2
Quitzmann, Ernst A.:
Von den medizinischen Systemen und ihrer geschichtlichen Entwicklung / Ernst Anton Quitzmann. – München: Franz, 1837. – [4] Bl., 48 S.
München, Univ., Med. Diss., 1836

Bibl.Sud. 2131-1
Notation: Sud. XVII, 2
Lessing, Michael B.:
Handbuch der Geschichte der Medizin / nach den Quellen bearb. von Michael Benedict Lessing. – Berlin: Hirschwald
1 Geschichte der Medizin bis Harvey (1628). – 1838. – LVI, 567 S.

Bibl.Sud. 2132
Notation: Sud. XVII, 2
Friedländer, Ludwig H.:
Vorlesungen über die Geschichte der Heilkunde / von Ludw. Herm. Friedländer. – Leipzig: Voss, 1839. – XIV, 485 S.

Bibl.Sud. 2133-1/2,2
Notation: Sud. XVII, 2
Isensee, Emil:
Geschichte der Medicin, Chirurgie, Geburtshülfe, Staatsarzneikunde, Pharmacie u. a. Naturwissenschaften und ihrer Litteratur / von Emil Isensee. – Berlin: Nauck
1 Buch 1/2: Aeltere und mittlere Geschichte der Medicin, Naturwissenschaften und ihrer Litteratur (Griechen, Römer, Araber, Latinobarbari, Germanen). – 1843. – LVI, 350 S.

Bibl.Sud. 2133-1/2,2
Notation: Sud. XVII, 2
Isensee, Emil:
Geschichte der Medicin, Chirurgie, Geburtshülfe, Staatsarzneikunde, Pharmacie u. a. Naturwissenschaften und ihrer Litteratur / von Emil Isensee. – Berlin: Nauck
2[,1] Buch 3: Neuere und neueste Geschichte der Naturwissenschaften und ihrer Litteratur (Chemie, Physik, Mineralogie, Botanik, Zoologie, Zootomie). – 1843. – VIII, 240 S.

Bibl.Sud. 2133-1/2,2
Notation: Sud. XVII, 2
Isensee, Emil:
Geschichte der Medicin, Chirurgie, Geburtshülfe, Staatsarzneikunde, Pharmacie u. a. Naturwissenschaften und ihrer Litteratur / von Emil Isensee. – Berlin: Nauck
2[,2] Buch 4: Neuere und neueste Geschichte der Heilwissenschaften und ihrer Litteratur (Anatomie, Physiologie, Pathologie, Therapie). – 1843. – S. 244 – 704

Bibl.Sud. 2133-2,3/4
Notation: Sud. XVII, 2
Isensee, Emil:
Geschichte der Medicin, Chirurgie, Geburtshülfe, Staatsarzneikunde, Pharmacie u. a. Naturwissenschaften und ihrer Litteratur / von Emil Isensee. – Berlin: Nauck
2[,3] Buch 5: Neuere und neueste Geschichte der Heilwissenschaften und ihrer Litteratur (Pharmacie, Materia medica, Chirurgie, Ohren-, Augen-, Zahn-Heilkunde und Geburtshülfe). – 1844. – S. 706 – 1210

Bibl.Sud. 2133-2,3/4
Notation: Sud. XVII, 2
Isensee, Emil:
Geschichte der Medicin, Chirurgie, Geburtshülfe, Staatsarzneikunde, Pharmacie u. a. Naturwissenschaften und ihrer Litteratur / von Emil Isensee. – Berlin: Nauck
2[,4] Buch 6: Neuere und neueste Geschichte der Heilwissenschaften und ihrer Litteratur (Psychiatrie, Veterinärwesen, Staatsarzneikunde, medicinische Geographie und Statistik). – 1845. – S: 1212 – 1909, CXXVIII S.

Bibl.Sud. 2134
Notation: Sud. XVII, 2
Frankenberg, Siegmund:
Geschichte der Heilkunst und der Heilschwärmerei: zur Belehrung und Aufklärung für alle Stände / von Siegmund Frankenberg. – Leipzig: Kollmann, 1848. – XXVIII, 390 S.

Bibl.Sud. 2135
Notation: Sud. XVII, 2
Hirschel, Bernhard:
Compendium der Geschichte der Medicin von den Urzeiten bis auf die Gegenwart: mit besonderer Berücksichtigung der Neuzeit und der Wiener Schule / von Bernhard Hirschel. – 2., umgearb. und verm. Aufl. – Wien: Braumüller, 1862. – XIII, 648 S.

Bibl.Sud. 2136-1/2
Notation: Sud. XVII, 2
Morwitz, Eduard:
Geschichte der Medicin / bearb. von E. Morwitz. – Leipzig: Brockhaus. – (Encyklopädie der medicinischen Wissenschaften; ...)
1. – (1848). – XXVI, 472 S. – (...; 4,1)

Bibl.Sud. 2136-1/2
Notation: Sud. XVII, 2
Morwitz, Eduard:
Geschichte der Medicin / bearb. von E. Morwitz. – Leipzig: Brockhaus. – (Encyklopädie der medicinischen Wissenschaften; ...)
2 Chronologisch-systematische Zusammenstellung der medicinischen Literatur. – 1849. – X, 342 S. – (...; 4,2)

Bibl.Sud. 2137
Notation: Sud. XVII, 2
Daremberg, Charles:
La médecine: histoire et doctrines / par Ch. Daremberg. – Paris: Didier u.a., 1865. – XXIV, 491 S.

Bibl.Sud. 2138
Notation: Sud. XVII, 2
Boltenstern, Otto von:
Die neuere Geschichte der Medicin / kurz dargest. von O. v. Boltenstern. – Leipzig: Naumann, [1899]. – VII, 398 S. – (Medicinische Bibliothek für praktische Ärzte; 142/147)

Bibl.Sud. 2139
Notation: Sud. XVII, 2
Barbillión, Lucien:
Histoire de la médecine / par L. Barbillion. – Paris: Dupret, 1886. – 140 S. – (Collection historique universelle)

Bibl.Sud. 2140
Notation: Sud. XVII, 2
Schwalbe, Ernst:
Vorlesungen über Geschichte der Medizin / von Ernst Schwalbe. – Jena: Fischer, 1905. – VIII, 152 S.

Bibl.Sud. 2141
Notation: Sud. XVII, 2
Magnus, Hugo:
Sechs Jahrtausende im Dienst des Äskulap / von Hugo Magnus. – Breslau: Kern, 1905. – 228 S.: Ill.

Bibl.Sud. 2142
Notation: Sud. XVII, 2
Magnus, Hugo:
Die Entwickelung der Heilkunde in ihren Hauptzügen / zur Darstellung gebracht von Hugo Magnus. Aus dem Nachlasse hrsg. [von Clara Magnus]. – Breslau: Kern, 1907. – 120 S.: Ill.

Bibl.Sud. 2143
Notation: Sud. XVII, 2
Garrison, Fielding H.:
An introduction to the history of medicine: with medical chronology, bibliographic data and test questions / by Fielding H. Garrison. – Philadelphia u.a.: Saunders, 1913. – 763 S.: Ill.

Bibl.Sud. 2144
Notation: Sud. XVII, 2
Garrison, Fielding H.:
An introduction to the history of medicine: with medical chronology, suggestions for study and bibliographic data / by Fielding H. Garrison. – 3. ed., rev. and enl. – Philadelphia u.a.: Saunders, 1922. – 942 S.: Ill.

Bibl.Sud. 2145
Notation: Sud. XVII, 3
Linden, Jan Antonides van der:
[De Scriptis Medicis] Joh. Antonidae Vander Linden, Doct. & Professoris Medicinae Practicae in Acad. Lugduno-Batava ordinarii, De Scriptis Medicis: Libri Duo. – Editio altera, auctior & emendatior. – Amstelredami: Blaeu, 1651. – [8] Bl., 688 S., [14] Bl.

Bibl.Sud. 2146
Notation: Sud. XVII, 3
Ersch, Johann Samuel:
Literatur der Medicin: seit der Mitte des achtzehnten Jahrhunderts bis auf die neueste Zeit / systematisch bearb. und mit den nöthigen Reg. vers. von Johann Samuel Ersch. – Amsterdam u.a.: Kunst- und Industrie-Comptoir, 1812. – 456 Sp., S. 458 – 462
Aus: J. S. Ersch: Handbuch der dt. Literatur

Bibl.Sud. 2147
Notation: Sud. XVII, 3
Stolle, Gottlieb:
[Anleitung Zur Historie der Gelahrheit] Gottlieb Stolles Philos. Civil. Profes. P. O. in Acad. Ienensi Anleitung Zur Historie der Gelahrheit [!]: denen zum besten, so den Freyen Künsten und der Philosophie obliegen; in dreyen Theilen. – Nunmehr zum viertenmal verbessert und mit neuen Zusätzen vermehret herausgegeben. – Jena, 1736. – [10] Bl., 798 S., [43] Bl., 268 S., [14] Bl.: Ill.
Enth. außerdem: Gottlieb Stolles Gantz neue Zusätze und Ausbesserungen Der Historie Der Philosophischen Gelahrheit

Bibl.Sud. 2148
Notation: Sud. XVII, 3
Wagner, Rudolph:
Grundriß der Encyklopädie und Methodologie der medizinischen Wissenschaften nach geschichtlicher Ansicht: mit Rücksicht auf die naturhistorischen Disziplinen, und als Einleitung in das Studium der Medizin für akademische Vorlesungen / entworfen von Rudolph Wagner. – Erlangen: Palm und Enke, 1838. – XVIII, 131 S.

Bibl.Sud. 2149, I
Notation: Sud. XVII, 3
Acta medicorum Berolinensium: in incrementum artis et scientiarum collecta et digesta. – Berlin: Gedicke, 1717
Erscheinungsverlauf: 1. Decas 1.1717 – 10.1722; 2.Decas 1.1723 – 10.1730; 3.Decas 1.1731/32[?]
Bestand: 1.1717 – 10.1722 = Signatur: Bibl.Sud. 2149,I

Bibl.Sud. 2149, II
Notation: Sud. XVII, 3
Acta medicorum Berolinensium: in incrementum artis et scientiarum collecta et digesta. – Berlin: Gedicke, 1717

Bestand: 1.1723 – 10.1730 = Signatur: Bibl.Sud. 2149,II

Bibl.Sud. 2150
Notation: Sud. XVII, 3
Bugiel, V.:
Un célèbre médecin polonais au XVIe siècle: Joseph Struthius (1510 – 1568); contribution à l'histoire de la médecine à l'époque de la Renaissance / V. Bugiel. – Paris: Steinheil, 1901. – 93 S.

Bibl.Sud. 2151
Notation: Sud. XVII, 3
Roger, Jules:
Les médecins bretons du XVIe au XXe siècle: biographie et bibliographie / par Jules Roger. – Paris: Baillière, 1900. – XIII, 198 S.: Ill.

Bibl.Sud. 2152
Notation: Sud. XVII, 3
Meunier, Léon:
Histoire de la médecine: depuis ses origines jusqu'à nos jours / par L. Meunier. – Paris: Le François, 1924. – VI, 642 S.

Bibl.Sud. 2153-1
Notation: Sud. XVII, 3
Gouriet, Jean-Baptiste:
Les charlatans célèbres, ou tableau historique des bateleurs, des baladins, des jongleurs, des bouffons, des opérateurs, des voltigeurs, des escamoteurs, des filous, des escrocs, des devins, des tireurs de cartes, des diseurs de bonne aventure, et généralement de tous les personnages qui se sont rendus célèbres dans les rues et sur les places publiques de Paris, depuis une haute antiquité jusqu'à nos jours / [Verf.: Jean-Baptiste Gouriet]. – 2. éd. – Paris: Lerouge
1. Aufl. u.d.T.: Personnages célèbres dans les rues de Paris
1. – (1819). – 336 S.: Ill.

Bibl.Sud. 2153-2
Notation: Sud. XVII, 3
Gouriet, Jean-Baptiste:
Les charlatans célèbres, ou tableau historique des bateleurs, des baladins, des jongleurs, des bouffons, des opérateurs, des voltigeurs, des escamoteurs, des filous, des escrocs, des devins, des tireurs de cartes, des diseurs de bonne aventure, et généralement de tous les personnages qui se sont rendus célèbres dans les rues et sur les places publiques de Paris, depuis une haute antiquité jusqu'à nos jours / [Verf.: Jean-Baptiste Gouriet]. – 2. éd. – Paris: Lerouge
1. Aufl. u.d.T.: Personnages célèbres dans les rues de Paris
2. – (1819). – 346 S.

Bibl.Sud. 2154-1
Notation: Sud. XVII, 3
Le mal qu'on a dit des médecins / par G.-J. Witkowski. – Paris: Marpon et Flammarion
1 Auteurs grecs & latins. – 1884. – VII, 239 S.

Bibl.Sud. 2155
Notation: Sud. XVII, 3
Rudolphi, Karl Asmund:
Index numismatum in virorum de rebus medicis vel physicis meritorum memoriam percussorum: cum tabula / [Verf.: Karl Asmund Rudolphi]. – Berolini: Starckius, 1825. – XII, 131 S.: Ill.

Bibl.Sud. 2156-1
Notation: Sud. XVII, 3 = Par. 230
Leben und Lehrmeinungen berühmter Physiker am Ende des XVI. und am Anfange des XVII. Jahrhunderts: als Beyträge zur Geschichte der Physiologie in engerer und weiterer Bedeutung / hrsg. von Thaddä Anselm Rixner ... und Thaddä Siber ... – Sulzbach: Seidel
1 Theophrastus Paracelsus. – 1819. – XVI, 168 S.: Ill.

Bibl.Sud. 2156-1a
Notation: Sud. XVII, 3 = Par. 231
Leben und Lehrmeinungen berühmter Physiker am Ende des XVI. und am Anfange des XVII. Jahrhunderts: als Beyträge zur Geschichte der Physiologie in engerer und weiterer Bedeutung / hrsg. von Thaddä Anselm Rixner ... und Thaddä Siber ... – Sulzbach: Seidel
1 Theophrastus Paracelsus. – 2., verm. und verb. Aufl. – 1829. – XVI, 258 [i.e. 238] S.: Ill.

Bibl.Sud. 2156-2
Notation: Sud. XVII, 3 = Par. 230
Leben und Lehrmeinungen berühmter Physiker am Ende des XVI. und am Anfange des XVII. Jahrhunderts: als Beyträge zur Geschichte der Physiologie in engerer und weiterer Bedeutung / hrsg. von Thaddä Anselm Rixner ... und Thaddä Siber ... – Sulzbach: Seidel
2 Hieronymus Cardanus. – 1820. – XII, 244 S.: Ill.

Bibl.Sud. 2156-3
Notation: Sud. XVII, 3 = Par. 230
Leben und Lehrmeinungen berühmter Physiker am Ende des XVI. und am Anfange des XVII. Jahrhunderts: als Beyträge zur Geschichte der Physiologie in engerer und weiterer Bedeutung / hrsg. von Thaddä Anselm Rixner ... und Thaddä Siber ... – Sulzbach: Seidel
3 Bernardinus Telesius. – 1820. – VIII, 296 S.: Ill.

Bibl.Sud. 2156-4
Notation: Sud. XVII, 3 = Par. 230
Leben und Lehrmeinungen berühmter Physiker am

Ende des XVI. und am Anfange des XVII. Jahrhunderts: als Beyträge zur Geschichte der Physiologie in engerer und weiterer Bedeutung / hrsg. von Thaddä Anselm Rixner ... und Thaddä Siber ... – Sulzbach: Seidel
4 Franciscus Patritius. – 1823. – VIII, 198 S.: Ill.

Bibl.Sud. 2156-5
Notation: Sud. XVII, 3 = Par. 230
Leben und Lehrmeinungen berühmter Physiker am Ende des XVI. und am Anfange des XVII. Jahrhunderts: als Beyträge zur Geschichte der Physiologie in engerer und weiterer Bedeutung / hrsg. von Thaddä Anselm Rixner ... und Thaddä Siber ... – Sulzbach: Seidel
5 Jordanus Brunus. – 1824. – VIII, 258 S., [1] Bl.: Ill.

Bibl.Sud. 2156-6
Notation: Sud. XVII, 3 = Par. 230
Leben und Lehrmeinungen berühmter Physiker am Ende des XVI. und am Anfange des XVII. Jahrhunderts: als Beyträge zur Geschichte der Physiologie in engerer und weiterer Bedeutung / hrsg. von Thaddä Anselm Rixner ... und Thaddä Siber ... – Sulzbach: Seidel
6 Thomas Campanella. – 1826. – X, 257 S.: Ill.

Bibl.Sud. 2156-7
Notation: Sud. XVII, 3 = Par. 230
Leben und Lehrmeinungen berühmter Physiker am Ende des XVI. und am Anfange des XVII. Jahrhunderts: als Beyträge zur Geschichte der Physiologie in engerer und weiterer Bedeutung / hrsg. von Thaddä Anselm Rixner ... und Thaddä Siber ... – Sulzbach: Seidel
7 Joh. Bapt. v. Helmont. – 1826. – VIII, 245 S.: Ill.

Bibl.Sud. 2157
Notation: Sud. XVII, 4
Hemmeter, John Cohn:
Master minds in medicine: an analysis of human genius as the instrument in the evolution of great constructive ideas in the history of medicine; together with a system of historic methodology / by John C. Hemmeter. – New York: Medical Life Press, 1927. – XXVII, 771 S.: Ill. – (The library of medical history)

Bibl.Sud. 2158
Notation: Sud. XVII, 4
Stricker, Wilhelm Friedrich Karl:
Die Geschichte der Heilkunde und der verwandten Wissenschaften in der Stadt Frankfurt am Main / nach den Quellen bearb. von Wilhelm Stricker. – Frankfurt am Main: Keßler, 1847. – VIII, 368 S.

Bibl.Sud. 2159
Notation: Sud. XVII, 4
Biographische Skizzen verstorbener Bremischer Aerzte und Naturforscher: eine Festgabe für die Zweiundzwanzigste Versammlung Deutscher Naturforscher und Aerzte zu Bremen / vom Aerztlichen Vereine zu Bremen. – Bremen: Heyse, 1844. – VIII, 683 S.

Bibl.Sud. 2160
Notation: Sud. XVII, 4
Fränkel, F. H.:
Zur Geschichte der Medizin in den Anhalt'schen Herzogthümern / von F. Hieronymus Fränkel. – Dessau: Neubürger, 1858. – 104 S.

Bibl.Sud. 2161
Notation: Sud. XVII, 4
Roth, Max:
Aufsätze zur Geschichte der Medizin im Herzogtum Oldenburg / von M. Roth. – Oldenburg i.O.: Littmann, 1921. – VIII, 352 S.: Ill.

Bibl.Sud. 2162
Notation: Sud. XVII, 4
Brennsohn, Isidorus:
Die Aerzte Livlands von den ältesten Zeiten bis zur Gegenwart: ein biographisches Lexikon; nebst einer Einleitung über das Medizinalwesen Livlands / von I. Brennsohn. – Mitau: Steffenhagen, 1905. – 481 S.

Bibl.Sud. 2163
Notation: Sud. XVII, 4
Brennsohn, Isidorus:
Die Aerzte Kurlands von 1825 – 1900: ein biographisches Lexicon / bearb. von I. Brennsohn. – Mitau: Steffenhagen, 1902. – 220 S.

Bibl.Sud. 2164
Notation: Sud. XVII, 4
Brennsohn, Isidorus:
Die Ärzte Kurlands vom Beginn der herzoglichen Zeit bis zur Gegenwart: ein biographisches Lexikon; nebst einer historischen Einleitung über das Medizinalwesen Kurlands / Isidorus Brennsohn. – 2., wesentlich verm. und erw. Ausg. – Riga: Plates, 1929. – XV, 492 S. – (Brennsohn, Isidorus: [Die Ärzte Lettlands]; 1)

Bibl.Sud. 2165
Notation: Sud. XVII, 4
Brennsohn, Isidorus:
Die Aerzte Estlands vom Beginn der historischen Zeit bis zur Gegenwart: ein biographisches Lexikon; nebst einer historischen Einleitung über das Medizinalwesen Estlands / von Isidorus Brennsohn. – Riga: Schumacher, 1922. – 550 S. – (Brennsohn, Isidorus: [Biographien baltischer Aerzte]; 3)

Bibl.Sud. 2166
Notation: Sud. XVII, 4
Wilhelmi, Axel:
Die Mecklenburgischen Aerzte von den ältesten Zeiten bis zur Gegenwart: eine Neuausgabe, Vervollstän-

digung und Fortsetzung des im Jahre 1874 unter gleichem Titel erschienenen Dr. med. A. Blanck'schen Sammelwerkes / veranst. von Axel Wilhelmi. – Schwerin i.M.: Herberger, 1901. – 288 S.: Ill.

Bibl.Sud. 2167-1
Notation: Sud. XVII, 4
Richter, Wilhelm Michael von:
Geschichte der Medicin in Russland / entworfen von Wilhelm Michael Richter. – Moskwa: Wsewolojsky
1. – (1813). – XXIII, 457 S.

Bibl.Sud. 2168
Notation: Sud. XVII, 4
Broeckx, Corneille:
Essai sur l'histoire de la médecine belge, avant le XIXe siècle / par C. Broeckx. – Bruxelles u.a.: Leroux, 1837. – VII, 322 S., [1] Bl.: Ill.

Bibl.Sud. 2169
Notation: Sud. XVII, 4
Gautier, Léon:
La médecine à Genève jusqu'à la fin du dix-huitième siècle / Léon Gautier. – Genève: Jullien u.a., 1906. – XV, 696 S.: Ill. – (Société d'Histoire et d'Archéologie <Genève>: Mémoires et documents; 30 = N.S. 10)

Bibl.Sud. 2170-1
Notation: Sud. XVII, 4
Wolf, Rudolf:
Biographien zur Kulturgeschichte der Schweiz / von Rudolf Wolf. – Zürich: Orell, Füßli
1. – (1858). – 475 S.: Ill.

Bibl.Sud. 2170-2
Notation: Sud. XVII, 4
Wolf, Rudolf:
Biographien zur Kulturgeschichte der Schweiz / von Rudolf Wolf. – Zürich: Orell, Füßli
2. – (1859). – 464 S.: Ill.

Bibl.Sud. 2170-3
Notation: Sud. XVII, 4
Wolf, Rudolf:
Biographien zur Kulturgeschichte der Schweiz / von Rudolf Wolf. – Zürich: Orell, Füßli
3. – (1860). – 444 S.: Ill.

Bibl.Sud. 2170-4
Notation: Sud. XVII, 4
Wolf, Rudolf:
Biographien zur Kulturgeschichte der Schweiz / von Rudolf Wolf. – Zürich: Orell, Füßli
4. – (1862). – 435 S.: Ill.

Bibl.Sud. 2171
Notation: Sud. XVII, 5
Hume, Edgar E.:
Max von Pettenkofer: his theory of the etiology of cholera, typhoid fever & other intestinal diseases; a review of his arguments and evidence / by Edgar Erskine Hume. – New York: Hoeber, 1927. – XV, 142 S.: Ill.
Erw. aus: Annals of medical history; 7,4

Bibl.Sud. 2172
Notation: Sud. XVII, 5
Taylor, Frances L.:
Crawford W. Long & the discovery of ether anesthesia / by Frances Long Taylor. – New York: Hoeber, 1928. – XIII, 237 S.: Ill.
Erw. aus: Annals of medical history; 7. 1925

Bibl.Sud. 2173
Notation: Sud. XVII, 5
Mandt, Martin W.:
Ein deutscher Arzt am Hofe Kaiser Nikolaus' I. von Rußland: Lebenserinnerungen / von Martin Mandt. Hrsg. von Veronika Lühe. – München u.a.: Duncker & Humblot, 1917. – XII, 544 S.: Ill.

Bibl.Sud. 2174
Notation: Sud. XVII, 5
Johannes <de Mirfeld>:
Johannes de Mirfeld of St. Bartholomew's, Smithfield: his life and works / by Percival Horton-Smith Hartley ... – Cambridge: Univ. Press, 1936. – XVI, 191 S.: Ill.

Bibl.Sud. 2175
Notation: Sud. XVII, 5
Robinson, Victor:
Pathfinders in medicine / by Victor Robinson. – New York: Medical Review of Reviews, 1912. – 317 S.: Ill.

Bibl.Sud. 2176
Notation: Sud. XVII, 5
Duisberg, Carl:
Meine Lebenserinnerungen / Carl Duisberg. Hrsg. auf Grund von Aufzeichnungen, Briefen und Dokumenten von Jesco v. Puttkamer. – Leipzig: Reclam, 1933. – 207 S.: Ill.

Bibl.Sud. 2177
Notation: Sud. XVII, 5
Goldenes Berufsjubiläum des Geheimen Regierungsrats Professor Dr. Carl Duisberg. – [Leverkusen], [1933]. – 86 S.: Ill.

Bibl.Sud. 2178
Notation: Sud. XVII, 5
Dem Andenken an Josef Felix Pompeckj. – Glückstadt u.a.: Augustin, [1930]. – 29 S.: Ill.

Bibl.Sud. 2179
Notation: Sud. XVII, 5
Macmichael, William:
The gold-headed cane / [Verf.: William Macmichael]. Ed. by William Munk. – London: Longmans, Green, 1884. – XVI, 246 S.: Ill.

Bibl.Sud. 2180
Notation: Sud. XVII, 5
Hassall, Arthur H.:
The narrative of a busy life: an autobiography / by Arthur Hill Hassall. – London u.a.: Longmans, Green, 1893. – III, 166, 82 S.

Bibl.Sud. 2181
Notation: Sud. XVII, 5
Gant, Frederick J.:
[Auto-biography] Auto-biography of Frederick James Gant, F.R.C.S., Consulting Surgeon to the Royal Free Hospital, author of works on surgery, science and religion, and women of the times. – London: Baillière, Tindall and Cox, 1905. – 200 S.: Ill.

Bibl.Sud. 2182
Notation: Sud. XVII, 5
Ärzte-Memoiren aus vier Jahrhunderten / hrsg. von Erich Ebstein. – Berlin: Springer, 1923. – XIV, 406 S.: Ill.

Bibl.Sud. 2183
Notation: Sud. XVII, 5
Ärzte Briefe aus vier Jahrhunderten / hrsg. von Erich Ebstein. – Berlin: Springer, 1920. – XII, 204 S.: Ill.

Bibl.Sud. 2184
Notation: Sud. XVII, 5
Schleich, Carl Ludwig:
Aus dem Nachlaß / Carl Ludwig Schleich. [Hrsg.: Wolfgang Goetz]. – 1. – 7. Aufl. – Berlin: Rowohlt, 1924. – 176 S.

Bibl.Sud. 2185
Notation: Sud. XVII, 5
Az orvosi tudomány magyar mesterei: Balassa János ... / kiad. a Markusovszky-Társaság. – Budapest: Magyar Tudományos Társulatok sajtóváll., 1924. – 196 S.: Ill.

Bibl.Sud. 2186
Notation: Sud. XVII, 5
Schäfer, Anton:
Leben und Wirken des Arztes Franz Pruner-Bey: zum Andenken an seinen 50. Todestag (29. September 1932) / vorgelegt von Anton Schäfer. – Leiden: Brill, 1931. – 98 S.: Ill.
Zugl.: Würzburg, Univ., Diss. – Aus: Janus; 35/36

Bibl.Sud. 2187
Notation: Sud. XVII, 5
Haber, Fritz:
Aus Leben und Beruf: Aufsätze, Reden, Vorträge / von Fritz Haber. – Berlin: Springer, 1927. – VI, 173 S.: Ill.

Bibl.Sud. 2188
Notation: Sud. XVII, 5
Interessante Anekdoten und Biographien berühmter Ärzte: zur Belehrung und Unterhaltung / [Verf.: J. C. K...n]. – 2. Aufl. – Eisenberg: Schöne, 1841. – [4] Bl., 200 S.

Bibl.Sud. 2189
Notation: Sud. XVII, 6
Wrench, Guy T.:
Lord Lister: his life and work / by G. T. Wrench. – 4. impr. – London u.a.: Fisher Unwin, 1914. – 383 S.: Ill.

Bibl.Sud. 2190
Notation: Sud. XVII, 6
Lister Centenary Exhibition <1927, London>:
Handbook / Lister Centenary Exhibition at the Wellcome Historical Medical Museum. – London: Wellcome Foundation, 1927. – 216 S.: Ill.

Bibl.Sud. 2191
Notation: Sud. XVII, 6
Osler, William:
An Alabama student and other biographical essays / by William Osler. – Oxford: Clarendon Press u.a., 1909. – 334 S.: Ill.

Bibl.Sud. 2192-1
Notation: Sud. XVII, 6
Cushing, Harvey:
The life of Sir William Osler / by Harvey Cushing. – Oxford: Clarendon Press
1. – (1925). – XIII, 685 S.: Ill.

Bibl.Sud. 2192-2
Notation: Sud. XVII, 6
Cushing, Harvey:
The life of Sir William Osler / by Harvey Cushing. – Oxford: Clarendon Press
2. – (1925). – X, 728 S.: Ill.

Bibl.Sud. 2193
Notation: Sud. XVII, 6
Welch, William H.:
A great physician and medical humanist: a review of Harvey Cushing's Life of Sir William Osler / by William H. Welch. – [New York], 1925. – 26 S.
Aus: The Saturday Review of Literature; 1925

Bibl.Sud. 2194
Notation: Sud. XVII, 6
Blogg, Minnie W.:
Bibliography of the writings of Sir William Osler, Bart., M.D., F.R.S., Regius Professor of Medicine in the University of Oxford / by Minnie Wright Blogg. – Rev. and enl. – Baltimore: Lord Baltimore Press, 1921. – 96 S.: Ill.

Bibl.Sud. 2195
Notation: Sud. XVII, 6
Sir William Osler memorial number: appreciations and reminiscences. – Montreal, 1926. – XXXVII, 633

S.: Ill. – (International Association of Medical Museums: Bulletin of the International Association of Medical Museums and journal of technical methods; 9)

Bibl.Sud. 2196
Notation: Sud. XVII, 6
Körner, Otto:
Erinnerungen eines deutschen Arztes und Hochschullehrers: 1858 – 1914 / von Otto Körner. – München [u.a.]: Bergmann, 1920. – 139 S.: Ill.

Bibl.Sud. 2197
Notation: Sud. XVII, 6
Honigmann, Georg:
Das Problem der ärztlichen Kunst / von Georg Honigmann. – Giessen: Töpelmann, 1922. – 48 S.

Bibl.Sud. 2198
Notation: Sud. XVII, 6
Augstein, Carl:
Medizin und Dichtung: die pathologischen Erscheinungen in der Dichtkunst / von C. Augstein. – Stuttgart: Enke, 1917. – IV, 114 S.

Bibl.Sud. 2199
Notation: Sud. XVII, 6
Bruzon, Paul:
La médecine et les religions / Paul Bruzon. – Paris: Baillière, 1904. – 380 S.

Bibl.Sud. 2200
Notation: Sud. XVII, 6
Diepgen, Paul:
Deutsche Volksmedizin: wissenschaftliche Heilkunde und Kultur / von Paul Diepgen. – Stuttgart: Enke, 1935. – VIII, 136 S.: Ill.

Bibl.Sud. 2201
Notation: Sud. XVII, 6
Vierordt, Hermann:
Medizinisches aus der Geschichte / von Hermann Vierordt. – 2., verm. Aufl. – Tübingen: Laupp, 1896. – IV, 114 S.

Bibl.Sud. 2202
Notation: Sud. XVII, 6
Bleuler, Eugen:
Das autistisch-undisziplinierte Denken in der Medizin und seine Überwindung / von E. Bleuler. – Berlin: Springer, 1919. – IV, 207 S.

Bibl.Sud. 2203
Notation: Sud. XVII, 6
Sternberg, Martha L.:
George Miller Sternberg: a biography / by Martha L. Sternberg. – Chicago: American Medical Assoc., 1920. – VI, 331 S.: Ill.

Bibl.Sud. 2204
Notation: Sud. XVII, 6
Schreiber, Georg:
Deutsche Medizin und Notgemeinschaft der Deutschen Wissenschaft: Geschehnisse und Erlebnisse deutscher Medizinalpolitik und Kulturpolitik / von Georg Schreiber. – Leipzig: Quelle & Meyer, 1926. – 106 S.

Bibl.Sud. 2205
Notation: Sud. XVII, 7
Wagner, Hermann:
Illustrierte deutsche Flora: eine Beschreibung der in Deutschland und der Schweiz einheimischen Blütenpflanzen und Gefässkryptogamen / von Herm. Wagner. Bearb. und verm. von August Garcke. – 2. Aufl. – Stuttgart: Hoffmann, 1882. – LXXX, 914 S.: zahlr. Ill.

Bibl.Sud. 2206-1
Notation: Sud. XVII, 7
Sprengel, Kurt:
[Geschichte der Botanik] Kurt Sprengels Geschichte der Botanik. – Neu bearb. – Altenburg u.a.: Brockhaus
1. – (1817). – [4] Bl., 424 S., [8] Bl.: Ill.

Bibl.Sud. 2206-2
Notation: Sud. XVII, 7
Sprengel, Kurt:
[Geschichte der Botanik] Kurt Sprengels Geschichte der Botanik. – Neu bearb. – Altenburg u.a.: Brockhaus
2. – (1818). – [4] Bl., 396 S.

Bibl.Sud. 2207
Notation: Sud. XVII, 7
Schuster, Julius:
Cycadaceae / von J. Schuster. – Leipzig: Engelmann, 1932. – 168 S.: Ill., Kt. – (Das Pflanzenreich; 4,1)

Bibl.Sud. 2208-1
Notation: Sud. XVII, 7
Lorch, Wilhelm:
Die Kryptogamen des Bergischen Landes: ein Beitrag zur naturhistorischen Durchforschung dieses Gebiets / von Wilhelm Lorch und Karl Laubenburg. – Elberfeld: Baedeker
Aus: Jahresbericht des Naturwiss. Vereins zu Elberfeld; 9
1 Pteridophyten und Bryophyten. – 1897. – 191 S.: Ill.

Bibl.Sud. 2209
Notation: Sud. XVII, 7
Moritzi, Alexander:
Réflexions sur l'espèce en histoire naturelle: mit einer biographischen Einleitung und einer Würdigung Moritzis als Vorläufer Charles Darwins / A. Moritzi. – [Nachdr. der Ausg.] Soleure 1842. – Aarau u.a.: Sauerländer, 1934. – 82 S. – (Schweizerische Gesellschaft für Geschichte der Medizin und der Naturwissenschaften: Veröffentlichungen der Schwei-

zerischen Gesellschaft für Geschichte der Medizin und der Naturwissenschaften; 9)

Bibl.Sud. 2210
Notation: Sud. XVII, 7
Oken, Lorenz:
Die Zeugung / von Dr. Oken. – Bamberg u.a.: Goebhardt, 1805. – VIII, 216 S.: Ill., graph. Darst.

Bibl.Sud. 2211-1
Notation: Sud. XVII, 7
Burckhardt, Rudolf:
Geschichte der Zoologie und ihrer wissenschaftlichen Probleme / von Rud. Burckhardt. – 2. Aufl. / bearb. und erg. von H. Erhard. – Berlin u.a.: Vereinigung wiss. Verl. – (Sammlung Göschen; ...)
1 Bis zur Mitte des 18. Jahrhunderts. – 1921. – 103 S. – (...; 357)

Bibl.Sud. 2211-2
Notation: Sud. XVII, 7
Burckhardt, Rudolf:
Geschichte der Zoologie und ihrer wissenschaftlichen Probleme / von Rud. Burckhardt. – 2. Aufl. / bearb. und erg. von H. Erhard. – Berlin u.a.: Vereinigung wiss. Verl. – (Sammlung Göschen; ...)
2 Von der Mitte des 18. Jahrhunderts bis zur Jetztzeit. – 1921. – 136 S. – (...; 823)

Bibl.Sud. 2212
Notation: Sud. XVII, 7
Müller, Adolf:
Gefangenleben der besten einheimischen Singvögel: Vogelwirthen und Naturfreunden geschildert / von Adolf und Karl Müller. – Leipzig u.a.: Winter, 1871. – IV, 180 S.

Bibl.Sud. 2213
Notation: Sud. XVII, 7
Schuster, Julius:
Die Anfänge der wissenschaftlichen Erforschung der Geschichte des Lebens durch Cuvier und Geoffroy Saint Hilaire: eine historisch-kritische Untersuchung / Julius Schuster. – Leipzig: Vogel, 1930. – VIII, 180 S. Ill., graph. Darst.
Aus: Archiv für Geschichte der Mathematik, der Naturwissenschaften und der Technik; 12, 3

Bibl.Sud. 2214
Notation: Sud. XVII, 7
Tröndle, Arthur:
Geschichte des Atmungs- und Ernährungsproblems bei den Pflanzen / von Arthur Tröndle. – Zürich u.a.: Orell Füssli, 1925. – 111 S.: Ill. – (Schweizerische Gesellschaft für Geschichte der Medizin und der Naturwissenschaften: Veröffentlichungen der Schweizerischen Gesellschaft für Geschichte der Medizin und der Naturwissenschaften; 4)

Bibl.Sud. 2215
Notation: Sud. XVII, 7
Antiquariat Weiss <München>:
Katalog / Antiquariat Weiss <München>. – München
3 Alte Naturwissenschaften. – 1927

Bibl.Sud. 2216
Notation: Sud. XVII, 5
Eggebrecht, Ernst:
Vom Jungsein und Altern / Ernst Eggebrecht. – o.O., ca. 1935. – 129 S.

Bibl.Sud. 2217
Notation: Sud. XVII, 7
Gottsched, Johann Christoph:
Neues aus der Zopfzeit: Gottscheds Briefwechsel mit dem Nürnberger Naturforscher Martin Frobenius Ledermüller und dessen seltsame Lebensschicksale. Im Anhang: Gottscheds Briefe und ein Schreiben Gellerts and den Altdorfer Professor Georg Andreas Will. – Leipzig: Scholtze, 1923. – 191 S.: Ill.

Bibl.Sud. 2218
Notation: Sud. XVII, 7
Naumann, Carl W.:
Ledermüller: Erzählung / von Carl Willnau. – Leipzig: Scholtze, 1921. – 78 S.

Bibl.Sud. 2219
Notation: Sud. XVII, 7
Backman, Eugène L.:
Levande materia / av E. Louis Backman. – Stockholm: Norstedt, 1916. – XII, 276 S.: Ill.

Bibl.Sud. 2220
Notation: Sud. XVII, 7
May, Walther:
Die Ansichten über die Entstehung der Lebewesen: kurze Übersicht nach Volksvorträgen / von Walther May. – 2., verm. Aufl. – Leipzig: Barth, 1909. – 81 S.

Bibl.Sud. 2221
Notation: Sud. XVII, 7
Hensel, Julius:
Ueber causalmechanische Entstehung der Organismen / von Pilgermann. – Stuttgart: Hensel, 1881. – 112 S.

Bibl.Sud. 2222
[Bibl.Sud. 1206]
Notation: Sud. XVII, 8; Sud. VIII, 9
Versammlung Deutscher Naturforscher und Ärzte: Tageblatt der Versammlung Deutscher Naturforscher und Ärzte. – [Wechselnde Verlagsorte]
Hauptsacht. teils: Tagblatt. – Darin teils → Versammlung Deutscher Naturforscher und Ärzte: Amtlicher Bericht über die Versammlung Deutscher Naturforscher und Ärzte. – Vorg. u. Forts. → Gesellschaft Deutscher Naturforscher und Ärzte: Ta-

geblatt der ... Versammlung der Gesellschaft Deutscher Naturforscher und Ärzte.
Erscheinungsverlauf: 20.1842 – 88.1924
Bestand: 54.1881 = Signatur: Bibl.Sud. 1206
Bestand: 62.1889(1890) = Signatur: Bibl.Sud. 2222

Bibl.Sud. 2223
Notation: Sud. XVII, 8
Pagel, Julius Leopold:
Die Entwickelung der Medicin in Berlin von den ältesten Zeiten bis auf die Gegenwart: eine historische Skizze; Festgabe für die Mitglieder und Theilnehmer des fünfzehnten Congresses für innere Medicin / verf. von Dr. Pagel. – Wiesbaden: Bergmann, 1897. – 130 S.: Ill.

Bibl.Sud. 2223#Beibd. 1
Notation: Sud. XVII, 8
Pagel, Julius Leopold:
Bemerkungen und Berichtigungen zu meiner Schrift: „Die Entwickelung der Medizin in Berlin von den ältesten Zeiten bis auf die Gegenwart / [Pagel]. – [Berlin]: [Grosser], 1897. – 3 S.
Aus: Dt. Medizinal-Zeitung; 18,59

Bibl.Sud. 2224-1
Notation: Sud. XVII, 8
Haehl, Richard:
Samuel Hahnemann: sein Leben und Schaffen auf Grund neu aufgefundner Akten, Urkunden, Briefe, Krankenberichte und unter Benützung der gesamten in- und ausländischen homöopathischen Literatur / von Richard Haehl. – Leipzig: Schwabe
1. – (1922). – XVI, 508 S.: Ill.

Bibl.Sud. 2224-2
Notation: Sud. XVII, 8
Haehl, Richard:
Samuel Hahnemann: sein Leben und Schaffen auf Grund neu aufgefundner Akten, Urkunden, Briefe, Krankenberichte und unter Benützung der gesamten in- und ausländischen homöopathischen Literatur / von Richard Haehl. – Leipzig: Schwabe
2 Anlagen enthaltend Urkunden, Aktenstücke, Briefe, Aufsätze, Abhandlungen usw. – 1922. – XVI, 527 S.: Ill.

Bibl.Sud. 2225
Notation: Sud. XVII, 8
Oosterhuis, Rutger A.:
Paracelsus en Hahnemann: essentieele geneeskunst en homoeopathie / door Rutger Adolf Benthem Oosterhuis. – Leiden: Sijthoff, 1937. – IX, 300 S.: Ill.
Zugl.: Leiden, Univ., Diss.

Bibl.Sud. 2226
Notation: Sud. XVII, 8
Hervot, Henri:
La médecine et les médecins à Saint-Malo: 1500 – 1820 / par le docteur Hervot. – Rennes: Plihon et Hommay, 1905. – 247 S.: Ill.

Bibl.Sud. 2227
Notation: Sud. XVII, 8
Szumowski, Władysław:
Galicya pod wzgledem medycznym za Jedrzeja Krupińskiego pierwszego protomedyka: 1772 – 1783 / napis. Władysław Szumowski. – We Lwowie: Tow. dla Popierania Nauki Polskiej, 1907. – 367 S.: Ill. – (Archiwum naukowe; 1,4,1)

Bibl.Sud. 2228
Notation: Sud. XVII, 8
Verein St. Petersburger Ärzte:
Biographisches Album des Vereins St. Petersburger Aerz-te: herausgegeben zum 50-jährigen Jubiläum des Vereins 31. März 1909. – St. Petersburg, 1909. – X, 118 S.

Bibl.Sud. 2229
Notation: Sud. XVII, 8
Verein St. Petersburger Ärzte:
Bericht über die Tätigkeit des Vereins St. Petersburger Aerzte während des zweiten Vierteljahrhunderts seines Bestehens: 1884 – 1909; herausgegeben zum 50-jährigen Jubiläum des Vereins 31. März 1909. – St. Petersburg, 1909. – III, 139 S.

Bibl.Sud. 2230-1
Notation: Sud. XVII, 8
Haller, Albrecht von:
Bibliotheca Botanica: Qua Scripta Ad Rem Herbariam Facientia A Rerum Initiis Recensentur / Auctore Alberto von Haller. – Tiguri: Orell, Gessner, Fuessli
1 Tempora Ante Tournefortium. – 1771. – XVI, 654 S.

Bibl.Sud. 2230-2
Notation: Sud. XVII, 8
Haller, Albrecht von:
Bibliotheca Botanica: Qua Scripta Ad Rem Herbariam Facientia A Rerum Initiis Recensentur / Auctore Alberto von Haller. – Tiguri: Orell, Gessner, Fuessli
2 A Tournefortio Ad Nostra Tempora. – 1772. – 785 S.

Bibl.Sud. 2231
Notation: Sud. XVII, 8
Sperling, Otto:
[Studienjahre] Otto Sperlings Studienjahre / nach dem Manuskript der Kgl. Bibliothek zu Kopenhagen hrsg. von Walter G. Brieger ... – Kopenhagen: Koppel, 1920. – 133 S.

Bibl.Sud. 2232-2
Notation: Sud. XVII, 8
Jacobsen, Julius:
Gesammelte Briefe / von Julius Jacobsen. – Königsberg i. Pr.: Koch
2 Briefe an Fachgenossen. – 1894. – XV, 599 S.: Ill.

Bibl.Sud. 2233
Notation: Sud. XVII, 8
Physiologie und Ökologie. – Leipzig u.a.: Teubner.
– (Die Kultur der Gegenwart; ...)
1. Czapek, Friedrich: Botanischer Teil / bearb. von Fr. Czapek, H. v. Guttenberg, E. Baur. – 1917. – 338 S.: Ill. – (...; 3,4,3)

Bibl.Sud. 2233
Notation: Sud. XVII, 8
Die Kultur der Gegenwart: ihre Entwicklung und ihre Ziele. – Leipzig: Teubner
1. Czapek, Friedrich: Botanischer Teil / bearb. von Fr. Czapek, H. v. Guttenberg, E. Baur. – 1917. – 338 S.: Ill. – (...; 3,4,3)

Bibl.Sud. 2234
Notation: Sud. XVII, 8
Podestà, Hans:
Physiologische Farbenlehre / von H. Podestà. – Leipzig: Verl. Unesma, 1922. – XI, 274 S.: Ill., graph. Darst. – (Ostwald, Wilhelm: Die Farbenlehre; 4)

Bibl.Sud. 2235
Notation: Sud. XVII, 8
In memoria di Maria Guareschi in Garelli nel XXX giorno della sua morte la famiglia. – [Torino]: Unione Tip.-Ed. Torinese, 1909. – [9] Bl.: Ill.

Bibl.Sud. 2236
Notation: Sud. XVII, 9
International Committee for Historical Sciences: Bulletin of the International Committee of Historical Sciences. – Paris: Les Presses Univ. de France
7.1935, 2 darin 2. 1934 → International Conference for the Teaching of History: Conférence Internationale pour l'Enseignement de l'Histoire. – 4, 1=1; 9, 3=2 von International Congress of Literary History: Actes du Congrès International d'Histoire Littéraire Moderne. – 2, 2=6 von International Congress of Historical Sciences: Scientific papers read at the ... International Congress of Historical Sciences. – 7, 1=7 von International Committee for Historical Sciences: Chronologie (rapports nationaux) et ... assemblée générale du Comité. – 3, 2=4; 4, 3=5; 5, 4=6; 7, 2 in 8; 11, 1=9 u.10 von International Committee for Historical Sciences: Assemblée générale du Comité International des Sciences Historiques. – 8, 2=1936 von Liste mondiale des périodiques historiques. – 8, 3-4=7 von International Congress of Historical Sciences: Procès-verbal du ... Congrès International des Sciences Historiques. – 2, 3=1928/29 von International Committee for Historical Sciences: Assemblées et commissions du Comité International des Sciences Historiques. – 1, 5=6; 5, 1-3=7; 10, 2/3=8 von International Congress of Historical Sciences: Scientific reports. – 2, 1=6 von International Congress of Historical Sciences: Actes du congrès. – 10, 2-3=8 von International Congress of Historical Sciences: Communications présentées au Congrès. – 11, 3=8 von International Congress of Historical Sciences: Protokoll. – 1, 5=6; 5, 1-3=7 von International Congress of Historical Sciences: Rapports
ISSN 0258-4506
Erscheinungsverlauf: 1.1926/29 – 12.1940/41(1941/43) = Nr. 1-47
Bestand: 1.1928, 5; 2.1929, 2; 5.1933,2-3

Bibl.Sud. 2237
Notation: Sud. XVII, 9
Leopoldina: Mitteilungen der Deutschen Akademie der Naturforscher Leopoldina. – Halle, Saale: Kreuz-Verl.
2. Reihe 1-3 mit Zusatz: Berichte der Kaiserlich-Deutschen Akademie der Naturforscher zu Halle. – 2. Reihe 4-6 mit Zusatz: Berichte der Kaiserlich-Leopoldinischen Deutschen Akademie der Naturforscher zu Halle. – Urh. anfangs: Kaiserlich-Leopoldinisch-Carolinische Deutsche Akademie der Naturforscher. – 2.1860/61 – 6.1867/71 in → Kaiserlich-Leopoldinisch-Carolinische Deutsche Akademie der Naturforscher <Halle, Saale>: Nova acta Academiae Caesareae Leopoldino-Carolinae Germanicae Naturae ... – Forts. → Deutsche Akademie der Naturforscher Leopoldina <Halle, Saale>: Jahrbuch.
ISSN 0323-4444
Erscheinungsverlauf: 1.R. 1.1859 – 58.1922/23(1923); 2. R. 1.1926 – 6.1930; 3. R. 1.1955 – 35.1989(1992)
Bestand: 1.1926 – 6.1930

Bibl.Sud. 2237-6
Notation:
Festschrift für Johannes Walther / hrsg. von Johannes Weigelt. – Leipzig: Quelle & Meyer, 1930. – VIII, 668 S.: Ill. – (Leopoldina; 6)
Einzelaufn. für Zs.-H.

Bibl.Sud. 2238
Notation: Sud. XVII, 9
B. G. Teubner <Leipzig>:
B. G. Teubner's Verlag auf dem Gebiete der Mathematik, Naturwissenschaften, Technik nebst Grenzwissenschaften: mit einem Gedenktagebuche für Mathematiker ... – 101. Ausg. – Leipzig u.a.: Teubner, 1908. – CXXXI, 392, 92 S.: Ill.

Bibl.Sud. 2239-1
Notation: Sud. XVII, 9
Junk, Wilhelm:
Bibliographia botanica / W. Junk. – Berlin: Junk
[1]. – (1909). – XVIII, 288 S.

Bibl.Sud. 2239-2
Notation: Sud. XVII, 9
Junk, Wilhelm:
Bibliographia botanica / W. Junk. – Berlin: Junk
[2] Supplementum. – 1916. – VI S., S. 290 – 1052

Bibl.Sud. 2240
Notation: Sud. XVII, 9
W. Junk, Verlag und Antiquariat für Naturwissenschaft und Mathematik <Berlin>:
I. Catalogue of publications / W. Junk: 25 years: 1899 – 1924. II. Second-hand catalogue. III. Desiderata (books wanted). – Berlin: Junk, 1924. – 124, 118 S., S. 890 – 911

Bibl.Sud. 2241
Notation: Sud. XVII, 9
W. Junk, Verlag und Antiquariat für Naturwissenschaft und Mathematik <Berlin>:
I. Verlag / W. Junk. II. Antiquariat. – Berlin: Junk, 1931. – 296 S.

Bibl.Sud. 2242-3,1
Notation: Sud. XVII, 9
Kaiserlich-Leopoldinisch-Carolinische Deutsche Akademie der Naturforscher <Halle, Saale> / Bibliothek:
Katalog der Bibliothek der Kaiserlichen Leopoldinisch-Carolinischen Deutschen Akademie der Naturforscher. – Leipzig: Engelmann
3,1. – (1905). – 253 S.

Bibl.Sud. 2243
Notation: Sud. XVII, 9
Walde, Otto:
Bücher- und bibliotheksgeschichtliche Forschungen in ausländischen Bibliotheken / von O. Walde. – Uppsala: Almqvist & Wiksell, 1930. – S. 76 – 148: Ill.
Aus: Nordisk Tidskrift för Bok- och Biblioteksväsen; 1930

[Bibliotheca Sudhoffiana, Teil] Sud. XVIII

Bibl.Sud. 2244
Notation: Sud. XVIII, 2
Naturforschende Gesellschaft <Basel>:
Verhandlungen der Naturforschenden Gesellschaft in Basel: VNG. – Basel; Berlin [u.a.]: Birkhäuser
Separatabdr. → Museum <Basel> / Sammlung für Völkerkunde: Bericht über die Sammlung für Völkerkunde des Basler Museums. – Seperatabdr. →
Museum für Völkerkunde <Basel>: Bericht über das Basler Museum für Völkerkunde. – Darin → Naturhistorisches Museum <Basel>: Bericht über das Basler Naturhistorische Museum. – Darin → Museum für Völkerkunde und Schweizerisches Museum für Volkskunde <Basel>: Bericht über das Basler Museum für Völkerkunde und Schweizerische Museum für Volkskunde. – Vorg. → Naturforschende Gesellschaft <Basel>: Bericht über die Verhandlungen der Naturforschenden Gesellschaft in Basel. – Forts. → Naturforschende Gesellschaft <Basel>: Mitteilungen der Naturforschenden Gesellschaften beider Basel. – 84,1=1 von Contributions to the geology and paleobiology of the caribbean and adjacent areas.
ISSN 0077-6122
Erscheinungsverlauf: 1.1854/57 – 104.1994
Bestand: 11.1895/97 – 42.1930/31(1932)

Bibl.Sud. 2245
Notation: Sud. XVIII, 3
Schwindel, Georg Jacob:
[Bibliotheca Historico-Critica Librorum Opusculorumque Variorum Et Rariorum; Oder: Analecta Litteraria von lauter alten und raren Büchern und Schrifften] Theophili Sinceri Bibliotheca Historico-Critica Librorum Opusculorumque Variorum Et Rariorum; Oder: Analecta Litteraria von lauter alten und raren Büchern und Schrifften. – Nürnberg: Felßecker, 1736. – [4] Bl., 432 S., [8] Bl.
Erg. zu: Schwindel, Georg J.: Nachrichten von lauter alten und raren Büchern

Bibl.Sud. 2245#Beibd. 1
Notation: Sud. XVIII, 3
Vogt, Johann:
[Catalogus Historico-Criticus Librorum Rariorum. Sive Ad Scripta Huius Argumenti Spicilegium Index, Et Accessiones] Johannis Vogt Pastoris Eccl. Cathed. Brem. Catalogus Historico-Criticus Librorum Rariorum. Sive Ad Scripta Huius Argumenti Spicilegium Index, Et Accessiones. – Editio Nova Priori Vel Quadruplex Auctior Et Tam Ex Propriis Eiusdem Autoris Adnotationibus Suppleta Quam Plurimis Aliorum Doctissimorum Virorum Observationibus Insigniter Locupletata / Accurante Jano Librario. – Hamburgi: Heroldus, 1738. – [12] Bl., 630 S.: Ill.

Bibl.Sud. 2245#Beibd. 2
Notation: Sud. XVIII, 3
Derdes, Daniel:
Florilegium Historico-Criticum Librorum Rariorum: Cui Multa simul scitu iucunda intersperguntur, Historiam omnem Litterariam, & cumprimis Reformationis Ecclesiasticam illustrantia / [Daniel Gerdes]. – Groningae: Spandaw, 1740. – [2] Bl., 155 S.

Bibl.Sud. 2245#Beibd. 3
Notation: Sud. XVIII, 3
Beyer, August:
[Memoriae Historico-Criticae Librorum Rariorum] M. Augusti Beyeri Memoriae Historico-Criticae Librorum Rariorum. Accedunt Evangeli Cosmopolitani Notae ad Jo. Burch. Menckenii De Charletaneria Eruditorum Declamationes, in quibus exempla nonnulla praecipue Hispanorum adferuntur. – Dresdae u.a.: Hekel, 1734. – [8] Bl., 301 S., [1] Bl.

Bibl.Sud. 2246
Notation: Sud. XVIII, 3
Conring, Hermann:
[De Scriptoribus XVI. Post Christum Natum Seculorum Commentarius] Hermanni Conringii De Scriptoribvs XVI. Post Christvm Natvm Secvlorvm Commentarivs: Cvm Prolegomenis, Antiqviorem Ervditionis Historiam Sistentibvs, Notis Perpetvis, Et Additionibvs, Qvibvs Scriptorvm Series Vsqve Ad Finem Secvli XVII. Continvatvr. – Wratislaviae: Hubert, 1727. – [4] Bl., 230 S., [12] Bl.

Bibl.Sud. 2247
Notation: Sud. XVIII, 3
Gryphius, Christian:
Vitae Selectae Quorundam Eruditissimorum Ac Illustrium Virorum: Ut Et Helenae Cornarae Et Cassandrae Fidelis, A Clarissimis Viris Scriptae Et Antehac Separatim Editae, Denuo Ob Summam Raritatem Et Praestantiam Recusae, Ac In Unum Volumen Redactae / [Verf.: Christian Gryphius]. – Vratislaviae: Bauchius, 1711. – [4] Bl., 728 S.

Bibl.Sud. 2248
Notation: Sud. XVIII, 3
Mencke, Johann Burkhard:
[Zwey Reden von der Charlatanerie oder Marcktschreyerey der Gelehrten] Herrn Joh. Burckhardt Menckens Zwey Reden von der Charlatanerie oder Marcktschreyerey der Gelehrten: Nebst verschiedner Autoren Anmerckungen; Mit Genehmhaltung des Hrn. Verfassers nach der letzten vollständigsten Auflage übersetzt, und mit des Frantzösischen Ubersetzers, auch einigen andern Anmerckungen aufs neue vermehrt. – Leipzig: Gleditsch, 1727. – [7] Bl., 346 S., [7] Bl.: Ill.

Bibl.Sud. 2250
Notation: Sud. XVIII, 3
Mieli, Aldo:
La storia della scienza in Italia: saggio di bibliografia di storia della scienza / Aldo Mieli. – Firenze: Libr. della Voce, 1916. – VII, 130 S.

Bibl.Sud. 2251
Notation: Sud. XVIII, 3
Beiträge aus der Geschichte der Chemie: dem Gedächtnis von Georg W. A. Kahlbaum, weil. o. ö. Professor der physikal. Chemie an der Universität Basel, geb. 1853, gest. 1905 in Basel, gewidmet / hrsg. von Paul Diergart. – Leipzig u.a.: Deuticke, 1909. – XV, 652 S.: Ill.

Bibl.Sud. 2252-1
Notation: Sud. XVIII, 4
Gmelin, Johann Friedrich:
Geschichte der Chemie: seit dem Wiederaufleben der Wissenschaften bis an das Ende des 18. Jahrhunderts / von Johann Friedrich Gmelin. – Göttingen: Rosenbusch. – (Geschichte der Künste und Wissenschaften; seit der Wiederherstellung derselben bis an das Ende des achtzehnten Jahrhunderts / von einer Gesellschaft gelehrter Männer ausgearbeitet. – Göttingen: Röwer)
1 Bis nach der Mitte des siebenzehenden Jahrhunderts. – 1797. – VIII, 777 S. – (...; 8,2,1)

Bibl.Sud. 2252-2
Notation: Sud. XVIII, 4
Gmelin, Johann Friedrich:
Geschichte der Chemie: seit dem Wiederaufleben der Wissenschaften bis an das Ende des 18. Jahrhunderts / von Johann Friedrich Gmelin. – Göttingen: Rosenbusch. – (Geschichte der Künste und Wissenschaften; seit der Wiederherstellung derselben bis an das Ende des achtzehnten Jahrhunderts / von einer Gesellschaft gelehrter Männer ausgearbeitet. – Göttingen: Röwer)
2 Bis gegen das lezte Viertheil des achtzehenden Jahrhunderts. – 1798. – 790 S., [1] Bl. – (...; 8,2,2)

Bibl.Sud. 2252-3
Notation: Sud. XVIII, 4
Gmelin, Johann Friedrich:
Geschichte der Chemie: seit dem Wiederaufleben der Wissenschaften bis an das Ende des 18. Jahrhunderts / von Johann Friedrich Gmelin. – Göttingen: Rosenbusch. – (Geschichte der Künste und Wissenschaften; seit der Wiederherstellung derselben bis an das Ende des achtzehnten Jahrhunderts / von einer Gesellschaft gelehrter Männer ausgearbeitet. – Göttingen: Röwer)
3 Die lezte Jahrzehende des achtzehenden Jahrhunderts. – 1799. – [4] Bl., 1288 S., [48] Bl. – (...; 8,2,3)

Bibl.Sud. 2253-1
Notation: Sud. XVIII, 4
Hoefer, Jean Chrétien Ferdinand:
Histoire de la chimie depuis les temps les plus reculés jusqu'à notre époque: comprenant une analyse détaillée des manuscrits alchimiques de la Bibliothèque Royale de Paris; un exposé des doctrines cabalistiques sur la pierre philosophale; l'histoire de la pharmacologie, de la métallurgie, et en général des sciences et des arts qui se rattachent à la chimie, etc. / par Ferd. Hoefer. – Paris: Revue Scientifique
1. – (1842). – X, 510 S.

Bibl.Sud. 2253-2
Notation: Sud. XVIII, 4
Hoefer, Jean Chrétien Ferdinand:
Histoire de la chimie depuis les temps les plus reculés jusqu'à notre époque: comprenant une analyse détaillée des manuscrits alchimiques de la Bibliothèque Royale de Paris; un exposé des doctrines cabalistiques sur la pierre philosophale; l'histoire de la pharmacologie, de la métallurgie, et en général des sciences et des arts qui se rattachent à la chimie, etc. / par Ferd. Hoefer. – Paris: Revue Scientifique
2. – (1843). – VIII, 518 S.

Bibl.Sud. 2254-1
Notation: Sud. XVIII, 4
Kopp, Hermann:
Die Entwickelung der Chemie in der neueren Zeit / von Hermann Kopp. – München: Oldenbourg. – (Geschichte der Wissenschaften in Deutschland / Neuere Zeit; ...)
1 Die Entwickelung der Chemie vor und durch Lavoisier. – 1871. – 206 S. – (...; 10,1)

Bibl.Sud. 2254-2
Notation: Sud. XVIII, 4
Kopp, Hermann:
Die Entwickelung der Chemie in der neueren Zeit / von Hermann Kopp. – München: Oldenbourg. – (Geschichte der Wissenschaften in Deutschland / Neuere Zeit; ...)
2. – (1873). – S. 208 – 606. – (...; 10,2)

Bibl.Sud. 2255
Notation: Sud. XVIII, 4
Meyer, Ernst:
Geschichte der Chemie: von den ältesten Zeiten bis zur Gegenwart; zugleich Einführung in das Studium der Chemie / von Ernst von Meyer. – Leipzig: Veit, 1889. – X, 466 S.

Bibl.Sud. 2256
Notation: Sud. XVIII, 4
Meyer, Ernst:
Geschichte der Chemie: von den ältesten Zeiten bis zur Gegenwart; zugleich Einführung in das Studium der Chemie / von Ernst von Meyer. – 3., verb. und verm. Aufl. – Leipzig: Veit, 1905. – XV, 576 S.

Bibl.Sud. 2257
Notation: Sud. XVIII, 4
Meyer, Ernst:
Lebenserinnerungen / von Ernst von Meyer. – Als Ms. gedr. – Leipzig: Metzger & Wittig, ca. 1918. – 159 S.: Ill.

Bibl.Sud. 2258-1
Notation: Sud. XVIII, 4
Bauer, Hugo:
Geschichte der Chemie / von Hugo Bauer. – Berlin: Vereinigung wiss. Verl. – (Sammlung Göschen; ...)

1 Von den ältesten Zeiten bis Lavoisier. – 3., verb. Aufl. – 1921. – 100 S. – (...; 264)

Bibl.Sud. 2258-2
Notation: Sud. XVIII, 4
Bauer, Hugo:
Geschichte der Chemie / von Hugo Bauer. – Berlin: Vereinigung wiss. Verl. – (Sammlung Göschen; ...)
2 Von Lavoisier bis zur Gegenwart. – 3., verb. Aufl. – 1921. – 144 S. – (...; 265)

Bibl.Sud. 2259-1
Notation: Sud. XVIII, 4
Berzelius, Jöns Jacob:
Bref / Jac. Berzelius. Utgifna af Kungl. Svenska Vetenskapsakademien genom H. G. Söderbaum. – Uppsala: Almqvist & Wiksell
1 I. Brefväxling med C. L. Berthollet (1810 – 1822). II. Brefväxling med Humphry Davx (1808 – 1825). III. Brefväxling med Alex. Marcet (1812 – 1822). – 1912 – 1914. – 105, 87, 266 S.: Ill.

Bibl.Sud. 2259-2,1
Notation: Sud. XVIII, 4
Berzelius, Jöns Jacob:
Bref / Jac. Berzelius. Utgifna af Kungl. Svenska Vetenskapsakademien genom H. G. Söderbaum. – Uppsala: Almqvist & Wiksell
2,1 IV. Brefväxling mellan Berzelius och P. L. Dulong (1819 – 1837). – 1915. – 127 S.: Ill.

Bibl.Sud. 2260
Notation: Sud. XVIII, 4
Berzelius, Jöns Jacob:
The letters of Jöns Jakob Berzelius and Christian Friedrich Schönbein: 1836 -1847 / ed. by Georg W. A. Kahlbaum. – London u.a.: Williams and Norgate, 1900. – 112 S.

Bibl.Sud. 2261
Notation: Sud. XVIII, 4
Liebig, Justus von:
Chemische Briefe / von Justus von Liebig. – Wohlfeile Ausg. – Leipzig u.a.: Winter, 1865. – XXVIII, 532 S.

Bibl.Sud. 2262-1
Notation: Sud. XVIII, 4
Volhard, Jakob:
Justus von Liebig / von Jakob Volhard. – Leipzig: Barth
1. – (1909). – XI, 456 S.: 1 Portr., Ill.

Bibl.Sud. 2262-2
Notation: Sud. XVIII, 4
Volhard, Jakob:
Justus von Liebig / von Jakob Volhard. – Leipzig: Barth
2. – (1909). – VIII, 437 S.: 1 Portr., Ill.

Bibl.Sud. 2262-2#Beibd. 1
Notation: Sud. XVIII, 4
Meyer, Ernst:
Volhard, Jakob: Justus von Liebig / [E. v. Meyer]. – Hamburg: Voss, 1909. – S. 140 – 142
Aus: Mitteilungen zur Geschichte der Medizin und der Naturwissenschaften; 8

[Bibl.Sud. 2263 nicht vorhanden]

Bibl.Sud. 2264
Notation: Sud. XVIII, 5
Dumas, Jean-Baptiste:
Die Philosophie der Chemie: Vorlesungen, gehalten im Collége de France / von J. Dumas. Gesammelt von Bineau und ins Dt. übertr. von C. Rammelsberg. – Berlin: Lüderitz, 1839. – VIII, 387 S., [1] Bl.

Bibl.Sud. 2265
Notation: Sud. XVIII, 5
Faraday, Michael:
The letters of Faraday and Schoenbein: 1836 – 1862; with notes, comments and references to contemporary letters / ed. by Georg W. A. Kahlbaum ... Bâle: Schwabe [u.a.], 1899. – XVI, 376 S.: Ill.

Bibl.Sud. 2266
Notation: Sud. XVIII, 5
Kahlbaum, Georg W.:
Die Einführung der Lavoisier'schen Theorie im besonderen in Deutschland. Über den Anteil Lavoisier's an der Feststellung der das Wasser zusammensetzenden Gase / von Georg W. A. Kahlbaum und August Hoffmann. – Leipzig: Barth, 1897. – XI, 211 S. – (Monographien aus der Geschichte der Chemie; 1)

Bibl.Sud. 2267
Notation: Sud. XVIII, 5
Roscoe, Henry E.:
Die Entstehung der Dalton'schen Atomtheorie in neuer Beleuchtung: ein Beitrag zur Geschichte der Chemie; zugleich mit Briefen und Dokumenten über Dalton's Leben und Arbeiten, zum ersten Male aus den im Besitz der Literary and Philosophical Society zu Manchester befindlichen Manuskripten / veröff. von Henry E. Roscoe und Arthur Harden. – Leipzig: Barth, 1898. – XIV, 171 S.: Ill. – (Monographien aus der Geschichte der Chemie; 2)

Bibl.Sud. 2268
Notation: Sud. XVIII, 5
Kahlbaum, Georg W.:
Christian Friedrich Schönbein: 1799 – 1868; ein Blatt zur Geschichte des 19. Jahrhunderts / von Georg W. A. Kahlbaum und Ed. Schaer. – Leipzig: Barth. – (Monographien aus der Geschichte der Chemie; ...)
1. – (1899). – XIX, 230 S.: Ill. – (...; 4)

Bibl.Sud. 2269
Notation: Sud. XVIII, 5
Liebig, Justus von:
Briefwechsel: 1853 – 1868 / Justus von Liebig und Christian Friedrich Schönbein. Mit Anm., Hinweisen und Erl. vers. und hrsg. von Georg W. A. Kahlbaum ... – Leipzig: Barth, 1900. – XXI, 278 S. – (Monographien aus der Geschichte der Chemie; 5)

Bibl.Sud. 2270
Notation: Sud. XVIII, 5
Kahlbaum, Georg W.:
Christian Friedrich Schönbein: 1799 – 1868; ein Blatt zur Geschichte des 19. Jahrhunderts / von Georg W. A. Kahlbaum und Ed. Schaer. – Leipzig: Barth. – (Monographien aus der Geschichte der Chemie; ...)
2. – (1901). – XI, 331 S. – (...; 6)

Bibl.Sud. 2271
Notation: Sud. XVIII, 5
Berzelius, Jöns Jacob:
Selbstbiographische Aufzeichnungen / Jakob Berzelius. Hrsg. von H. G. Söderbaum Amedeo Avogadro und die Molekulartheorie / von Icilio Guareschi. – Leipzig: Barth, 1903. – XIV, 194 S.: Ill. – (Monographien aus der Geschichte der Chemie; 7)

Bibl.Sud. 2272
Notation: Sud. XVIII, 5
Liebig, Justus von:
Justus von Liebig und Friedrich Mohr in ihren Briefen von 1834 – 1870: ein Zeitbild / hrsg. und mit Glossen, Hinweisen und Erl. vers. ... von Georg W. A. Kahlbaum. – Leipzig: Barth, 1904. – LVIII, 274 S.: Ill. – (Monographien aus der Geschichte der Chemie; 8)

Bibl.Sud. 2273
Notation: Sud. XVIII, 5
Wöhler, Friedrich:
Friedrich Wöhler: ein Jugendbildnis in Briefen an Hermann von Meyer / hrsg. und mit Anm. vers. von Georg W. A. Kahlbaum. – Leipzig: Barth, 1900. – 97 S.: Ill.

[Bibl.Sud. 2274 nicht vorhanden]

Bibl.Sud. 2275-1/2
Notation: Sud. XVIII, 5
Lippmann, Edmund O. von:
Abhandlungen und Vorträge zur Geschichte der Naturwissenschaften / von Edmund O. von Lippmann. – Leipzig: Veit
[1]. – (1906). – XII, 590 S.

Bibl.Sud. 2275-1/2
Notation: Sud. XVIII, 5
Lippmann, Edmund O. von:
Abhandlungen und Vorträge zur Geschichte der Na-

turwissenschaften / von Edmund O. von Lippmann. – Leipzig: Veit
2. – (1913). – X, 491 S.

Bibl.Sud. 2276
Notation: Sud. XVIII, 5
Lippmann, Edmund O. von:
Beiträge zur Geschichte der Naturwissenschaften und der Technik / von Edmund O. von Lippmann. – Berlin: Springer, 1923. – VIII, 314 S.: Ill.

Bibl.Sud. 2277
Notation: Sud. XVIII, 5
Lippmann, Edmund O. von:
Urzeugung und Lebenskraft: zur Geschichte dieser Probleme von den ältesten Zeiten an bis zu den Anfängen des 20. Jahrhunderts / von Edmund O. von Lippmann. – Berlin: Springer, 1933. – VI, 135 S.

Bibl.Sud. 2278
Notation: Sud. XVIII, 5
Lippmann, Edmund O. von:
Zeittafeln zur Geschichte der organischen Chemie: ein Versuch / von Edmund O. von Lippmann. – Berlin: Springer, 1921. – VIII, 67 S.

Bibl.Sud. 2279
Notation: Sud. XVIII, 5
Strunz, Franz:
Über die Vorgeschichte und die Anfänge der Chemie: eine Einleitung in die Geschichte der Chemie des Altertums / von Franz Strunz. – Leipzig u.a.: Deuticke, 1906. – 69 S.

Bibl.Sud. 2280
Notation: Sud. XVIII, 5
Zekert, Otto:
Martin Heinrich Klaproth: historische Studie / von O. F. Zekert. – Wien: Verl. der Pharmazeutischen Monatshefte, 1922. – 124 S.
Aus: Pharmazeutische Monatshefte; 1921

Bibl.Sud. 2281
Notation: Sud. XVIII, 5
Roscoe, Henry E.:
The life & experiences of Sir Henry Enfield Roscoe, D.C.L., LL.D., F.R.S. / written by himself. – London [u.a.]: Macmillan, 1906. – XII, 420 S.: Titelportr., Ill.

Bibl.Sud. 2282
Notation: Sud. XVIII, 6
Jaeger, Francis M.:
Elementen en atomen eens en thans: schetsen uit de ontwikkelingsgeschiedenis der elementenleer en atomistiek; voor studeerenden in de natuurwetenschappen aan nederlandsche universiteiten en hoogescholen / door F. M. Jaeger. – 2., verb. en verm. dr. – Groningen u.a.: Wolters, 1920. – VII, 311 S.: Ill., graph. Darst., Kt.

Bibl.Sud. 2283
Notation: Sud. XVIII, 6
Muir, Matthew M.:
The alchemical essence and the chemical element: an episode in the quest of the unchanging / by M. M. Pattison Muir. – London: Longmans, Green, 1894. – 94 S.

Bibl.Sud. 2284
Notation: Sud. XVIII, 6
Bein, Willy:
Das chemische Element: seine Wandlung und sein Bau als Ergebnis der wissenschaftlichen Forschung / von Willy Bein. – Leipzig u.a.: Vereinigung wiss. Verl., 1920. – VIII, 360 S.: Ill., graph. Darst.

Bibl.Sud. 2285
Notation: Sud. XVIII, 6
Ehrenfeld, Richard:
Grundriß einer Entwicklungsgeschichte der chemischen Atomistik: zugleich Einführung in das Studium der Geschichte der Chemie / von Richard Ehrenfeld. – Heidelberg: Winter, 1906. – VIII, 314 S.: Ill.

Bibl.Sud. 2286
Notation: Sud. XVIII, 6
Rethwisch, Ernst:
Der Irrthum der Gravitationshypothese: Kritik und Reformthesen / von Ernst Rethwisch. – Freiburg i.B.: Kiepert, 1882. – 80 S.

Bibl.Sud. 2287-1
Notation: Sud. XVIII, 6
Wohlwill, Emil:
Galilei und sein Kampf für die Copernicanische Lehre / von Emil Wohlwill. – Hamburg: Voss; Wiesbaden u.a.: Sändig
1 Bis zur Verurteilung der copernicanischen Lehre durch die römischen Kongregationen. – 1909. – XX, 646 S.: graph. Darst.

Bibl.Sud. 2287-2
Notation: Sud. XVIII, 6
Wohlwill, Emil:
Galilei und sein Kampf für die Copernicanische Lehre / von Emil Wohlwill. – Hamburg: Voss; Wiesbaden u.a.: Sändig
2 Nach der Verurteilung der copernicanischen Lehre durch das Dekret von 1616. – 1926. – XXII, 435 S.: Ill.

Bibl.Sud. 2288
Notation: Sud. XVIII, 6
Wohlwill, Emil:
Galilei betreffende Handschriften der Hamburger Stadtbibliothek / von Emil Wohlwill. – Hamburg: Gräfe & Sillem, 1895. – 77 S.
Aus: Jahrbuch der Hamburgischen Wiss. Anst.; 12

Bibl.Sud. 2289
Notation: Sud. XVIII, 6
Duhem, Pierre Maurice Marie:
Sōzein ta phainomena: essai sur la notion de théorie physique de Platon à Galilée / par Pierre Duhem. – Paris: Hermann, 1908. – 143 S.
Aus: Annales de philosophie chrétienne; 156

Bibl.Sud. 2290
Notation: Sud. XVIII, 6
Lippmann, Edmund O. von:
Geschichte der Magnetnadel bis zur Erfindung des Kompasses (gegen 1300) / von Edmund O. von Lippmann. – Berlin: Springer, 1932. – 49 S. – (Quellen und Studien zur Geschichte der Naturwissenschaften und der Medizin; 3, 1)

Bibl.Sud. 2291
Notation: Sud. XVIII, 6
Tannery, Jules:
Liste des travaux de Paul Tannery: précédée de notices nécrologiques / par Jules Tannery et Pierre Duhem. – Bordeaux: Gounouilhou, 1908. – 114 S.: Ill.
Aus: Mémoires de la Société des Sciences physiques et naturelles de Bordeaux: sér. 6; 4

Bibl.Sud. 2292
Notation: Sud. XVIII, 6
Dinamomašina v ee istoričeskom razvitii: dokumenty i materialy = Dynamo-electric machine in its historical development / sost. D. V. Efremov ... – Leningrad: Izd-vo Akad. nauk SSSR, 1934. – XVII, 559 S.: Ill., graph. Darst. – (Institut Istorii Nauki i Techniki <Leningrad>: Trudy Instituta istorii nauki i techniki; 3,1)

Bibl.Sud. 2293
Notation: Sud. XVIII, 6
Haas, Arthur Erich:
Die Grundgleichungen der Mechanik: dargestellt auf Grund der geschichtlichen Entwicklung; Vorlesungen zur Einführung in die theoretische Physik, gehalten im Sommersemester 1914 an der Universität Leipzig / von Arthur Erich Haas. – Leipzig: Veit, 1914. – IV, 216 S.: graph. Darst.

Bibl.Sud. 2294
Notation: Sud. XVIII, 6
Rohr, Moritz von:
Joseph Fraunhofers Leben, Leistungen und Wirksamkeit / nach Quellen geschildert von Moritz v. Rohr. – Leipzig: Akad. Verl.-Ges., 1929. – XX, 233 S.: Ill. – (Grosse Männer; 10)

Bibl.Sud. 2295
Notation: Sud. XVIII, 7
Haussleiter, Johannes:
Der Vegetarismus in der Antike / von Johannes Haussleiter. – Berlin: Töpelmann, 1935. – VIII, 427 S. – (Religionsgeschichtliche Versuche und Vorarbeiten; 24)

Bibl.Sud. 2296
Notation: Sud. XVIII, 7
Müller, Franz Carl:
Geschichte der organischen Naturwissenschaften im neunzehnten Jahrhundert: Medizin und deren Hilfswissenschaften, Zoologie und Botanik / von Franz Carl Müller. – Berlin: Bondi, 1902. – XV, 714 S.: Ill. – (Das neunzehnte Jahrhundert in Deutschlands Entwicklung; 6)

Bibl.Sud. 2297-1
Notation: Sud. XVIII, 7
Bryk, Otto:
Entwicklungsgeschichte der reinen und angewandten Naturwissenschaft im XIX. Jahrhundert / von Otto Bryk. – Leipzig: Barth
1 Die Naturphilosophie und ihre Überwindung durch die erfahrungsgemässe Denkweise (1800 – 1850). – 1909. – XL, 654 S.

Bibl.Sud. 2298
Notation: Sud. XVIII, 7
Darmstaedter, Ludwig:
Naturforscher und Erfinder: biographische Miniaturen / von Ludwig Darmstaedter. – Bielefeld u.a.: Velhagen & Klasing, 1926. – 182 S.: Ill.

Bibl.Sud. 2299-1/2
Notation: Sud. XVIII, 7
Dannemann, Friedrich:
Grundriß einer Geschichte der Naturwissenschaften: zugleich eine Einführung in das Studium der grundlegenden naturwissenschaftlichen Litteratur / von Friedrich Dannemann. – Leipzig: Engelmann
Bd. 1 erscheint ab 3. Aufl. 1908 als selbständiges Werk u.d.T.: Aus der Werkstatt grosser Forscher
1 Erläuterte Abschnitte aus den Werken hervorragender Naturforscher aller Völker und Zeiten. – 2. Aufl. – 1902. – XIV, 422 S.: Ill.

Bibl.Sud. 2299-1/2
Notation: Sud. XVIII, 7
Dannemann, Friedrich:
Grundriß einer Geschichte der Naturwissenschaften: zugleich eine Einführung in das Studium der grundlegenden naturwissenschaftlichen Litteratur / von Friedrich Dannemann. – Leipzig: Engelmann
Bd. 1 erscheint ab 3. Aufl. 1908 als selbständiges Werk u.d.T.: Aus der Werkstatt grosser Forscher
2 Die Entwicklung der Naturwissenschaften. – 2., neubearb. Aufl. – 1903. – 450 S.: Ill.

Bibl.Sud. 2300
Notation: Sud. XVIII, 7
Aus der Werkstatt grosser Forscher: allgemeinverständliche, erläuterte Abschnitte aus den Werken

hervorragender Naturforscher aller Völker und Zeiten / von Friedrich Dannemann. – 4. Aufl. – Leipzig: Engelmann, 1922. – XII, 442 S.: Ill.

Bibl.Sud. 2301-1/2
Notation: Sud. XVIII, 7
Dannemann, Friedrich:
Die Naturwissenschaften in ihrer Entwicklung und in ihrem Zusammenhange / von Friedrich Dannemann. – Leipzig: Engelmann
1 Von den Anfängen bis zum Wiederaufleben der Wissenschaften. – 2. Aufl. – 1920. – XII, 486 S.: Ill.

Bibl.Sud. 2301-1/2
Notation: Sud. XVIII, 7
Dannemann, Friedrich:
Die Naturwissenschaften in ihrer Entwicklung und in ihrem Zusammenhange / von Friedrich Dannemann. – Leipzig: Engelmann
2 Von Galilei bis zur Mitte des XVIII. Jahrhunderts. – 2. Aufl. – 1921. – X, 508 S.: Ill.

Bibl.Sud. 2301-3
Notation: Sud. XVIII, 7
Dannemann, Friedrich:
Die Naturwissenschaften in ihrer Entwicklung und in ihrem Zusammenhange / von Friedrich Dannemann. – Leipzig: Engelmann
3 Das Emporblühen der modernen Naturwissenschaften bis zur Aufstellung des Energieprinzipes. – 2. Aufl. – 1922. – XI, 434 S.: Ill.

Bibl.Sud. 2301-4
Notation: Sud. XVIII, 7
Dannemann, Friedrich:
Die Naturwissenschaften in ihrer Entwicklung und in ihrem Zusammenhange / von Friedrich Dannemann. – Leipzig: Engelmann
4 Das Emporblühen der modernen Naturwissenschaften seit der Entdeckung des Energieprinzips. – 2. Aufl. – 1923. – XII, 630 S.: Ill.

Bibl.Sud. 2302
Notation: Sud. XVIII, 7
Lebon, Ernest:
Histoire abrégée de l'astronomie / par Ernest Lebon. – Paris: Gauthier-Villars, 1899. – VII, 288 S.: Ill.

Bibl.Sud. 2303
Notation: Sud. XVIII, 7
Aberle, Carl:
Vergleichende Zusammenstellung der gebräuchlicheren Pflanzensysteme und statistische Uebersicht der Artenzahl und Verbreitung der Ordnungen (Familien) der lebenden und fossilen Gefäßpflanzen / von Carl Aberle. – Wien: Beck, 1876. – IV, 132 S.

Bibl.Sud. 2304-1/2
Notation: Sud. XVIII, 8
Hiortdahl, Thorstein Hallager:
Fremstilling af kemiens historie / af Th. Hiortdahl. – Christiania: Dybwad. – (Videnskabsselskabet <Kristiania>: [Skrifter / 1]; ...)
1. – (1906). – 86 S. – (...; 1905,7)

Bibl.Sud. 2304-1/2
Notation: Sud. XVIII, 8
Hiortdahl, Thorstein Hallager:
Fremstilling af kemiens historie / af Th. Hiortdahl. – Christiania: Dybwad. – (Videnskabsselskabet <Kristiania>: [Skrifter / 1]; ...)
2. – (1906). – 75 S. – (...; 1906,8)

Bibl.Sud. 2305
Notation: Sud. XVIII, 8
Vogel, Rudolf Augustin:
Historia Materiae Medicae Ad Novissima Tempora Producta: In Usum Academicum / Rudolph. August. Vogel. – Editio Nova Correctior Ac Emendatior. – Francofurti u.a.: Goebhard, 1774. – [4] Bl., 404 S., [18] Bl.

Bibl.Sud. 2306-1/2
Notation: Sud. XVIII, 8
Peters, Hermann:
Aus pharmazeutischer Vorzeit in Bild und Wort / von Hermann Peters. – 2., verm. Aufl. – Berlin: Springer
1. – (1891). – XIV, 305 S.: Ill.

Bibl.Sud. 2306-1/2
Notation: Sud. XVIII, 8
Peters, Hermann:
Aus pharmazeutischer Vorzeit in Bild und Wort / von Hermann Peters. – 2., verm. Aufl. – Berlin: Springer
[2 =] N.F. – (1889). – XI, 287 S.: Ill.

Bibl.Sud. 2307-1
Notation: Sud. XVIII, 8
Peters, Hermann:
Aus pharmazeutischer Vorzeit in Bild und Wort / von Hermann Peters. – 3., umgearb. Aufl. – Berlin: Springer
1. – (1910). – XIV, 296 S.: Ill.

Bibl.Sud. 2308
Notation: Sud. XVIII, 8
Schelenz, Hermann:
Geschichte der Pharmazie / von Hermann Schelenz. – Berlin: Springer, 1904. – IX, 934 S.

Bibl.Sud. 2309
Notation: Sud. XVIII, 8
Georgiadès, N.:
La pharmacie en Égypte / par N. Georgiadès. – Le Caire: Diemer, 1906. – 240 S.: Ill.

Bibl.Sud. 2310
Notation: Sud. XVIII, 5
Kahlbaum, Georg W.:
Aus der Vorgeschichte der Spectralanalyse: Vortrag, gehalten in der Aula des Museums zu Basel / von Georg W. A. Kahlbaum. – Basel: Schwabe, 1888. – 48 S.

Bibl.Sud. 2311
Notation: Sud. XVIII, 8
Granel, Henri:
Histoire de la pharmacie à Avignon du XIIe siècle à la révolution: notes et documents inédits / par Henri Granel. – 1905. – X, 87 S.: Ill.
Montpellier, École Supérieure de Pharmacie, Diss.

Bibl.Sud. 2312
Notation: Sud. XVIII, 8
Kobert, Rudolf:
Beiträge zur Kenntnis der Saponinsubstanzen: für Naturforscher, Ärzte, Medizinalbeamte / von R. Kobert. – Stuttgart: Enke, 1904. – 112 S.

Bibl.Sud. 2313
Notation: Sud. XVIII, 8
Kobert, Hans U.:
Das Wirbeltierblut in mikrokristallographischer Hinsicht / von H. U. Kobert. – Stuttgart: Enke, 1901. – VI, 118 S.: Ill.

Bibl.Sud. 2314-1
Notation: Sud. XVIII, 8
Neue Beiträge zur Kenntnis der Saponinsubstanzen für Naturforscher, Aerzte, Apotheker, Medizinalbeamte usw. / [hrsg.] von R. Kobert. – Stuttgart: Enke
1. – (1916). – X, 159 S.

Bibl.Sud. 2315
Notation: Sud. XVIII, 8
Wach, Carl:
Die Preußische Militair-Pharmacopoe: Handbuch für Aerzte und Apotheker zum Gebrauch im Frieden und im Kriege / bearb. von Carl Wach. – Berlin: Decker, 1854. – XII, 223 S.

Bibl.Sud. 2316
Notation: Sud. XVIII, 8
Sticker, Georg:
Heilwirkungen der terpenhaltigen Öle und Harze / von Georg Sticker. – Wien u.a.: Hölder, 1917. – IV, 42 S.

Bibl.Sud. 2317
Notation: Sud. XVIII, 8
Carbonelli, Giovanni:
I diritti di pedaggio delle droghe in Asti nel secolo decimoquarto / G. Carbonelli. – Roma: Centenari, 1914. – 80 S., [16] Bl.: Ill.

Bibl.Sud. 2318
Notation: Sud. XVIII, 8
Falck, August:
Die Arzneibücher (Pharmakopöen): vergleichend besprochen; mit einem Verzeichnis der Arzneibücher / von A. Falck. – Leipzig: Barth, 1920. – VI, 168 S.

Bibl.Sud. 2319
Notation: Sud. XVIII, 8
Festschrift für Alexander Tschirch: zu seinem 70. Geburtstag am 17. Oktober 1926; gewidmet von Freunden und Schülern / [Hrsg.: Hermann Thoms]. – Leipzig: Tauchnitz, 1926. – XI, 447 S.: Ill., graph. Darst.

Bibl.Sud. 2320
Notation: Sud. XVIII, 8
Böcker, Friedrich Wilhelm:
Die Vergiftungen in forensischer und klinischer Beziehung / dargest. von Friedrich Wilhelm Böcker. – Iserlohn: Bädeker, 1857. – XII, 151 S.: Ill.

Bibl.Sud. 2321
Notation: Sud. XVIII, 8
Strubell-Harkort, Alexander:
Die Reizmittel des Kulturmenschen / von A. Strubell-Harkort. – Hannover: Norddt. Dr.- und Verl.-Haus, 1930. – 123 S.

Bibl.Sud. 2322-1
Notation: Sud. XVIII, 9
Strumpf, Ferdinand Ludwig:
Systematisches Handbuch der Arzneimittellehre / von Ferdin. Ludw. Strumpf. – Berlin: Enslin
1. – (1848). – XVI, 1108 S.

Bibl.Sud. 2322-2
Notation: Sud. XVIII, 9
Strumpf, Ferdinand Ludwig:
Systematisches Handbuch der Arzneimittellehre / von Ferdin. Ludw. Strumpf. – Berlin: Enslin
2. – (1855). – XII, 1023 S.

Bibl.Sud. 2323
Notation: Sud. XVIII, 9
Phillippe, Adrien:
Geschichte der Apotheker bei den wichtigsten Völkern der Erde seit den ältesten Zeiten bis auf unsere Tage: nebst einer Uebersicht des gegenwärtigen Zustandes der Pharmacie in Europa, Asien, Afrika und Amerika / von A. Phillippe. Aus dem Franz. übers. und mit einer Zsstellung der Förderer der Pharmacie alter und neuer Zeit verm. von Hermann Ludwig. – Jena: Mauke, 1855. – VIII, 1122 S.: Ill.

Bibl.Sud. 2324
Notation: Sud. XVIII, 9
Berendes, Julius:
Das Apothekenwesen: seine Entstehung und geschichtliche Entwickelung bis zum XX. Jahrhundert/ von J. Berendes. – Stuttgart: Enke, 1907. – XII, 366 S.

Bibl.Sud. 2325
Notation: Sud. XVIII, 9
Guitard, Eugène:
Deux siècles de presse au service de la pharmacie et cinquante ans de „l'Union Pharmaceutique": histoire et bibliographie des périodiques intéressant les sciences, la médecine et spécialement la pharmacie en France et à l'étranger (1665 – 1860); monographie de „l'Union Pharmaceutique" organe de la Pharmacie Centrale de France (1860 – 1912) / par Eugène Guitard. – Paris: Pharmacie Centrale de France, 1913. – V, 316 S.: Ill.

Bibl.Sud. 2326
Notation: Sud. XVIII, 9
Urdang, Georg:
Der Apotheker im Spiegel der Literatur / von Georg Urdang. – Berlin: Springer, 1921. – 157 S.

Bibl.Sud. 2327
Notation: Sud. XVIII, 9
Flood, Jørgen W.:
Norges apothekere: fra 1588 til 1908 / af Jørgen W. Flood. – Kristiania: Cammermeyer, 1908. – 312 S.: Ill.

Bibl.Sud. 2328
Notation: Sud. XVIII, 9
Schmidt, Alfred:
Die Kölner Apotheken: von der ältesten Zeit bis zum Ende der reichsstädtischen Verfassung / vornehmlich auf Grund des von Friedrich Bellingrodt ges. Materials verf. und hrsg. von Alfred Schmidt. – Bonn: Hanstein, 1918. – X, 160 S.: Ill.

Bibl.Sud. 2329
Notation: Sud. XVIII, 9
Peters, Hermann:
Die Apotheke zum Mohren in Nürnberg: Nürnbergs älteste Apotheke im Wandel von fünf Jahrhunderten / von Hermann Peters. Neu bearb., erg. und ill. von Fritz Ferchl. – Stuttgart: Wiss. Verl.-Ges., 1928. – 55 S.: zahlr. Ill.

Bibl.Sud. 2330
Notation: Sud. XVIII, 9
Schwarz, Ignaz:
Geschichte des Wiener Apothekerwesens im Mittelalter / im Auftr. des Wiener Apotheker-Hauptgremiums nach archivalischen Quellen bearb. von Ignaz Schwarz. – Wien: Verl. des Wiener Apotheker-Hauptgremiums, 1917. – XXIII, 288 S.: Ill. – (Geschichte der Apotheken und des Apothekerwesens in Wien; 1)

Bibl.Sud. 2331
Notation: Sud. XVIII, 9
Withering, William:
Bericht über den Fingerhut und seine medizinische Anwendung: mit praktischen Bemerkungen über Wassersucht und andere Krankheiten; nach der englischen Ausgabe von 1785 ins Deutsche übertragen / von William Withering. – Mannheim: Boehringer, [ca. 1929]. – 209 S.: Ill.

Bibl.Sud. 2332
Notation: Sud. XVIII, 9
Reber, Burkhardt:
Considerátions sur ma collection d'antiquités au point de vue de l'histoire de la médecine, la pharmacie et les sciences naturelles / par B. Reber. – Genève: Jarrys, 1905. – 155 S.: Ill.

Bibl.Sud. 2333
Notation: Sud. XVIII, 9
Norrenberg, Johann:
Geschichte des naturwissenschaftlichen Unterrichts an den höheren Schulen Deutschlands / von J. Norrenberg. – Leipzig [u.a.]: Teubner, 1904. – IV, 76 S. – (Sammlung naturwissenschaftlich-pädagogischer Abhandlungen; 1,6)

Bibl.Sud. 2334
Notation: Sud. XVIII, 9
Lebon, Ernest:
Henri Poincaré: biographie, bibliographie analytique des écrits / par Ernest Lebon. – Paris: Gauthier-Villars, 1909. – VIII, 80 S.: Ill. – (Savants du jour)

Bibl.Sud. 2335
Notation: Sud. XVIII, 9
Kahlbaum, Georg W.:
Die Konstante der inneren Reibung des Ricinusöls / von Georg W. A. Kahlbaum und Siegfr. Räber. Und das Gesetz ihrer Abhängigkeit von der Temperatur / von Siegfr. Räber. – Halle: Karras, 1905. – S. 204 – 308, Bl. XIII – XVIII: Ill., graph. Darst. – (Kaiserlich-Leopoldinisch-Carolinische Deutsche Akademie der Naturforscher <Halle, Saale>: Nova acta; 84,3)

[Bibliotheca Sudhoffiana, Teil] Sud. XIX

Bibl.Sud. 2336
Notation: Sud. XIX, 0
Gesellschaft Deutscher Naturforscher und Ärzte: Verhandlungen der Gesellschaft Deutscher Naturforscher und Ärzte: Versammlung / hrsg. von Alexander Witting. – Stuttgart: Hirzel; Stuttgart: Wiss.

Verl.-Ges.
Hauptsacht. 88.1924 – 89.1926 u. 92.1932: Versammlung der Gesellschaft Deutscher Naturforscher und Ärzte. – Ab 112.1982 als Schriftenreihe. – Darin: Geschäftsbericht des Vorstandes der Gesellschaft Deutscher Naturforscher und Ärzte; Verhandlungen der ... Versammlung der Gesellschaft für Kinderheilkunde: Auszug. – Beil. → Gesellschaft Deutscher Naturforscher und Ärzte: Satzung der Gesellschaft Deutscher Naturforscher und Ärzte e.V. – Beil. → Gesellschaft Deutscher Naturforscher und Ärzte: Vortragshandbuch. – Daraus hervorgeg. u. Beil. → Gesellschaft Deutscher Naturforscher und Ärzte: Berichte und Mitteilungen der Gesellschaft Deutscher Naturforscher und Ärzte. – Vorg. → Versammlung Deutscher Naturforscher und Ärzte: Amtlicher Bericht über die Versammlung Deutscher Naturforscher und Ärzte. – 88=12, 47; 89=14, 48/49; 92=21, 5/7 von Die Naturwissenschaften. – 83, Teilausg. =5 von Sammlung wissenschaftlicher Vorträge aus dem Gebiete der Naturwissenschaften und der Medizin.
ISSN 0172-0651
Erscheinungsverlauf: 63.1890(1890/91) – 95.1938 (1939); 96.1950 (1951) –
Bestand: 70.1898 – 76.1904; 86.1920 – 87.1922; 91.1930 (1931) – 93.1934 (1935)

Bibl.Sud. 2337
Notation: Sud. XIX, 0
Gesellschaft Deutscher Naturforscher und Ärzte:
Geschäfts-Bericht des Vorstandes der Gesellschaft Deutscher Naturforscher und Ärzte: für die Jahre ...
– Leipzig
Darin → Gesellschaft Deutscher Naturforscher und Ärzte: Mitgliederverzeichnis
Erscheinungsverlauf: 1893 – 1917/21 nachgewiesen
Bestand: 1900 – 1902; 1904 – 1906; 1917/21

Bibl.Sud. 2338
Notation: Sud. XIX, 1
Mönkemöller, Otto:
Geisteskrankheit und Geistesschwäche in Satire, Sprichwort und Humor / von Dr. Mönkemöller. – Halle a.S.: Marhold, 1906. – 261 S.

Bibl.Sud. 2339
Notation: Sud. XIX, 1
Gesellschaft Deutscher Nervenärzte:
Verhandlungen der Gesellschaft Deutscher Nervenärzte: Jahresversammlung. – Leipzig: Vogel
Forts. → Gesellschaft Deutscher Neurologen und Psychiater: Verhandlungen der Gesellschaft Deutscher Neurologen und Psychiater. – 5=43; 6=45; 9=59; 10=70; 11=74; 12=77; 13=81; 15=89; 16=95; 17=101; 18,1=106; 19,1=110/11; 20=115; 21=129/130; 22=136/137 von Deutsche Zeitschrift für Nervenheilkunde
Erscheinungsverlauf: 1.1907 (1908) – 22.1934 (1935)
Bestand: 8.1916 (1917)

Bibl.Sud. 2340
Notation: Sud. XIX, 1
Hecker, Justus F. C.:
Die Tanzwuth: eine Volkskrankheit im Mittelalter / nach den Quellen für Aerzte und gebildete Nichtärzte bearb. von J. F. C. Hecker. – Berlin: Enslin, 1832. – VI, 92 S.: Notenbeisp.

Bibl.Sud. 2341
Notation: Sud. XIX, 1
Rieks, Johannes:
Emmerich-Brentano: Heiligsprechung der stigmatisierten Augustiner-Nonne A. K. Emmerich und deren Fünftes Evangelium nach Clemens Brentano / von J. Rieks. – Leipzig: Wöpke, 1904 – VII, 425 S.: Ill.

Bibl.Sud. 2342-1
Notation: Sud. XIX, 1
Sprenger, Jakob:
Der Hexenhammer / von Jakob Sprenger und Heinrich Institoris. Zum 1. Male ins Dt. übertr. und eingel. von J. W. R. Schmidt. – Berlin: Barsdorf
1 Was sich bei der Zauberei zusammenfindet. – 1906. – XLVII, 216 S.

Bibl.Sud. 2342-2
Notation: Sud. XIX, 1
Sprenger, Jakob:
Der Hexenhammer / von Jakob Sprenger und Heinrich Institoris. Zum 1. Male ins Dt. übertr. und eingel. von J. W. R. Schmidt. – Berlin: Barsdorf
2 Die verschiedenen Arten und Wirkungen der Hexerei und wie solche wieder behoben werden können. – 1906. – VI, 273 S.

Bibl.Sud. 2342-3
Notation: Sud. XIX, 1
Sprenger, Jakob:
Der Hexenhammer / von Jakob Sprenger und Heinrich Institoris. Zum 1. Male ins Dt. übertr. und eingel. von J. W. R. Schmidt. – Berlin: Barsdorf
3 Der Kriminal-Kodex. – 1906. – VII, 247 S.

Bibl.Sud. 2343
Notation: Sud. XIX, 1
Sémelaigne, René:
Aliénistes et philanthropes: Les Pinel et les Tuke / par René Semelaigne. – Paris: Steinheil, 1912. – 548 S.: Ill.

Bibl.Sud. 2344-1
Notation: Sud. XIX, 1
Deutsche Irrenärzte: Einzelbilder ihres Lebens und Wirkens / hrsg. ... von Theodor Kirchhoff. – Berlin: Springer
1. – (1921). – VIII, 274 S.: Ill.

Bibl.Sud. 2344-2
Notation: Sud. XIX, 1
Deutsche Irrenärzte: Einzelbilder ihres Lebens und Wirkens / hrsg. ... von Theodor Kirchhoff. – Berlin: Springer
2. – (1924). – X, 335 S.: Ill.

Bibl.Sud. 2345
Notation: Sud. XIX, 1
Pfeifer, Richard A.:
Myelogenetisch-anatomische Untersuchungen über den zentralen Abschnitt der Sehleitung / von Richard Arwed Pfeifer. – Berlin: Springer, 1925. – 149 S.: Ill. – (Monographien aus dem Gesamtgebiete der Neurologie und Psychiatrie; 43)

Bibl.Sud. 2346
Notation: Sud. XIX, 1
Kraepelin, Emil:
Hundert Jahre Psychiatrie: ein Beitrag zur Geschichte menschlicher Gesittung / von Emil Kraepelin. – Berlin: Springer, 1918. – 115 S.: Ill.
Aus: Zeitschrift für die gesamte Neurologie und Psychiatrie; 38

Bibl.Sud. 2347
Notation: Sud. XIX, 1
Révész, Béla:
Geschichte des Seelenbegriffes und der Seelenlokalisation / von Béla Révész. – Stuttgart: Enke, 1917. – VII, 310 S.

Bibl.Sud. 2348
Notation: Sud. XIX, 1
Robinson, Victor:
The Don Quixote of psychiatry / by Victor Robinson. – New York: Historico-medical Press, 1919. – 339 S.: Ill.

Bibl.Sud. 2349
Notation: Sud. XIX, 1
Kirchhoff, Theodor:
Grundriss einer Geschichte der deutschen Irrenpflege / von Theodor Kirchhoff. – Berlin: Hirschwald, 1890. – VIII, 192 S.

Bibl.Sud. 2350
Notation: Sud. XIX, 1
Bumke, Oswald:
Kultur und Entartung / von Oswald Bumke. – 2., umgearb. Aufl. – Berlin: Springer, 1922. – 125 S.

Bibl.Sud. 2351
Notation: Sud. XIX, 1
Herting, Johannes:
Die erste rheinische Irrenheilanstalt Siegburg: eine geschichtliche Studie, unter Benutzung amtlicher Quellen zur 100jährigen Wiederkehr ihres Eröffnungstages 1. Januar 1825 / von Johannes Herting. – Berlin u.a.: de Gruyter, 1924. – 79 S.: Ill., Kt.

Bibl.Sud. 2352
Notation: Sud. XIX, 1
Morgenthaler, Walter:
Bernisches Irrenwesen: von den Anfängen bis zur Eröffnung des Tollhauses 1749 / von W. Morgenthaler. – Bern: Grunau, 1915. – VII, 147 S.: Ill., Kt.

Bibl.Sud. 2353
Notation: Sud. XIX, 1
Jahrbuch für sexuelle Zwischenstufen: unter besonderer Berücksichtigung der Homosexualität / hrsg. von Magnus Hirschfeld. – Leipzig: Spohr
Nebent.: Jahrbuch für homosexuelle Forschungen. – 10.1909 – 18.1918) Wissenschaftlich-Humanitäres Komitee: Vierteljahresberichte des Wissenschaftlich-Humanitären Komitees. – Mikrofiche-Ausg. Erlangen zugl. 20 von Historische Quellen zur Frauenbewegung und Geschlechterproblematik
Erscheinungsverlauf: 1.1899 – 9.1908; 19.1919 – 23.1923; damit Ersch. eingest.
Bestand: 8.1906

Bibl.Sud. 2354
Notation: Sud. XIX, 1
Friedlaender, Benedict:
Renaissance des Eros Uranios: die physiologische Freundschaft, ein normaler Grundtrieb des Menschen und eine Frage der männlichen Gesellungsfreiheit; in naturwissenschaftlicher, naturrechtlicher, culturgeschichtlicher und sittenkritischer Beleuchtung / von Benedict Friedlaender. – Berlin: Verl. Renaissance, 1904. – XVI, 322, 88 S.: Ill.

Bibl.Sud. 2355
Notation: Sud. XIX, 1
Bloch, Iwan:
Neue Forschungen über den Marquis de Sade und seine Zeit: mit besonderer Berücksichtigung der Sexualphilosophie de Sade's auf Grund des neuentdeckten Original-Manuskriptes seines Hauptwerkes „Die 120 Tage von Sodom" / von Eugen Dühren. – Berlin: Harrwitz, 1904. – XXXII, 488 S.

Bibl.Sud. 2356
Notation: Sud. XIX, 1
Buschan, Georg:
Geschlecht und Verbrechen / von Georg Buschan. – Berlin u.a.: Seemann, [1908]. – 96 S. – (Großstadt-Dokumente; 48)

Bibl.Sud. 2357
Notation: Sud. XIX, 2
Richter, Paul:
Geschichte der Dermatologie / Paul Richter. – Berlin: Springer, 1928. – IV, 278 S.
Aus: Handbuch der Haut- und Geschlechtskrankheiten; 14,2

Bibl.Sud. 2358
Notation: Sud. XIX, 2
Pfeifer, Richard A.:
Der Geisteskranke und sein Werk: eine Studie über schizophrene Kunst / von Richard Arwed Pfeifer. – Leipzig: Kröner, 1923. – 145 S.: Ill.

Bibl.Sud. 2359
Notation: Sud. XIX, 2
Ebstein, Wilhelm:
Dr. Martin Luthers Krankheiten und deren Einfluss auf seinen körperlichen und geistigen Zustand / von Wilhelm Ebstein. – Stuttgart: Enke, 1908. – 64 S.

Bibl.Sud. 2360
Notation: Sud. XIX, 2
Bilancioni, Guglielmo:
Un grande allucinato dell'udito: Martin Lutero / Guglielmo Bilancioni. – Roma: Pozzi, 1926. – 120 S.: Ill.

Bibl.Sud. 2361
Notation: Sud. XIX, 2
Ebstein, Erich:
Chr. D. Grabbes Krankheit: eine medizinisch-literarische Studie / von Erich Ebstein. – München: Reinhardt, 1906. – 50 S.: Ill. – (Grenzfragen der Literatur und Medizin in Einzeldarstellungen; 3)

Bibl.Sud. 2362
Notation: Sud. XIX, 2
Albrecht, Paul:
Fritz Reuters Krankheit: eine Studie / von Paul Albrecht. – Halle a.S.: Marhold, 1907. – 47 S.

Bibl.Sud. 2363
Notation: Sud. XIX, 2
Die Krankheit Kaiser Friedrich des Dritten: dargestellt nach amtlichen Quellen und den im Königlichen Hausministerium niedergelegten Berichten der Aerzte / Bartleben ... – Berlin: Kaiserl. Reichsdr., 1888. – 103 S.

Bibl.Sud. 2364
Notation: Sud. XIX, 2
Mackenzie, Morell:
Friedrich der Edle und seine Ärzte: Antwort auf die Berliner Broschüre: „Die Krankheit Kaiser Friedrich III." / von Morell Mackenzie. – Styrum (Rheinland) u.a.: Spaarmann, 1888. – 126 S.: Ill.

Bibl.Sud. 2365
Notation: Sud. XIX, 2
Norvid, Hermann:
Mackenzie und seine Verleumder / von Hermann Norvid. – Stuttgart: Pfautsch, 1888. – 32 S.

Bibl.Sud. 2366
Notation: Sud. XIX, 3
Ebstein, Wilhelm:
Die Pest des Thukydides (die attische Seuche): eine geschichtlich-medicinische Studie / von Wilhelm Ebstein. – Stuttgart: Enke, 1899. – 48 S.: Kt.

Bibl.Sud. 2367
Notation: Sud. XIX, 3
Györy, Tibor:
Morbus hungaricus: eine medico-historische Quellenstudie; zugleich ein Beitrag zur Geschichte der Türkenherrschaft in Ungarn / von Tiberius von Györy. – Jena: Fischer, 1901. – VII, 190 S.

Bibl.Sud. 2368
Notation: Sud. XIX, 3
Györy, Tibor:
Bibliographia medica Hungariae 1472 – 1899 seu Catalogus librorum medicinalium qui in Hungaria vel rem medicinalem patriae nostrae attingentes etiam extra Hungariam in lucem prodierunt / in ordinem red. Tiberius de Györy. – Budapestini: Athenaeum, 1900. – IX, 252 S.
Parallelsacht.: Magyarország orvosi bibliographiája 1472 – 1899

Bibl.Sud. 2369
Notation: Sud. XIX, 3
Marchand, Felix:
Die örtlichen reaktiven Vorgänge: Lehre von der Entzündung / von Felix Marchand. – [Leipzig]: [Hirzel], [1924]. – S. 79 – 672: Ill.
Aus: Handbuch der allgemeinen Pathologie; 4,1

Bibl.Sud. 2370
Notation: Sud. XIX, 3
Wateson, George:
The Cures of the Diseased In Forraine Attempts of the English Nation: London 1598. – Reprod. in facs. / with introd. and notes by Charles Singer. – Oxford: Clarendon Pr., 1915. – [7] Bl., 28 S., [3] Bl.

Bibl.Sud. 2371
Notation: Sud. XIX, 3
Huber, Johann C.:
Bibliographie der klinischen Entomologie: Hexapoden, Acarinen / von J. C. Huber. – Jena: Frommann 1 Sarcopsylla, Pulex, Acanthia, Pediculidae. – 1899. – 24 S.

Bibl.Sud. 2371#Beibd. 1
Notation: Sud. XIX, 3
Huber, Johann C.:
Bibliographie der klinischen Entomologie: Hexapoden, Acarinen / von J. C. Huber. – Jena: Frommann 1Sarcopsylla penetrans, S. gallinacea, Pulex irritans, P. serraticeps, Acanthia, Conorrhinus, Reduvius etc. Pediculus capitis, P. vestimenti, Phthirius inguinalis; Mallophaga. – 2. verm. Aufl. – 1903. – 34 S.

Bibl.Sud. 2371#Beibd. 2
Notation: Sud. XIX, 3
Huber, Johann C.:
Bibliographie der klinischen Entomologie: Hexapoden, Acarinen / von J. C. Huber. – Jena: Frommann
2 Demodex, Leptus, Dermanyssus, Argas, Ixodes, Pediculoides, Tetranychus, Tyroglyphus und diverse Pseudoparasiten. – 1899. – 24 S.

Bibl.Sud. 2371#Beibd. 3
Notation: Sud. XIX, 3
Huber, Johann C.:
Bibliographie der klinischen Entomologie: Hexapoden, Acarinen / von J. C. Huber. – Jena: Frommann
3 Diptera (Musciden und Oestriden), Sarcophila, Sarcophaga, Calliphora, Anthomyia, Musca, Lucilia, Teichomyza, Compsomyia, Hypoderma, Dermatobia, Ochromyia. – 1899. – 25 S.

Bibl.Sud. 2371#Beibd. 4
Notation: Sud. XIX, 3
Huber, Johann C.:
Bibliographie der klinischen Entomologie: Hexapoden, Acarinen / von J. C. Huber. – Jena: Frommann
4 Sarcoptes scabiei (von Wichmann bis 1899), Deutschland, Frankreich, England, Nordamerika, Niederlande, Scandinavien, Italien etc. – Synonymik, Etymologie, Iconographie. Norwegische Krätze. Psorae bestiarum. Anhang (Symbiotes felis). – 1900. – 27 S.

Bibl.Sud. 2372
Notation: Sud. XIX, 4
Ribbert, Hugo:
Die Lehren vom Wesen der Krankheiten in ihrer geschichtlichen Entwicklung / von Hugo Ribbert. – Bonn: Cohen, 1899. – VIII, 231 S.

Bibl.Sud. 2373
Notation: Sud. XIX, 4
Ribbert, Hugo:
Die Bedeutung der Krankheiten für die Entwicklung der Menschheit / von Hugo Ribbert. – Bonn: Cohen, 1912. – 194 S.: graph. Darst.

Bibl.Sud. 2374
Notation: Sud. XIX, 4
Félix, Jules:
Les épidémies et les maladies contagieuses au XXe siècle: conférences données à l'Institut des hautes études de l'Université nouvelle de Bruxelles / par Jules Félix. – Gand: Soc. Coopérative „Volksdrukkerij", 1905. – 303 S.: Ill.

Bibl.Sud. 2375
Notation: Sud. XIX, 4
Hopf, Ludwig:
Immunität und Immunisirung: eine medicinisch-historische Studie / von Ludwig Hopf. – Tübingen: Pietzcker, 1902. – VI, 95 S.

Bibl.Sud. 2376
Notation: Sud. XIX, 4
Gruner, Christian Gottfried:
Morborum Antiquitates / Collegit Ex Optimis Quibusque Auctoribus, Recensuit, Ordinavit Et Suo Quemvis Morbum Loco Collocandum Curavit Christianus Godofr. Gruner Medicinae Doctor ... – Vratislaviae: Kornius, 1774. – [12] Bl., 272 S., [4] Bl.

Bibl.Sud. 2377
Notation: Sud. XIX, 4
Haeser, Heinrich:
Bibliotheca epidemiographica sive Catalogus librorum de historia morborum epidemicorum tam generali quam speciali conscriptorum / coll. atque digessit Henricus Haeser. – Jenae: Mauke, 1843. – VI, 172 S.

Bibl.Sud. 2377#Beibd. 1
Notation: Sud. XIX, 4
Thierfelder, Johann Gottlieb:
Additamenta ad Henrici Haeseri Bibliothecam epidemiographicam / coll. atque ed. Ioan. Theoph. Thierfelder. – Misenae: Klinkichtius, 1843. – 152 S.

Bibl.Sud. 2378-3
Notation: Sud. XIX, 4
Haeser, Heinrich:
Lehrbuch der Geschichte der Medicin und der epidemischen Krankheiten / von Heinrich Haeser. – Jena: Fischer
3 Geschichte der epidemischen Krankheiten. – 3. Bearb. – 1882. – XVI, 995 S.

Bibl.Sud. 2379-1
Notation: Sud. XIX, 4
Schnurrer, Friedrich:
Die Krankheiten des Menschengeschlechts historisch und geographisch betrachtet: der histor. Abth. ... Th. / von Friedrich Schnurrer. – Tübingen: Osiander
NST: Chronik der Seuchen in Verbindung mit den gleichzeitigen Vorgängen in der physischen Welt und in der Geschichte des Menschen
1 Vom Anfang der Geschichte bis in die Mitte des fünfzehnten Jahrhunderts. – 1823. – VIII, 376 S.

Bibl.Sud. 2379-2
Notation: Sud. XIX, 4
Schnurrer, Friedrich:
Die Krankheiten des Menschengeschlechts historisch und geographisch betrachtet: der histor. Abth. ... Th. / von Friedrich Schnurrer. – Tübingen: Osiander
NST: Chronik der Seuchen in Verbindung mit den gleichzeitigen Vorgängen in der physischen Welt und in der Geschichte des Menschen
2 Von der Mitte des fünfzehnten Jahrhunderts bis auf die neueste Zeit. – 1825. – 659 S.

Bibl.Sud. 2380-1
Notation: Sud. XIX, 4
Creighton, Charles:
A history of epidemics in Britain / by Charles Creighton. – Cambridge: Univ. Press
[1] From A.D. 664 to the extinction of plague. – 1891. – XII, 706 S.

Bibl.Sud. 2380-2
Notation: Sud. XIX, 4
Creighton, Charles:
A history of epidemics in Britain / by Charles Creighton. – Cambridge: Univ. Press
2 From the extinction of plague to the present time. – 1894. – XII, 883 S.

Bibl.Sud. 2381
Notation: Sud. XIX, 4
Lersch, Bernhard M.:
Geschichte der Volksseuchen: nach und mit den Berichten der Zeitgenossen, mit Berücksichtigung der Thierseuchen / von B. M. Lersch. – Berlin: Karger, 1896. – 455 S.

Bibl.Sud. 2382
Notation: Sud. XIX, 4
Rittmann, Alexander:
Was ist die Pest?: Vortrag über den heutigen Stand der Pestfrage, gehalten in der General-Versammlung der Aerzte Mährens zu Brünn am 30. September 1876 / [Rittmann]. – Brünn: Selbstverl. des Verf., 1876. – 20 S.

Bibl.Sud. 2382#Beibd. 1
Notation: Sud. XIX, 4
Rittmann, Alexander:
Die Cultur-Krankheiten der Völker: geschichtliche Untersuchungen über die Pesten und die Heilkunst der Vorzeit / von Alexander Rittmann. – Brünn: Karafiat, 1867. – 127 S.

Bibl.Sud. 2382#Beibd. 2
Notation: Sud. XIX, 4
Rittmann, Alexander:
Grundzüge einer Geschichte der Krankheitslehre im Mittelalter / von Alexander Rittmann. – Brünn: Karafiat, 1868. – 207 S.

Bibl.Sud. 2382#Beibd. 3
Notation: Sud. XIX, 4
Rittmann, Alexander:
Culturgeschichtliche Abhandlungen über die Reformation der Heilkunst / von Alexander Rittmann. – Brünn: Karafiat
1. – (1869). – 135 S.

Bibl.Sud. 2382#Beibd. 4
Notation: Sud. XIX, 4
Rittmann, Alexander:
Culturgeschichtliche Abhandlungen über die Reformation der Heilkunst / von Alexander Rittmann. – Brünn: Karafiat
2. – (1869). – 206 S.

Bibl.Sud. 2382#Beibd. 5
Notation: Sud. XIX, 4
Rittmann, Alexander:
Culturgeschichtliche Abhandlungen über die Reformation der Heilkunst / von Alexander Rittmann. – Brünn: Karafiat
3. – (1869). – 223 S.

Bibl.Sud. 2382#Beibd. 6
Notation: Sud. XIX, 4
Rittmann, Alexander:
Morbus hungaricus / von Dr. Rittmann. – Pest, 1872. – 21 S.
Aus: Pester mediz.-chirurg. Presse; 8

Bibl.Sud. 2382#Beibd. 7
Notation: Sud. XIX, 4
Rittmann, Alexander:
Culturgeschichtliche Abhandlungen über die Reformation der Heilkunst / von Alexander Rittmann. – Brünn: Karafiat
4 Das reformirende Deutschland und sein Paracelsus. – 1875. – 57 S.

Bibl.Sud. 2383
Notation: Sud. XIX, 4
Troels-Lund, Troels F.:
Gesundheit und Krankheit in der Anschauung alter Zeiten / von Troels-Lund. – Leipzig: Teubner, 1901. – 233 S.: Ill.

Bibl.Sud. 2384
Notation: Sud. XIX, 4
Fischer, Isidor:
Die Eigennamen in der Krankheitsterminologie / von I. Fischer. – Wien u.a.: Perles, 1931. – VI, 143 S.
Aus: Wiener medizinische Wochenschrift; 79/80

Bibl.Sud. 2385
Notation: Sud. XIX, 5
Rosenbaum, Julius:
Geschichte der Lustseuche im Altertume: nebst ausführlichen Untersuchungen über den Venus- und Phalluskultus, Bordelle, nusos thēleia der Skythen, Paederastie und andere geschlechtliche Ausschweifungen der Alten als Beiträge zur richtigen Erklärung ihrer Schriften / dargest. von Julius Rosenbaum. – 7., rev. und mit einem Anh. verm. Aufl. – Berlin: Barsdorf, 1904. – VII, 435 S.

Bibl.Sud. 2386-1
Notation: Sud. XIX, 5
Hensler, Philipp Gabriel:
[Geschichte der Lustseuche] Dr. Phil. Gabr. Hens-

lers, Königl. Dänischen Archiaters, Stadtphysikus zu Altona und Mitgl. der Kö. med. Soc. zu Kopenhagen, Geschichte der Lustseuche: die zu Ende des XV. Jahrhunderts in Europa ausbrach. – Hamburg: Herold
1. – (1789). – [8] Bl., 335 S., [1] Bl., 134 S.

Bibl.Sud. 2387
Notation: Sud. XIX, 5
Die ältesten Schriftsteller über die Lustseuche in Deutschland, von 1495 bis 1510: nebst mehreren Anecdotis späterer Zeit, gesammelt und mit literarhistorischen Notizen und einer kurzen Darstellung der epidemischen Syphilis in Deutschland / hrsg. von C. H. Fuchs. – Göttingen: Dieterich, 1843. – 454 S.

Bibl.Sud. 2388
Notation: Sud. XIX, 5
Oesterlen, Friedrich:
Bemerkungen über das Verhältniss der Lustseuche zum Aussatz / Friederich Oesterlen. – Tübingen, 1834. – [1] Bl., 20 S.
Tübingen, Univ., Diss., 1834

Bibl.Sud. 2389-1/2
Notation: Sud. XIX, 5
Simon, Friedrich A.:
Versuch einer kritischen Geschichte der verschiedenartigen, besonders unreinen Behaftungen der Geschlechtstheile und ihrer Umgegend, oder der örtlichen Lustübel, seit der ältesten bis auf die neueste Zeit, und ihres Verhältnisses zu der, Ende des XV. Jahrhunderts erschienenen, Lustseuche: nebst praktischen Bemerkungen über die positive Entbehrlichkeit des Quecksilbers bei der Mehrzahl jener Behaftungen, oder der sogenannten primairen syphilitischen Zufälle; ein Beitrag zur Pathologie und Therapie der primairen Syphilis, für Aerzte und Wundärzte / von Friedr. Alexander Simon. – Hamburg: Hoffmann und Campe
T. 3 u.d.T.: Versuch einer kritischen Geschichte der örtlichen Lustübel und ihrer Behandlung seit der ältesten bis auf die neueste Zeit
1. – (1830). – XVIII, 253 S.

Bibl.Sud. 2389-1/2
Notation: Sud. XIX, 5
Simon, Friedrich A.:
Versuch einer kritischen Geschichte der verschiedenartigen, besonders unreinen Behaftungen der Geschlechtstheile und ihrer Umgegend, oder der örtlichen Lustübel, seit der ältesten bis auf die neueste Zeit, und ihres Verhältnisses zu der, Ende des XV. Jahrhunderts erschienenen, Lustseuche: nebst praktischen Bemerkungen über die positive Entbehrlichkeit des Quecksilbers bei der Mehrzahl jener Behaftungen, oder der sogenannten primairen syphilitischen Zufälle; ein Beitrag zur Pathologie und Therapie der primairen Syphilis, für Aerzte und Wundärzte / von Friedr. Alexander Simon. – Hamburg: Hoffmann und Campe
T. 3 u.d.T.: Versuch einer kritischen Geschichte der örtlichen Lustübel und ihrer Behandlung seit der ältesten bis auf die neueste Zeit
2. – (1831). – XVI, 543 S.

Bibl.Sud. 2390-1/2
Notation: Sud. XIX, 5
Proksch, Johann Karl:
Die Geschichte der venerischen Krankheiten: eine Studie / von J. K. Proksch. – Bonn: Hanstein
1 Alterthum und Mittelalter. – 1895. – 424 S.

Bibl.Sud. 2390-1/2
Notation: Sud. XIX, 5
Proksch, Johann Karl:
Die Geschichte der venerischen Krankheiten: eine Studie / von J. K. Proksch. – Bonn: Hanstein
2 Neuzeit. – 1895. – 892 S.

Bibl.Sud. 2391-1/2
Notation: Sud. XIX, 5
Proksch, Johann Karl:
Die Litteratur über die venerischen Krankheiten: von den ersten Schriften über Syphilis aus dem Ende des fünfzehnten Jahrhunderts bis zum Jahre 1889 / systematisch zsgest. von J. K. Proksch. – Bonn: Hanstein
1 Allgemeiner Theil. – 1889. – 492 S.

Bibl.Sud. 2391-1/2
Notation: Sud. XIX, 5
Proksch, Johann Karl:
Die Litteratur über die venerischen Krankheiten: von den ersten Schriften über Syphilis aus dem Ende des fünfzehnten Jahrhunderts bis zum Jahre 1889 / systematisch zsgest. von J. K. Proksch. – Bonn: Hanstein
2 Besonderer Theil I: Tripperformen und lokale Helkosen. – 1890. – IV, 450 S.

Bibl.Sud. 2391-3/4
Notation: Sud. XIX, 5
Proksch, Johann Karl:
Die Litteratur über die venerischen Krankheiten: von den ersten Schriften über Syphilis aus dem Ende des fünfzehnten Jahrhunderts bis zum Jahre 1889 / systematisch zsgest. von J. K. Proksch. – Bonn: Hanstein
3 Besonderer Theil II: Syphilis und Hydrargyrose. – 1891. – VI, 777 S.

Bibl.Sud. 2391-3/4
Notation: Sud. XIX, 5
Proksch, Johann Karl:
Die Litteratur über die venerischen Krankheiten: von den ersten Schriften über Syphilis aus dem Ende des fünfzehnten Jahrhunderts bis zum Jahre 1889 / systematisch zsgest. von J. K. Proksch. – Bonn: Hanstein
[4] Autorenregister. – 1891. – 207 S.

Bibl.Sud. 2391-5
Notation: Sud. XIX, 5
Proksch, Johann Karl:
Die Litteratur über die venerischen Krankheiten: von den ersten Schriften über Syphilis aus dem Ende des fünfzehnten Jahrhunderts bis zum Jahre 1889 / systematisch zsgest. von J. K. Proksch. – Bonn: Hanstein
[5] Supplementband I: enthält die Litteratur von 1889 – 99 und Nachträge aus früherer Zeit. – 1900. – VI, 835 S.

Bibl.Sud. 2392
Notation: Sud. XIX, 5
Proksch, Johann Karl:
Die venerischen Krankheiten bei den alten Aegyptern: eine historische Skizze / von J. K. Proksch. – Wien: Braumüller, 1891. – S. 538 – 557
Aus: Archiv für Dermatologie und Syphilis; 23 = N.F. 18

Bibl.Sud. 2392#Beibd. 1
[Bibl.Sud. 2445-1#Beibd. 3]
Notation: Sud. XIX, 6
Proksch, Johann Karl:
Zur Theorie vom amerikanischen Ursprung der Syphilis: eine kritische Betrachtung / von J. K. Proksch. – Wien, 1901. – 8 S.
Aus: Aerztliche Central-Zeitung; 13,42

Bibl.Sud. 2392#Beibd. 2
Notation: Sud. XIX, 5
Proksch, Johann Karl:
Die älteste Venediger Sammlung der Schriften über den „Morbus Gallicus": eine bibliographische Notiz / von J. K. Proksch. – [Wien]: [Praetorius], 1876. – [2] Bl.
Aus: Medicinisch-chirurgisches Central-Blatt; 1876,39

Bibl.Sud. 2392#Beibd. 3
Notation: Sud. XIX, 5
Ein Beitrag zu den Sammelwerken der ältesten Schriften über Syphilis / hrsg. von J. K. Proksch. – [Wien]: [Praetorius], 1876. – 7 S.
Aus: Medicinisch-chirurgisches Central-Blatt; 1876,47

Bibl.Sud. 2392#Beibd. 4
Notation: Sud. XIX, 5
Hundt, Magnus:
Das „Regiment wider die Frantzosen" von Magnus Hundt II.: ein Beitrag zu den Sammelwerken der ältesten Schriften über Syphilis / hrsg. von J. K. Proksch. – Wien: Praetorius, 1880. – 11 S.
Aus: Medicinisch-chirurgisches Central-Blatt; 1880,4

Bibl.Sud. 2392#Beibd. 5
Notation: Sud. XIX, 5
Proksch, Johann Karl:
Die Schrift des Petrus Maynardus: ein Beitrag zur Geschichte der Medicin / von J. K. Proksch. – Wien: Verl. des Verf., 1875. – 7 S.
Aus: Medicinisch-chirurgisches Centralblatt; 1875,37

Bibl.Sud. 2392#Beibd. 6
Notation: Sud. XIX, 5
Proksch, Johann Karl:
Paracelsus über die venerischen Krankheiten und die Hydrargyrose: eine literatur-historische Studie / J. K. Proksch. – Wien: Toeplitz & Deuticke, 1882. – 67 S.
Aus: Medicinisch-chirurgisches Central-Blatt; 1882,17

Bibl.Sud. 2392#Beibd. 7
[Bibl.Sud. 2393#Beibd. 5]
Notation: Sud. XIX, 5
Proksch, Johann Karl:
Ueber einige deutsche Syphilographen des siebzehnten Jahrhunderts: ein historischer Beitrag / von J. K. Proksch. – Wien: Braumüller, 1888. – S. 496 – 520
Aus: Vierteljahresschrift für Dermatologie und Syphilis; 20 = N.F. 15

Bibl.Sud. 2392#Beibd. 8
Notation: Sud. XIX, 5
Proksch, Johann Karl:
Ueber die Leistungen auf dem Gebiete der Syphilidologie im achtzehnten Jahrhundert: eine historische Skizze / J. K. Proksch. – Wien: Bergmann, 1887. – 34 S.
Aus: Wiener medizinische Blätter; 1886,48/52

Bibl.Sud. 2392#Beibd. 9
[Bibl.Sud. 2393#Beibd. 2]
Notation: Sud. XIX, 5
Proksch, Johann Karl:
Die Lehre von den venerischen Contagien im achtzehnten Jahrhunderte: eine historische Studie / von J. K. Proksch. – [Wien]: [Braumüller], 1883. – S. 64 – 86
Aus: Vierteljahresschrift für Dermatologie und Syphilis; 15 = N.F. 10

Bibl.Sud. 2392#Beibd. 10
Notation: Sud. XIX, 5
Proksch, Johann Karl:
Einige Dichter der Neuzeit über Syphilis: ein Beitrag zur Geschichte und Literatur dieser Krankheit / von J. K. Proksch. – Wien: Praetorius, 1881. – 12 S.
Aus: Medicinisch-chirurgisches Central-Blatt; 1881,30

Bibl.Sud. 2393
Notation: Sud. XIX, 5
Proksch, Johann Karl:

Laurentius Terraneus über die Pathologie des Trippers: eine historische Berichtigung / von J. K. Proksch. – [Wien]: [Braumüller], [1879]. – S. 314 – 319
Aus: Vierteljahresschrift für Dermatologie und Syphilis; 11 = N.F. 6

Bibl.Sud. 2393#Beibd. 1
Notation: Sud. XIX, 5
Proksch, Johann Karl:
Zur Geschichte und Pathologie der syphilitischen Ulcerationen der Harnblase / von J. K. Proksch. – [Wien]: [Braumüller], 1879. – S. 556 – 573
Aus: Vierteljahresschrift für Dermatologie und Syphilis; 11 = N.F. 6

Bibl.Sud. 2393#Beibd. 2
[Bibl.Sud. 2392#Beibd. 9]
Notation: Sud. XIX, 5
Proksch, Johann Karl:
Die Lehre von den venerischen Contagien im achtzehnten Jahrhunderte: eine historische Studie / von J. K. Proksch. – [Wien]: [Braumüller], 1883. – S. 64 – 86
Aus: Vierteljahresschrift für Dermatologie und Syphilis; 15 = N.F. 10

Bibl.Sud. 2393#Beibd. 3
Notation: Sud. XIX, 5
Proksch, Johann Karl:
Die venerischen Erkrankungen und deren Uebertragbarkeit bei einigen warmblütigen Thieren / von J. K. Proksch. – [Wien]: [Braumüller], 1883. – S. 310 – 353
Aus: Vierteljahresschrift für Dermatologie und Syphilis; 15 = N.F. 15

Bibl.Sud. 2393#Beibd. 4
Notation: Sud. XIX, 5
Proksch, Johann Karl:
John Hunter als Syphilograph: eine historische Betrachtung / von J. K. Proksch. – [Wien]: [Braumüller], 1887. – S. 72 – 99
Aus: Vierteljahresschrift für Dermatologie und Syphilis; 19 = N.F. 14

Bibl.Sud. 2393#Beibd. 5
[Bibl.Sud. 2392#Beibd. 7]
Notation: Sud. XIX, 5
Proksch, Johann Karl:
Ueber einige deutsche Syphilographen des siebzehnten Jahrhunderts: ein historischer Beitrag / von J. K. Proksch. – Wien: Braumüller, 1888. – S. 496 – 520
Aus: Vierteljahresschrift für Dermatologie und Syphilis; 20 = N.F. 15

Bibl.Sud. 2394
Notation: Sud. XIX, 5
Proksch, Johann Karl:
Geschichte der Geschlechtskrankheiten / von J. K. Proksch. – [Wien u.a.]: [Hölder], [1910]. – 140 S.
Aus: Handbuch der Geschlechtskrankheiten; 1

Bibl.Sud. 2395
Notation: Sud. XIX, 5
Milton, John L.:
A history of syphilis / by J. L. Milton. – 2. ed. – London: Harrison, 1880. – 84 S.
Erw. aus: Edinburgh medical journal

Bibl.Sud. 2396
Notation: Sud. XIX, 5
Bassereau, Edmond:
Origine de la syphilis / par Edmond Bassereau. – Paris: Baillière, 1873. – 49 S.

Bibl.Sud. 2397
Notation: Sud. XIX, 5
Peypers, Hendrik Fritz August:
Lues medii aevi: historisch-polemische bijdrage tot de geschiedenis der syphilis / door H. F. A. Peypers. – Amsterdam: Binger, 1895. – XXI, 106 S.

Bibl.Sud. 2398
Notation: Sud. XIX, 5
Meyer-Ahrens, Conrad:
Geschichtliche Notizen über das erste Auftreten der Lustseuche in der Schweiz und die gegen die weitere Ausbreitung der Krankheit in der Schweiz und namentlich im Canton Zürich getroffenen Maassregeln: nebst einigen Notizen über den Aussatz / von Dr. Meyer-Ahrens. – Zürich: Schulthess, 1841. – 120 S.
Erw. aus: Schweizerische Zeitschrift für Natur- und Heilkunde. N.F.; 3

Bibl.Sud. 2399
Notation: Sud. XIX, 5
Gangolphe, Michel:
Syphilis osseuse préhistorique / Michel Gangolphe. – Lyon: Rey, 1912. – 16 S.: Ill.
Aus: Mémoires de l'Académie des Sciences, Belles-Lettres et Arts de Lyon; 13

Bibl.Sud. 2400
Notation: Sud. XIX, 5
Thugut, Ferdinand:
Die Weltgeißel Syphilis: ihr Ursprung und Ende / Ferdinand Thugut. – Mähr.-Ostrau: Kittl, 1926. – 115 S.

Bibl.Sud. 2401
Notation: Sud. XIX, 5
Raymond, Paul:
Les cranes et les ossements des grottes de Baye au musée de Saint-Germain / par Paul Raymond. – [Dijon]: [Drioton]
Aus: Revue préhistorique; 5. – Enth. außerdem: Industries des niveaux moyen et inférieur de la terrasse du grand abri au Moustier / par M. Bourlon [2]. – [1912]. – S. 262 – 304: Ill.

Bibl.Sud. 2402
Notation: Sud. XIX, 5
Michaëlis, Lorenz:
Vergleichende mikroskopische Untersuchungen an rezenten, historischen und fossilen menschlichen Knochen: zugleich ein Beitrag zur Geschichte der Syphilis / von Lorenz Michaëlis. – Jena: Fischer, 1930. – VIII, 91 S.: Ill. – (Veröffentlichungen aus der Kriegs- und Konstitutionspathologie; 24 = 6,1)

Bibl.Sud. 2403
Notation: Sud. XIX, 5
Faye, Anton L.:
Om syfilis's epidemiske optraeden i Europa: i slutningen af femtende aarh. og de aeldste forfatteres vidnesbyrd om samme / af A. L. Faye. – Christiania: Dybwad, 1909. – 77 S. – (Videnskabsselskabet <Kristiania>. Skrifter. 1, Matematisk-Naturvidenskabelig Klasse / Videnskapsselskabet i Christiania; 1909,4)

Bibl.Sud. 2404
Notation: Sud. XIX, 5
Grünpeck, Joseph:
Tractatus de pestilentiali Scorra sive mala de Franzos: Origine[m], Remediaq[ue] eiusde[m] co[n]tinens / co[m]pilatus a venerabili viro Magistro Joseph Grünpeck de Burckhausen. Super Carmina queda[m] Sebastiani Branndt, utriusq[ue] iuris p[ro]fessoris. – [Faks. der Ausg. Augsburg 1496]. – S.l., ca. 1912. – [18] Bl.: Ill.

Bibl.Sud. 2405
Notation: Sud. XIX, 5
Grünpeck, Joseph:
Ein hübscher Tractat von dem ursprung des Bösen Franzos, das man nennet die Wylden wärtzen: Auch ein Regiment wie man sich regiren soll in diser zeyt / [Verf.: Joseph Grünpeck]. – [Faks. der Ausg.] Augspurg 1496. – S.l., ca. 1912. – [21] Bl.: Ill.

Bibl.Sud. 2406
Notation: Sud. XIX, 5
Steber, Bartholomäus:
A Malafranczos morbo gallorum preservatio ac Cura / a Bartholomeo Stëbër Viennensi artium & medicine doctore nuper edita. – [Faks. der Ausg. Wien ca. 1497/98]. – S.l., ca. 1912. – [8] Bl.: Ill.

Bibl.Sud. 2407
Notation: Sud. XIX, 5
Scanarolus, Antonius:
Disputatio Utilis de morbo gallico Et opinio[n]is Nicolai Leo[n]ice[n]i Co[n]firmatio co[n]tra Adversarium Eande[m] opinione[m] oppugnantem / [Verf.: Antonius Scanarolus]. – [Faks. der Ausg. Bononiae 1498]. – S.l., ca. 1912. – [16] Bl.

Bibl.Sud. 2408
Notation: Sud. XIX, 5
Torrella, Gaspar:
Tractatus cum consiliis contra pudendagram seu morbum gallicum / [Verf.: Gaspar Torrella]. – [Faks. der Ausg. Romae 1497]. – S.l., ca. 1912. – [23] Bl.

Bibl.Sud. 2409
Notation: Sud. XIX, 5
Montesaurus, Natalis:
[De dispositionibus quas vulgares mal franzoso appellant] Natalis Mo[n]thesauro [!] Verone[n]sis de dispositionibus quas vulgares mal franzoso appellant. – [Faks. der Ausg. S. l. ca. 1498]. – S.l., ca. 1912. – [16] Bl.

Bibl.Sud. 2410
Notation: Sud. XIX, 5
Gilinus, Coradinus:
Coradinus gilinus arctium [!] [et] medicinae doctor de morbo quem gallicum nuncupant ad Illustrissimum D. sigismundum esten. – [Faks. der Ausg. Ferrara ca. 1498]. – S. l., ca. 1912. – [4] Bl.

Bibl.Sud. 2411
Notation: Sud. XIX, 5
Schellig, Conrad:
[In pustulas malas morbum quem malum de Francia vulgus appellat que sunt de genere formicarum salubre consilium] In pustulas malas morbu[m] que[m] malum de fra[n]cia vulgus appellat que su[n]t de genere formicarum Salubre c[on]silium doctoris Co[n]radi Schellig heydelbergensis illustrissimi cleme[n]tissimiq[ue] pri[n]cipis Philippi Comitis rheni palatini bavarie ducis et electoris phisici sui expertissimi. – [Faks. der Ausg. Heidelberg ca. 1490]. – S. l., ca. 1912. – [10] Bl.

Bibl.Sud. 2412
Notation: Sud. XIX, 5
Leonicus Thomaeus, Nicolaus:
Libellus de Epidemia, quam vulgo morbum Gallicum vocant / [Verf.: Niccolò Leoniceno]. – [Faks. der Ausg.] Venetiis, 1497. – S.l., ca. 1912. – [29] Bl.

Bibl.Sud. 2412 a
Notation: Sud. XIX, 5
Seitz, Alexander:
Doktor Alexander Seitz aus Marbach und seine Schrift über die Lustseuche vom Jahr 1509 / eingeleitet von Albert Moll. – Stuttgart: Erhard, 1852. – VIII, 31 S.

Bibl.Sud. 2413
Notation: Sud. XIX, 5
Ebstein, Erich:
Zur Geschichte der venerischen Krankheiten in Göttingen / von Erich Ebstein. – Extrait. – [Harlem]: [Bohn], 1905. – 19 S.
Aus: Janus; 10

Bibl.Sud. 2414
Notation: Sud. XIX, 5
Comes, Orazio:
La lue americana, il mal francese, il mal napoletano ai tempi di Carlo VIII: ricerca storica / di Orazio Comes. – Napoli: Tocco, 1897. – 49 S.
Aus: Atti della R. Accademia Medico-Chirurgica di Napoli; 51

Bibl.Sud. 2414 a
Notation: Sud. XIX, 5
Béthencourt, Jacques de:
Nouveau carême de pénitence et purgatoire d'expiation à l'usage des malades affectés du mal français ou mal vénérien. Ouvrage suivi d'un Dialogue, où le mercure et le gaïac exposent leurs vertus et leurs prétentions rivales à la guérison de ladite maladie. – Paris: Masson, 1871. – 94 S. – (Collection choisie des anciens syphiliographes)

Bibl.Sud. 2415
Notation: Sud. XIX, 6
Scriptores de sudore anglico superstites / coll. Christianus Gottfridus Gruner. Post mortem auctoris adornavit et ed. Henricus Haeser. – Jenae: Maukius, 1847. – XXII, 574 S.

Bibl.Sud. 2416
Notation: Sud. XIX, 6
Hecker, Justus F. C.:
Der englische Schweiss: ein ärztlicher Beitrag zur Geschichte des funfzehnten und sechzehnten Jahrhunderts / von J. F. C. Hecker. – Berlin: Enslin, 1834. – XII, 210 S.

Bibl.Sud. 2417
Notation: Sud. XIX, 6
Hensler, Philipp Gabriel:
Vom abendländischen Aussatze im Mittelalter: nebst einem Beitrage zur Kenntniß und Geschichte des Aussatzes / Phil. Gabr. Hensler Dr. Kön. Dänischer Archiater und Prof. d. Medicin in Kiel. – Hamburg: Herold, 1790. – XIV S., [1] Bl., 408 S., [1] Bl., 125 S.

Bibl.Sud. 2418
Notation: Sud. XIX, 6
Fay, Henri M.:
Histoire de la lèpre en France: lépreux et cagots du sud-ouest; notes historiques, médicales, philologiques suivies de documents / par H.-M. Fay. – Paris: Champion, 1909. – XXVI, 784 S.: Ill., Kt.

Bibl.Sud. 2418#Beibd. 1
Notation: Sud. XIX, 6
Sudhoff, Karl:
H.-M. Fay, Histoire de la lèpre en France / [Sudhoff]. – Leipzig: Teubner, [1911]. – S. 473 – 476
Aus: Historische Vierteljahrschrift; [1911]

Bibl.Sud. 2419
Notation: Sud. XIX, 6
Frohn, Wilhelm:
Der Aussatz im Rheinland: sein Vorkommen und seine Bekämpfung / von W. Frohn. – Jena: Fischer, 1933. – XII, 311 S.: Ill., Kt. – (Arbeiten zur Kenntnis der Geschichte der Medizin im Rheinland und in Westfalen; 11)

Bibl.Sud. 2420-1/2
Notation: Sud. XIX, 6
Kirch, J. P.:
Die Leproserien Lothringens: insbesondere die Metzer Leproserie S. Ladre bei Montigny / von J. P. Kirch. – [Metz]
Aus: Jahrbuch der Ges. für lothringische Geschichte und Altertumskunde; 15/16
[1]. – (1903). – S. 46 – 109

Bibl.Sud. 2420-1/2
Notation: Sud. XIX, 6
Kirch, J. P.:
Die Leproserien Lothringens: insbesondere die Metzer Leproserie S. Ladre bei Montigny / von J. P. Kirch. – [Metz]
Aus: Jahrbuch der Ges. für lothringische Geschichte und Altertumskunde; 15/16
[2]. – (1904). – S. 56 – 141

Bibl.Sud. 2421
Notation: Sud. XIX, 6
Schevensteen, A. F. van:
La lèpre dans le Marquisat d'Anvers aux temps passés / par A. F. C. van Schevensteen. – Bruxelles: L'Avenir, 1930. – 129 S.: Kt.
Aus: Recueil des Mémoires couronnés et autres mémoires de l'Académie royale de Médecine de Belgique; 24

Bibl.Sud. 2422-1/3
Notation: Sud. XIX, 6
Bühler, Friedrich:
Der Aussatz in der Schweiz: medicinisch-historische Studien / von Friedrich Bühler. – Zürich: Polygraphisches Inst.
1. – (1902). – 72 S., Bl. I – VIII: Ill.

Bibl.Sud. 2422-1/3
Notation: Sud. XIX, 6
Bühler, Friedrich:
Der Aussatz in der Schweiz: medicinisch-historische Studien / von Friedrich Bühler. – Zürich: Polygraphisches Inst.
2. – (1903). – S. 74 – 109, BL. IX – XVIII: Ill.

Bibl.Sud. 2422-1/3
Notation: Sud. XIX, 6
Bühler, Friedrich:
Der Aussatz in der Schweiz: medicinisch-historische

Studien / von Friedrich Bühler. – Zürich: Polygraphisches Inst.
3. – (1905). – S. 112 – 150, Bl. XIX – XXIV: Ill.

Bibl.Sud. 2423
Notation: Sud. XIX, 6
Carvalho, Augusto da S.:
Historia da lepra em Portugal / por Augusto da Silva Carvalho. – Pôrto: Oficinas Gráficas da Soc. de Papelaria, 1932. – 223 S.: Ill. – (Epidemiologia Portuguesa)

Bibl.Sud. 2424
Notation: Sud. XIX, 6
Ketting, Gerard N.:
Bijdrage tot de geschiedenis van de lepra in Nederland / door Gerard Nicolas Adriaan Ketting. – 1922. – 298 S.: Ill.
Amsterdam, Univ., Diss.

Bibl.Sud. 2425
Notation: Sud. XIX, 6
Jeanselme, Edouard:
Comment l'Europe au moyen âge se protégea contre la lèpre: rapport présenté au VIIIe Congrès international d'histoire de la médecine à Rome (22 – 27 septembre 1930) / par E. Jeanselme. – Paris: [Picard], [1930]. 156 S.
Aus: Bulletin de la Société Française d'Histoire de la Médecine

Bibl.Sud. 2426
Notation: Sud. XIX, 6
Meige, Henry:
La lèpre dans l'art / Henry Meige. – Paris: Masson, 1897. – 53 S.: Ill.
Aus: Nouvelle iconographie de la Salpêtrière; 10

Bibl.Sud. 2427-1
Notation: Sud. XIX, 6
Sticker, Georg:
Abhandlungen aus der Seuchengeschichte und Seuchenlehre / von Georg Sticker. – Gießen: Töpelmann
1,1 Die Pest, 1.: Die Geschichte der Pest. – 1908. – VIII, 478 S.: Kt.

Bibl.Sud. 2427-2
Notation: Sud. XIX, 6
Sticker, Georg:
Abhandlungen aus der Seuchengeschichte und Seuchenlehre / von Georg Sticker. – Gießen: Töpelmann
1,2 Die Pest, 2.: Die Pest als Seuche und als Plage. – 1910. – V, 542 S.: Ill.

Bibl.Sud. 2427-2#Beibd. 1
Notation: Sud. XIX, 6
Kisskalt, Karl:
Georg Sticker: Abhandlungen aus der Seuchengeschichte und Seuchenlehre / [Kisskalt]. – Braunschweig: Vieweg, 1910. – 2 S.
Aus: Dt. Vierteljahrsschrift für öffentliche Gesundheitspflege; 42

Bibl.Sud. 2427-2#Beibd. 2
Notation: Sud. XIX, 6
Sticker, Georg:
Zu dem Referat des Herrn Kisskalt-Berlin über Georg Stickers Pestbuch im 42. Bande dieser Vierteljahrsschrift / [Georg Sticker]. – Braunschweig: Vieweg, 1911. – 5 S.
Aus: Dt. Vierteljahrsschrift für öffentliche Gesundheitspflege; 43. – Enth. außerdem: Antwort auf vorstehende Erwiderung / Dr. Kisskalt

Bibl.Sud. 2427-2#Beibd. 3
Notation: Sud. XIX, 6
Sticker, Georg:
Zu dem Referat des Herrn Kisskalt-Berlin über Georg Stickers Pestbuch im 42. Bande dieser Vierteljahrsschrift / [Georg Sticker]. – Braunschweig: Vieweg, 1911. – 3 S.
Aus: Dt. Vierteljahrsschrift für öffentliche Gesundheitspflege; 43

Bibl.Sud. 2428
Notation: Sud. XIX, 6
Remèdes contre la peste: facsimilés, notes et liste bibliographique des incunables sur la peste / Arnold C. Klebs ... – Paris: Droz, 1925. – 95 S. – (Documents scientifiques du quinzième siècle; 1)

Bibl.Sud. 2429
Notation: Sud. XIX, 6
Kegler, Caspar:
Ein nutzlichs Und tröstlichs Regiment wider die Pestilentz, und gifftig pestilentzisch Feber, die schweisssucht genant, Und sonst mancherley gifftig und tödlich kranckheit / Durch Casparum Kegler der Ertzney Doctorn, zusammen gebracht, vernewet, unnd mit viel tröstlichen Experimenten gebessert, die zuvor heimlich gehalten, und an den tag nie gegeben sein, Anno 1529 ausgegangen. – Auffs newe widerumb ... gedruckt. – Leipzig: Günter, 1553. – [45] Bl.

Bibl.Sud. 2430
Notation: Sud. XIX, 6
Dialogus Medico-chymicus: Ein Gesprech, Uber den Artzten, so von der jetzo regierenden Seuche der Pestilentz geschrieben haben, und uber ihren Artzneyen; Gehalten Zwischen einem vornehmen gelehrten Bürger, und einem Handwerckßmanne, in einer berühmbten Stadt SachsenLandes. – Leipzig: Apel, 1608. – [22] Bl.

Bibl.Sud. 2431
Notation: Sud. XIX, 6
Sala, Angelus:
[Tractatus De Peste] Angeli Salae Archiatri quon-

dam Megapolitani Clarißimi Tractatus, De Peste / Primum gallice conscriptus, post latinitate donatus a Gregorio Horstio Med. D. – Marpurgi: Chemlinus, 1641. – [4] Bl., 72 S.

Bibl.Sud. 2432
Notation: Sud. XIX, 6
Einiger Medicorum Schreiben, Von Der in Preussen An. 1708 in Dantzig An. 1709 in Rosenberg An. 1708 und in Fraustadt An. 1709 Grassireten Pest: Wie auch Von der wahren Beschaffenheit des Brechens, des Schweisses, und der Pest-Schwären, sonderlich der Beulen: Und denn folglich Von rechtem Gebrauch der Vomitoriorum und Sudoriferorum / [Hrsg.: Johannes Kanold]. – Breßlau: Fellgiebel, 1711. – [4] Bl., 117 S.

Bibl.Sud. 2433
Notation: Sud. XIX, 6
Schrohe, Heinrich:
Kurmainz in den Pestjahren: 1666 – 1667 / von Heinrich Schrohe. – Freiburg im Breisgau: Herder, 1903. – XV, 133 S. – (Erläuterungen und Ergänzungen zu Janssens Geschichte des deutschen Volkes; 3,5)

Bibl.Sud. 2434
Notation: Sud. XIX, 6
Schöppler, Hermann:
Die Geschichte der Pest zu Regensburg / von Dr. Schöppler. – München: Gmelin, 1914. – 191 S.: Ill.

Bibl.Sud. 2435
Notation: Sud. XIX, 6
Hult, Olof T.:
Pesten i Sverige 1710 / af O. F. Hult. – Stockholm: Norstedt, 1916. – 119 S.: graph. Darst., Kt.
Aus: Hygienisk Tidskrift; 8

Bibl.Sud. 2436
Notation: Sud. XIX, 6
Real Academia Nacional de Medicina <Madrid>:
Discursos leídos en la Real Academia de Medicina para la receptión pública del académico electo Ilmo. Sr. Dr. D. Nicasio Mariscal y García el día 8 de febrero de 1914. – Madrid: Rojas, 1914. – 235 S.

Bibl.Sud. 2437
Notation: Sud. XIX, 6
Dörbeck, Franz:
Geschichte der Pestepidemien in Russland: von der Gründung des Reiches bis auf die Gegenwart / nach den Quellen bearb. von F. Dörbeck. – Breslau: Kern, 1906. – VII, 220 S. – (Abhandlungen zur Geschichte der Medizin; 18)

Bibl.Sud. 2438
Notation: Sud. XIX, 6
Pfeiffer, Ludwig:
Pestilentia in nummis: Geschichte der grossen Volkskrankheiten in numismatischen Dokumenten; ein Beitrag zur Geschichte der Medicin und der Cultur / von L. Pfeiffer und C. Ruland. – Tübingen: Laupp, 1882. – X, 189 S.: Ill.

Bibl.Sud. 2439
Notation: Sud. XIX, 6
Lenghel, Alexandru:
Istoricul ciumei in Cluj la 1738/39 / de Alexandru Lenghel. – Cluj: Tip. „Corvin", 1930. – 160 S.: Ill., graph. Darst., Kt.

Bibl.Sud. 2440
Notation: Sud. XIX, 6
Meige, Henry:
Les possédées des dieux dans l'art antique / Henry Meige. – [Paris]: [Masson], [1894]. – 32 S.: Ill.
Aus: Nouvelle iconographie de la Salpêtrière; 7

Bibl.Sud. 2440#Beibd. 1
Notation: Sud. XIX, 6
Richer, Paul:
Documents inédits sur les démoniaques dans l'art / par Paul Richer et Henry Meige. – [Paris]: [Masson], [1896]. – 10 S.: Ill.
Aus: Nouvelle iconographie de la Salp'etrière; 9

Bibl.Sud. 2440#Beibd. 2
Notation: Sud. XIX, 6
Meige, Henry:
L' hystérie dans l'art antique: étude médicale sur quelques monuments figurés de l'antiquité / par Henry Meige. – Leipzig: Mayer, 1894. – S. 138 – 172: Ill.
Aus: Internationale medizinisch-photographische Monatsschrift; 1

Bibl.Sud. 2440#Beibd. 3
Notation: Sud. XIX, 6
Meige, Henry:
Les amyotrophiques dans l'art / [Henry Meige]. – [Paris]: [Masson], [1894]. – 7 S.: Ill.
Aus: Nouvelle iconographie de la Salpêtrière; 7

Bibl.Sud. 2440#Beibd. 4
Notation: Sud. XIX, 6
Meige, Henry:
La maladie de la Fille de Saint-Géosmes / Henry Meige. – Paris: Bataille, 1896. – 36 S.: Ill.
Aus: Nouvelle iconographie de la Salpêtrière; 9

Bibl.Sud. 2440#Beibd. 5
Notation: Sud. XIX, 6
Richer, Paul:
Étude morphologique sur la maladie de Parkinson: Richer, Paul / par Paul Richter et Henry Meige. – [Paris]: [Bataille], [1895]. – 11 S.: Ill.
Aus: Nouvelle iconographie de la Salpêtrière; 8

Bibl.Sud. 2440#Beibd. 6
Notation: Sud. XIX, 6
Meige, Henry:
Les possédées noires / Henry Meige. – Paris: Schiller, 1894. – 88 S.

Bibl.Sud. 2440#Beibd. 7
Notation: Sud. XIX, 6
Meige, Henry:
Prophètes et thaumaturges au XIXe siècle / Henry Meige. – [Paris]: Schiller, 1896. – 30 S.
Aus: Journal des connaissances médicales

Bibl.Sud. 2441
Notation: Sud. XIX, 6
Meige, Henry:
L' infantilisme, le féminisme et les hermaphrodites antiques / Henry Meige. – Paris: Masson, 1895. – 58 S.: Ill.
Aus: Anthropologie; 6

Bibl.Sud. 2441#Beibd. 1
Notation: Sud. XIX, 6
Meige, Henry:
Les nains et les bossus dans l'art / Henry Meige. – Paris: Bataille, 1896. – 28 S.: Ill.
Aus: Nouvelle iconographie de la Salpêtrière; 9

Bibl.Sud. 2441#Beibd. 2
Notation: Sud. XIX, 6
Meige, Henry:
Les pouilleux dans l'art / par Henry Meige. – [Paris]: [Masson], [1897]. – 11 S.: Ill.
Aus: Nouvelle iconographie de la Salpêtrière; 10

Bibl.Sud. 2441#Beibd. 3
Notation: Sud. XIX, 6
Meige, Henry:
Le goitre dans l'art / par Henry Meige. – [Paris]: [Masson], [1897]. – 11 S.: Ill.
Aus: Nouvelle iconographie de la Salpêtrière; 10

Bibl.Sud. 2441#Beibd. 4
Notation: Sud. XIX, 6
Londe, Albert:
Applications de la radiographie à l'étude des anomalies digitales / par Albert Londes et Henry Meige. – [Paris]: [Masson], [1898]. – 12 S.: Ill.
Aus: Nouvelle iconographie de la Salpêtrière; 11

Bibl.Sud. 2441#Beibd. 5
Notation: Sud. XIX, 6
Meige, Henry:
Le mal de pott dans l'art antique / Henry Meige. – Paris: Vigot, 1897. – 22 S.: Ill.
Aus: Travaux de neurologie chirurgicale; 2

Bibl.Sud. 2442
Notation: Sud. XIX, 6
Meige, Henry:
Énée blessé / par Henry Meige. – [Paris]: [Bataille], [1896]. – 13 S.: Ill. – (Les peintres de la médecine)
Aus: Nouvelle iconographie de la Salpêtrière; 9

Bibl.Sud. 2442#Beibd. 1
Notation: Sud. XIX, 6
Meige, Henry:
Les opérations sur la tête / Henry Meige. – Paris: Bataille, 1896. – 37, 32 S.: Ill.
Aus: Nouvelle iconographie de la Salpêtrière; 8

Bibl.Sud. 2442#Beibd. 2
Notation: Sud. XIX, 6
Meige, Henry:
Les arracheurs de „pierres de tête" / par Henry Meige. – Amsterdam, 1897. – 10 S.: Ill.
Aus: Janus; 1

Bibl.Sud. 2442#Beibd. 3
Notation: Sud. XIX, 6
Meige, Henry:
Documents nouveaux sur les opérations sur la tête / par Henry Meige. – [Paris]: [Masson], [1898]. – 14 S.: Ill. – (Les peintres de la médecine)
Aus: Nouvelle iconographie de la Salpêtrière; 11

Bibl.Sud. 2442#Beibd. 4
Notation: Sud. XIX, 6
Meige, Henry:
Une opération sur l'oeil / par Henry Meige. – [Paris]: [Masson], [1898]. – 4 S.: Ill. – (Les peintres de la médecine)
Aus: Nouvelle iconographie de la Salp'etrière; 11

Bibl.Sud. 2442#Beibd. 5
Notation: Sud. XIX, 6
Meige, Paul:
Les opérations sur l'épaule / par Henry Meige. – [Paris]: [Masson], [1896]. – 8 S.: Ill. – (Les peintres de la médecine)
Aus: Nouvelle iconographie de la Salpêtrière; 9

Bibl.Sud. 2442#Beibd. 6
Notation: Sud. XIX, 6
Meige, Henry:
Les pédicures au XVIIe siècle / par Henry Meige. – Paris: Masson, 1897. – 46 S.: Ill. – (Les peintres de la médecine)
Aus: Nouvelle iconographie de la Salpêtrière; 10

Bibl.Sud. 2443
Notation: Sud. XIX, 6
Dohi, Keizo:
Beiträge zur Geschichte der Syphilis: insbesondere über ihren Ursprung und ihre Pathologie in Ostasien / von Keizo Dohi. – Leipzig: Akad. Verl.-Anst., 1923. – 145 S.: Ill., Kt.

Bibl.Sud. 2444
Notation: Sud. XIX, 6
Jeanselme, Edouard:
Histoire de la syphilis: son origine, son expansion; progrès realisés dans l'étude de cette maladie depuis la fin du XVe siècle jusqu'à l'époque contemporaine / par E. Jeanselme. – Paris: Doin, 1931. – 432 S.: Ill.
Aus: E. Jeanselme: Traité de la syphilis; 1

Bibl.Sud. 2445-1
Notation: Sud. XIX, 6
Bloch, Iwan:
Der Ursprung der Syphilis: eine medizinische und kulturgeschichtliche Untersuchung / von Iwan Bloch. – Jena: Fischer
1. – (1901). – XIV, 313 S.

Bibl.Sud. 2445-1#Beibd. 1
Notation: Sud. XIX, 6
Unna, Paul G.:
Der Ursprung der Syphilis / [Unna]. – Hamburg u.a.: Voss, 1902. – S. 25 – 27
Aus: Monatshefte für Praktische Dermatologie; 34

Bibl.Sud. 2445-1#Beibd. 2
Notation: Sud. XIX, 6
Ebstein, Erich:
Die Krankheit des Königs Ladislaus von Neapel / von Erich Ebstein. – Halle a.S.: Marbold, 1906. – [1] Bl.
Aus: Medicinische Woche; 1906,8

Bibl.Sud. 2445-1#Beibd. 3
[Bibl.Sud. 2392#Beibd. 1]
Notation: Sud. XIX, 6
Proksch, Johann Karl:
Zur Theorie vom amerikanischen Ursprung der Syphilis: eine kritische Betrachtung / von J. K. Proksch. – Wien, 1901. – 8 S.
Aus: Aerztliche Central-Zeitung; 13,42

Bibl.Sud. 2445-2
Notation: Sud. XIX, 6
Bloch, Iwan:
Der Ursprung der Syphilis: eine medizinische und kulturgeschichtliche Untersuchung / von Iwan Bloch. – Jena: Fischer
2. – (1911). – XI S., S. 318 – 765

Bibl.Sud. 2445-2#Beibd. 1
Notation: Sud. XIX, 6
Sudhoff, Karl:
Bloch, Iwan: Der Ursprung der Syphilis / [Sudhoff]. – [Hamburg], [1911]. – S. 85 – 86
Aus: [Mitteilungen zur Geschichte der Medizin und der Naturwissenschaften; 11]

Bibl.Sud. 2445-2#Beibd. 2
Notation: Sud. XIX, 6
Unna, Paul G.:
Der Ursprung der Syphilis, von Iwan Bloch / [P. G. Unna]. – Leipzig u.a.: Voss, 1911. – S. 511 – 520
Aus: Monatshefte für Praktische Dermatologie; 53

Bibl.Sud. 2446
Notation: Sud. XIX, 6
Sticker, Georg:
Entwurf einer Geschichte der ansteckenden Geschlechtskrankheiten / G. Sticker. – Berlin: Springer, 1931. – II S., S. 265 – 603: Ill.
Aus: Handbuch der Haut- und Geschlechtskrankheiten; 23

Bibl.Sud. 2447-1
Notation: Sud. XIX, 7
Wolff, Jakob:
Die Lehre von der Krebskrankheit: von den ältesten Zeiten bis zur Gegenwart / von Jacob Wolff. – Jena: Fischer
1. – (1907). – XXXII, 747 S.: Ill.

Bibl.Sud. 2447-2
Notation: Sud. XIX, 7
Wolff, Jakob:
Die Lehre von der Krebskrankheit: von den ältesten Zeiten bis zur Gegenwart / von Jacob Wolff. – Jena: Fischer
2. – (1911). – LXV, 1261 S.: Ill.

Bibl.Sud. 2447-3,1/2
Notation: Sud. XIX, 7
Wolff, Jakob:
Die Lehre von der Krebskrankheit: von den ältesten Zeiten bis zur Gegenwart / von Jacob Wolff. – Jena: Fischer
3,1 Statistik. Tier- und sogenannter Pflanzenkrebs. – 1913. – XXI, 347 S.

Bibl.Sud. 2447-3,1/2
Notation: Sud. XIX, 7
Wolff, Jakob:
Die Lehre von der Krebskrankheit: von den ältesten Zeiten bis zur Gegenwart / von Jacob Wolff. – Jena: Fischer
3,2 Nicht operative Behandlungsmethoden. – 1914. – XLIV, 618 S.: Ill.

Bibl.Sud. 2447-4
Notation: Sud. XIX, 7
Wolff, Jakob:
Die Lehre von der Krebskrankheit: von den ältesten Zeiten bis zur Gegenwart / von Jacob Wolff. – Jena: Fischer
4 Operative Behandlungsmethoden. – 1928. – XXII, 743 S.: Ill.

Bibl.Sud. 2448
Notation: Sud. XIX, 7
Versé, Max:
Das Problem der Geschwulstmalignität: als Antrittsvorlesung im Auszuge vorgetragen am 13. Dezember 1913 / von Max Versé. – Jena: Fischer, 1914. – IV, 88 S.: Ill.

Bibl.Sud. 2449
Notation: Sud. XIX, 7
Imhofer, Richard:
Die Geschichte der Kehlkopftuberkulose vor Erfindung des Kehlkopfspiegels / von R. Imhofer. – Halle a.S.: Marhold, 1908. – 127 S. – (Sammlung zwangloser Abhandlungen aus dem Gebiete der Nasen-, Ohren-, Mund- und Hals-Krankheiten; 9,3/5)

Bibl.Sud. 2450
Notation: Sud. XIX, 7
Neander, Gustaf:
Ur lungsotens och lungsotsbehandlingens äldre historia i Sverige: studier och dokument / Gustaf Neander. – Stockholm: Norstedt, 1924. – 271 S.: Ill.

Bibl.Sud. 2451
Notation: Sud. XIX, 7
Bretonneau, Pierre:
Die Diphtherie: über die spezifischen Entzündungen der Schleimhaut oder die mit Belägen einhergehende Entzündung, bekannt unter dem Namen Krupp, maligne Angina, gangränöse Angina usw. / P. Bretonneau. – Berlin: Springer, 1927. – IX, 173 S.:. Ill.

Bibl.Sud. 2452-1
Notation: Sud. XIX, 7
Bókay, Johann von:
Die Diphterie seit Bretonneau / Johann v. Bókay. – Berlin: Springer
Aus: Ergebnisse der inneren Medizin und Kinderheilkunde; 42/43
1. – (1932). – S. 464 – 634: Ill.

Bibl.Sud. 2452-2
Notation: Sud. XIX, 7
Bókay, Johann von:
Die Diphterie seit Bretonneau / Johann v. Bókay. – Berlin: Springer
Aus: Ergebnisse der inneren Medizin und Kinderheilkunde; 42/43
2. – (1932). – S. 429 – 638: Ill.

Bibl.Sud. 2453
Notation: Sud. XIX, 7
Sticker, Georg:
Abhandlungen aus der Seuchengeschichte und Seuchenlehre / von Georg Sticker. – Gießen: Töpelmann
2 Die Cholera. – 1912. – IV, 592 S.: graph. Darst.

Bibl.Sud. 2454
Notation: Sud. XIX, 7
Leichtenstern, Otto:
Influenza / von Otto Leichtenstern. – Als 2. Aufl. vervollst. und neu hrsg. / durch Georg Sticker. – Wien u.a.: Hölder, 1912. – VI, 250 S.: Ill.

Bibl.Sud. 2455
Notation: Sud. XIX, 7
Meyer-Ahrens, Conrad:
Der Stich in den Jahren 1564 und 1565: im Zusammenhange mit den übrigen Epidemien der Jahre 1562 – 1566 / dargest. von Konrad Meyer-Ahrens. – Zürich: Schulthess, 1848. – 182 S.

Bibl.Sud. 2456
Notation: Sud. XIX, 7
Sticker, Georg:
Der Keuchhusten / von Georg Sticker. – 2., umgearb. Aufl. – Wien u.a.: Hölder, 1911. – 231 S. – (Spezielle Pathologie und Therapie)

Bibl.Sud. 2457
Notation: Sud. XIX, 7
Sticker, Georg:
Erkaeltungskrankheiten und Kaelteschaeden: ihre Verhuetung und Heilung / von Georg Sticker. – Berlin: Springer, 1916. – VI, 446 S.: graph. Darst. – (Enzyklopaedie der klinischen Medizin. Spezieller Teil)

Bibl.Sud. 2458-1,1
Notation: Sud. XIX, 7
Czermak, Johann N.:
Gesammelte Schriften: in zwei Bänden / von Joh. Nep. Czermak. – Leipzig: Engelmann
1, 1 Wissenschaftliche Abhandlungen. Abt. 1. – 1879. – VIII, 471 S., 21 Bl.: Ill., graph. Darst.

Bibl.Sud. 2458-1,2
Notation: Sud. XIX, 7
Czermak, Johann N.:
Gesammelte Schriften: in zwei Bänden / von Joh. Nep. Czermak. – Leipzig: Engelmann
1, 2 Wissenschaftliche Abhandlungen. Abt. 2. – 1879. – IV S., S. 473 – 876, Bl. 22 – 27: Ill.

Bibl.Sud. 2458-2
Notation: Sud. XIX, 7
Czermak, Johann N.:
Gesammelte Schriften: in zwei Bänden / von Joh. Nep. Czermak. – Leipzig: Engelmann
2 Populäre Vorträge und Aufsätze und biographische Skizze von Anton Springer. – 1879. – XLVI, 307 S.: Ill., graph. Darst.

Bibl.Sud. 2459-1/3
Notation: Sud. XIX, 7
Hirsch, August:
Handbuch der historisch-geographischen Patholo-

gie / von August Hirsch. – 2., vollst. neue Bearb. –
Stuttgart: Enke
1 Die allgemeinen acuten Infectionskrankheiten
vom historisch-geographischen Standpunkte und mit
besonderer Berücksichtigung der Aetiologie. –
1881. – VIII, 481 S.

Bibl.Sud. 2459-1/3
Notation: Sud. XIX, 7
Hirsch, August:
Handbuch der historisch-geographischen Pathologie
/ von August Hirsch. – 2., vollst. neue Bearb. – Stuttgart: Enke
2 Die chronischen Infections- und Intoxications-
Krankheiten, parasitäre Wundkrankheiten und chronische Ernährungs-Anomalieen vom historisch-geographischen Standpunkte und mit besonderer Berücksichtigung der Aetiologie. – 1883. – VI, 467 S.

Bibl.Sud. 2459-1/3
Notation: Sud. XIX, 7
Hirsch, August:
Handbuch der historisch-geographischen Pathologie
/ von August Hirsch. – 2., vollst. neue Bearb. – Stuttgart: Enke
3 Die Organkrankheiten vom historisch-geographischen Standpunkte und mit besonderer Berücksichtigung der Aetiologie. – 1886. – IV, 557 S.

Bibl.Sud. 2460
Notation: Sud. XIX, 8
Klinisches Lehrbuch der Inkretologie und Inkretotherapie / hrsg. von Gustav Bayer ... – Leipzig: Thieme, 1927. – XIII, 423 S.: Ill.

Bibl.Sud. 2461-1
Notation: Sud. XIX, 8
Fuchs, Eduard:
Die Weiberherrschaft in der Geschichte der Menschheit / Eduard Fuchs und Alfred Kind. – München: Langen
1. – 1. – 10. Tsd. – 1913. – X, 348 S.: zahlr. Ill.

Bibl.Sud. 2461-2
Notation: Sud. XIX, 8
Fuchs, Eduard:
Die Weiberherrschaft in der Geschichte der Menschheit / Eduard Fuchs und Alfred Kind. – München: Langen
2. – 1. – 10. Tsd. – 1913. – S. 355 – 711: zahlr. Ill.

Bibl.Sud. 2462
Notation: Sud. XIX, 8
Stratz, Carl Heinrich:
Die Frauenkleidung und ihre natürliche Entwicklung
/ von C. H. Stratz. – 3., völlig umgearb. Aufl. – Stuttgart: Enke, 1904. – XVI, 403 S.: zahlr. Ill.

Bibl.Sud. 2463
Notation: Sud. XIX, 8
Hayn, Hugo:
Bibliotheca Germanorum gynaecologica et cosmetica: Verzeichniss deutscher sexueller und cosmetischer Schriften mit Einschluss der Uebersetzungen nebst Angabe der Originale; unter besonderer Berücksichtigung der älteren populären Medicin und Beifügung von Antiquarpreisen; zugleich Supplement zur II. Auflage der „Bibliotheca Germanorum erotica" / bearb. von Hugo Hayn. – Leipzig: Unflad, 1886. – 158 S.

Bibl.Sud. 2464
Notation: Sud. XIX, 8
Bibliotheca obstetricia et gynaecologica: 300. Verzeichnis des Medicinischen Bücherlagers von Franz Pietzcker in Tübingen; Inhalt: Geburtshilfe und Gynaekologie. – Tübingen, 1901. – 478 S.

Bibl.Sud. 2465
Notation: Sud. XIX, 8
Weindler, Fritz:
Geschichte der gynäkologisch-anatomischen Abbildung / von Fritz Weindler. – Dresden: Von Zahn & Jaensch, 1908. – XVI, 186 S.: zahlr. Ill.

Bibl.Sud. 2466
Notation: Sud. XIX, 8
Fasbender, Heinrich:
Geschichte der Geburtshülfe / von Heinrich Fasbender. – Jena: Fischer, 1906. – XVI, 1028 S.

Bibl.Sud. 2467
Notation: Sud. XIX, 8
Curàtulo, Giacomo Emilio:
Die Kunst der Juno Lucina in Rom: Geschichte der Geburtshilfe von ihren ersten Anfängen bis zum 20. Jahrhundert; mit nicht veröffentlichten Dokumenten / von G. Emilio Curàtulo. – Berlin: Hirschwald, 1902. – X, 247 S.: Ill.

Bibl.Sud. 2468-1
Notation: Sud. XIX, 8
Dohrn, Rudolf Friedrich Alfred:
Geschichte der Geburtshülfe der Neuzeit: zugleich als dritter Band des „Versuches einer Geschichte der Geburtshülfe" von Eduard von Siebold / von Rudolf Dohrn. – Tübingen: Pietzcker
1 Zeitraum 1840 – 1860. – 1903. – XI, 267 S.

Bibl.Sud. 2468-2
Notation: Sud. XIX, 8
Dohrn, Rudolf Friedrich Alfred:
Geschichte der Geburtshülfe der Neuzeit: zugleich als dritter Band des „Versuches einer Geschichte der Geburtshülfe" von Eduard von Siebold / von Rudolf Dohrn. – Tübingen: Pietzcker
2 Zeitraum 1860 – 1880. – 1904. – VIII, 322 S.

Bibl.Sud. 2469
Notation: Sud. XIX, 8
Fehling, Hermann:
Entwicklung der Geburtshilfe und Gynäkologie im 19. Jahrhundert / von H. Fehling. – Berlin: Springer, 1925. – VIII, 269 S.

Bibl.Sud. 2470
Notation: Sud. XIX, 8
Fischer, Isidor:
Geschichte der Gynäkologie / von I. Fischer. – Berlin u.a.: Urban & Schwarzenberg, 1924. – 202 S.: Ill.
Aus: Biologie und Pathologie des Weibes; 1

Bibl.Sud. 2471
Notation: Sud. XIX, 8
Fischer, Isidor:
Historischer Rückblick über die Leistungen des XIX. Jahrhunderts auf dem Gebiete der Geburtshilfe und Gynäkologie / von I. Fischer. – [Berlin u.a.]: [Urban & Schwarzenberg], [1927]. – 180 S.
Aus: Biologie und Pathologie des Weibes; 8,2

Bibl.Sud. 2472
Notation: Sud. XIX, 8
Gall, Piero:
Il taglio cesareo addominale: studio storico-clinico / Piero Gall. – Bologna: Cappelli, 1922. – 222 S.: Ill.

Bibl.Sud. 2473
Notation: Sud. XIX, 8
Berger, Christian Johann:
Fragen über die Geburt des Menschen und die Geburtshilfe (1766) / Christian Johann Berger. Neue mit den Antworten und mit Noten vers. Ausg. von E. Ingerslev. – Kopenhagen: Frimodt u.a., 1910. – XXI, 132 S.: Ill. Text dt. und lat.

Bibl.Sud. 2474
Notation: Sud. XIX, 8
Siedentopf, Heinz:
Die physiologische Chemie der Geburt / von Heinz Siedentopf. – Leipzig: Barth, 1932. – 130 S.: graph. Darst.
Zugl.: Leipzig, Univ., Habil.-Schr., 1931

Bibl.Sud. 2475-1/2
Notation: Sud. XIX, 8
Knapp, Ludwig:
Der Scheintod der Neugeborenen: seine Geschichte, klinische und gerichtsärztliche Bedeutung / von Ludwig Knapp. – Wien u.a.: Braumüller
1 Geschichtlicher Teil. – 1898. – IV, 163 S.: Ill.

Bibl.Sud. 2475-1/2
Notation: Sud. XIX, 8
Knapp, Ludwig:
Der Scheintod der Neugeborenen: seine Geschichte, klinische und gerichtsärztliche Bedeutung / von Ludwig Knapp. – Wien u.a.: Braumüller
2 Klinischer Teil. – 1904. – VI, 179 S.: Ill.

Bibl.Sud. 2476
Notation: Sud. XIX, 8
Knapp, Ludwig:
Theologie und Geburtshilfe: nach F. E. Cangiamila's Sacra embryologia (Editio latina, MDCCLXIX); mit aktuellen Bemerkungen / Ludwig Knapp. – Prag: Bellmann, 1908. – XXXVIII, 230 S.: Ill.

Bibl.Sud. 2477
Notation: Sud. XIX, 8
Schürer von Waldheim, Fritz:
Ignaz Philipp Semmelweis: sein Leben und Wirken; Urteile der Mit- und Nachwelt / von Fritz Schürer von Waldheim. – Wien u.a.: Hartleben, 1905. – VII, 256 S.: Ill.

Bibl.Sud. 2478
Notation: Sud. XIX, 8
Semmelweis, Ignaz P.:
[Gesammelte Werke] Semmelweis' gesammelte Werke / hrsg. und zum Theil aus dem Ungar. übers. von Tiberius von Gyory. – Jena: Fischer, 1905. – VI, 604 S.: Ill.

Bibl.Sud. 2479
Notation: Sud. XIX, 8
A nemzetközi Semmelweis-emlék Budapesten / ... szerk. Dirner Gusztáv. – Budapest: Semmelweis-Emlék Végrehajtó Bizottsága, 1909. – 292 S.: Ill.
Enth.: Das Internationale Semmelweis-Denkmal in Budapest. Le monument international de Semmelweis à Budapest.

Bibl.Sud. 2480
Notation: Sud. XIX, 8
Malade, Theo:
Semmelweis, der Retter der Mütter: der Roman eines ärztlichen Lebens / von Theo Malade. – München: Lehmann, 1924. – 125 S.: Ill.

Bibl.Sud. 2481
Notation: Sud. XIX, 9
Sellheim, Hugo:
Gemütsverstimmungen der Frau: eine medizinisch-juristische Studie / von Hugo Sellheim. – Stuttgart: Enke, 1930. – 81 S.: Ill.

Bibl.Sud. 2482
Notation: Sud. XIX, 9
Stratz, Carl Heinrich:
Der Körper des Kindes und seine Pflege: für Eltern, Erzieher, Ärzte und Künstler / von C. H. Stratz. – 3. Aufl. – Stuttgart: Enke, 1909. – XVII, 386 S., IV Bl.: zahlr. Ill., graph. Darst.

Bibl.Sud. 2483
Notation: Sud. XIX, 9
Needham, Joseph:
A history of embryology / by Joseph Needham. –

Cambridge: Cambridge Univ. Press, 1934. – XVIII, 274 S.: Ill.

Bibl.Sud. 2484
Notation: Sud. XIX, 9
Die deutschen Hebammenordnungen von ihren ersten Anfängen bis auf die Neuzeit / von Georg Burckhard. – Leipzig: Engelmann. – (Studien zur Geschichte des Hebammenwesens; ...)
1. – (1912). – XVIII, 258 S.: Ill. – (...; 1,1)

Bibl.Sud. 2484
Notation: Sud. XIX, 9
Studien zur Geschichte des Hebammenwesens. – Leipzig: Engelmann
1. – (1912). – XVIII, 258 S.: Ill. – (...; 1,1)

Bibl.Sud. 2485
Notation: Sud. XIX, 9
Nöth, Alois:
Die Hebammenordnungen des XVIII. Jahrhunderts / von Alois Nöth. – 1931. – 200 S.
Würzburg, Univ., Diss., 1931

Bibl.Sud. 2486
Notation: Sud. XIX, 9
Cynthio delli Fabrizi, Luigi:
Wenn klar dein Harn, kannst du den Arzt entbehren / Aloyse Cynthio degli Fabritii. [Hrsg.: Gaston Vorberg]. – Stuttgart: Püttmann, 1924. – 39 S.: Ill.
Teilausg.

Bibl.Sud. 2487
Notation: Sud. XIX, 9
Maggiora, Arnaldo:
Su una malattia infettiva del genere turdus: nota / del prof. Arnaldo Maggiora e del dott. Gian Luca Valenti. – Modena: Soc. Tip., 1902. – 16 S.
Aus: Memorie della R. Accademia di Scienze, Lettere ed Arti in Modena / ser. 3; 4

Bibl.Sud. 2488
Notation: Sud. XIX, 9
Vorberg, Gaston:
Über den Ursprung der Syphilis: quellengeschichtliche Untersuchungen / von Gaston Vorberg. – Stuttgart: Püttmann, 1924. – V, 111 S.: Ill.

Bibl.Sud. 2489
Notation: Sud. XIX, 9
Kakke-Studien-Kommission:
Mitteilungen der Beriberi-Studien-Kommission. – Tokyo, 1911. – 353 S.

Bibl.Sud. 2490
Notation: Sud. XIX, 9
Jenner, Edward:
An inquiry into the causes and effects of the variolae vaccinae: a disease discovered in some of the western counties of England, particularly Gloucestershire, and known by the name of the cow pox / by Edward Jenner. – [Faks. der Ausg.] London 1798. – Milan: Lier, 1923. – IV, 75 S. Ill.

Bibl.Sud. 2491
Notation: Sud. XIX, 9
Burckhardt, Albrecht:
Demographie und Epidemiologie der Stadt Basel während der letzten drei Jahrhunderte: 1601 – 1900 / von Albrecht Burckhardt. – Leipzig: Beck, 1908. – 111 S.: graph. Darst.

Bibl.Sud. 2492
Notation: Sud. XIX, 9
Wohlwill, Adolf:
Hamburg während der Pestjahre: 1712 – 1714 / von Adolf Wohlwill. – Hamburg: Gräfe & Sillem, 1893. – 118 S.
Aus: Jahrbuch der Hamburgischen Wiss. Anstalten; 10,2

Bibl.Sud. 2493
Notation: Sud. XIX, 9
Sternberg, Wilhelm:
Die Küche in der klassischen Malerei: eine kunstgeschichtliche und literarhistorische Studie; für Mediziner und Nichtmediziner / von Wilhelm Sternberg. – Stuttgart: Enke, 1910. – VIII, 148 S.: Ill.

Bibl.Sud. 2494
Notation: Sud. XIX, 9
Geyer, Karl:
Die öffentliche Armenpflege im kaiserlichen Hochstift Bamberg: mit besonderer Berücksichtigung der Stadt Bamberg / nach archivalischen Quellen bearb. von Karl Geyer. – Bamberg: Dr. des Bamberger Tagblatt, 1909. – 227, XVI S.
Teilw. zugl.: Erlangen, Univ., Diss. – Auch in: Alt-Bamberg, 10 (1908), S. 113 – 298

Bibl.Sud. 2495
Notation: Sud. XIX, 9
Küster, Ernst:
Geschichte des Augusta-Hospitals und des Berliner Frauen-Lazarett-Vereins / von Ernst Küster. – Berlin u.a.: Urban & Schwarzenberg, 1911. – XVII, 221 S.: Ill., Kt.

Bibl.Sud. 2496
Notation: Sud. XIX, 9
Haeser, Heinrich:
[Dissertatio de cura aegrotorum publica a christianis oriunda] Henrici Haeseri ... dissertatio de cura aegrotorum publica a christianis oriunda. – Gryphiswaldiae: Kunike, 1856. – 34 S.

[Bibliotheca Sudhoffiana, Teil] Sud. XX

Bibl.Sud. 2497
Notation: Sud. XX, 0
Internationale Hygiene-Ausstellung <1911, Dresden>:
Offizieller Führer durch die Internationale Hygiene-Ausstellung Dresden 1911 und durch Dresden und Umgebung. – Berlin: Mosse, 1911. – 156, 232 S.: Ill. + Faltplan
NST: Führer durch die Internationale Hygiene-Ausstellung und durch Dresden und Umgebung

Bibl.Sud. 2498
Notation: Sud. XX, 0
Internationale Hygiene-Ausstellung <1911, Dresden>:
Internationale Hygiene Ausstellung Dresden 1911, Historische Abteilung mit Ethnographischer Unterabteilung. – Dresden: Verl. der Internat. Hygiene-Ausstellung
[1][Historische Abteilung]. – 1911. – XIV, 593 S.

Bibl.Sud. 2499
Notation: Sud. XX, 0
Internationale Hygiene-Ausstellung <1911, Dresden> / Gruppe Statistik:
Sonder-Katalog für die Gruppe Statistik der Wissenschaftlichen Abteilung der Internationalen Hygiene-Ausstellung Dresden 1911: eine Einführung in die Ergebnisse der internationalen Bevölkerungs- und Medizinalstatistik = Catalogue spécial du Groupe Statistique de la Section Scientifique de l'Exposition Internationale d'Hygiène Dresde 1911 / bearb. von E. Roesle. – Dresden: Verl. der Internat. Hygiene-Ausstellung, 1911. – 224 S.: Ill., graph. Darst.

Bibl.Sud. 2500
Notation: Sud. XX, 0
Internationale Hygiene-Ausstellung <1911, Dresden> / Gruppe Desinfektion:
Sonderkatalog der Gruppe Desinfektion der Wissenschaftlichen Abteilung der Internationalen Hygiene-Ausstellung Dresden 1911 / zsgest. von G. Sobernheim. Nebst einer Literaturübers. von Dr. Paetsch und Fr. Croner. – Dresden: Verl. der Internat. Hygiene-Ausstellung, 1911. – 97 S.: Ill.
Enth.: Übersicht über die Literatur auf dem Gebiete der Desinfektion (bis März 1911) / zsgest. von Dr. Paetsch, Oberarzt beim Grenadier-Regiment König Friedrich III. (2. Schles.) Nr. 11 und Fr. Croner, Ober-Assistent am Kgl. Inst. für Infektionskrankheiten in Berlin

Bibl.Sud. 2501
Notation: Sud. XX, 0
Internationale Hygiene-Ausstellung <1911, Dresden> / Gruppe Städtereinigung:
Sonder-Katalog für die Gruppe Städtereinigung der wissenschaftlichen Abteilung der Internationalen Hygiene-Ausstellung Dresden 1911: unter gleichzeitiger Berücksichtigung des in den anderen Gruppen und in den Industrie-Abteilungen vorgeführten Materials / zsgest. von Karl Thumm. – Dresden: Verl. der Internat. Hygieneausstellung Dresden, 1911. – 179 S.: Ill.

Bibl.Sud. 2502
Notation: Sud. XX, 0
Alkoholismus und Volksgesundheit: ein Wegweiser durch die Wissenschaftliche Sondergruppe Alkoholismus auf der Internationalen Hygiene-Ausstellung zu Dresden 1911 / im Auftrag der Gruppenleitung hrsg. von R. Burckhardt. – 2. Tsd. – Berlin: Mäßigkeits-Verl., 1911. – XVI, 95 S.: Ill., graph. Darst.

Bibl.Sud. 2503
Notation: Sud XX, 0
Internationale Hygiene-Ausstellung <1911, Dresden> / Gruppe Jugendfürsorge:
Sonder-Katalog für die Gruppe Jugendfürsorge der Internationalen Hygiene-Ausstellung, Dresden 1911 / bearb. von Fritz Knauthe. – Dresden: Verl. der Internat. Hygiene-Ausstellung, 1911. – 140 S.: graph. Darst.

Bibl.Sud. 2504-1
Notation: Sud. XX, 0
Der Stand der Schulhygiene: nach den Vorführungen auf der Internationalen Hygieneausstellung, Dresden 1911; zugleich ein Führer durch die Gruppe Schulhygiene der Ausstellung / von H. Selter. – Dresden: Verl. der Internat. Hygiene-Ausstellung, 1911. – 126 S.: graph. Darst., Pläne
Nachtr. u.d.T.: Internationale Hygiene-Ausstellung <1911, Dresden> / Gruppe Schulhygiene: Nachtrag zum Sonderkatalog für wissenschaftliche Schulhygiene der Internationalen Hygiene-Ausstellung Dresden 1911

Bibl.Sud. 2504-2
Notation: Sud. XX, 0
Internationale Hygiene-Ausstellung <1911, Dresden> / Gruppe Schulhygiene:
Nachtrag zum Sonderkatalog für wissenschaftliche Schulhygiene der Internationalen Hygiene-Ausstellung Dresden 1911 / bearb. von Hermann Graupner. – Dresden: Verl. der Internat. Hygiene-Ausstellung, 1911. – 71 S.
Hauptwerk u.d.T.: Der Stand der Schulhygiene

Bibl.Sud. 2505
Notation: Sud. XX, 0
Einrichtungen auf dem Gebiete des Unterrichts- und Medizinalwesens im Königreich Preußen: Internationale Hygiene-Ausstellung, Dresden 1911 / [Gesamtred.: M. Ficker]. – Jena: Fischer, [1911]. – XIV, 275 S.

Bibl.Sud. 2506
Notation: Sud. XX, 0
Die deutsche Arbeiterversicherung: Sonderausstel-

lung auf der Internationalen Hygieneausstellung Dresden 1911; Katalog / bearb. von G. A. Klein. – Berlin: Behrend, 1911. – XIV, 107 S.: Ill., graph. Darst.

Bibl.Sud. 2507
Notation: Sud. XX, 0
Internationale Hygiene-Ausstellung <1911, Dresden> / Gruppe Fleischversorgung:
Sonderkatalog für die Gruppe Fleischversorgung der Wissenschaftlichen Abteilung der Internationalen Hygiene-Ausstellung Dresden 1911 / zsgest. und bearb. von Georg Illing. – Dresden: Verl. der Internat. Hygiene-Ausstellung, 1911. – 203 S.: Ill., graph. Darst.

Bibl.Sud. 2508-2
Notation: Sud. XX, 0
Internationale Hygiene-Ausstellung <1911, Dresden> / Gruppe Klimatologie und Meteorologie:
Sonder-Katalog für die Gruppe Klimatologie und Meteorologie der Internationalen Hygiene-Ausstellung, Dresden 1911 / bearb. von Paul Schreiber. – Dresden: Verl. der Internat. Hygiene-Ausstellung
2 Verzeichnis der in der Ausstellung ausgelegten Druckwerke; Zusammenstellung der Tabellen für die klimatographischen Darstellungen auf den Tafeln 22 bis 27 und 31 bis 42; Beschreibung und Abbildung der ausgestellten Instrumente. – 1911. – 241 S.: Ill.

Bibl.Sud. 2509
Notation: Sud. XIX, 5
Brazil, Vital:
La défense contre l'ophidisme / par Vital Brazil. – St. Paul: Pocai & Weiss, 1911. – 181 S.: Ill.

Bibl.Sud. 2510
Notation: Sud. XX, 0
Die hygienischen Verhältnisse der Insel Formosa / im Auftrage des Generalgouvernements Formosa hrsg. von T. Takaki. – Dresden: Meinhold, 1911. – 232 S., [5] Faltbl.: Ill., graph. Darst., Kt.
Hrsg. anl. der Internat. Hygiene-Ausstellung, Dresden 1911

Bibl.Sud. 2511
Notation: Sud. XX, 0
The Sanitary Administration of Japan / publ. by the Central Sanitary Bureau of the Home Department. – [Tokyo], 1911. – II, 43 S.

Bibl.Sud. 2512
Notation: Sud. XX, 0
The sanitary laws of Japan / publ. by the Central Sanitary Bureau of the Home Department. – [Tokyo], 1911. – IV, 196 S.

Bibl.Sud. 2513
Notation: Sud. XX, 0
Internationale Hygiene-Ausstellung <1911, Dresden>:
A magyar állam pavillonja a Dresdeni Nemzetközi Hygiene-Kiállitáson = Der kön. ungar. Staats-Pavillon in der Internat. Hygiene-Ausstellung Dresden. – Budapest: Franklin-Tarsulat, [1911]. – [58] S.: überw. Ill.
Text ungar., dt., franz. und engl.

Bibl.Sud. 2514
Notation: Sud. XX, 1
Haustein, Hans:
Die Geschlechtskrankheiten einschließlich der Prostitution / von Hans Haustein. – Berlin: Springer, [1926]. – S. 552 – 773: graph. Darst.
Aus: Handbuch der sozialen Hygiene und Gesundheitsfürsorge; 3

Bibl.Sud. 2515
Notation: Sud. XX, 0
Das öffentliche Gesundheitswesen in Japan / hrsg. von dem Zentralgesundheitsamt des Ministeriums des Innern. – [Tokio], 1911. – 40 S.
Anl. der Internat. Hygiene-Ausstellung, Dresden 1911

Bibl.Sud. 2516
Notation: Sud. XX, 0
Endemische Krankheiten in Japan / Kaiserl. Japan. Inst. für Infektionskrankheiten. – Tokio, 1911. – 123 S., [1] Faltbl.: Ill., graph. Darst., Kt.
Anl. der Internat. Hygiene-Ausstellung, Dresden 1911

Bibl.Sud. 2517
Notation: Sud. XX, 1
Deichert, Heinrich:
Geschichte des Medizinalwesens im Gebiet des ehemaligen Königreichs Hannover: ein Beitrag zur vaterländischen Kulturgeschichte / von H. Deichert. – Hannover u.a.: Hahn, 1908. – X, 356 S. – (Quellen und Darstellungen zur Geschichte Niedersachsens; 26)

Bibl.Sud. 2518
Notation: Sud. XX, 1
Ferrari, Ciro:
L' Ufficio della Sanità di Padova nella prima metà del sec. XVII / Ciro Ferrari. – Venezia: Prem. Tip. Libr. Emiliana, 1909. – XVI, 265 S.: Ill.
Aus: Miscellanea di storia veneta / ser. 3; 1

Bibl.Sud. 2519
Notation: Sud. XX, 1
Sachsen / Landesgesundheitsamt:
Jahresbericht des Landesgesundheitsamtes über das Gesundheitswesen im Freistaat Sachsen. – Dresden
Hauptsacht. 1.1912: Jahresbericht des Königlichen Landesgesundheitsamtes über das Medizinal- und

Veterinärwesen im Königreich Sachsen. – Hauptsacht. 2.1913: Jahresbericht des Landesgesundheitsamtes über das Medizinal- und Veterinärwesen im Königreich Sachsen. – Vorg. → Königl. Landes-Medizinal-Kollegium: Jahresbericht des Königl. Landes-Medizinal-Kollegiums über das Medizinalwesen im Königreiche Sachsen
Erscheinungsverlauf: 1.1912 (1916) – 6.1925/26 (1930); damit Ersch. eingest.
Bestand: 3.1914/18

Bibl.Sud. 2520
Notation: Sud. XX, 1
Tjaden, Hermann:
Bremen und die bremische Ärzteschaft seit dem Beginne des 19. Jahrhunderts: eine gesundsheitsgeschichtliche Studie / von Prof. Dr. Tjaden. – Bremen: Halem, 1932. – 239 S.: Ill., graph. Darst., Kt.

Bibl.Sud. 2521
Notation: Sud. XX, 1
Kemmerich, Max:
Die Lebensdauer und die Todesursachen innerhalb der deutschen Kaiser- und Königsfamilien / von Max Kemmerich. – Leipzig u.a.: Deuticke, 1909. – 106 S.
Erw. aus: Alfred von Lindheim: Saluti senectutis

Bibl.Sud. 2522-1
Notation: Sud. XX, 2
Muckermann, Hermann:
Kind und Volk / von Hermann Muckermann. – Freiburg im Breisgau: Herder
1 Vererbung und Auslese. – 4. und 5., verm. Aufl. – 1921. – IX, 208 S.: Ill., graph. Darst.

Bibl.Sud. 2522-2
Notation: Sud. XX, 2
Muckermann, Hermann:
Kind und Volk / von Hermann Muckermann. – Freiburg im Breisgau: Herder
2 Gestaltung der Lebenslage. – 4. und 5. verm. Aufl. – 1921. – 270 S.: graph. Darst.

Bibl.Sud. 2523
Notation: Sud. XX, 2
Osborne, Walter:
Die Gefahren der Kultur für die Rasse und Mittel zu deren Abwehr / gemeinfaßlich dargest. von W. Osborne. – Würzburg: Kabitzsch, 1913. – 94 S.

Bibl.Sud. 2524
Notation: Sud. XX, 2
Bäder-Handbuch / hrsg. vom Allg. Dt. Bäderverbande. – Breslau: Verl. der Allg. Dt. Bäderzeitung, [1916]. – XVIII, 201 S.: zahlr. Ill.

Bibl.Sud. 2525
Notation: Sud. XX, 2
Baeder-Almanach: Mitteilungen d. Bäder, Luftkurorte u. Heilanstalten. – Berlin; Frankfurt, M.: Mosse
G/130478
Erscheinungsverlauf: Ausg. 1.1882 – 17.1933 nachgewiesen
Bestand: 14.1927 – 15.1930

Bibl.Sud. 2526
Notation: Sud. XX, 2
Festschrift zu Ehren Professor Dr. von Baschs / hrsg. von Prof. Dr. med. Strubell-Harkort ... – Wien u.a.: Perles, 1931. – 125 S.: Ill., graph. Darst.
Aus: Wiener Medizinische Wochenschrift; 1931, 11

Bibl.Sud. 2527
Notation: Sud. XX, 2
Riecke, Erhard:
Hygiene der Haut, Haare und Nägel im gesunden und kranken Zustande / von E. Riecke. – 2., verb. und erw. Aufl. – Stuttgart: Moritz, 1913. – 219 S.: Ill. – (Bücherei der Gesundheitspflege; 12)

Bibl.Sud. 2528
Notation: Sud. XX, 2
Gâches-Sarraute, Inès:
Le corset: étude physiologique et pratique / par Mme Gâches-Sarraute. – Paris: Masson, 1900. – II, 131 S.: Ill.

Bibl.Sud. 2529
Notation: Sud. XX, 2
Feldhaus, Franz Maria:
Die Geschichte der Wärmflasche: eine kulturhistorische Plauderei / F. M. Feldhaus. – Schwarzenberg, Sa.: Verl. der Krausswerke, 1923. – 29 S.: Ill.

Bibl.Sud. 2530-1/2
Notation: Sud. XX, 3
Reicke, Siegfried:
Das deutsche Spital und sein Recht im Mittelalter / von Siegfried Reicke. – Stuttgart: Enke. – (Kirchenrechtliche Abhandlungen; ...)
2 Das deutsche Spitalrecht. – 1932. – 320 S. – (...; 113/114)

Bibl.Sud. 2530-1/2
Notation: Sud. XX, 3
Kirchenrechtliche Abhandlungen. – Stuttgart: Enke
Erschienen 1.1902 – 117/118.1938. – Repr. ersch. in Amsterdam bei Schippers und Radopi
2 Das deutsche Spitalrecht. – 1932. – 320 S. – (...; 113/114)

Bibl.Sud. 2531
Notation: Sud. XX, 3
Haeser, Heinrich:
Geschichte christlicher Kranken-Pflege und Pflegerschaften / von Heinrich Haeser. – Berlin: Hertz, 1857. – VI, 126 S.

Bibl.Sud. 2532
Notation: Sud. XX, 3
Alberdingk Thijm, Petrus Paul Maria:
Geschichte der Wohlthätigkeitsanstalten in Belgien von Karl dem Großen bis zum sechzehnten Jahrhundert / von P. P. M. Alberdingk Thijm. – Freiburg im Breisgau: Herder, 1887. – IV, 207 S.

Bibl.Sud. 2533
Notation: Sud. XX, 3
Moeller, Ernst von:
Die Elendenbrüderschaften: ein Beitrag zur Geschichte der Fremdenfürsorge im Mittelalter / von Ernst v. Moeller. – Leipzig: Hinrichs, 1906. – 176 S.

Bibl.Sud. 2534
Notation: Sud. XX, 3
Städtisches Hospital zum Heiligen Geist <Schwäbisch Gmünd>:
Das Städtische Hospital zum Hl. Geist in Schwäb. Gmünd in Vergangenheit und Gegenwart: mit einer Abhandlung über die Geschichte der Hospitäler im Altertum und Mittelalter und einem medizinisch-wissenschaftlichen Anhang / ... hrsg. von A. Wörner. – Tübingen: Laupp, 1905. – X, 308, 265 S., IV Bl.: Ill.

Bibl.Sud. 2535
Notation: Sud. XX, 3
Zechlin, Erich:
Lüneburgs Hospitäler im Mittelalter / von Erich Zechlin. – Hannover u.a.: Hahn, 1907. – 82 S. – (Forschungen zur Geschichte Niedersachsens; 1,6)

Bibl.Sud. 2536
Notation: Sud. XX, 3
Goldberg, Martha:
Das Armen- und Krankenwesen des mittelalterlichen Strassburg / von Martha Goldberg. – Strassburg, 1909. – 130 S.
Freiburg i.B., Univ., Diss., 1909

Bibl.Sud. 2536#Beibd. 1
Notation: Sud. XX, 3
Baas, Karl:
Gesundheitspflege im mittelalterlichen Strassburg: eine Ergänzung und zugleich Besprechung / von Karl Baas. – Leipzig u.a.: Teubner, 1911. – S. 88 – 93
Aus: Archiv für Kulturgeschichte; 9

Bibl.Sud. 2537
Notation: Sud. XX, 3
Marx, Jakob:
Geschichte des Armen-Hospitals zum h. Nikolaus zu Cues / von Jakob Marx. – Trier: Verl. der Paulinus-Dr., 1907. – IV, 272 S.: Ill.

Bibl.Sud. 2538
Notation: Sud. XX, 3
Zwehl, Hans Karl von:
Nachrichten über die Armen- und Kranken-Fürsorge des Ordens vom Hospital des heil. Johannes von Jerusalem oder Souveränen Malteser-Ritterordens / anläßlich der internat. Hygiene-Ausstellung in Dresden ... zsgest. von Hans Karl von Zwehl. – Als Ms. gedr. – Rom, 1911. – 108 S.

Bibl.Sud. 2539
Notation: Sud. XX, 3
Pansier, Pierre:
L' oeuvre des Repenties à Avignon du XIIIe au XVIIe siècle / par P. Pansier. – Paris: Champion u.a., 1910. – 297 S.: Ill. – (Recherches historiques et documents sur Avignon, le Comtat-Venaissin et la principauté d'Orange; 5)

Bibl.Sud. 2540
Notation: Sud. XX, 3
Galloway, James:
Historical sketches of Old Charing: the Hospital and Chapel of Saint Mary Roncevall; Eleanor of Castile, Queen of England and the monuments erected in her memory / by James Galloway. – London: Bale & Danielsson, [1914]. – 82 S.: Ill., Kt.

Bibl.Sud. 2540 a-1/2
Notation: Sud. XX, 3
Reicke, Siegfried:
Das deutsche Spital und sein Recht im Mittelalter / von Siegfried Reicke. – Stuttgart: Enke. – (Kirchenrechtliche Abhandlungen; ...)
1 Das deutsche Spital, Geschichte und Gestalt. – 1932. – IX, 326 S. – (...; 111/112)

Bibl.Sud. 2540 a-1/2
Notation: Sud. XX, 3
Kirchenrechtliche Abhandlungen. – Stuttgart: Enke
Erschienen 1.1902 – 117/118.1938. – Repr. ersch. in Amsterdam bei Schippers und Radopi
1 Das deutsche Spital, Geschichte und Gestalt. – 1932. – IX, 326 S. – (...; 111/112)

Bibl.Sud. 2541
Notation: Sud. XX, 3
Die allgemeinen Krankenhäuser und Irrenanstalten der Freien und Hansestadt Hamburg: den ärztlichen Teilnehmern an der 73. Versammlung Deutscher Naturforscher und Ärzte / gewidmet von dem Krankenhaus-Collegium. – Hamburg: Voss, 1901. – VI, 188 S.: Ill., Kt. – (Jahrbücher der Hamburgischen Staatskrankenanstalten; [8], Erg.-Bd.)
Einzelaufnahme eines Zeitschr.-Bd.

Bibl.Sud. 2542
Notation: Sud. XX, 3
Diepgen, Paul:
Die Medizin an der Berliner Charité bis zur Gründung der Universität: ein Beitrag zur Medizingeschichte des 18. Jahrhunderts / von Paul Diepgen

und Edith Heischkel. – Berlin: Springer, 1935. – VII, 185 S.: Ill.

Bibl.Sud. 2543
Notation: Sud. XX, 3
Saldaña Sicilia, Germán:
Monografía histórico-médica de los hospitales de Córdoba / por Germán Saldaña Sicilia. – Córdoba, 1935. – 264 S.: Ill., Kt.
Córdoba, Univ., Diss., 1933

Bibl.Sud. 2544-1
Notation: Sud. XX, 3
Rambaud, Pierre:
[L'] Assistance publique à Poitiers jusqu'à l'an V. – Paris: Champion
Aus: Mémoires de la Société des Antiquaires de l'Ouest; 5,1911
1I. L'Assitance au moyen âge. II. La Dominicale. III. La lutte contre la mendicité et le vagabondage. – 1912. – 663 S.: Ill.

Bibl.Sud. 2545
Notation: Sud. XX, 3
Nosokomeion: Vierteljahrsschr. für Krankenhauswesen. – Stuttgart: Kohlhammer
G/101177
Erscheinungsverlauf: [1.]1930; 2.1931 – 10.1939
Bestand: 2.1931,3-4

Bibl.Sud. 2546
Notation: Sud. XX, 3
International Medical Congress for Industrial Accidents and Occupational Diseases <5, 1928, Budapest>:
Opera collecta Congressus V. Internationalis Medicorum pro Artificibus Calamitate Afflictis Aegrotisque: Budapest 2 – 8 Sept. 1928 / ed. praesidium congressus. – Budapestini: Hornyánszky, 1929. – XXXVI, 731 S.: Ill., graph. Darst.

Bibl.Sud. 2547
Notation: Sud. XX, 3
United States / Army / Medical Department:
The Medical Department of the United States: legislative and administrative history during the period of the revolution; 1776 – 1786 / comp. and ed. by William O. Owen. – New York: Hoeber, 1920. – 226 S.: Ill.

Bibl.Sud. 2548
Notation: Sud. XX, 4
Morris, Malcolm A.:
The story of English public health / by Malcolm Morris. – New York: Funk and Wagnalls, [1919]. – XI, 165 S. – (English public health series)

Bibl.Sud. 2549
Notation: Sud. XX, 4
Welch, William H.:
Public health in theory and practice: an historical review / by William Henry Welch. – New Haven: Yale Univ. Press u.a., 1925. – 51 S.

Bibl.Sud. 2550
Notation: Sud. XX, 4
Lichtenfelt, Hans:
Die Geschichte der Ernährung / von Prof. Dr. Lichtenfelt. – Berlin: Reimer, 1913. – XVII, 365 S.: graph. Darst.

Bibl.Sud. 2551
Notation: Sud. XX, 4
Balzli, Hans:
Gastrosophie: ein Brevier für Gaumen und Geist; neue Wege zu Tafelfreude und Gesellikkeit; mit Bildern, Rezepten und Menüs / Hans Balzli. – Stuttgart: Hädecke, 1931. – 124 S.: Ill. – (Bücherreihe: Der neue Lebensstil)

Bibl.Sud. 2552
Notation: Sud. XX, 4
Baillou, Guillaume de:
[Das Rheumabuch] Das Rheumabuch des Doctor Ballonius: nach der Rheumaschrift des lateinischen Textes Gulielmi Ballonii Liber de rheumatismo et pleuritide dorsali, Paris 1642 / dt. hrsg. von Walter Ruhmann. – Mittenwald: Nemayer, 1938. – 70 S.: Ill.

Bibl.Sud. 2553
Notation: Sud. XX, 4
Kruse, Walter:
Sparsame Ernährung: nach Erhebungen im Krieg und Frieden / von Prof. Dr. Kruse und Prof. Dr. Hintze. – Dresden: Verl. des Dt. Hygiene-Museums, 1922. – 241 S.: graph. Darst. – (Schriften der Lingnerstiftung; 1)

Bibl.Sud. 2554
Notation: Sud. XX, 4
Borosini, August von:
Die Eßsucht und ihre Bekämpfung durch Horace Fletcher A. M., I. Präsident der „Health and Efficiency League of America", I. Präsident der amerikanischen Gesellschaft für Mundhygiene, Fellow of the Society for the Advancement of science / von A. v. Borosini. – 4., unveränd. Aufl. – Dresden: Holze & Pahl, [1912]. – XVIII, 263 S.: Ill.

Bibl.Sud. 2555
Notation: Sud. XX, 4
Lingner, Karl August:
Der Mensch als Organisationsvorbild: Gastvortrag, gehalten am 14. Dezember 1912 vor dem Professorenkollegium der Universität Bern / von K. A. Lingner. – Bern: Drechsel, 1914. – 32 S. – (Universität <Bern>: Berner Universitätsschriften; 4)

Bibl.Sud. 2556
Notation: Sud. XX, 4
Greimer, Karl:
Handbuch des praktischen Desinfektors: ein Leitfaden für den Unterricht und ein Nachschlagebuch für die Praxis / von Karl Greimer. – Dresden: Verl. des Verf., 1918. – XVI, 190 S.: Ill., graph. Darst., Kt.

Bibl.Sud. 2557
Notation: Sud. XX, 4
Greimer, Karl:
Das Lehr- und Anschauungsmaterial der Landes-Desinfektorenschule für das Königreich Sachsen: nebst einem Abriss über die Geschichte und Entwicklung der Anstalt / von Karl Greimer. – Dresden: Verl. des Verf., 1918. – 43 S.: Ill., graph. Darst.

Bibl.Sud. 2558
Notation: Sud. XX, 4
Grotjahn, Alfred:
Die hygienische Forderung: der hygienische Mensch, die hygienische Familie, die hygienische Siedelung, das hygienische Volk / Alfred Grotjahn. – Königstein im Taunus u.a.: Langewiesche, [1917]. – 236 S. – (Die Blauen Bücher)

Bibl.Sud. 2559
Notation: Sud. XX, 4
Internationale Hygiene-Ausstellung <1930, Dresden>:
Amtlicher Führer / Internationale Hygiene-Ausstellung Dresden 1930. – Dresden: Verl. der Internat. Hygiene-Ausstellung, 1930. – 368, 96 S., [6] Faltbl.: Ill., Kt.

Bibl.Sud. 2560
Notation: Sud. XX, 5
Ziemssen, Hugo von:
Die Electricität in der Medicin: Studien / von Hugo Ziemssen. – 3., verm. und verb. Aufl. – Berlin: Hirschwald, 1866. – XXIV, 248 S.: Ill.

Bibl.Sud. 2561
Notation: Sud. XX, 5
Petersen, Julius:
Hauptmomente in der geschichtlichen Entwickelung der medicinischen Therapie / von Jul. Petersen. – Kopenhagen: Höst, 1877. – 400 S.
Aus dem Dän. übers.

Bibl.Sud. 2562
Notation: Sud. XX, 5
Petersen, Julius:
Hauptmomente in der älteren Geschichte der medicinischen Klinik / von Julius Petersen. – Kopenhagen: Høst, 1890. – III, 311 S.
Aus dem Dän. übers.

Bibl.Sud. 2563
Notation: Sud. XX, 5
Bókay, Johann von:
Die Geschichte der Kinderheilkunde / von Johann v. Bókay. – Berlin: Springer, 1922. – 122 S.: zahlr. Ill.

Bibl.Sud. 2564-1
Notation: Sud. XX, 5
Politzer, Adam:
Geschichte der Ohrenheilkunde / von Adam Politzer. – Stuttgart: Enke
1 Von den ersten Anfängen bis zur Mitte des neunzehnten Jahrhunderts. – 1907. – XIII, 467 S.: Ill.

Bibl.Sud. 2564-2
Notation: Sud. XX, 5
Politzer, Adam:
Geschichte der Ohrenheilkunde / von Adam Politzer. – Stuttgart: Enke
2 Von 1850 – 1911. – 1913. – XV, 484 S.: Ill.

Bibl.Sud. 2564-2#Beibd. 1
Notation: Sud. XX, 5
Neuburger, Maximilian Camillo:
Adam Politzer: Geschichte der Ohrenheilkunde, 2. Bd. von 1850 – 1911 / besprochen von Max Neuburger. – [Leipzig], [1914]. – S. 150 – 158
Aus: Archiv für Ohrenheilkunde; 93

Bibl.Sud. 2565
Notation: Sud. XX, 5
Wright, Jonathan:
A history of laryngology and rhinology / by Jonathan Wright. – 2. ed., rev. and enl. – Philadelphia u.a.: Lea & Febiger, 1914. – XIII, 357 S.: Ill.

Bibl.Sud. 2566
Notation: Sud. XX, 5
Holmes, Gordon:
Die Geschichte der Laryngologie: von den frühesten Zeiten bis zur Gegenwart / von Gordon Holmes. – Berlin: Hirschwald, 1887. – 104 S.

Bibl.Sud. 2567
Notation: Sud. XX, 5
Barth, Adolf:
Zur Einweihung der neuen Klinik und Poliklinik für Ohren-, Nasen- u. Halskrankheiten an der Universität zu Leipzig am 2. März 1912 / A. Barth. – Leipzig: Spamer, 1912. – 30 S.: Ill.

Bibl.Sud. 2568
Notation: Sud. XX, 5
A history of dental and oral science in America / prepared under dir. of the American Academy of Dental Science.[Ed. by James E. Dexter]. – Philadelphia: White, 1876. – VIII, 271 S.

Bibl.Sud. 2569
Notation: Sud. XX, 5
Guerini, Vincenzo:
A history of dentistry: from the most ancient times until the end of the eighteenth century / by Vincenzo Guerini. – Philadelphia u.a.: Lea & Febiger, 1909. – X, 355 S.: zahlr. Ill.

Bibl.Sud. 2570
Notation: Sud. XX, 5
Weisse, Rudolf:
Geschichte der Zahnheilkunde und Zahntechnik / von Rudolf Weisse. – 2. Aufl. – Berlin: Meusser, 1921. – 98 S.: zahlr. Ill.

Bibl.Sud. 2571
Notation: Sud. XX, 5
Geist-Jacobi, George P.:
Geschichte der Zahnheilkunde: vom Jahre 3700 v. Chr. bis zur Gegenwart / von G. P. Geist-Jacobi. – Tübingen: Pietzcker, 1896. – VIII, 254 S.: Ill.

Bibl.Sud. 2572
Notation: Sud. XX, 5
Geist-Jacobi, George P.:
Mittelalter und Neuzeit: ein Beitrag zur Geschichte der Heilkunde in Frankfurt am Main und der deutschen Zahnheilkunde / nach archivarischen Quellen bearb. von G. P. Geist-Jacobi. – Berlin: Berlinische Verl.-Anst., 1899. – VII, 127 S.

Bibl.Sud. 2573
Notation: Sud. XX, 5
Tylkowski, Wojciech:
[Disquisitio physica] Des Adalbert Tylkowski Disquisitio physica: über den Wilnaer Knaben mit dem goldenen Zahn 1674 / aus dem Lat. übers. und mit Anm. und Einl. vers. von Paul Fuhrmann. – Berlin: Meusser, 1921. – CXII, 87 S. – (Quellen und Beiträge zur Geschichte der Zahnheilkunde; 1)

Bibl.Sud. 2574
Notation: Sud. XX, 5
Bruck, Walther:
Zahnärztliche Darstellungen aus alter Zeit / von Walther Bruck. – Berlin: Berlinische Verl.-Anst., 1921. – 71 S.: Ill.

Bibl.Sud. 2575
Notation: Sud. XX, 5
Pfaff, Wilhelm:
Lehrbuch der Orthodontie: für Studierende und Zahnärzte / von Wilhelm Pfaff. – 3., vollst. umgearb. und verm. Aufl. – Leipzig: Klinkhardt, 1921. – XX, 360 S.: zahlr. Ill.

Bibl.Sud. 2576
Notation: Sud. XX, 5
Herber, Carl:
Die Frakturen der Kiefer: mit besonderer Berücksichtigung der Kriegschirurgie und mit Einschluß der technischen Methodik / von Carl Herber. – Berlin: Berlinische Verl.-Anst., 1915. – XIV, 206 S.: zahlr. Ill.

Bibl.Sud. 2577
Notation: Sud. XX, 5
Hille, Adolf:
Zahnärztliche Instrumentenlehre: Einführung in Bau, Anwendung und Pflege des Instrumentariums für die konservierende und operative Behandlung für Studierende und Zahnärzte / von A. Hille. – Berlin: Meusser, 1922. – 146 S.: zahlr. Ill.

Bibl.Sud. 2578
Notation: Sud. XX, 5
Preiswerk-Maggi, Paul:
Lehrbuch und Atlas der zahnärztlich-stomatologischen Chirurgie / von Paul Preiswerk-Maggi. – 2., umgearb. und verm. Aufl. – München: Lehmann, 1922. – VIII, 256 S.: zahlr. Ill. – (Lehmanns medizinische Handatlanten; 39) (Lehrbuch und Atlas der gesamten Zahnheilkunde)

Bibl.Sud. 2579
Notation: Sud. XX, 5
Roese, Carl:
Anleitung zur Zahn- und Mundpflege / von C. Röse. – 5. Aufl. – Jena: Fischer, 1900. – 58 S.: zahlr. Ill.

Bibl.Sud. 2580
Notation: Sud. XX, 5
Weinberger, Bernhard W.:
Dental literature: its origin and development / by Bernhard Wolf Weinberger. – [New York], [1926]. – S. 305 – 388: Ill.
Aus: Journal of dental research; 6. 1924 – 26

Bibl.Sud. 2581-1
Notation: Sud. XX, 6
Hirschberg, Julius:
Geschichte der Augenheilkunde / von J. Hirschberg. – Leipzig: Engelmann. – (Handbuch der gesamten Augenheilkunde; hrsg. von Theodor Saemisch. Begr. von Albrecht von Graefe.)
2, 1 Geschichte der Augenheilkunde bei den Arabern. – 1905. – VII, 243 S.: Ill. – (...; 13,1)

Bibl.Sud. 2581-2
Notation: Sud. XX, 6
Hirschberg, Julius:
Geschichte der Augenheilkunde / von J. Hirschberg. – Leipzig: Engelmann. – (Handbuch der gesamten Augenheilkunde; hrsg. von Theodor Saemisch. Begr. von Albrecht von Graefe.)
2, 2/ 3, 1 Geschichte der Augenheilkunde im europäischen Mittelalter und im Beginn der Neuzeit. – 1906. – VI S., S. 245 – 546: Ill. – (...; 13,2)

Bibl.Sud. 2581-3
Bibl.Sud. 2581-4
Notation: Sud. XX, 6
Hirschberg, Julius:
Geschichte der Augenheilkunde / von J. Hirschberg.
– Leipzig: Engelmann. – (Handbuch der gesamten
Augenheilkunde; hrsg. von Theodor Saemisch.
Begr. von Albrecht von Graefe.)
3,2/3,7 Die Augenheilkunde in der Neuzeit. – 1911.
– VIII, 594 S.: Ill., graph. Darst. – (...; 14,1)

Bibl.Sud. 2581-5
Notation: Sud. XX, 6
Hirschberg, Julius:
Geschichte der Augenheilkunde / von J. Hirschberg.
– Leipzig: Engelmann. – (Handbuch der gesamten
Augenheilkunde; hrsg. von Theodor Saemisch.
Begr. von Albrecht von Graefe.)
3,8 Die Augenheilkunde in der Neuzeit (Forts.):
Deutschlands Augenärzte von 1800 – 1850. – 1911.
– VII, 440 S.: Ill. – (...; 14,2)

Bibl.Sud. 2581-6
Notation: Sud. XX, 6
Hirschberg, Julius:
Geschichte der Augenheilkunde / von J. Hirschberg.
– Leipzig: Engelmann. – (Handbuch der gesamten
Augenheilkunde; hrsg. von Theodor Saemisch.
Begr. von Albrecht von Graefe.)
3, 9 Frankreichs Augenärzte von 1800 bis 1850. –
1913. – VII, 310 S.: Ill. – (...; 14,3)

Bibl.Sud. 2581-7
Notation: Sud. XX, 6
Hirschberg, Julius:
Geschichte der Augenheilkunde / von J. Hirschberg.
– Leipzig: Engelmann. – (Handbuch der gesamten
Augenheilkunde; hrsg. von Theodor Saemisch.
Begr. von Albrecht von Graefe.)
3, 10 Englands Augenärzte 1800 – bis 1850. – 1915.
– XVI, 483 S.: Ill. – (...; 14,4)

Bibl.Sud. 2581-8,1/8,11
Notation: Sud. XX, 6
Hirschberg, Julius:
Geschichte der Augenheilkunde / von J. Hirschberg.
– Leipzig: Engelmann. – (Handbuch der gesamten
Augenheilkunde; hrsg. von Theodor Saemisch.
Begr. von Albrecht von Graefe.)
3, 11 Italiens Augenärzte 1800 – 1850. – 1915. – XI,
107 S.: Ill. – (...; 14,5)

Bibl.Sud. 2581-8,1/8,11
Notation: Sud. XX, 6
Hirschberg, Julius:
Geschichte der Augenheilkunde / von J. Hirschberg.
– Leipzig: Engelmann. – (Handbuch der gesamten
Augenheilkunde; hrsg. von Theodor Saemisch.
Begr. von Albrecht von Graefe.)
3, 12 Amerikas Augenärzte im 19. Jahrhundert. – 1915.
– X, 203 S.: Ill. – (...; 14,6)

Bibl.Sud. 2581-8,1/8,11
Notation: Sud. XX, 6
Hirschberg, Julius:
Geschichte der Augenheilkunde / von J. Hirschberg.
– Leipzig: Engelmann. – (Handbuch der gesamten
Augenheilkunde; hrsg. von Theodor Saemisch.
Begr. von Albrecht von Graefe.)
3, 13 Die Augenärzte der Schweiz, 1800 bis 1875. –
1916. – 39 S.: Ill. – (...; 14,7,[1])

Bibl.Sud. 2581-8,1/8,11
Notation: Sud. XX, 6
Hirschberg, Julius:
Geschichte der Augenheilkunde / von J. Hirschberg.
– Leipzig: Engelmann. – (Handbuch der gesamten
Augenheilkunde; hrsg. von Theodor Saemisch.
Begr. von Albrecht von Graefe.)
3, 14 Die Augenärzte Belgiens, 1800 bis 1875. –
1916. – S. 42 – 98. – (...; 14,7,[2])

Bibl.Sud. 2581-8,1/8,11
Notation: Sud. XX, 6
Hirschberg, Julius:
Geschichte der Augenheilkunde / von J. Hirschberg.
– Leipzig: Engelmann. – (Handbuch der gesamten
Augenheilkunde; hrsg. von Theodor Saemisch.
Begr. von Albrecht von Graefe.)
3, 15 Niederländische Augenärzte, 1800 bis 1875. –
1916. – S. 100 – 142: Ill. – (...; 14,7,[3])

Bibl.Sud. 2581-8,1/8,11
Notation: Sud. XX, 6
Hirschberg, Julius:
Geschichte der Augenheilkunde / von J. Hirschberg.
– Leipzig: Engelmann. – (Handbuch der gesamten
Augenheilkunde; hrsg. von Theodor Saemisch.
Begr. von Albrecht von Graefe.)
3, 16 Die skandinavischen Augenärzte, 1800 bis
1875. – 1916. – S. 144 – 172: Ill. – (...; 14,7,[4])

Bibl.Sud. 2581-8,1/8,11
Notation: Sud. XX, 6
Hirschberg, Julius:
Geschichte der Augenheilkunde / von J. Hirschberg.
– Leipzig: Engelmann. – (Handbuch der gesamten
Augenheilkunde; hrsg. von Theodor Saemisch.
Begr. von Albrecht von Graefe.)
3, 17 Die Augenärzte Russlands, 1800 bis 1875. –
1916. – S. 174 -273: Ill. – (...; 14,7,[5])

Bibl.Sud. 2581-8,1/8,11
Notation: Sud. XX, 6
Hirschberg, Julius:
Geschichte der Augenheilkunde / von J. Hirschberg.
– Leipzig: Engelmann. – (Handbuch der gesamten
Augenheilkunde; hrsg. von Theodor Saemisch.

Begr. von Albrecht von Graefe.)
3, 18 Polnische Augenärzte im 19. Jahrhundert. –
1917. – S. 278 – 297: Ill. – (...; 14,7,[6])

Bibl.Sud. 2581-8,1/8,11
Notation: Sud. XX, 6
Hirschberg, Julius:
Geschichte der Augenheilkunde / von J. Hirschberg.
– Leipzig: Engelmann. – (Handbuch der gesamten Augenheilkunde; hrsg. von Theodor Saemisch.
Begr. von Albrecht von Graefe.)
3, 19 Spanische Augenärzte im 19. Jahrhundert. –
1917. – S. 300 – 336: Ill. – (...; 14,7,[7])

Bibl.Sud. 2581-8,1/8,11
Notation: Sud. XX, 6
Hirschberg, Julius:
Geschichte der Augenheilkunde / von J. Hirschberg.
– Leipzig: Engelmann. – (Handbuch der gesamten Augenheilkunde; hrsg. von Theodor Saemisch.
Begr. von Albrecht von Graefe.)
3, 20 Portugiesische Augenärzte im 19. Jahrhundert.
– 1918. – S. 338 – 347: Ill. – (...; 14,7,[8])

Bibl.Sud. 2581-8,1/8,11
Notation: Sud. XX, 6
Hirschberg, Julius:
Geschichte der Augenheilkunde / von J. Hirschberg.
– Leipzig: Engelmann. – (Handbuch der gesamten Augenheilkunde; hrsg. von Theodor Saemisch.
Begr. von Albrecht von Graefe.)
3, 21 Griechische Augenärzte im 19. Jahrhundert. –
1918. – S. 350 – 360: Ill. – (...; 14,7,[9])

Bibl.Sud. 2581-8,1/8,11
Notation: Sud. XX, 6
Hirschberg, Julius:
Geschichte der Augenheilkunde / von J. Hirschberg.
– Leipzig: Engelmann. – (Handbuch der gesamten Augenheilkunde; hrsg. von Theodor Saemisch.
Begr. von Albrecht von Graefe.)
3, 22 Augenärzte in der Türkei und in den Balkan-Staaten während des 19. Jahrhunderts. – 1918. – S.
362 – 372. – (...; 14,7,[10])

Bibl.Sud. 2581-8,1/8,11
Notation: Sud. XX, 6
Hirschberg, Julius:
Geschichte der Augenheilkunde / von J. Hirschberg.
– Leipzig: Engelmann. – (Handbuch der gesamten Augenheilkunde; hrsg. von Theodor Saemisch.
Begr. von Albrecht von Graefe.)
3, 23 Die außer-europäischen Länder. – 1918. – S.
374 – 404: Ill. – (...; 14,7,[11])

Bibl.Sud. 2581-9,1/2
Notation: Sud. XX, 6
Hirschberg, Julius:
Geschichte der Augenheilkunde / von J. Hirschberg.
– Leipzig: Engelmann. – (Handbuch der gesamten Augenheilkunde; hrsg. von Theodor Saemisch.
Begr. von Albrecht von Graefe.)
3, 24 Die Reform der Augenheilkunde [1]. – 1918.
– X, 314 S.: Ill. – (...; 15,1,[1])

Bibl.Sud. 2581-9,1/2
Notation: Sud. XX, 6
Hirschberg, Julius:
Geschichte der Augenheilkunde / von J. Hirschberg.
– Leipzig: Engelmann. – (Handbuch der gesamten Augenheilkunde; hrsg. von Theodor Saemisch.
Begr. von Albrecht von Graefe.)
3, 25 Die Reform der Augenheilkunde [2]. – 1918.
– 610 S.: Ill. – (...; 15,1,[2])

Bibl.Sud. 2581-10
Notation: Sud. XX, 6
Hirschberg, Julius:
Geschichte der Augenheilkunde / von J. Hirschberg.
– Leipzig: Engelmann. – (Handbuch der gesamten Augenheilkunde; hrsg. von Theodor Saemisch.
Begr. von Albrecht von Graefe.)
[3, 26] Register-Band – 1918. 289 S. – (...; 15,2)

Bibl.Sud. 2582
Notation: Sud. XX, 6
Graefe, Albrecht von:
Augenkrankheiten und ihre Behandlung: Vorlesungen, gehalten an der Universität zu Berlin im Wintersemester 1859 – 1860 / von Albrecht von Graefe.
– Leipzig: Thieme, 1925. – VI, 159 S.: graph. Darst.

Bibl.Sud. 2583
Notation: Sud. XX, 6
Truc, Hermentaire:
Histoire de l'ophtalmologie à l'école de Montpellier du XIIe au XXe siècle / par H. Truc et P. Pansier. – Paris: Maloine, 1907. – X, 404 S.: Ill. – (Contribution à l'histoire de l'ophtalmologie française)

Bibl.Sud. 2584
Notation: Sud. XX, 6
Chabé, Alexandre A.:
Histoire de l'ophtalmologie à Bordeaux / par A.
Chabé. – Bordeaux: Pech, 1908. – 160 S.: Ill. –
(Contribution à l'histoire de l'ophtalmologie française)

Bibl.Sud. 2585
Notation: Sud. XX, 6
Pansier, Pierre:
Histoire des lunettes / par P. Pansier. – Paris: Maloine, 1901. – 137 S.: Ill.

Bibl.Sud. 2586
Notation: Sud. XX, 6
Bock, Emil:
Die Brille und ihre Geschichte / von Emil Bock. –
Wien: Šafář, 1903. – 62 S.: zahlr. Ill.

Bibl.Sud. 2587-1/2
Notation: Sud. XX, 6
Greeff, Richard:
Bruchstücke zur Geschichte der Brille / von R. Greeff. – Stuttgart: Enke
Aus: Klinische Monatsblätter für Augenheilkunde; 51 = N.F. 15
[1]. – (1913). – S. 38 – 47: Ill.

Bibl.Sud. 2587-1/2
Notation: Sud. XX, 6
Greeff, Richard:
Bruchstücke zur Geschichte der Brille / von R. Greeff. – Stuttgart: Enke
Aus: Klinische Monatsblätter für Augenheilkunde; 51 = N.F. 15
2. – (1913). – S. 222 – 226: Ill.

Bibl.Sud. 2588
Notation: Sud. XX, 6
Greeff, Richard:
Die Erfindung der Augengläser: kulturgeschichtliche Darstellungen nach urkundlichen Quellen / von R. Greeff. – Berlin: Ehrlich, 1921. – 120 S. – Ill. – (Optische Bücherei; 1)

Bibl.Sud. 2589
Notation: Sud. XX, 6
Dimitriadis, Dimitrios S.:
Über fremde Körper, Würmer und Insekten im menschlichen Ohr und ihre Behandlung von den ältesten Zeiten bis heute / von Dimitrios Styl. Dimitriadis. – Athen: Sakellarios, 1909. – 248 S., VI Bl.: Ill.

Bibl.Sud. 2590
Notation: Sud. XX, 6
Foster, Michael:
Lectures on the history of physiology during the sixteenth, seventeenth and eighteenth centuries / by M. Foster. – Cambridge: Univ. Press, 1901. – 310 S.: Ill. – (Cambridge natural science manuals: Biological series)

Bibl.Sud. 2591
Notation: Sud. XX, 6
Über Organhormone und Organtherapie / von August Bier ... – München: Lehmann, 1929. – 91 S.
Aus: Münchener medizinische Wochenschrift; 1929,25

Bibl.Sud. 2592
Notation: Sud. XX, 6
Neuburger, Maximilian Camillo:
Die historische Entwicklung der experimentellen Gehirn- und Rückenmarksphysiologie vor Flourens / von Max Neuburger. – Stuttgart: Enke, 1897. – XXVI, 361 S.

Bibl.Sud. 2593
Notation: Sud. XX, 7
Malgaigne, Joseph F.:
Histoire de la chirurgie en occident depuis le VIe jusqu'au XVIe siècle et histoire de la vie et des travaux d'Ambroise Paré / par J. F. Malgaigne. – Paris: Baillière, [1870]. – CCCLI S.
Einzelausg. der Einl. zu: Ambroise Paré, Oeuvres complètes, Paris 1840

Bibl.Sud. 2594-1
Notation: Sud. XX, 7
Sprengel, Kurt:
Geschichte der wichtigsten chirurgischen Operationen. – Halle: Kümmel, 1805. – 471 S. – (Geschichte der Chirurgie; 1)

Bibl.Sud. 2594-2
Notation: Sud. XX, 7
Sprengel, Wilhelm:
Geschichte der chirurgischen Operationen. – Halle: Kümmel, 1819. – 903 S. – (Geschichte der Chirurgie; 2)

Bibl.Sud. 2595
Notation: Sud. XX, 7
Gründer, Johann W.:
Geschichte der Chirurgie: von den Urzeiten bis zu Anfang des achtzehnten Jahrhunderts / von J. W. L. Gründer. – Breslau: Trewendt et Granier, 1859. – XII, 445 S.

Bibl.Sud. 2596
Notation: Sud. XX, 7
Brunner, Conrad:
Handbuch der Wundbehandlung / von Conrad Brunner. – Stuttgart: Enke, 1916. – XXII, 722 S.: Ill., graph. Darst. – (Neue deutsche Chirurgie; 20)

Bibl.Sud. 2597
Notation: Sud. XX, 7
Carvalho, Augusto da S.:
A Régia Escola de Cirurgia de Lisboa / por Augusto da Silva Carvalho. – Lisboa: Tip. da Emprêsa do Anuário Comercial, 1926. – 286 S.: Ill.

Bibl.Sud. 2598
Notation: Sud. XX, 7
Trendelenburg, Friedrich:
Die ersten 25 Jahre der Deutschen Gesellschaft für Chirurgie: ein Beitrag zur Geschichte der Chirurgie / von Friedrich Trendelenburg. – Berlin: Springer, 1923. – VIII, 467 S.: Ill.

Bibl.Sud. 2599
Notation: Sud. XX, 7
Küster, Ernst:
Geschichte der neueren deutschen Chirurgie / von Ernst Küster. – Stuttgart: Enke, 1915. – XVI, 110 S. – (Neue deutsche Chirurgie; 15)

Bibl.Sud. 2600
Notation: Sud. XX, 7
Bauer, Josef:
Geschichte der Aderlässe: gekrönte Preisschrift / von Jos. Bauer. – München: Gummi, 1870. – VI, 230 S.

Bibl.Sud. 2601
Notation: Sud. XIII, 7
Höfler, Max:
Volksmedizinische Botanik der Kelten / von M. Höfler. – Leipzig: Barth, 1911. – 35 S., S. 242 – 279
Aus: Archiv für Geschichte der Medizin; 5

Bibl.Sud. 2602
Notation: Sud. XX, 7
Höfler, Max:
Wald- und Baumkult in Beziehung zur Volksmedicin Oberbayerns / von M. Höfler. – München: Stahl, 1892. – VIII, 170 S.: Ill.

Bibl.Sud. 2603
Notation: Sud. XX, 7
Cushing, Harvey:
Studies in intracranial physiology & surgery: the third circulation, the hypophysis, the gliomas; the Cameron Prize lectures delivered at the University of Edinburgh October 19, 20, 22, 1925 / by Harvey Cushing. – London: Oxford Univ. Press, 1926. – XII, 146 S.: Ill. – (Oxford medical publications)

Bibl.Sud. 2604
Notation: Sud. XX, 7
Brown, Alfred:
Old masterpieces in surgery: being a collection of thoughts and observations engendered by a perusal of some of the works of our forbears in surgery / by Alfred Brown. – Privately print. – Omaha, Neb., 1928. – XVIII, 263 S.: Ill.

Bibl.Sud. 2605-1
Notation: Sud. XX, 7
Haller, Albrecht von:
Bibliotheca Chirurgica: Qua Scripta Ad Artem Chirurgicam Facientia A Rerum Initiis Recensentur / Auctore Alberto von Haller ... – Bernae: Haller u.a.
1 Tempora Ante Annum MDCCX. – 1774. – IV, 593 S.

Bibl.Sud. 2605-2
Notation: Sud. XX, 7
Haller, Albrecht von:
Bibliotheca Chirurgica: Qua Scripta Ad Artem Chirurgicam Facientia A Rerum Initiis Recensentur / Auctore Alberto von Haller ... – Bernae: Haller u.a.
2 Ab Anno MDCCX Ad Nostra Tempora. – 1775. – VIII, 695 S.

Bibl.Sud. 2606
Notation: Sud. XX, 7
Casarini, Arturo:
La medicina militare nella leggenda e nella storia: saggio storico sui servizi sanitari negli eserciti; onorato del primo premio nel concorso 1927 per lavori su temi militari / Arturo Casarini. – Roma: Giornale di medicina militare, 1929. – XVI, 688 S.: Ill. – (Collana medico-militare; 20)
Zugl.: Giornale di medicina militare; 7

Bibl.Sud. 2607
Notation: Sud. XX, 7
Köhler, Albert:
Grundriss einer Geschichte der Kriegschirurgie / von Alb. Köhler. – Berlin: Hirschwald, 1901. – 137 S.: Ill. – (Bibliothek von Coler; 7)

Bibl.Sud. 2608-1/2
Notation: Sud. XX, 7
Die Kriegschirurgen und Feldärzte Preussens und anderer deutscher Staaten in Zeit- und Lebensbildern / hrsg. von der Medizinal-Abtheilung des Königl. Preuss. Kriegsministeriums. – Berlin: Hirschwald. – (Veröffentlichungen aus dem Gebiete des Militär-Sanitätswesens; ...)
1 Koehler, Albert. Kriegschirurgen und Feldärzte des 17. und 18. Jahrhunderts / von Albert Koehler. – 1899. – X, 269 S.: Ill., Kt. – (...; 13)

Bibl.Sud. 2608-1/2
Notation: Sud. XX, 7
Die Kriegschirurgen und Feldärzte Preussens und anderer deutscher Staaten in Zeit- und Lebensbildern / hrsg. von der Medizinal-Abtheilung des Königl. Preuss. Kriegsministeriums. – Berlin: Hirschwald. – (Veröffentlichungen aus dem Gebiete des Militär-Sanitätswesens; ...)
2. Bock, Oskar: Kriegschirurgen und Feldärzte der ersten Hälfte des 19. Jahrhunderts: 1795 – 1848 / von Dr. Bock und Dr. Hasenknopf. – 1901. – VIII, 336 S., VII Bl.: Ill. – (...; 18)

Bibl.Sud. 2608-3/4
Notation: Sud. XX, 7
Die Kriegschirurgen und Feldärzte Preussens und anderer deutscher Staaten in Zeit- und Lebensbildern / hrsg. von der Medizinal-Abtheilung des Königl. Preuss. Kriegsministeriums. – Berlin: Hirschwald. – (Veröffentlichungen aus dem Gebiete des Militär-Sanitätswesens; ...)
3. Kimmle, Ludwig: Kriegschirurgen und Feldärzte in der Zeit von 1848 – 1868 / von Dr. Kimmle. – 1904. – X, 294 S., IV, [10] Bl.: Ill. – (...; 24)

Bibl.Sud. 2608-3/4
Notation: Sud. XX, 7
Die Kriegschirurgen und Feldärzte Preussens und anderer deutscher Staaten in Zeit- und Lebensbildern / hrsg. von der Medizinal-Abtheilung des Königl. Preuss. Kriegsministeriums. – Berlin: Hirschwald. – (Veröffentlichungen aus dem Gebiete des Militär-Sanitätswesens; ...)
4. Köhler, Albert: Kriegschirurgen und Feldärzte der

Neuzeit / von A. Köhler. – 1904. – VIII, 385 S.: Ill.
– (...; 27)

Bibl.Sud. 2609-2,1/2,3a
Notation: Sud. XX, 7
Myrdacz, Paul:
Das französische Militär-Sanitätswesen: Geschichte und gegenwärtige Gestaltung / bearb. von Paul Myrdacz. – Wien: Šafář, 1895. – 75 S. – (Handbuch für k. und k. Militärärzte; 2,1)

Bibl.Sud. 2609-2,1/2,3a
Notation: Sud. XX, 7
Myrdacz, Paul:
Sanitäts-Geschichte des Krimkrieges: 1854 – 1856 / bearb. von Paul Myrdacz. – Wien: Šafář, 1895. – 57 S.: Kt. – (Handbuch für k. und k. Militärärzte; 2,2)

Bibl.Sud. 2609-2,1/2,3a
Notation: Sud. XX, 7
Kirchenberger, Salomon:
Geschichte des k. und k. österreichisch-ungarischen Militär-Sanitätswesens / von S. Kirchenberger. – Wien: Šafář, 1895. – XI, 259 S. – (Handbuch für k. und k. Militärärzte; 2,3)

Bibl.Sud. 2609-2,1/2,3a
Notation: Sud. XX, 7
Kirchenberger, Salomon:
Chronologische Tabellen zur Geschichte des k. und k. österr.-ungar. Militär-Sanitätswesens / von S. Kirchenberger. – Wien: Šafář, 1896. – 71 S. – (Handbuch für k. und k. Militärärzte; 2,3a)

Bibl.Sud. 2610-1/8
Notation: Sud. XX, 7
Garrison, Fielding H.:
Notes on the history of military medicine / by Fielding H. Garrison. – [Washington]: [Assoc. of Military Surgeons]
Aus: The Military Surgeon; 49/50
[1]. – (1921). – S. 481 – 501

Bibl.Sud. 2610-1/8
Notation: Sud. XX, 7
Garrison, Fielding H.:
Notes on the history of military medicine / by Fielding H. Garrison. – [Washington]: [Assoc. of Military Surgeons]
Aus: The Military Surgeon; 49/50
[2]. – (1921). – S. 601 – 626

Bibl.Sud. 2610-1/8
Notation: Sud. XX, 7
Garrison, Fielding H.:
Notes on the history of military medicine / by Fielding H. Garrison. – [Washington]: [Assoc. of Military Surgeons]
Aus: The Military Surgeon; 49/50
[3]. – (1922). – S. 2 – 30

Bibl.Sud. 2610-1/8
Notation: Sud. XX, 7
Garrison, Fielding H.:
Notes on the history of military medicine / by Fielding H. Garrison. – [Washington]: [Assoc. of Military Surgeons]
Aus: The Military Surgeon; 49/50
[4]. – (1922). – S. 142 – 162

Bibl.Sud. 2610-1/8
Notation: Sud. XX, 7
Garrison, Fielding H.:
Notes on the history of military medicine / by Fielding H. Garrison. – [Washington]: [Assoc. of Military Surgeons]
Aus: The Military Surgeon; 49/50
[5]. – (1922). – S. 318 – 342

Bibl.Sud. 2610-1/8
Notation: Sud. XX, 7
Garrison, Fielding H.:
Notes on the history of military medicine / by Fielding H. Garrison. – [Washington]: [Assoc. of Military Surgeons]
Aus: The Military Surgeon; 49/50
[6]. – (1922). – S. 448 – 464

Bibl.Sud. 2610-1/8
Notation: Sud. XX, 7
Garrison, Fielding H.:
Notes on the history of military medicine / by Fielding H. Garrison. – [Washington]: [Assoc. of Military Surgeons]
Aus: The Military Surgeon; 49/50
[7]. – (1922). – S. 578 – 602

Bibl.Sud. 2610-1/8
Notation: Sud. XX, 7
Garrison, Fielding H.:
Notes on the history of military medicine / by Fielding H. Garrison. – [Washington]: [Assoc. of Military Surgeons]
Aus: The Military Surgeon; 49/50
[8]. – (1922). – S. 691 – 718

Bibl.Sud. 2611
Notation: Sud. XX, 7
Garrison, Fielding H.:
Notes on the history of military medicine: expanded from two lectures delivered at The Medical Field Service School, Carlisle Barracks, Pa., June 21 – 22, 1921 / by Fielding H. Garrison. – Washington: Assoc. of Military Surgeons, 1922. – V, 206 S.
Aus: Military Surgeon; 1921/22

Bibl.Sud. 2612
Notation: Sud. XX, 7
Kirchenberger, Salomon:
Lebensbilder hervorragender österreichisch-ungarischer Militär- und Marineärzte / von S. Kirchenber-

ger. – Wien u.a.: Šafár, 1913. – VIII, 241 S.: Ill. – (Militärärztliche Publikationen; 150)

Bibl.Sud. 2613
Notation: Sud. XX, 7
Garrison, Fielding H.:
Journalism, medical / [Fielding H. Garrison]. – [3. ed.]. – [New York]: [Wood], [1913 – 17]. – S. 705 – 712: Ill.
Aus: Reference handbook of the medical sciences

Bibl.Sud. 2613#Beibd. 1
Notation: Sud. XX, 7
Garrison, Fielding H.:
Libraries, medical / [Fielding H. Garrison]. – [3. ed.]. – [New York]: [Wood], [1913 – 17]. – S. 901 – 910: Ill.
Aus: Reference handbook of the medical sciences

Bibl.Sud. 2614-1
Notation: Sud. XX, 8
Moore, Norman:
The history of St. Bartholomew's Hospital / by Norman Moore. – London: Pearson
1. – (1918). – XXII, 614 S.: Ill.

Bibl.Sud. 2614-2
Notation: Sud. XX, 8
Moore, Norman:
The history of St. Bartholomew's Hospital / by Norman Moore. – London: Pearson
2. – (1918). – XIII, 992 S.: Ill.

Bibl.Sud. 2615
Notation: Sud. XX, 8
Pignot, Albert:
L' Hôpital du Midi et ses origines: recherches sur l'histoire de la syphilis à Paris / par Albert Pignot. – Paris, 1885. – 151 S.: Ill., Kt.
Paris, Univ., Diss., 1885

Bibl.Sud. 2616-1
Notation: Sud. XX, 8
Vigiliis von Creutzenfeld, Stephan H. de:
Bibliotheca Chirurgica: In Qua Res Omnes Ad Chirurgiam Pertinentes Ordine Alphabetico, Ipsi Vero Scriptores, Quotquot Ad Annum Usque MDCCLXXIX Innotuerunt, Ad Singulas Materias Ordine Chronologico Exhibentur, Adiecto Ad Libri Calcem Auctorum Indice / Studio Et Opera Stephani Hieronymi De Vigiliis, von Creutzenfeld, Phil. Et Med. Doctoris, Facult. Med. Vindobon. Membri. – Vindobonae: Trattner
1. – (1781). – XXX, 864 S.: Ill.

Bibl.Sud. 2616-2
Notation: Sud. XX, 8
Vigiliis von Creutzenfeld, Stephan H. de:
Bibliotheca Chirurgica: In Qua Res Omnes Ad Chirurgiam Pertinentes Ordine Alphabetico, Ipsi Vero Scriptores, Quotquot Ad Annum Usque MDCCLXXIX Innotuerunt, Ad Singulas Materias Ordine Chronologico Exhibentur, Adiecto Ad Libri Calcem Auctorum Indice / Studio Et Opera Stephani Hieronymi De Vigiliis, von Creutzenfeld, Phil. Et Med. Doctoris, Facult. Med. Vindobon. Membri. – Vindobonae: Trattner
2. – (1781). – [1] Bl., S. 865 – 1914, [1] Bl.

Bibl.Sud. 2617
Notation: Sud. XX, 8
Power, D'Arcy:
Selected writings: 1877 – 1930 / D'Arcy Power. – Oxford: Clarendon Press, 1931. – X, 368 S.: Ill.

Bibl.Sud. 2618-9
Notation: Sud. XX, 8
Der Mensch und die Erde: die Entstehung, Gewinnung und Verwertung der Schätze der Erde als Grundlagen der Kultur / hrsg. von Hans Kraemer ... – Berlin u.a.: Bong
9. – (1912). – XIV, 482 S.: zahlr. Ill., Kt.

Bibl.Sud. 2619
Notation: Sud. XX, 8
Der Mensch: vom Werden, Wesen und Wirken des menschlichen Organismus / Schriftleitung: Martin Vogel. – Leipzig: Barth, 1930. – X, 420 S.: Ill., graph. Darst.

Bibl.Sud. 2620
Notation: Sud. XX, 8
Reis, Victor van der:
Die Geschichte der Hydrotherapie von Hahn bis Priessnitz / von Victor van der Reis. – Berlin: Allg. Med. Verl.-Anst., 1914. – 87 S.

Bibl.Sud. 2621
Notation: Sud. XX, 8
Martin, Alfred:
Abriß der Balneologiegeschichte / von Alfred Martin. – Leipzig: Thieme, [1916]. – 41 S.: Ill.
Aus: Handbuch der Balneologie, Medizinischen Klimatologie und Balneographie; 1

Bibl.Sud. 2622
Notation: Sud. XX, 8
Schleyer, Wilhelm:
Bäder und Badeanstalten / von W. Schleyer. – Leipzig: Scholtze, 1909. – XVI, 748 S.: zahlr. Ill.

Bibl.Sud. 2623
Notation: Sud. XX, 8
Négrier, Paul:
Les bains à travers les âges / par Paul Négrier. – Paris: Libr. de la Construction Moderne, 1925. – 345 S.: Ill.

Bibl.Sud. 2624
Notation: Sud. XX, 8
Marcuse, Julian:
Bäder und Badewesen in Vergangenheit und Gegenwart: eine kulturhistorische Studie / von Julian Marcuse. – Stuttgart: Enke, 1903. – 167 S.: Ill.

Bibl.Sud. 2625
Notation: Sud. XX, 8
Mehring, Gebhard:
Badenfahrt: württembergische Mineralbäder und Sauerbrunnen vom Mittelalter bis zum Beginn des 19. Jahrhunderts / von G. Mehring. – Stuttgart: Kohlhammer, 1914. – XI, 204 S. – (Darstellungen aus der württembergischen Geschichte; 13)

Bibl.Sud. 2626
Notation: Sud. XX, 8
Friedrich, Edmund:
Die Seereisen zu Heil- und Erholungszwecken: ihre Geschichte und Literatur / von Edmund Friedrich. – Berlin: Vogel & Kreienbrink, 1906. – XII, 325 S.

Bibl.Sud. 2627
Notation: Sud. XX, 8
Dréhr, Emerich von:
Die soziale Arbeit in Ungarn: die Tätigkeit der ungarischen Volkswohlfahrtsregierung / [Verf.:] Emerich von Dréhr. – Budapest: Athenaeum, 1930. – 116 S.: Ill., Kt.

Bibl.Sud. 2628
Notation: Sud. XX, 8
A half-century of public health: jubilee historical volume of the American Public Health Association; in commemoration of the fiftieth anniversary celebration of its foundation New York City, november 14 – 18, 1921 / ed. by Mazÿck P. Ravenel. – New York: American Public Health Assoc., 1921. – XI, 461 S.: Ill., graph. Darst.

Bibl.Sud. 2629
Notation: Sud. XX, 8
Mayrhofer, Bernhard:
Lehrbuch der Zahnkrankheiten / von B. Mayrhofer. – 2., umgearb. und verm. Aufl. – Jena: Fischer, 1922. – IX, 359 S.: Ill.

Bibl.Sud. 2630
Notation: Sud. XX, 8
Strömgren, Hedvig L.:
Die Zahnheilkunde im achtzehnten Jahrhundert: ein Stück Kulturgeschichte / Hedvig Lidforss Strömgren. – Kopenhagen: Levin & Munksgaard, 1935. – 232 S.: Ill.

Bibl.Sud. 2631
Notation: Sud. XX, 8
Scherbel, Hans:
Leitfaden der normalen und pathologischen Histologie der Zähne / von Hans Scherbel und Werner Schoenlank. – Berlin: Meusser, 1922. – 72 S., 16 Bl.: Ill.

Bibl.Sud. 2632
Notation: Sud. XX, 8
Mayrhofer, Bernhard:
Die Praxis der Zahnextraktion einschließlich der örtlichen Schmerzbetäubung: kurzgefaßtes Lehrbuch für Zahnärzte, Ärzte und Studierende / von B. Mayrhofer. – 2. und 3., umgearb. und verm. Aufl. – München u.a.: Bergmann, 1922. – VIII, 89 S.: Ill.

Bibl.Sud. 2633
Notation: Sud. XX, 8
Sachs, Hans:
Der Zahnstocher und seine Geschichte / von Hans Sachs. – Berlin: Meusser, 1913. – 52 S.: zahlr. Ill. – (Kulturgeschichte der Zahnheilkunde in Einzeldarstellungen; 1)

Bibl.Sud. 2634
Notation: Sud. XX, 8
Bruck, Walther:
Das Martyrium der heiligen Apollonia und seine Darstellung in der bildenden Kunst / von Walther Bruck. – Berlin: Meusser, 1915. – 152 S.: zahlr. Ill. – (Kulturgeschichte der Zahnheilkunde in Einzeldarstellungen; 2)

Bibl.Sud. 2635
Notation: Sud. XX, 8
Proskauer, Curt:
Iconographia odontologica / von Curt Proskauer. – Berlin: Meusser, [1926]. – XI, 231 S.: Ill. – (Kulturgeschichte der Zahnheilkunde in Einzeldarstellungen; 4)

Bibl.Sud. 2636
Notation: Sud. XX, 9
Retzius, Gustaf:
Ein neuer Fund von Schädeln aus dem Eisenzeitalter in Östergötland: trepanierte Schädel; Nachtrag zu den Crania suecica antiqua / von Gustaf Retzius. – Stockholm: Aftonbladets Dr., 1900. – 8 S., Bl. XCIII – C

Bibl.Sud. 2637
Notation: Sud. XX, 9
Fabricius Hildanus, Wilhelm:
Von der Fürtrefflichkeit und Nutz der Anatomy / von Wilhelm Fabry von Hilden genannt Fabricius Hildanus. – 2., erw. Aufl. / nach dem in der Stadtbibliothek von Bern befindlichen Manuskript hrsg. von F. de Quervain ... – Aarau u.a.: Sauerländer, 1936. – XVI, 201 S.: Ill. – (Schweizerische Gesellschaft für Geschichte der Medizin und der Naturwissenschaften: Veröffentlichungen der Schweizerischen Gesellschaft für Geschichte der Medizin und der Naturwissenschaften; 10)

Bibl.Sud. 2638-1
Notation: Sud. XX, 9
Rauber, August:
Lehrbuch und Atlas der Anatomie des Menschen: in 6 Abteilungen; [in 4 Bänden] / Rauber-Kopsch. Von Fr. Kopsch. – Leipzig: Thieme
1. – 11. Aufl. u.d.T.: Rauber, August: Lehrbuch der Anatomie des Menschen [in 6 Bänden]
1 Allgemeiner Teil nebst Zellen- und Gewebelehre. Besonderer Teil. Äußere Haut. – 12., verm. und verb. Aufl. – 1923. – VI, 265 S.: zahlr. Ill.

Bibl.Sud. 2639
Notation: Sud. XX, 9
Singer, Charles Joseph:
The evolution of anatomy: a short history of anatomical and physiological discovery to Harvey; being the substance of the Fitzpatrick lectures delivered at the Royal College of Physicians of London in the years 1923 and 1924 / by Charles Singer. – London: Kegan Paul, Trench, Trubner, 1925. – XII, 209 S.: zahlr. Ill.

Bibl.Sud. 2640-1/?
Notation: Sud. XX, 9
Hopstock, Halfdan:
Grundtraek af anatomiens historiske udvikling / af H. Hopstock og L. Faye. – Kristiania: Steen
1 Oldtiden og middelalderen. – 1904. – VIII, 80 S.: Ill.

Bibl.Sud. 2640-1/2
Notation: Sud. XX, 9
Hopstock, Halfdan:
Grundtraek af anatomiens historiske udvikling / af H. Hopstock og L. Faye. – Kristiania: Steen
2 Den nyere tid. – 1905. – IX, 172 S.: Ill.

Bibl.Sud. 2640-1/2#Beibd. 1
Notation: Sud. XX, 9
Hopstock, Halfdan:
Leonardo da Vinci som anatom / af H. Hopstock. – Kristiania: Steen, 1906. – 52 S.: Ill. – (Anatomiske Institut <Kristiania>: Meddelelse fra Universitetets Anatomiske Institut; 6)
Aus: N[orsk] mag[asin] f[or] laegev[idenskaben]; 1906,12

Bibl.Sud. 2641
Notation: Sud. XX, 9
Eble, Burkard:
Versuch einer pragmatischen Geschichte der Anatomie und Physiologie: vom Jahre 1800 – 1825 / von Burkard Eble. – Wien: Gerold, 1836. – XIV, 355 S.

Bibl.Sud. 2642
Notation: Sud. XX, 9
Pires de Lima, Joaquim A.:
Vícios de conformação do sistema uro-genital / por J. A. Pires de Lima. – Pôrto: Araujo, 1930. – 210 S.: Ill.

Bibl.Sud. 2643
Notation: Sud. XX, 9
[Anatomische Hefte / 1]
Anatomische Hefte: Referate und Beiträge zur Anatomie und Entwicklungsgeschichte. Abt. 1, Arbeiten aus anatomischen Instituten. – München: Bergmann, 1892
Darin aufgeg. → Archiv für Anatomie und Physiologie / Anatomische Abteilung. – Forts. → Zeitschrift für Anatomie und Entwicklungsgeschichte.
ISSN 0177-5154
Erscheinungsverlauf: Nr. 1.1892 – 59.1921
Bestand: 55.1917, 1

Bibl.Sud. 2643-55,1
Notation: Sud, XX, 9
Wegner, Richard N.:
Zur Geschichte der anatomischen Forschung an der Universität Rostock / von Richard N. Wegner. – Wiesbaden: Bergmann, 1917. – 167 S.: Ill. – (Anatomische Hefte: 1, 55,1 = 165)
Einzelaufnahme eines Zeitschr.-Bd

Bibl.Sud. 2644
Notation: Sud. XX, 9
Choulant, Ludwig:
History and bibliography of anatomic illustration: in its relation to anatomic science and the graphic arts / by Ludwig Choulant. Transl. and ed. with notes and a biography by Mortimer Frank. – Chicago, Ill.: Univ. of Chicago Press, 1920. – XXVII, 435 S.: Ill.

Bibl.Sud. 2645
Notation: Sud. XX, 9
Bloch, Bruno:
Die geschichtlichen Grundlagen der Embryologie bis auf Harvey. – Halle: Karras, 1904. – S. 218 – 334. – (Kaiserlich-Leopoldinisch-Carolinische Deutsche Akademie der Naturforscher <Halle, Saale>: Nova acta; 82,3)

Bibl.Sud. 2646
[Bibl.Sud. 2649]
Notation: Sud. XX, 9
Sudhoff, Karl:
Graphische und typographische Erstlinge der Syphilisliteratur aus den Jahren 1495 und 1496 / zusammengetragen und ins Licht gestellt von Karl Sudhoff. – München: Kuhn, 1912. – VII, 27 S., XXIV Bl.: zahlr. Ill. – (Alte Meister der Medizin und Naturkunde; 4)

Bibl.Sud. 2647
Notation: Sud. XX, 9
Vesalius, Andreas:
[Sechs anatomische Tafeln vom Jahre 1538] Des Andreas Vesalius sechs anatomische Tafeln vom Jahre 1538 / in Lichtdruck neu hrsg. und ... dargeboten von Moriz Holl ... – Leipzig: Barth, 1920. – 12 S., 6 Bl.: Ill.

Bibl.Sud. 2648
Notation: Sud. XX, 9
Ball, James M.:
Andreas Vesalius: the reformer of anatomy / by James Moores Ball. – Saint Louis: Medical Science Press, 1910. – XVII, 149 S.: Ill.

Bibl.Sud. 2649
[Bibl.Sud. 2646]
Notation: Sud. XX, 9
Sudhoff, Karl:
Graphische und typographische Erstlinge der Syphilisliteratur aus den Jahren 1495 und 1496 / zusammengetragen und ins Licht gestellt von Karl Sudhoff. – München: Kuhn, 1912. – VII, 27 S., XXIV Bl.: zahlr. Ill. – (Alte Meister der Medizin und Naturkunde; 4)

Bibl.Sud. 2650
Notation: Sud. XX, 9
Aus berühmten Handschriften und seltenen Drucken in bayerischen Bibliotheken: 12 Lichtdrucktafeln / den Teilnehmern des Münchener Bibliothekartages vom 29. Mai bis 1. Juni 1912 gewidmet von Carl Kuhn. – München: Kuhn, 1912. – [21] Bl.: nur Ill.

Bibl.Sud. 2651
Notation: Sud. XX, 9
Carbonelli, Giovanni:
Come vissero i primi conti di Savoia da Umberto Biancamano ad Amedeo VIII: raccolta di usi, costumanze, tradizioni e consuetudini mediche, igieniche, casalinghe tratte dai documenti degli Archivi Sabaudi / dal dott. C. G. Carbonelli. – Casale Monferrato: Miglietta, Milano, 1931

Bibl.Sud. 2652
Notation: Sud. XX, 9
Johannes <de Ketham>:
The Fasciculo di medicina: Venice 1493 / with an introd. etc. by Charles Singer. – Florence: Lier. – (Monumenta medica; ...)
2 Facsimile. – 1925. – [54] Bl.: Ill. – (...; 2[,2])

Bibl.Sud. 2653
Notation: Sud. XX, 9
Rolando <da Parma>:
[La chirurgia] La chirurgia di M. Rolando da Parma detto dei Capezzuti: riproduzione del codice latino n. 1382 della R. Biblioteca Casanatense Roma / volgarizzamento e note del dott. Giovanni Carbonelli. – Roma: Ist. Nazionale Medico Farmacologico „Serone", 1927. – 23 S., 28 Bl.: Ill.

Bibl.Sud. 2654
Notation: Sud. XX, 9
Johannes <de Ketham>:
[Der Fasciculus medicinae] Der Fasciculus medicinae des Johannes de Ketham Alemannus. – Facsimile des Venetianer Erstdruckes von 1491 / mit einer historischen Einf. hrsg. von Karl Sudhoff. – Mailand: Lier, 1923. – 57 S., XIII Bl.: Ill. – (Monumenta medica; 1)

Bibl.Sud. 2655
Notation: Sud. XX, 9
Necker, Jobst de:
Die anatomischen Tafeln des Jost de Negker 1539 / hrsg. von Karl Sudhoff ... – München: Schmidt, 1928. – [5], 13 Bl.: Ill.

[Bibliotheca Sudhoffiana, Teil] Sud. XXI

[Bibl.Sud. 2656]
[Notation: *Sud. XXI, 1* = Par. 523]
Nohara, Fritz S.:
Ein unbekanntes Paracelsus-Bildnis / von F. S. Nohara. – [Leipzig]: [Thieme], 1939. – S. 615 – 618: Ill.
Aus: Deutsche medizinische Wochenschrift; 1939, 15

Bibl.Sud. 2656#Beibd. 1
[Notation: *Sud. XXI, 1* = Par. 524]
Nohara, Fritz S.:
Ein unbekanntes Paracelsus-Bild / von F. S. Nohara. – Leipzig: Thieme, 1939. – 5 S.: Ill.
Aus: Deutsche medizinische Wochenschrift; 1939, 15

Bibl.Sud. 2657
Notation: *Sud. XXI, 2* = Par. 525
Naumann, Otto:
Dem Gedenken Paracelsus' / von O. Naumamm. – Leipzig: Mutze, 1937. – S. 66 – 68
Aus: Zeitschrift für Seelenleben; 41,9

Bibl.Sud. 2658
Notation: *Sud. XXI, 3*
Der Schulungsbrief: das zentrale Monatsblatt der NSDAP u. DAF / Hrsg. Der Reichsorganisationsleiter der NSDAP. – Berlin: Eher
Hauptsacht. 3.1936,9: Reichsschulungsbrief. – Urh. 1.1934 – 3.1936, Febr.: Reichsschulungsamt der NSDAP und der Deutschen Arbeitsfront; 3.1936, März-Mai: Hauptschulungsamt der NSDAP und der Deutschen Arbeitsfront. – Vorg. → Nationalsozialistische Deutsche Arbeiterpartei / Hauptschulungsamt: Schulungsbriefe des Reichsschulungsamtes der NSDAP und der Deutschen Arbeitsfront
Erscheinungsverlauf: 1.1934 – 11.1944[?]
Bestand: 5.1938, 12

Bibl.Sud. 2659
Notation: *Sud. XXI, 4* = Par. 526
Deutsche dentistische Wochenschrift: alleiniges offizielles Organ d. Reichsverbandes Deutscher Dentisten, Berlin. – München: Dt. dent. Wochenschrift, 1897
Beil. → Die Pflichtfortbildung des deutschen Den-

tistenstandes. – Beil. ↪ Neues Volk. – 12.1908 – 27.1923, 18 ↪ Zahntechnische Wochenschrift. – Forts. ↪ Deutsche dentistische Wochenschrift und Dentistische Reform.
Erscheinungsverlauf: 1.1897 – 11.1907; 27.1923,19 – 36.1932,28; 52.1932,29 – 63.1943,13
Bestand: 58.1938,29

Bibl.Sud. 2660
Notation: *Sud. XXI, 5* = Par. 527
Die pharmazeutische Industrie: pharmind; Veröffentlichungen über sämtliche Aspekte der Herstellung und des Vertriebes pharmazeutischer Erzeugnisse; Forum der Pharma-Industrie für alle Themen der Pharma-, Gesundheits- und Sozialpolitik sowie des Arzneimittelwesens im Umfeld der Marktbeteiligten; Mitteilungsorgan der Verbände der deutschen Pharma-Industrie / Bundesverband der Pharmazeutischen Industrie. Red. Viktor Schramm. – Aulendorf: Editio-Cantor-Verl.
ISSN 0031-711X
Erscheinungsverlauf: 1.1934 – 11.1944; 12.1950 -
Bestand: 2.1935, 3

Bibl.Sud. 2661
Notation: *Sud. XXI, 6*
Deutsche Arbeitsfront / Reichsfachschaft Krankenpfleger:
[Zeitschrift der Reichsfachschaften Krankenpfleger, Masseure und Badebetriebe / M] Zeitschrift der Reichsfachschaften Krankenpfleger, Masseure und Badebetriebe. Ausgabe M. – Berlin; Osterwieck, H.: Staude, 1938
Vorg. ↪ Deutsche Arbeitsfront / Reichsfachschaft Krankenpfleger: Zeitschrift der Reichsfachschaften Krankenpfleger, Masseure und Badebetriebe. – Forts. ↪ Das deutsche Badewesen
Erscheinungsverlauf: 6.1938,1-6
Bestand: 6.1938,5

Bibl.Sud. 2662
Notation: *Sud. XXI, 7* = Par. 528
Hochland: Monatsschrift für alle Gebiete d. Wissens, d. Literatur u. Kunst / begr. von Carl Muth. – München; Kempten: Kösel
Forts. ↪ Neues Hochland. – Daraus hervorgeg. ↪ Donauland.
ISSN 0018-2966
Erscheinungsverlauf: 1.1903/04 – 38.1940/41; 39.1946/47 – 63.1971
Bestand: 35.1937/38, 5

Bibl.Sud. 2663
Notation: *Sud. XXI, 8* = Par. 529
Gunkel, Paul:
Die Wundbehandlung des Theophrast von Hohenheim / von Paul Gunkel. – 1925. – 66 S.
Würzburg, Univ., Diss., 1925

Bibl.Sud. 2664
Notation: *Sud. XXI, 9*
Der Praktische Arzt: Repertorium d. prakt. Medizin; Halbmonatsschr. für d. wissenschaftl. u. – Berlin: Staude
Dreifachzählung übernommen von „Repertorium d. prakt. Medizin". – Beil. ↪ Die Praktische Arztfrau. – Beil. ↪ Pharmazeutische und medizinisch-technische Neuigkeiten. – Beil. ↪ Mitteilungen zu Kassenarzt-, Honorar- und Standesfragen. – Beil. ↪ Vereinigung für Freien Ärztlichen Meinungsaustausch: Mitteilungen der Vereinigung für Freien Ärztlichen Meinungsaustausch. – Darin aufgeg. ↪ Repertorium der praktischen Medizin.
Erscheinungsverlauf: 1.1860 – 55.1915; N,F 1 – 56 = 13.1916 – 4 = 59 = 16.1919; 5 = 17.1920 – 28 = 40.1943, 6; damit Ersch. eingest.
Bestand: 35.1938, 20-22

Bibl.Sud. 2665
Notation: *Sud. XXI, 10; Sud. XXI, 22*
Spagyrik und verwandte Gebiete. – Göppingen, 1937
Vorg. ↪ Zeitschrift für Spagyrik und verwandte Gebiete. – Forts. ↪ Chemisch-Pharmazeutische Fabrik <Göppingen>: Hausmitteilungen der Chem.-Pharmazeut. Fabrik Göppingen, Carl Müller, Apotheker, Göppingen (Württ.). – 200381
Erscheinungsverlauf: 8.1937 – 9.1938
Bestand: 8.1937 = Signatur: Bibl.Sud. 2677
Bestand: 9.1938 = Signatur: Bibl.Sud. 2665

Bibl.Sud. 2666
Notation: *Sud. XXI, 11*
Blätter für deutsche Philosophie: Zeitschrift d. Deutschen Philosophischen Gesellschaft. – Berlin: Junker & Dünnhaupt
Repr.: Amsterdam: Swets & Zeitlinger. – Vorg. ↪ Beiträge zur Philosophie des deutschen Idealismus. – Darin aufgeg. ↪ Deutsche Philosophische Gesellschaft: Mitteilungen der Deutschen Philosophischen Gesellschaft.
Erscheinungsverlauf: 1.1927/28 – 18.1944, 1/2; damit Ersch. eingest.
Bestand: 6.1932,3

Bibl.Sud. 2667
Notation: *Sud. XXI, 12* = Par. 530
Iatros: Beiträge zur Geschichte der Heilkunst / Hrsg.: BIKA Chem.-Pharm. Fabrik. – Stuttgart: Henkel, ca. 1936. – 16 S.: Ill.

Bibl.Sud. 2668
Notation: *Sud. XXI, 13*
Naturforschende Gesellschaft <Danzig>:
Schriften der Naturforschenden Gesellschaft in Danzig. – Danzig: Kafemann
Sonderdr. ↪ Westpreußischer Botanisch-Zoologischer Verein: Bericht des Westpreussischen Bota-

nisch-Zoologischen Vereins. – Sonderdr. → Elbinger Altertumsgesellschaft: Bericht über die Tätigkeit der Elbinger Altertumsgesellschaft. – Beil. → Naturforschende Gesellschaft <Danzig>: Hauptverzeichnis aller Veröffentlichungen. – Vorg. → Naturforschende Gesellschaft <Danzig>: Neueste Schriften der Naturforschenden Gesellschaft in Danzig. – Darin aufgeg. → Naturforschende Gesellschaft <Danzig>: Abhandlungen der Naturforschenden Gesellschaft in Danzig. – Zugl. einzelne Bd. von Westpreußischer Botanisch-Zoologischer Verein: Bericht des Westpreussischen Botanisch-Zoologischen Vereins. – Index N.S. 1/20=Index 1 von Naturforschende Gesellschaft <Danzig>: Neue Sammlung von Versuchen und Abhandlungen der Naturforschenden Gesellschaft in Danzig
Erscheinungsverlauf: N.S. 1.1863/66 – 20.1935/38, 3
Bestand: 20.1937, 2

Bibl.Sud. 2669
Notation: *Sud. XXI, 14* = Par. 533
Reitz, Alfred:
Die Welt des Paracelsus: Leben und Gedanken des ausgezeichneten Doktors der Medizin Theophrastus von Hohenheim, genannt Paracelsus / von Alfred Reitz. – Stuttgart: Bika, 1937. – 117 S.

Bibl.Sud. 2670
Notation: *Sud. XXI, 15* = Par. 531
Bircher, Eugen:
Theophrastus Paracelsus von Hohenheim / von E. Bircher. – [Zürich], [1938]. – S. 381 – 391
Aus: Schweizerische Hochschulzeitung; 1939

Bibl.Sud. 2671
Notation: *Sud. XXI, 16* = Par. 532
Bircher, Eugen:
Theophrastus Paracelsus / [Eugen Bircher]. – Zürich: Atlantis Verl., [1938]. – 5 S.
Aus: Grosse Schweizer

Bibl.Sud. 2672
Notation: *Sud. XXI, 17* = Par. 534
Oesterle, Friedrich:
Die Anthropologie des Paracelsus / von Friedrich Oesterle. – Berlin: Junker & Dünnhaupt, 1937. – 151 S. – (Neue deutsche Forschungen / Abteilung Charakterologie, psychologische und philosophische Anthropologie; 5 = 151)

Bibl.Sud. 2673
Notation: *Sud. XXI, 18* = Par. 539
Zeitwende: Kultur, Kirche, Zeitgeschehen. – Neuendettelsau: Freimund-Verl.
ISSN 0341-7166
Erscheinungsverlauf: 1.1925 – 17.1940/41, Juni; 18.1946/47, Juli – 24.1952/53, 7 (Apr.); 24.1952/53, 7 (Juli) –
Bestand: 9.1933,11

Bibl.Sud. 2674
Notation: *Sud. XXI, 19* = Par. 536
Neuphilologische Monatsschrift: Zeitschr. für d. Studium d. angelsächs. u. roman. Kulturen u. ihre Bedeutung für d. dt. Bildung. – Leipzig: Quelle & Meyer
Forts. → Zeitschrift für neuere Sprachen.
Erscheinungsverlauf: 1.1930 – 14.1943, 3 (März)
Bestand: 6.1935, 9

Bibl.Sud. 2675
Notation: *Sud. XXI, 20* = Par. 538
Sudhoff, Karl:
Hohenheims literarische Hinterlassenschaft / communicado del Prof. Karl Sudhoff. – Roma: Tip. della R. Accademia dei Lincei, 1904. – 13 S.
Aus: Atti del Congresso internazionale di scienze storiche (Roma, 1903); 12

Bibl.Sud. 2676
Notation: *Sud. XXI, 21* = Par. 535
Borstendoerfer, Adolf:
Parazelsus, der Deutsche / von Adolf Borstendörfer. – Pfullingen in Württ.: Baum, [1935]. – 27 S. – (Evangelien der Seele; 15)

Bibl.Sud. 2677
[Bibl.Sud. 1030]
Notation: Sud. *XXI, 22* = Par. 540;
[Sud. VII, 4 = Par. 408]
Zeitschrift für Spagyrik und verwandte Gebiete. – Göppingen, 1930
Forts. → Spagyrik und verwandte Gebiete. – 200381
Erscheinungsverlauf: 1.1930 – 7.1936
Bestand: 3.1932,1 = Signatur: Bibl.Sud. 1030
Bestand: 4.1933 – 7.1936 = Signatur: Bibl.Sud. 2677

Bibl.Sud. 2677
[Bibl.Sud. 2665]
Notation: *Sud. XXI, 22;* [*Sud. XXI, 10*]
Spagyrik und verwandte Gebiete. – Göppingen, 1937
Vorg. → Zeitschrift für Spagyrik und verwandte Gebiete. – Forts. → Chemisch-Pharmazeutische Fabrik <Göppingen>: Hausmitteilungen der Chem.-Pharmazeut. Fabrik Göppingen, Carl Müller, Apotheker, Göppingen (Württ.).
Erscheinungsverlauf: 8.1937 – 9.1938
Bestand: 8.1937 = Signatur: Bibl.Sud. 2677
Bestand: 9.1938 = Signatur: Bibl.Sud. 2665

Bibl.Sud. 2678
Notation: *Sud. XXI, 23* = Par. 541
Wachtelborn, Karl:
Künder der Volksheilkunde: Paracelsus, der deutsche Arzt / von Karl Wachtelborn. – Nürnberg: Verl. Dt. Volksgesundheit, 1936. – 64 S.: Ill. – (Verein Deutsche Volksheilkunde: Schriften des...; 3)

Bibl.Sud. 2680
Notation: *Sud. XXI, 25* = Par. 544
Sievers, Gerda:
Die Naturanschauung des Paracelsus / von Gerda Sievers. – 1937. – 140 S.
Würzburg, Univ., Diss., 1937

Bibl.Sud. 2681
Notation: *Sud. XXI, 26* = Par. 543
Englert, Ludwig:
Volksbewußtsein und Heimatgefühl bei Paracelsus / von Ludwig Englert. – Berlin: Verl. der Dt. Ärzteschaft, 1933. – 12 S.
Aus: Deutsches Ärzteblatt; 1933,7

Bibl.Sud. 2682-16,6
Notation: [o. N.]
Geist der Zeit: Monatsh. für Wiss. u. Hochschule. – Berlin: Stubenrauch, 1937
Vorg. → Hochschule und Ausland.
16, 6. 1938

Bibl.Sud. 2683
Notation: *Sud. XXI, 28* = Par. 545
Zeller, Eberhard:
Paracelsus: der Beginner eines deutschen Arzttums / von Eberhard Zeller. – Giebichenstein: Werkstätten der Stadt Halle, [1936]. – 114 S.: Ill.

Bibl.Sud. 2684
Notation: *Sud. XXI, 29*
Psychiatrisch-neurologische Wochenschrift: Sammelbl. zur Besprechung aller Fragen d. Irrenwesens u. d. prakt. Psychiatrie einschließlich d. gerichtl., sowie d. prakt. Nervenheilkunde; internat. Correspondenzbl. für Irrenärzte u. Nervenärzte. – Halle, S.: Marhold
Vorg. → Psychiatrische Wochenschrift
Erscheinungsverlauf: 4.1902/03 – 25.1923/24; 26.1924 – 47.1945[?]
Bestand: 29.1937, 32

Bibl.Sud. 2685
Notation: *Sud. XXI, 30* = Par. 547
Bornkamm, Heinrich:
Luther und das Naturbild der Neuzeit / von Heinrich Bornkamm. – Berlin: Verl. des Evangelischen Bundes, 1937. – 14 S. – (Der Heiland; 45)

Bibl.Sud. 2686
Notation: *Sud. XXI, 31* = Par. 546
Sills-Fuchs, Martha:
Paracelsus in unserer Zeit / von Martha Sills-Fuchs. – [München], 1938. – 1 S.: Ill.
Aus: Unsere Feierstunden: Unterhaltungsbeil. der N.S.-Frauenwarte; 6, 19

Bibl.Sud. 2687
Notation: *Sud. XXI, 32*
Glückauf: Zeitschrift des Erzgebirgsverein. – Schwarzenberg: Gärtner
Bestand: 53.1933, Febr.

Bibl.Sud. 2688
Notation: *Sud. XXI, 33* = Par. 548
Hellwig, Walter:
Die Erkennung der Syphilis durch Paracelsus / von Walter Hellwig. – 1937. – 46 S.
Düsseldorf, Medizinische Akad., Diss., 1937

Bibl.Sud. 2689
Notation: *Sud. XXI, 34* = Par. 549
Milch, Werner:
Neue Paracelsus-Forschung: eine Übersicht der neueren Literatur / Werner Milch. – [Köln], 1937. – [1] Bl.
Aus: Kultur der Gegenwart: Kulturbeil. der Kölnischen Zeitung; 1937, 231 = Beil. 19

Bibl.Sud. 2690-12,52
Notation: [o. N.]
Die medizinische Welt: Originalien des Monats. – Stuttgart [u.a.]: Schattauer
Hauptsacht. N.F. 1=[19.]1950: Neue medizinische Welt. – Zusatz wechselt. – In d. Vorlage fehlerhafte ISSN: 0724-7270. – Ersch. monatl., bis 1989 wöchentl. bis halbmonatl., 1946 – 1949 nicht ersch. – Ungezählte Beil. 1.1927: Sonderbeilage; 9.1935: Festausg. Zur Eröffnungsfeier d. Staatl. Akad. für prakt. Med. zu Danzig am 13.4.35; 25.1974 – 36.1985: MedWelt-Report. – Beil. → Die internistische Welt. – Beil. → Natur- und Ganzheitsmedizin. – Beil. → Der Diagnostische Blick. – Beil. → Medwelt compact. – Referateausg. → Medwelt. – Beil. → Synopsis. – 1944, Okt. – 1945, Febr. → Medizinische Zeitschrift. – 1952 – 1959 → Die Medizinische.
ISSN 0025-8512 – ISSN 0724-7270
12, 52. 1938

Bibl.Sud. 2691
Notation: *Sud. XXI, 36* = Par. 551
Ärzteblatt für Bayern: Amtsblatt der Ärztekammer und KVD, Landesstelle Bayern / Kassenärztliche Vereinigung Deutschlands. – München: Lehmann, 1934
1942 – 1946, Juni nicht ersch. – Vorg. → Bayerische Ärztezeitung. – Forts. → Bayerisches Ärzteblatt
ISSN 0931-6698
Erscheinungsverlauf: 1.1934 – 8.1941
Bestand: 1935,31; 1936,37; 1938,4

Bibl.Sud. 2692
Notation: *Sud. XXI, 37* = Par. 552
Hild, Anton M.:
Der Krebsbegriff bei Theophrastus Paracelsus / von Anton M. Hild. – 1938. – 35 S.
Münster in Westfalen, Univ., Diss., 1938

Bibl.Sud. 2693
[Bibl.Sud. 687]
Notation: *Sud. XXI, 38*; Sud. V, 5 = Par. 555

Vierordt, Hermann:
Medizin-geschichtliches Hilfsbuch: mit besonderer Berücksichtigung der Entdeckungsgeschichte und der Biographie / von Hermann Vierordt. – Tübingen: Laupp, 1916. – VI, 469 S.

Bibl.Sud. 2694
[Bibl.Sud. 2835]
Notation: *Sud. XXI, 39* = Par. 553
Diepgen, Paul:
Paracelsus: 1493 – 1541 / von Paul Diepgen. – Berlin: Propyläen-Verl., [1935]. – S. 521 – 531
Aus: Die großen Deutschen; [1]

Bibl.Sud. 2695
Notation: *Sud. XXI, 40* = Par. 554
Baur, Ludwig:
Paracelsus, Theophrastus / [L. Baur]. – [Freiburg i.B.]: [Herder], [1935]. – Sp. 945 – 948
Aus: [Lexikon für Theologie und Kirche; 7]

Bibl.Sud. 2696
[Bibl.Sud. 1925]
Notation: *Sud. XXI, 41*; Sud. XIII, 7
Peters, Hermann:
Der Arzt und die Heilkunst in der deutschen Vergangenheit / Hermann Peters. – Leipzig: Diederichs, 1900. – [71] Bl.: zahlr. Ill. – (Monographien zur deutschen Kulturgeschichte; 3)

Bibl.Sud. 2697
Notation: *Sud. XXI, 42* = Par. 557
Strunz, Franz:
Theophrastus Paracelsus in der Geschichte der Chemie: Auszug aus dem gelegentlich der ordentlichen Hauptversammlung des Vereines Oesterreichischer Chemiker am 8. November 1933 gehaltenen Vortrage / von Franz Strunz. – Wien: Verein Oesterreichischer Chemiker, 1934. – S. 13 – 15
Aus: Oesterreichische Chemiker-Zeitung; 37

Bibl.Sud. 2698
Notation: *Sud. XXI, 43* = Par. 558
Schlegel, Emil:
Alchemistische Krebsbehandlung: Geschichtliches und Gegenwärtiges / von Emil Schlegel. – Regensburg: Sonntag, 1930. – 53 S.

Bibl.Sud. 2699
Notation: *Sud. XXI, 44* = Par. 559
Beiträge zur Charakteristik von Theophrastus Paracelsus / Linus Birchler; Fritz Medicus; Hans Fischer. – Basel: Schwabe, 1936. – 40 S.
Aus: Schweizerische medizinische Wochenschrift; 65/66

Bibl.Sud. 2700
Notation: *Sud. XXI, 45* = Par. 560
Birchler, Linus:
Die Kindheit des Paracelsus: Vortrag an der Festversammlung der 116. Jahresversammlung der Schweiz. Naturforschenden Gesellschaft, am 17. August 1935, im Saale des Einsiedler Gesellenhauses / von Linus Birchler. – [Einsiedeln], 1936. – S. 158 – 160: Ill.
Aus: Von Paracelsus: Beil. der Neuen Einsiedler Zeitung; 1936,40

Bibl.Sud. 2701
Notation: *Sud. XXI, 46* = Par. 561
Fischer, Hans:
Helleborus im Altertum und bei Paracelsus / von H. Fischer. – Basel: Schwabe, 1936. – 18 S.
Aus: Schweizerische medizinische Wochenschrift; 66, 20

Bibl.Sud. 2702
Notation: *Sud. XXI, 47*
Therapeutische Berichte: thb / Bayer-Aktiengesellschaft. – Leverkusen; Höchst
Urh. bis 43.1971: Farbenfabriken Bayer. – Beil. → Ärzte auf Forschungsreisen
ISSN 0371-7410
Erscheinungsverlauf: 1.1924 – 20.1943; 21.1949 – 47.1975; 1976 – 1977; damit Ersch. eingest.
Bestand: 8.1931, 1

Bibl.Sud. 2703
[Bibl.Sud. 1273]
Notation: *Sud. XXI, 48* = Par. 562
[Sud. VII, 9 = Par. 502]
Münchener medizinische Wochenschrift: MMW; Organ für amtliche und praktische Ärzte. – München: MMW Medizin-Verl.
Darin: Sitzungsberichte verschiedener med. Gesellschaften; MMW-Letter; Hypertension letter; ungezählte Beil.: Suppl.; Sondernr. – Sonderdr. → Nürnberger Medizinische Gesellschaft und Poliklinik: Wissenschaftlicher Jahresbericht der Nürnberger Medizinischen Gesellschaft und Poliklinik. – Sonderdr. → Nürnberger Medizinische Gesellschaft und Poliklinik: Sitzungsberichte der Nürnberger Medizinischen Gesellschaft und Poliklinik. – Sonderdr. → Medizinisch-Naturwissenschaftlicher Verein <Tübingen>: Sitzungsberichte des Medizinisch-Naturwissenschaftlichen Vereines zu Tübingen. – Sonderdr. → Medizinisch-Naturwissenschaftlicher Verein <Tübingen> / Medizinische Abteilung: Sitzungsberichte der Medizinischen Abteilung des Medizinisch-Naturwissenschaftlichen Vereins zu Tübingen. – Sonderdr. → Frankfurter Medizinische Gesellschaft: Sitzungsberichte der Frankfurter Medizinischen Gesellschaft. – Sonderdr. → Duisburger Ärzteverein: Sitzungsberichte des Duisburger Ärztevereins. – Sonderdr. → Verein Freiburger Ärzte: Sitzungsberichte des Vereins Freiburger Ärzte. – Sonderdr. → Versammlung Süddeutscher Laryngologen: Versammlung Süddeutscher Laryngologen. – Sonderdr. → Rheinisch-Westfälische Gesellschaft für Innere Medizin:

Sitzungsberichte der Rheinisch-Westfälischen Gesellschaft für Innere Medizin. – Sonderdr. → Medizinische Gesellschaft <Jena>: Sitzungsberichte der Medizinischen Gesellschaft zu Jena. – Beil. → Die präventive Medizin in der Praxis. – Beil. → Farbige Medizin. – Beil. → Die Insel. – Beil. → Galerie hervorragender Ärzte und Naturforscher. – Beil. → Kuranstalt Neu-Wittelsbach <München>: Ärztlicher Jahresbericht der Kuranstalt Neu-Wittelsbach München, Sanatorium und Privatklinik für innere Krankheiten und Nervenkrankheiten. – Beil. → Lehrer der Heilkunde. – Beil. → Der Facharzt. – Beil. → Examina medica. – Beil. → Aktuelle Medizin. – Beil. → Stätten der Heilkunde. – Beil. → Lehrer der Heilkunde und ihre Wirkungsstätten. – Beil. → Herzschrittmacher. – Beil. → Die rationale freie Praxis. – Beil. → Datenverarbeitung in der Medizin. – Beil. → Cancer care. – Beil. → HNO-Highlights. – Beil. → Aspirin-News-Letter. – Beil. → Schlaganfall-News. – Beil. → Praxismagazin. – Beil. → Cardiovascularia. – Vorg. → Ärztliches Intelligenzblatt. – Darin aufgeg. → Die Tuberkulose. – Darin aufgeg. → Studienmagazin Rezente. – 1944, Okt. – 1945, Febr. → Medizinische Zeitschrift. – Forts. → MMW – Fortschritte der Medizin.
ISSN 0027-2973 – ISSN 0341-3098 – ISSN 0724-8210
Erscheinungsverlauf: 33.1886 – 91.1944; 92.1950 – 141.1999, 20/21
Bestand: 77.1930,38 = Signatur: Bibl.Sud. 1273
Bestand: 85.1938,43 = Signatur: Bibl.Sud. 2703

Bibl.Sud. 2704
Notation: *Sud. XXI, 49* = Par. 563
Deutsches Ärzteblatt <Berlin>: Amtsbl. d. Reichsärztekammer u. d. Kassenärztlichen Vereinigung Deutschlands. – Berlin: Reichsgesundheitsverl.
Darin → Deutscher Ärztetag: Stenographische Berichte über die Verhandlungen des Deutschen Ärztetages. – Beil. → Neues Volk. – Darin → Kassenärztliche Bundesvereinigung: Tätigkeitsbericht der Kassenärztlichen Bundesvereinigung. – Beil. → Der Erbarzt. – Beil. → Volksgesundheitswacht. – Beil. → Behringwerke <Marburg>: Behringwerke-Merkblätter. – Vorg. → Ärztliches Vereinsblatt für Deutschland. – 1933 – 1943 darin aufgeg. → Ärztliche Mitteilungen
Erscheinungsverlauf: 57=59.1930 – 60=62.1933; 63.1933 – 75.1945, 2 [?]
Bestand: 64.1934, 4

[Bibl.Sud. 2705]
[Notation: *Sud. XXI, 50* = Par. 564]
Grosse Männer im Spiegel der Heilkunde / Bayer <Leverkusen>. – Leverkusen, [1939]. – [9] Bl.: Ill.

Bibl.Sud. 2706
Notation: *Sud. XXI, 51* = Par. 565
Heilkunde einst und jetzt / Bayer <Leverkusen>. – Leverkusen, [1937]. – 27 S.: Ill.

Bibl.Sud. 2707
Notation: *Sud. XXI, 52* = Par. 566
Ueberweg, Friedrich:
Grundriß der Geschichte der Philosophie / begr. von Friedrich Ueberweg. – Berlin: Mittler [u.a.]
Bandzählung teilw. fingiert
ISBN 3-7965-0810-3
3 Die Philosophie der Neuzeit bis zum Ende des XVIII. Jahrhunderts. – 12., mit einem Philosophen- und Literaturenreg. vers. Aufl., völlig neu bearb. und hrsg. von Max Frischeisen-Köhler ... – 1924. – XV, 811 S.

Bibl.Sud. 2708
Notation: *Sud. XXI, 53*
Zeitschrift für deutsche Kulturphilosophie. – Tübingen: Mohr
Vorg. u. Forts. → Logos.
Erscheinungsverlauf: N.F. 1.1934/35 – 10.1943/44
Bestand: 2.1935, 1

Bibl.Sud. 2709
Notation: [o. N.]
[Zahnärztliche Mitteilungen / Sondernummer]
Zahnärztliche Mitteilungen: Organ des Bundesverbandes der Deutschen Zahnärzte und der Kassenärztlichen Bundesvereinigung. Sondernummer. – Köln [u.a.], 1934
Erscheinungsverlauf: 1934 – 1936 nachgewiesen
Bestand: 1936

Bibl.Sud. 2710
Notation: *Sud. XXI, 55* = Par. 567
Geistige Arbeit: Zeitung aus d. wiss. Welt. – Berlin: de Gruyter
Vorg. → Minerva-Zeitschrift.
Erscheinungsverlauf: 1.1934 – 11.1944; damit Ersch. eingest.
Bestand: 1.1934, 2

Bibl.Sud. 2711
Notation: *Sud. XXI, 56* = Par. 568
Natur und Kultur <Garmisch-Partenkirchen>: Vierteljahreszeitschr. für Naturforschung, Kulturpflege u. Welterkenntnis. – Garmisch-Partenkirchen: Schroeder, 1903
Zusatz wechselt. – Beil. → Blätter für christliche Esoterik und Kosmosophie. – Beil. → Die Arche. – Darin aufgeg. → Natur und Glaube.
ISSN 0174-8297
Erscheinungsverlauf: 1.1903/04 – 41.1944; 42.1950 – 55.1963, 4; damit Ersch. eingest.
Bestand: 30.1933, 12

Bibl.Sud. 2712
Notation: *Sud. XXI, 57*
Die Säule: Monatsh. für geistige Lebensgestaltung. – Leipzig, 1927
Vorg. → Magische Blätter.

ISSN 0930-2484
Erscheinungsverlauf: 8.1927 – 22.1941
Bestand: 17.1936, 5; 18.1937, 1 u. 6

[Bibl.Sud. 2713-1]
[Notation: *Sud. XXI, 58* = Par. 570]
Achelis, Johann D.:
Über die Syphilisschriften Theophrasts von Hohenheim / von Johann Daniel Achelis. – Heidelberg: Weiß. – (Heidelberger Akademie der Wissenschaften / Mathematisch-Naturwissenschaftliche Klasse: Sitzungsberichte der ...; ...)
Bis 1924 geteilt in Unterreihen A und B. – Forts. bildet ab 1997: Heidelberger Akademie der Wissenschaften / Mathematisch-Naturwissenschaftliche Klasse: Schriften der Mathematisch-Naturwissenschaftlichen Klasse der Heidelberger Akademie der Wissenschaften
1 Die Pathologie der Syphilis. – 1939. – 42 S. – (...; 1938, 9)

Bibl.Sud. 2714
Notation: *Sud. XXI, 59*
Ewiges Deutschland: Monatsschrift für den deutschen Volksgenossen. – Berlin
Erscheinungsverlauf: [1.] 1936,Apr. – [2.] 1937; 3.1938 – 5.1940, 2; damit Ersch. eingest.
Bestand: 1937, Juni

[Bibl.Sud. 2715]
[Notation: *Sud. XXI, 60*]
Die Buchbesprechung: ausgew. Einzelbesprechungen d. [...] erscheinenden Literatur / Hrsg. Zentralinstitut für Bibliothekswesen, Berlin. – Leipzig: Verl. für Buch- u. Bibliothekswesen
Hauptsacht. 3.1939, 10-11: Dichter auf den Schlachtfeldern Polens. – Urh. früher: Buchdienst Leipzig-Berlin. – Ersch. ab 1953, Apr. selbständig. – Beil. zu → Börsenblatt für den deutschen Buchhandel <Leipzig>. – Beil. zu u. aufgeg. in → Der Bibliothekar <Leipzig, 1950-1990>.
Erscheinungsverlauf: 1.1936/37 (1937) – 3.1939, Dez.; 1950 – 1952; N.S. 1=27.1953 – 12=38.1953; 1954 – 1956
Bestand: 3.1939,1

Bibl.Sud. 2716
Notation: *Sud. XXI, 61* = Par. 571
Strunz, Franz:
Theophrastus Paracelsus / [F. Strunz]. – [Berlin]: [Verl. Chemie], [1929]. – S. 85 – 98: Ill.
Aus: [Das Buch der großen Chemiker / hrsg. von Günther Bugge; 1]

Bibl.Sud. 2717
Notation: Sud. XX, 62
Cademario-Nachrichten: Gesundheitsberater; Führer für körperl. u. geistige Gesundheitspflege. – Cademario, 1929

Erscheinungsverlauf: 10.1929 – 16.1935 nachgewiesen
Bestand: 14.1933,5

[Bibl.Sud. 2718]
[Notation: *Sud. XXI, 63* = Par. 187]
Paracelsus:
Von der rechten Heilkunst: ein Paracelsus-Lesebuch / Ludwig Englert. – Stuttgart: Marquardt, 1939. – 224 S.

Bibl.Sud. 2719
Notation: *Sud. XXI, 64* = Par. 188
Des Theophrastus Paracelsus Bombast von Hohenheim Chymischer Psalter oder philosophisches Handbuch vom Stein derer Weisen 1522 / nach eines Liebhabers Übers. von 1771 neu hrsg. von Alfred Müller-Edler. – Leipzig: Hummel, 1937. – 24 S.
Unechtes Werk

Bibl.Sud. 2720
Notation: *Sud. XXI, 65*
Volk und Welt: Deutschlands Monatsbuch. – Hannover: Oppermann
Vorg. → Die Ernte.
Erscheinungsverlauf: 1934, 5 – 1944, Sept.
Bestand: 1937, 11

Bibl.Sud. 2721
Notation: *Sud. XXI, 66* = Par. 654
Geilinger, Max:
Das Spiel vom Paracelsus: in drei Akten / von Max Geilinger. – Zürich u.a.: Rascher, 1938. – 40 S.

Bibl.Sud. 2722-1
Notation: *Sud. XXI, 67* = Par. 655
Kolbenheyer, Erwin Guido:
Das Paracelsus-Werk / Kolbenheyer. Besorgt von Walther Linden. – München: Langen-Müller. – (Die deutsche Folge; ...)
1 Aus dem Roman „Die Kindheit des Paracelsus". – 6. – 10. Taus. – 1917. – 79 S. – (...; 23)

Bibl.Sud. 2722-2
Notation: *Sud. XXI, 67* = Par. 655
Kolbenheyer, Erwin Guido:
Das Paracelsus-Werk / Kolbenheyer. Besorgt von Walther Linden. – München: Langen-Müller. – (Die deutsche Folge; ...)
2 Aus den Romanen „Das Gestirn des Paracelsus" und „Das dritte Reich des Paracelsus". – 6. – 10. Taus. – 1925. – 103 S. – (...; 24)

[Bibl.Sud. 2723]
[Notation: *Sud. XXI, 68* = Par. 656]
Sills-Fuchs, Martha:
Paracelsus heilt Hutten: Ritter, Tod und Teufel / [Verf.: Martha Sills-Fuchs]. – Als Ms. gedr. – Ans-

bach: Brügel, [1939]. – 113 S. – (Verein Deutsche Volksheilkunde: Schriften des...; 19)

Bibl.Sud. 2724
Notation: *Sud. XXI, 69* = Par. 658
Sills-Fuchs, Martha:
Paracelsus: Schauspiel in drei Aufzügen / von Martha Sills. – Als unverkäufliches Ms. vervielfältigt. – München: Neuzeit-Verl., [1937]. – 61 S.

[Bibl.Sud. 2725]
[Notation:*Sud. XXI, 70* = Par. 657]
Hagen, Margarete von:
Landfahrer sind wir ...: die Tragödie eines Großen / M. von Hagen. – Stuttgart: Steinkopf, 1939. – 230 S.: Ill.

Bibl.Sud. 2726
Notation: *Sud. XXI, 70* = Par. 635
Teplitz-Schönau / hrsg. im Auftr. des Stadtrates der Kur- und Badestadt Teplitz-Schönau von A. Worliczek. – Berlin-Friedenau: Dt. Kommunal-Verl., 1930. – 332 S.: Ill. – (Die sudetendeutschen Selbstverwaltungskörper; 4)

Bibl.Sud. 2727
Notation: *Sud. XXI, 71* = Par. 636
Martin, Franz:
Paracelsus und Salzburg / von Franz Martin. – [Salzburg], 1936. – [2] Bl.
Aus: Salzburger Volksblatt; 1936,216

Bibl.Sud. 2728
Notation: *Sud. XXI, 72* = Par. 1014
Bauer, Alexander:
Chemie und Alchymie in Österreich bis zum beginnenden XIX. Jahrhundert: eine Skizze / von A. Bauer. – Wien: Lechner, 1883. – IV, 86 S.: Ill.

Bibl.Sud. 2729
Notation: *Sud. XXI, 73*
Neumüller, Kurt:
Aerzte u. Sanitätsverhältnisse in Memmingen vom 15. bis zum 17. Jahrhundert / von Kurt Neumüller. – 1923. – [4] Bl.
Leipzig, Univ., Diss., 1923. – Teilausg.

Bibl.Sud. 2729#Beibd. 1
Notation: *Sud. XXI, 73*
Arnoldus <de Villa Nova>:
„De conservanda iuventute et retardanda senectute" von Arnaldus de Villa Nova in einer Handschrift der Breslauer Stadtbibliothek / von Johann Schwartz. – 1923. – [8] Bl.
Leipzig, Univ., Diss. des Hrsg., 1923. – Teilausg.

Bibl.Sud. 2729#Beibd. 2
Notation: *Sud. XXI, 73*
Schreiber, Manfred:
Konsilien von Jacobus de Arquata / von Manfred Schreiber. – 1923. – 11 S.
Leipzig, Univ., Diss., 1923. – Teilausg.

Bibl.Sud. 2729#Beibd. 3
Notation: *Sud. XXI, 73*
Neupert, Curt:
Zwei lateinische Pulstraktate: der eine nach Aegidius von Corbeil, der andere angeblich nach indischer, vielleicht nach persischer Lehre gearbeitet / von Curt Neupert. – 1923. – 8 S.
Leipzig, Univ., Diss., 1923. – Teilausg.

Bibl.Sud. 2729#Beibd. 4
Notation: *Sud. XXI, 73*
Frühmittelalterliche und salernitanische Harntraktate: teilweise in deutscher Sprache / von Karl Wentzlau. – 1923. – 40 S.
Leipzig, Univ., Diss., 1923

Bibl.Sud. 2729#Beibd. 5
Notation: *Sud. XXI, 73*
De sterilitate et impraegnatione: über Ursachen und ärztliche Behandlung der Sterilität nach drei mittelalterlichen Konsilien / von Reinhold Hinkel. – 1923. – 8 S.
Leipzig, Univ., Diss. des Hrsg., 1923. – Teilausg.

Bibl.Sud. 2729#Beibd. 6
Notation: *Sud. XXI, 73*
Ein Münchener handschriftliches Augentraktat, betitelt „Liber Sulse Ractini, id est Secreta Secretorum": ein neuer (6.) Text der „Sisilacera", angeblich eines Magister Zacharias / von Friedrich Alexander Krah. – 1923. – VIII S.
Leipzig, Univ., Diss. des Hrsg., 1923. – Teilausg.

Bibl.Sud. 2729#Beibd. 7
Notation: *Sud. XXI, 73*
Drei Einführungen in die ärztliche Praxis des hohen Mittelalters / von Artur Schmechel. – 1923. – 14 S.
Leipzig, Univ., Diss. des Hrsg., 1923. – Teilausg.

Bibl.Sud. 2729#Beibd. 8
Notation: *Sud. XXI, 73*
Alicke, Horst:
Die Angabe Simons von Genua im Vorwort seiner „Clavis sanationis" über die von Ihm benützten Quellen / von Horst Alicke. – 1923. – 10 S.
Leipzig, Univ., Diss., 1923. – Teilausg.

Bibl.Sud. 2729#Beibd. 9
Notation: *Sud. XXI, 73*
Urso <Salernitanus>:
Die naturphilosophischen, ausführlich kommentierten Aphorismen des Magister Urso von Calabrien aus der medizinischen Schule von Salerno / von Gebhard v. Jagow. – 1924. – 16 S.
Leipzig, Univ., Diss. des Hrsg., 1924. – Teilausg.

Bibl.Sud. 2729#Beibd. 10
Notation: *Sud. XXI, 73*
Henricus <de Suonishain>:
Ein ärztlicher Ratschlag des Magister Heinrich, genannt Thopping von Sinsheim, für den an der Gicht leidenden Papst Innozenz VI. / von Walter Brand. – 1924. – 12 S.
Leipzig, Univ., Diss. des Hrsg., 1924. – Teilausg. – Text lat.

Bibl.Sud. 2729#Beibd. 11
Notation: *Sud. XXI, 73*
Richardus <Anglicus>:
[Die Flebotomia] Die Flebotomia Richardi Anglici / von Hermann Seyfert. – 1924. – XV S.
Leipzig, Univ., Diss. des Hrsg., 1924. – Teilausg.

Bibl.Sud. 2729#Beibd. 12
Notation: *Sud. XXI, 73*
Niedling, Justus:
Die mittelalterlichen und frühneuzeitlichen Kommentare zur Techne des Galenos / von Justus Niedling. – Paderborn, 1924. – 28 S.
Leipzig, Univ., Diss., 1924

Bibl.Sud. 2729#Beibd. 13
Notation: *Sud. XXI, 73*
Fichtner, Horst:
Die Medizin im Avesta / von Horst Fichtner. – 1924. – 16 S.
Leipzig, Univ., Diss., 1924. – Teilausg.

Bibl.Sud. 2729#Beibd. 14
Notation: *Sud. XXI, 73*
Kollert, Erna:
Zwei Compendien „de neutralitatibus decidenciae" von Bernhard Gordon und Johann Tornamira / von Erna Kollert. – 1924. – 31 S.
Leipzig, Univ., Diss., 1924

Bibl.Sud. 2729#Beibd. 15
Notation: *Sud. XXI, 73*
Rodewald, Fritz:
Eine Leipziger Anatomie: angeblich aus einem „Lucidarius Almagesti" / von Fritz Rodewald. – 1924. – 19 S.
Leipzig, Univ., Diss., 1924

Bibl.Sud. 2729#Beibd. 16
Notation: Sud. *XXI, 73*
Förster, Else:
Roger Bacon's: „De retardandis senectutis accidentibus et de sensibus conservandis" und Arnald von Villanova's: „De conservanda inventute et retardanda senectute" / von Else Förster. – 1924. – 19 S.
Leipzig, Univ., Diss., 1924

Bibl.Sud. 2729#Beibd. 17
Notation: *Sud. XXI, 73*
Gründel, Elfriede:
Über das Carmen de ingenio sanitatis des Arztes und Doktor der Medizin Burckard von Horneck / von Elfriede Gründel. – 1924. – 26 S.
Leipzig, Univ., Diss., 1924

Bibl.Sud. 2730,1-1
Notation: *Sud. XXI, 7410* = Par. 170
Paracelsus:
Sämtliche Werke / Theophrast von Hohenheim gen. Paracelsus. Hrsg. von Karl Sudhoff und Wilhelm Matthießen. – München u.a.: Oldenbourg
Bd. 1,1 – 1,9 und 2,1 im Verl. Barth, München
1,1I. Abt., Medizinische, naturwissenschaftliche und philosophische Schriften; 1. Bd. Früheste Schriften ums Jahr 1520 verfaßt. – 1929. – LII, 417 S.: Ill.

Bibl.Sud. 2730,1-3
Notation: *Sud. XXI, 74* = Par. 170
Paracelsus:
Sämtliche Werke / Theophrast von Hohenheim gen. Paracelsus. Hrsg. von Karl Sudhoff und Wilhelm Matthießen. – München u.a.: Oldenbourg
Bd. 1,1 – 1,9 und 2,1 im Verl. Barth, München
1,3I. Abt., Medizinische, naturwissenschaftliche und philosophische Schriften; 3. Bd. Drei Prinzipien, Spiritus vitae, Mineralien, Cemente, Gradationen, Archidoxen und Zugehöriges, Vita longa, Praeparationes, Brief an Erasmus, Macerscholien, Krankheitstypen usw., Aus den Jahren 1526 und Anfang 1527. – 1930. – LIII, 570 S.: Ill.

Bibl.Sud. 2730,1-4
Notation: *Sud. XXI, 74* = Par. 170
Paracelsus:
Sämtliche Werke / Theophrast von Hohenheim gen. Paracelsus. Hrsg. von Karl Sudhoff und Wilhelm Matthießen. – München u.a.: Oldenbourg
Bd. 1,1 – 1,9 und 2,1 im Verl. Barth, München
1,4 I. Abt., Medizinische, naturwissenschaftliche und philosophische Schriften; 4. Bd. Vorlesungen des Sommers 1527 zu Basel: De Gradibus, von Apostemen, Geschwären, offnen Schäden etc., vom Aderlaß, Modus pharmacandi, Aphorismen-Kommentar, De Urinis. – 1931. – XL, 676 S.: Ill.

Bibl.Sud. 2730,1-5
Notation: *Sud. XXI, 74* = Par. 170
Paracelsus:
Sämtliche Werke / Theophrast von Hohenheim gen. Paracelsus. Hrsg. von Karl Sudhoff und Wilhelm Matthießen. – München u.a.: Oldenbourg
Bd. 1,1 – 1,9 und 2,1 im Verl. Barth, München
1,5 I. Abt., Medizinische, naturwissenschaftliche und philosophische Schriften; 5. Bd. Baseler Wintervorlesungen 1527/28 über tartarische Erkrankungen, über spezielle Pathologie und Therapie (Paragraphen), über Wunden und Wundbehandlung. Entwürfe zu einer polemisch gehaltenen Chirurgie. – 1931. – XXI, 551 S.: Ill.

Bibl.Sud. 2730,1-6
Notation: *Sud. XXI, 74* = Par. 170
Paracelsus:
Sämtliche Werke / Theophrast von Hohenheim gen.
Paracelsus. Hrsg. von Karl Sudhoff und Wilhelm
Matthießen. – München u.a.: Oldenbourg
Bd. 1,1 – 1,9 und 2,1 im Verl. Barth, München
1,6 I. Abt., Die medizinischen, naturwissenschaftlichen
und naturphilosophischen Schriften; 6. Bd. Aus dem
Jahre 1528 (Kolmar im Elsaß). – 1922. – 497 S.: Ill.

Bibl.Sud. 2730,1-7
Notation: *Sud. XXI, 74* = Par. 170
Paracelsus:
Sämtliche Werke / Theophrast von Hohenheim gen.
Paracelsus. Hrsg. von Karl Sudhoff und Wilhelm
Matthießen. – München u.a.: Oldenbourg
Bd. 1,1 – 1,9 und 2,1 im Verl. Barth, München
1,7 I. Abt., Die medizinischen, naturwissenschaftlichen
und naturphilosophischen Schriften; 7. Bd. Die Nürnberger Syphilisschriften und anderes Nürnberger
Schriftwerk aus dem Jahre 1529. – 1923. – 551 S.: Ill.

Bibl.Sud. 2730, 1-8
Notation: *Sud. XXI, 74* = Par. 170
Paracelsus:
Sämtliche Werke / Theophrast von Hohenheim gen.
Paracelsus. Hrsg. von Karl Sudhoff und Wilhelm
Matthießen. – München u.a.: Oldenbourg
Bd. 1,1 – 1,9 und 2,1 im Verl. Barth, München
1,8 I. Abt., Medizinische, naturwissenschaftliche und
philosophische Schriften; 8. Bd. Schriften aus dem
Jahre 1530, geschrieben in der Oberpfalz, Regensburg, Bayern und Schwaben. – 1924. – 421 S.: Ill.

Bibl.Sud. 2730, 1-9
Notation: *Sud. XXI, 74* = Par. 170
Paracelsus:
Sämtliche Werke / Theophrast von Hohenheim gen.
Paracelsus. Hrsg. von Karl Sudhoff und Wilhelm
Matthießen. – München u.a.: Oldenbourg
Bd. 1,1 – 1,9 und 2,1 im Verl. Barth, München
1,9 I. Abt., Medizinische, naturwissenschaftliche und
philosophische Schriften; 9. Bd. „Paramirisches" und
anderes Schriftwerk der Jahre 1531 – 1535 aus der
Schweiz und Tirol. – 1925. – 704 S.: Ill.

Bibl.Sud. 2730, 1-10
Notation: *Sud. XXI, 74* = Par. 170
Paracelsus:
Sämtliche Werke / Theophrast von Hohenheim gen.
Paracelsus. Hrsg. von Karl Sudhoff und Wilhelm
Matthießen. – München u.a.: Oldenbourg
Bd. 1,1 – 1,9 und 2,1 im Verl. Barth, München
1,10 I. Abt., Medizinische, naturwissenschaftliche
und philosophische Schriften; 10. Bd. Die große
Wundarznei und anderes Schriftwerk des Jahres
1536 aus Schwaben und Bayern. – 1928. – XLVIII,
688 S.: Ill.

Bibl.Sud. 2730, 1-11
Notation: *Sud. XXI, 74* = Par. 170
Paracelsus:
Sämtliche Werke / Theophrast von Hohenheim gen.
Paracelsus. Hrsg. von Karl Sudhoff und Wilhelm
Matthießen. – München u.a.: Oldenbourg
Bd. 1,1 – 1,9 und 2,1 im Verl. Barth, München
1,11 I. Abt., Medizinische, naturwissenschaftliche und
philosophische Schriften; 11. Bd. Schriftwerk aus den
Jahren 1537 – 1541. – 1928. – XXXIV, 430 S.: Ill.

Bibl.Sud. 2730, 1-13
Notation: *Sud. XXI, 74* = Par. 170
Paracelsus:
Sämtliche Werke / Theophrast von Hohenheim gen.
Paracelsus. Hrsg. von Karl Sudhoff und Wilhelm
Matthießen. – München u.a.: Oldenbourg
Bd. 1,1 – 1,9 und 2,1 im Verl. Barth, München
1,13 I. Abt., Medizinische, naturwissenschaftliche
und philosophische Schriften; 13. Bd. Schriften unbestimmter Zeit zur Meteorologie, Kleineres, „Philosophia ad Athenienses", „Manualia". – 1931. –
XVI, 570 S.

Bibl.Sud. 2731
Notation: *Sud. XXI, 75* = Par. 569
Surya, G. W.:
Paracelsus – richtig gesehen: historisch-kritische
Studie / von G. W. Surya. – 2., verb. und erw. Aufl.
– Lorch (Württemberg): Rohm, 1938. – 368 S.

Bibl.Sud. 2732-2
[Bibl.Sud. 2035-2]
Notation: *Sud. XXI, 76*; [*Sud. XIV, 6*]
Sudhoff, Karl:
Beiträge zur Geschichte der Chirurgie im Mittelalter: graphische und textliche Untersuchungen in mittelalterlichen Handschriften / von Karl Sudhoff. –
Leipzig: Barth. – (Studien zur Geschichte der Medizin; ...)
2. – (1918). – XXXVI, 685 S., XXIX Bl.: Ill. – (...;
11/12)

Bibl.Sud. 2733
Notation: *Sud. XXI, 77*
Sudhoff, Karl:
Die medizinische Fakultät zu Leipzig im ersten Jahrhundert der Universität: Jubiläumsstudien / von Karl
Sudhoff. – Leipzig: Barth, 1909. – VI, 212 S., XVI
Bl.: Ill. – (Studien zur Geschichte der Medizin; 8)

Bibl.Sud. 2734
Notation: *Sud. XXI, 78*
Sudhoff, Karl:
Aus der Frühgeschichte der Syphilis: Handschriften-
und Inkunabelstudien, epidemiologische Untersuchung und kritische Gänge / von Karl Sudhoff. –
Leipzig: Barth, 1912. – XV, 175 S., VI Bl.: Ill. –
(Studien zur Geschichte der Medizin; 9)

Bibl.Sud. 2735-1
Notation: *Sud. XXI, 79*
Die Ophthalmologie des Bhavaprakaʼsa / quellenkritisch bearb. von A. Albert M. Esser. – Leipzig: Barth. – (Studien zur Geschichte der Medizin; ...)
1 Anatomie und Pathologie. – 1930. – 54 S. – (...; 19)

Bibl.Sud. 2735-1#Beibd. 1
[Bibl.Sud. 1035]
[Bibl.Sud. 1277]
Notation: *Sud. VII, 5;* [*Sud. XXI, 79*] = Par. 508
Darmstaedter, Ernst:
Arznei und Alchemie: Paracelsus-Studien / von Ernst Darmstaedter. – Leipzig: Barth, 1931. – VII, 77 S.: graph. Darst. – (Studien zur Geschichte der Medizin; 20)

Bibl.Sud. 2735-1#Beibd. 2
[Bibl.Sud. 491]
Notation: *Sud. XXI, 79;* [*Sud. III, 7*]
Balzli, Hans:
Vokabularien im Codex Salernitanus der Breslauer Stadtbibliothek (Nr. 1302) und in einer Münchener Handschrift (Lat. 4622): beide aus dem XII. Jahrhundert / hrsg. und bearb. von Hans Balzli. – Leipzig: Barth, 1931. – 64 S. – (Studien zur Geschichte der Medizin; 21)
Zugl.: Leipzig, Univ., Diss., 1920

Bibl.Sud. 2736
[Bibl.Sud. 588]
Notation: *Sud. XXI, 80;* [*Sud. IV, 5*]
Wenkebach, Ernst:
John Clement: ein englischer Humanist und Arzt des sechzehnten Jahrhunderts; ein Lebensbild in Umrissen / von Ernst Wenkebach. – Leipzig: Barth, 1925. – V, 74 S. – (Studien zur Geschichte der Medizin; 14)

Bibl.Sud. 2736#Beibd. 1
Notation: *Sud. XXI, 80*
Pick, Friedel:
Joh. Jessenius de magna Jessen: Arzt und Rektor in Wittenberg und Prag, hingerichtet am 21. Juni 1621; ein Lebensbild aus der Zeit des Dreissigjährigen Krieges / von Friedel Pick. – Leipzig: Barth, 1926. – V, 315 S., VII Bl.: Ill. + 1 Beil. – (Studien zur Geschichte der Medizin; 15)

Bibl.Sud. 2737
Notation: *Sud. XXI, 81*
Schweitzer, Albert:
Zwischen Wasser und Urwald: Erlebnisse und Beobachtungen eines Arztes im Urwalde Äquatorialafrikas / von Albert Schweitzer. – 88. – 93. Taus. – München: Beck, ca. 1930. – 168 S. Ill., Kt.

Bibl.Sud. 2738
Notation: *Sud. XXI, 82*
Stehle, August:
Theophrastus Paracelsus als humane und religiöse Persönlichkeit / von August Stehle. – Berlin: Unger, [1931]. – 75 S.

Bibl.Sud. 2739
Notation: *Sud. XXI, 83*
Schweitzer, Albert:
Selbstdarstellung. – 21.- 25. Taus. – Leipzig: Meiner, 1930. – 44 S.: Ill.
Aus: Die Philosophie der Gegenwart in Selbstdarstellungen; 7

Bibl.Sud. 2740
Notation: *Sud. XXI, 84* = Par. 537
Sudhoff, Karl:
Paracelsus und Goethe / Karl Sudhoff. – Berlin: Nornen-Verl., 1932. – 12 S.
Aus: Die medizinische Welt; 1932,39

Bibl.Sud. 2741
Notation: *Sud. XXI, 85*
Stampfuß, Rudolf:
Gustaf Kossinna: ein Leben für die deutsche Vorgeschichte / von Rudolf Stampfuß. – 1. – 10. Tsd. – Leipzig: Kabitzsch, 1935. – 40 S.: Ill.

Bibl.Sud. 2742
Notation: *Sud. XXI, 86*
Knight, Robert:
The location of the Chicago portage route of the seventeenth century: a paper read before the Chicago Historical Society, May 1, 1923, and later elaborated for publication / by Robert Knight and Lucius H. Zeuch. – Chicago, Ill.: Chicago Historical Soc., 1928. – XIX, 145 S.: Ill., Kt. – (Chicago Historical Society: The Chicago Historical Society's collection; 12)

Bibl.Sud. 2743-2
Notation: *Sud. XXI, 87*
Mencken, Henry L.:
Prejudices: ... series / by H. L. Mencken. – New York: Knopf
2. – 2. print. – (1921). – 254 S.

Bibl.Sud. 2744
Notation: *Sud. XXI, 88*
Walsh, James J.:
The world's debt to the catholic church / by James J. Walsh. – 4. ed. – Boston, Mass.: Stratford, 1927. – 319 S.

Bibl.Sud. 2745
Notation: *Sud. XXI, 89*
Walsh, James J.:
The catholic church and healing / by James J. Walsh. – New York: Macmillan, 1928. – 109 S. – (The Calvert series)

Bibl.Sud. 2746
Notation: *Sud. XXI, 89*
Flexner, Abraham:
Medical education in Europe: a report to the Carnegie Foundation for the Advancement of Teaching / by Abraham Flexner. – New York: Carnegie Foundation for the Advancement of Teaching, 1912. – XX, 357 S. – (Carnegie Foundation for the Advancement of Teaching: Bulletin; 6)

Bibl.Sud. 2747
Notation: *Sud. XXI, 90*
Bäumler, Christian:
Medical education in Europe: the Carnegie Foundation for the Advancement of Teaching, Bulletin Nr. VI, 1912 / besprochen von Ch. Bäumler. – Leipzig: Thieme, 1912. – 16 S
Aus: Deutsche medizinische Wochenschrift; 1912, 47/49

Bibl.Sud. 2748
Notation: *Sud. XXI, 91*
Flexner, Abraham:
Die Ausbildung des Mediziners: eine vergleichende Untersuchung / von Abraham Flexner. – Berlin: Springer, 1927. – IV, 285 S,

Bibl.Sud. 2749
Notation: *Sud. XXI, 92*
Bishop, Gertrude B.:
Catalogue of the incunabula in the library of the College of Physicians of Philadelphia / [Verf.: Gertrude B. Bishop]. – [New York]: [Hoeber], 1923. – 96 S.
Aus: Annals of medical history; 5

[Bibl.Sud. 2750 nicht vorhanden]

Bibl.Sud. 2751
Notation: *Sud. XXI, 94*
Ballard, James F.:
A catalogue of medical incunabula contained in the William Norton Bullard Collection deposited in the Boston Medical Library / comp. by James F. Ballard. – Boston: Privately print., 1929. – VIII, 75 S.: Ill.

Bibl.Sud. 2752
Notation: *Sud. XXI, 95*
Cohn, Alfred E.:
Medicine, science and art: studies in interrelations / by Alfred E. Cohn. – Chicago, Ill.: Univ. of Chicago Press, 1931. – XIII, 211 S.

Bibl.Sud. 2753
Notation: *Sud. XXI, 96*
Russell, Edward S.:
Form and function: a contribution to the history of animal morphology / by E. S. Russell. – London: Murray, 1916. – IX, 383 S.: Ill.

Bibl.Sud. 2754
Notation: *Sud. XXI, 97*
Stubbs, Stanley G.:
Sixty centuries of health and physick: the progress of ideas from primitive magic to modern medicine / by S. G. Blaxland Stubbs and E. W. Bligh. – London: Low, Marston, [1931]. – XVI, 253 S.: Ill.

Bibl.Sud. 2755
Notation: *Sud. XXI, 98*
Walsh, James J.:
History of the Medical Society of the State of New York: in commemoration of the centennial of the Medical Society of the State of N. Y., January, 1906 / by James J. Walsh. – New York: Medical Soc., 1907. – 207 S.

Bibl.Sud. 2756
Notation: *Sud. XXI, 99*
Farlow, John W.:
The history of the Boston Medical Library / by John W. Farlow. – Norwood, Mass · Plimpton Press, 1918. – 240 S.: Ill.

Bibl.Sud. 2757
Notation: *Sud. XXI, 100*
Wilmer Ophthalmological Institute <Baltimore, Md.>:
Dedication of the Wilmer Institute: October 15 and 16, 1929 / Wilmer Institute. – Chicago: American Medical Assoc. Press, 1929. – 88 S.: Ill., graph. Darst.

Bibl.Sud. 2758
Notation: *Sud. XXI, 101*
Garrison, Fielding H.:
The principles of anatomic illustration before Vesalius: an inquiry into the rationale of artistic anatomy / by Fielding H. Garrison. – New York: Hoeber, 1926. – 58 S.: zahlr. Ill.

Bibl.Sud. 2759
Notation: *Sud. XXI, 102*
Fulton, John F.:
A bibliography of two Oxford physiologists: Richard Lower, 1631 – 1691; John Mayow, 1643 – 1679 / by John F. Fulton. – Oxford: Univ. Press, 1935. – 62 S.
Aus: The Oxford Bibliogr. Soc. Proceedings and Papers; 4,1

Bibl.Sud. 2760
Notation: *Sud. XXI, 103*
Lister, Joseph:
Six papers / by Lord Lister. With a short biography and explanatory notes by Rickman J. Godlee. – London: Bale & Danielsson, 1921. – VII, 194 S.: Ill. – (Medical classics series)

Bibl.Sud. 2761
Notation: *Sud. XXI, 104*
Garrison, Fielding H.:
John Shaw Billings: a memoir / by Fielding H. Garrison. – New York u.a.: Putnam, 1915. – IX, 432 S.: Ill.

Bibl.Sud. 2762
Notation: *Sud. XXI, 105*
William Henry Welch at eighty: a memorial record of celebrations around the world in his honor / ed. by Victor O. Freeburg. – New York: Milbank Memorial Fund, 1930. – 230 S.: Ill.

Bibl.Sud. 2763
Notation: *Sud. XXI, 106*
Memorial meeting in honor of William Henry Welch: held at the University Club, tuesday, may 22, 1934. – Baltimore, Md.: Univ. Club, 1935. – 44 S.: Ill.

Bibl.Sud. 2764
Notation: *Sud. XXI, 107*
The William Snow Miller Festschrift: assembled on the occasion of his seventieth birthday / [Mitarb.:] Percy M. Dawson ... – Menasha, Wis.: Banta, 1928. – S. 84 – 238: Ill.

Bibl.Sud. 2765
Notation: *Sud. XXI, 108*
Beaumont, William:
Experiments and observations on the gastric juice and the physiology of digestion / by William Beaumont. – Facs. of the orig. ed. of 1833 / together with a biographical essay „A pioneer American physiologist" by William Osler. – Boston, Mass., 1929. – XL, 280 S.: Ill.

Bibl.Sud. 2766
Notation: *Sud. XXI, 109*
Beaman, Alexander G.:
A doctor's odyssey: a sentimental record of Le Roy Crummer: physician, author, bibliophile, artist in living; 1872 – 1934 / by A. Gaylord Beaman. – Baltimore: Johns Hopkins Press, 1935. – VIII, 340 S.: Ill.

Bibl.Sud. 2767
Notation: *Sud. XXI, 110*
Power, D'Arcy:
Chronologia medica: a handlist of persons, periods and events in the history of medicine / by D'Arcy Power and C. J. S. Thompson. – London: Bale & Danielsson, 1923. – IV, 278 S.: Ill.

Bibl.Sud. 2768-3
Notation: *Sud. XXI, 111*
Gould, George M.:
Biographic clinics: essays concerning the influence of visual function, pathologic and physiologic, upon the health of patients / by George M. Gould. – Philadelphia: Blakiston
3. – (1905). – VIII, 516 S.: Ill.

Bibl.Sud. 2768-4
Notation: *Sud. XXI, 111*
Gould, George M.:
Biographic clinics: essays concerning the influence of visual function, pathologic and physiologic, upon the health of patients / by George M. Gould. – Philadelphia: Blakiston
4. – (1906). – VII, 375 S.

Bibl.Sud. 2768-5
Notation: *Sud. XXI, 111*
Gould, George M.:
Biographic clinics: essays concerning the influence of visual function, pathologic and physiologic, upon the health of patients / by George M. Gould. – Philadelphia: Blakiston
5. – (1907). – IX, 399 S.

Bibl.Sud. 2769
Notation: *Sud. XXI, 112*
Walsh, James J.:
Cures: the story of the cures that fail / by James J. Walsh. – New York [u.a.]: Appleton, 1923. – XI, 291 S.

Bibl.Sud. 2770
Notation: *Sud. XXI, 113*
Weyl, Charles:
Apparatus & technique for roentgenography of the chest / Charles Weyl; S. Reid Warren, Jr. – Springfield, Ill. u.a.: Thomas, 1935. – XI, 166 S.: Ill., graph. Darst.

Bibl.Sud. 2771
Notation: *Sud. XXI, 114*
Rolleston, Humphry D.:
Some medical aspects of old age: being the Linacre lecture, 1922, St. John's College, Cambridge / by Humphry Rolleston. – London: Macmillan, 1922. – IX, 170 S.: Ill.

Bibl.Sud. 2772-1
Notation: *Sud. XXI, 115*
History of medical practice in Illinois / comp. and arranged by Lucius H. Zeuch. – Chicago: Book Press
1 Preceding 1850. – 1927. – XXII, 713 S.: Ill., Kt.

Bibl.Sud. 2773
Notation: *Sud. XXI, 116*
Calhoun, Laura A.:
The law of sex determination and its practical application / by Laura A. Calhoun. – New York: Eugenics Publ., 1910. – 254 S.

Bibl.Sud. 2774
Notation: *Sud. XXI, 117*
Yale proposes to study man. – New Haven: Human Welfare Group, 1929. – 27 S.: Ill., Kt.

Bibl.Sud. 2775
Notation: Sud. XXI, 118
Yale University <New Haven, Conn.> / Human Welfare Group:
The Human Welfare Group, New Haven, Connecticut: for the promotion of health, physical and mental, individual and social. – New Haven, Conn.: Yale Univ., 1929. – 57 S.: Ill., Kt.

Bibl.Sud. 2776
Notation: Sud. XXI, 119
Exhibit Commemorating the Quater-Centenary of the Birth of Vesalius <1914, Atlantic City, NJ>:
Exhibit commemorating the quater-centenary of the birth of Vesalius: 1514 – 1914; June 22 – 26, 1914. – Atlantic City: American Medical Assoc., 1914. – [5] Bl: Ill.

Bibl.Sud. 2777
Notation: [o. N.]
Medicae artis principes, post Hippocratem et Galenum: Graeci Latinitate donati, Actuarius, Aretaeus, Ruffus Ephesius, Oribasius, Paulus Aegineta, Aetius, Alex. Trallianus Nic. Myrepsus; Latini, Corn. Celsus, Scrib. Largus, Marcell. Empiricus, aliique praeterea, quorum unius nomen ignoratur ... Hippocr. aliquot loci cum Corn. Celsi interpretatione / [Henricus Stephanus]. – [Genf]: Stephanus, 1567. – [4] Bl., 768, 697, 866, 846, 434 Sp., [54] Bl.: Ill.

Bibl.Sud. 2778
Notation: [o. N.]
Kestner, Christian Wilhelm:
Medicinisches Gelehrten-Lexicon: Darinnen die Leben der berühmtesten Aerzte, samt deren wichtigsten Schrifften, sonderbaresten Entdeckungen und merckwürdigsten Streitigkeiten Aus den besten Scribenten in möglichster Kürze nach Alphabetischer Ordnung beschrieben worden / von D. Christian Wilhelm Kestner. Nebst einer Vorrede Herrn Gottlieb Stolles. – Jena: Meyer, 1740. – [8] Bl., 940 S., [2] Bl.: Ill.

Bibl.Sud. 2779
Notation: [o. N.]
Lemnius, Levinus:
De Miraculis Occultis Naturae: Libri IIII; Illi quidem iam postremum emendati & aliquot capitibus aucti, hic vero nunquam antehac editus / Auctore Laevino Lemnio Medico ZiriZaeo. Item De Vita Cum Animi Et Corporis Incolumitate Recte Instituenda Liber Unus. – Antverpiae: Plantinus, 1581. – [8] Bl., 582 S., [13] Bl.

Bibl.Sud. 2780-2
Notation: [o. N.]
Paracelsus:
[Opera Latine reddita] Aureoli Theophrasti Paracelsi Eremitae Philosophi summi Operum Latine redditorum tomus ... – Basileae: Perna
Enth. außerdem: De morbis fossorum metallicorum
2. – (1575). – [8] Bl., 707 [i.e. 797], 143 S.: Ill.

Bibl.Sud. 2781
Notation: [o. N.]
Basilius <Valentinus>:
[Triumph-Wagen Antimonii] Triumph-Wagen Antimonii Fratris Basilii Valentini Benedicter Ordens / allen, so den grund suchen der uhralten Medicin, auch zu der hermetischen Philosophy beliebnis tragen zu gut publiciret und an Tag geben durch Johann Thölden. – Leipzig: Apel, 1604. – 694 S.

Bibl.Sud. 2782
Notation: [o. N.]
Hirschberg, Julius:
Katalog der Bücher-Sammlung / von J. Hirschberg. – Berlin: Verf., 1901. – XX, 434 S.

Bibl.Sud. 2783
Notation: [o. N.]
Campbell, Anna Montgomery:
The black death and men of learning / by Anna Montgomery Campbell. – New York: Columbia Univ. Press, 1931. – XII, 210 S. – (History of Science Society: [History of Science Society publications / New series]; 1)

Bibl.Sud. 2784
Notation: [o. N.]
Københavnsk Medicinsk Selskab:
Københavnske Medicinske Selskaber: festskrift i anledning af Medicinsk Selskabs jubliaeum; 1772 – 1922 / avec un résumé français ved J. W. S. Johnsson. – København: Lind, Schmiegelow, 1922. – 283 S.

Bibl.Sud. 2785
Notation: [o. N.]
Hopstock, Halfdan:
Det Anatomiske Institut: 23. Januar 1815 – 23. Januar 1915 / av H. Hopstock. – Christiania: Aschehoug, 1915. – 259 S.: Portr., Ill. – (Meddelelse fra det Anatomiske Institut)

Bibl.Sud. 2786
Notation: [o. N.]
Ergebnisse einer Forschungsreise nach Chile – Bolivien / Otto Aichel ... – Stuttgart: Schweizerbart (Nägele), 1932. – 166 S., XXI Bl.: Ill., graph. Darst. – (Beiträge zur Anthropologie Süd-Amerikas)
Aus: Zeitschrift für Morphologie und Anthropologie; 31,1

Bibl.Sud. 2787
[Bibl.Sud. 1021]
Notation: Sud. VII, 4 = Par. 397
Sticker, Georg:

Der Arzt Paracelsus / Georg Sticker. – Berlin: Nornen-Verl., 1931. – 26 S.
Aus: Die medizinische Welt; 1931, 36/37/39

Bibl.Sud. 2788-1
Notation: [o. N.]
Fischer, Alfons:
Geschichte des deutschen Gesundheitswesens / von Alfons Fischer. – Berlin: Herbig
1 Vom Gesundheitswesen der alten Deutschen zur Zeit ihres Anschlusses an die Weltkultur bis zum Preußischen Medizinaledikt: die ersten 17 Jahrhunderte unserer Zeitrechnung. – 1933. – XIX, 343 S.: Ill.

Bibl.Sud. 2788-2
Notation: [o. N.]
Fischer, Alfons:
Geschichte des deutschen Gesundheitswesens / von Alfons Fischer. – Berlin: Herbig
2 Von den Anfängen der hygienischen Ortsbeschreibungen bis zur Gründung des Reichsgesundheitsamtes: das 18. und 19. Jahrhundert. – 1933. – VIII, 591 S.: Ill.

Bibl.Sud. 2789
Notation:
Biologische Heilmittel / BIKA, Chem.-Pharm. Fabrik. – Stuttgart, [ca. 1930]. – 38 S.
NT: Der hocherfahrnest Doctor Teophrastus Paracelsus von Hohenheim

Bibl.Sud. 2790
Bibl.Sud. 2791
Notation: [o. N.]
Poletti, Gian B.:
De re dentaria apud veteres sive repertorium bibliographicum, in quo libri omnes de re dentaria ab arte typographica inventa usque ad annum MDCCC typis expressis, ordine alphabetico vel simpliciter enumerantur, vel adcuratius recensentur / Ioh. Bapt. Poletti. – Bononiaei: Cappelli, 1935. – VIII, 126 S.: Ill.
Aus: Archivi chirurgiae oris; 3

Bibl.Sud. 2792
Notation: [o. N.]
García del Real, Eduardo:
Historia contemporánea de la medicina / E. García del Real. – Madrid: Espasa-Calpe, 1934. – 664 S.

Bibl.Sud. 2793
Notation: [o. N.]
Wunderlich, Carl August:
Geschichte der Medicin: Vorlesungen, gehalten zu Leipzig im Sommersemester 1858 / von C. A. Wunderlich. – Stuttgart: Ebner & Seubert, 1859. – Getr. Zählung

Bibl.Sud. 2794
Notation: [o. N.]
Schede, Erich:
Als Arzt in Mazedonien: 1916 – 1918; Briefe und Betrachtungen eines Arztes / Dr. med. Schede. – Nordhausen a. Harz: Hornickel, 1929. – 135 S.: Ill., Kt.

Bibl.Sud. 2795
Notation: [o. N.]
Barduzzi, Domenico:
Brevi notizie sulla R. Università degli Studi di Siena / raccolte dal Prof. D. Barduzzi. – 2. ed. – Siena: Sordomuti, 1912. – 56 S.: Ill.

Bibl.Sud. 2796
Notation: [o. N.]
Nordenmark, Nils V.:
Anders Celsius, professor i Uppsala: 1701 – 1744 / av N. V. E. Nordenmark. – Uppsala: Almqvist & Wiksell, 1936. – 284 S.: Ill. – (Lychnos-bibliotek; 1)
Zsfassung in franz. Sprache

Bibl.Sud. 2797
Notation: [o. N.]
Eber, August:
Bericht über das Tierseucheninstitut (früher Veterinärinstitut) der Universität Leipzig für die Jahre 1924 – 1933 / erstattet von August Eber. – Berlin: Schoetz, 1934. – 71 S.

Bibl.Sud. 2798
[Bibl.Sud. 1727]
Notation: Sud. X, 7
Sudhoff, Karl:
Ein Beitrag zur Geschichte der Anatomie im Mittelalter: speziell der anatomischen Graphik nach Handschriften des 9. bis 15. Jahrhunderts / vorgelegt von Karl Sudhoff. – Leipzig: Barth, 1908. – V, 94 S., XXIV Bl.: Ill. – (Studien zur Geschichte der Medizin; 4)

Bibl.Sud. 2799
Notation: [o. N.]
Rosny, Léon de:
Les écritures figuratives et hiéroglyphiques des différents peuples anciens et modernes / par Léon de Rosny. – 2. éd., augm. de planches nouv. et d'un tableau de la classification des écritures figuratives. – Paris: Maisonneuve, 1870. – VIII, 76 S.: Ill.

Bibl.Sud. 2800
Notation: [o. N.]
Castiglioni, Arturo:
Storia della medicina / Arturo Castiglioni. – Milano, 1934. – S. 704 – 727: Ill.
Aus: Enciclopedia italiana; 22

Bibl.Sud. 2801
Notation: [o. N.]
Truc, Hermentaire:
La Clinique Ophtalmologique de Montpellier depuis

sa fondation: 1887 – 1904; origine et développement, bâtiments, fonctionnement, statistiques cliniques, études particulières, publications personnelles et thèses, liste chronologique des assistants et des oculistes / par H. Truc. – Montpellier: Delord-Boehm et Martial, 1905. – 72 S.: Ill., Kt.
Aus: Montpellier médical; 20

Bibl.Sud. 2802
Notation: [o. N.]
Medicina in nummis: Sammlung Dr. med. Géza Faludi, Budapest; [diplomata, icones medicorum, codices, manuscripta et libri, instrumenta chirurgica et pharmaceutica]. – Budapest: Globus-Dr. und Kunstanst., 1929. – 60 S., 5 Bl.: Ill.
NT: Zur Ehre der Deutschen Gesellschaft für Geschichte der Medizin und Naturwissenschaften, Historische Schausammlung Medicina in nummis

Bibl.Sud. 2803
Notation: [o. N.]
Mantegazza, Umberto:
La sifilide alla fine del, 400 e nella prima metà del, 500: studio clinico critico sui più noti autori del tempo; [publicata in occasione del XXVIII Congresso Italiano di Dermatologia e Sifilografia, Pavia, ottobre 1933] / Umberto Mantegazza. – Pabia: Rossetti fu Cajo, 1933. – 73 S.

Bibl.Sud. 2804-1/2
[Bibl.Sud. 1983]
Notation: Sud. XIV, 0
Rosenthal, Jacques:
Incunabula typographica: catalogue d'une collection d'incunables; décrits et offerts aux amateurs à l'occasion du cinquième centenaire de Guttenberg. – Munich. – (Jacques Rosenthal <München>: Katalog; ...)
Bandzählung teilw. fingiert
1. – (1900). – 232 S.: Ill. – (...; 24)

Bibl.Sud. 2804-1/2
[Bibl.Sud. 1979]
Notation: Sud. XIV, 0
Rosenthal, Jacques:
Incunabula typographica: catalogue d'une collection d'incunables; décrits et offerts aux amateurs à l'occasion du cinquième centenaire de Guttenberg. – Munich. – (Jacques Rosenthal <München>: Katalog; ...)
Bandzählung teilw. fingiert
2. – (ca. 1900). – S. 234 – 599. – (...; 40)

Bibl.Sud. 2805
Notation: [o. N.]
Gundolf, Friedrich:
Paracelsus / von Friedrich Gundolf. – Berlin: Bondi, 1927. – 135 S.

Bibl.Sud. 2806
Notation: [o. N.]
Palm, Adolf:
Studien zur hippokratischen Schrift „Peri diaitēs" / von Adolf Palm. – 1933. – 124 S.
Tübingen, Univ., Diss., 1933

[Bibl.Sud. 2807]
Notation: [o. N.]
Sticker, Georg:
Paracelsus: ein Lebensbild / von Georg Sticker. – Halle (Saale), 1941. – 94 S. – (Deutsche Akademie der Naturforscher Leopoldina <Halle, Saale>: Nova acta Leopoldina / Neue Folge; 66 = Bd. 10)

Bibl.Sud. 2808
Notation: [o. N.]
Classic descriptions of disease: with biographical sketches of the authors / by Ralph H. Major. – Springfield, Ill. [u.a.]: Thomas, 1932. – XXVII, 630 S.: Ill.

Bibl.Sud. 2809
Notation: [o. N.]
La lotta contra la tisi polmonare nel Regno di Napoli: (1782); documenti inediti compresi tre scritti di D. Cotugno / Luigi Sirleo. – Pisa: Mariotti, 1911. – 33 S.

Bibl.Sud. 2810
Notation: [o. N.]
Roncali, Demetrio B.:
Il cancro nella patologia moderna: prolusione al corso di patologia chirurgica detta nell'Anfiteatro della R. Clinica Chirurgica il XIX gennaio MCMXXII con appendici storiche sopra la fedeltà di Napoli verso Roma ... / Demetrio B. Roncali. – Napoli: Tessitore, 1930. – 607 S.: Ill.

Bibl.Sud. 2811
Notation: [o. N.]
Venezianischer Dirnenspiegel / [hrsg. von Gaston Vorberg. Dt. Terzinen von Walter Bähr]. – München: Gmelin, 1923. – 16 S., 12 Bl.: Ill.

Bibl.Sud. 2812-1
Notation: [o. N.]
Senfelder, Leopold:
Öffentliche Gesundheitspflege und Heilkunde / von Leopold Senfelder. – Wien: Holzhausen
1 Die älteste Zeit bis zum Ausgange des XV. Jahrhunderts. – 1904. – 52 S.: Ill., Kt.
Aus: Geschichte der Stadt Wien; 2

Bibl.Sud. 2813
Notation: [o. N.]
Aschoff, Ludwig:
Kurze Übersichtstabelle zur Geschichte der Medizin / von L. Aschoff und P. Diepgen. – 3. völlig umgearb. Aufl. – München: Bergmann, 1936. – V, 61 S.

Bibl.Sud. 2814-1
Notation: [o. N.]
Otto Glauning zum 60. Geburtstag: Festgabe aus Wissenschaft u. Bibliothek / [die Hrsg. besorgte Heinrich Schreiber]. – Leipzig: Hadl
[1]. – 1936. – 190 S.

Bibl.Sud. 2815
Notation: [o. N.]
Sticker, Georg:
Entwicklungsgeschichte der Medizinischen Fakultät an der Alma Mater Julia / von Georg Sticker. – Berlin, 1932. – S. 387 – 799
Aus: Aus der Vergangenheit der Universität Würzburg

Bibl.Sud. 2816
Notation: [o. N.]
Sticker, Georg:
Professoren der Medizin in Würzburg vor zwei Menschenaltern / Georg Sticker. Mit Bildern von Ludwig Justi aus den Semestern 1862/63. – [Stuttgart], 1932. – 8 S.: Ill.
Aus: Medizinische Welt; Jg. 6, Nr. 19

Bibl.Sud. 2817
Notation: [o. N.]
Sticker, Georg:
Das siebente Quinquagenarium der Alma Mater Julia / von Georg Sticker. – Würzburg, 1932. – [1] Bl.
Aus: Würzburger General-Anzeiger; 107

Bibl.Sud. 2818-2
Notation: [o. N.]
Paracelsus-Institut <Nürnberg>:
Schrift / Hrsg.: Verein Deutsche Volksheilkunde e.V., Nürnberg. – Als Ms. gedr. – Nürnberg. – (Verein Deutsche Volksheilkunde: Schriftenreihe des ...; ...)
2 Arbeiten aus dem Paracelsus-Institut. – 1936. – 126 S.: Ill., graph. Darst. – (...; 2)

Bibl.Sud. 2819
Notation: [o. N.]
Deuchler, Walter:
Juan de Cárdenas: ein Beitrag zur Geschichte der spanischen Naturbetrachtung und Medizin in Mexiko während des 16. Jahrhunderts / von Walter Deuchler. – Bern [u.a.]: Haupt, 1929. – IV, 125 S.

Bibl.Sud. 2820
Notation: [o. N.]
Fournié, H.:
Les jetons des Doyens de l'ancienne Faculté de Médecine de Paris / par H. Fournié. – Chalon-sur-Saone: Bertrand, 1907. – 180 S., XIII Bl.: Ill.

Bibl.Sud. 2821
Notation: [o. N.]
Engleson, Hugo:
Dysenteriestudien: eine historisch-epidemiologische Untersuchung über die Dysenterie in Kronobergs Län und Blekinge, sowie in Teilen von Kristianstads- und Hallands Län in Schweden in den Jahren 1749 – 1830 mit besonderer Berücksichtigung der Sterblichkeit und Verbreitungsweise / von Hugo Engleson. – Lund: Ohlsson, 1937. – 290, V S.: graph. Darst., Kt. – (Acta medica Scandinavica: Supplementum; 83)
Text dt.

Bibl.Sud. 2822
Notation: [o. N.]
Zum Gedächtnis von Karl August Lingner: gestorben am 5. Juni 1916 / [Lingner-Werke, Aktiengesellschaft]. – Dresden, 1926. – [20] Bl.: Ill.

Bibl.Sud. 2823-3,2
Notation: [o. N.]
Handwörterbuch der Astronomie / hrsg. von Wilhelm Valentiner. – Breslau: Trewendt [u.a.]. – (Encyclopädie der Naturwissenschaften; ...)
3, 2. – 1901. – XI, 611 S. – (...; 3,2,3,2)

Bibl.Sud. 2824
Notation: [o. N.]
Kohlhagen, Werner:
Die pathologische Anatomie in Göttingen während der ersten Hälfte des 19. Jahrhunderts / von Werner Kohlhagen. – Göttingen: Vandenhoeck & Ruprecht, 1935. – 37 S. – (Vorarbeiten zur Geschichte der Göttinger Universität und Bibliothek; 18)

Bibl.Sud. 2825
Notation: [o. N.]
Regiomontanus, Johannes:
Der deutsche Kalender des Johannes Regiomontan: Nürnberg, um 1474 / hrsg. von Ernst Zinner. – Faks.-Dr. nach dem Exemplar der Preußischen Staatsbibliothek. – Leipzig: Harrassowitz, 1937. – 20, [30] S.: Ill. – (Gesellschaft für Typenkunde des XV. Jahrhunderts: Veröffentlichungen der ... / B; 1)

Bibl.Sud. 2826
Notation: [o. N.]
Kallmorgen, Wilhelm:
Siebenhundert Jahre Heilkunde in Frankfurt am Main. – Frankfurt a.M.: Diesterweg, 1936. – XVI, 485 S.: Ill. – (Frankfurter Historische Kommission: Veröffentlichungen der Historischen Kommission der Stadt Frankfurt am Main; 11.)
Literaturverz. S. [481] – 485

Bibl.Sud. 2827
Notation: [o. N.]
Klebs, Arnold Carl:
Incunabula scientifica et medica: short title list / Arnold C. Klebs. – Reprint. from Osiris, Vol. IV. – Bruges: Saint Catherine Press, 1938. – 359 S.

Bibl.Sud. 2828
Notation: [o. N.]
Tibbon, Profeit:
Tractat de l'Assafea d'Azarquiel / Profeit Tibbon. – Ed. crítica dels textos hebraic i llatí, amb trad., pròleg i notes / per J. Millàs i Vallicrosa. – Barcelona: Fac. de Filosofia i Lletres, 1933. – 152 S. – (Bibliotheca hebraico-catalana; 4)
Enth.: Abu Isḥaq Ibrahim: Assafea

Bibl.Sud. 2829
Notation: [o. N.]
Holbein, Hans <der Jüngere>:
Der Totentanz: vierzig Holzschnitte / von Hans Holbein dem Jüngeren. Mit einer Einl. von Jaro Springer. – Faks.-Nachbildungen der 1. Ausg. – Berlin: Fischer & Franke, 1907. – [12] S., [40] Bl.: überw. Ill. – (Hausschatz deutscher Kunst der Vergangenheit; 4)

Bibl.Sud. 2830
Notation: [o. N.]
The Wellcome Research Institution and the affiliated research laboratories and museums founded by Henry S. Wellcome / the Wellcome Foundation Ltd. – London, 1932. – 59 S.: zahlr. Ill.
NT: Research institutions and museums founded by Henry S. Wellcome

Bibl.Sud. 2831
Notation: [o. N.]
Spanish influence on the progress of medical science: commemorating the Tenth International Congress of the History of Medicine, held at Madrid 1935 / the Wellcome Foundation Ltd. With an account of the Wellcome Research Institution and the affiliated research laboratories and museum founded by Sir Henry Wellcome. – London, England, 1935. – 121 S.: zahlr. Ill.

Bibl.Sud. 2832
Notation: [o. N.]
Zimmermann, Walther:
Arzt- und Apotheker-Spiegel: e. Sprichwörtersammlung / zsgest. von Walther Zimmermann. – Dresden u.a.: Gehe-Verl. u.a., 1924. – 102 S.

Bibl.Sud. 2833
Notation: [o. N.]
Castiglioni, Arturo:
Storia della medicina / Arturo Castiglioni. – Milano: Soc. Ed. „Unitas", 1927. – XI, 959 S.: Ill.

Bibl.Sud. 2834
Notation: [o. N.]
Sigerist, Henry E.:
Amerika und die Medizin / von Henry E. Sigerist. – Leipzig: Thieme, 1933. – 352 S.: Ill., Kt.

Bibl.Sud. 2835
[Bibl.Sud. 2694]
Notation: *Sud. XXI, 39* = Par. 553
Diepgen, Paul:
Paracelsus: 1493 – 1541 / von Paul Diepgen. – Berlin: Propyläen-Verl., [1935]. – S. 521 – 531
Aus: Die großen Deutschen; [1]

Bibl.Sud. 2836
Notation: [o. N.]
Brito, Rocha:
A faculdade de medicina no século XVI / Rocha Brito. – Coimbra, 1937. – 68 S.: Ill.
Aus: A Biblioteca da Faculdade de Medicina de Coimbra; 3

Bibl.Sud. 2837
Notation: [o. N.]
A magyar gyógyszerész-kultura emlékei: a nemzetközi gyógyszerészszövetség elnökségének ajánlva a Budapesten 1931 október 24 – 28-án tartott ülesezése alkalmából = Denkmäler der ungarischen pharmazeutischen Kultur / Globus Nyomdai Müintézet Részvénytársaság. – Budapest, 1931. – [ca. 40] Bl.: zahlr. Ill.

Bibl.Sud. 2838
Notation: [o. N.]
Musée <Colmar>:
L' art et la médecine au Musée de Colmar / Henri Fleurent. – Colmar: Huffel, 1928. – 32, 13 S.: Ill.
Aus: Revue d'Alsace; 1/2 (1928)

Bibl.Sud. 2839
Notation: [o. N.]
Backman, Eugène L.:
Doktorspromotioner i Uppsala förr och nu: disputationer, insignier och privilegier; 1477 – 1927 / av E. Louis Backman. – Stockholm: Norstedt & Söner, 1927. – 128 S.: Ill.

Bibl.Sud. 2840
Notation: [o. N.]
Homöopathie – Angriff und Abwehr: Antrittsreden und Fortbildungsvorträge aus den letzten 100 Jahren; 1832 – 1926 / Constantin Hering ... – Stuttgart: Verl. der „Hahnemannia", 1926. – 144 S. – (Wissenschaftliche Abhandlungen zum Studium der Homöopathie, der Konstitutionslehre und ihrer Grenzgebiete; 4/5)

Bibl.Sud. 2841
Notation: [o. N.]
Jüdisch-babylonische Zaubertexte / hrsg. und erkl. von R. Stübe. – Halle a/S.: Krause, 1895. – 64 S.

Bibl.Sud. 2842
Notation: [o. N.]
Goethe als Seher und Erforscher der Natur: Untersuchungen über Goethes Stellung zu den Problemen

der Natur / hrsg. im Namen der Kaiserlich-Leopoldinischen Deutschen Akademie der Naturforscher zu Halle von Johannes Walther. – Halle a.S., 1930. – VIII, 323 S., XV Bl.: Ill.

Bibl.Sud. 2843
Notation: [o. N.]
Deutscher Zentralverein Homöopathischer Ärzte: Geschichte des Deutschen Zentralvereins Homöopathischer Ärzte / im Auftr. des Vereins zu seinem 100jährigen Bestehen auf Grund der Akten und der einschlägigen Literatur bearb. von Erich Haehl. – Leipzig: Schwabe, 1929. – XIV, 232 S.: Ill.
NT: 100 Jahre Deutscher Zentralverein Homöopathischer Ärzte

Bibl.Sud. 2844
Notation: [o. N.]
Hochmuth, Grete:
Systematisches Verzeichnis der Arbeiten Karl Sudhoffs / [Grete Hochmuth geb. Herbrand]. – Leipzig: Inst. für Geschichte der Medizin, 1933. – IV, 54 S.: Ill.

Bibl.Sud. 2845
Notation: [o. N.]
Plarr, Victor G.:
Catalogue of manuscripts in the Library of the Royal College of Surgeons of England / by Victor G. Plarr. – London [u.a.]: Clowes, 1928. – 76 S.

Bibl.Sud. 2846
Notation: [o. N.]
Hartmann, Hans:
Paracelsus: eine deutsche Vision / Hans Hartmann. – Berlin u.a.: Verl. Neues Volk, 1941. – 176 S.: Ill.

Bibl.Sud. 2847
Notation: [o. N.]
Heberden, William:
An introduction to the study of physic / by William Heberden. A prefatory essay by LeRoy Crummer. With a reprint of Heberden's Some account of a disorder of the breast. – (Now for the first time publ.). – New York: Hoeber, 1929. – XI, 159 S.: Ill.

Bibl.Sud. 2848
Notation: [o. N.]
Castiglioni, Arturo:
The renaissance of medicine in Italy / by Arturo Castiglioni. – Baltimore: Johns Hopkins Press, 1934. – XIV, 91 S.: Ill. – (Johns Hopkins Institute of the History of Medicine <Baltimore, Md.>: [Publications of the Institute of the History of Medicine / 3]; 1)

Bibl.Sud. 2849
Notation: [o. N.]
Rinklake, August Johann Joseph:
De luminis et caloris radiantis identitate: dissertatio / quam ... publice defendet Aug. Joh. Jos. Rinklake. – Bonnae: Georgius, 1845. – 22 S.
Bonn, Univ., Diss., 1845

Bibl.Sud. 2850
Notation: [o. N.]
Reventlow, Ernst zu:
Heucheleien englischer Minister in ihren Kriegsreden 1914/15: ein politisches Stimmungsbild / von E. zu Reventlow. – 2. Aufl. – Berlin: Mittler, 1915. – IV, 92 S.

Bibl.Sud. 2851
Notation: [o. N.]
Notthafft, Albrecht von:
Die Legende von der Altertums-Syphilis: medizinische und textkritische Untersuchungen / von Albrecht von Notthafft. – Leipzig: Engelmann, 1907. – VIII, 230 S.

Bibl.Sud. 2851#Beibd. 1
Notation: [o. N.]
Notthafft, Albrecht von:
Beiträge zur Legende von der Altertumssyphilis / von Dr. Frhr. von Notthafft. – Berlin: Karger, [1907]. – S. 604 – 651
Aus: Dermatologische Zeitschrift; 14,10

Bibl.Sud. 2851#Beibd. 2
Notation: [o. N.]
Notthafft, Albrecht von:
Nochmals die „Beiträge zur Legende von der Altertumssyphilis": eine Berichtigung / von Dr. Frhr. v. Notthafft. – Berlin: Karger, 1908. – S. 50 – 51
Aus: Dermatologische Zeitschrift; 15,1

Bibl.Sud. 2852
Notation: [o. N.]
Kuzēs, Aristotelēs P.:
[Historia tēs iatrikēs] Aristotelus P. Kuzē Historia tēs iatrikēs. – Athēnai: Pyrsos, 1929. – 10, 192 S.: Ill.
In griech. Schrift

Bibl.Sud. 2853-2
Notation: [o. N.]
al- Ǧāmiạ al-Miṣrīya <al-Qāhira> / Kullīyat aṭ-Ṭibb: Centenaire de la Faculté de Médecine du Caire et Congrès International de Médecine Tropicale et D'Hygiène: Caire (Egypte) du 15 au 22 décembre 1928; ... circulaire / Royaume d'Egypte. – Caire
PT: Hundertjahrfeier der Medizinischen Fakultät, Kairo und Internationaler Kongreß für Tropenmedizin und Hygiene. – Beitr. teilw. dt., teilw., engl., teilw. franz., teilw. ital., teilw. in arab. Schrift
2. – (1928). – 178, 19 S.

Bibl.Sud. 2854
Notation: [o. N.]
Schmidt, Marianne:

Stilistische Studien zu Kolbenheyers Paracelsus-Trilogie / vorgelegt von Marianne Schmidt. – 1941. – 82 S.
Jena, Univ., Diss., 1940

Bibl.Sud. 2855
Notation: [o. N.]
Sills-Fuchs, Martha:
Paracelsus und wir: eine Studie über die Persönlichkeit des Theophrastus von Hohenheim / von Martha Sills-Fuchs. – Planegg vor München: Müller, 1941. – 39 S., [8] Bl.: Ill.

Bibl.Sud. 2856
Notation: [o. N.]
Englert, Ludwig:
Paracelsus: Mensch und Arzt / Ludwig Englert. – Berlin: Limpert, 1941. – 138 S.: Ill.

Bibl.Sud. 2857-1
Notation: [o. N.]
Haeser, Heinrich:
Lehrbuch der Geschichte der Medicin und der epidemischen Krankheiten / von Heinrich Haeser. – 3. Bearb. – Jena: Dufft
1 Geschichte der Medicin im Alterthum und Mittelalter. – 1875. – XXVIII, 875 S.

Bibl.Sud. 2858
Notation: [o. N.]
Antonius <Musa>:
[De herba vettonica liber] Antonii Musae De herba vettonica liber. Pseudoapulei Herbarius [u.a.]. – Lipsiae [u.a.]: Teubner, 1927. – XXIV, 347 S.: Ill. – (Corpus medicorum Latinorum; 4)

Bibl.Sud. 2859
Notation: [o. N.]
Hirschberg, Julius:
[Ausgewählte Abhandlungen] Julius Hirschberg's ausgewählte Abhandlungen: (1868 – 1912); zu seinem 70. Geburtstage ihm überreicht im Namen seiner Schüler / von Oscar Fehr ... – Leipzig: Veit, 1913. – X, 864 S.: zahlr. Ill., graph. Darst.

Bibl.Sud. 2860-11/14
Notation: [o. N.]
Hippocrates:
[Die Werke] Die Werke des Hippokrates: die hippokratische Schriftensammlung in neuer deutscher Übersetzung / hrsg. von Richard Kapferer ... – Stuttgart [u.a.]: Hippokrates-Verl.
11 Die epidemischen Krankheiten (Die Volkskrankheiten) in sieben Büchern; 1. – 3. Buch. – 1934. – 103 S.

Bibl.Sud. 2860-11/14
Notation: [o. N.]
Hippocrates:
[Die Werke] Die Werke des Hippokrates: die hippokratische Schriftensammlung in neuer deutscher Übersetzung / hrsg. von Richard Kapferer ... – Stuttgart [u.a.]: Hippokrates-Verl.
12 Die epidemischen Krankheiten (Die Volkskrankheiten) in sieben Büchern; 4. – 7. Buch. – 1934. – 135 S.: Ill.

Bibl.Sud. 2860-11/14
Notation: [o. N.]
Hippocrates:
[Die Werke] Die Werke des Hippokrates: die hippokratische Schriftensammlung in neuer deutscher Übersetzung / hrsg. von Richard Kapferer ... – Stuttgart [u.a.]: Hippokrates-Verl.
13 Vorhersagungen 1. Buch, Koische Vorhersehungen. – 1936. – 108 S.

Bibl.Sud. 2860-11/14
Notation: [o. N.]
Hippocrates:
[Die Werke] Die Werke des Hippokrates: die hippokratische Schriftensammlung in neuer deutscher Übersetzung / hrsg. von Richard Kapferer ... – Stuttgart [u.a.]: Hippokrates-Verl.
14 Die hippokratischen Lehrsätze (Aphorismen). – 1936. – 80 S.

Bibl.Sud. 2861
Notation: [o. N.]
Pathologisches Institut <Freiburg, Breisgau>:
Der 50jährige Erinnerungstag des Pathologischen Instituts Freiburg i. Br.: 1. August 1933. – Freiburg im Breisgau, 1933. – 20 S., [8] Bl.: Ill.

Bibl.Sud. 2862
Notation: [o. N.]
Györy, Tibor:
Az orvostudományi Kar Története: 1770 – 1935 / írta Nádudvari Györy Tibor. – Budapest: Királyi Magyar Egyetemi Nyomda, 1936. – XVI, 842 S.: Ill. – (Királyi Magyar Pázmány Péter Tudományegyetem <Budapest>: A Királyi Magyar Pázmány Péter Tudományegyetem története; 3)

Bibl.Sud. 2863
Notation: [o. N.]
Fischer, Isidor:
Medizinische Lyzeen: ein Beitrag zur Geschichte des medizinischen Unterrichtes in Österreich / von I. Fischer. – Wien u.a.: Braumüller, 1915. – 52 S.

Bibl.Sud. 2864
Notation: [o. N.]
Hippocrates:
Sitten- und Standeslehre für Ärzte: eine Auswahl aus den hippokratischen Schriften / von Richard Kapferer. – Stuttgart [u.a.]: Hippokrates-Verl., 1933. – 53 S.

Bibl.Sud. 2865-2
Notation: [o. N.]
Paracelsus:
[Opera] Aureoli Philippi Theophrasti Bombasts von Hohenheim Paracelsi ... Opera: Bücher und Schrifften, so viel deren zur Handt gebracht: und vor wenig Jahren mit und auß ihren glaubwürdigen eigner hangeschriebenen Originalien collacioniert, vergliechen, verbessert / und durch Joannem Huserum Brisgoium in zehen unterschiedliche Theil in Truck gegeben. – Jetzt von newem mit vleiß ubersehen, auch mit etlichen bißhero unbekandten Tractaten gemehrt und umb mehrer Bequemligkeit willen in zwen unterschiedliche Tomos und Theil gebracht ... – Straßburg: Zetzner
Text dt.
2 Darinnen die Magischen und Astrologischen Bücher sampt ihren Anhängen und Stücken, auch von dem Philosophischen Stein handlende Tractatus, begriffen etc. – 1603. – [4] Bl., 691 S., [6] Bl.

Bibl.Sud. 2866
Notation: [o. N.]
Gruner, Christian Gottfried:
Aphrodisiacus Sive De Lue Venerea: In Duas Partes Divisus Quarum Altera Continet Eius Vestigia In Veterum Auctorum Monimentis Obvia Altera Quos Aloysius Luisinus Temere Omisit Scriptores Et Medicos Et Historicos Ordine Chronologico Digestos / Collegit, Notulis Instruxit Glossarium Indicemque Rerum Memorabilium Subiecit D. Christianus Gothfridus Gruner ... – Ienae: Cuno, 1789. – [3] Bl., VI S., [2] Bl., 166 S., [8] Bl.

Bibl.Sud. 2867
Notation: [o. N.]
Deutsches Hygiene-Museum <Dresden>:
Deutsches Hygiene-Museum Dresden. Internat. Hygiene-Ausstellung Dresden 1931. – Sonderdr. der „Bau- und Werkkunst", Zentralvereinigung der Architekten Österreichs. – Wien, 1931. – 14 S.: zahlr. Ill.

Bibl.Sud. 2868
Notation: [o. N.]
Deutsches Hygiene-Museum <Dresden>:
Das Deutsche Hygiene-Museum: Festschrift zur Eröffnung des Museums und der Internationalen Hygiene-Ausstellung, Dresden 1930 / hrsg. von Heinrich Zerkaulen. – Dresden: Jess, 1930. – 85 S.: Ill., Kt.
Enth. auf S. 37 – 38 einen Beitr. von Oskar von Miller: Wissenschaftliche und technische Museen

Bibl.Sud. 2869
Notation: [o. N.]
Lingner, Karl August:
Denkschrift zur Errichtung eines National-Hygiene-Museums in Dresden / dargelegt von K. A. Lingner. – Dresden, 1912. – 37 S.

Bibl.Sud. 2870
Notation: [o. N.]
Internationale Hygiene-Ausstellung <1930 – 1931, Dresden>:
Hygiene-Ausstellung, Dresden 1930 / veranst. vom Deutschen Hygiene-Museum ... – Dresden: Meinhold, 1930. – 28 S.: graph. Darst. + 1 Beil., 1 Kt.-Beil.

Bibl.Sud. 2871
Notation: [o. N.]
Internationale Hygiene-Ausstellung <1930 – 1931, Dresden>:
Internationale Hygiene-Ausstellung, Dresden 1930. – Dresden: Meinhold, 1930. – 29 S.

Bibl.Sud. 2872
Notation: [o. N.]
Deutsches Hygiene-Museum <Dresden>:
Das Zentralinstitut für Volksgesundheitspflege / von Regierungsrat Seiring, geschäftsführendem Direktor des Dt. Hygiene-Museums. Dt. Hygiene-Museum, Dresden, Zentralinst. für Volksgesundheitspflege. – Dresden, 1927. – 37 S., [30] Bl.: zahlr. Ill., Kt.
NT: Deutsches Hygiene-Museum Dresden

Bibl.Sud. 2873
Notation: [o. N.]
10 Jahre Dresdner Ausstellungsarbeit: Jahresschauen deutscher Arbeit 1922 – 1929 und Internationale Hygiene-Ausstellung 1930/31 / hrsg. von Georg Seiring. Zsgest. und bearb. von Marta Fraenkel. – Dresden: Selbstverl. der Internat. Hygiene-Ausstellung Dresden 1930/31, 1931. – 272 S.: Ill.

Bibl.Sud. 2874
Notation: [o. N.]
Internationale Hygiene-Ausstellung <1930 – 1931, Dresden>:
Internationale Hygiene-Ausstellung: Dresden, Mai – September 1931. – Dresden: Limpert, 1931. – 54 S.: Ill., Kt.

Bibl.Sud. 2875
Notation: [o. N.]
Internationale Hygiene-Ausstellung <1930 – 1931, Dresden>:
Ausstellung Freistaat Sachsen, Dresden 1930, Internationale Hygiene-Ausstellung. – Ausg. Juli. – Dresden, 1930. – VIII, 104 S.: Ill.

Bibl.Sud. 2876
Notation: [o. N.]
Deutsches Hygiene-Museum <Dresden>:
Das Deutsche Hygiene-Museum und sein internationaler Gesundheitsdienst: eine Denkschrift / zsgest. und bearb. von Egon Erich Albrecht. – Dresden, 1931. – 127 S.: zahlr. Ill.

Bibl.Sud. 2877
Notation: [o. N.]
Zerbos, Skeuos G.:
Les bistouris, les sondes et les curettes chirurgicales d'Hippocrate / Skevos Zerbos. – Athènes, 1932. – 70 S.: Ill.

Bibl.Sud. 2878
Notation: [o. N.]
Sticker, Georg:
Die Loimologie des Typhus abdominalis / von Georg Sticker. – Stuttgart [u.a.]: Hippokrates-Verl., 1933. – 50 S.

Bibl.Sud. 2879
Notation: [o. N.]
Benevenutus <Graphcus>.
[„Practica oculorum"] Des Benvenutus Grapheus „Practica oculorum": Beitrag zur Geschichte der Augenheilkunde / von A. M. Berger und T. M. Auracher. – München: Lindauer [u.a.]
H. 2 bei Fritsch, München erschienen
[1]. – (1884). – 38 S.

Bibl.Sud. 2879#Beibd. 1
Notation: [o. N.]
Benevenutus <Graphcus>:
[„Practica oculorum"] Des Benvenutus Grapheus „Practica oculorum": Beitrag zur Geschichte der Augenheilkunde / von A. M. Berger und T. M. Auracher. – München: Lindauer [u.a.]
H. 2 bei Fritsch, München erschienen
2Breslauer lateinischer, Baseler provenzalischer Text. – 1886. – 58 S.

Bibl.Sud. 2879#Beibd. 2
Notation: [o. N.]
Benevenutus <Graphcus>:
[De oculis eorumque egritudinibus & curis] Benvenuti Grassi Hierosolimitani ... de oculis eorumque egritudinibus & curis: incunabulo ferrarese dell'anno MCCCCLXXIIII / con notizie bibliogr. di Giuseppe Albertotti. – Pavia: Bizzoni, 1897. – 60 S.

Bibl.Sud. 2879#Beibd. 3
Notation: [o. N.]
Albertotti, Giuseppe:
Considerazioni intorno a Benvenuto ed alla sua opera oftalmojatrica / per Giuseppe Albertotti. – Pavia: Bizzoni, 1898. – 22 S.
Aus: Annali di ottalmologia; 27,3

Bibl.Sud. 2879#Beibd. 4
Notation: [o. N.]
Benevenutus <Graphcus>:
Le compendil pour la douleur et maladies des yeulx / qui a esté ordonné par Bienvenu Graffe. Ed. française d'après le ms. de la Bibliothèque Nationale de Paris (XVe siècle), rev. et collationnée par P. Pansier ... Suivie de la version provençale d'après le ms. de Bâle (XIIIe siècle), éd. par Henri Teulié. – Paris: Maloine, 1901. – 123 S.: Ill.

Bibl.Sud. 2879#Beibd. 5
Notation: [o. N.]
Benevenutus <Grapheus>:
Bienvenu de Jérusalem: le manuscrit de Besançon / par M. Laurans. – Montpellier: Firmin, Montane et Sicardi, 1903. – IV, 66 S.
Zugl.: Montpellier, Univ., Diss. des Hrsg., 1903

Bibl.Sud. 2880
Notation: [o. N.]
Frohn, Wilhelm:
Lepradarstellungen in der Kunst des Rheinlandes / von W. Frohn. – Berlin: Junker und Dünnhaupt, 1936. – 105 S.: Ill. – ([Neue deutsche Forschungen / Abteilung Geschichte der Medizin und Naturwissenschaften]; 1) (Neue deutsche Forschungen; 66)

Bibl.Sud. 2881
Notation: [o. N.]
Baas, Karl:
Mittelalterliche Gesundheitsfürsorge im Gebiet der heutigen hessischen Provinzen Starkenburg und Oberhessen / von Karl Baas. – Berlin: Schoetz, 1933. – 40 S. – (Veröffentlichungen aus dem Gebiete der Medizinalverwaltung; 41,6 = 365)

Bibl.Sud. 2882
Notation: [o. N.]
Kraus, Ludwig A.:
Kritisch-etymologisches medicinisches Lexikon: oder Erklärung des Ursprungs der aus dem Griechischen, dem Lateinischen und aus den oriental. Sprachen in die Medicin und in die zunächst damit verwandten Wissenschaften aufgenommenen Kunstausdrücke, zugleich als Beispielsammlung für jede Physiologie der Sprache / entworfen von Ludwig August Kraus. – 3., stark verm. und verb. Aufl. – Göttingen: Deuerlich und Dieterich, 1844. – IV, 1100 S.

Bibl.Sud. 2883
Notation: [o. N.]
Jeanselme, Edouard:
De la chirurgie et de l'estimation des blessures d'après les vieilles coutumes germaniques, scandinaves et anglo-saxonnes: communication faite au V. Congrès International d'Histoire de la Médecine / par E. Jeanselme. – Genève: Kundig, 1926. – 55 S.

Bibl.Sud. 2884-1
Notation: [o. N.]
Papyrus Ebers: das hermetische Buch über die Arzneimittel der alten Ägypter in hieratischer Schrift / hrsg., mit Inh.angabe und Einl. vers. von Georg Ebers. Mit hieroglyphisch-lat. Glossar von Ludwig Stern. – Leipzig: Engelmann
1 Einleitung und Text, Tafel I – LXIX. – 1875. – VIII, 36 S., CX Bl.

Bibl.Sud. 2884-2
Notation: [o. N.]
Papyrus Ebers: das hermetische Buch über die Arzneimittel der alten Ägypter in hieratischer Schrift / hrsg., mit Inh.angabe und Einl. vers. von Georg Ebers. Mit hieroglyphisch-lat. Glossar von Ludwig Stern. – Leipzig: Engelmann
2 Glossar und Text, Tafel LXX – CX. – 1875. – VIII, 63 S.

Bibl.Sud. 2885-1
Notation: [o. N.]
Encyclopädisches Wörterbuch der medicinischen Wissenschaften / hrsg. von C[arl] F[erdinand] von Gräfe ... – Berlin: Boike
Ab Bd. 4 hrsg. von D[ietrich] W[ilhelm] H[einrich] Busch ... – Ab Bd. 10 im Verl. Veit in Berlin erschienen
1 Aachen – Agyrta. – 1828. – VII, 675 S.

Bibl.Sud. 2885-2
Notation: [o. N.]
Encyclopädisches Wörterbuch der medicinischen Wissenschaften / hrsg. von C[arl] F[erdinand] von Gräfe ... – Berlin: Boike
Ab Bd. 4 hrsg. von D[ietrich] W[ilhelm] H[einrich] Busch ... – Ab Bd. 10 im Verl. Veit in Berlin erschienen
2 Ahnung – Antimonium. – 1828. – 698 S.

Bibl.Sud. 2885-3
Notation: [o. N.]
Encyclopädisches Wörterbuch der medicinischen Wissenschaften / hrsg. von C[arl] F[erdinand] von Gräfe ... – Berlin: Boike
Ab Bd. 4 hrsg. von D[ietrich] W[ilhelm] H[einrich] Busch ... – Ab Bd. 10 im Verl. Veit in Berlin erschienen
3 Antipathie – Attractio. – 1829. – 732 S.

Bibl.Sud. 2885-4
Notation: [o. N.]
Encyclopädisches Wörterbuch der medicinischen Wissenschaften / hrsg. von C[arl] F[erdinand] von Gräfe ... – Berlin: Boike
Ab Bd. 4 hrsg. von D[ietrich] W[ilhelm] H[einrich] Busch ... – Ab Bd. 10 im Verl. Veit in Berlin erschienen
4 Attrahentia – Band. – 1830. – 715 S.

Bibl.Sud. 2885-5
Notation: [o. N.]
Encyclopädisches Wörterbuch der medicinischen Wissenschaften / hrsg. von C[arl] F[erdinand] von Gräfe ... – Berlin: Boike
Ab Bd. 4 hrsg. von D[ietrich] W[ilhelm] H[einrich] Busch ... – Ab Bd. 10 im Verl. Veit in Berlin erschienen
5 Bandage – Blutfluß. – 1830. – 715 S.

Bibl.Sud. 2885-6
Notation: [o. N.]
Encyclopädisches Wörterbuch der medicinischen Wissenschaften / hrsg. von C[arl] F[erdinand] von Gräfe ... – Berlin: Boike
Ab Bd. 4 hrsg. von D[ietrich] W[ilhelm] H[einrich] Busch ... – Ab Bd. 10 im Verl. Veit in Berlin erschienen
6 Blutgefäße – Cardialgia. – 1831. – 721 S.

Bibl.Sud. 2885-7
Notation: [o. N.]
Encyclopädisches Wörterbuch der medicinischen Wissenschaften / hrsg. von C[arl] F[erdinand] von Gräfe ... – Berlin: Boike
Ab Bd. 4 hrsg. von D[ietrich] W[ilhelm] H[einrich] Busch ... – Ab Bd. 10 im Verl. Veit in Berlin erschienen
7 Cardianastrophe – Cirkelbinde. – 1831. – 712 S.

Bibl.Sud. 2885-8
Notation: [o. N.]
Encyclopädisches Wörterbuch der medicinischen Wissenschaften / hrsg. von C[arl] F[erdinand] von Gräfe ... – Berlin: Boike
Ab Bd. 4 hrsg. von D[ietrich] W[ilhelm] H[einrich] Busch ... – Ab Bd. 10 im Verl. Veit in Berlin erschienen
8 Cirillos Salbe – Crocidismus. – 1832. – 683 S.

Bibl.Sud. 2885-9
Notation: [o. N.]
Encyclopädisches Wörterbuch der medicinischen Wissenschaften / hrsg. von C[arl] F[erdinand] von Gräfe ... – Berlin: Boike
Ab Bd. 4 hrsg. von D[ietrich] W[ilhelm] H[einrich] Busch ... – Ab Bd. 10 im Verl. Veit in Berlin erschienen
9 Crocus – Dysthymia. – 1833. – 707 S.

Bibl.Sud. 2885-10
Notation: [o. N.]
Encyclopädisches Wörterbuch der medicinischen Wissenschaften / hrsg. von C[arl] F[erdinand] von Gräfe ... – Berlin: Boike
Ab Bd. 4 hrsg. von D[ietrich] W[ilhelm] H[einrich] Busch ... – Ab Bd. 10 im Verl. Veit in Berlin erschienen
10 Dystocia – Encanthis scirrhosa. – 1834 – IV, 690 S.

Bibl.Sud. 2885-11
Notation: [o. N.]
Encyclopädisches Wörterbuch der medicinischen Wissenschaften / hrsg. von C[arl] F[erdinand] von Gräfe ... – Berlin: Boike
Ab Bd. 4 hrsg. von D[ietrich] W[ilhelm] H[einrich] Busch ... – Ab Bd. 10 im Verl. Veit in Berlin erschienen
11 Encanthisma – Fallkraut. – 1834. – 732 S.

Bibl.Sud. 2885-12
Notation: [o. N.]
Encyclopädisches Wörterbuch der medicinischen Wissenschaften / hrsg. von C[arl] F[erdinand] von Gräfe ... – Berlin: Boike
Ab Bd. 4 hrsg. von D[ietrich] W[ilhelm] H[einrich] Busch ... – Ab Bd. 10 im Verl. Veit in Berlin erschienen
12 Fallopii canalis – Frühgeburt. – 1835. – 731 S.

Bibl.Sud. 2885-13
Notation: [o. N.]
Encyclopädisches Wörterbuch der medicinischen Wissenschaften / hrsg. von C[arl] F[erdinand] von Gräfe ... – Berlin: Boike
Ab Bd. 4 hrsg. von D[ietrich] W[ilhelm] H[einrich] Busch ... – Ab Bd. 10 im Verl. Veit in Berlin erschienen
13 Frühlingsadonis – Gebärmuttervorfall. – 1835. – 705 S.

Bibl.Sud. 2885-14
Notation: [o. N.]
Encyclopädisches Wörterbuch der medicinischen Wissenschaften / hrsg. von C[arl] F[erdinand] von Gräfe ... – Berlin: Boike
Ab Bd. 4 hrsg. von D[ietrich] W[ilhelm] H[einrich] Busch ... – Ab Bd. 10 im Verl. Veit in Berlin erschienen
14 Gebärmutterwassersucht – Gift. – 1836. – 756 S.

Bibl.Sud. 2885-15
Notation: [o. N.]
Encyclopädisches Wörterbuch der medicinischen Wissenschaften / hrsg. von C[arl] F[erdinand] von Gräfe ... – Berlin: Boike
Ab Bd. 4 hrsg. von D[ietrich] W[ilhelm] H[einrich] Busch ... – Ab Bd. 10 im Verl. Veit in Berlin erschienen
15 Giftbaum – Heckinghausen. – 1837. – 705 S.

Bibl.Sud. 2885-16
Notation: [o. N.]
Encyclopädisches Wörterbuch der medicinischen Wissenschaften / hrsg. von C[arl] F[erdinand] von Gräfe ... – Berlin: Boike
Ab Bd. 4 hrsg. von D[ietrich] W[ilhelm] H[einrich] Busch ... – Ab Bd. 10 im Verl. Veit in Berlin erschienen
16 Hectica – Homoeopathia. – 1837. – 713 S.

Bibl.Sud. 2885-17
Notation: [o. N.]
Encyclopädisches Wörterbuch der medicinischen Wissenschaften / hrsg. von C[arl] F[erdinand] von Gräfe ... – Berlin: Boike
Ab Bd. 4 hrsg. von D[ietrich] W[ilhelm] H[einrich] Busch ... – Ab Bd. 10 im Verl. Veit in Berlin erschienen
17 Homoplata – Iliacus musculus. – 1838. – 715 S.

Bibl.Sud. 2885-18
Notation: [o. N.]
Encyclopädisches Wörterbuch der medicinischen Wissenschaften / hrsg. von C[arl] F[erdinand] von Gräfe ... – Berlin: Boike
Ab Bd. 4 hrsg. von D[ietrich] W[ilhelm] H[einrich] Busch ... – Ab Bd. 10 im Verl. Veit in Berlin erschienen
18 Ilingus – Jochbein. – 1838. – 738 S.

Bibl.Sud. 2885-19
Notation: [o. N.]
Encyclopädisches Wörterbuch der medicinischen Wissenschaften / hrsg. von C[arl] F[erdinand] von Gräfe ... – Berlin: Boike
Ab Bd. 4 hrsg. von D[ietrich] W[ilhelm] H[einrich] Busch ... – Ab Bd. 10 im Verl. Veit in Berlin erschienen
19 Jochbeinmuskel – Klopfkur. – 1839. – 695 S.

Bibl.Sud. 2885-20
Notation: [o. N.]
Encyclopädisches Wörterbuch der medicinischen Wissenschaften / hrsg. von C[arl] F[erdinand] von Gräfe ... – Berlin: Boike
Ab Bd. 4 hrsg. von D[ietrich] W[ilhelm] H[einrich] Busch ... – Ab Bd. 10 im Verl. Veit in Berlin erschienen
20 Klotzzange – Ladanum. – 1839. – 706 S.

Bibl.Sud. 2885-21
Notation: [o. N.]
Encyclopädisches Wörterbuch der medicinischen Wissenschaften / hrsg. von C[arl] F[erdinand] von Gräfe ... – Berlin: Boike
Ab Bd. 4 hrsg. von D[ietrich] W[ilhelm] H[einrich] Busch ... – Ab Bd. 10 im Verl. Veit in Berlin erschienen
21 Lähme der Füllen – Luscitas. – 1839. – 686 S.

Bibl.Sud. 2885-22
Notation: [o. N.]
Encyclopädisches Wörterbuch der medicinischen Wissenschaften / hrsg. von C[arl] F[erdinand] von Gräfe ... – Berlin: Boike
Ab Bd. 4 hrsg. von D[ietrich] W[ilhelm] H[einrich] Busch ... – Ab Bd. 10 im Verl. Veit in Berlin erschienen
22 Luxatio – Mellago graminis. – 1840. – 730 S.

Bibl.Sud. 2885-23
Notation: [o. N.]
Encyclopädisches Wörterbuch der medicinischen Wissenschaften / hrsg. von C[arl] F[erdinand] von Gräfe ... – Berlin: Boike
Ab Bd. 4 hrsg. von D[ietrich] W[ilhelm] H[einrich] Busch ... – Ab Bd. 10 im Verl. Veit in Berlin erschienen
23 Meloe – Monro'sche Oeffnung. – 1840. – 715 S.

Bibl.Sud. 2885-24
Notation: [o. N.]
Encyclopädisches Wörterbuch der medicinischen
Wissenschaften / hrsg. von C[arl] F[erdinand] von
Gräfe ... – Berlin: Boike
Ab Bd. 4 hrsg. von D[ietrich] W[ilhelm] H[einrich]
Busch ... – Ab Bd. 10 im Verl. Veit in Berlin erschienen
24 Mons veneris – Natrium. – 1840. – 723 S.

Bibl.Sud. 2885-25
Notation: [o. N.]
Encyclopädisches Wörterbuch der medicinischen
Wissenschaften / hrsg. von C[arl] F[erdinand] von
Gräfe ... – Berlin: Boike
Ab Bd. 4 hrsg. von D[ietrich] W[ilhelm] H[einrich]
Busch ... – Ab Bd. 10 im Verl. Veit in Berlin erschienen
25 Natron – Ophthalmia scarlatinosa. – 1841. – 721 S.

Bibl.Sud. 2885-26
Notation: [o. N.]
Encyclopädisches Wörterbuch der medicinischen
Wissenschaften / hrsg. von C[arl] F[erdinand] von
Gräfe ... – Berlin: Boike
Ab Bd. 4 hrsg. von D[ietrich] W[ilhelm] H[einrich]
Busch ... – Ab Bd. 10 im Verl. Veit in Berlin erschienen
26 Ophthalmia scorbutica – Pestis. – 1841. – 694 S.

Bibl.Sud. 2885-27
Notation: [o. N.]
Encyclopädisches Wörterbuch der medicinischen
Wissenschaften / hrsg. von C[arl] F[erdinand] von
Gräfe ... – Berlin: Boike
Ab Bd. 4 hrsg. von D[ietrich] W[ilhelm] H[einrich]
Busch ... – Ab Bd. 10 im Verl. Veit in Berlin erschienen
27 Petasites – Pneumonia. – 1842. – 724 S.

Bibl.Sud. 2885-28
Notation: [o. N.]
Encyclopädisches Wörterbuch der medicinischen
Wissenschaften / hrsg. von C[arl] F[erdinand] von
Gräfe ... – Berlin: Boike
Ab Bd. 4 hrsg. von D[ietrich] W[ilhelm] H[einrich]
Busch ... – Ab Bd. 10 im Verl. Veit in Berlin erschienen
28 Pneumothorax – Reconvalescenz. – 1842. – 698 S.

Bibl.Sud. 2885-29
Notation: [o. N.]
Encyclopädisches Wörterbuch der medicinischen
Wissenschaften / hrsg. von C[arl] F[erdinand] von
Gräfe ... – Berlin: Boike
Ab Bd. 4 hrsg. von D[ietrich] W[ilhelm] H[einrich]
Busch ... – Ab Bd. 10 im Verl. Veit in Berlin erschienen
29 Recorporatio – Säugungsgeschäft. – 1842. – 693 S.

Bibl.Sud. 2885-30
Notation: [o. N.]
Encyclopädisches Wörterbuch der medicinischen
Wissenschaften / hrsg. von C[arl] F[erdinand] von
Gräfe ... – Berlin: Boike
Ab Bd. 4 hrsg. von D[ietrich] W[ilhelm] H[einrich]
Busch ... – Ab Bd. 10 im Verl. Veit in Berlin erschienen
30 Säure – Schwangerschaft. – 1843. – 650 S.

Bibl.Sud. 2885-31
Notation: [o. N.]
Encyclopädisches Wörterbuch der medicinischen
Wissenschaften / hrsg. von C[arl] F[erdinand] von
Gräfe ... – Berlin: Boike
Ab Bd. 4 hrsg. von D[ietrich] W[ilhelm] H[einrich]
Busch ... – Ab Bd. 10 im Verl. Veit in Berlin erschienen
31 Schwangerschaft – Spätgeburt. – 1843. – 723 S.

Bibl.Sud. 2885-32
Notation: [o. N.]
Encyclopädisches Wörterbuch der medicinischen
Wissenschaften / hrsg. von C[arl] F[erdinand] von
Gräfe ... – Berlin: Boike
Ab Bd. 4 hrsg. von D[ietrich] W[ilhelm] H[einrich]
Busch ... – Ab Bd. 10 im Verl. Veit in Berlin erschienen
32 Spalatro – Syphiliden. – 1844. – 779 S.

Bibl.Sud. 2885-33
Notation: [o. N.]
Encyclopädisches Wörterbuch der medicinischen
Wissenschaften / hrsg. von C[arl] F[erdinand] von
Gräfe ... – Berlin: Boike
Ab Bd. 4 hrsg. von D[ietrich] W[ilhelm] H[einrich]
Busch ... – Ab Bd. 10 im Verl. Veit in Berlin erschienen
33 Syphilis – Trieb. – 1845. – 700 S.

Bibl.Sud. 2885-34
Notation: [o. N.]
Encyclopädisches Wörterbuch der medicinischen
Wissenschaften / hrsg. von C[arl] F[erdinand] von
Gräfe ... – Berlin: Boike
Ab Bd. 4 hrsg. von D[ietrich] W[ilhelm] H[einrich]
Busch ... – Ab Bd. 10 im Verl. Veit in Berlin erschienen
34 Triebfeder der Geburt – Uvulitis. – 1845. – 683 S.

Bibl.Sud. 2885-35
Notation: [o. N.]
Encyclopädisches Wörterbuch der medicinischen
Wissenschaften / hrsg. von C[arl] F[erdinand] von
Gräfe ... – Berlin: Boike
Ab Bd. 4 hrsg. von D[ietrich] W[ilhelm] H[einrich]
Busch ... – Ab Bd. 10 im Verl. Veit in Berlin erschienen
35 Vaccina – Wehen. – 1846. – 685 S.

Bibl.Sud. 2885-36
Notation: [o. N.]
Encyclopädisches Wörterbuch der medicinischen Wissenschaften / hrsg. von C[arl] F[erdinand] von Gräfe ... – Berlin: Boike
Ab Bd. 4 hrsg. von D[ietrich] W[ilhelm] H[einrich] Busch ... – Ab Bd. 10 im Verl. Veit in Berlin erschienen
36 Wehenbefördernde Mittel – Zertheilung. – 1847. – 694 S.

Bibl.Sud. 2885-37
Notation: [o. N.]
Encyclopädisches Wörterbuch der medicinischen Wissenschaften / hrsg. von C[arl] F[erdinand] von Gräfe ... – Berlin: Boike
Ab Bd. 4 hrsg. von D[ietrich] W[ilhelm] H[einrich] Busch ... – Ab Bd. 10 im Verl. Veit in Berlin erschienen
37 Zertrennung – Zynom. Nachträge. Sachregister. – 1849. – 523, 236 S.

Bibl.Sud. 2886-1
Notation: [o. N.]
Gurlt, Ernst Julius:
Geschichte der Chirurgie und ihrer Ausübung: Volkschirurgie, Altertum, Mittelalter, Renaissance / von E. Gurlt. – Berlin: Hirschwald
1. – (1898). – XVI, 976 S., V Bl.: Ill.

Bibl.Sud. 2886-2
Notation: [o. N.]
Gurlt, Ernst Julius:
Geschichte der Chirurgie und ihrer Ausübung: Volkschirurgie, Altertum, Mittelalter, Renaissance / von E. Gurlt. – Berlin: Hirschwald
2. – (1898). – VII, 926 S., Bl. VI – XXI: Ill.

Bibl.Sud. 2886-3
Notation: [o. N.]
Gurlt, Ernst Julius:
Geschichte der Chirurgie und ihrer Ausübung: Volkschirurgie, Altertum, Mittelalter, Renaissance / von E. Gurlt. – Berlin: Hirschwald
3. – (1898). – XI, 834 S., Bl. XXII – XXVI: Ill.

Bibl.Sud. 2887
Notation: [o. N.]
Pharmazeutisches Institut <Straßburg>:
Festschrift zur Einweihung des neuen Pharmazeutischen Institutes der Universität Straßburg. – Straßburg, 1906. – 104 S.: Ill., Kt.

Bibl.Sud. 2888
Notation: [o. N.]
Otto Harrassowitz, Buchhandlung und Antiquariat <Leipzig>:
Bücher-Katalog / Otto Harrassowitz, Buchhandlung und Antiquariat, Leipzig. – Leipzig
452 Indien; Tl. 1, Politische und Kultur-Geschichte, Archaeologie, indische Religionswissenschaft, vergleichende Sprachwissenschaft, indische Linguistik. – 1934. – 176 S.

Bibl.Sud. 2889
Notation: [o. N.]
Berthold, Eugen:
Paracelsus: ein Weg zu ganzheitlicher Gestaltung des Weltbildes / Eugen Berthold. – Arlesheim, Schweiz: Klinisch-Therapeutisches Inst., 1938. – S. 66 – 97: Ill.
Aus: Natura; 8, 3

Bibl.Sud. 2890
Notation: [o. N.]
Diller, Hans:
Wanderarzt und Aitiologe: Studien zur hippokratischen Schrift Peri aerōn, hydatōn, topōn / von Hans Diller. – Leipzig: Dieterich, 1934. – VIII, 120 S. (Philologus / Supplementband; 26,3)

Bibl.Sud. 2891
Notation: [o. N.]
Deutsche Gesellschaft für Geschichte der Medizin, Naturwissenschaft und Technik:
Mitgliederverzeichnis / Deutsche Gesellschaft für Geschichte der Medizin, Naturwissenschaft und Technik E.V. – Bergisch-Gladbach: Grätz, 1937
Hauptsacht. früher: Mitgliederverzeichnis der Deutschen Gesellschaft für Geschichte der Medizin, Naturwissenschaft und Technik e.V. sowie Satzung und Geschäftsordnung. – teils: Mitgliederverzeichnis der Deutschen Gesellschaft für Geschichte der Medizin, Naturwissenschaft und Technik e.V.
Erscheinungsverlauf: 1937 nachgewiesen
Bestand: 1937

Bibl.Sud. 2892
Notation: [o. N.]
Lychnos: årsbok för idé- och lärdomshistoriska / Lärdomshistoriska Samfundets. – Uppsala: Swedish Science Press
ISSN 0076-1648
Erscheinungsverlauf: 1936 – 1943; 1944/45 (1945) – 1950/51 (1951); 1952; 1953 (1954); 1954/55 (1955); 1956 (1957); 1957/58 (1958); 1959 (1960); 1960/61 (1961); 1962 (1963); 1963/64 (1965) -
Bestand: 1936

NOTATION UND SIGNATUR:
KONKORDANZ PARACELSUS-BIBLIOTHEK – SUDHOFFIANA

Notation	Signatur	Notation	Signatur
Par. 1	Bibl.Sud. 1476	Par. 47	Bibl.Sud. 1450#Beibd.1
Par. 2	Bibl.Sud. 1477	Par. 48	Bibl.Sud. 1451
Par. 3	Bibl.Sud. 1487	Par. 49	Bibl.Sud. 1452
Par. 4	Bibl.Sud. 1478	Par. 50	Bibl.Sud. 1454
Par. 5	Bibl.Sud. 1479	Par. 51	Bibl.Sud. 1456
Par. 6	Bibl.Sud. 1480	Par. 52	Bibl.Sud. 1457
Par. 7	Bibl.Sud. 1481	Par. 53	Bibl.Sud. 1458
Par. 8	Bibl.Sud. 1482	Par. 54	Bibl.Sud. 1459
Par. 9	Bibl.Sud. 1483	Par. 55	Bibl.Sud. 1460
Par. 10	Bibl.Sud. 1485	Par. 56	Bibl.Sud. 1460#Beibd.1
Par. 11	Bibl.Sud. 1484	Par. 57	Bibl.Sud. 1460#Beibd.2
Par. 12	Bibl.Sud. 1486	Par. 58	Bibl.Sud. 1461
Par. 13	Bibl.Sud. 1488	Par. 59	Bibl.Sud. 1463
Par. 14	Bibl.Sud. 1490	Par. 60	Bibl.Sud. 1464
Par. 15	Bibl.Sud. 1491	Par. 61	Bibl.Sud. 1465
Par. 16	Bibl.Sud. 1492	Par. 62	Bibl.Sud. 1466
Par. 17	Bibl.Sud. 1493	Par. 63	Bibl.Sud. 1467
Par. 18	Bibl.Sud. 1493#Beibd.1	Par. 64	Bibl.Sud. 1468
Par. 19	Bibl.Sud. 1493#Beibd.2	Par. 65	Bibl.Sud. 1469
Par. 20	Bibl.Sud. 1493#Beibd.3	Par. 66	Bibl.Sud. 1470-1
Par. 21	Bibl.Sud. 1493#Beibd.4	Par. 67	Bibl.Sud. 1472
Par. 22	Bibl.Sud. 1495	Par. 68	Bibl.Sud. 1473
Par. 23	Bibl.Sud. 1494	Par. 69	Bibl.Sud. 1474
Par. 24	Bibl.Sud. 1511	Par. 70	Bibl.Sud. 1474#Beibd.1
Par. 25	Bibl.Sud. 1496	Par. 71	Bibl.Sud. 1415
Par. 26	Bibl.Sud. 1497	Par. 72	Bibl.Sud. 1416
Par. 27	Bibl.Sud. 1498	Par. 73	Bibl.Sud. 1416#Beibd.1
Par. 28	Bibl.Sud. 1499	Par. 74	Bibl.Sud. 1417
Par. 29	Bibl.Sud. 1500	Par. 75	Bibl.Sud. 1418
Par. 30	Bibl.Sud. 1501	Par. 76	Bibl.Sud. 1418#Beibd.2
Par. 31	Bibl.Sud. 1502	Par. 77	Bibl.Sud. 1418#Beibd.1
Par. 32	Bibl.Sud. 1503	Par. 78	Bibl.Sud. 1419
	Bibl.Sud. 1506#Beibd.1	Par. 79	Bibl.Sud. 1420
Par. 33	Bibl.Sud. 1503#Beibd.1	Par. 80	Bibl.Sud. 1421
Par. 34	Bibl.Sud. 1453#Beibd.1	Par. 81	Bibl.Sud. 1422
	Bibl.Sud. 1503#Beibd.2	Par. 82	Bibl.Sud. 1423
Par. 35	Bibl.Sud. 1504	Par. 83	Bibl.Sud. 1424
Par. 36	Bibl.Sud. 1505	Par. 84	Bibl.Sud. 1426
Par. 37	Bibl.Sud. 1506; Bibl.Sud. 1507	Par. 85	Bibl.Sud. 1427-1
Par. 38	Bibl.Sud. 1507#Beibd.2	Par. 86	Bibl.Sud. 1427-1#Beibd.1
Par. 39	Bibl.Sud. 1507#Beibd.1	Par. 87	Bibl.Sud. 1428
Par. 40	Bibl.Sud. 1508	Par. 88	Bibl.Sud. 1429
Par. 41	Bibl.Sud. 1509	Par. 89	Bibl.Sud. 1430
Par. 42	Bibl.Sud. 1446	Par. 90	Bibl.Sud. 1431
Par. 43	Bibl.Sud. 1447	Par. 91	Bibl.Sud. 1432
Par. 44	Bibl.Sud. 1448	Par. 92	Bibl.Sud. 1433
Par. 45	Bibl.Sud. 1449	Par. 93	Bibl.Sud. 1433#Beibd.1
Par. 46	Bibl.Sud. 1450	Par. 94	Bibl.Sud. 1433#Beibd.2

Par. 95	Bibl.Sud. 1434	Par. 131	Bibl.Sud. 1403
Par. 96	Bibl.Sud. 1435-1/2	Par. 132	Bibl.Sud. 1404
Par. 96	Bibl.Sud. 1435-1/2	Par. 133	Bibl.Sud. 1406
Par. 97	Bibl.Sud. 1436	Par. 134	Bibl.Sud. 1407-1/2
Par. 98	Bibl.Sud. 1437	Par. 134	Bibl.Sud. 1407-1/2
Par. 99	Bibl.Sud. 1438	Par. 135	Bibl.Sud. 1405
Par. 100	Bibl.Sud. 1439	Par. 136	Bibl.Sud. 1408
Par. 101	Bibl.Sud. 1440	Par. 137	Bibl.Sud. 1409
Par. 102	Bibl.Sud. 1441	Par. 138	Bibl.Sud. 1410
Par. 103	Bibl.Sud. 1443	Par. 139	Bibl.Sud. 1411
Par. 104	Bibl.Sud. 1444	Par. 140	Bibl.Sud. 1412
Par. 105	Bibl.Sud. 1445	Par. 141	Bibl.Sud. 1413
Par. 106	Bibl.Sud. 1384-1/3	Par. 142	Bibl.Sud. 1414
Par. 106	Bibl.Sud. 1384-1/3	Par. 143	Bibl.Sud. 1356
Par. 106	Bibl.Sud. 1384-1/3	Par. 144	Bibl.Sud. 1357
Par. 107	Bibl.Sud. 1384-1/3#Beibd.1		Bibl.Sud. 1413#Beibd.1
Par. 108	Bibl.Sud. 1384-1/3#Beibd.2	Par. 145	Bibl.Sud. 1358
Par. 109	Bibl.Sud. 1384-1/3#Beibd.3	Par. 146	Bibl.Sud. 1359-1/2
Par. 109	Bibl.Sud. 1384-1/3#Beibd.4	Par. 146	Bibl.Sud. 1359-1/2
Par. 109	Bibl.Sud. 1384-1/3#Beibd.5	Par. 147	Bibl.Sud. 1360
Par. 109	Bibl.Sud. 1384-1/3#Beibd.6	Par. 148	Bibl.Sud. 1361
Par. 109	Bibl.Sud. 1384-1/3#Beibd.7	Par. 149	Bibl.Sud. 1361#Beibd.1
Par. 109	Bibl.Sud. 1384-1/3#Beibd.8	Par. 150	Bibl.Sud. 1361#Beibd.2
Par. 110	Bibl.Sud. 1384-1/3#Beibd.9	Par. 151	Bibl.Sud. 1363
Par. 110	Bibl.Sud. 1384-1/3#Beibd.10	Par. 152	Bibl.Sud. 1364#Beibd.4
Par. 111	Bibl.Sud. 1385-1/2	Par. 153	Bibl.Sud. 1455
Par. 111	Bibl.Sud. 1385-1/2	Par. 154	Bibl.Sud. 1367
Par. 112	Bibl.Sud. 1386-1/4	Par. 155	Bibl.Sud. 1368
Par. 112	Bibl.Sud. 1386-1/4	Par. 156	Bibl.Sud. 1370
Par. 112	Bibl.Sud. 1386-1/4	Par. 157	Bibl.Sud. 1371
Par. 113	Bibl.Sud. 1387	Par. 158	Bibl.Sud. 957
Par. 114	Bibl.Sud. 1387#Beibd.1	Par. 159	Bibl.Sud. 1372-1
Par. 115	Bibl.Sud. 1387#Beibd.2	Par. 159	Bibl.Sud. 1372-2
Par. 116	Bibl.Sud. 1388-1/2	Par. 160	Bibl.Sud. 1373; Bibl.Sud. 1374;
Par. 116	Bibl.Sud. 1388-1/2		Bibl.Sud. 2042
Par. 117	Bibl.Sud. 1389	Par. 161	Bibl.Sud. 1375
Par. 118	Bibl.Sud. 1390	Par. 162	Bibl.Sud. 1376
Par. 119	Bibl.Sud. 1391	Par. 163	Bibl.Sud. 1377-1/4
Par. 120	Bibl.Sud. 1392	Par. 163	Bibl.Sud. 1377-1/4
Par. 121	Bibl.Sud. 1393	Par. 163	Bibl.Sud. 1377-1/4
Par. 122	Bibl.Sud. 1394	Par. 163	Bibl.Sud. 1377-1/4
Par. 123	Bibl.Sud. 1396	Par. 164	Bibl.Sud. 1378-2,1
Par. 124	Bibl.Sud. 1397	Par. 165	Bibl.Sud. 1379
Par. 125	Bibl.Sud. 1395	Par. 166	Bibl.Sud. 1380
Par. 126	Bibl.Sud. 1516-1/3	Par. 167	Bibl.Sud. 1335-3
Par. 126	Bibl.Sud. 1516-1/3	Par. 167	Bibl.Sud. 1335-4
Par. 126	Bibl.Sud. 1516-1/3	Par. 167	Bibl.Sud. 1383-1
Par. 126	Bibl.Sud. 1516-4	Par. 167	Bibl.Sud. 1383-2
Par. 126	Bibl.Sud. 1516-5,1	Par. 168	Bibl.Sud. 1381
Par. 126	Bibl.Sud. 1516-5,2	Par. 169	Bibl.Sud. 1382
Par. 126	Bibl.Sud. 1516-6	Par. 170	Bibl.Sud. 2730,1-1
Par. 126	Bibl.Sud. 1516-7	Par. 170	Bibl.Sud. 2730,1-3
Par. 126	Bibl.Sud. 1516-8	Par. 170	Bibl.Sud. 2730,1-4
Par. 126	Bibl.Sud. 1516-9	Par. 170	Bibl.Sud. 2730,1-5
Par. 126	Bibl.Sud. 1516-10	Par. 170	Bibl.Sud. 2730,1-6
Par. 127	Bibl.Sud. 1398	Par. 170	Bibl.Sud. 2730,1-7
Par. 128	Bibl.Sud. 1401	Par. 170	Bibl.Sud. 2730,1-8
Par. 129	Bibl.Sud. 1400	Par. 170	Bibl.Sud. 2730,1-9
Par. 130	Bibl.Sud. 1402	Par. 170	Bibl.Sud. 2730,1-10

Par. 170	Bibl.Sud. 2730,1-11	Par. 218	Bibl.Sud. 1127-1,1/3
Par. 170	Bibl.Sud. 2730,1-13	Par. 219	Bibl.Sud. 1128
Par. 171	Bibl.Sud. 1366	Par. 220	Bibl.Sud. 1129
Par. 172	Bibl.Sud. 1362	Par. 221	Bibl.Sud. 1130
Par. 173	Bibl.Sud. 1365	Par. 222	Bibl.Sud. 1131
Par. 174	Bibl.Sud. 1510-1/2	Par. 223	Bibl.Sud. 1132
Par. 174	Bibl.Sud. 1510-1/2	Par. 224	Bibl.Sud. 1133
Par. 175	Bibl.Sud. 1513	Par. 225	Bibl.Sud. 1134-7
Par. 176	Bibl.Sud. 1512-1	Par. 226	Bibl.Sud. 1135
Par. 177	Bibl.Sud. 1515	Par. 227	Bibl.Sud. 1137-1/2
Par. 178	Bibl.Sud. 1399	Par. 227	Bibl.Sud. 1137-1/2
Par. 179	Bibl.Sud. 1517-1	Par. 228	Bibl.Sud. 1138
Par. 180	Bibl.Sud. 1518-4/6	Par. 229	Bibl.Sud. 1139
Par. 180	Bibl.Sud. 1518-4/6	Par. 230	Bibl.Sud. 2156-1
Par. 180	Bibl.Sud. 1518-4/6	Par. 230	Bibl.Sud. 2156-2
Par. 180	Bibl.Sud. 1518-10	Par. 230	Bibl.Sud. 2156-3
Par. 181	Bibl.Sud. 1518-10#Beibd.1	Par. 230	Bibl.Sud. 2156-4
Par. 182	Bibl.Sud. 1518-10#Beibd.2	Par. 230	Bibl.Sud. 2156-5
Par. 183	Bibl.Sud. 1519	Par. 230	Bibl.Sud. 2156-6
Par. 184	Bibl.Sud. 1521	Par. 230	Bibl.Sud. 2156-7
Par. 185	Bibl.Sud. 1520-1	Par. 231	Bibl.Sud. 2156-1a
Par. 186	Bibl.Sud. 1522-1	Par. 232	Bibl.Sud. 1140
Par. 186	Bibl.Sud. 1522-2	Par. 233	Bibl.Sud. 1141
Par. 187	Bibl.Sud. 2718	Par. 234	Bibl.Sud. 1475
Par. 188	Bibl.Sud. 2719	Par. 235	Bibl.Sud. 1142
Par. 189	Bibl.Sud. 1155	Par. 236	Bibl.Sud. 1143
Par. 190	Bibl.Sud. 1156	Par. 237	Bibl.Sud. 1144
Par. 191	Bibl.Sud. 1157	Par. 238	Bibl.Sud. 1145-B,4
Par. 192	Bibl.Sud. 1158	Par. 239	Bibl.Sud. 1146
Par. 193	Bibl.Sud. 1159	Par. 240	Bibl.Sud. 1147-13
Par. 194	Bibl.Sud. 1160	Par. 241	Bibl.Sud. 1148-1
Par. 195	Bibl.Sud. 1161	Par. 241	Bibl.Sud. 1148-2
Par. 196	Bibl.Sud. 1162	Par. 242	Bibl.Sud. 1149
Par. 197	Bibl.Sud. 1163	Par. 243	Bibl.Sud. 1150
Par. 198	Bibl.Sud. 1163#Beibd.1	Par. 244	Bibl.Sud. 1151
Par. 199	Bibl.Sud. 1164	Par. 245	Bibl.Sud. 1152
Par. 200	Bibl.Sud. 1165	Par. 246	Bibl.Sud. 1153
Par. 201	Bibl.Sud. 1166	Par. 247	Bibl.Sud. 1154
Par. 202	Bibl.Sud. 1167	Par. 248	Bibl.Sud. 1084
Par. 203	Bibl.Sud. 1168-1/4	Par. 249	Bibl.Sud. 1085-1
Par. 203	Bibl.Sud. 1168-1/4	Par. 250	Bibl.Sud. 1086
Par. 203	Bibl.Sud. 1168-1/4	Par. 251	Bibl.Sud. 1087
Par. 203	Bibl.Sud. 1168-1/4	Par. 252	Bibl.Sud. 1088-1
Par. 204	Bibl.Sud. 1169	Par. 252	Bibl.Sud. 1088-2
Par. 205	Bibl.Sud. 1171	Par. 253	Bibl.Sud. 1090
Par. 206	Bibl.Sud. 1172	Par. 254	Bibl.Sud. 1092
Par. 207	Bibl.Sud. 1173	Par. 255	Bibl.Sud. 1094
Par. 208	Bibl.Sud. 1174-3,4	Par. 256	Bibl.Sud. 1095
Par. 209	Bibl.Sud. 1175	Par. 257	Bibl.Sud. 1097-1
Par. 210	Bibl.Sud. 1176	Par. 258	Bibl.Sud. 1098
Par. 211	Bibl.Sud. 1177	Par. 258	Bibl.Sud. 1098#Beibd.1
Par. 212	Bibl.Sud. 1178-3	Par. 259	Bibl.Sud. 910
Par. 213	Bibl.Sud. 1179	Par. 260	Bibl.Sud. 1099-4
Par. 214	Bibl.Sud. 1181	Par. 261	Bibl.Sud. 1100
Par. 215	Bibl.Sud. 1182	Par. 262	Bibl.Sud. 1101
Par. 216	Bibl.Sud. 1183	Par. 263	Bibl.Sud. 1102-1
Par. 217	Bibl.Sud. 1184	Par. 264	Bibl.Sud. 1103
Par. 218	Bibl.Sud. 1127-1,1/3	Par. 265	Bibl.Sud. 911
Par. 218	Bibl.Sud. 1127-1,1/3	Par. 266	Bibl.Sud. 1104-39

Par. 267	Bibl.Sud. 1202	Par. 320	Bibl.Sud. 1068
Par. 268	Bibl.Sud. 1096	Par. 321	Bibl.Sud. 1069
Par. 269	Bibl.Sud. 1105	Par. 322	Bibl.Sud. 1070
Par. 270	Bibl.Sud. 1106	Par. 323	Bibl.Sud. 1072
Par. 271	Bibl.Sud. 1107	Par. 324	Bibl.Sud. 1073
Par. 272	Bibl.Sud. 1108	Par. 325	Bibl.Sud. 1074
Par. 273	Bibl.Sud. 1109-7	Par. 326	Bibl.Sud. 1075
Par. 274	Bibl.Sud. 1110	Par. 327	Bibl.Sud. 1078
Par. 275	Bibl.Sud. 1111	Par. 328	Bibl.Sud. 1079
Par. 276	Bibl.Sud. 1112	Par. 329	Bibl.Sud. 1080
Par. 277	Bibl.Sud. 1113-1/5	Par. 330	Bibl.Sud. 1081
Par. 277	Bibl.Sud. 1113-1/5	Par. 331	Bibl.Sud. 1082
Par. 277	Bibl.Sud. 1113-1/5	Par. 332	Bibl.Sud. 947
Par. 277	Bibl.Sud. 1113-1/5	Par. 333	Bibl.Sud. 840
Par. 277	Bibl.Sud. 1113-1/5	Par. 334	Bibl.Sud. 948-1
Par. 278	Bibl.Sud. 1114	Par. 335	Bibl.Sud. 949
Par. 279	Bibl.Sud. 1115	Par. 336	Bibl.Sud. 950
Par. 280	Bibl.Sud. 1083	Par. 337	Bibl.Sud. 952
Par. 281	Bibl.Sud. 850	Par. 338	Bibl.Sud. 953
Par. 282	Bibl.Sud. 1116-2/4	Par. 339	Bibl.Sud. 954
Par. 283	Bibl.Sud. 1117	Par. 340	Bibl.Sud. 956
Par. 284	Bibl.Sud. 1118	Par. 341	Bibl.Sud. 958
Par. 285	Bibl.Sud. 1119	Par. 342	Bibl.Sud. 959
Par. 286	Bibl.Sud. 1120	Par. 343	Bibl.Sud. 960
Par. 287	Bibl.Sud. 1121	Par. 344	Bibl.Sud. 961
Par. 288	Bibl.Sud. 1122	Par. 345	Bibl.Sud. 962
Par. 289	Bibl.Sud. 1123	Par. 346	Bibl.Sud. 963
Par. 290	Bibl.Sud. 1124	Par. 347	Bibl.Sud. 964
Par. 291	Bibl.Sud. 1125	Par. 348	Bibl.Sud. 965
Par. 292	Bibl.Sud. 1126	Par. 349	Bibl.Sud. 966
	Bibl.Sud. 1115#Beibd.1	Par. 350	Bibl.Sud. 967
Par. 293	Bibl.Sud. 1036-1/2	Par. 351	Bibl.Sud. 968
Par. 293	Bibl.Sud. 1036-1/2	Par. 352	Bibl.Sud. 969
Par. 294	Bibl.Sud. 1037	Par. 353	Bibl.Sud. 971
Par. 295	Bibl.Sud. 1038	Par. 354	Bibl.Sud. 972
Par. 296	Bibl.Sud. 1039	Par. 355	Bibl.Sud. 974
Par. 297	Bibl.Sud. 1041	Par. 356	Bibl.Sud. 975
Par. 298	Bibl.Sud. 1043-1	Par. 357	Bibl.Sud. 976
Par. 299	Bibl.Sud. 1044	Par. 358	Bibl.Sud. 978
Par. 300	Bibl.Sud. 1045	Par. 359	Bibl.Sud. 979
Par. 301	Bibl.Sud. 1046	Par. 360	Bibl.Sud. 980
Par. 302	Bibl.Sud. 1047	Par. 361	Bibl.Sud. 981; Bibl.Sud. 1998
Par. 303	Bibl.Sud. 1048	Par. 362	Bibl.Sud. 982
Par. 304	Bibl.Sud. 1050	Par. 363	Bibl.Sud. 983
Par. 305	Bibl.Sud. 1051	Par. 364	Bibl.Sud. 984
Par. 306	Bibl.Sud. 1052	Par. 365	Bibl.Sud. 851
Par. 307	Bibl.Sud. 1053	Par. 366	Bibl.Sud. 985
Par. 308	Bibl.Sud. 1054	Par. 367	Bibl.Sud. 986
Par. 309	Bibl.Sud. 1055,3	Par. 368	Bibl.Sud. 987
Par. 310	Bibl.Sud. 1056-2	Par. 369	Bibl.Sud. 988
Par. 311	Bibl.Sud. 1057-5	Par. 370	Bibl.Sud. 990
Par. 312	Bibl.Sud. 1217	Par. 371	Bibl.Sud. 991-1
Par. 313	Bibl.Sud. 1062	Par. 372	Bibl.Sud. 992; Bibl.Sud. 993
Par. 314	Bibl.Sud. 1065	Par. 373	Bibl.Sud. 831; Bibl.Sud. 994; Bibl.Sud. 2006
Par. 315	[fehlt]		
Par. 316	Bibl.Sud. 1067	Par. 374	Bibl.Sud. 995
Par. 317	Bibl.Sud. 1067#Beibd.1	Par. 375	Bibl.Sud. 997
Par. 318	Bibl.Sud. 1067#Beibd.2	Par. 376	Bibl.Sud. 998
Par. 319	Bibl.Sud. 1067#Beibd.3	Par. 377	Bibl.Sud. 999

Par. 378	Bibl.Sud. 1000	Par. 436	Bibl.Sud. 1200
Par. 379	Bibl.Sud. 1001	Par. 437	Bibl.Sud. 1201
Par. 380	Bibl.Sud. 1002	Par. 438	Bibl.Sud. 1203
Par. 381	Bibl.Sud. 1003	Par. 439	Bibl.Sud. 1204
Par. 382	Bibl.Sud. 1004	Par. 440	Bibl.Sud. 1205
Par. 383	Bibl.Sud. 783	Par. 441	Bibl.Sud. 1205#Beibd.1
Par. 384	Bibl.Sud. 1006	Par. 442	Bibl.Sud. 1207
Par. 385	Bibl.Sud. 1007	Par. 443	Bibl.Sud. 1208
Par. 386	Bibl.Sud. 842	Par. 444	Bibl.Sud. 1209-1/3
Par. 387	Bibl.Sud. 1008	Par. 444	Bibl.Sud. 1209-1/3
Par. 388	Bibl.Sud. 1009	Par. 445	Bibl.Sud. 1210
Par. 389	Bibl.Sud. 1010	Par. 446	Bibl.Sud. 1211
Par. 390	Bibl.Sud. 1012	Par. 447	Bibl.Sud. 1211#Beibd.1
Par. 391	Bibl.Sud. 1015	Par. 448	Bibl.Sud. 1212
Par. 392	Bibl.Sud. 1016	Par. 449	Bibl.Sud. 1213
Par. 393	Bibl.Sud. 1017	Par. 450	Bibl.Sud. 1214-1/3
Par. 394	Bibl.Sud. 1018	Par. 450	Bibl.Sud. 1214-1/3
Par. 395	Bibl.Sud. 1019	Par. 450	Bibl.Sud. 1214-1/3
Par. 396	Bibl.Sud. 1020	Par. 451	Bibl.Sud. 1215
Par. 397	Bibl.Sud. 1021; Bibl.Sud. 2787	Par. 452	Bibl.Sud. 1216
Par. 398	Bibl.Sud. 1022	Par. 453	Bibl.Sud. 1218
Par. 399	Bibl.Sud. 1023	Par. 454	Bibl.Sud. 1219
Par. 400	Bibl.Sud. 1900 a	Par. 455	Bibl.Sud. 1220
Par. 401	Bibl.Sud. 1024	Par. 456	Bibl.Sud. 1222; Bibl.Sud. 1223
Par. 402	Bibl.Sud. 784	Par. 457	Bibl.Sud. 1224
Par. 403	Bibl.Sud. 1025	Par. 458	Bibl.Sud. 1225
Par. 404	Bibl.Sud. 989	Par. 459	Bibl.Sud. 1226
Par. 405	Bibl.Sud. 1026	Par. 460	Bibl.Sud. 1227
Par. 406	Bibl.Sud. 1027; Bibl.Sud. 1028	Par. 461	Bibl.Sud. 1228
Par. 407	Bibl.Sud. 1029	Par. 462	Bibl.Sud. 1230
Par. 408	Bibl.Sud. 1030; Bibl.Sud. 2677	Par. 463	Bibl.Sud. 1231
Par. 409	Bibl.Sud. 1031	Par. 464	Bibl.Sud. 1232
Par. 410	Bibl.Sud. 1032	Par. 465	Bibl.Sud. 1233
Par. 411	Bibl.Sud. 1058	Par. 466	Bibl.Sud. 1234
Par. 412	Bibl.Sud. 1033	Par. 467	Bibl.Sud. 1235
Par. 413	Bibl.Sud. 938	Par. 468	Bibl.Sud. 1237
Par. 414	Bibl.Sud. 1034	Par. 469	Bibl.Sud. 1238
Par. 415	Bibl.Sud. 922	Par. 470	Bibl.Sud. 1239
Par. 416	Bibl.Sud. 1060	Par. 471	Bibl.Sud. 1240
Par. 417	Bibl.Sud. 1059	Par. 471	Bibl.Sud. 1242
Par. 418	Bibl.Sud. 1061	Par. 472	Bibl.Sud. 1243
Par. 419	Bibl.Sud. 1185	Par. 473	Bibl.Sud. 1244
Par. 420	Bibl.Sud. 1186	Par. 474	Bibl.Sud. 1245
Par. 421	Bibl.Sud. 1186#Beibd.1	Par. 475	Bibl.Sud. 1246
Par. 422	Bibl.Sud. 1187	Par. 476	Bibl.Sud. 1247
Par. 423	Bibl.Sud. 1188	Par. 477	Bibl.Sud. 1248
Par. 424	Bibl.Sud. 1189	Par. 478	Bibl.Sud. 1241
Par. 425	Bibl.Sud. 1190	Par. 478	Bibl.Sud. 1249
Par. 426	Bibl.Sud. 1191	Par. 479	Bibl.Sud. 1250
Par. 427	Bibl.Sud. 1192	Par. 480	Bibl.Sud. 1251
Par. 428	Bibl.Sud. 1193	Par. 481	Bibl.Sud. 1252
Par. 429	Bibl.Sud. 1194	Par. 482	Bibl.Sud. 1254
Par. 430	Bibl.Sud. 1195	Par. 483	Bibl.Sud. 1681; Bibl.Sud. 1253 [fehlt]
Par. 431	Bibl.Sud. 1196#Beibd.1	Par. 484	
Par. 432	Bibl.Sud. 1196	Par. 485	Bibl.Sud. 1256
Par. 433	Bibl.Sud. 1197	Par. 486	Bibl.Sud. 1257
Par. 434	Bibl.Sud. 1198	Par. 487	Bibl.Sud. 1258
Par. 435	Bibl.Sud. 1199-1/2	Par. 488	Bibl.Sud. 1259
Par. 435	Bibl.Sud. 1199-1/2	Par. 489	Bibl.Sud. 1260

Par. 490	Bibl.Sud. 1261	Par. 536	Bibl.Sud. 2674
Par. 491	Bibl.Sud. 1262	Par. 537	Bibl.Sud. 2740
Par. 492	Bibl.Sud. 1263	Par. 538	Bibl.Sud. 2675
Par. 493	Bibl.Sud. 1264	Par. 539	Bibl.Sud. 2673
Par. 494	Bibl.Sud. 1265-1/3	Par. 540	Bibl.Sud. 1030; Bibl.Sud. 2677
Par. 494	Bibl.Sud. 1265-1/3	Par. 541	Bibl.Sud. 2678
Par. 494	Bibl.Sud. 1265-1/3	Par. 542	Bibl.Sud. 978
Par. 495	Bibl.Sud. 1266	Par. 543	Bibl.Sud. 2681
Par. 496	Bibl.Sud. 1267	Par. 544	Bibl.Sud. 2680
Par. 497	Bibl.Sud. 1268	Par. 545	Bibl.Sud. 2683
Par. 498	Bibl.Sud. 1269	Par. 546	Bibl.Sud. 2686
Par. 499	Bibl.Sud. 1270	Par. 547	Bibl.Sud. 2685
Par. 500	Bibl.Sud. 1271	Par. 548	Bibl.Sud. 2688
Par. 501	Bibl.Sud. 1272	Par. 549	Bibl.Sud. 2689
Par. 502	Bibl.Sud. 1273; Bibl.Sud. 2703	Par. 550	[fehlt]
Par. 503	Bibl.Sud. 1274	Par. 551	Bibl.Sud. 2691
Par. 504	Bibl.Sud. 973	Par. 552	Bibl.Sud. 2692
Par. 505	Bibl.Sud. 2112	Par. 553	Bibl.Sud. 2694; Bibl.Sud. 2835
Par. 506	Bibl.Sud. 1011	Par. 554	Bibl.Sud. 2695
Par. 507	Bibl.Sud. 1276	Par. 555	Bibl.Sud. 687; Bibl.Sud. 2693
Par. 508	Bibl.Sud. 1035; Bibl.Sud. 1277 Bibl.Sud. 2735-1#Beibd.1	Par. 556	Bibl.Sud. 1925; Bibl.Sud. 2696
		Par. 557	Bibl.Sud. 2697
Par. 509	Bibl.Sud. 1286-1/2	Par. 558	Bibl.Sud. 2698
Par. 509	Bibl.Sud. 1286-1/2	Par. 559	Bibl.Sud. 2699
Par. 510	Bibl.Sud. 1285	Par. 560	Bibl.Sud. 2700
Par. 511	Bibl.Sud. 1281	Par. 561	Bibl.Sud. 2701
Par. 512	Bibl.Sud. 1282	Par. 562	Bibl.Sud. 1273; Bibl.Sud. 2703
Par. 513	Bibl.Sud. 1284-1/3	Par. 563	Bibl.Sud. 2704
Par. 513	Bibl.Sud. 1284-1/3	Par. 564	Bibl.Sud. 2705
Par. 513	Bibl.Sud. 1284-1/3	Par. 565	Bibl.Sud. 2706
Par. 514	Bibl.Sud. 1283	Par. 566	Bibl.Sud. 2707
Par. 515	Bibl.Sud. 1288-1	Par. 567	Bibl.Sud. 2710
Par. 516	Bibl.Sud. 1280-1/2	Par. 568	Bibl.Sud. 2711
Par. 516	Bibl.Sud. 1280-1/2	Par. 569	Bibl.Sud. 2731
Par. 516	Bibl.Sud. 1280-3/4	Par. 570	Bibl.Sud. 2713-1
Par. 516	Bibl.Sud. 1280-3/4	Par. 571	Bibl.Sud. 2716
Par. 516	Bibl.Sud. 1280-5/6	Par. 572	Bibl.Sud. 917-2/3
Par. 516	Bibl.Sud. 1280-5/6	Par. 573	Bibl.Sud. 918
Par. 516	Bibl.Sud. 1280-7/8	Par. 574	Bibl.Sud. 920-1/2
Par. 516	Bibl.Sud. 1280-7/8	Par. 574	Bibl.Sud. 920-1/2
Par. 517	Bibl.Sud. 1287,2	Par. 574	Bibl.Sud. 920-4
Par. 518	Bibl.Sud. 1278	Par. 575	Bibl.Sud. 920-1/2
Par. 519	Bibl.Sud. 1693	Par. 576	Bibl.Sud. 920-1/2
Par. 520	Bibl.Sud. 1694	Par. 577	Bibl.Sud. 1136
Par. 521	Bibl.Sud. 1692	Par. 578	Bibl.Sud. 921
Par. 522	Bibl.Sud. 1688	Par. 579	Bibl.Sud. 884
Par. 523	Bibl.Sud. 2656	Par. 580	Bibl.Sud. 885
Par. 524	Bibl.Sud. 2656#Beibd.1	Par. 581	Bibl.Sud. 886
Par. 525	Bibl.Sud. 2657	Par. 582	Bibl.Sud. 887
Par. 526	Bibl.Sud. 2659	Par. 583	Bibl.Sud. 888-1/4
Par. 527	Bibl.Sud. 2660	Par. 583	Bibl.Sud. 888-1/4
Par. 528	Bibl.Sud. 2662	Par. 583	Bibl.Sud. 888-1/4
Par. 529	Bibl.Sud. 2663	Par. 583	Bibl.Sud. 888-1/4
Par. 530	Bibl.Sud. 2667	Par. 584	Bibl.Sud. 888-1/4#Beibd.1
Par. 531	Bibl.Sud. 2670	Par. 585	Bibl.Sud. 889-1
Par. 532	Bibl.Sud. 2671	Par. 586	Bibl.Sud. 892
Par. 533	Bibl.Sud. 2669	Par. 587	Bibl.Sud. 890
Par. 534	Bibl.Sud. 2672	Par. 588	Bibl.Sud. 891
Par. 535	Bibl.Sud. 2676	Par. 589	Bibl.Sud. 893

Par. 590	Bibl.Sud. 894	Par. 639	Bibl.Sud. 925-1/2
Par. 591	Bibl.Sud. 895	Par. 639	Bibl.Sud. 925-1/2
Par. 592	Bibl.Sud. 8r96	Par. 640	Bibl.Sud. 927
Par. 593	Bibl.Sud. 897-1	Par. 641	Bibl.Sud. 928
Par. 594	Bibl.Sud. 898	Par. 642	Bibl.Sud. 951
Par. 595	Bibl.Sud. 899-1	Par. 643	Bibl.Sud. 929
Par. 595	Bibl.Sud. 899-2	Par. 644	Bibl.Sud. 955
Par. 596	Bibl.Sud. 901	Par. 645	Bibl.Sud. 930
Par. 597	Bibl.Sud. 902	Par. 646	Bibl.Sud. 931-1
Par. 598	Bibl.Sud. 900	Par. 647	Bibl.Sud. 932
Par. 599	Bibl.Sud. 903	Par. 648	Bibl.Sud. 933
Par. 600	Bibl.Sud. 904	Par. 649	Bibl.Sud. 934
Par. 601	Bibl.Sud. 905	Par. 650	Bibl.Sud. 935-2
Par. 602	Bibl.Sud. 906	Par. 651	Bibl.Sud. 936
Par. 603	Bibl.Sud. 907-1/5	Par. 652	Bibl.Sud. 937
Par. 603	Bibl.Sud. 907-1/5	Par. 653	Bibl.Sud. 939
Par. 603	Bibl.Sud. 907-1/5	Par. 654	Bibl.Sud. 2721
Par. 603	Bibl.Sud. 907-1/5	Par. 655	Bibl.Sud. 2722-1
Par. 603	Bibl.Sud. 907-1/5	Par. 655	Bibl.Sud. 2722-2
Par. 604	Bibl.Sud. 908-1	Par. 656	Bibl.Sud. 2723
Par. 604	Bibl.Sud. 908-2	Par. 657	Bibl.Sud. 2725
Par. 605	Bibl.Sud. 909	Par. 658	Bibl.Sud. 2724
Par. 606	Bibl.Sud. 912	Par. 659	Bibl.Sud. 1313
Par. 607	Bibl.Sud. 913	Par. 660	Bibl.Sud. 1313#Beibd.1
Par. 608	Bibl.Sud. 914-1903/04	Par. 661	Bibl.Sud. 1314
Par. 609	Bibl.Sud. 915	Par. 662	Bibl.Sud. 1315
Par. 610	Bibl.Sud. 916	Par. 663	Bibl.Sud. 1315#Beibd.1
Par. 611	Bibl.Sud. 1289-1	Par. 664	Bibl.Sud. 1315#Beibd.2
Par. 611	Bibl.Sud. 1289-2	Par. 665	Bibl.Sud. 1316
Par. 612	Bibl.Sud. 1290	Par. 666	Bibl.Sud. 1317
Par. 613	Bibl.Sud. 1291	Par. 667	Bibl.Sud. 1318
Par. 614	Bibl.Sud. 1292-1	Par. 668	Bibl.Sud. 1319
Par. 615	Bibl.Sud. 1293	Par. 669	Bibl.Sud. 1320
Par. 616	Bibl.Sud. 1294	Par. 670	Bibl.Sud. 1321
Par. 617	Bibl.Sud. 1295	Par. 671	Bibl.Sud. 1322
Par. 618	Bibl.Sud. 1296	Par. 672	Bibl.Sud. 1323-1/2
Par. 619	Bibl.Sud. 1297	Par. 672	Bibl.Sud. 1323-1/2
Par. 620	Bibl.Sud. 1298	Par. 673	Bibl.Sud. 1324
Par. 621	Bibl.Sud. 1299	Par. 674	Bibl.Sud. 1325
Par. 622	Bibl.Sud. 1300	Par. 675	Bibl.Sud. 1325#Beibd.1
Par. 623	Bibl.Sud. 1301	Par. 676	Bibl.Sud. 1326
Par. 624	Bibl.Sud. 1302	Par. 677	Bibl.Sud. 1327
Par. 625	Bibl.Sud. 1303	Par. 678	Bibl.Sud. 1328
Par. 626	Bibl.Sud. 1304	Par. 679	Bibl.Sud. 1329
Par. 627	Bibl.Sud. 1305	Par. 680	Bibl.Sud. 1330
Par. 628	Bibl.Sud. 1306	Par. 681	Bibl.Sud. 1331-1/2
Par. 629	Bibl.Sud. 1307	Par. 682	Bibl.Sud. 1332
Par. 630	Bibl.Sud. 1308	Par. 683	Bibl.Sud. 1332#Beibd.1
Par. 631	Bibl.Sud. 1309	Par. 684	Bibl.Sud. 1333
Par. 632	Bibl.Sud. 1310	Par. 685	Bibl.Sud. 1334
Par. 633	Bibl.Sud. 1311-1/3	Par. 686	Bibl.Sud. 1336
Par. 633	Bibl.Sud. 1311-1/3	Par. 687	Bibl.Sud. 1337
Par. 633	Bibl.Sud. 1311-1/3	Par. 688	Bibl.Sud. 1338
Par. 634	Bibl.Sud. 1312	Par. 689	Bibl.Sud. 1339
Par. 635	Bibl.Sud. 2726	Par. 690	Bibl.Sud. 1340
Par. 636	Bibl.Sud. 2727	Par. 691	Bibl.Sud. 1341
Par. 637	Bibl.Sud. 923	Par. 692	Bibl.Sud. 1342
Par. 638	Bibl.Sud. 924-1/2	Par. 693	Bibl.Sud. 1343
Par. 638	Bibl.Sud. 924-1/2	Par. 694	Bibl.Sud. 1344

Par. 695	Bibl.Sud. 1345#Beibd.1	Par. 739	Bibl.Sud. 1550
Par. 696	Bibl.Sud. 1345#Beibd.2	Par. 740	Bibl.Sud. 1551-1/2
Par. 697	Bibl.Sud. 1345	Par. 740	Bibl.Sud. 1551-1/2
Par. 698	Bibl.Sud. 1345#Beibd.3	Par. 740	Bibl.Sud. 1551-3/4
Par. 699	Bibl.Sud. 1345#Beibd.4	Par. 740	Bibl.Sud. 1551-3/4
Par. 700	Bibl.Sud. 943	Par. 741	Bibl.Sud. 1552
Par. 701	Bibl.Sud. 1348	Par. 742	Bibl.Sud. 1553
Par. 702	Bibl.Sud. 1349	Par. 743	Bibl.Sud. 1554
Par. 703	Bibl.Sud. 1351	Par. 744	Bibl.Sud. 1555
Par. 704	Bibl.Sud. 1350	Par. 745	Bibl.Sud. 1556
Par. 705	Bibl.Sud. 1352	Par. 746	Bibl.Sud. 1557
Par. 706	Bibl.Sud. 1353	Par. 747	Bibl.Sud. 1558
Par. 707	Bibl.Sud. 1354	Par. 748	Bibl.Sud. 1559
Par. 708	Bibl.Sud. 944	Par. 749	Bibl.Sud. 1560-1
Par. 709	Bibl.Sud. 1355	Par. 750	Bibl.Sud. 1561
Par. 710	Bibl.Sud. 1536	Par. 751	Bibl.Sud. 1562
Par. 711	Bibl.Sud. 1525	Par. 752	Bibl.Sud. 1563
Par. 712	Bibl.Sud. 1526	Par. 753	Bibl.Sud. 1565
Par. 713	Bibl.Sud. 1528	Par. 754 – 783	[fehlt]
Par. 714	Bibl.Sud. 1529	Par. 784	Bibl.Sud. 1566
Par. 715	Bibl.Sud. 1530	Par. 785	Bibl.Sud. 1622
Par. 716	Bibl.Sud. 1531	Par. 786	Bibl.Sud. 1567
Par. 717	Bibl.Sud. 1532	Par. 787	Bibl.Sud. 1568
Par. 718	Bibl.Sud. 1533	Par. 788	Bibl.Sud. 1569
Par. 719	Bibl.Sud. 1533#Beibd.1	Par. 789	Bibl.Sud. 1570
Par. 720	Bibl.Sud. 1534	Par. 790	Bibl.Sud. 1571
Par. 721	Bibl.Sud. 1534#Beibd.1	Par. 791	Bibl.Sud. 1572
Par. 722	Bibl.Sud. 1534#Beibd.2	Par. 792	Bibl.Sud. 1573
Par. 723	Bibl.Sud. 1535	Par. 793	Bibl.Sud. 1574
Par. 724	Bibl.Sud. 1537	Par. 794	Bibl.Sud. 1575
Par. 725	Bibl.Sud. 1538	Par. 795	Bibl.Sud. 1576
Par. 726	Bibl.Sud. 1539	Par. 796	Bibl.Sud. 1577
Par. 727	Bibl.Sud. 1541	Par. 797	Bibl.Sud. 1578
Par. 728	Bibl.Sud. 1540	Par. 798	Bibl.Sud. 1579
Par. 729	Bibl.Sud. 1542-1	Par. 799	Bibl.Sud. 1580
Par. 729	Bibl.Sud. 1542-2	Par. 800	Bibl.Sud. 1581
Par. 729	Bibl.Sud. 1542-3	Par. 801	Bibl.Sud. 1582
Par. 729	Bibl.Sud. 1542-4	Par. 802	Bibl.Sud. 1583
Par. 729	Bibl.Sud. 1542-6	Par. 803	Bibl.Sud. 1583#Beibd.1
Par. 730	Bibl.Sud. 1543-1	Par. 804	Bibl.Sud. 945
Par. 730	Bibl.Sud. 1543-2	Par. 805	Bibl.Sud. 1584
Par. 730	Bibl.Sud. 1543-3,1	Par. 806	Bibl.Sud. 1585
Par. 730	Bibl.Sud. 1543-3,2	Par. 807	Bibl.Sud. 1586
Par. 731	Bibl.Sud. 1544-1/3	Par. 808	Bibl.Sud. 1587
Par. 731	Bibl.Sud. 1544-1/3	Par. 809	Bibl.Sud. 1588
Par. 731	Bibl.Sud. 1544-1/3	Par. 810	Bibl.Sud. 1589
Par. 731	Bibl.Sud. 1544-4/6	Par. 811	Bibl.Sud. 1590
Par. 731	Bibl.Sud. 1544-4/6	Par. 812	Bibl.Sud. 1591
Par. 731	Bibl.Sud. 1544-4/6	Par. 813	Bibl.Sud. 942
Par. 731	Bibl.Sud. 1544-7/9	Par. 814	Bibl.Sud. 1592
Par. 731	Bibl.Sud. 1544-7/9	Par. 815	Bibl.Sud. 1593
Par. 731	Bibl.Sud. 1544-7/9	Par. 816	Bibl.Sud. 1594
Par. 732	Bibl.Sud. 1545	Par. 817	Bibl.Sud. 1599
Par. 733	Bibl.Sud. 1527	Par. 818	Bibl.Sud. 1595
Par. 734	Bibl.Sud. 1546	Par. 819	Bibl.Sud. 1596
Par. 735	Bibl.Sud. 1547	Par. 820	Bibl.Sud. 1597
Par. 736	Bibl.Sud. 1548	Par. 821	Bibl.Sud. 1598
Par. 737	Bibl.Sud. 1549	Par. 822	Bibl.Sud. 1600
Par. 738	Bibl.Sud. 1550	Par. 823	Bibl.Sud. 1601

Par. 824	Bibl.Sud. 1695-1/2	Par. 872	Bibl.Sud. 739
Par. 824	Bibl.Sud. 1695-1/2	Par. 873	Bibl.Sud. 740
Par. 825	Bibl.Sud. 1602	Par. 874	Bibl.Sud. 741
Par. 826	Bibl.Sud. 1603	Par. 875	Bibl.Sud. 742
Par. 827	Bibl.Sud. 1604	Par. 876	Bibl.Sud. 742#Beibd.1
Par. 828	Bibl.Sud. 940	Par. 877	Bibl.Sud. 742#Beibd.2
Par. 829	Bibl.Sud. 946	Par. 878	Bibl.Sud. 743-1/3
Par. 830	Bibl.Sud. 1369	Par. 878	Bibl.Sud. 743-1/3
Par. 831	Bibl.Sud. 1686	Par. 878	Bibl.Sud. 743-1/3
Par. 832	Bibl.Sud. 1687	Par. 879	Bibl.Sud. 744
Par. 833	Bibl.Sud. 715	Par. 880	Bibl.Sud. 745
Par. 834	Bibl.Sud. 714	Par. 881	Bibl.Sud. 746; Bibl.Sud. 747
Par. 835	Bibl.Sud. 714#Beibd.1	Par. 882	Bibl.Sud. 746#Beibd.1
Par. 836	Bibl.Sud. 716	Par. 883	Bibl.Sud. 748
Par. 837	Bibl.Sud. 718	Par. 884	Bibl.Sud. 919
Par. 838	Bibl.Sud. 718#Beibd.1	Par. 885	Bibl.Sud. 749
Par. 839	Bibl.Sud. 718#Beibd.2	Par. 886	Bibl.Sud. 750-3
Par. 840	Bibl.Sud. 718#Beibd.3	Par. 887	Bibl.Sud. 751
Par. 841	Bibl.Sud. 717	Par. 888	Bibl.Sud. 752
Par. 842	Bibl.Sud. 719	Par. 889	Bibl.Sud. 753
Par. 843	Bibl.Sud. 720	Par. 890	Bibl.Sud. 755
Par. 844	Bibl.Sud. 721-1	Par. 891	Bibl.Sud. 756
Par. 845	Bibl.Sud. 722	Par. 892	Bibl.Sud. 757
Par. 845	Bibl.Sud. 722#Beibd.6	Par. 893	Bibl.Sud. 758-1
Par. 845	Bibl.Sud. 722#Beibd.1	Par. 894	Bibl.Sud. 759-1/2
Par. 845	Bibl.Sud. 722#Beibd.2	Par. 894	Bibl.Sud. 759-1/2
Par. 845	Bibl.Sud. 722#Beibd.3	Par. 895	Bibl.Sud. 760
Par. 845	Bibl.Sud. 722#Beibd.4	Par. 896	Bibl.Sud. 761
Par. 845	Bibl.Sud. 722#Beibd.5	Par. 897	Bibl.Sud. 762
Par. 845	Bibl.Sud. 722#Beibd.7	Par. 898	Bibl.Sud. 763
Par. 845	Bibl.Sud. 722#Beibd.8	Par. 899	Bibl.Sud. 764-1/3
Par. 845	Bibl.Sud. 722#Beibd.9	Par. 899	Bibl.Sud. 764-1/3
	Bibl.Sud. 722#Beibd.10	Par. 899	Bibl.Sud. 764-1/3
Par. 846	Bibl.Sud. 723	Par. 900	Bibl.Sud. 765
Par. 847	Bibl.Sud. 723#Beibd.1	Par. 901	Bibl.Sud. 766
Par. 848	Bibl.Sud. 724	Par. 902	Bibl.Sud. 766#Beibd.1
Par. 849	Bibl.Sud. 725 a	Par. 903	Bibl.Sud. 767
Par. 850	Bibl.Sud. 725 a#Beibd.1	Par. 904	Bibl.Sud. 768
Par. 851	Bibl.Sud. 725	Par. 905	Bibl.Sud. 769-1/3
Par. 852	Bibl.Sud. 725#Beibd.1	Par. 905	Bibl.Sud. 769-1/3
Par. 853	Bibl.Sud. 725#Beibd.2	Par. 905	Bibl.Sud. 769-1/3
Par. 854	Bibl.Sud. 725#Beibd.3	Par. 906	Bibl.Sud. 770
Par. 855	Bibl.Sud. 726	Par. 907	Bibl.Sud. 773
Par. 856	Bibl.Sud. 728	Par. 908	Bibl.Sud. 778-1/2
Par. 857	Bibl.Sud. 728#Beibd.1	Par. 908	Bibl.Sud. 778-1/2
Par. 858	Bibl.Sud. 727	Par. 908	Bibl.Sud. 778-4
Par. 859	Bibl.Sud. 727#Beibd.1	Par. 909	Bibl.Sud. 567
Par. 860	Bibl.Sud. 729; Bibl.Sud. 730	Par. 910	Bibl.Sud. 772
Par. 861	Bibl.Sud. 729; Bibl.Sud. 730	Par. 911	Bibl.Sud. 774
Par. 862	Bibl.Sud. 731	Par. 912	Bibl.Sud. 775
Par. 863	Bibl.Sud. 732	Par. 913	Bibl.Sud. 776
Par. 864	Bibl.Sud. 733	Par. 914	Bibl.Sud. 777
Par. 865	Bibl.Sud. 734	Par. 915	Bibl.Sud. 564
Par. 866	Bibl.Sud. 734#Beibd.1	Par. 916	Bibl.Sud. 779
Par. 867	Bibl.Sud. 735	Par. 917	Bibl.Sud. 796-2,1/2
Par. 868	Bibl.Sud. 735#Beibd.1	Par. 917	Bibl.Sud. 796-2,1/2
Par. 869	Bibl.Sud. 736	Par. 918	Bibl.Sud. 780
Par. 870	Bibl.Sud. 737	Par. 919	Bibl.Sud. 775#Beibd.1
Par. 871	Bibl.Sud. 738	Par. 919	Bibl.Sud. 780#Beibd.1

Par. 920	Bibl.Sud. 781	Par. 970	Bibl.Sud. 829-7
Par. 921	Bibl.Sud. 782	Par. 971	Bibl.Sud. 830-1
Par. 922	Bibl.Sud. 785; Bibl.Sud. 1170	Par. 971	Bibl.Sud. 830-2
Par. 923	Bibl.Sud. 786	Par. 971	Bibl.Sud. 830-3
Par. 924	Bibl.Sud. 787	Par. 972	Bibl.Sud. 1564
Par. 925	Bibl.Sud. 788	Par. 973	Bibl.Sud. 996
Par. 926	Bibl.Sud. 789	Par. 974	Bibl.Sud. 1005
Par. 927	Bibl.Sud. 1040	Par. 975	Bibl.Sud. 941
Par. 928	Bibl.Sud. 790	Par. 976	Bibl.Sud. 832
Par. 929	Bibl.Sud. 791	Par. 977	Bibl.Sud. 833
Par. 930	Bibl.Sud. 792	Par. 978	Bibl.Sud. 834
Par. 931	Bibl.Sud. 1049	Par. 979	Bibl.Sud. 835
Par. 932	Bibl.Sud. 793	Par. 980	Bibl.Sud. 836
Par. 933	Bibl.Sud. 794	Par. 981	Bibl.Sud. 837
Par. 936	Bibl.Sud. 795	Par. 982	Bibl.Sud. 838
Par. 937	Bibl.Sud. 797	Par. 983	Bibl.Sud. 839
Par. 938	Bibl.Sud. 798	Par. 984	Bibl.Sud. 843
Par. 939	Bibl.Sud. 799	Par. 985	Bibl.Sud. 844
Par. 940	Bibl.Sud. 800	Par. 986	Bibl.Sud. 845
Par. 941	Bibl.Sud. 800#Beibd.1	Par. 987	Bibl.Sud. 846
Par. 942	Bibl.Sud. 801	Par. 988	Bibl.Sud. 847
Par. 943	Bibl.Sud. 802	Par. 989	Bibl.Sud. 848
Par. 944	Bibl.Sud. 803	Par. 990	Bibl.Sud. 853-2
Par. 945	Bibl.Sud. 804	Par. 991	Bibl.Sud. 855
Par. 946	Bibl.Sud. 804#Beibd.1	Par. 992	Bibl.Sud. 856
Par. 947	Bibl.Sud. 807	Par. 993	Bibl.Sud. 857
Par. 948	Bibl.Sud. 808	Par. 994	Bibl.Sud. 858
Par. 949	Bibl.Sud. 809	Par. 995	Bibl.Sud. 861
Par. 950	Bibl.Sud. 810	Par. 996	Bibl.Sud. 862
Par. 951	Bibl.Sud. 813	Par. 997	Bibl.Sud. 863
Par. 952	Bibl.Sud. 811	Par. 998	Bibl.Sud. 864
Par. 953	Bibl.Sud. 812-1/2	Par. 999	Bibl.Sud. 865
Par. 953	Bibl.Sud. 812-1/2	Par. 1000	Bibl.Sud. 866
Par. 954	Bibl.Sud. 815-1	Par. 1001	Bibl.Sud. 867
Par. 954	Bibl.Sud. 815-2	Par. 1002	Bibl.Sud. 868
Par. 954	Bibl.Sud. 815-3	Par. 1003	Bibl.Sud. 869
Par. 955	Bibl.Sud. 816	Par. 1004	Bibl.Sud. 870
Par. 956	Bibl.Sud. 817	Par. 1005	Bibl.Sud. 1066; Bibl.Sud. 871
Par. 957	Bibl.Sud. 818	Par. 1006	Bibl.Sud. 874
Par. 958	Bibl.Sud. 819	Par. 1007	Bibl.Sud. 876
Par. 959	Bibl.Sud. 820	Par. 1008	Bibl.Sud. 877
Par. 960	Bibl.Sud. 1042	Par. 1009	Bibl.Sud. 878
Par. 961	Bibl.Sud. 821	Par. 1010	Bibl.Sud. 879
Par. 962	Bibl.Sud. 1091	Par. 1011	Bibl.Sud. 881
Par. 963	Bibl.Sud. 822	Par. 1012	Bibl.Sud. 882
Par. 964	Bibl.Sud. 823	Par. 1013	Bibl.Sud. 1652
Par. 965	Bibl.Sud. 824	Par. 1014	Bibl.Sud. 2728
Par. 966	Bibl.Sud. 825	Par. 1015	Bibl.Sud. 849
Par. 967	Bibl.Sud. 826-1/2	Par. 1016	Bibl.Sud. 852
Par. 967	Bibl.Sud. 826-1/2	Par. 1017	Bibl.Sud. 854
Par. 968	Bibl.Sud. 827-1/3	Par. 1018	Bibl.Sud. 859-1/2
Par. 968	Bibl.Sud. 827-1/3	Par. 1018	Bibl.Sud. 859-1/2
Par. 969	Bibl.Sud. 828	Par. 1019	Bibl.Sud. 860
Par. 970	Bibl.Sud. 829-1	Par. 1020	Bibl.Sud. 872
Par. 970	Bibl.Sud. 829-2/3	Par. 1021	Bibl.Sud. 873
Par. 970	Bibl.Sud. 829-2/3	Par. 1022	Bibl.Sud. 875
Par. 970	Bibl.Sud. 829-4	Par. 1023	Bibl.Sud. 883
Par. 970	Bibl.Sud. 829-5/6	Par. 1024	Bibl.Sud. 805
Par. 970	Bibl.Sud. 829-5/6	Par. 1025	Bibl.Sud. 806

Par. 1026	Bibl.Sud. 1524-1	Par. 1066	Bibl.Sud. 1628
Par. 1026	Bibl.Sud. 1524-2	Par. 1067	Bibl.Sud. 1629-1
Par. 1027	Bibl.Sud. 1523	Par. 1068	Bibl.Sud. 1630
Par. 1028	Bibl.Sud. 1279	Par. 1069	Bibl.Sud. 1631
Par. 1029	Bibl.Sud. 1623	Par. 1070	Bibl.Sud. 1632
Par. 1030	Bibl.Sud. 1624	Par. 1071	Bibl.Sud. 1633
Par. 1031	Bibl.Sud. 1625	Par. 1072	Bibl.Sud. 1634-1
Par. 1032	Bibl.Sud. 1625#Beibd.1	Par. 1073	Bibl.Sud. 1635
Par. 1033	Bibl.Sud. 1649	Par. 1074	Bibl.Sud. 1636
Par. 1034	Bibl.Sud. 1656	Par. 1075	Bibl.Sud. 1637
Par. 1035	Bibl.Sud. 1657	Par. 1076	Bibl.Sud. 1638
Par. 1036	Bibl.Sud. 1658	Par. 1077	Bibl.Sud. 1639
Par. 1037	Bibl.Sud. 1691-1/2	Par. 1078	Bibl.Sud. 1640
Par. 1037	Bibl.Sud. 1691-1/2	Par. 1079	Bibl.Sud. 1641
Par. 1038	Bibl.Sud. 1660-1/2	Par. 1080	Bibl.Sud. 1642
Par. 1038	Bibl.Sud. 1660-1/2	Par. 1081	Bibl.Sud. 1643
Par. 1039	Bibl.Sud. 1661-1/5	Par. 1082	Bibl.Sud. 1644
Par. 1039	Bibl.Sud. 1661-1/5	Par. 1083	Bibl.Sud. 1645
Par. 1039	Bibl.Sud. 1661-1/5	Par. 1084	Bibl.Sud. 1646
Par. 1039	Bibl.Sud. 1661-1/5	Par. 1085	Bibl.Sud. 1647
Par. 1039	Bibl.Sud. 1661-1/5	Par. 1086	Bibl.Sud. 1648-1
Par. 1040	Bibl.Sud. 1662-1	Par. 1086	Bibl.Sud. 1648-2
Par. 1040	Bibl.Sud. 1662-2	Par. 1087	Bibl.Sud. 1650
Par. 1041	Bibl.Sud. 1663	Par. 1088	Bibl.Sud. 1651
Par. 1042	Bibl.Sud. 1664	Par. 1089	Bibl.Sud. 1653-1/2
Par. 1043	Bibl.Sud. 1666	Par. 1089	Bibl.Sud. 1653-1/2
Par. 1044	Bibl.Sud. 1667	Par. 1090	Bibl.Sud. 1654
Par. 1045	Bibl.Sud. 1668	Par. 1091	Bibl.Sud. 1655
Par. 1046	Bibl.Sud. 1669	Par. 1092	Bibl.Sud. 1606
Par. 1047	Bibl.Sud. 1670	Par. 1093	Bibl.Sud. 1690-1
Par. 1048	Bibl.Sud. 1671	Par. 1094	Bibl.Sud. 1605
Par. 1049	Bibl.Sud. 1672	Par. 1095	Bibl.Sud. 1606
Par. 1050	Bibl.Sud. 1673	Par. 1096	Bibl.Sud. 1607
Par. 1051	Bibl.Sud. 1675-1	Par. 1097	Bibl.Sud. 1607#Beibd.1
Par. 1051	Bibl.Sud. 1675-2	Par. 1098	Bibl.Sud. 1608
Par. 1052	Bibl.Sud. 1677	Par. 1099	Bibl.Sud. 1609
Par. 1053	Bibl.Sud. 1676	Par. 1100	Bibl.Sud. 1610
Par. 1054	Bibl.Sud. 1678	Par. 1101	Bibl.Sud. 1611
Par. 1055	Bibl.Sud. 1679	Par. 1102	Bibl.Sud. 1612
Par. 1056	Bibl.Sud. 1685	Par. 1103	Bibl.Sud. 1613-1
Par. 1057	Bibl.Sud. 1680	Par. 1104	Bibl.Sud. 1614
Par. 1058	Bibl.Sud. 1681; Bibl.Sud. 1253	Par. 1105	Bibl.Sud. 1615
Par. 1059	Bibl.Sud. 1682	Par. 1106	Bibl.Sud. 1616
Par. 1060	Bibl.Sud. 1683	Par. 1107	Bibl.Sud. 1617
Par. 1061	Bibl.Sud. 1665	Par. 1108	Bibl.Sud. 1618
Par. 1062	Bibl.Sud. 1659	Par. 1109	Bibl.Sud. 1619
Par. 1063	Bibl.Sud. 1626	Par. 1110	Bibl.Sud. 1620
Par. 1064	Bibl.Sud. 1627	Par. 1111	Bibl.Sud. 1621
Par. 1065	Bibl.Sud. 1674		

ADDENDA: BÜCHER AUS SUDHOFFS BIBLIOTHEK*

Bergsträsser, Gotthelf:
Hunain ibn Ishak und seine Schule. Sprach- und literarische Untersuchungen zu den arabischen Hippokrates- und Galen-Übersetzungen. Leiden: E. J. Brill. 1913, 81 Seiten [14 Seiten in arabischer Sprache].

Erstausgabe. Karton-Einband der Zeit, nachgebunden aus einer broschierten Ausgabe, deren Original-Titeleinband sehr sorgfältig verarbeitet und eingebunden wurde. Datiert und signiert von Karl Sudhoff (1913) und Hans Herbrand (1938). Anstreichungen und Bemerkungen von Sudhoffs Hand. Auf dem Einband findet sich ein altes Titelschild.

Delitzsch, Friedrich:
Handel und Wandel in Altbabylonien. Stuttgart: Deutsche Verlagsanstalt. 1910. 60 Seiten [mit 30 Abbildungen].

Erstausgabe. Halbleinen, farbig marmorierter Deckel, Rücken mit Goldprägung, auf Vorsatz signiert und datiert von Karl Sudhoff und Hans Herbrand, am Ende des Werkes ist das Titelblatt des Werkes nachgeheftet u. nochmals eigenhändig mit „Sudhoff, 1. März 1910" signiert. Zweifarbendruck im Titel, dahinter eine Landkarte, Verlagsanzeigen, Anmerkungen, zahlreiche Sudhoff-Anstreichungen mit weichem Bleistift.

Hildebrandt, Kurt:
Platons Gastmahl. Leipzig: Verlag von Felix Meiner. 1922. 134 Seiten.

Sonderausgabe. Leinen. Auf Vorsatz von Karl Sudhoff (1926) und von Hans Herbrand (1938) datiert und signiert. Eine fest montierte Widmung weist das Buch als eine Gabe der „Deutschen Gesellschaft" anlässlich des Jahresessens am 22.2.1926 im Buchhändlerhaus aus. Einleitung, Anmerkungen, Literaturübersicht, Register.

Klages, Ludwig:
Einführung in die Psychologie der Handschrift. Heidelberg: Verlag N. Kampmann, 1928. 101 Seiten.

2. Auflage, mit 23 Abbildungen charakteristischer Handschriften. Rücken und Einband in Goldprägung, farbiger Kopfschnitt. Sechszeilige Widmung Sudhoffs an seinen Enkel Herbrand. Des Weiteren ein angefügter Zeitungsausschnitt vom Dezember 1942 zur Würdigung des Verfassers sowie eine beigelegte Buchwerbung.

* Die nachfolgenden Werke stammen – belegbar durch handschriftliche Signierung und Datierung – nachweislich aus der Sudhoffschen Privatbibliothek und sind zu Lebzeiten meist mit Widmung seinem Enkel Hans Herbrand geschenkt worden. Sie zeigen punktuell, dass die ursprünglichen Bestände der „Bibliotheca Sudhoffiana" durchaus noch etwas umfangreicher gewesen sind. Der Verfasser konnte diese Schriften aus antiquarischen Beständen erwerben. Weitere Bücher und Dubletten wurden beteiligten Universitätsbibliotheken angeboten. Da die Bücher der Sudhoffiana in der Bayerischen Staatsbibliothek für Leser zugänglich sind, wurden für diesen Sonderbestand kurze erläuternde Beschreibungen angefügt.

Lehmann, Carl Friedrich:
Babyloniens Kulturmission einst und jetzt. Ein Wort der Ablenkung und Aufklärung zum Babel-Bibel-Streit. Dieterich'sche Verlagsbuchhandlung 1903.

Erstausgabe. Auf Einband Signatur und Datierung von Karl Sudhoff (1903). Sudhoff hat sich mit dem Inhalt der Schrift ausführlich beschäftigt, dies zeigen zahlreiche Anstreichungen und auch Beilagen. Die Notizen von Sudhoffs Hand sind wie fast immer mit weichem Bleistift: er hat Abschnitte, die er redigiert hat, sogar mit dem exakten Datum seiner Bearbeitung versehen.

Meyer-Steineg, Theodor/Sudhoff, Karl:
Geschichte der Medizin im Überblick mit Abbildungen. Jena: Verlag G. Fischer, 1928. IX/446 Seiten, 217 Abbildungen im Text, Register.

3., durchges. Auflage, sehr gut erhalten, Rücken und Einband in Goldprägung, farbige Vorseite und Kopfschnitt. Diverse Unterstreichungen und Randbemerkungen mit Bleistift von Karl Sudhoff. 3-zeilige Widmung der Tochter Sudhoffs auf Vorsatz und zweiseitiger handgeschriebener Brief der Tochter an den Enkel Sudhoffs vom 10. Juni 1941 unter Bezugnahme auf das vorliegende Werk Sudhoffs. Auf dem Vorsatz ist ein 45-zeiliger Zeitungsartikel mit dem Porträt Sudhoffs zu seinem Ableben eingeklebt. mehrseitige Prospekte medizinischer Literatur als Beilagen.

Opitz, Karl:
Die Medizin im Koran. Stuttgart: Verlag Ferdinand Enke, 1906. VIII/92 Seiten.

Erstauflage Seltenes kulturhistorisches Werk mit wissenschaftlichem Anspruch. Zwölf Seiten detaillierte Anmerkungen mit arabischen Schriftzeichen. Kartonierter Verlagsanhang. Von Karl Sudhoff eigenhändig signiert und datiert. Lederrückenschild in Goldprägung, Quellenverzeichnis, Literaturverz., Verzeichnis der angeführten Koranverse, ausführliches Register, marmoriertes Privatpapier. Besitzvermerk des Enkels von Karl Sudhoff auf Vorsatz.

Paracelsus, Theophrastus:
Labyrinthus medicorum oder Vom Irrgang der Ärzte. Was der rechte Arzt lernen und kennen und wie beschaffen er sein soll, wenn er gut kurieren will. Insel-Bücherei 366. Mit einem Nachwort von H. Kayser. Leipzig: Insel-Verlag. [1925]. 75 Seiten.

Sonderausgabe. Fünfzeiliger, eigenhändiger Vermerk vom Sohn Sudhoffs auf dem Titelblatt. Besitzervermerk vom Enkel Sudhoffs auf der Vorseite, Auflage 11. bis 15. Tausend um 1925. Alte Verlagsanzeige einliegend.

Schubert, Eduard/Sudhoff, Karl:
Paracelsus-Forschungen. Erstes Heft. Inwiefern ist unser Wissen über Theophrastus von Hohenheim durch Friedrich Mook und seinen Kritiker Heinrich Rohlfs gefördert worden? Eine historisch-kritische Untersuchung. Reiz & Koehler: Frankfurt a. M. 1887. VI/90 Seiten.

Fadenheftung, unbeschnitten. Auf der Außenseite des Umschlages ist mit dünner Schrift „Mathilde Heim" zu lesen. Sudhoff widmete diese frühe Schrift aus seinem wissenschaftlichen Schwerpunkt seiner Schwägerin, die ihn sehr verehrte und in den späten Jahren – nach dem Tode seiner Frau – tatkräftig zur Seite stand. Innenseite mit „Hans Herbrand 1938" signiert und datiert. Beiliegend eine in Sütterlin-Schrift auf vier Seiten Bütten geschriebene Rezension zum vorliegenden 1. Band der Paracelsus-Forschungen, unterschrieben mit „Kr.", ggf. Sanitätsrat Dr. Franz Kronecker Berlin. Dieser war auch Mitautor bei der Sudhoff-Festschrift zum 60. Geburtstag.

Sudhoff, Karl:
Paracelsus. Ein deutsches Lebensbild aus den Tagen der Renaissance. Meyers kleine Handbücher 1. Leipzig: Bibliographisches Institut. 1936. 156 Seiten.

Erstauflage. Eigenhändige, handschriftliche Widmung von Karl Sudhoff an seinen Enkel Hans Herbrand sowie Besitzvermerk von diesem.

Sudhoff: Karl:
Richtungen und Strebungen in der medizinischen Historik. Ein Wort zur Einführung, Verständigung und Abwehr. Barth 1907 [Sonderdruck.]. 11 Seiten.

Sonderausgabe. Widmung Sudhoffs auf dem Deckel („mit herzl. Gruß").

Sudhoff, Karl (Hrsg.):
Archiv für Geschichte der Medizin. Herausgegeben von der Puschmann-Stiftung an der Universität Leipzig unter Redaktion von Karl Sudhoff. Mit 7 Abbildungen. Leipzig: Johann Ambrosius Barth 1907. 80 Seiten.

Erstausgabe. Band I, Heft 1, mit fünf Beiträgen Sudhoffs und zwei weiteren Autoren, auf Deckel vierzeilige handschriftliche Bemerkung von Karl Sudhoff. Medizinische Annoncen auf Rückendeckel, beiliegend Bücherzettel des Barth-Verlages.

Sudhoff, Karl:
Paracelsus und Goethe. Sonderdruck der Medizinischen Welt. Ärztliche Wochenschrift. 12 Seiten.

Sonderausgabe. Diverse Anstreichungen. Auf dem Titel finden sich handschriftliche Vermerke Sudhoffs sowie die Notiz „Hans Herbrand 1938".

Sudhoff, Karl:
Kurzes Handbuch der Geschichte der Medizin. Berlin: Verlag S. Karger. 1922. 534 Seiten.

Erstausgabe. Leinen. Namens- und Sachregister. Eigenhändige Signatur und Datierung von Karl Sudhoff auf dem Vorsatz.

Sudhoff, Karl:
Kos und Knidos. Erschautes, Erforschtes und Durchdachtes aus der südöstlichen Aegaeis. Münchener Beiträge zur Geschichte und Literatur der Naturwissenschaften und Medizin 4/5 1927. München: Verlag der Münchner Drucke. Illustrationen, Kartentafel. 116 Seiten, 32 Abbildungen, 5 Karten (davon 2 Karten auf einem Faltblatt im Format 30 cm x 22 cm),

Erstauflage. Unterstreichungen des Verfassers, Besitzvermerk auf Vorsatz vom Enkel Sudhoffs. Sehr seltenes Werk, da nur in begrenzter Auflage für die Mitglieder des Vereins zur Geschichte und Literatur der Naturwissenschaften und Medizin gedruckt. Handschriftlich datierte Signatur von Karl Sudhoff. Auf Innendeckel eingeklebtes Originalfoto. Abgebildet sind der Autor und seine Reisegefährten. Münchner Drucke, historisches Buchhändlerschild im Vorsatz, vier alte Buchwerbungen als Beilagen der Universitätsbuchhandlung Lorentz zu Leipzig, Literaturnachweis, Stichwortregister, aufgeklebtes Lederschild auf dem Buchrücken.

Weiser, Martin (Hrsg.):
Das Leipziger Medizinische Viertel. Eingeleitet und kommentiert von Karl Sudhoff, Professor der Geschichte der Medizin. Biographische Beiträge von: Dr. Buchbinder, Professor Dr. Dependorf, Prof. Dr. Jacobi-Dresden, Geh. Medizinalrat Prof. Dr. Rabl, Prof. Dr. Siegfried, Geh. Medizinalrat Prof. Dr. Sudhoff, Prof. Dr. Thiemich, Geh. Medizinalrat Prof. Dr. Tillmanns, Geh. Rat Prof. Dr. Trendelenburg, Geh. Rat Prof. Dr. Zweifel. Verlag von Alfred Lorentz 1914, 20 [146, XVI] Seiten. 9 Abbildungen.

Erstausgabe, Fadenheftung, Original-Karton, auf Deckel Abbildung, Prachtausgabe im Jugendstil: 25x33 cm. Vorgestellt werden die Aufgaben, die Arbeiten u. Architekturen der medizinischen und naturwissenschaftlichen Institute, der angeschlossenen Kliniken sowie Leipziger Krankenanstalten. Die Biographien der Direktoren der Institute werden ausführlich gewürdigt und in Wort und Fototafeln vorgestellt. Besonders reizvoll sind die zahlreichen Innenaufnahmen der 19 medizinischen Institute mit den alten, Büros, Hörsälen, Laboratorien u. ihren historischen Gerätschaften. Ein besonderes Signum dieses kultur- und medizinhistorisch einmaligen Werks ist die Ausstattung mit Fototafeln.

Separatdruck vom Gesamtwerk, der – von ihm eingeleitet und kommentiert – nur die Beiträge Karl Sudhoffs enthält. Es werden die Arbeit und die Direktoren des Institutes für Geschichte der Medizin, die Medizinische Klinik sowie die Gruppe der Leipziger Professoren um 1890 vorgestellt.

Winkler, Hugo:
Die Gesetze Hammurabis König von Babylon. Das älteste Gesetzbuch der Welt. (Übersetzer: Hugo Winkler). Leipzig: Hinrichs'sche Buchhandlung, 1903.

Erstausgabe. Halbleinen, nachgebundene Broschur-Ausgabe, sowohl auf Vorsatz als auch auf Titelblatt des ursprünglichen Pappeinbandes von Karl Sudhoff signiert, Übernahme-Signatur „Hans Herbrand, 1938". Register und alte Verlagsanzeigen.

Wüstenfeld, Ferdinand:
Geschichte der Arabischen Ärzte und Naturforscher. Göttingen: Vandenhoeck & Ruprecht. 1840. 167 Seiten, Register.

Erstauflage, marmorierter Einband, farbiger Schnitt. Handschriftliche Signatur auf dem Titelblatt sowie einigen Randbemerkungen und Unterstreichungen von Karl Sudhoff. 15 Seiten in Arabisch, handbeschriftetes Rückenschild.

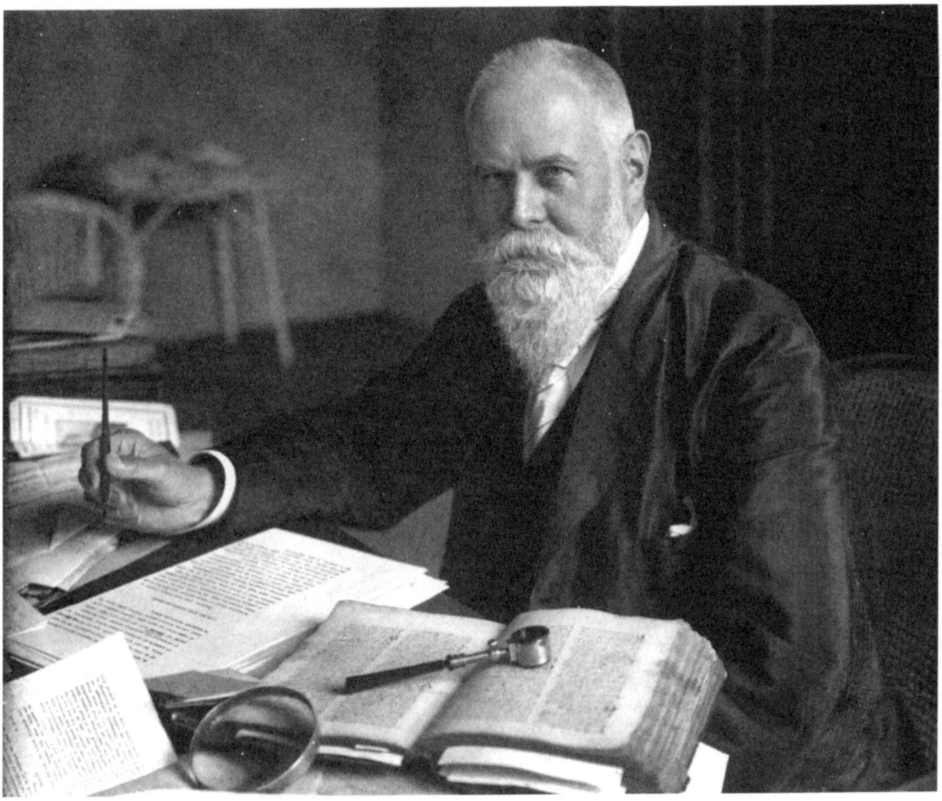

Abbildung 3: Sudhoff als Forscher

Karl Sudhoff

MEDIZINISCHE BIBLIOTHEKEN*

Seit man durch Layard (1849), Rawlinson und andere (vor 70 Jahren) von der Sardanapalbibliothek in Ninive erfahren, weiß man auch annähernd darüber Bescheid, daß in Bibliotheken des babylonischen Kulturkreises medizinische Literatur gleichfalls verwahrt wurde. Auch von Bücherbesitz privater Ärzte, d. h. von Tonplättchen mit medizinischem Lehrgut beschrieben, erfahren wir mehr zufällig. Das Ärztekollegium von Philadelphia hat ein assyrisches Tontäfelchen mit medizinischem Text, also ein Stück eines medizinischen Buches, erworben, das am Ende den Vermerk trägt, es habe einem Nabû-zêr-kitti-Lišir, Sohn des Mardi, Sohn des Aplà, gehört, vermutlich einem Arzte des 7. Jahrhunderts v. Chr. Dies Täfelchen dürfte kaum den einzigen Bestand seiner Bibliothek gebildet haben.

Weit älter sind erhaltene Spuren ärztlicher Privatbibliotheken am Nil.

Wenn in dem 2100 vor Chr. zerstörten Orte Kahun, der erst etwa 2230 angelegt worden war, das Bruchstück eines sehr alten Tierarzneipapyrus und ein etwas jüngerer über Frauenleiden, jeder etwa einen Meter lang, gefunden wurde, so kann kaum angenommen werden, daß sie der gleichen Bibliothek eines Arztes entnommen seien; liegen doch zwischen der Auffindung der beiden fast 7 Monate. Sie waren also in der noch blühenden Stadt wohl gleichfalls räumlich getrennt gewesen, hatten also wohl verschiedenen „Bibliotheken" angehört. Genaueres ist nicht bekannt geworden.

Die wertvollste aller ägyptischen Buchrollen medizinischen Inhalts, der wundervoll geschrieben, fast 20 Meter lange „Papyrus Ebers", etwa 1860 angeblich zwischen den Beinen einer Mumie in der Totenstadt von Theben aufgefunden, stellt vielleicht die ganze Bibliothek eines Arztes dar, die ihm möglicherweise mit „ins Grab" gegeben wurde. Sie ist ja offenbar die Zusammenstellung einer größeren Anzahl kleiner Texte, die im Auftrage eines an ihrem Inhalt Interessierten kalligraphisch auf eine Prachtrolle zusammengeschrieben waren, in insgesamt 110 Spalten – also eine Art „Sammelband", der für die Zeit um 1550 v. Chr. eine ganze Bibliothek ersetzen konnte und wohl auch mußte. Der wenig jüngere „Papyrus Hearst" ist weit kürzer, besteht aus 17 Kolumnen, in denen sich dennoch inhaltlich einzelne Abschnitte trennen lassen, und maß aufgerollt nur wenig über 3 Meter. Er wurde ganz für sich allein in einem Topfe gefunden, der vor mehr als 3000 Jahren als sein Aufbewahrungsbehälter gedient hat. Man ist also vielleicht zu der Annah-

---

* Sudhoffs Beitrag „Medizinische Bibliotheken" erschien erstmalig im Juli 1921 (G. Fock, Leipzig) mit dem bescheidenen Untertitel „Eine historische Plauderei" und wurde zum 75. Geburtstag Sudhoffs in der von H. E. Sigerist herausgegebenen Festschrift in „Sudhoffs Archiv" 21 (1929), S. 296-310, abgedruckt. Bei der vorliegenden Übernahme wurden lediglich die Eigennamen dem Stil des Bandes angepasst und nicht in den überdies uneinheitlich verwendeten Großbuchstaben wiedergegeben. Die medizin- und bibliothekshistorische Forschung hat seitdem wichtige Erkenntnisse gesammelt und eine Fülle von Fachstudien erarbeitet, die in einer ergänzenden Kurzbibliographie im Anschluss an den Beitrag angefügt wurden. Dort sind neben neueren Werken etwa auch die von Sudhoff nicht (genau) zitierten Arbeiten von Layard (1849) und Rawlinson (1851), siehe Aufsatzanfang, sowie wichtige Neuerscheinungen aufgeführt, u. a. zur Bibliotheca Amploniana von Paasch (2001) oder Speer (1995). Vergleiche auch die wichtigen Studien von Füssel, Hoepfner, Lorenz, Meinel, Raabe und Vodosek [A.F.].

me berechtigt, daß auch er die ganze Bibliothek seines ärztlichen Besitzers gebildet hat. Leute, die zu schnellen Schlüssen geneigt sind, haben die Vermutung ausgesprochen, der Papyros Ebers habe das Handbuch eines feudalen Stadtarztes dargestellt, und der Papyros Hearst das eines der Wundarzneikunst mehr zugetanen Landarztes. Das Verhältnis beider Papyri zueinander ist damit nicht übel gekennzeichnet, ohne daß dies im übrigen der Wirklichkeit zu entsprechen braucht. Setzt man statt Handbuch das Wort Bibliothek, bleibt man immer noch in den Grenzen des allenfalls Möglichen.[1]

Fragen wir, wo sind außer dem Zweistromland und Ägypten während des zweiten vorchristlichen Jahrtausends noch ärztliche Bibliotheken möglich oder diskutierbar, so kommt Indien um diese Zeit noch nicht in Frage, höchstens China, wenn auch dessen älteste Chronologie noch recht unsicher ist. Die Wahrscheinlichkeit für Sammlung ärztlichen Literaturgutes ist vor dem 7. Jahrhundert in beiden genannten Kulturgebieten nicht allzu groß. Für die Kulturzone der Aegëis beginnt sie schon in dieser Zeit, wenn auch altaegëisch, wie mykenisch und minoisch hierzu die Anhaltspunkte noch fehlen, ebenso für alle Kulturzonen westlich Griechenlands, auch für Etrurien.

Mit dem Hellenentum kommt das medizinische Bibliothekswesen auf festeren Boden, wenn auch die chinesische Periode des Pients'io und die indische der Atreya-Suschruta nicht völlig unbeachtet bleiben kann.

Außer der halb legendären Bibliothek des Polykrates auf Samos und der Peisistratidenbibliothek in Athen ist die aristotelische eine der ältesten, von der wir Kunde haben. Sie kam auf Umwegen später nach Rom (durch Sulla) und enthielt, wenn sie auch nur aus einigen hundert Rollen bestanden haben mag, biologisches und damit schon medizinisches Material sicher in beachtlichem Umfang, vermutlich aber auch speziell ärztliches. Vorher hat in Athen schon Diokles, der Karystier, einen nennenswerten medizinischen Bücherschatz sicher besessen; wird doch von ihm berichtet, daß er sich die erste Sammlung hippokratischer Schriften zusammenordnete, die dann in Alexandreia in eine Folge gebracht wurden, in der wir sie heute noch besitzen. Auch der Schule der Ärzte in Knidos wird eine ärztliche Bibliothek nachgerühmt.

Die großen Bibliotheksgründungen im Museion und Sarapieion durch die ersten Ptolemäer wurden auch für die Medizin von größter Bedeutung; die letztere soll ja besonders viel Medizinisches enthalten haben, wenn sie auch die erstere an Rollenzahl (bis 700000) niemals erreichte. Auch die Attaliden in Pergamon hatten große Büchermassen zusammengebracht. Ließ doch noch Antonius von dort seiner Geliebten Kleopatra 200000 Einzelwerke (βιβλία ἁπλα oder αμγεἱς βίβλοι[)] nach Alexandrien schaffen, als Ersatz für die 47 v. Chr. im Kriege des Cäsar gegen Pompeius verbrannte Bibliothek, als diese, um nach Rom geschafft zu werden, nahe am Hafen lagerte. Aus solchen Einzelwerkrollen, nicht so sehr aus Sammelrollen (συμμιγεἱς βίβλοι) dürfte auch der zweifellos bedeutende medizinische Teil der Alexandriner Bibliotheken bestanden haben, welche in ihrer trefflichen Ordnung und sachverständigen Verwaltung an der berühmten Lehr- und Forschungsstelle Privatbibliotheken der Ärzte größtenteils entbehrlich machten. Nachdem Rom noch zu Ende des zweiten Punischen Krieges die erbeuteten Bücher der Karthager

---

1 Seither haben wir über den New Yorker Papyrus Edwin Smith Mitteilungen erhalten, der einige Jahrzehnte älter ist als der Pap. Ebers und ebensogut ausgestattet. Er enthält nur ein einziges Werk, das von klinischer Chirurgie handelt.

an Kleinkönige Kleinafrikas verschenkt hatte, deren Sprache man ja doch nicht verstanden hätte, erwachte in Rom das Verlangen nach Bücherschätzen allmählich, und nach und nach wurden die griechischen Bibliotheken in den unterworfenen Gebieten ausgeraubt und im Ausverkauf für die Weltmetropole gewonnen, aus Griechenland, Makedonien, Pontos. Die römischen Grandseigneurs legten sich Bücherschätze zu, aber auch von Gelehrten selbst hören wir, daß sie erhebliche Bücherstöcke sich sammelten. Bis in die Landhäuser und kleinen Städte, wie Herculaneum, gab es nennenswerte Bibliotheken Privater, worin die Ärzte keine Ausnahme machten, wenn wir bisher auch gerade von einer großen ärztlichen Privatbibliothek keine sichere Nachricht gefunden haben. Der große, Cäsar hatte in Rom eine große öffentliche Bibliothek begründen wollen, was nicht lange nach seiner Ermordung auch Wirklichkeit wurde, zunächst im Tempel der Libertas nahe dem Forum, ferner im Tempel des Apoll auf dem Palatin, später auch in den großen Prachtanlagen der Thermen und ander[n]orts. Ob die Bibliothek im Tempel des Aesculapius ausschließlich medizinische Bücher enthielt, wird nicht gesagt. Auch große Provinzbibliotheken entstanden allmählich wieder, z. B. in Athen, Korinth, Smyrna. In Alexandreia hören wir trotz aller Schicksalsfälle seiner Büchersammlungen immer erneut von großen Bibliotheken, desgleichen in Byzanz und schon vor Kaiser Julianus, schon bei Konstantinus. Ein Jahrhundert später erfahren wir davon, daß Buchrollensammlungen in Pergamentkodizes umgeschrieben wurden.

Aus weit früherer Zeit sehen wir auch wohl als Grabdenkmal eines hellenistischen Arztes, diesen vor seinem kleinen Bücherschranke sitzend, in einer Buchrolle lesen, die er in den Händen hält, während in den Fächern des Schränkchens, auf dem oben sein medizinisches Instrumentarium in einer transportablen Klappkassette steht, weitere Buchrollen liegen, freilich noch kein volles Dutzend. Weit häufiger wurden aber die Ärzte ausschließlich mit ihrem Instrumentenetui auf der Grabstele dargestellt. Die Tempelbibliotheken der Antike, die recht häufig waren, gingen direkt in die Kirchenbibliotheken der christlichen Zeit über. Hohe Geistliche eiferten den Grandseigneurs der Kaiserzeit nach, wie wir das z. B. von Isidor, dem Bischof von Sevilla, aus dem Anfange des 7. Jahrhunderts wissen, der seine Bibliothek im Sevillaner Palast mit Schrankversen ausstattete, die uns noch erhalten sind mit ihrer überschriftlichen Parallelisierung von Damianos, Hippokrates und Galenos:

> Quos claros orbe celebrat medicina magistros;
> Hos praesens pictos signat imago viros.

Medizin bildete also in der Übergangszeit einen Bestandteil größerer Bibliotheken des Westens, als Nachklang der enzyklopädischen Erziehung der Kaiserzeit, vielmehr noch in den spätgriechischen Fachschulen, wie sie im vorderen Orient namentlich in Syrien und Mesopotamien bis in den Westrand des Hochlandes von Iran bestanden. Jede der kleinen Gelehrtenschulen hatte den notwendigen Bücherbestand für den Bedarf und Umfang ihrer Studien in Philosophie, Mathematik, Astronomie und Astrologie, den weiteren Naturwissenschaften und der Medizin, was alles vielfach aus dem Griechischen in die Landessprachen, ins Syrische, ins Persische und später ins Arabische übersetzt wurde und schließlich die Grundlage bildete für die umfangreichen, weit und bis in kleine Städte in bescheidenerem Maße verbreiteten Bibliotheken im Reiche des Islâm, welche in weitherzigstem Maße auch verliehen und so der Gelehrtenbildung zugänglich gemacht wurden. So wird uns aus der Blütezeit des Islâm berichtet, daß die Bibliothek in der Provinzstadt

Merw 12000 Bände zählte und daß ein dortiger Gelehrter 200 Bände auf einmal nach Hause entliehen hatte. In Bagdad gab es gegen 40 öffentliche Bibliotheken, deren einzelne 80 und mehr tausend Bände zählten. Die große Fatimidenbibliothek in Kairo soll 2 Millionen Bände umfaßt haben, die in Cordoba im Andalus (Spanien) über 600000. Medizinisches bildet allenthalben einen ganz erheblichen Bestandteil.

Nach dem Untergange des Römerreichs erhalten wir die erste sichere Nachricht über eine medizinische Büchersammlung aus Squillace im südlichsten Italien, wo der Kanzler des Ostgotenreichs in Ruhestand, der große Kassiodor, nach syrischen Vorbildern eine Gelehrtenschule in mönchischen Formen angelegt hatte, bei deren Bibliotheksgründung auch die Medizin nicht vergessen war. Er war dabei ausdrücklich auch für die des Griechischen, das da unten noch gesprochen wurde, nichtkundigen Bibliotheksbenutzer mit besorgt und führt die in lateinischen Übersetzungen schon zugänglichen Werke mit Namen in seinem Organisationsstatut, den „Institutiones", an, welche die Bibliothek besaß: Galens Therapeutik an Glaukon, Hippokrates über Kräuter und Speisen, Caelius Aurelianus usw. Damit war den Klöstern des Abendlandes der Weg gewiesen. Und sie sind dem hohen Lehrmeister eifrig gefolgt, namentlich diesseits der Alpen, in Deutschland und Frankreich und England. Von manchen frühen Klöstern besitzen wir noch alte geschriebene Kataloge wie von dem Reichenauer, die uns den Verlust manches Schatzes bedauern lassen. Von manchen anderen Klosterstellen gibt es zwar keine alten handschriftlichen Bücherlisten, dafür sind aber die handschriftlichen Schätze selber noch erhalten in wertvollsten alten Sammelhandschriften bis in Karolingerzeiten zurück. So besitzt das Stift zu St. Gallen noch eine ganze Anzahl rein medizinischer Handschriften, die eine kleine ärztliche Bibliothek großen historischen Wertes für sich bilden, die der Bruder infirmarius vor allem benutzt haben wird, der „Medicus ipse", wie ihn die Zeichnung für den geplanten Neubau des Klosters vom Jahre 820, der niemals zur Ausführung kam, benennt. Die Mehrzahl dieser 8–10 Sammelbände stammt aus dem 9. Jahrhundert; einer war wohl schon im 8. Jahrhundert zu schreiben begonnen. Ähnliche Bibliotheken bestanden auf der Reichenau mit etwa einem Dutzend medizinischer Handschriften zur gleichen Zeit, wenig später 10 Stück in Regensburg. Eine Stelle besonders auch medizinischer Gelehrtenarbeit im 9. Jahrhundert war das Kloster in Fulda, aus dessen Bücherschätzen gerade auch medizinisches Schriftwerk nach Frankreich erbeten wurde, wo sich in Chartres und an der Loire Ärzteschulen besonderen Rufes entwickelten, von deren Bibliotheken wir in der einen oder anderen Form noch Nachrichten besitzen. Über die Bibliothek der ältesten Medizinschule Italiens, in Salern, haben wir keine frühe Kunde. Man trieb dort die Medizin und den Unterricht von Anfang an nicht derart buchmäßig wie in den Klöstern und Klosterschulen nördlich der Alpen, sondern mehr in der Form überkommener Kunstübung und mündlicher Weiterunterweisung. Die Kathedralschulen und überhaupt die Klerikerschulen Italiens hatten weit weniger anfänglich unter den Suggestionen des Kassiodor gestanden als die Klöster Frankreichs und Deutschlands. Selbst in Monte Cassino rückte wirkliche Gelehrsamkeit erst mit dem 11. Jahrhundert ein. Vorher war fast allenthalben nur auf den wirklichen Bedarf des eigentlichen Kirchendienstes in den Schulen der Kleriker Rücksicht genommen worden, während die Reste der Wissenschaften kümmerlich an Laienschulen Nord- und Süditaliens, vielfach unter dem Einfluß langobardischer Fürsten und Fürstinnen, gepflegt wurden, die in Mailand, Ravenna und Bennevent sogar vorübergehend eine gewisse Höhe erreichten und dann auch zu Bibliotheksgründungen in bescheidenem Maße führten, ohne daß wir mit konkreten Beispielen dienen könnten. Die Bibliothek vom „Vivarium" des Kassiodor war vorübergehend in Bobbio unter Pflege gekommen, das der Ire Kolumban gegründet hatte (!) und wohin auch aus dem übrigen Italien, selbst aus Spanien und Kleinafrika, Handschriften in erheblicher Zahl zusammengeflossen waren. Dagegen war im südlichen Italien bis herauf nach Benevent, bei Tarent und Otranto usw., offenbar teilweise unter dem Einflusse des Kassiodor und unter dessen Nachwirkungen die Übersetzertätigkeit weiter gepflegt worden, namentlich auch griechischer Medizin. Daß Salerno selbst irgendwie beteiligt gewesen wäre an diesen Latinisierungen aus dem Griechischen, dafür fehlt jeder Anhaltspunkt, ja es spricht eigentlich alles ausdrücklich dagegen. Man hat in Salerno, wie die Chronik meldet, sein eigenes „Antidotar", eine Sammlung also der eigenen Gebrauchsrezepte, der Magistralformeln der Schule besessen, wie sie jedes von Kranken häufig aufgesuchte Kloster sich nach den Rezeptformeln aus der Antike zusammenlas, wofür Sigerist in einer grundlegenden Arbeit den Beweis erbracht hat. Aus dem Salernitaner Frühantidotar, das in dieser Anfangsgestalt noch nicht wieder aufgetaucht ist, wurde in nachkonstantinischer Zeit der sogenannte „Antidotarius Nicolai", zu dem aus dem 12. Jahrhundert schon hochsalernitaner Kommentare existieren.

Mit dem Ende des 11. Jahrhunderts setzt in Salerno die große Wandlung ein. Aus der Stadt der bescheidenen Kunstübung, auf römisch-griechischer Basis des späten Hellenismus, wird die Nährmutter mittelalterlicher Heilwissenschaft der konstantinischen Frühscholastik, wird Salern als Literaturstätte und damit auch des medizinischen Handschriften- und Bibliothekswesens des hohen Mittelalters. Wenn salernische Literatur auch schon ein Jahrhundert lang geblüht hat vom Ende des 11. bis zum Ende des 12. Jahrhunderts, so hat dies Hochsalerno, über dessen Bibliothek wir sonderbarerweise kein Wort überliefert haben, doch in den Handschriftenbeständen des hohen Mittelalters sehr bemerkbare Spuren hinterlassen. Dafür nur zwei Beispiele.

Was der stark naturwissenschaftlich gerichtete Alexander Neckam um 1180 in Paris als medizinischen Lehrschatz kennengelernt hatte und danach selbst gleichsam als Bedarfsliste aufstellte, ist fast ausschließlich Konstantin: Die Isagoge des Johannitius, die Aphorismen und die Prognostik des Hippokrates, die Tegni des Galen, das Pulsbuch des Philaret, das Harnbuch des Theophilus, alle von Konstantin übersetzt und als „Ars medicinae" damals schon zusammengefaßt (und später als „Articella" vielfach gedruckt), außer diesen „Pantegni" und „Viaticus", die sich direkt als konstantinisch gaben, doch ebenso wie die Diät- und Harnschrift des Isaak von ihm aus dem Arabischen übersetzt waren. Auch die drei „Libri Alexandri" und der „Dyascorides" waren in Salern noch in Gebrauch, und es kommt nur der spezifisch französische Macer noch hinzu, um die völlig konstantinisch-salernitanisch orientierte Liste zu vervollständigen. Noch 1270 war zu Paris mit der Lektüre und Kommentierung der Konstantinischen Schriftensammlung der „Ars medicinae" der Anfangsunterricht in der Medizin erschöpft.

Ebenso stark tritt Konstantin unter den ärztlichen Werken in der Bibliothek des Bischofs Bruno von Hildesheim schon 1160 hervor (außer einigen theologischen Schriften dessen einziger Bücherbesitz), von denen mehr als 4/5 konstantinisch sind und der Rest in Salerno gleichfalls im Gebrauch war.

Eine Art Handkonkordanz des Salernitaner Schrifttums hatte sich nach der Mitte des 12. Jahrhunderts in Salerno selbst ein Mitglied der Schule mit Hilfe eines sachkundigen Genossen zusammengeschrieben, deren Inhalt größtenteils in Italien und Frankreich sich überhaupt nicht weiter findet. Der Originalkodex dieser Sammlung salernitanischer Abhandlungen ist nach Breslau verschlagen worden und hat dort in der Mitte des 16. Jahrhunderts einen neuen Einband erhalten, der die zwei Hauptteile der Schriftsammlung vertauscht. Wichtiger und bedauerlicher ist es, daß der Sammler dieser kostbaren Reliquie aus den Tagen von Hochsalerno nur an dem Inhalt der von ihm gesammelten Schriften Interesse hatte und in keiner Weise darauf bedacht war, die Namen der Verfasser, z. T. erste Größen der Medizinschule von Salerno, der Nachwelt zu überliefern. Von einigen 40 von ihm überlieferten Abhandlungen tragen nur drei oder vier den Namen ihres Verfassers und den z. T. auch nur versteckt.

Mit dem Bekanntwerden der Salernitaner Literatur im Abendlande nimmt der Büchersammelbetrieb, namentlich auch in der Hand von Privaten, ersichtlich zu, nicht nur bei den Klöstern, die sich die Werke des Ordensmanns gern in ihre Bibliothek stellten oder richtiger auf die Pulte legten.

Noch stärker wurde der Antrieb zur Sammlung von gelehrtem Schriftwerk, auch medizinischer Art, mit dem Bekanntwerden des massenhaften Literaturgutes in Übersetzungen aus dem Arabischen, das mit der Mitte des 12. Jahrhunderts einsetzte und mit dessen Wende zum 13. die Höhe erstieg. Namentlich das völlig verschollen gewesene naturwissenschaftliche Geisteswerk des Aristoteles, wurde samt seinen neuen Kommentatoren eifrig aufgenommen und allenthalben in Abschriften zusammengetragen, das Biologische darunter besonders auch von den Ärzten, die auf gleichem Wege auch mit der höchsten Blüte arabischer Heilkunde, mit Razes, Avicenna, Abulqasim u. a. bekannt wurden, die in keiner Bibliothek eines wissenschaftlich gebildeten Arztes von nun an fehlen durften, der einigermaßen auf sich hielt. Namentlich auch an den nun allerwärts mit päpstlichen Privilegien entstandenen Universitäten sammelte man dies über Spanien herangeführte Schriftgut. Die Dozenten und namhaften Praktiker waren auf ihren Avicenna und „Razes ad Almansorem" und ein paar Galen- oder Aristotelesschriften ebenso stolz wie die Ärzteorganisationen, Fakultäten und Universitäten späterhin. Allzu groß waren die Büchersammlungen im 14. Jahrhundert noch nicht, welche in den Händen von Ärzten waren, obgleich sich das kommentierende Schriftwerk über Avicenna z. B. allmählich zu Hügeln häufte und auch in den gelehrten Erläuterungen zu gangbarsten Hippokratestraktaten und Galens kleiner Kunst, wie sie der ständige Gebrauch der offiziellen Lektionen an den Hochschulen zutage förderte, von Ebbe nichts zu merken war. Ähnlich stand es mit Schriften zur Belehrung in Harn und Puls, im Aderlaß- und Abführwerk, in Kompendien der praktischen Diagnostik und Therapeutik, in Fieberlehre, Diätetik, Quellen- und Bäderkunde und den neuen Disziplinen der Seuchenbekämpfung, der Pestprophylaxe, der Lepraschau und dem vom Begründer der scholastischen Lehrmethodik (Taddeo) schon eingeführten kasuistischen Schriftwerk der Konsilien für besondere Krankheiten und Krankheitsdispositionen, in dem allmählich auch fortschrittliche Gesichtspunkte in der einen oder anderen Richtung niedergelegt wurden. Ja noch weit mannigfaltiger war das Schriftwerk der Ärzte geworden, als diese kurze Übersicht der Hauptrichtungen erkennen läßt, besonders nach der pharmakologischen und toxikologischen Seite, nach der Seite allgemeiner Problemstellungen, Quästionen der verschiedensten Art, mit denen man sich den Kopf mehr als nötig heiß machte, usw. Das kann man deutlich sehen, wenn man die Bibliothek des fast zum Florentiner gewordenen Ugolino da Montecatini durchmustert, die dieser zu Anfang des 15. Jahrhunderts hinterließ († 1415). Sie umfaßt weit über 100 Nummern, darunter über 80 medizinische, während 100 Jahre vorher der weit namhaftere gebürtige Florentiner Taddeo Alderotti, die schon genannte Leuchte von Bologna, trotz großen Reichtums kaum ein Dutzend medizinischer Bände besessen zu haben scheint.

Zu gleicher Zeit sammelte ein deutscher Arzt vorn Niederrhein, Amplonius Ratink, eine Büchersammlung, die zu ihrer Zeit im Besitz eines Arztes ihresgleichen nicht hatte und vielleicht nur durch die Bibliothek der Sorbonne und des Louvre zu Anfang des 15. Jahrhunderts übertroffen wurde, aber mit den Sammlungen der Mediceer, des Kardinals Bessarion, des Matthias Corvinus im späteren 15. Jahrhundert sich nicht messen kann, schon weil ihr das Humanistische vollständig fehlt. Die Bibliothek des Amplonius de Berka zählte, als er selbst 1412 ihren (noch erhaltenen) Katalog zusammenstellte, 636 Bände, meistens Sammelbände, die, wenn man sie nach Schriften auszählt, weit über 2000 Nummern aufweisen würden. Grammatik, Logik, Rethorik sind darin beachtlich vertreten (zusammen 112 Bände), hervorragend die Mathematik und die Naturwissenschaften (mit 73 und 64 Sammelbänden), am hervorragendsten die Theologie mit 213 und die Medizin mit 101 Sammelbänden und weit über 300 einzelnen Schriften. Die Bibliothek wurde von ihm selbst bis zu seinem Tode (nach 1434) und aus Stiftungsmitteln noch vergrößert und ist heute noch in Erfurt im Umfange von 403 Folianten, 438 Handschriften in Quarto, in 95 Handschriften in Oktav und 21 Handschriften in Duodez, also 957 Handschriftenbänden, vorhanden, während allerdings eine nicht ganz geringe Zahl der Handschriften des Verzeichnisses von 1412 sich nicht mehr vorfinden, von den 101 medizinischen Sammelbänden allein 19, deren einer sechs bisher in einer anderen deutschen Bibliothek aufgefunden worden sind.

In der 2. Hälfte des 15. Jahrhunderts trugen abermals zwei deutsche Ärzte – Amplonius hatte auf Reisen in Deutschland und Frankreich, weniger in Italien gesammelt – in Deutschland und Italien, die beiden Nürnberger Ärzte, beide weiland Leipziger Medizinstudenten, die Vettern Hermann (1410–1485) und Hartmann (1440–1514) Schedel, mit unentwegtem Eifer Handschriften und später auch gedruckte Bücher zusammen, deren kostbarsten Teil heute die Bayerische Staatsbibliothek München besitzt, dank der Weisheit des Herzogs Albrecht V., der sie aus Fuggerischem Besitz erwarb. Von der Amploniana ist die Schedeliana besonders durch ihren Ausbau nach der Seite der Renaissance und des Humanismus hin und durch ihren großen Bestand an Inkunabeln und Frühdrucken des ersten Jahrzehntes vom 16. Jahrhundert ausgezeichnet. Ihre Einteilung durch den Besitzer ist der des Amplonius in vielen entsprechend, doch kommen einige neue Abteilungen hinzu, von denen ich besonders hervorhebe (weil sie zeigen, ein wie hohes Maß von Allgemeinbildung ein Arzt, der etwas auf sich hielt, damals für nötig erachtete und erstrebte; wie anders heute, leider!):

„In arte humanitatis libri, opera Tullii, Poetae et oratores, Historici greci Latini veteres, libri naturales et mathematici, libri alchemiae et distillacionuni, libri vulgares in lingua theotonica" und neben der „Libri medicinales" auch „In Cyrurgia libri".

Beide für uns vor allem hier in Frage kommende letzte Rubriken bilden auch heute noch einen ganz besonders wertvollen Grundstock der hochbedeutenden Sammlung medizinischer Handschriften des gesamten Mittelalters auf der Münchener Bibliothek. Wertvolle Veröffentlichungen sind von Stauber und von Hartio, gerade der ehemals Schedelschen Büchersammlung gewidmet worden.

Mit dem Buchdruck nahm die Verbreitung der Bücher, bei einem sofortigen Preissturz rund auf die Hälfte, erheblich zu. Zunächst wurde ja die Mehrzahl alles dessen in die Presse gebracht, was schon seit 1 bis 2 und mehr Jahrhunderten hoch im Werte stand, die ganze scholastische Gelehrsamkeit der Mediziner: Avicenna, Razes, Serapion, Mesue und wie sie alle heißen, und ganz allmählich erst drangen die Autoren der Renaissance und die Textbücher der antiken Ärzte durch, bis schließlich die fortschrittlichere zeitgenössische Ärzteliteratur nicht ohne Widerstände das Feld eroberte. Ausschlaggebend war für den Buchhandel schließlich (wie heute) das Verlangen der kaufenden Kundschaft, und insofern ist der Wandel in Buchdruck und Verlag auch ein Beleg für den Wandel in der Ärzteschaft selbst.

Mäßig umfangreiche private Ärztebibliotheken werden nun immer häufiger; große bleiben aber eine Seltenheit und die von Polyhistoren erst recht, von denen beispielsweise die des Nürnbergers Christoph Gottlieb Murr (1733–1811) Erwähnung verdient. Von dieser ist ein mit dem Bildnis Murrs geschmückter Auktionskatalog im Jahre 1811 gedruckt, der 5835 Nummern zählt, von denen nur etwas über 250 medizinische Gegenstände betreffen. Eine der größten medizinischen Bibliotheken des 18. Jahrhunderts besaß Albrecht Haller († 1777), die nach seinem Tode von der österreichischen Regierung angekauft und auf die Universitäten Padua, Mailand, Pavia verteilt wurde, während die große Bibliothek des bedeutenden Nürnberger Arztes Christoph Jakob Trew († 1769) nach Alt[d]orf und von dort nach Erlangen gekommen war, wo sie für die ältere medizinische Literatur heute noch einen hochbedeutenden Grundstock bildet.

Unterdessen waren aber an den Lehrstellen selbst theoretische wie praktische Bibliotheken entstanden, die weiten Kreisen dienten, so an den Medizinschulen verschiedener Art, bei den Fakultäten der Medizin, bei ärztlichen Körperschaften und allmählich an den Krankenhäusern, z. B. dem berühmten St. Bartholomäus- und St. Thomas-Hospital in London. Von Körperschaften sei beispielsweise das Royal College of Physic[i]ans in London als Besitzer besonders alter Bibliotheksbestände genannt, dem 1603 William Gilbert bei seinem Tode seine wertvolle Bibliothek vermacht, die allerdings 1666 bei der großen Londoner Feuersbrunst mit in Flammen aufging. Ulisse Aldrovandi stiftete 1605 seine große Bibliothek der Universität Bologna. Das Florentiner Spital von Santa Maria Nuova besaß schon 1679 eine nennenswerte Bibliothek, das Edinburger Ärztekollegium und die Fakultät der Physicians und Surgeons zu Glasgow seit 1681. Große Bibliotheken erstanden auch in Wien, Hamburg, Berlin usw., denen medizinische Bestände nicht mangelten. Deutsche Collegia anatomico-chirurgica, wie das in Braunschweig, legten sich frühe nennenswerte Bücherbestände zu, die heute noch bestehen und Bedeutung haben. Die Pariser medizinische Fakultät hatte bis 1732 nur 32 Werke besessen, die damals stiftungsweise um 2273 Bände auf einmal vermehrt wurden; heute nennt sie eine der größten medizinischen Bibliotheken der Welt ihr eigen. Die Bibliothek des Londoner Arztes Sloane brachte 1753 am Britischen Museum einen gewaltigen Zuwachs an Büchern und Tausenden von Handschriften. Jahrzehnte vorher hat der große Lancisi in Rom seine eigene Bibliothek in eine öffentliche verwandelt (1711).

Die öffentliche Bibliothek der New York City wurde 1692 gegründet, die der Harvard Universität schon 1638. Ein Arzt war in Philadelphia der Gründer der ersten Bibliothek und ihr erster Leiter. Bei der Begründung der Bibliothek des Pen[n]sylvania Hospitals (1760) war Benjamin Franklin hervorragend beteiligt.

Zu Hallers Zeiten wurde in London die große Bibliothek Richard Meads versteigert (1754), die größte damalige ärztliche Privatbibliothek in England, die 5496 Pfund erbrachte. William Hunter besaß rund 7000 Bände, die später an die Universitätsbibliothek zu Glasgow kamen. Aus Bücherschätzen, die er in Kurland auf dem Kriegspfade errafft hatte (1714), gründete Peter der Grosse die kaiserliche öffentliche Bibliothek in St. Petersburg (geöffnet seit 1747). Die Se[n]ckenbergsche Bibliothek zu Frankfurt a. M. wurde 1763, zahlreiche medizinische Bibliotheken Englands in den letzten Jahrzehnten des 18. Jahrhunderts begründet, so am Guy's-Hospital (1777), die der Société de médecine zu Lyon (1789), der Berliner militärärztlichen Akademie 1795, des Royal Coll. of Surgeons zu London 1800.

In Nordamerika gab es im gleichen Jahre schon acht öffentliche medizinische Bibliotheken bei Spitälern und Colleges und Gesellschaften. 1876 wurden deren schon 60 gezählt, als größte davon die der Medical and Surgical Faculty of Maryland in Baltimore. Dank der Energie und dem organisatorischen Talent und Weitblick von John Shaw Billings (1838–1913) besitzen die Vereinigten Staaten von Nordamerika heute überhaupt die größte Zahl medizinischer Bibliotheken von allen Ländern der Erde und die größte medizinische Bibliothek der Welt zu Washington neben der der Pariser medizinischen Fakultät, die vor dem Weltkriege 240000 gebundene Bände und 800000 Broschüren besaß, gegen 220000 und 332000 der Surgeons General Library zu Washington, während die militärmedizinische Akademie in Petersburg 180000 Bände zählte, was die Berliner Kaiser-Wilhelm-Akademie für das militärärztliche Bildungswesen (69000) und das Kaiserliche Gesundheitsamt (101000) zusammen nicht einmal erreichten.

Die großen Privatbibliotheken des 19. Jahrhunderts haben gar vielfach ihre dauernde Verewigung in Auktions- und Antiquariatskatalogen erfahren, auch die medizinischen. So liegt mir der Katalog der Rosenmüllerschen Bibliothek vor, des Anatomen in Leipzig (1771–1820), vom Jahre 1821, der mit Anatomie und Geburtshilfe als erster Rubrik anhebt (1000 Nummern), der Wundarzneikunst (1001–1500), Physiologie, Pathologie, Nosologie und Therapie (–1996), Pharmazie und Chemie (–2177), gerichtliche Arzneiwissenschaft (–2203), Tierarzneiwissenschaft usw. folgen, die das Ganze auf 5396 Bände anschwellen lassen.

Als historisch besonders beachtenswerte derart bekannt gewordene Bibliotheken können beispielsweise auch die von Heusinger und Renz bezeichnet werden. Karl Friedrich Heusingers (1792–1883 in Marburg) große, namentlich epidemiologische Bibliothek kann als solche direkt neben der Johann Lucas Schönleinschen (1793–1864) Seuchenbibliothek, heute in der Universitätsbibliothek Würzburg, genannt werden. Wilhelm Theodor Renz' balneologische Bibliothek umfaßte rund 3000 Werke und kam im Oktober 1900 bei K. Theod. Völkers in Frankfurt a. M. zur Versteigerung. Der sorgfältig hergestellte Auktionskatalog ist heute noch ein vielfach nützlicher Behelf zum Nachschlagen. 1893 wurde meines einstigen Mitarbeiters Eduard Schubert, des Paracelsusforschers, Bibliothek in London zum Verkaufe ausgeboten 194 Paracelsusausgaben, 548 Schriften über Hohenheim, 351 Alchimica, in Summa 1093 Nummern – und von John Ferguson in Glasgow erworben, die nach dessen Tode der Universität Glasgow vererbt wurde. Durch Schenkung oder Kauf sind Rudolf Virchows und Oskar Lassars Bibliothek an die Berliner Medizin. Gesellschaft, Baums und Du Bois-Reymonds Bibliothek nach Chicago, Pagels Bibliothek nach St. Louis, William Oslers Musterbibliothek nach Montreal in Kanada (Mc Gill University), How. A. Kellys Büchersammlung an [das] Johns Hopkins Hospital gelangt, und ganz kürzlich die an orientalischer Medizin besonders reiche Bibliothek des Medizinhistorikers Prof. Ernst Seidel an die Lane Medical Library der Stanford University in Kalifornien (6000 Bände).

Schon vor 20 Jahren ließ der Nestor deutscher medizinischer Geschichtsforschung Julius Hirschberg in Berlin den Katalog seiner Büchersammlung erscheinen, soweit sie die Augenheilkunde, Optik und Medizingeschichte umfaßt, vortrefflich geordnet und mit Namen- und Sachregister versehen. Sie ist nach seinem Tode, leider nicht ganz in ihrer ursprünglichen Vollständigkeit, durch Schenkung an die Berliner Medizinische Gesellschaft übergegangen.

Als besonders ausgewählte Sammlung persönlichster Note auf medizingeschichtlichem Gebiete sei zum Schlusse die des namhaften englischen gelehrten Arztes John Frank Payne genannt, des Verfassers der „English Medicine in the Anglo-Saxon Times", Oxford 1904. Der 1911 ausgegebene Katalog seiner Bibliothek umfaßte wohl nur 731 Nummern, war aber besonders sorgfältig hergestellt und in kleinen Sonderrubriken, wie Pestschriften, geschieden, wenn auch im ganzen die alphabetische Ordnung durchgeführt war. Zur Versteigerung ist es gar nicht gekommen, da die an Seltenheiten, wie dem ersten lat. Celsusdruck von 1478 und Harveydrucken reiche Sammlung zum Preise von 2300 £, also 46000 Mark an einen Privatmann vorher wegging.

Doch rechne man wie man will, unbestreitbar ist heute noch wie vor 3000 und mehr Jahren der grundlegende wissenschaftliche Wert einer großen Bibliothek trotz aller Fortschritte der Methodik, biologischer und exakt experimenteller Technik, samt aller Reichhaltigkeit des Beobachtungswissens. So wurde hier im Leipziger Institut für Medizingeschichte ein wirkliches methodisches, zielsicheres Arbeiten erst völlig möglich, nachdem neben den Sammlungen und Handschriftenrepertorien und -schätzen eine beachtliche Bibliothek geschaffen ist, die heute rund 20000 Bände zählt. Man bedenke, daß mit der schlimmste Hemmschuh des Wiederanstiegs der Wissenschaften im Abendlande nach dem Niederbruche des römischen Reiches, das fast völlige Fehlen der im Osten reich vorhandenen fachlichen Büchersammlungen gewesen ist.

Aus der Erkenntnis vom hohen Werte fachlicher Büchersammlungen für die wissenschaftliche Arbeit hat man in Amerika, wie schon gesagt, medizinische Fachbibliotheken an zahlreichen Stellen der Vereinigten Staaten geschaffen und fährt darin in rühmlicher Weise auch heute noch fort. In Deutschland hat man den Hauptwert auf die Ausgestaltung der Spezialbibliotheken der Institute an den Hochschulen gelegt, und mit Recht. Man sollte aber an den Orten, welche keine medizinische[n] Fakultäten besitzen, auf die Bereitstellung von Büchersammlungen für ärztlichen Bedarf mehr als bisher bedacht sein, sei es im Anschluß an Krankenanstalten, sei es an Fachvereinigungen. Schließlich wird gerade für die Benutzung der Anschluß an allgemeine städtische Bibliotheken in den meisten Fällen das Gegebene sein.

MEDIZIN, WISSENSCHAFT UND BIBLIOTHEKSGESCHICHTE. ERGÄNZENDE KURZBIBLIOGRAPHIE

[Anonymous] (1835): Bibliotheca physico-medica. Verzeichnis wichtiger aelterer sowohl, als saemmtlicher seit 1821 in Deutschland gedruckter Buecher aus den Faechern der Physik, Chemie, Geognosie, Mineralogie, Botanik [...]. Leipzig.

Arnold, W./Vodosek, P. (Hrsg.) (1988): Bibliotheken und Aufklärung. Wolfenbütteler Schriften zur Geschichte des Buchwesens 14. Wiesbaden.

Bepler, J. (Hrsg.) (1988a): Barocke Sammellust. Die Bibliothek und Kunstkammer des Herzogs Ferdinand Albrecht von Braunschweig (1636–1687). Weinheim.

Bepler, J. (1988b): Mitglied der Royal Society: naturwissenschaftliche Bücher der Bibliothek in Bevern. In: Bepler (1988a), S. 177–185.

Bircher, M. (Hrsg.) (1977–1987): Deutsche Drucke des Barock 1600–1720 in der Herzog August Bibliothek Wolfenbüttel. München u.a.

Bishop, W. J. (1959): Le Dr. William Salmon (1644–1713) et sa Bibliothèque. Librarium 2 (1959), S. [78] 79–83.

Blanck, H. (1992): Das Buch in der Antike. Beck's archäologische Bibliothek. München.

Blum, R. (1977): Kallimachos und die Literaturverzeichnung bei den Griechen. Untersuchungen zur Geschichte der Bibliographie. Archiv für Geschichte des Buchwesens 18 (1977), Sp. 1–360.

Bodemann, E. (1895): Die Leibniz-Handschriften der Königlichen öffentlichen Bibliothek zu Hannover. Hannover.

Büch, G. (1986): Die Bibliotheca Büttneriana. Ein Beitrag zur Geschichte der Universitätsbibliothek Jena. Zentralblatt für Bibliothekswesen 7 (1986), S. 293–299.

Buzás, L. (1962): Die Bibliothek des Ingolstädter Professors Dr. Wolfgang Peysser in der Universitätsbibliothek München. Sammelblatt des Historischen Vereins Ingolstadt 71 (1962), S. 77–87.

Buzás, L. (1976): Deutsche Bibliotheksgeschichte der Neuzeit (1500–1800). Elemente des Buch- und Bibliothekswesens 2. Wiesbaden.

Buzás, L. (1978): Deutsche Bibliotheksgeschichte der neuesten Zeit (1800–1945). Wiesbaden.

Camerer, L. (1967): Die Diskussion über den Sachkatalog im Spiegel des „Zentralblatts für Bibliothekswesen" (1884–1944). Bibliothekar-Lehrinstitut. Köln.

Campanella-Sigerist, E. (1959): Mein Vater [H. E. Sigerist] und seine Bibliothek. Librarium 2 (1959), S. 103–105.

Canfora, L. (1988): Die verschwundene Bibliothek. Berlin.

Canfora, L. (1992): La bibliothèque d'Alexandrie et l'histoire des textes. Liège.

Casson, L. (2002): Bibliotheken in der Antike [Libraries in the Ancient World, 2001]. Düsseldorf Zürich.

Cavallo, G. (Hrsg.) (1993): Le Biblioteche nel mondo antico e medievale. Biblioteca Universale Laterza 250. 3. Auflage. Rom.

Choulant, J. L. (1842): Bibliotheca Medico-Historica. Sive catalogus librorum historicorum de re medica et scientia naturali systematicus [Reprint 1988]. Leipzig.

Corsten, S. [et al.] (Hrsg.) (1987): Lexikon des gesamten Buchwesens. 2., völlig neu bearbeitete Auflage, Stuttgart.

Deschamps, C. (Hrsg.) (1987): Medical libraries. Cooperation and new technologies. First European Conference of Medical Libraries [Brüssel, Belgien, 22.–25. Oktober 1986]. Amsterdam.

Dickhaut, K. (2002): Verkehrte Bücherwelten. Eine kulturgeschichtliche Studie zu deformierten Bibliotheken in der französischen Literatur. Diss. phil. Giessen.

Erskin, A. (1995). Culture and power in ptolemaic Egypt: The Museum and Library of Alexandria. Greece & Rome 42 (1995), Nr. 1, S. 38–48.

Fabian, B. (1977): Göttingen als Forschungsbibliothek im achtzehnten Jahrhundert. Plädoyer für eine neue Bibliotheksgeschichte. In: Raabe (1977), S. 209–239.

Fechner, J.-U. (1977): Die Einheit von Bibliothek und Kunstkammer im 17. und 18. Jahrhundert, dargestellt anhand zeitgenössischer Berichte. In: Raabe (1977), S. 11–31.
Fehrle, R. (1987): Das Bibliothekswesen im alten Rom. Schriften der Universitätsbibliothek Freiburg i.Br. 10. Wiesbaden.
Folkerts, M./Jahn, I./Müller, U. (Hrsg.) (2000): Die Bausch-Bibliothek in Schweinfurt. Wissenschaft und Buch in der Frühen Neuzeit. Acta Historica Leopoldina 31. Halle a.d.S.
Frankenberger, R./Stadtsparkasse Augsburg (Hrsg.) (1991): Alte Medizin im Spiegel der Oettingen-Wallersteinschen Bibliothek. Augsburg.
Franklin, B. (1754): Some account of the Pennsylvania Hospital. Bibliotheca medica Americana [Facsimile 1954]. Baltimore.
Frasca-Spada, M./Jardine, N. (Hrsg.) (2000): Books and the Sciences in History. Cambridge.
Frewer, A./Stockhorst, S. (2003): Bibliomanie als Krankheit und Kulturphänomen. KulturPoetik 6 (2003) (im Druck).
Frühsorge, G. (1988): Zur Rolle der Universitätsbibliotheken im Zeitalter der Aufklärung. In: Arnold/Vodosek (1988), S. 61–81.
Fulton, J. F./Kilgour, F. G./Stanton, M. E. (1959): Die medizinische Bibliothek der Universität Yale. Ursprung und Wachstum ihrer medizinhistorischen Abteilung. Librarium 2 (1959), S. 87–102.
Funke, F. (1969): Buchkunde. Ein Überblick über die Geschichte des Buch- und Schriftwesens. 3. unveränderte Auflage, Leipzig.
Füssel, S. (Hrsg.) (1997a): Im Zentrum: das Buch. 50 Jahre Buchwissenschaft in Mainz. Kleiner Druck der Gutenberg-Gesellschaft 112. Mainz.
Füssel, S. (1997b): Buchwissenschaft als Kulturwissenschaft. In: Füssel (1997a), S. 62–73.
Gebhard, W. (1977): Spezialbestände in deutschen Bibliotheken. Bundesrepublik Deutschland einschl. Berlin (West). Berlin u.a.
Geyer, G. (1940): Die Entstehung der Bibliothek des Instituts für Geschichte der Medizin und der Naturwissenschaften in Berlin. Anläßlich der zehnjährigen Wiederkehr seiner Gründung vom Institut überreicht. Berlin.
Grape-Albers, H. (1977): Spätantike Bilder aus der Welt des Arztes. Medizinische Bilderhandschriften und ihre mittelalterliche Überlieferung. Wiesbaden.
Harris, M. H. (1995) History of libraries in the Western World. 4. Auflage. Metuchen NJ.
Hoepfner, W. (Hrsg.) (2002a): Antike Bibliotheken. Mainz am Rhein.
Hoepfner, W. (2002b): Die Celsus-Bibliothek in Ephesos. Eine kaiserzeitliche Bibliothek mit zentralem Lesesaal. In: Hoepfner (2002a), S. 123–126.
Ignatzek, B. (1989): Die medizinische Literatur in der Bibliothek der Grafen von Schönborn in Schloß Pommersfelden. Diss. phil. Würzburg.
Jochum, U. (1991): Bibliotheken und Bibliothekare 1800–1900. Würzburg.
Jochum, U. (1993): Kleine Bibliotheksgeschichte. Stuttgart.
Johnson, E. D. (1965): A history of libraries in the western world. New York u.a.
Karstedt, P. (1965): Studien zur Soziologie der Bibliothek. Wiesbaden.
Kestner, C. W. (1746): Bibliotheca Medica, optimorum per singulas medicinae partes auctorum delectu circumscripta, et in duos tomos distributa. Jena.
Kleine-Natrop, H.-E. (1968): Über Bücher, Autoren und medizinische Bibliotheken in Dresden. Dresden.
Kleinschmidt, H.: Vom System zur Ordnung. Bemerkungen zu Bewertungen von Sachkatalogen vornehmlich im 18. und 19. Jahrhundert. Libri 37 (1987), S. 126–159.
Kolb, A. (1966): Bibliographie der Bibliographien. Bibliographie des französischen Buches im 16. Jahrhundert. Druck, Illustration, Einband, Papiergeschichte. Wiesbaden.
Komorowski, M. (1989): Die wissenschaftlichen Bibliotheken während des Nationalsozialismus. In: Vodosek/Komorowski (1989), S. 1–23.
Kramm, H. (1938): Deutsche Bibliotheken unter dem Einfluß von Humanismus und Reformation. Ein Beitrag zur deutschen Bildungsgeschichte. Leipzig.
Lackmann, H. (1966): Leibniz' bibliothekarische Tätigkeit in Hannover. In: Totok/Haase (1966), S. 321–348.
Layard, A. H. (1849): Nineveh and its remains. With an account of a visit to the Chaldaean Christians of Kurdistan, and the Yezidis, or Devil-warshippers; and an enquiry into the manners and arts of the ancient Assyrians. London.

Lehmann, P. (1956–1960): Eine Geschichte der alten Fuggerbibliotheken. 2 Bände. Tübingen.
Lesky, E. (Hrsg.) (1974): Josephinische Bibliothek. Katalog der Josephinischen Bibliothek des Instituts für Geschichte der Medizin in Wien. Graz.
Leyh, G. (1955): Handbuch der Bibliothekswissenschaft. Dritter Band: Geschichte der Bibliotheken. Erste Hälfte. 2. Auflage. Wiesbaden.
Liebers, G./Vodosek, P. (Hrsg.) (1982): Bibliotheken im gesellschaftlichen und kulturellen Wandel des 19. Jahrhunderts. Wolfenbütteler Schriften zur Geschichte des Buchwesens 8. Hamburg.
Lorenz, B. (1992): Allgemeinbildung und Fachwissen. Deutsche Ärzte und ihre Privatbibliotheken. Studien zur Medizin-, Kunst und Literaturgeschichte 30. Herzogenrath.
Lorenz, B. (1997): Humanistische Bildung und fachliches Wissen. Privatbibliotheken deutscher Ärzte. Erster Teil. Philobiblon. Eine Vierteljahresschrift für Buch- und Graphiksammler 1/41 (1997), S. 128–152.
Lorenz, B. (1998): Humanistische Bildung und fachliches Wissen. Privatbibliotheken deutscher Ärzte. Zweiter Teil. Philobiblon. Eine Vierteljahresschrift für Buch- und Graphiksammler 4/42 (1998), S. 253–300.
Lorenz, B. (1999): Humanistische Bildung und fachliches Wissen. Privatbibliotheken deutscher Ärzte. Dritter Teil. Philobiblon. Eine Vierteljahresschrift für Buch- und Graphiksammler 4/43 (1999), S. 294–314.
Lorenz, B. (2000): Humanistische Bildung und fachliches Wissen. Privatbibliotheken deutscher Ärzte. Vierter Teil. Philobiblon. Eine Vierteljahresschrift für Buch- und Graphiksammler 2/44 (2000), S. 105–141.
Lülfing, H. (1942/43): Zur Entwicklung der deutschen Bibliotheksgeschichtsschreibung. Archiv für Kulturgeschichte 31 (1942/43), Nr. 1/2, S. 173–187.
Mani, N. (1959): Der medizinisch-humanistische Buchdruck in Basel. In: Beiträge zur Geschichte der Naturwissenschaften und der Technik in Basel. Herausgegeben von der CIBA aus Anlaß ihres 75jährigen Bestehens als Aktiengesellschaft. Olten Lausanne, S. 53–66.
Matthey, P. (2002): Von „heiligen" Büchern und wissenschaftlichen Schriften. Bibliotheken im alten und hellenistischen Ägypten. In: Hoepfner (2002a), S. 16–18.
McCord, D. (Hrsg.) (1966): Bibliotheca Medica: Physicians for tomorrow. Dedication of the Countway library of medicine May 26 & 27, 1965. Boston.
Meinel, C. (1997): Die wissenschaftliche Fachzeitschrift: Struktur- und Funktionswandel eines Kommunikationsmediums. In: Meinel (1997), S. 137–155.
Müller, U. (Hrsg.) (1997): Handbuch der historischen Buchbestände in Deutschland. Band 13, Bayern S-Z. Hildesheim u.a.
Müller, U. (2000): Die Bibliothek des Gründers der Academia Naturae Curiosorum (Leopoldina) Johann Laurentius Bausch (1605–1665): Geschichte, Bestand, Vergleich mit der Bibliothek des Schweinfurter Juristen und Bibliophilen Anton Rüffer (1571–1634). In: Folkerts et al. (2000), S. 14–38.
Mummendey, R. (1972): Von Büchern und Bibliotheken. 4. Auflage. Darmstadt.
Neumann, H. (1978): Der Bücherbesitz der Tübinger Bürger von 1750–1850. München.
Nuyens, B.W.T. (1930): Catalogus librorum quos collegit Societas Neerlandica ad promovendam artem medicam ab anno 1849 ad annum 1930. Bibliotheca medica Neerlandica 1. Amsterdam.
Parsons, E. A. (1952): The Alexandrian Library. Glory of the Hellenic World. Its Rise, Antiquities and Destruction. Amsterdam.
Raabe, P. (Hrsg.) (1977): Öffentliche und Private Bibliotheken im 17. und 18. Jahrhundert: Raritätenkammern, Forschungsinstrumente oder Bildungsstätten? Wolfenbütteler Forschungen 2. Bremen Wolfenbüttel.
Rawlinson, H. C. (1851): A few words on Babylon and Nineveh. London.
Rieger, D. (2002): Imaginäre Bibliotheken. Bücherwelten in der Literatur. München.
Sallander, H. (1955): Bibliotheca Walleriana. The Books illustrating the history of Medicine and Science. Collected by Erik Waller, and bequeathed to the Library of the Royal University of Uppsala. Acta Bibliothecae Regiae Universitatis Upsaliensis VIII. 2 Bände. Stockholm.
Salles, C. (1992): Lire à Rome, Paris.
Schenker-Frei, V. (1973): Bibliotheca Vadiani: Die Bibliothek des Humanisten Joachim von Watt nach dem Katalog des Josua Kessler von 1553. St. Gallen.
Stauber, R. (1908): Die Schedelsche Bibliothek. Ein Beitrag zur Geschichte der Ausbreitung der italienischen Renaissance, des deutschen Humanismus und der medizinischen Literatur. Nach dem Tode des Verfassers hrsg. von Otto Hartig [Reprint 1969]. Freiburg.

Stemplinger, E. (1933): Buchhandel im Altertum. München.
Streich, G. (1977): Die Büchersammlung Göttinger Professoren im 18. Jahrhundert. In: Raabe (1977), S. 241–299.
Strocka, V. M. (1981): Römische Bibliotheken. Gymnasium 88 (1981), S. 298–329.
Thompson, J. (1939): The Medieval Library. Chicago.
Toellner, R. (2000): Der Arzt als Gelehrter. Anmerkungen zu einem späthumanistischen Bildungsideal. In: Folkerts et al. (2000), S. 39–59.
Toellner, R. (2001): Der Arzt als Gelehrter: Leonhard (1574–1636) und Johannes Laurentius Bausch (1605–65) und ihre Bibliothek. Kirchliches Buch- und Bibliothekswesen 2 (2001), S. 13–26.
Vodosek, P. (1994): Zum Stand der bibliotheksgeschichtlichen Forschung. Gutenberg-Jahrbuch 69 (1994), S. 307–310.
Vodosek, P. (1999): Bibliotheksgeschichte in Deutschland. Ein Überblick. In: Vodosek/Jefcoate (1999), S. 11–22.
Vodosek, P./Jefcoate, G. (Hrsg.) (1999): Bibliotheken in der literarischen Darstellung. Wolfenbütteler Schriften zur Geschichte des Buchwesens 33. Wiesbaden.
Vodosek, P./Komorowski, M. (Hrsg.) (1989): Bibliotheken während des Nationalsozialismus. Wolfenbütteler Schriften zur Geschichte des Buchwesens 16. Harrassowitz.
Vorstius, J./Joost, S. (1980): Grundzüge der Bibliotheksgeschichte. 8. Auflage. Wiesbaden.
Waring, E. J. (1879): Bibliotheca Therapeutica, or Bibliography of Therapeutics. Chiefly in Reference to Articles of the Materia Medica, with numerous critical, historical, and Therapeutical Annotations, and an Appendix, etc. New Sydenham Society.
Weihmann, K.-H. (1975): Bibliotheksgeschichte. Lehrbuch zur Entwicklung und Topographie des Bibliothekswesens. München.
Weitemeyer, M. (1956): Archive and Library Technique in Ancient Mesopotamia. Libri 6 (1956), S. 217–238.
Wellisch, H. H. (1994): Alexandrian Library. In: Encyclopedia of library history. London New York, S. 19–21.
Wendel, C. (1974): Kleine Schriften zum antiken Buch- und Bibliothekswesen. Köln.
Wilson, N. (1967): The Libraries of the Byzantine World. Greek, Roman and Byzantine Studies 8 (1967), S. 53–80.
Wittmann, R. (Hrsg.) (1982a): Bücherkataloge als buchgeschichtliche Quellen in der frühen Neuzeit. Wolfenbütteler Schriften zur Geschichte des Buchwesens 10. Wiesbaden.
Wittmann, R. (1982b): Bücherkataloge des 16.–18. Jahrhunderts als Quellen der Buchgeschichte. Eine Einführung. In: Wittmann (1982a), S. 7–17.
Ziche, P./Büch, G./Kenklies, K./Neuper, H./Breidbach, O. (2000): Eine naturwissenschaftliche Forschungsbibliothek des 18. Jahrhunderts: Die Bibliothek der ‚Naturforschenden Gesellschaft' zu Jena. Berichte zur Wissenschaftsgeschichte 23 (2000), S. 433–447.
Zischka, G. A. (1968): Kleine Geschichte der Privatbibliotheken. München.

VERZEICHNIS DER ABBILDUNGEN

Titelbild: Historische Bände aus der Bibliotheca Sudhoffiana (BSB, München)
Gestaltung des Photos: Min-An Wu (BSB) / A. Frewer / Steiner Verlag

Bibl.Sud. 1283
Ioan. Goropii Becani Origines Antwerpianae Sive Cimmeriorum
Becceselana. Novem Libros Complexa
Antverpiae: Plantinus, 1569
[18] Blatt, 1058 Seiten, [17] Blatt

[Prachtausgabe aus der kurfürstlichen Bibliotheca Palatina]

Bibl.Sud. 1284-1/3
Rerum Alamannicarum Scriptores Aliquot Vetusti/[1], 1661
[10] Blatt, 255 Seiten

[Beispiel für ein historisches Werk in einem neuen Schutzkasten]

Bibl.Sud. 1285
Georgii Bertini Campani Medicina
Libris Viginti Methodice absoluta. In qua mutuus Graecorum &
Arabum Consensus, legitima veteris Medicinae adversus Paracelsistas
Defensio, vera Animadversionum Argenterii in Hippocratem & Galenum
Confutatio, dilucida Controversiarum & Locorum difficilium Explicatio,
atq[ue] accurata novarum hoc seculo Rerum Observatio continentur
Basileae: Waldkirch, 1587
[6] Blatt, 812 Spalten, [15] Blatt

[Beispiel für die Schwerpunkte zu Hippokrates, Galen und Paracelsus]

Bibl.Sud. 1286-1/2
De Medicina Veteri Et nova tum cognoscenda, tum faciunda/[1], 1571
[4] Blatt, 806 Seiten, [14] Blatt: Illustrationen

[Beispiel für einen Prachtband aus dem 16. Jahrhundert zur Alten Medizin]

Abbildung 1:   Karl Sudhoff in seiner Leipziger Institutsbibliothek [aus: Weiser (1914)], S. 11

Abbildung 2:   Titelblatt einer von Sudhoff signierten Hippokrates-Ausgabe der Bibliothek (Bibl.Sud. 317), S. 45

Abbildung 3:   Sudhoff als Forscher [aus: Weiser (1914), siehe auch Addenda], S. 369

PERSONENREGISTER

Alī Ibn-al-Abbās al-Maǧūsī 93
Abel, Adam 273
Aberle, Carl 164, 165, 291
Abicht, Johann Heinrich 190
Abu-'l-Alā' Zuhr Ibn-Abd-al-Malik 97
Abū-Manṣūr Muwaffaq Ibn-Alī al-Harawī 98
Achelis, Elisabeth 229
Achelis, Johann D. 155, 195, 241, 333
Achmes 47
Ackerl, Johann 118
Ackermann, Johann Christian Gottlieb 274
Adam, Melchior 116
Adamus <Cremonensis> 91
Adelung, Johann Christoph 166
Adler, Heinrich 119
Aegidius <Corbeiensis> 82
Aetius <Amidenus> 69, 70
Agricola, Georg 115
Agricola, Johann 186
Agrippa, von Nettesheim, Heinrich Cornelius 265
Aichel, Otto 340
al-Ǧāmiạ al-Miṣrīya <al-Qāhira> / Kullīyat 345
Alberdingk Thijm, Petrus Paul Maria 315
Albertotti, Giuseppe 101, 348
Albertus <Magnus> 248
Albich, Siegmund 256
Albrecht, Egon Erich 347
Albrecht, Johann 156
Albrecht, Paul 296
Alcoatin 98
Alexander <Neckam> 247
Alexander <Trallianus> 70, 94
Alexander, Elizabeth H. 101, 216
Alexander, Salomon 117
Alicke, Horst 334
Allbutt, Thomas Clifford 73
Alpino, Prospero 108
Amberg, Emil 153
Ammon, Hermann 157
Amthor, Eduard 146
Anders, Hans 150
Andreae, Johann Valentin 230
Andree, Richard 258
Anonymus <Londinensis> 52
Anschütz, Willy 94
Anṭākī, Dā'ūd Ibn-Umar al- 100
Anthimus <Medicus> 93

Antonius <Musa> 346
Apuleius <Madaurensis> 47
Arabantinos, Aristeides P. 73
Arbenz, Emil 177
Arderne, John 89
Aretaeus <Cappadox> 53, 81
Aristoteles 51, 52
Arnold, Gottfried 231, 234, 235
Arnoldus <de Villa Nova> 101, 334
Arpe, Peter Friedrich 170
Artelt, Walter 157, 239
Aschner, Bernhard 155, 187, 192
Aschoff, Ludwig 342
Astruc, Jean 101
Aubry, Jean d' 226
Auenbrugger, Leopold 105
Augstein, Carl 281
Avicenna 98

Baas, Johann Hermann 117, 119, 120, 175
Baas, Karl 256, 257, 315, 348
Bacchini, Amato 106
Backman, Eugène L. 66, 282, 344
Bacmeister, Adolf 163
Bacon, Roger 89, 101, 113, 114
Baeumker, Clemens 89, 91, 101
Bagellardus, Paulus 102, 114
Baillou, Guillaume de 316
Baissette, Gaston 56
Ball, James M. 327
Ballard, James F. 338
Balzli, Hans 102, 316, 337
Bapst, Michael 131
Barbillión, Lucien 276
Barchusen, Johann Conrad 138, 273
Barduzzi, Domenico 90, 341
Bargheer, Ernst 258
Bartels, Wanda von 73
Barth, Adolf 317
Barth, Johann Ambrosius 103
Bartholomaeus <Anglicus> 243
Bartholomaeus <Salernitanus> 255
Bartisch, Georg 266
Bartscherer, Agnes 160
Basilius <Valentinus> 124, 125, 126, 127, 128, 129, 137, 340
Basler, Adolf 65

Bassereau, Edmond 301
Baudissin, Wolf Wilhelm von 76
Bauer, Alexander 152, 334
Bauer, Hugo 287
Bauer, Josef 322
Baumann, Evert D. 74
Baumann, F. E. 232
Bäumler, Christian 119, 338
Baur, Ludwig 331
Bayer, Gustav 309
Beaman, Alexander G. 339
Beaumont, William 339
Becher, Johann Joachim 138
Becher, Theobald 228
Becker, Christian A. 161, 162, 163
Behr-Pinnow, Karl Friedrich Ludwig von 65
Beijing-Xiehe-Yixueyuan 64
Bein, Willy 289
Bell, Charles 105
Bellermann, Johann Joachim 145
Bender, Hermann 230
Benedicenti, Alberico 108
Benedict, Karl Heinrich 94
Beneke, Rudolf 270
Benevenutus <Grapheus> 92, 101, 348
Benndorf, Ehrhard 95
Benzmann, Hans 177
Berendes, Julius 52, 293
Bergel, Joseph 81
Berger, Albrecht Maria 86
Berger, Christian Johann 310
Berger, Johann Gottfried von 224
Berger, Simon 201
Bergmann, Ernst 154
Bermann, Moritz 184
Bernardus <de Gordonio> 101
Bernardus <Trevisanus> 127
Bernhard, Oskar 73, 76
Berthelot, Marcellin 76, 91
Berthold, Eugen 352
Bertin, Georges 181
Berzelius, Jöns Jacob 287, 288
Besant, Annie Wood 233
Bésard, Jean Baptiste 186
Béthencourt, Jacques de 303
Beuther, David 127
Beyer, August 286
Bhagavat Siṃhajī <Gondal, Mahārāja> 60
Bidez, J. 140
Bier, August 321
Bilancioni, Guglielmo 106, 107, 108, 109, 296
Bilikiewicz, Tadeusz 106
Billroth, Theodor 271
Binder, Johann J. 183

Binding, Karl 260
Binz, Carl 266
Bircher, Eugen 329
Birchler, Linus 331
Biringuccio, Vannoccio 137
Birkholz, Adam Michael 166
Bishop, Gertrude B. 338
Björck, Gudmund 71
Blanchard, Raphaël 118
Bleuler, Eugen 281
Bloch, Bruno 326
Bloch, Iwan 295, 307
Bloch, Maks A. 138
Bloedner, Karl 95
Blogg, Minnie W. 280
Blumenbach, Johann Friedrich 274
Bock, Emil 320
Böcker, Friedrich Wilhelm 292
Bodenstein, Adam von 187, 205, 206, 209, 210, 211, 212
Boehmer, Heinrich 230
Boerhaave, Herman 107, 138, 142
Boinet, Amédée 86
Bókay, Johann von 308, 317
Boll, Franz 75, 228
Bollinger, Ulrich 134
Bologa, Valeriu L. 183
Boltenstern, Otto von 276
Bonaventura, Arnaldo 99
Boni, Giacomo 57
Bonnet, Hans 61
Borch, Ole 135, 224
Borchardt, Ludwig 61
Bornkamm, Heinrich 330
Borosini, August von 316
Borrelli, Giovanni A. 106
Borstendoerfer, Adolf 329
Boruttau, Heinrich 270
Bötticher, Ernst 56
Boussuet, François 91
Bovio, Zefiriele Tommaso 217, 218
Boyle, Robert 137, 138
Bra, Felix de 82
Braams, Wilhelm 71
Bracesco, Giovanni 132
Brand, Walter 335
Brandt, Wilhelm 80, 81
Brauer, Ludolph 261
Braus, Otto 270
Brazil, Vital 313
Breasted, James Henry 61
Bremer, Andreas F. 167
Bremer, Frederik 168
Brendel, Georg Christoph 230

Brennsohn, Isidorus 278
Bretonneau, Pierre 308
Bretzl, Hugo 76
Brinkmann, Johannes 86
Brito, Rocha 344
Brockmann, Carl Heinrich 150
Broeckx, Corneille 184, 279
Brown, Alfred 322
Browning, Robert 150
Bruchmüller, Wilhelm 259
Bruck, Walther 318, 325
Brucker, Johann Jakob 266
Brugsch, Theodor 241
Brunamonti Tarulli, Luigi 90
Brunn, Walter von 121, 156
Brunner, Conrad 256, 321
Bruno, Giordano 189
Brunschwig, Hieronymus 234, 268
Bruzon, Paul 281
Bryan, Cyril P. 62
Bryk, Otto 290
Buchheim, Ernst 71
Buchholtz, Arend 271
Buchner, Eberhard 269
Budjuhn, Gustav 265
Bugiel, V. 277
Buhle, Johann Gottlieb 230
Bühler, Friedrich 303
Bumke, Oswald 295
Burchard, Matthias Heinrich 131
Burckhard, Georg 311
Burckhardt, Albrecht 151, 152, 177, 311
Burckhardt, Rudolf 282
Burckhardt-Biedermann, Theophil 157
Bure, Guillaume de 99
Burggrav, Johann Ernst 186, 203
Burnet, Duncan 134
Buschan, Georg 295

Caelius <Aurelianus> 69
Caesarius <Heisterbacensis> 248
Caius, John 111
Caldera de Heredia, Gaspar 235
Calhoun, Laura A. 339
Campbell, Anna Montgomery 340
Capparoni, Pietro 94, 236, 237, 245
Carbonarius, L. 138
Carbonelli, Giovanni 90, 103, 180, 292, 327
Cardilucius, Johannes Hiskias 221
Carl, Johann Christian 224
Carøe, Kristian 244
Carrichter, Bartholomaeus 221
Carus, Carl Gustav 269
Carvalho, Augusto da S. 304, 321

Casarini, Arturo 322
Cassirer, Ernst 248
Cassius <Felix> 69
Castiglioni, Arturo 105, 121, 245, 341, 344, 345
Castillo y Quartiellers, Rodolfo del 72
Celli, Quirino 73
Celsus, Aulus Cornelius 67, 81
Chabé, Alexandre A. 320
Champier, Symphorien 110
Chaurand de Mailly, Anton 227
Chiappelli, Alberto 90
Cholmeley, Henry P. 89
Choulant, Ludwig 98, 103, 120, 326
Chrześciński, Friedrich M. 161
Ciasca, Raffaele 108
Clauder, Gabriel 226
Clauser, Christoph 154, 168, 264
Clemen, Otto 156, 265
Cohn, Alfred E. 338
Colberg, Ehregott Dan. 231
Colin, Gabriel 97
Colonna, Francesco Maria Pompeo 197
Comes, Orazio 303
Comrie, John D. 88
Conring, Hermann 135, 273, 286
Corner, George W. 102
Corrodi, Heinrich 219
Corsini, Andrea 90
Costa, Ethbin Heinrich 162
Cramer, Hermann 142
Crato, Johannes 109, 266
Crawfurd, Raymond 88
Creighton, Charles 298
Creiling, Johann Conrad 151
Croll, Oswald 134, 135
Crome-Schwiening, Carl 150
Cronenburgius, Bernardus Dessenius 149
Crügner, Michael 223
Curàtulo, Giacomo Emilio 309
Curschmann, Fritz 256, 271
Curti, Theodor 150
Cushing, Harvey 280, 322
Cynthio delli Fabrizi, Luigi 311
Czapek, Friedrich 284
Czermak, Johann N. 308
Czerny, Vincenz 261

Däath, Heinrich 228
Damerow, Heinrich P. 167
Damocrates, Servilius 48
Dana, Charles L. 121
Daniel <Morlanensis> 248
Dannemann, Friedrich 290, 291
Daremberg, Charles 276

Darmstaedter, Ernst   107, 116, 134, 140, 141, 142, 143, 144, 154, 155, 156, 157, 180, 265, 338
Darmstaedter, Ludwig   177, 290
Dawson, Percy M.   339
Dawson, Warren R.   242
DeGiovanni, Achille   104
Dehne, Johann C.   166
Deichert, Heinrich   313
Deichgräber, Karl   53
Del Gaizo, Modestino   106
Delcourt, Joseph   88
Delitzsch, Franz   81
Della Porta, Giambattista   229
Della Torre, Arnaldo   112
Delpy, Egbert   260
Deneffe, Victor   72, 74
Dennefeld, Ludwig   76
Deodatus, Claudius   132, 133
Derdes, Daniel   285
Dessoir, Max   233
Deubner, Ludwig   73
Deuchler, Walter   343
Diels, Hermann   57
Diepgen, Paul   87, 117, 120, 254, 272, 288, 315, 331, 342, 344
Diergart, Paul   286
Dieskau, Rudolph von   199
Dieterich, Albrecht   75
Diethelm, Johann Caspar   225
Diller, Hans   352
Dimitriadis, Dimitrios S.   321
Dioscorides, Pedanius   52, 53
Dobbin, Leonard   135
Dobel, Friedrich   147
Dohi, Keizo   306
Dohrn, Rudolf Friedrich Alfred   309
Dolhopff, Georg Andreas   196
Doll, Karl   105
Doneldey, Arnold   255
Dörbeck, Franz   305
Dorn, Gerhard   151, 187, 188, 200, 202, 207
Dorveaux, Paul Marie Jean   85, 86
Draud, Georg   100
Drebbel, Cornelis Jacobszoon   137
Dréhr, Emerich von   325
Du Bois-Reymond, Emil Heinrich   124, 269, 270
Du Chesne, Joseph   216, 217, 218
Dubreuil-Chambardel, Louis   82
Duhem, Pierre Maurice Marie   100, 290
Duisberg, Carl   279
Duller, Eduard   190
Dumas, Jean-Baptiste   288
Dupouy, Edmond   81

Eber, August   341
Ebermayer, L.   241
Ebers, Georg   348, 349
Ebert, Max   249, 250
Eble, Burkard   326
Ebstein, Erich   56, 280, 296, 302, 307
Ebstein, Wilhelm   80, 118, 119, 296
Edelstein, Ludwig   53
Eder, Joseph   269
Eggebrecht, Ernst   282
Egli, Emil   229
Eglinus, Raphael   124, 125
Ehrenfeld, Richard   289
Eisler, Robert   143
Ellenbog, Ulrich   155
Elliot, James S.   73
Eloy, Nicolas F. J.   245
Émery, Michel   176
Emmerich, George   217
Enders, Ludwig   230
Englert, Ludwig   58, 241, 330, 333, 346
Engleson, Hugo   343
Enslin, Theodor C.   100
Erastus, Thomas   148, 149, 166
Erb, Wilhelm   261
Erben von Brandau, Matthias von   225
Erbkam, Heinrich Wilhelm   229
Erman, Adolf   60, 61
Ernst, Konrad   99
Erotianus   55
Ersch, Johann Samuel   276
Escher, Heinrich   172
Esser, A. Albert M.   337
Eucken, Rudolf   159, 165
Eyssenhardt, Franz   143

Faber, Knud   119
Fabre D'Olivet, Antoine   149
Fabre, Pierre Jean   185, 186
Fabricius Hildanus, Wilhelm   115, 267, 325
Fåhraeus, Robin   74
Falck, August   292
Falk, Friedrich   104
Faraday, Michael   288
Färber, Eduard   143, 144
Farlow, John W.   338
Fasbender, Heinrich   72, 309
Faust, Bernhard C.   266
Faustus, Heinrich   117
Favaro, Giuseppe   90, 108
Fay, Henri M.   303
Faye, Anton L.   302
Fehling, Hermann   310
Feldhaus, Franz Maria   246, 314

Félix, Jules 297
Felsner, Josef 148
Ferckel, Christoph 267
Ferguson, John 164, 216
Ferrari, Ciro 313
Fichtner, Horst 335
Ficinus, Marsilius 110
Fictuld, Hermann 132
Figuier, Louis 139
Figulus, Benedictus 191, 201
Finkenrath, Kurt 239
Finnur Jónsson 243
Fioravanti, Leonardo 218
Fischer, Alfons 239, 341
Fischer, Hans 108, 117, 331
Fischer, Hermann 255
Fischer, Isidor 117, 121, 122, 298, 310, 346
Fischer, Ludwig 258
Fischer, Wilhelm 232
Fischnaler, Konrad 183
Fjelstrup, August 160
Fleming, Paul 149
Flexner, Abraham 338
Floerke, Hanns 110, 111
Flood, Jørgen W. 293
Flügel, Georg Josef 254
Fonahn, Adolf 91
Fontaine, Gabriel 131
Förster, Else 335
Förster, Martin 221
Fossel, Victor 238, 254
Foster, Michael 321
Fournié, H. 343
Francé-Harrar, Annie 153
Franco, Pierre 103
Frank, Carl 76
Franke, Carl 253
Franke, Johannes 95, 180
Fränkel, Diederich H. 184
Fränkel, F. H. 278
Frankenberg, Siegmund 275
Freeburg, Victor O. 339
Freher, Paul 234
Freind, John 273
Freisauff von Neudeck, Rudolf von 182
Freitag, Johann 223
Freuler, Bernhard 158
Friedberg, Emil 260
Friedlaender, Benedict 295
Friedländer, Ludwig H. 275
Friedrich <Preußen, König, II.> 105
Friedrich, Edmund 325
Fries, Jakob Friedrich 190
Fries, Lorenz 234

Frisch, Franz 259
Frohn, Wilhelm 303, 348
Fuchs, C. H. 299
Fuchs, Eduard 309
Fuchs, Leonhart 115, 265
Fuchs, Robert 55
Fujikawa, Yū 64
Fulton, John F. 137, 338
Funk, Simon 80
Fürbringer, Max 261

Gāfiqi, Muḥammad Ibn-Qassūm al- 101
Ǧābir Ibn-Ḥaiyān 136, 141
Gâches-Sarraute, Inès 314
Galenus 47, 48, 49, 50, 51, 58, 81, 115, 241
Gall, Piero 310
Gallicciolli, Giovanni B. 111
Galloway, James 315
Gangolphe, Michel 301
Gant, Frederick J. 280
García del Real, Eduardo 86, 341
Gardthausen, Victor 57
Gariopontus 93
Garms, August 151
Garrison, Fielding H. 121, 246, 276, 323, 324, 338, 339
Garry, Thomas G. 61
Gatterer, Alois 233
Gautier, Léon 279
Gebauer, Christian Samuel 171
Geilinger, Max 333
Geipel, Adolf 254
Geist-Jacobi, George P. 318
Georgiadès, N. 291
Geret, Johann G. 170
Gerhard, Gustav A. 52, 75
Gerike, Peter 224, 226
Gersuny, Robert 271
Gesner, Conrad 108, 109, 116, 179
Gessmann, Gustav W. 140
Geyer, Karl 311
Geyl, Arie 161
Ghon, Carl 183
Giachini, Lionardo 111
Giesecke, Friedrich 185
Gildemeister, Johann 143
Gilinus, Coradinus 302
Gillies, Hugh C. 101
Girard, Joseph 82
Glaser, Ernst 47
Glauber, Johann Rudolph 129, 142, 193, 194, 195, 197, 226
Gmelin, Johann Friedrich 286
Goclenius, Rudolph 223

Goessler, Peter 64
Goethe, Johann Wolfgang von 165, 273
Goldberg, Martha 315
Goldschmid, Edgar 103
Gomperz, Theodor 54
Gorp, Jan van 181
Gotthard, Philipp 183
Gottsched, Johann Christoph 282
Götze, Alfred 253
Gould, George M. 339
Gouriet, Jean-Baptiste 277
Gradmann, Robert 253
Graefe, Albrecht von 320
Graf, Johann Heinrich 145
Gräfe, Carl Ferdinand von 349, 350, 351, 352
Gräffer, Franz 183, 184
Granel, Henri 292
Grasshoff, Johann 129
Greeff, Richard 321
Greiff, Sebastian 130
Greimer, Karl 317
Grienwaldt, Franz J. 171
Griesbach, Hermann 100
Griesinger, Wilhelm 118
Grøn, Fredrik 256
Grotefend, Hermann 175
Grotjahn, Alfred 317
Grüling, Philipp Gerhard 186
Grün, Karl Theodor Ferdinand 163
Gründel, Elfriede 335
Gründer, Johann W. 321
Grundhoff, Werner 162
Gruner, Christian Gottfried 297, 347
Gruner, Erich 260
Grünpeck, Joseph 302
Gryphius, Christian 286
Gualterus <Agulinus> 82, 101
Guareschi, Icilio 101
Gubo, Andreas 148
Guden, Johann Moritz 130
Guerini, Vincenzo 318
Guibert, Nicolas 132
Guido <de Cauliaco> 102
Guigues, Pierre 97
Guilelmus <de Congenis> 82
Guilelmus <de Saliceto> 90
Guisan, André 118, 177
Guisson, Pierre 185
Guitard, Eugène 293
Gundolf, Friedrich 155, 342
Gunkel, Paul 328
Günther, Ludwig 228
Günther, Otto 99
Gurlt, Ernst Julius 352
Györy, Tibor 238, 296, 346

Ḥunain Ibn-Isḥāq 98
Haas, Arthur Erich 290
Haber, Fritz 280
Haberling, Wilhelm 69, 92, 141, 270
Haehl, Erich 345
Haehl, Richard 283
Haeser, Heinrich 297, 311, 314, 346
Hagen, Margarete von 334
Hahn, Christoph U. 161
Hahnemann, Samuel 117
Halbmayer, Georg 203
Haller, Albert 178
Haller, Albrecht von 104, 123, 283, 322
Hammer Jensen, Ingeborg 139
Handerson, Henry E. 89
Hanhart, Johannes 108
Haniel, August 269
Hannemann, Johann Ludwig 231
Hansemann, David von 118
Hansen, Adolph 272
Harleß, Adolf von 165
Harnack, Adolf von 92
Hartig, Otto 99
Hartmann, Franz 143, 175, 229
Hartmann, Hans 345
Hartmann, Johann 135
Hartmann, Reinhold Julius 159, 161, 179
Harvey, William 106
Hassall, Arthur H. 280
Hauger, Alphons 66
Haupt, Joseph 255
Hauser, Gustav 261
Hauser, Otto 64
Haussdorff, Urban Gottlieb 147
Haussleiter, Johannes 290
Haustein, Hans 313
Hayn, Hugo 309
Hayne, Johann 223
Heberden, William 345
Heckenbach, Josef 75
Hecker, August F. 274
Hecker, Justus F. C. 274, 294, 303
Heeg, Josef 58
Heereboort, Adrianus 169
Heerwagen, Heinrich W. 173
Hegler, Alfred 230
Heiberg, Johan L. 76, 244
Heidenreich, Hermann 95
Heine, Heinrich 163
Heinrich <von Pfalzpaint> 264
Heinrich, Curt 269
Heinrich, Fritz 88
Heinrichs, Heinrich 110
Heischkel, Edith 241
Helfreich, Friedrich 262

Hellmann, Gustav 176
Hellwig, Christoph von 197
Hellwig, Walter 330
Helmont, Jan Baptista van 181, 184
Helmreich, Georg 58
Helvetius, Johann Friedrich 199
Hemmeter, John Cohn 278
Henkel, Johann Friedrich 151
Henle, Jakob 119
Henne am Rhyn, Otto 145, 146
Henricus <de Mondavilla> 82, 83, 84, 103
Henricus <de Suonishain> 335
Henschel, August Wilhelm Eduard Theodor 168, 254, 266
Hensel, Julius 226, 282
Hensler, Philipp Gabriel 298, 303
Herber, Carl 318
Herbig, Gustav 262
Hering, Constantin 165, 344
Hermes <Trismegistus> 158
Herting, Johannes 295
Hervot, Henri 283
Herz, Norbert 228
Herzog, Johann Werner 166
Herzog, Rudolf 72
Hess, Salomon 229
Heßling, Elias Johannes 195
Heubner, Otto 271
Heusler, Andreas 176
Hiersemann, Conrad 95
Hild, Anton M. 330
Hildebrand, H. 141
Hildegardis <Bingensis> 255
Hille, Adolf 318
Hinkel, Reinhold 334
Hiortdahl, Thorstein Hallager 291
Hippocrates 53, 54, 55, 56, 57, 80, 196, 207, 217, 346
Hirsch, August 121, 122, 267, 308, 309
Hirschberg, Julius 56, 98, 318, 319, 320, 340, 346
Hirschel, Bernhard 275
Hirscheld, Ernst 241
Hirschfeld, Ernst 241
Hirschfeld, Magnus 295
Hoche, Alfred 272
Hochmuth, Grete 345
Hodermann, Richard 158
Hoefer, Jean Chrétien Ferdinand 286, 287
Hoermann, Konrad 253
Hoernle, August F. Rudolf 60
Hoffmann, Friedrich 138, 225
Höfler, Max 255, 257, 258, 322
Hofmann, August Wilhelm von 189
Hofmann, Reinhold 265

Hoghelande, Theobaldus van 136
Hohlfeld, Johannes 103
Holbein, Hans 177
Holbein, Hans der Jüngere 344
Holl, Moritz 112
Holland, Johann Isaak 130, 148
Holländer, Eugen 242
Holler 267
Holma, Harri 77, 78
Holmes, Gordon 317
Holzemius, Peter 267
Honigmann, Georg 120, 281
Hoops, Johannes 250
Hopf, Ludwig 297
Hoppe, Janus 162
Hopstock, Halfdan 326, 340
Horawitz, Adalbert 164, 174
Hornyánszky, Gyula 56
Hoßbach, Peter Wilhelm Heinrich 230
Hoster, Hermann 118
Hovorka, Oskar von 65, 66
Hrdlička, Aleš 80
Huber, Arnold 269
Huber, Johann C. 296, 297
Hübner, Lorenz 182
Hübotter, Franz 64
Hueppe, Ferdinand 74
Hufeland, Christoph Wilhelm von 118
Hugolinus <de Monte Catino> 90
Huizinga, Johan 180
Hult, Olaf T. 305
Hume, Edgar E. 279
Hummel, Johann 224
Hundt, Magnus 300
Hunger, Friedrich W. 114
Hurry, Jamieson B. 61
Husemann, Theodor 175
Hyrtl, Joseph 256

Ibel, Thomas 76
Ibn-al-Baiṭār, Abū-Muḥammad Abdallāh Ibn-Aḥ 100
Ibn-Māsawaih, Abū-Zakarīyā' Yūḥannā 92, 93
Ilberg, Johannes 57, 67, 72
Imhofer, Richard 308
Ingerslev, Emmerik 264
Ipsen, Gunther 272
Irsay, Stephen d' 104, 269
Isensee, Emil 275
Israel, August 230
Issel, Emil 48

Jachmann, Karl R. 191
Jacobinus <de Conflentia> 102
Jacobsen, Julius 284

Jacquet, Bernard 225
Jaeger, Francis M. 289
Jäger, Albert 183
Jäger, C. F. 229
Jäger, Fritz 248
Jagow, Gebhard von 334
Jahn, Ferdinand 167
Jastrow, Morris 78, 80, 81
Jeanselme, Edouard 304, 307, 348
Jecht, Richard 151
Jegel, August 154
Jehan <Yperman> 268
Jeltes, Petrus A. 172
Jenner, Edward 311
Jennings, Hargrave 231
Jentsch, Ernst 270
Joachim <de Flore> 168
Jobert, Clément 172
Jociscus, Andreas 168
Johannes <de Ketham> 327
Johannes <de Mirfeld> 279
Johannes <de Sancto Amando> 85
Johannes <Iamatus> 96
Johnson, William 195, 196
Johnsson, John W. 243
Jolly, Julius 59
Jörg, Leonhard 165
Jörimann, Julius 93
Joubert, Laurent 108
Jourdan, Antoine Jacques Louis 245
Jourdan, Paul 67
Jungius, Joachim 267
Junk, Wilhelm 285
Jüthner, Julius 75

Kadner, Albert 94
Kahlbaum, Georg W. 159, 288, 292, 293
Kälin, Eduard 158
Kallmorgen, Wilhelm 343
Kamensky, Margarete 234
Kanold, Johannes 305
Karell, Ludwig 158
Katsch, Julius F. 158
Kegler, Caspar 304
Kehrer, Ferdinand Adolf 261
Keller, Johann J. 145
Keller, Kaspar 124
Keller, Ludwig 230
Kelly, Howard A. 246
Kemmerich, Max 314
Kepler, Johannes 228
Kerckring, Theodor 125
Kerschensteiner, Josef 174
Kestner, Christian Wilhelm 340

Khunrath, Heinrich 137, 220
Kiesewetter, Karl 175, 232
Kilian, Kurt 95
Kiranus 229
Kirch, J. P. 303
Kirchenberger, Salomon 323
Kirchhoff, Theodor 294, 295
Kirchner, Martin 271
Kirn, Otto 259
Kissel, Carl 227
Kisskalt, Karl 304
Klages, Ludwig 248
Klaus, Fritz Wolfgang 95
Klebs, Arnold Carl 98, 99, 238, 343
Klein, Joseph 174
Klinckowstroem, Carl Ludwig Friedrich Otto von 233
Klöckler, Herbert von 228
Knapp, Ludwig 310
Knigge, Adolph von 231
Knight, Robert 337
Knör, Ludwig Wilhelm von 129
Knortz, Karl 64
Kobert, Hans U. 292
Kobert, Rudolf 292
Koch, Johann C. 171
Koch, Richard 121, 124, 155, 272
Koch, Robert 271
Köhler, Albert 322
Kohlhagen, Werner 343
Kolbenheyer, Erwin Guido 150, 333
Kolde, Theodor 261
Kollert, Erna 335
König, Franz 271
Kopp, Hermann 139, 287
Koppel, Hermann 178
Körner, Otto 56, 281
Kornthauer, Job 203
Kortum, Carl Arnold 158, 274
Köster, Albert 160
Kotelmann, Ludwig W. 80
Kraemer, Hans 324
Kraepelin, Emil 295
Krah, Friedrich Alexander 334
Kraus, Ludwig A. 348
Krause, Arthur 228
Krell, Otto 74
Kretschmer, Ernst 248
Krippner, F. W. 159
Kroemer, Georg Heinrich 95
Kroner, Hermann 97
Krüger, Gustav 231
Kruse, Walter 316
Küchler, Friedrich 79
Kuczynski, Max H. 65

Kuhn, Carl   327
Kühne, Wilhelm   106
Kunze, Gustav   155
Kürz, Ernst G.   265
Kussmaul, Adolf   271
Küster, Ernst   311, 323
Kuzēs, Aristotelēs P.   345

Laarß, Richard H.   233
Lacinius, Janus T.   209
Lacroix, Paul   233
Laehr, Hans   273
Lagercrantz, Otto   137
Laire, François X.   99
Lammert, Gottfried   254
Landau, Richard   80
Landsberg, Paul Ludwig   153
Landsberger, Benno   76
Lang, August   256
Langenberg, Rudolf   229
Lartey, Edgar   264
Laßwitz, Kurd   179
Latz, Gottlieb   173, 227, 235
Laurent, Émile   232
Le Baillif de la Rivière, Roch   217
Le Clerc, Daniel [siehe auch Leclerc]   171
Le Viseur, C. Julius   162
Lebenwaldt, Adam von   169, 170
Leber, Theodor   261
Lebon, Ernest   291, 293
Lecky, William Edward Hartpole   232
Leclerc, Daniel   246
Lecoq, Pascal   168
Leersum, Evert C. van   117
Leeser, Otto   118
Lefèvre-Deumier, Jules   162
Lehmann, Paul   264
Lehner, Tassilo   146
Leibniz, Gottfried Wilhelm   247
Leichtenstern, Otto   308
Lemnius, Levinus   340
Lemos, Maximiano A.   87, 105
Lenghel, Alexandru   305
Lenglet du Fresnoy, Nicolas   138
Leonardo <da Vinci>   112
Leonhardt, Kurt   90
Leonicus Thomaeus, Nicolaus   302
Lersch, Bernhard M.   298
Lessing, Michael B.   168, 275
Leupoldt, Johann Michael   274
Lewis, Timothy   89
Lhéritier, Michel   237
Libavius, Andreas   110, 133, 134
Lichtenberg, Georg Christoph   105

Lichtenfelt, Hans   316
Liebeschütz, Hans   258
Liebig, Justus von   287, 288
Lieblein, Jens   60
Liek, Erwin   155
Liétard, Gustave   60, 92
Linden, Jan Antonides van der   122, 276
Lingg, Hermann   151
Lingner, Karl August   316, 347
Lippmann, Edmund O. von   141, 142, 144, 150, 152, 288, 289, 290
Lister, Joseph   338
Lo Parco, Francesco   112
Locatelli, Lodovico   196, 204
Locher, Hans   162
Londe, Albert   306
Loos, Johann Jakob   167, 184
Lorch, Wilhelm   281
Lorey, Wilhelm   116
Lucas-Championnière, Just M.   65
Lucius, Ernst   75, 91
Ludolf, Hieronymus   171
Lüdy-Tenger, Fritz   141
Lullus, Raimundus   136, 158
Lurje, Sawelli   72
Lutz, Markus   145

Maack, Ferdinand   178, 231, 233
Maaß-Lind, Katharina   155
Mackenzie, Morell   296
Macmichael, William   279
Maggiora, Arnaldo   107, 311
Magnus, Hugo   72, 276
Magnus, Rudolf   272
Major, Ralph H.   342
Malade, Theo   310
Malgaigne, Joseph F.   321
Malloch, Archibald   106
Mandon, Jacques A.   173
Mandt, Martin W.   279
Manget, Jean-Jacques   182
Mannheimer, Adolf   177
Mantegazza, Umberto   342
Marcellus <Empiricus>   71
Marcellus <Sidetes>   48
Marchand, Felix   296
Marcuse, Julian   325
Marilaun, Karl   156
Maris, Janus Cornelis   167
Marquardt, Martha   154
Martin, Alfred   177, 259, 324
Martin, August   271
Martin, Ernst   165
Martin, Franz   334

Martinotti, Giovanni 92
Marx, Jakob 315
Marx, Karl F. 122, 123, 172
Marzell, Heinrich 256
Matthaes, Curt 95
Matthaeus <Platearius> 93
Matthiae, Georg 274
Matthießen, Wilhelm 152, 235, 335, 336
May, Walther 282
Mayer, Claudius F. 241
Mayer, Sally 156
Mayerne, Théodore Turquet de 185
Mayrhofer, Bernhard 325
Mazini, Paolo 111
Mazzini, Giuseppe 111
Medicus, Fritz 331
Meffert, Franz 91
Mehring, Gebhard 325
Meier, Fritz 104
Meige, Henry 304, 305, 306
Meige, Paul 306
Meiner, Annemarie 103
Meinicke, Martin 84
Meissner, Arno 59
Meissner, Bruno 79
Meister, Leonhard 166
Mencke, Johann Burkhard 286
Mencken, Henry L. 337
Merkel, Johannes 147
Merlo, Johann J. 172
Merx, Otto 230
Messedaglia, Luigi 104
Messer, August 233
Metlinger, Bartholomäus 102
Metzger, Johann Daniel 274
Meuder, Ernst Peter 225
Meunier, Léon 277
Meyer, Adolf 261, 267, 269
Meyer, Conrad Ferdinand 152
Meyer, Eduard 65
Meyer, Ernst 287, 288
Meyer, Ernst Heinrich Friedrich 162
Meyer, Friedrich 47
Meyer, Johann Friedrich von 132, 219
Meyer, Richard 145
Meyer, Wilhelm 117
Meyer-Ahrens, Conrad 267, 301, 308
Meyer-Steineg, Theodor 47, 67, 69, 72, 74
Meyerhof, Max 58, 98, 101
Michaëlis, Lorenz 302
Miedel, Julius 147
Mieli, Aldo 51, 286
Miescher, Friedrich 173
Milch, Werner 330

Millöcker, Karl 150
Milne, John S. 72
Milt, Bernhard 155
Milton, John L. 301
Minderer, Raymund 169
Minor, Albert 47
Minvielle, Edmond 86
Miyajima, Mikinosuke 119
Moehsen, Johann Karl Wilhelm 171, 235
Moeller, Ernst von 315
Moeller van den Bruck, Arthur 159
Mogk, Eugen 257
Moll, Albert 302
Moll, Johann C. 268
Möller, Georg 61
Mollet, M. 73
Mommert, Carl 81
Mönkemöller, Otto 294
Montanus, Johannes 188
Monte-Snyder, Johannes de 226
Montesaurus, Natalis 302
Moodie, Roy L. 66
Mook, Friedrich 172
Moon, Robert O. 56
Moore, Norman 324
Moortgat, Anton 77
Morgagni, Giambattista 104, 115
Morgenthaler, Walter 295
Morhof, Daniel Georg 131, 148, 169
Mori, Rintaro 64
Morienus 136
Moritzi, Alexander 281
Morris, Malcolm A. 316
Morwitz, Eduard 275
Moyes, John 106
Mrsic, Wilhelm 228
Muckermann, Hermann 314
Muir, Metthew M. 289
Muleur, Georges 175
Müller, Adolf 282
Müller, Arthur 150
Müller, Franz Carl 290
Müller, Gottfried 88
Müller, Gustav 150
Müller, Iwan von 58
Müller, Johannes 118, 270
Müller, Martin 116, 270
Müller, Philipp 132
Müller-Edler, Alfred 333
Müllerheim, Robert 242
Mundinus <Lucius> 102
Münz, Isaak 91, 97
Murr, Christoph Gottlieb von 162, 166
Muth, Carl 328

Mygind, Holger 74
Mylius, Johann D. 136
Mynsicht, Adrian von 126, 134
Myrdacz, Paul 323

Nachmanson, Ernst 56
Naudé, Gabriel 170
Naumann, Carl W. 282
Naumann, Otto 327
Naunyn, Bernhard 271
Nazari, Giovanni Battista 133
Neander, Gustaf 308
Necker, Jobst de 327
Needham, Joseph 310
Négrier, Paul 324
Nelson, Axel 55
Nemesius <Emesenus> 93
Netolitzky, Fritz 152
Netzhammer, Raymund 154, 156, 174, 175
Neuburger, Maximilian Camillo 80, 105, 114, 119, 159, 246, 269, 270, 317, 321
Neugart, Trudpert 146
Neumann, Karl G. 167
Neumüller, Kurt 334
Neupert, Curt 334
Neustätter, Otto 271
Nicoladoni, Alexander 230
Nicolaus <Damascenus> 97
Nicolaus <de Polonia> 256
Nicolaus <Salernitanus> 93, 255
Niedling, Justus 335
Nielsen, Hans A. 65
Ninck, Johannes 157
Nobel, Gabriel 80
Nohara, Fritz S. 327
Nolle, Heinrich 132, 186
Nordenmark, Nils V. 341
Norrenberg, Johann 293
Norvid, Hermann 296
Nöth, Alois 311
Notthafft, Albrecht von 345

Oberwalder, Oskar 145
Odo <Magdunensis> 82
Oefele, Felix von 62, 63, 77, 78, 79, 123, 174
Oehme, Julius 224
Oesterle, Friedrich 329
Oesterlen, Friedrich 299
Oken, Lorenz 282
Olpp, Gottlieb 64
Olschki, Leonardo 152
Oosterhuis, Rutger A. 283
Opel, Julius O. 230
Oraeus, Heinrich 202, 203

Oribasius 48
Orth, François J. 227
Osborne, Walter 314
Osiander, Johann A. 169
Osler, William 99, 100, 111, 121, 280
Ostermuth, Hermann J. 95
Ostwald, Wilhelm 120, 284

Pachinger, Anton Maximilian 80
Packard, Francis R. 96
Padovani, Giovanni 136
Pagel, Julius Leopold 83, 84, 85, 89, 92, 97, 116, 120, 121, 122, 123, 283
Pagel, Walter 119, 156
Paget, Stephen 111
Pallmann, Heinrich 172
Palm, Adolf 342
Pansa, Martin 221
Pansier, Pierre 72, 82, 96, 315, 320
Paracelsus 128, 150, 152, 154, 155, 162, 187, 191, 196, 197, 198, 199, 200, 201, 202, 203, 204, 205, 206, 207, 208, 209, 210, 211, 212, 213, 214, 215, 216, 268, 333, 335, 336, 340, 347
Paré, Ambroise 111
Pasch, Georg 148
Patin, Guy 107
Patschovsky, Wilhelm 146
Pauls, Emil 272
Paulus <Aegineta> 70, 71
Paulus, M. 191
Pauly, Alphonse 120
Payne, Joseph F. 88, 89
Pazzini, Adalberto 234
Peltre, Jacques 85
Penot, Bernard Georges 220
Perlin, Hieronymus 215
Pernauer, Georg F. von 225
Perrenon, Eugen 92
Peters, Hermann 258, 291, 293, 331
Petersen, Julius 317
Petrucci, Hieronymus de 169
Peuckert, Will-Erich 135, 150, 154, 157
Peyer, Bernhard 114
Peypers, Hendrik Fritz August 301
Pfaff, Karl 145
Pfaff, Wilhelm 318
Pfeifer, Richard A. 295, 296
Pfeifer, Viktor 146
Pfeiffer, Franz 254
Pfeiffer, Ludwig 305
Pflugk-Harttung, Julius von 253
Pfretzschner, Ernst 74
Phaedro, Georgius 187
Phillippe, Adrien 292

Pick, Friedel 105, 337
Pictorius, Georg 210, 265
Pignot, Albert 324
Pina, Luís de 86
Pincherle, Bruno 114
Pirchegger, Hans 148
Pires de Lima, Joaquim A. 326
Placcius, Vincent 113
Placitus, Sextus 69
Planis Campy, David de 181, 217
Plarr, Victor G. 345
Pleier, Cornelius 227
Pley, Jakob 75
Plinius Secundus, Gaius 67, 68
Podestà, Hans 284
Poelchau, Gustav F. 163
Pohl, Rudolf 74
Poisson, Albert 136
Polemann, Joachim 185
Poletti, Gian B. 341
Politzer, Adam 317
Poppius, Hamer 225
Posner, Carl 271
Potier, Pierre 185
Pouchet, Félix Archimède 81
Poulsen, Frederik 59
Power, D'Arcy 324, 339
Power, Maura 88
Pradel, Fritz 97
Praun, Otto Philipp 171
Preisler, Oscar 124
Preiswerk-Maggi, Paul 318
Pressel, Theodor 147
Preu, Heinrich Adolph 167, 168
Preuss, Julius 81
Prilipp, Beda 178
Probst, Emanuel 176
Proksch, Johann Karl 161, 299, 300, 301, 307
Proskauer, Curt 325
Prüfer, Curt 98
Puccinotti, Francesco 121
Puschmann, Theodor 121

Quenstedt, Johann Andreas 170
Quitzmann, Ernst A. 275

Rabl, Carl 260
Rademacher, Johann Gottfried 161
Rádl, Emanuel 151, 176
Ramazzini, Bernardino 107
Rambaud, Pierre 316
Rantzau, Henrik 108
Rauber, August 326
Raymond, Paul 301

Raynaud, Maurice 86
Reber, Burkhard 159, 160, 189, 293
Regiomontanus, Johannes 343
Reicke, Siegfried 314, 315
Reil, Johann Christian 268
Reil, Theodor 61
Reimmann, Jacob Friedrich 170
Reinach, Salomon 76
Reinhardstoettner, Karl von 257
Reinhardt, Hellmuth 95
Reinhart, Hans Christoph 128
Reis, Victor van der 324
Reisner, George Andrew 62
Reitz, Alfred 329
Reitzenstein, Richard 228
Reneaulme, Paul de 217
Renner, Otto 153
Renz, Wilhelm Theodor 259
Renzi, Salvatore de 93, 94
Rethwisch, Ernst 289
Retzius, Gustaf 325
Reuden, Michael 222
Reusner, Hieronymus 200
Révész, Béla 295
Rhamm, Albert 165
Rhenanus, Johannes 196
Rhumel, Johann Pharamund 222, 223
Ribbert, Hugo 297
Richardus <Anglicus> 335
Richardus <Magister> 89
Richer, Paul 305
Richter, Johannes 253
Richter, Paul 97, 151, 160, 295, 305
Richter, Wilhelm Michael von 279
Riecke, Erhard 314
Riedl, E. 146
Riekel, August 154
Rieks, Johannes 294
Riesch, Helene 255
Rigler, Johannes 117
Rijnberk, Gérard van 244
Rink, Joseph 91
Rinklake, August Johann Joseph 345
Riplaeus, Georgius 127
Rittmann, Alexander 298
Rixner, Thaddä Anselm 277, 278
Roberti, Jean 223
Robinson, Victor 279, 295
Rodenberg, Julius 156
Rodewald, Fritz 335
Roelans, Cornelis 103
Roese, Carl 318
Roger, Jules 277
Rogerius <Salernitanus> 102

Rohde, Erwin 75
Rohlfs, Heinrich 237, 267
Rohling, August 264
Rohr, Moritz von 290
Rolando <da Parma> 327
Rolleston, Humphry D. 339
Roncali, Demetrio B. 342
Ronge, Johannes 190
Roscoe, Henry E. 288, 289
Rose, Valentin 93
Rosenbaum, Julius 120, 298
Rosenstein, Samuel Siegmund 163
Rosenthal, Jacques 263, 342
Rosny, Léon de 341
Rössler, Oskar 177
Rößlin, Eucharius 108, 264
Roth, Friedrich 265
Roth, Max 278
Roth, Moritz 113, 176
Roux, Wilhelm 119
Rudbeck, Olof 107
Rudolph, Ernst 84
Rudolph, Hermann 232
Rudolphi, Johannes 225
Rudolphi, Karl Asmund 277
Ruffer, Marc Amand 61
Rufus <Ephesius> 53
Ruhräh, John 111
Ruland, Martin 202, 219, 220
Rupert, Hedwig 95
Ruska, Julius 97, 98, 141, 143, 144
Russell, Edward S. 338
Russus, Joannes Andreas 106

Sachs, Hans 325
Sack, Arnold 56
Saintyves, Pierre 66
Sala, Angelus 126, 224, 304
Saland, Arthur 92
Saldaña Sicilia, Germán 316
Salomon, Max 111, 114
Salzer, Robert 176
Santorio, Santorio 105
Sarton, George 113, 114
Savérien, Alexandre 180, 181
Scaliger, Julius Caesar 168
Scaliger, Paul 205
Scanarolus, Antonius 302
Schadewald, Otto 173
Schäfer, Anton 280
Schäfer, Friedrich A. 272
Scharff, Alexander 61
Schede, Erich 341
Scheer, Hermann 154

Schelenz, Hermann 142, 291
Schelhorn, Benedikt 147
Schelhorn, Johannes Georg 146
Schellig, Conrad 302
Schenk, Paul 161, 179
Scherbel, Hans 325
Schermann, Theodor 75
Scheunemann, Henning 220
Schevensteen, A. F. van 303
Schiller, Artur 183
Schimank, Hans 268
Schlegel, Emil 117, 152, 158, 331
Schleich, Carl Ludwig 117, 272, 280
Schleich, Gustav 88
Schlenkermann, Ernst 96
Schlesinger, Max 248
Schleyer, Wilhelm 324
Schlösser, Richard 159
Schmechel, Artur 334
Schmeisser, Emil 163
Schmidt, Aage 78
Schmidt, Alfred 66, 293
Schmidt, Charles 157
Schmidt, Marianne 345
Schmidt, Richard 59
Schmidt, Wilhelm 94
Schmieder, Karl Christoph 139
Schneider, Hermann 60, 272
Schneidt, Wilhelm 178
Schnizlein, August 141
Schnurrer, Friedrich 297
Schöffer, Peter 268
Schöffler, Herbert 88, 93
Scholtz, J. A. 233
Scholz, Friedrich 117
Schonack, Wilhelm 67
Schönborn, Bartholomaeus 111
Schöppler, Hermann 305
Schorer, Christoph 146
Schorss, Karl 98
Schottenloher, Karl 155, 265
Schreiber, Georg 91, 281
Schreiber, Heinrich 343
Schreiber, Johann Wilhelm Heinrich Leonhardt 167
Schreiber, Manfred 334
Schreiber, Paul 313
Schreiber, Wilhelm L. 268
Schröckh, Johann M. 165, 166, 171
Schrohe, Heinrich 305
Schubert, Eduard 157
Schüler, Conrad 125
Schultz-Schultzenstein, Karl Heinrich 167
Schulz, August 259
Schulz, Hugo 256

Schulze, Johann H.   274
Schum, Wilhelm   103
Schumacher, Karl   253
Schürer von Waldheim, Fritz   310
Schüssler, Wilhelm Heinrich   227
Schuster, Julius   104, 269, 273, 281, 282
Schwab, Gustav   258
Schwaiger, Michael   145
Schwalbe, Ernst   119, 120, 121, 276
Schwalbe, Gustav Ferdinand   119
Schwann, Theodor   118
Schwarz, Ignaz   114, 183, 293
Schweitzer, Albert   337
Schweninger, Ernst   117
Schwindel, Georg Jacob   285
Scribonius <Largus>   67
Scuderi, Rosario   274
Sebastian, Ludwig   118
Sebottendorf, Rudolf von   228, 231
Seckendorf, Ernst   156
Seemen, Hans von   241
Seidel, Ernst   100
Seifert, Friedrich   228
Seiffart de Klettenberg, Remigius   225
Seiffert, Otto   57
Seiring, Georg   347
Seitz, Alexander   302
Seligmann, Siegfried   233, 234
Sellheim, Hugo   310
Sémelaigne, René   294
Semmelweis, Ignaz P.   310
Senfelder, Leopold   342
Senguerdius, Wolferdus   115
Senn, Gustav   75
Sennert, Daniel   134
Sepp, Johann Nepomuk   92
Serenus, Quintus   68
Sertürner, Friedrich Wilhelm Adam   269
Servetus, Michael   113
Severino, Marco Aurelio   115
Severinus, Petrus   189
Seyfert, Hermann   335
Šīrāzī, Nağm-ad-Dīn Maḥmūd Ibn-Ḍiyā'-ad-   97
Siber, Thaddä   277, 278
Siedentopf, Heinz   310
Sievers, Gerda   330
Sigerist, Henry E.   73, 101, 153, 192, 239, 241, 267, 268, 344
Sigwart, Christoph   158
Sihle, Martin   120
Silbernagl, Isidor   264
Sills-Fuchs, Martha   330, 333, 334, 346
Simeon <Sethus>   71
Simon, Friedrich A.   299

Simon, Gustav   261
Simon, Max   50
Singer, Charles Joseph   73, 106, 247, 249, 296, 326
Singer, Dorothea Waley   140
Singer, Hans W.   269
Sirleo, Luigi   342
Solenander, Reiner   266
Söllner, Albert   66
Soranus <Ephesius>   53
Spalteholz, Werner   246
Sperges, Joseph von   183
Sperling, Otto   283
Speter, Max   189
Spieß, Gustav Adolf   185
Sprengel, Kurt   55, 73, 110, 237, 281, 321
Sprengel, Wilhelm   321
Sprenger, Jakob   294
Spunda, Franz   153
Stachelin, Felix   187
Stahl, Georg Ernst   169, 170
Stammler, Wolfgang   250
Stampfuß, Rudolf   337
Stanelli, Rudolf   165, 227
Staricius, Johannes   222
Starkey, George   185
Steber, Bartholomäus   302
Steck, Rudolf   230
Stefanović, Svetislav   156
Stehle, August   337
Steinführer, Gotthold   249
Steinlein, Stephan   56
Stemplinger, Eduard   73
Stern-Szana, Bernhard   66
Sternberg, Martha L.   281
Sternberg, Maximilian   270
Sternberg, Wilhelm   311
Sterzi, Giuseppe   109
Sticker, Georg   55, 118, 151, 154, 155, 156, 177, 258, 292, 304, 307, 308, 341, 342, 343, 348
Stiftelsen Skansen <Stockholm>   254
Stillman, John Maxson   141, 151, 152
Stintzing, Roderich   262
Stockmeyer, Immanuel   172
Stoddart, Anna M.   160
Stoerzel, Adolph Friedrich   161
Stolle, Gottlieb   274, 276
Stratz, Carl Heinrich   309, 310
Strauß, David Friedrich   180
Strauss, Heinz Artur   234
Stricker, Wilhelm Friedrich Karl   121, 278
Stromayr, Caspar   268
Stromeyer, Georg Friedrich Louis   268
Strömgren, Hedvig L.   325
Strubell-Harkort, Alexander   292

Strümpell, Adolf 271
Strumpf, Ferdinand Ludwig 292
Strunz, Franz 76, 91, 142, 143, 144, 152, 153, 160, 174, 188, 189, 196, 289, 331, 333
Stubbs, Stanley G. 338
Stübe, R. 344
Stübler, Eberhard 261, 265
Studniczka, Franz 56
Suchten, Alexander von 130, 196, 205, 211
Sudhoff, Karl 58, 74, 79, 88, 94, 96, 102, 108, 114, 136, 154, 157, 159, 160, 165, 189, 239, 246, 248, 254, 257, 259, 268, 269, 272, 303, 307, 326, 327, 329, 335, 336, 337, 341, 345
Surya, G. W. 336
Suśruta 59, 239
Szumowski, Władysław 283

Tachenius, Otto 186
Tannery, Jules 290
Tannstetter Collimitius, Georg 264
Taschenberg, Otto 74
Taylor, Frances L. 279
Teichmeyer, Hermann Friedrich 125
Temkin, Owsei 56
Tentzel, Andreas 127, 197
Theodorus <Pricianus> 69
Theophrastus 52, 57
Thiel, Rudolf 156
Thiele, Adolf 153
Thierfelder, Johann Gottlieb 297
Thiersch, Justus 271
Thölde, Johann 126
Thomas <de Cantiprato> 102
Thompson, Reginald Campbell 77
Thoms, Hermann 292
Thorndike, Lynn 247
Thugut, Ferdinand 301
Thurneysser zum Thurn, Leonhardt 188, 189
Tibbon, Profeit 344
Tiffereau, Théodore 158
Tildesley, Miriam L. 123
Tille, Alexander 89
Tischner, Rudolf 270
Tjaden, Hermann 314
Tollin, Henri 113
Tollius, Jakob 133
Töply, Robert von 92
Torrella, Gaspar 302
Toxites, Michael 206
Traun, Julius von der 150
Trede, Theodor 72
Trendelenburg, Friedrich 321
Trew, Abdias 267
Trithemius, Johannes 264

Troels-Lund, Troels F. 298
Tröndle, Arthur 282
Trosse, E. 70
Truc, Hermentaire 320, 341
Tscholakowa, Maria 241
Türck, Ludwig 119
Tylkowski, Wojciech 318

Ueberweg, Friedrich 332
Ullmann, Max 95
Ulsted, Philipp 136
Unger, Hellmuth 116, 120
Unger, Ludwig 280
Unna, Paul G. 307
Unold, Jacob F. 147
Unterluggauer, Johann 146
Urdang, Georg 293
Urso <Salernitanus> 334
Usteri, Paul 166

Valentiner, Wilhelm 343
Vámossy, Stephan von 148
Vanderbeeg, J. C. von 197
Vangensten, Ove C. 112
Venetianer, Ludwig 97
Vérel, Charles 158
Versé, Max 308
Vesalius, Andreas 326
Vesti, Justus 169
Vettori, Pietro 266
Vieillard, Camille 82
Vierordt, Hermann 120, 281, 331
Vigiliis von Creutzenfeld, Stephan H. de 324
Vigo, Giovanni de 110
Vilas, Hans von 52
Virchow, Rudolf 106, 270, 271
Vischer, Wilhelm 173
Vogel, Kurt 64
Vogel, Martin 266, 324
Vogel, Rudolf Augustin 291
Vogt, Johann 285
Volhard, Jakob 287
Volkmann, Wilhelm 229
Vorberg, Gaston 311, 342
Vorwahl, Heinrich 149
Vossius, Gerardus Joannes 235

Wach, Carl 292
Wachler, Albrecht Wilhelm Jakob 208
Wachsmuth, Ernst 83
Wachtel, Curt 118
Wachtelborn, Karl 329
Wackernagel, Wilhelm 165
Wagentruz, Johann Georg 198

Wagner, Georg C.   224
Wagner, Hermann   281
Wagner, Rudolph   276
Walahfridus <Strabo>   254, 272
Walde, Otto   285
Walsh, James J.   89, 91, 243, 337, 338, 339
Walther, Johannes   273, 345
Wang, Youhuai   64
Wapler, Hans   117
Warenius, Henricus   186
Wateson, George   296
Webb, Gerald B.   105
Weber, Frederick P.   66, 172
Wedekind, Johann Kaspar   224
Wedel, Georg Wolfgang   107, 135, 141
Weese, Artur   124
Wegner, Richard N.   326
Wehrli, Gustav A.   154, 177, 259, 264
Weidenfeld, Johann S. von   135
Weidner, Ernst   77
Weigel, Josef   74
Weigelt, Johannes   284
Weil, Ernst   99
Weinberger, Bernhard W.   318
Weindler, Fritz   309
Weinert, Hans   65
Weiser, Martin   260
Weisse, Rudolf   318
Weisz, Max   80
Welch, William H.   280, 316
Welcker, Friedrich G.   73
Welling, Georg von   229
Wellmann, Max   52, 53, 55, 58, 67, 69, 247
Wenkebach, Ernst   58, 112, 338
Wentzlau, Karl   334
Werner, Arthur   247
Weule, Karl   253
Weyl, Charles   339
Wickersheimer, Ernest   111
Widmann, Johann   264
Widmann, S.   257
Wiedersheim, Robert   271
Wiedmann, Konrad   143
Wiedmer-Stern, Jacob   257
Wiegand, Theodor   72
Wieger, Friedrich   176
Wiegleb, Johann Christian   139
Wieland, Christoph Martin   166
Wier, Johannes   266
Wild, Ernst   264
Wild, Johann Rudolph   140

Wilhelmi, Axel   278
Willeke, Franz   254
Windisch, Ernst   59
Windischmann, Karl Joseph Hieronymus   274
Windler, Ernst   255
Winter, Johann   181
Wirdig, Sebastian   187
Wistrand, August T.   167
Withering, William   293
Withington, Edward T.   88
Witkowski, G.-J.   277
Witkowski, Georg   233
Wöhler, Friedrich   288
Wohlwill, Adolf   311
Wohlwill, Emil   289
Wolf, Rudolf   279
Wolff, Jakob   307
Wolff, Julius Ferdinand   272
Wolzendorff, Gustav   80
Wrede, Adam   262
Wrench, Guy T.   280
Wreszinski, Walter   61, 62
Wright, Jonathan   317
Wuertz, Felix   151, 207
Wunderlich, Carl August   341
Wustmann, Gustav   259

Zacaire, Denis   221
Zahn, Gottfried Andreas   170
Zammit, Themistocles   51
Zapata, Giovanni Battista   187
Zaunick, Rudolph   156, 256
Zechlin, Erich   315
Zehetmaier, Joseph   75
Zekert, Otto   289
Zeller, David   146
Zeller, Eberhard   330
Zerbos, Skeuos G.   69, 71, 348
Zeuch, Lucius H.   339
Zieliński, Tadeusz   75
Ziemssen, Hugo von   317
Zillner, Franz V.   182
Zimmermann, Johann G. von   105, 166
Zimmermann, Julius   183
Zimmermann, Walther   85, 269, 344
Zimmern, Heinrich   78, 80
Zimpel, Charles Franz   157
Zinner, Ernst   345
Zwehl, Hans Karl von   315
Zwinger, Theodor   107

ZEITSCHRIFTENVERZEICHNIS

Aesculape: revue mens. ill. des lettres et des arts dans leurs rapports avec les sciences et la médecine 241
Annales de l'Académie d'Archéologie de Belgique 184
Annales de philosophie chrétienne 290
Annales Guébhard-Séverine 143
Annales pharmaceutiques françaises 162
Annals of medical history 247, 279, 338
Archiv, Dt. ~ für Geschichte der Medicin und medicinische Geographie 165, 237
Archiv für alchemistische Forschung 142
Archiv für Anatomie und Physiologie 112, 326
Archiv für Anthropologie 257, 258
Archiv für das Studium der neueren Sprachen und Literaturen 88
Archiv für Dermatologie und Syphilis 300
Archiv für die ges. Medicin 168
Archiv für die gesammte Physiologie des Menschen und der Thiere 113
Archiv für die Geschichte der Arzneykunde in ihrem ganzen Umfang 237
Archiv für die Geschichte der Medizin 141
Archiv für die Geschichte der Naturwiss. und der Technik 248
Archiv für die Geschichte der Naturwissenschaften 136, 160, 238
Archiv für Fischereigeschichte 259
Archiv für Frankfurts Geschichte und Kunst 172
Archiv für Geschichte der Mathematik, der Naturwissenschaften und Technik 238, 282
Archiv für Geschichte der Medizin 60, 63, 87, 94, 96, 97, 151, 155, 161, 239, 322
Archiv für Geschichte der Medizin und Naturwissenschaften 189
Archiv für Geschichte der Naturforschung und Medizin 238
Archiv für Gynäkologie 261
Archiv für Hydrobiologie 256
Archiv für klinische Chirugie 93, 267
Archiv für Kriminalanthropologie und Kriminalistik 78, 79
Archiv für Kulturgeschichte 256, 315
Archiv für Ohrenheilkunde 317
Archiv für österreichische Geschichte 183
Archiv für pathologische Anatomie und Physiologie 113
Archiv für Reformationsgeschichte 192
Archiv für Religionswissenschaften 75
Archiv für Schiffs- und Tropenhygiene 64
Archiv, Neues ~ für Sächsiche Geschichte und Altertumskunde 265
Archiv, Sudhoffs ~ für Geschichte der Medizin 183, 239, 272
Archivi chirurgiae oris 341
Archivio di storia della scienza 142
Archivio, Nuovo ~ Veneto 109

Beiblatt zur Anglia 88
Blatt, Ärzte~ für Bayern 330
Blatt, Börsen~ für den Deutschen Buchhandel 333
Blatt, Correspondenz~ für Schweizer Aerzte 176
Blatt, Deutsches Ärzte- 330, 332
Blatt, Evangelisch-lutherisches Gemeinde~ für die gebildeten Glieder der evangelischen Kirche 178
Blatt, Fremden- 158
Blatt, Medicinisch-chirurgisches Central- 159, 300
Blatt, Medicinisches Correspondenz~ des Württembergischen Ärztlichen Landesvereins 172
Blatt, Naturwissenschaftliches Literatur- 172
Blatt, Neujahrs- 176, 177
Blatt, Salzburger Volks- 158, 334
Blatt, Sonntags~ der Basler Nachrichten 187
Blatt, Tage~ der Versammlung Deutscher Naturforscher und Ärzte 173, 282
Blatt, Zentral~ für Bibliothekswesen 99
Blatt, Zentral~ für Chirurgie 79
Blatt, Zentral~ für Physikalische Therapie und Unfallheilkunde 177
Bollettino della Regia Deputazione di Storia Patria per l'Umbria 90
Bollettino dell'Ist. Storico Italiano dell'Arte Sanitaria 94, 237, 244
Bulletin 80, 98, 253, 338
Bulletin de la Société Française d'Histoire de la Médecine 82, 159, 237, 304
Bulletin de la Société Historique et Archéologique 158
Bulletin de la Société syndicale des Pharmaciens de la Côte-d'Or 85, 86
Bulletin des sciences pharmacologique 86
Bulletin of the International Associations of Medical Museums and journal of technical methods 281

Bulletin of the International Committee of Historical Sciences   284
Bulletin of the Medical Library Association   247
Bulletin of the Society of Medical History of Chicago   246

Gazette de santé   181
Gazette médicale de Paris   181

Intelligenzblatt, Ärztliches   179, 332
ISIS, Sitzungsberichte und Abh. der Naturwiss. Ges. ~ in Dresden   156

Jahresbericht der Landes-Rabbinerschule in Budapest   97
Jahresbericht des Kaiser-Franz-Josef-Landesgymnasiums   148
Jahresbericht des Landesgesundheitsamtes im Freistaat Sachsen   313
Jahresbericht des Museums Francisco-Carolinum   148
Jahresbericht des Naturwiss. Vereins zu Elberfeld   281
Jahresbericht, Virchow's ~ der gesammten Medicin   240, 241
Jahresbericht über die Lehr- und Erziehungs-Anstalt   175
Janus   52, 63, 70, 72, 77, 78, 82, 86, 105, 108, 142, 144, 155, 160, 256, 258, 280, 302, 306
Janus <Leiden>: Organe de la société Historique Néerlandaise des sciences Médicales, Exactes et naturelles   238
Janus: Central-Magazin für Geschichte u. Litterärgeschichte d. Medicin, ärztl. Biographik, Epidemiographik, medicinische Geographie und Statistik   237
Journal asiatique   97
Journal de pharmacie et de chimie   162
Journal der Pharmacie von Elsass-Lothringen   63
Journal des connaissances médicales   306
Journal für praktische Chemie   155
Journal, Neues Wiener   178
Journal of dental research   318
Journal of obstetrics and gynaecology of the British Empire   264
Journal of the Royal Society of Medicine   246
Journal of the Medical Library   247
Journal of the Royal Anthropological Institute   51
Journal of the Royal Asiatic Society   60
Journal, Speculum: a ~ of medieval studies   244
Journal, The American ~ of Surgery   106
Journal, The Numismatic   159
Journal zur Kunstgeschichte und zur allgemeinen Litteratur   166

Magazin, Central~ für Geschichte u. Litterärgeschichte d. Medicin, ärztl. Biographik, Epidemiographik, medicinische Geographie und Statistik   237
Magazin, Neues Lausitzisches   261
Magazine, The Medical   172
Mitteilungen, Ärztliche   332
Mitteilungen, Baeder-Almanach: ~ d. Bäder, Luftkurorte und Heilanstalten   314
Mitteilungen der Antiquarischen Gesellschaft in Zürich   259
Mitteilungen der Beriberi-Studien-Kommission   311
Mitteilungen der Deutschen Philosophischen Gesellschaft   328
Mitteilungen der Gesellschaft Deutscher Naturforscher   144
Mitteilungen der Gesellschaft für Salzburger Landeskunde   161
Mitteilungen der Naturforschenden Gesellschaft Schaffhausen   108
Mitteilungen der Schlesischen Gesellschaft für Volkskunde   150, 154
Mitteilungen der Vereinigung für Freien Ärztlichen Meinungsaustausch   328
Mitteilungen der Volkswirtschaftlichen Gesellschaft   185
Mitteilungen der Vorderasiatischen Gesellschaft   77, 79, 123
Mitteilungen des Historischen Vereins des Kantons Schwyz   158
Mitteilungen, Deutsche Gesellschaft zur Erforschung Vaterländischer Sprache und Alterthümer   259
Mitteilungen, Leopoldina: ~ der Deutschen Akademie der Naturforscher Leopoldina   284
Mitteilungen, Monatliche ~ der Medizinisch-Biologischen Gesellschaft   273
Mitteilungen, Zahnärztliche   332
Mitteilungen zur Geschichte der Medizin und Naturwissenschaften   58, 93, 189, 238, 267, 288, 307
Monatsschrift, Altbayerische   258
Monatsschrift, Ewiges Deutschland: ~ für den deutschen Volksgenossen   333
Monatsschrift für Elektro-Homöopathie   178
Monatsschrift für Kinderheilkunde   78
Monatsschrift, Hochland: ~ für alle Gebiete d. Wissens, d. Literatur u. Kunst   328
Monatsschrift, internationale medizinisch-photographische   305
Monatsschrift, Neurophilologische   329

Proceedings of the Numismatic Society of London   159
Proceedings of the Royal Society of Medicine   246

Proceedings of the Third International Congress of the History of Medicine 153
Proceedings, Old Blockley: ~ of the bi-centenary celebration of the building of the Philadelphia Alsmhouse 243
Proceedings, Oxford Bibliogr. Soc, ~ and papers 137, 338
Proteus: Verhandlungsberichte der Rheinischen Gesellschaft für Geschichte der Naturwissenschaften, Medizin und Technik 239

Review, The Saturday Review of Literature 280
Revue d'Alsace 344
Revue des études historiques 237
Revue des études rabelaisiennes 86
Revue des Questions scientifiques 101
Revue préhistorique 301
Revue, Aesculape: ~ mens. ill. des lettres et des arts dans leurs rapports avec les sciences et la médecine 241
Revue, Le lotus: ~ des hautes études théosophiques 174
Revue, Ungarische 183
Rivista Critica di Clinica Medica 104
Rivista di Fisica, Matematica e Scienze Naturali (Pavia) 106
Rivista di Storia Critica delle Scienze Mediche e Naturali 107, 244

Science / American Association for the Advancement of ~ 179
Science, The Popular ~ Monthly 142, 151
Scientific Monthly 152, 176
Sitzungsbericht, Philosophisch-Historische Klasse 164
Sitzungsberichte der Bayerischen Akademie der Wissenschaften 91, 255, 264
Sitzungsberichte der Heidelberger Akademie der Wissenschaften 227, 333
Sitzungsbericht der (Kaiserlichen) Akademie der Wissenschaften (Wien) 164
Sitzungsberichte der Königl. Bayerischen Akademie 255
Sitzungsberichte der Königlich Preussischen Akad. 58
Sitzungsberichte der phil.-hist. Cl. der kaiserl. Akad. der Wiss. 174
Sitzungsberichte und Abh. der naturforschenden Ges. zu Rostock 119
Sitzungsberichte und Abh. der Naturwiss. Ges. ISIS in Dresden 156
Speculum: a journal of medieval studies 244

Vierteljahresschrift, Das Reich 192
Vierteljahresschrift für Dermatologie und Syphilis 300, 301
Virchow's Jahresbericht der gesammten Medicin 240, 241

Wochenschrift, Berliner klinische 119, 161
Wochenschrift, Deutsche dentistische 327
Wochenschrift, Deutsche medizinische 177, 327, 338
Wochenschrift, Dt. Thierärztliche 63
Wochenschrift für die gesammte Heilkunde 168
Wochenschrift, Klinisch-therapeutische 233
Wochenschrift, Klinische 154, 260
Wochenschrift, Münchener medizinische 153, 159, 175, 179, 269, 321, 331
Wochenschrift, Naturwissenschaftliche 172
Wochenschrift, Prager Med. 62, 63, 64
Wochenschrift, Psychiatrische 330
Wochenschrift, Schweizerische Medizinische 154, 155, 331
Wochenschrift, Therapeutische 174
Wochenschrift, Wiener klinischc 62, 63, 160
Wochenschrift, Wiener Medicinische 143, 155, 178, 179, 298, 314

Zeitschrift, Arcanologische 227
Zeitschrift, Basler ~ für Geschichte Altumskunde 162
Zeitschrift der Deutschen Morgenländischen Gesellschaft 143
Zeitschrift der Deutschen Philosophischen Gesellschaft 328
Zeitschrift der Reichsfachschaften Krankenpfleger, Masseure und Badebetriebe 328
Zeitschrift, Dermatologische 345
Zeitschrift des Bergischen Geschichtsvereins 266
Zeitschrift des Deutschen Vereins für Buchwesen und Schrifttum 57
Zeitschrift des Erzgebirgsvereins 330
Zeitschrift des Westpreußischen Geschichtsvereins 141
Zeitschrift, Deutsche tropenmedizinische 64
Zeitschrift, Deutsche Zeitschrift für Akupunktur 153
Zeitschrift, Deutsche Zeitschrift für Homöopathie und deren Grenzgebiete 153
Zeitschrift, Deutsche Zeitschrift für Nervenheilkunde 294
Zeitschrift für Anatomie und Entwicklungsgeschichte 326
Zeitschrift für angewandte Chemie 142, 144
Zeitschrift für Augenheilkunde 234
Zeitschrift für Bauwesen 61

Zeitschrift für Bücherfreunde 114, 150
Zeitschrift für deutsche Kulturgeschichte 162
Zeitschrift für deutsche Kulturphilosophie 332
Zeitschrift für Deutsche Philologie 160, 254
Zeitschrift für deutsches Altertum und deutsche Litteratur 160, 233
Zeitschrift für die alttestamentliche Wissenschaft 79
Zeitschrift für die gesamte Neurologie und Psychiatrie 295
Zeitschrift für die Geschichte des Oberrheins 155, 257
Zeitschrift für Geschichte und Altertumskunde 151
Zeitschrift für Heilkunde 161
Zeitschrift für Kirchengeschichte 156
Zeitschrift für klassische Homöopathie und Arzneipotenzierung 153
Zeitschrift für klin. Medicin 79, 114
Zeitschrift für medizinische Chemie 177
Zeitschrift für Morphologie und Anthropologie 340
Zeitschrift für neuere Sprachen 329
Zeitschrift für Okkultismus 143
Zeitschrift für Seelenleben 327
Zeitschrift für Spagyrik und verwandte Gebiete 157, 328, 329
Zeitschrift für Wundärzte und Geburtshelfer 163
Zeitschrift, Medizinische 179, 330, 332
Zeitschrift, Minerva- 332
Zeitschrift, Schweizerische theolog. 230
Zeitschrift, Schweizerische ~ für Natur- und Heilkunde 301
Zeitschrift, Wissenschaftliche ~ für Okkultismus 234
Zeitschrift, Wissenschaftliche ~ für Zenologie 233
Zeitschrift für österreichische Volkskunde 257, 258
Zeitschrift für Philosophie und philosophische Kritik 179
Zeitung, Aerztliche Central- 300, 307
Zeitung, Allg. 174, 179
Zeitung, Allg. Med. Central- 62, 63, 78, 84, 89, 116, 117
Zeitung, Apotheker- 53, 176
Zeitung, Bayerische Ärzte- 330
Zeitung, Chemiker 135, 141, 142, 143, 144, 152, 160
Zeitung, Deutsche 178
Zeitung, Dt. Medizinal- 83, 111, 283
Zeitung, Frankfurter 178
Zeitung, Kölnische 174
Zeitung, Neue Freie 173
Zeitung, Neue Zürcher 179
Zeitung, Norddeutsche Allgemeine 178
Zeitung, Oesterreichische Chemiker- 331
Zeitung, Pharmaceutische 174
Zeitung, Rheinisch-Westfälische 177
Zeitung, Salzburger 175, 182
Zeitung, Schweizerische Hochschul- 329
Zeitung, Staatsbürger- 173
Zeitung, Süddt. Apotheker- 78
Zeitung, Vossische 189

SUDHOFFS ARCHIV • BEIHEFTE
Herausgegeben von
Peter Dilg, Menso Folkerts, Gundolf Keil, Fritz Krafft, Rolf Winau

7. **Gernot Rath / Heinrich Schipperges, Hrsg.: Medizingeschichte im Spektrum.** Festschrift zum 65. Geburtstag von **Johannes Steudel.** 1966. VIII, 211 S., 33 Abb., 6 Taf., kt. 0291-X
8. **Eduard Seidler: Die Heilkunde des ausgehenden Mittelalters in Paris.** Studien zur Struktur d. spätscholastischen Medizin. 1967. XVI, 162 S., kt. 0292-8
9. **Joseph Ehrenfried Hofmann: Michael Stifel (1487?–1567).** Leben, Wirken und Bedeutung f. d. Mathematik seiner Zeit. 1968. VIII, 42 S., 20 Abb. i. Text, 8 Taf., kt. 0293-6
10. **Richard Toellner: Albrecht von Haller.** Über die Einheit im Denken des letzten Universalgelehrten. 1971. 240 S., kt. 0294-4
11. **Hermann Hoepke, Hrsg.: Der Briefwechsel zwischen Jakob Henle und Karl Pfeufer 1843 bis 1870.** In Auszügen vorgelegt. 1970. XII, 312 S., 2 Taf., kt. 0295-2
12. **Walter Brednow: Dietrich Georg Kieser.** Sein Leben und Werk. 1970. VI, 188 S. m. 10 Abb. u. 4 Taf., kt. 0296-0
13. **Johannes Helm: Johannes Kentmann 1518–1574.** Ein sächsischer Arzt und Naturforscher. 1971. X, 214 S., 26 Abb. auf Taf., kt. 0297-9
14. **Dietlinde Goltz: Studien zur Geschichte der Mineralnamen in Pharmazie, Chemie und Medizin von den Anfängen bis Paracelsus.** 1972. 455 S., kt. 2206-6
15. **Christian Probst: Der Weg des ärztlichen Erkennens am Krankenbett.** Herman Boerhaave und die ältere Wiener medizinische Schule. Bd. 1 (1701–1787). 1973. XI, 238 S., kt. 0298-7
16. **Dietlinde Goltz: Studien zur altorientalischen und griechischen Heilkunde.** Therapie – Arzneibereitung – Rezeptstruktur. 1974. XIV, 352 S., kt. 1789-5
17. **Brigitte Hoppe: Biologie – Wissenschaft von der belebten Materie von der Antike zur Neuzeit.** Biologische Methodologie und Lehren von der stofflichen Zusammensetzung der Organismen. 1976. X, 368 S., kt. DM 124,– 2163-9
18. **Uta Lindgren: Gerbert von Aurillac und das Quadrivium.** Untersuchungen zur Bildung im Zeitalter der Ottonen. 1976. VI, 125 S., kt. 2449-2
19. **Dietlinde Goltz / Joachim Telle / Hans J. Vermeer: Der alchemistische Traktat „Von der Multiplikation" von Pseudo-Thomas von Aquin.** Untersuchungen und Texte. 1977. VI, 173 S., kt. 2589-8
20. **John M. Riddle: Marbode of Rennes' (1035–1123) De Lapidibus.** Considered as a Medical Treatise with Text, Commentary and C. W. King's Translation. Together with Text and Transl. of Marbode's Minor Works on Stones. 1977. XII, 144 S., kt. 2622-3
21. **Heinrich Rodegra: Das Gesundheitswesen der Stadt Hamburg im 19. Jahrhundert.** Unter Berücksichtigung der Medizinalgesetzgebung (1586–1818–1900). 1979. XII, 217 S., 14 Taf., kt. 2860-9
22. **Wolfgang Hübner: Die Eigenschaften der Tierkreiszeichen in der Antike.** Ihre Darstellung und Verwendung unter besonderer Berücksichtigung des Manilius. 1982. XI, 646 S. m. 4 Abb., 77 Diagr. u. zahlr. Abb., kt. 3337-8
23. **Felix Klein-Franke: Vorlesungen über die Medizin im Islam.** 1982. VIII, 161 S., kt. 3467-6
24. **Eduard Seidler / Heinz Schott, Hrsg.: Bausteine zur Medizingeschichte. Heinrich Schipperges** zum 65. Geburtstag. 1984. 155 S. m. 9 Abb., kt. 4047-1
25. **Wolf-Dieter Müller-Jahncke: Astrologisch-magische Theorie und Praxis in der Heilkunde der frühen Neuzeit.** 1985. 328 S. m. 9 Abb. u. 6 Schemata, kt. 3928-7
26. **Werner Bergmann: Innovationen im Quadrivium des 10. und 11. Jahrhunderts.** Studien zur Einführung von Astrolab und Abakus im lateinischen Mittelalter. 1985. 258 S. m. 35 Abb., kt. 4148-6
27. **Gerhard Baader / Rolf Winau, Hrsg.: Die hippokratischen Epidemien.** Theorie – Praxis – Tradition. Verhandlungen des Ve Colloque International Hippocratique, veranstaltet von der Berliner Gesellschaft für Geschichte der Medizin in Verbindung mit dem Institut für Geschichte der Medizin der Freien Universität Berlin, 10.–15.9.1984. 1989. 441 S., kt. 4559-7
28. **Ulrich Stoll: Lorscher Arzneibuch.** 1992. 534 S., geb. 5676-9
29. **Bruce T. Moran: The Hermetic World of the German Court.** 1991. 188 S., kt. 5369-7

30. Fritz Krafft / Christoph J. Scriba, Hrsg.: **18th International Congress of the History of Science, Hamburg-Munich, 1st–9th August, 1989.** Final Report. 1993. IX, 197 S., kt. 5965-2
31. Peter Dilg/Hartmut Rudolph, Hrsg.: **Resultate und Desiderate der Paracelsus-Forschung.** 1993. 204 S., kt. 6096-0
32. Jutta Kollesch/Diethard Nickel, Hrsg.: **Galen und das hellenistische Erbe.** Verhandlungen des IV. Internationalen Galen-Symposiums veranstaltet vom Institut für Geschichte der Medizin am Bereich Medizin (Charité) der Humboldt-Universität zu Berlin 18.–20. September 1989. 1993. 214 S., kt. 6084-7
33. Brigitte Englisch: **Die Artes liberales im frühen Mittelalter (5.–9. Jh.).** Das Quadrivium und der Komputus als Indikatoren für Kontinuität und Erneuerung der exakten Wissenschaften zwischen Antike und Mittelalter. 1994. 493 S., kt. 6431-1
34. Martin Kintzinger: **Norma elementorum.** Studien zum naturphilosophischen und politischen Ordnungsdenken des ausgehenden Mittelalters. 1994. 146 S., 1 Taf., kt. 6622-5
35. Christa Hagenmeyer: **Das Regimen Sanitatis Konrads von Eichstätt.** Quellen – Texte – Wirkungsgeschichte. 1995. 262 S., kt. 6510-5
36. Marie-Luise Windemuth: **Das Hospital als Träger der Armenfürsorge im Mittelalter.** 1995. 164 S. m. 36 Photos, kt. 6578-4
37. Thomas Schnalke: **Medizin im Brief.** Der städtische Arzt des 18. Jahrhunderts im Spiegel seiner Korrespondenz. 1997. 271 S. m. 8 Abb., kt. 6725-6
38. Christian G. Bien: **Erklärungen zur Entstehung von Mißbildungen im physiologischen und medizinischen Schrifttum der Antike.** 1997. 212 S., kt. 7128-8
39. Stefan Kirschner: **Nicolaus Oresmes Kommentar zur Physik des Aristoteles.** Kommentar mit Edition der Quaestionen zu Buch 3 und 4 der aristotelischen Physik sowie von vier Quaestionen zu Buch 5. 1997. 491 S., kt. 7167-9
40. Klaus Weinrich: **Die Lichtbrechung in den Theorien von Descartes und Fermat.** 1998. 171 S., kt. 7436-8
41. Dominik Groß: **Die Aufhebung des Wundarztberufs.** Ursachen, Begleitumstände und Auswirkungen am Beispiel des Königreichs Württemberg (1806–1918). 1999. 320 S., kt. 7375-2
42. Kamal Sabri Kolta, Doris Schwarzmann-Schafhauser: **Die Heilkunde im Alten Ägypten.** Magie und Ratio in der Krankheitsvorstellung und therapeutischen Praxis. 2000. 223 S., 76 Taf. (z. Tl. fbg.), geb. 7482-1
43. Matthias Dorn: **Das Problem der Autonomie der Naturwissenschaften bei Galilei.** 193 S. m. 6 Abb., kt. 7127-X
44. Michael Segre/Eberhard Knobloch: **Der ungebändigte Galilei.** Beiträge zu einem Symposion. 2001. 128 S., kt. 7208-X
45. Ralf Vollmuth: **Traumatologie und Feldchirurgie an der Wende vom Mittelalter zur Neuzeit.** Exemplarisch dargestellt anhand der „Großen Chirurgie" des Walther Hermann Ryff. 2001. 352 S., 51 Abb., geb. 7742-1
46. Heng-an Chen: **Die Sexualitätstheorie und „Theoretische Biologie" von Max Hartmann in der ersten Hälfte des zwanzigsten Jahrhunderts.** 2003. 308 S., kt. 7896-7
47. Andreas Mettenleiter: **Adam Christian Thebesius (1686–1732) und die Entdeckung der Vasa Cordis Minima.** Biographie, Textedition, medizinhistorische Würdigung und Rezeptionsgeschichte. 2001. 580 S., kt. 7917-3
48. Kerstin Springsfeld: **Alkuins Einfluß auf die Komputistik zur Zeit Karls des Großen.** 2002. 418 S., kt. 8052-X
49. Alois Kernbauer: **Die „klinische Chemie" im Jahre 1850.** Johann Florian Hellers Bericht über seine Studienreise in die deutschen Länder, in die Schweiz, nach Frankreich und Belgien im Jahre 1850. 2002. X, 192 S., kt. 8122-4
50. Gerhard Klier: **Die drei Geister des Menschen.** Die sogenannte Spirituslehre in der Physiologie der Frühen Neuzeit. 2002. 212 S., kt. 8196-8
51. Raphaela Veit: **Das Buch der Fieber des Isaac Israeli und seine Bedeutung im lateinischen Westen.** Ein Beitrag zur Rezeption arabischer Wissenschaft im Abendland. 2003. 333 S., kt. 8324-3
52. Andreas Frewer: **Bibliotheca Sudhoffiana.** Medizin und Wissenschaftsgeschichte in der Gelehrtenbibliothek von Karl Sudhoff. 2003. 406 S., geb. 7883-5

FRANZ STEINER VERLAG STUTTGART

ISSN 0341-0773